Le Grand Livre de ma grossesse

Groupe Eyrolles
61, bd Saint-Germain
75240 Paris Cedex 05

www.editions-eyrolles.com

Illustrations : Frédérique Thyss
Conception maquette : Julien Blanchet
Mise en pages : STDI

ISBN : 978-2-212-56594-2

Sous la direction du
Pr Jacques Lansac
Coordination
Dr Nicolas Evrard

Le Grand Livre de ma grossesse

Préface d'Israël Nisand

ÉDITION 2017-2018

En partenariat avec
aufeminin

Par les experts du Collège national des gynécologues et obstétriciens

EYROLLES

UNE APPLICATION POUR VIVRE AU MIEUX VOTRE GROSSESSE !

En achetant cet ouvrage, vous avez accès à une application que vous pouvez télécharger gratuitement sur l'AppStore ou sur Google Play en tapant « Le Grand Livre de ma grossesse ». Complément essentiel du livre, cette application a été conçue pour faciliter votre quotidien. Vous y trouverez :

- Des idées de créations à faire vous-même pour bébé (vêtements, objets déco pour sa chambre) et à télécharger. Et aussi des conseils de soin, côté maman (soin de la peau, automassage, recettes spéciales grossesse) et côté bébé (allaitement, toilette, massage). Retrouvez également de nombreuses vidéos à consulter en ligne (échographies, soins).
- Un planning interactif pour vous préparer au mieux aux grandes étapes de votre grossesse (toutes les infos mois par mois, semaines après semaines, les examens à réaliser, les démarches administratives, des conseils santé, côté maman et côté bébé…).
- Une liste des objets indispensables pour la maternité et pour accueillir bébé à la maison.
- De nombreux outils pratiques : glossaire médical, calculateur d'indice de masse corporelle (IMC), calculateur de congés maternité.

Avec cette application et tous les précieux conseils de ce livre, nous vous souhaitons de vivre au mieux la belle aventure de votre grossesse.

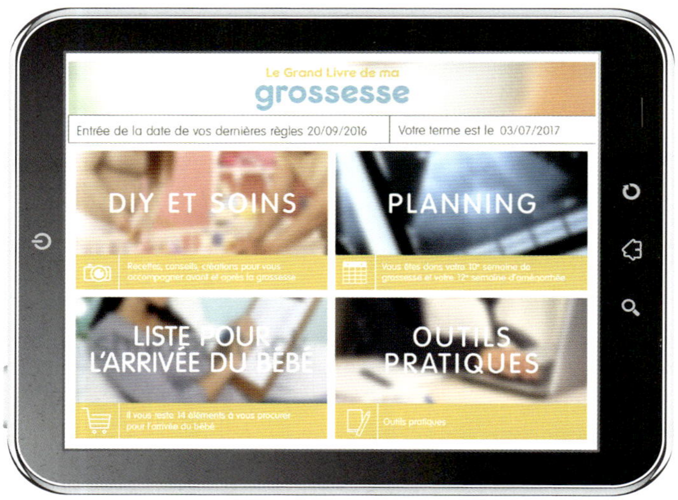

COMMENT VISIONNER LES VIDÉOS DE CET OUVRAGE ?

Repérez tout d'abord les codes QR.

Un code QR est un code-barres à deux dimensions permettant d'accéder à une vidéo *via* votre smartphone, simplement en le photographiant. À cette fin, il vous sera nécessaire de télécharger l'une des nombreuses applications dédiées, sur votre téléphone portable.

Une fois l'application installée, lancez-la et passez simplement votre téléphone sur un code QR. Vous serez alors automatiquement redirigé vers la vidéo choisie !

Les échographies de la grossesse

vidéo aufeminin

Préface

Le Grand Livre de ma grossesse, réalisé sous l'égide du CNGOF, est une véritable pépite parmi les nombreux ouvrages qui existent sur ce sujet. Remis à jour régulièrement par les meilleurs spécialistes français de la grossesse et de l'accouchement, il constitue, de fait, une véritable bible. Pas de controverse sur la qualité scientifique des informations qui s'y trouvent. Pas d'hésitation sur la qualité des conseils qu'il recèle. Alors que des avis de toutes sortes et de toutes qualités, souvent divergents, foisonnent partout au point de ne plus s'y retrouver, on assiste, dans ce livre, à la convergence de la science la plus sérieuse et de la clarté la plus limpide pour un large public, le tout sans sacrifier à la précision médicale, avec forces schémas et vidéos quand c'est nécessaire.

La grossesse est, avec la naissance et l'éducation d'un enfant, l'une des plus belles aventures qu'il nous reste dans les temps modernes. Aventure, car rien n'y est certain, et les couples s'y engagent comme des explorateurs. Voici leur carte pour les orienter. S'il est vrai que « dame nature » fait souvent très bien les choses, il peut arriver que des complications surviennent inopinément. Bien heureusement, les sages-femmes sont à même de les dépister et les médecins de les soigner, le plus souvent avec succès. Mais le meilleur témoin de la santé de l'enfant c'est la maman elle-même. Et c'est mieux encore quand elle est correctement informée des signes et symptômes à surveiller.

Au bout de la grossesse, l'aventure continue, de plus en plus belle, avec la naissance d'un petit être qui s'ouvre à la vie avec une candeur qui n'a d'égal que sa beauté et sa grâce. Il s'agit de le choyer, le protéger, l'accompagner dans son devenir différent de celui de ses parents. Une autre période commence alors, où les interrogations sont nombreuses. Les conseils de ce livre, rédigés en fonction des questions posées par les parents sur le site auféminin, seront là aussi forts précieux.

Les lecteurs de ce livre seront donc guidés et informés, entre les rencontres avec les professionnels qui jalonnent leur grossesse. Ils seront assurés de la qualité, de la justesse et de la clarté des informations qu'ils y trouvent, créant ainsi les bases d'une saine collaboration qui améliore toujours la marche des choses en médecine.

Israël Nisand
Professeur au CHU de Strasbourg
Président du Collège national des gynécologues et obstétriciens français

CNGOF

Avant-propos de la nouvelle édition

Le *Grand Livre de ma grossesse* a jusqu'ici rencontré un vif succès auprès des futures mamans qui le considèrent comme l'outil indispensable et le compagnon essentiel de leur parcours de femme enceinte.

Dans cette septième édition, nous avons souhaité revoir et mettre à jour certaines notions, à la lumière des remarques formulées par les lectrices, mais aussi par les médecins, les sages-femmes et les professionnels de la naissance. Les recommandations des autorités de santé ont été actualisées, des notions ont été précisées, pour fournir une information toujours plus pertinente à destination de toutes celles qui souhaitent aller plus loin dans la connaissance des mécanismes de leur grossesse.

Comme dans les six éditions précédentes, les questions posées sur le site aufeminin et les réponses apportées par des spécialistes font l'objet d'un encart spécifique, en marge du texte. Par ailleurs, de nombreux témoignages jalonnent l'ouvrage et en font sa richesse et sa diversité : tous rendent compte aussi bien des préoccupations quotidiennes et des petits maux des futures mamans que de leurs instants de bonheur.

À la fin du livre, la partie « En pratique » recense toutes les données pertinentes pour aider à comprendre les comptes rendus d'échographie fœtale, le doppler fœtal, et toutes les informations utiles actualisées concernant les démarches administratives à effectuer (dossier médical personnel, montants des différentes allocations, etc.).

Avec cette nouvelle édition, nous espérons poursuivre une fois encore le dialogue indispensable entre les professionnels de la naissance et le public. Merci une fois encore, lectrices, de nous faire part de vos attentes, de vos critiques, de vos suggestions, cela pourra servir aux autres mamans qui, nous l'espérons, s'intéresseront aux éditions suivantes !

Jacques Lansac,
Professeur émérite au CHU de Tours,
ancien président du CNGOF

Introduction

1 • Plus qu'un livre, un compagnon de route

Lorsqu'on annonce à son entourage qu'on est enceinte, ou simplement qu'on envisage de l'être, on se retrouve soudainement emportée dans un tourbillon de conseils. Chacun y va de son avis, les astuces pleuvent, les recommandations abondent. Il y a celles des médecins qui nous expliquent les prises de sang à réaliser, les examens à prévoir… On n'imaginait pas à quel point l'attente d'un enfant pouvait remplir notre agenda de rendez-vous médicaux. Il y a aussi les projections, plus concrètes, des mères, belles-mères et amies…
On se sent partagée, on ne sait plus trop sur quel pied danser : une grossesse, surtout pour un premier bébé, est toujours un moment d'inquiétude et de questionnements. On voudrait à la fois trouver les réponses aux questions qui nous taraudent, mais aussi garder ce moment pour soi.
Cet ouvrage espère répondre à vos interrogations quotidiennes tout en vous laissant libre dans vos choix de future mère : il est le fruit d'un travail collectif entre des médecins, des sages-femmes et des mamans.

2• Des médecins à votre écoute

Le Collège national des gynécologues et obstétriciens français (CNGOF) est l'organisme de référence et l'interlocuteur privilégié des pouvoirs publics concernant la grossesse. C'est lui qui, en France, établit les recommandations médicales appliquées par plus de 6 000 gynécologues et obstétriciens et 20 000 sages-femmes. Sous la direction du professeur Jacques Lansac, professeur émérite de gynécologie-obstétrique au CHU de Tours et ancien président du CNGOF, plus de 40 professionnels (sages-femmes, pédiatres, obstétriciens, pédopsychiatres…) ont contribué à l'élaboration de ce livre. Il s'agit d'un travail collectif car la médecine requiert une véritable cohésion du personnel, en particulier en obstétrique où 24 heures sur 24, 365 jours par an, la femme enceinte doit trouver une équipe pour l'accueillir et l'accompagner pour la naissance de son bébé.

3• Des réponses d'experts

La gynécologie-obstétrique est un travail d'équipe car cette discipline s'est diversifiée au cours des trente dernières années avec l'apparition de l'échographie, du diagnostic anténatal, de la procréation médicalement assistée, la prise en charge de l'incontinence, les soins apportés par l'acupuncture, l'homéopathie, et bien sûr l'aide psychologique… Nombreux sont les médecins ou sages-femmes qui ont dû suivre, après leur formation générale, une formation particulière dans l'un de ces domaines. Pour la rédaction de ce livre, il a donc été demandé au professionnel de santé qui maîtrise le mieux le sujet de rédiger la partie dont il est l'expert et pour laquelle il a une expérience particulière.

4• Les astuces, conseils et témoignages des mamans

Ce livre été écrit avec le soutien d'aufeminin[1], site féminin préféré des Français[2], qui s'est construit autour des réponses qu'un média apporte aux besoins des femmes. Sur le forum des mamans, les femmes peuvent se retrouver de manière anonyme pour partager leurs expériences, poser des questions, trouver des réponses et s'entraider. La rédaction de cet ouvrage s'est faite dans le souci de répondre à vos attentes et de vous offrir le meilleur de ces échanges.

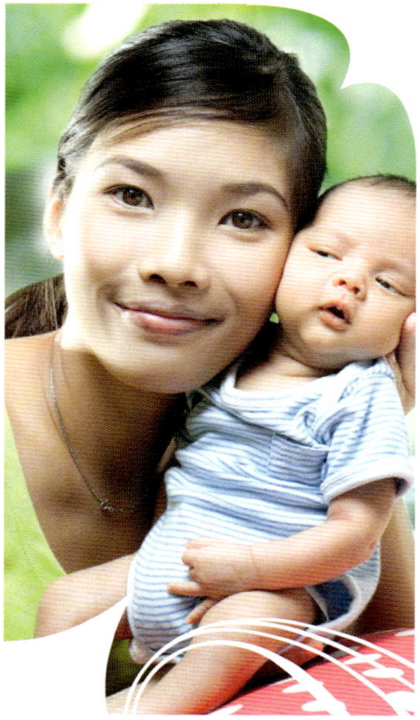

5• Un guide interactif

Il est possible d'aborder ce livre comme vous l'entendez, selon votre questionnement du moment :

- mois par mois, vous trouverez des réponses à vos inquiétudes et des explications sur l'évolution de votre corps ;
- de manière plus thématique, selon votre interrogation.

Pour donner à cet ouvrage de référence toute l'interactivité nécessaire, des vidéos sont consultables depuis votre smartphone : 20 vidéos gratuites d'aufeminin sur le suivi de la grossesse et les soins du bébé sont ainsi accessibles grâce à des codes QR, à partir de votre téléphone portable (par simple prise de photo, vous accédez directement à la vidéo).

Cette nouvelle édition s'enrichit d'une appli spécialement dédiée pour vous accompagner tout au long de votre grossesse (voir p. 4).

6• Un contenu unique !

Près de 500 pages, 140 schémas explicatifs, 45 échographies décryptées, et 20 vidéos gratuites accompagnent votre grossesse pour :

- comprendre les mécanismes de la grossesse, du désir d'enfant à la fécondation (ovulation, blocages, traitements…) ;
- bien préparer votre grossesse, avec, en particulier, de très nombreuses informations sur les éventuels risques liés à l'environnement (pesticides, rayonnements, produits industriels…) ;
- suivre votre grossesse, mois par mois, semaine après semaine ;
- connaître les solutions possibles contre les petits maux : alimentation, exercices, médicaments, homéopathie, acupuncture ;
- prévoir votre accouchement : où, avec qui, comment ;
- anticiper votre retour à la maison avec bébé : allaitement, biberon, rééducation ;
- effectuer les démarches administratives : congé maternité, congé parental.

Le pari de ce livre est de réunir en un seul ouvrage l'expertise des gynécologues et l'expérience des femmes. Astuces, conseils, puisez dans l'information ce qui *vous* convient. Faites-vous confiance !

Nous espérons partager jour après jour avec vous ce moment unique qu'est la naissance d'un bébé… et d'une maman !

---

1 Le goupe aufeminin figure parmi l'un des premiers éditeurs de sites féminins dans le monde, avec 141 millions de visiteurs (source : Google Analytics – groupe aufeminin monde – mars 2016 – sans déduplication).

2 *Étude NetObserver, printemps 2015.*

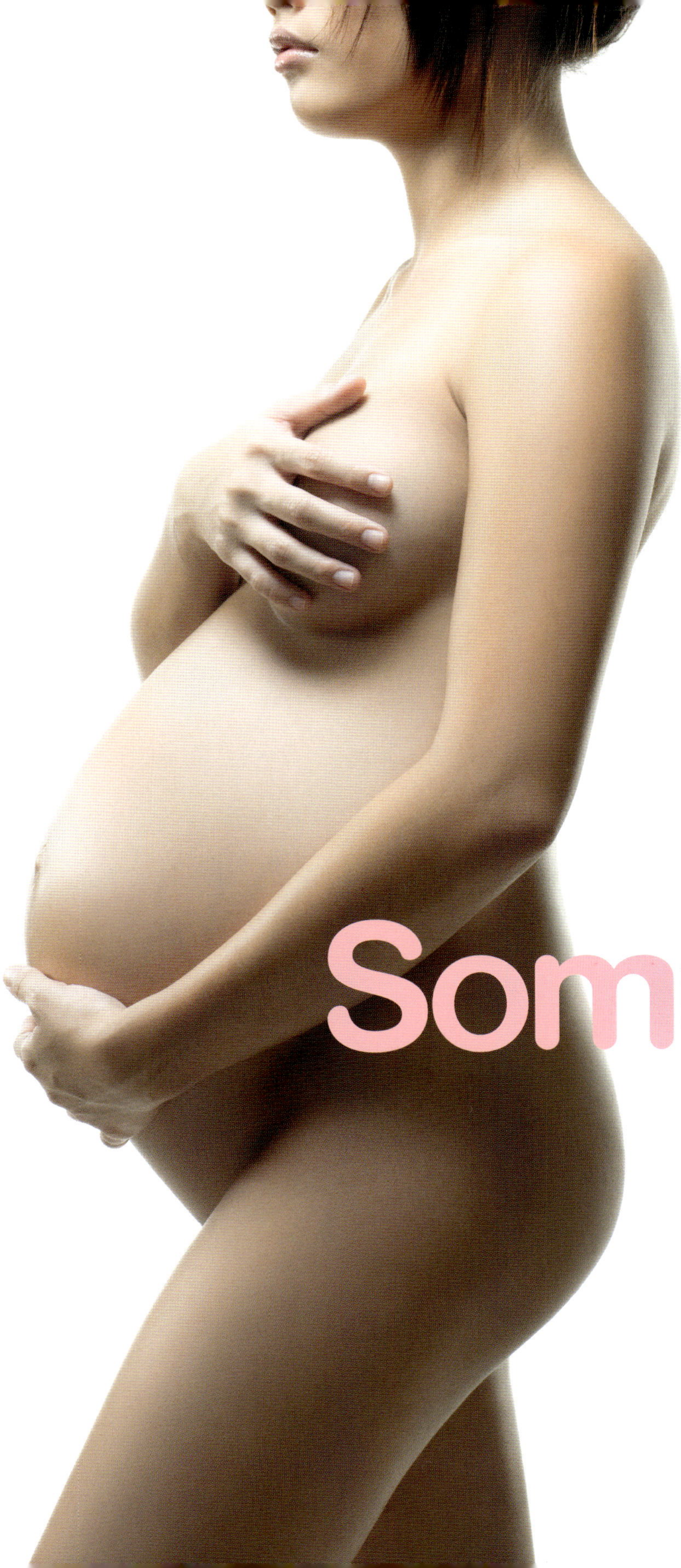

Sommaire

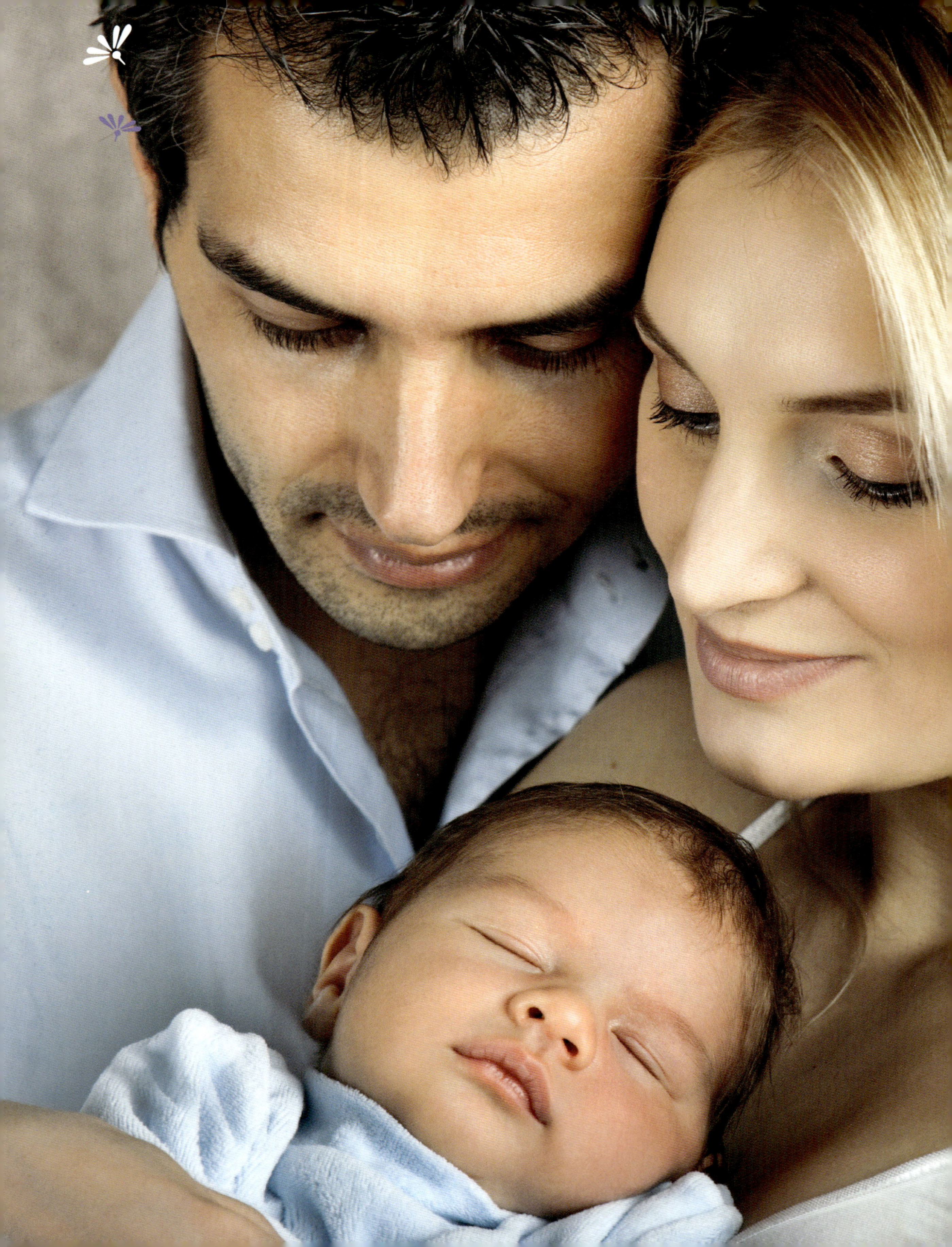

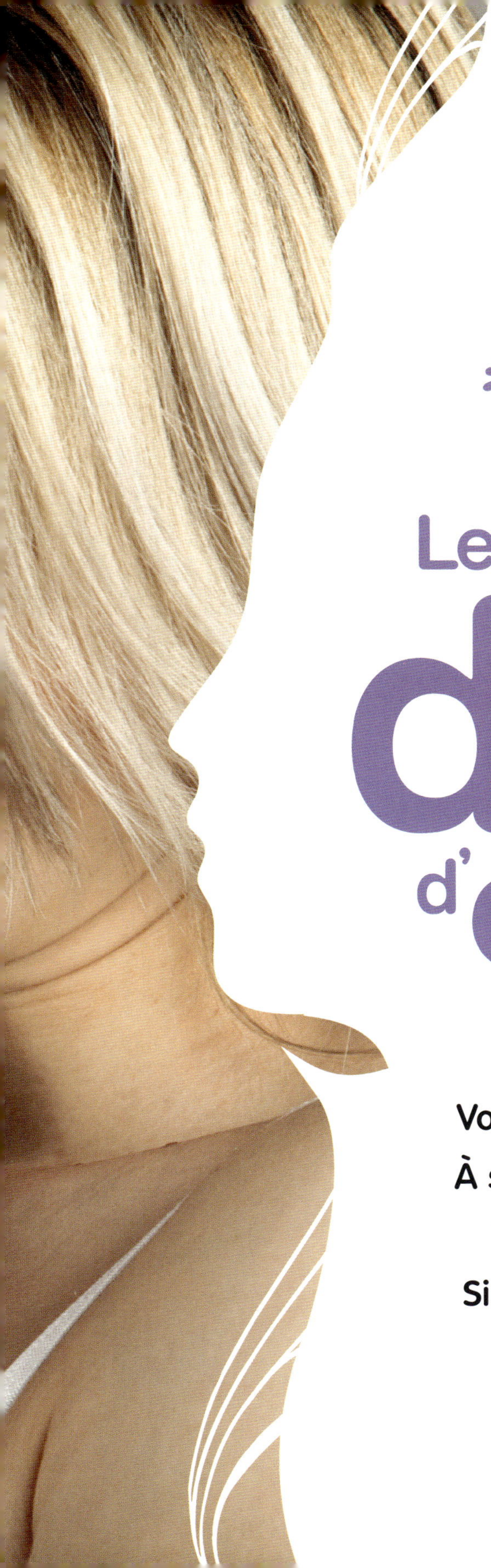

Le désir d'enfant

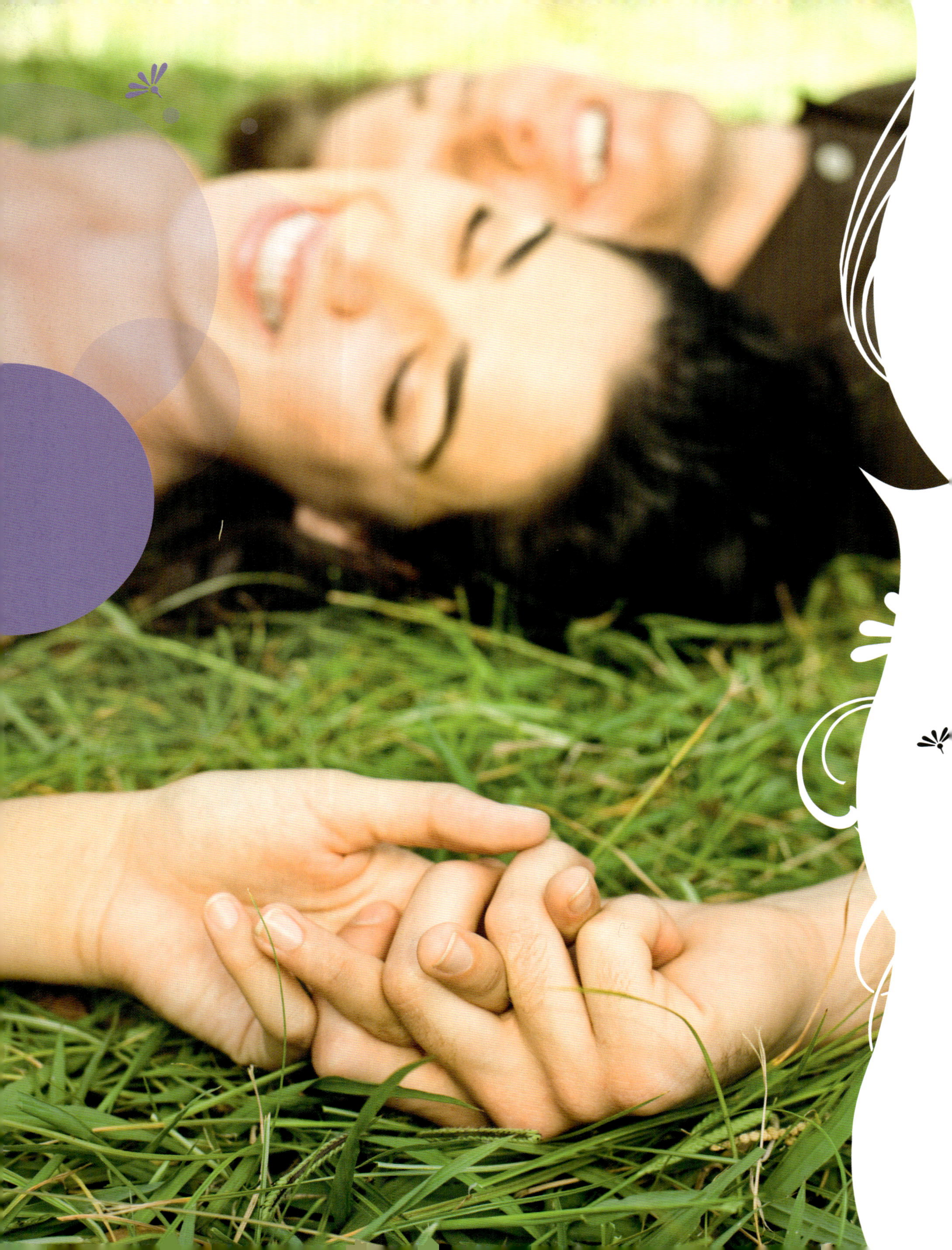

Votre disposition psychologique

L'arrivée d'un enfant est un véritable bouleversement pour les futurs parents. Ce chamboulement commence bien avant la naissance, car devenir parent ne se fait pas sans un profond réaménagement identitaire qui ressemble peu ou prou à celui que l'on vit à l'adolescence.

Le bouleversement le plus important tient au fait que les futurs parents ne seront plus désormais les enfants de leurs parents, mais à leur tour parents eux-mêmes. Ce passage peut s'avérer difficile, car les liens familiaux vont devoir être réécrits, et ils le seront d'une façon différente dans chaque famille. Cette différence sera inscrite dans la vie du nouveau-né.

Les futurs parents échafaudent parfois un désir d'enfant selon un plan de vie conforme à leurs idéaux personnels, familiaux et sociaux. Mais dans bien des cas, la grossesse se passe de projet programmé, dévoilant ainsi la force des désirs inconscients.

Souvent, il existe une contiguïté dans le temps entre un événement charnière et la survenue de la grossesse. On remarque ainsi que les dates de conception et de naissance correspondent fréquemment à des moments anniversaires saillants dans l'histoire de la future mère. Ainsi, l'annonce d'une maladie ou la mort de ses propres parents peuvent être suivis d'une conception inopinée, comme si le déclin d'une génération appelait au renouvellement de la vie. Enfin, des rencontres éblouissantes ou le risque, réel ou imaginé, de rupture ou d'éloignement d'une relation de couple signent, dans nombre de cas, le début d'une grossesse, comme si l'enfant était attendu pour sceller, stabiliser ou restaurer les liens entre les futurs parents.

LE MOMENT IDÉAL

Que la conception fasse l'objet d'un projet programmé ou qu'elle corresponde à la précipitation de désirs et de besoins inconscients, toute grossesse advient à un moment qui a un sens pour chacun des futurs parents.

« MA FILLE A ÉTÉ CONÇUE À LA DATE ANNIVERSAIRE DE NOTRE RENCONTRE »

MINELLI19, FORUM aufeminin

Bien sûr, cela a été voulu… Après avoir eu une période difficile dans notre couple, nous avons par la suite connu du mieux, et nous avons voulu avoir un bébé. Cela tombait juste le mois où nous nous étions rencontrés, presque jour pour jour. Cela nous a même surpris que cela fonctionne aussi bien, car je suis tombée enceinte tout de suite. Aujourd'hui, Prune a 7 mois et nous sommes ravis… un peu fatigués, mais très contents tous les trois. Pour moi, cette histoire de date, c'est peut-être un hasard, mais en fait, c'est très important.

Les bouleversements psychologiques pendant la grossesse

« ENVIE DE RIRE ET DE PLEURER À LA FOIS »

FANNY 71400, FORUM
aufeminin

Je viens d'apprendre cet après-midi que je suis enceinte. Je suis tellement excitée que j'ai envie de le dire à tout monde. J'ai bien sûr téléphoné au futur papa. Et ce soir, j'ai demandé à ma meilleure copine de passer, j'aimerais qu'elle soit la marraine. J'ai très envie de rire et de pleurer à la fois…

La conception d'un enfant a été grandement modifiée au cours du XXe siècle. L'efficacité et l'usage répandu de la contraception ont donné aux femmes et aux couples le sentiment de contrôler la venue d'un enfant dans leur vie.
Simultanément, la place de l'enfant dans notre société s'est progressivement modifiée pour de nombreux adultes, qui le considèrent désormais comme l'un des fruits de leur réalisation personnelle. Cette illusion de maîtrise et ces attentes quant à l'enfant sont démenties par la réalité de la conception et de la rencontre avec un bébé, qui nous rappelle que personne ne contrôle la transmission de la vie, et qu'être parent implique un libre renoncement aux besoins des adultes.
Se préparer totalement à la conception est illusoire, car une naissance est par définition l'un des événements de la vie dont on ne contrôle pas le déroulement, même si la science tente de maîtriser la reproduction humaine.
En revanche, il est important de se préparer à un bouleversement : la grossesse et la naissance pourront renvoyer la mère ou le père à leur passé, à leur enfance, et l'arrivée de l'enfant leur demandera sans doute des aménagements psychologiques inattendus.

1 • Un bouleversement pour le père : entre peur et désir

Sur le plan de l'intimité psychique, la conception, qu'il a rendue possible en faisant l'amour avec sa compagne, vient bouleverser l'identité d'homme que le futur père s'est forgée au cours de son enfance et de son adolescence.
Les futurs pères peuvent ressentir une angoisse de transgression d'être pères à la place de leurs propres parents, voire une hostilité envieuse à l'égard de leur compagne et de l'intérieur de son ventre. Ces sentiments sont responsables d'un certain nombre de fuites, de ruptures conjugales, de manifestations d'angoisse, voire de violences faites aux femmes enceintes.
Par ailleurs, la grossesse étant le seul moment du cycle de la vie où la femme porte en elle les parties masculines et féminines nécessaires à la construction d'un nouvel être humain, certains hommes (mais ils sont rares) peuvent éprouver un sentiment de dévalorisation de leur masculinité, de dépossession d'une partie essentielle d'eux-mêmes.

Pendant la grossesse : le mystère du ventre féminin

Le mystère de la transmission de la vie prenant corps à l'intérieur de sa compagne, le futur père vit la grossesse « de l'extérieur » et seule la rencontre avec l'enfant pourra dissiper ce sentiment. Ainsi, pour devenir père, l'homme se nourrit des échanges qu'il engage avec sa compagne qui, elle, est déjà mère, et avec l'étranger à apprivoiser qu'est le bébé. De ce fait, la crise identitaire qu'il traverse se décline différemment : le fils, l'amant, le géniteur, le rival, le compagnon se disputent et se partagent la place qui revient au père.

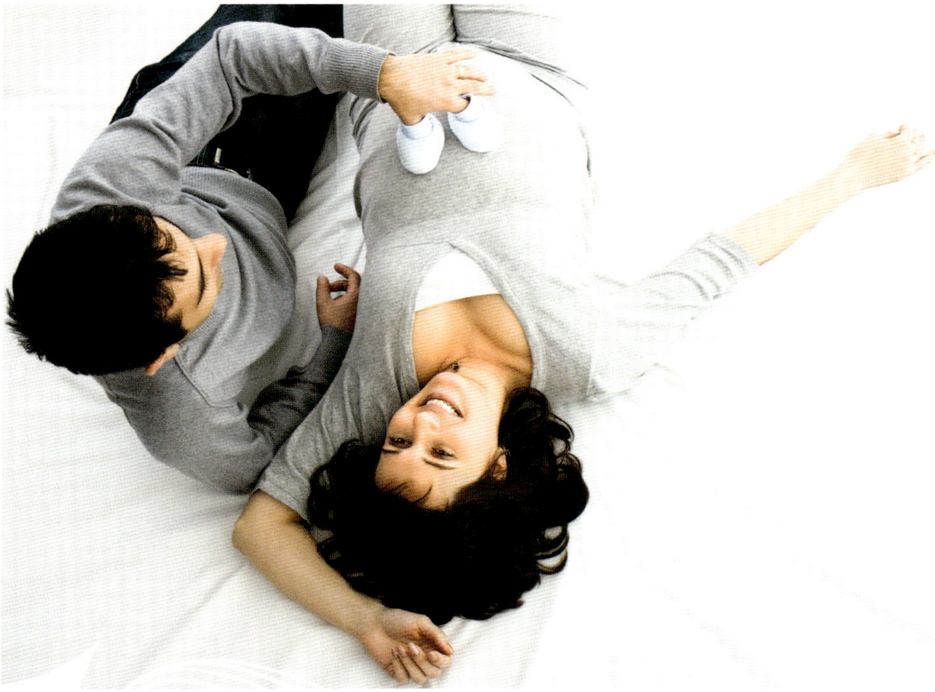

«JE N'ASSISTE JAMAIS À L'EXPULSION»

PIERRE, 39 ANS

Depuis mon hospitalisation à l'âge de 5 ans, je suis traumatisé par les hôpitaux et tout ce qui s'y rattache : piqûres, perfusions… J'ai trois enfants que j'adore, mais à chaque accouchement, je prends sur moi pour rester dans la salle avec ma femme. Lorsque je sens que cela devient plus sérieux et que l'expulsion approche, je quitte discrètement la salle après avoir embrassé ma femme. Je reste dans le couloir et reviens quand notre enfant est né. Ma femme connaît mon malaise et me comprend. Elle ne m'a jamais reproché de ne pas être là et m'a même avoué que cela lui permettait de mieux se concentrer.

Une vie sexuelle différente

La limitation de la vie sexuelle est vécue différemment, allant de la jalousie aux sentiments d'abandon, en passant par l'hostilité. Les sentiments d'envie et de fascination, suscités par la féminité accomplie de la grossesse, sont aussi souvent refusés. Ces limitations peuvent réactualiser des frustrations autour de la différence des sexes et des conflits anciens vis-à-vis de ses propres parents.

Le syndrome de la couvade

Parfois, le parcours de cette crise maturative du futur père trouve une issue psychosomatique dans le syndrome de la «couvade» : prise de poids, douleurs du bas-ventre, lombalgies, nausées, vomissements, constipation. La forte symbolique de ces symptômes peut se comprendre comme une manière de faire transiter par son corps propre ce que le père en devenir attribue à l'expérience du corps de sa compagne. La couvade témoigne donc de l'intensité, le plus souvent positive, de la crise maturative qui réaménage l'identité du père de l'enfant à venir. Cette situation est inquiétante dans les cas où l'intensité, l'ampleur et la durée de la couvade deviennent sources de souffrance.

La rencontre avec l'enfant

La vulnérabilité de la fin de la grossesse, l'épreuve de l'accouchement et la précarité des premiers mois de vie de l'enfant, accordent au père un rôle de soutien qui est important pour la mère comme pour le bébé.

Lors des dernières semaines du 3e trimestre, les transformations de la grossesse sur le corps de la femme, sur sa vie psychique et sur le couple, connaissent leur plus ample déploiement, suscitant chez certains hommes un fort sentiment de culpabilité et la crainte d'avoir endommagé durablement leur compagne et leur amour.
Dans de rares occasions, ces sentiments précipitent des moments d'angoisse passagère, pouvant s'accompagner de la survenue d'accidents (de la route, au travail) qui auraient la signification inconsciente d'une expiation de sa culpabilité.
L'accouchement sera aussi bien sûr un moment de vérité pour le père qui éprouve très intensément la double exigence de veiller sur la mère et sur l'enfant face à l'enjeu vital de la naissance.

2• Devenir parents

La rencontre avec la précarité, la vulnérabilité et l'immaturité d'un enfant impose à l'adulte d'incarner la fonction parentale. Cette exigence de tous les instants est parfois lourde à porter. C'est ainsi qu'une organisation familiale, sociale ou institutionnelle se forme autour du bébé, assurant des relais dans la continuité de l'exercice de la fonction parentale. Il ne faut donc surtout pas hésiter à se faire aider, sans aucune culpabilité à avoir : chaque personne de la famille et de l'entourage de l'enfant lui apportera une richesse éducative différente, et permettra aux parents de « souffler ».
Dans le climat de bouleversement qu'est la naissance, les parents font la découverte de l'enfant réel en même temps qu'ils découvrent l'exigence de la fonction parentale. La manière dont chaque parent assume la fonction parentale est déterminée grandement – mais pas seulement – par sa propre histoire d'enfant, c'est-à-dire par l'expérience des liens parents-enfant que l'adulte extrait de son vécu d'enfant parmi ses propres parents et sa fratrie.
Au quotidien, les parents devront assumer plusieurs rôles et fonctions par rapport à l'enfant :

- La fonction « contenante » : se montrer solide. L'enfant va sentir que l'adulte est en mesure d'accueillir tout ce qui vient de lui, aussi bien l'amour et la tendresse que la détresse, la haine et la destructivité. L'adulte est alors capable de se montrer solide face aux assauts. Les liens qui unissent l'enfant et ses parents ne seront pas altérés.
- La fonction « limitante » : protéger et affirmer son autorité. L'adulte est en mesure de protéger l'enfant, surtout de lui-même, en mettant un frein à ses désirs et projets lorsqu'ils menacent son intégrité physique ou psychique. La fonction limitante est plus que la signification d'un « non », elle implique aussi que l'adulte peut supporter d'être l'objet de la colère de l'enfant qu'il a protégé et éduqué, sans se détruire et sans altérer le lien qui les unit.
- La fonction de « mise en sens » : ouvrir l'enfant au monde. En s'associant à l'adulte, l'enfant est en mesure de tisser des liens entre des aspects très divers de la réalité, liens qui, s'articulant les uns aux autres, construisent des récits ayant le pouvoir de donner du sens à la complexité du monde.
- La fonction de « transformation » : lui offrir la liberté. Le corps de l'enfant, ses émotions et ses pensées, s'organisent par rapport à l'adulte de manière telle qu'il peut sentir que les liens avec ses parents le rendent libre. Il devient peu à peu l'acteur principal de sa vie.

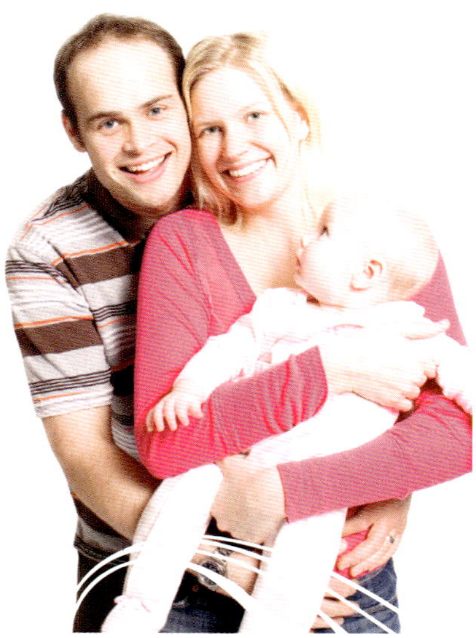

La réaction des frères et sœurs

L'arrivée d'un nouvel enfant impose aux enfants nés avant lui de profonds questionnements quant à la nature des liens qui les unissent à leurs parents, quant à leur positionnement face à la différence de sexes et de générations et, enfin, quant à la mystérieuse capacité de la sexualité adulte de fabriquer un nouvel être humain.
Ces questionnements, très différents en fonction de l'âge et du parcours de chaque enfant, sont une première tentative de s'adapter à la découverte d'une nouvelle grossesse chez les parents. Et l'enfant risque d'être perturbé avec certaines interrogations :

- en dépit de ses qualités – et peut-être à cause de ses défauts supposés –, il n'a pas suffi à combler le désir d'enfant de ses parents, et c'est pour cela qu'ils ont conçu un autre enfant, rival redouté qui risque de mieux correspondre aux attentes parentales ;
- cette grossesse fournit la preuve que les parents jouissent d'une intimité dont l'enfant est exclu, intimité qui peut receler une part de menace.

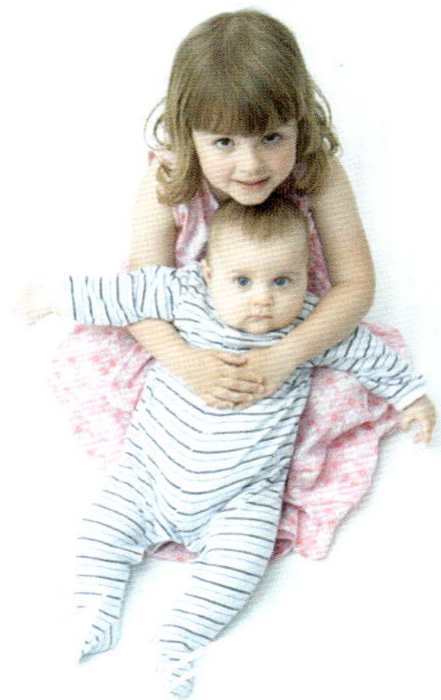

1 • Lorsque l'aîné a 2 ans

Pour les enfants âgés de 12 à 30 mois, l'enjeu majeur de cette étape de la vie réside dans leur perception douloureuse des modifications de la qualité des liens qu'ils sont habitués à engager avec leurs parents. Ces modifications, souvent parce que leur mère est moins disponible, suscitent des sentiments d'insécurité, d'abandon, d'angoisse et d'hostilité, qui peuvent se manifester de différentes façons :

- certains enfants peuvent « taper » ce ventre qui s'arrondit de manière incompréhensible ;
- d'autres, la majorité, tentent d'agir sur la réalité en faisant plus de « bêtises » et en multipliant les situations de conflits avec les adultes, afin de mobiliser l'attention des parents ;
- la désorganisation de l'alimentation ou du sommeil, perturbés par l'angoisse et l'hostilité, peut également être observée.

Dans l'imaginaire de ces petits, les modifications de la mère ne sont pas mises immédiatement sur le compte de la grossesse : la mère a changé parce qu'elle s'est fâchée avec eux. Il est donc important de rassurer l'enfant et de chercher à apaiser ses angoisses.

2• Lorsque l'aîné a entre 3 et 5 ans

À cet âge, les enfants sont curieux et cherchent à tout savoir sur la réalité, mystère de la transmission de la vie, mais ils éprouvent également un sentiment d'angoisse de perdre l'amour des parents. Ils peuvent aussi avoir des moments de colère et d'hostilité devant cet acte de « trahison » de la part des adultes.

LA JALOUSIE DES AÎNÉS

L'apparition de la jalousie témoigne d'une première forme d'investissement du bébé à venir, perçu comme un intrus dont l'aîné n'a nullement souhaité la présence. L'enfant attendu semble donc paré de tous les atouts, il semble doté de la faculté de capter les parents, et de déloger l'aîné de sa place dans la fratrie.
Il faut dans ce cas rassurer patiemment, et montrer au « grand » combien ce petit être fragile qui va naître aura besoin de son grand frère ou de sa grande sœur.

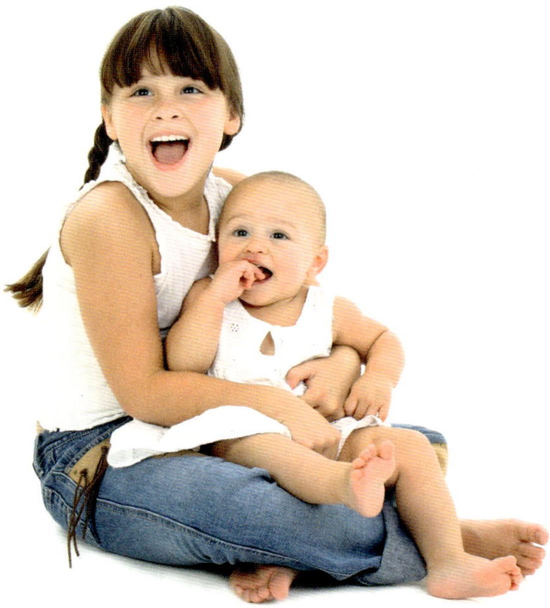

Il n'est pas étonnant d'observer chez les enfants de cet âge :

- des difficultés du sommeil et des cauchemars qui peuvent s'observer lorsque les sentiments de colère, trahison, insécurité et menace des liens sont au premier plan ;
- la survenue d'une constipation, d'une modification des habitudes alimentaires, de vomissements et de maux de ventre que suggère une « scénarisation » dans le corps de l'enfant de ses tentatives de comprendre une sexualité adulte aboutissant à la conception d'une grossesse. Ces symptômes sont autant de déclinaisons de la confusion entre « le ventre pour manger et faire caca » et le « ventre à bébé dont seules les femmes sont pourvues ». Ainsi, ne pas manger préviendrait une éventuelle conception que les vomissements expulseraient. Les maux de ventre et la constipation, fréquents à la fin de la grossesse, traduiraient les craintes d'un accouchement rapproché de la défécation ;
- une régression. Lorsque les liens avec les parents semblent menacés et lorsque le bébé à venir commence à émerger comme un rival, les enfants peuvent espérer que le retour à un stade précédent du développement les rende plus conformes aux attentes parentales. Le sommeil est à nouveau désorganisé, le pipi au lit devient fréquent, l'enfant redemande le biberon ou la tétine. Ici, les enfants ont besoin d'être rassurés quant au fait que les parents les aiment pour ce qu'ils sont, pas pour ce qu'ils étaient, et que le bébé à venir ne les délogera pas de leur place dans la famille.

ATTENTION ! Le trouble éprouvé par les parents lorsque les enfants se risquent à aborder des sujets liés à la sexualité adulte et les éventuelles explications botaniques autour de « la petite graine » contribuent à maintenir inquiétudes et confusion chez l'enfant. Ici, l'enfant est en attente d'une approche claire de la différence des sexes et de la nature de l'amour entre les parents et les enfants. Les explications doivent préserver l'intimité des parents et protéger l'enfant de l'accès à la sexualité adulte.

3 • Lorsque l'aîné a entre 6 et 12 ans

L'enfant vit l'arrivée du futur bébé comme un événement le confortant à sa place d'aîné, et non comme une menace à l'ordre de l'univers familial.
Souvent, les enfants de cet âge ont déjà signifié aux parents leurs souhaits d'une nouvelle naissance. Il est essentiel, dans ce cas, de ne pas laisser l'enfant avec le sentiment d'avoir présidé à la conception. Dans cette logique, la plupart des enfants, à cette étape de la vie, s'identifient au rôle parental.

4• Lorsque l'aîné est adolescent

La grossesse étant la conséquence d'un acte sexuel, un certain nombre d'adolescents peut éprouver un sentiment de « trouble », voire de « dégoût » à l'égard de leurs parents, qui jouissent d'une sexualité qu'eux-mêmes essayent de s'approprier.
La grossesse peut venir alimenter la crise identitaire de l'adolescence, brouillant les pistes pour réaménager la différence des générations puisque, par cette naissance prochaine, les parents créent une différence de génération à l'intérieur de la fratrie.
Ils se détachent, un autre va les remplacer. Certains adolescents peuvent vivre la grossesse comme une réponse de leurs parents à leurs tentatives d'autonomisation et d'indépendance, fabriquant un nouvel enfant qui rachèterait le départ de l'aîné.

En résumé

Ce chapitre a tenté de répondre aux questions que vous pouvez vous poser. Néanmoins, avoir un enfant ne doit pas devenir pour vous une source d'angoisse. Nombre d'hommes et de femmes sont devenus parents avec bonheur depuis la nuit des temps ! C'est une belle étape dans la vie d'un couple, tout à fait naturelle.
Elle induit certes un grand bouleversement dans le corps de la maman, la tête de chaque parent, et celle des frères et sœurs, mais la très grande majorité des couples et des familles traverse ces étapes sans grandes difficultés, surtout si elles s'y sont préparées avec l'aide des professionnels de la naissance (gynécologues-obstétriciens et sages-femmes) qui sont là pour expliquer ce qui va se passer, dissiper les craintes, résoudre les petits problèmes et anticiper les éventuelles complications.
Si malgré cet accompagnement, vous éprouvez une souffrance, une pensée vous obsède, votre sommeil est troublé, vous ressentez un mal-être général ou connaissez des problèmes avec votre conjoint ou vos autres enfants, n'hésitez pas à demander conseil au médecin ou à la sage-femme qui pourront éventuellement vous adresser à un psychologue connaissant bien ces problèmes.

N'HÉSITEZ PAS À CONSULTER

À tout moment de ce parcours, les professionnels de la naissance sont en mesure d'accueillir les questionnements à propos des enfants aînés et d'orienter les parents vers des prises en charge adaptées à leurs besoins et à d'éventuelles difficultés psychologiques.

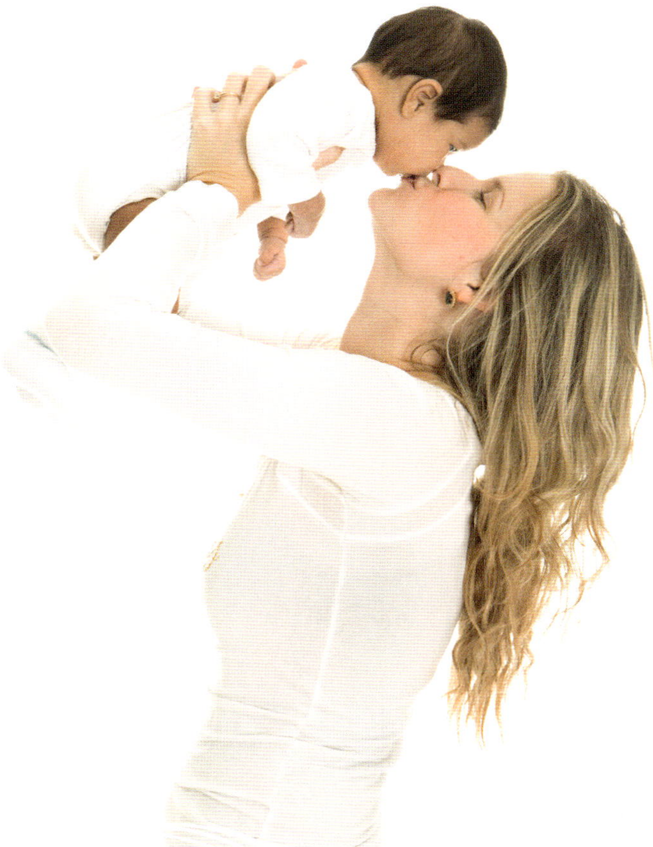

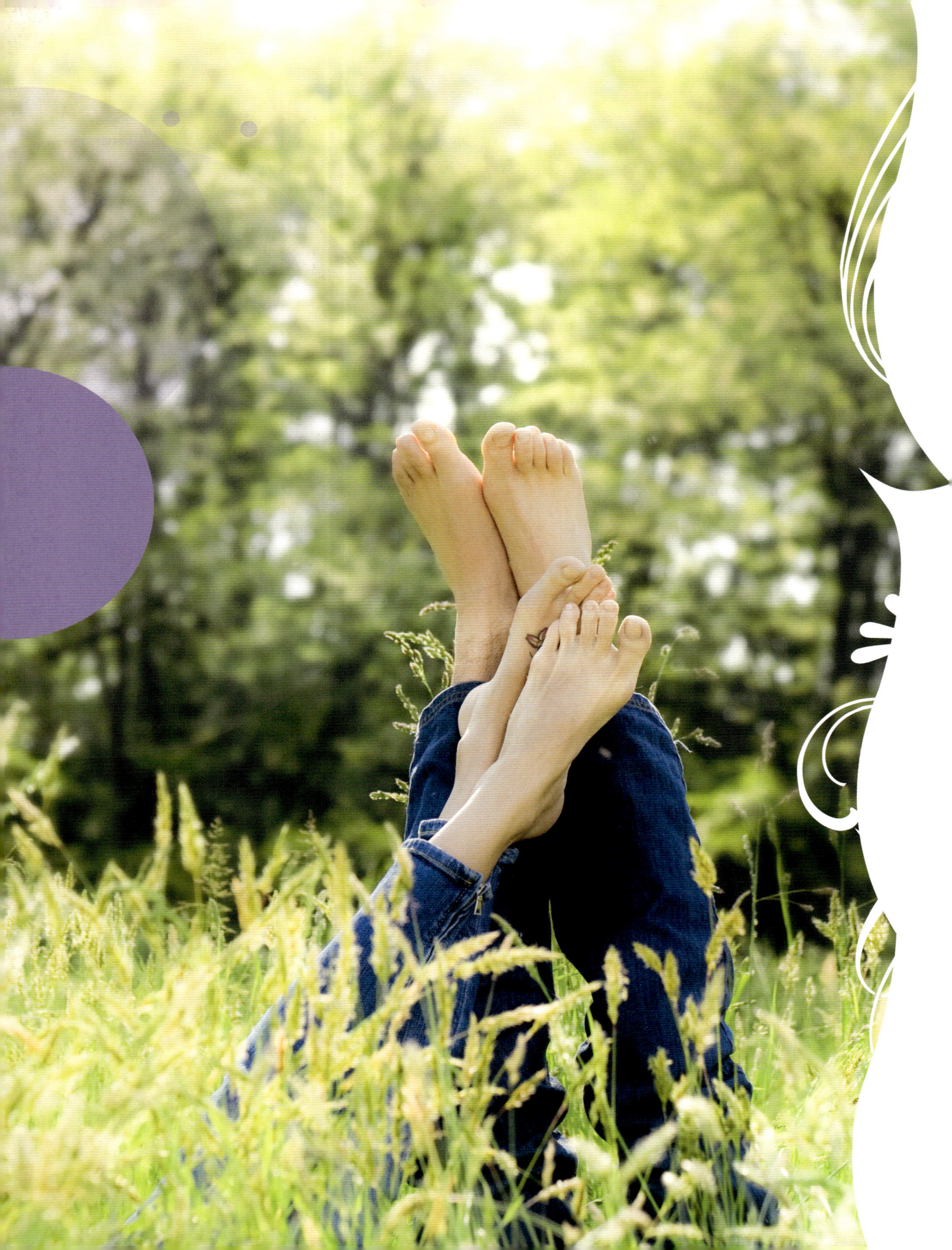

À savoir avant de faire un bébé

Mon bébé sera-t-il en bonne santé? Puis-je faire un bébé après 40 ans? Dois-je me préserver de la pollution extérieure? Est-il indispensable de préparer mon corps à une future grossesse? Une multitude de questions ne manqueront pas de se bousculer dans votre tête lorsque vous envisagerez de mettre au monde un enfant. Être informée vous permettra d'aborder la naissance en toute sérénité.

Les questions d'hérédité

L'hérédité transmise par l'information génétique a une importance primordiale pour le futur bébé. Ainsi, les principaux caractères physiques de l'enfant proviennent du patrimoine génétique apporté pour moitié par la mère et pour moitié par le père. La couleur des cheveux et des yeux, la forme et l'épaisseur des lèvres… sont liées à ces gènes. Certains sont dits «dominants», par exemple, celui qui est à l'origine des yeux marron par rapport à celui lié aux yeux bleus. Mais l'implication des gènes est souvent plus complexe.

À côté de ces particularités physiques, certains gènes peuvent être impliqués dans la survenue de maladies. La connaissance, avant même d'être enceinte, de certaines anomalies ou particularités génétiques familiales est précieuse, car ces maladies peuvent avoir un impact sur le déroulement de votre grossesse et des suites de couches, mais aussi sur le risque d'éventuelles pathologies génétiques transmissibles à votre enfant.

En cas de doute ou d'antécédents familiaux, il faut consulter un généticien qui procédera à une enquête familiale, pour déterminer s'il existe plusieurs cas d'une même maladie dans votre entourage. Les renseignements obtenus lui permettront alors d'établir un arbre généalogique indiquant la répartition de cette maladie dans votre famille ainsi que son mode de transmission. Il fera réaliser, à partir d'une prise de sang, ce qu'on appelle le caryotype du père et de la mère. Il s'agit de l'étude des différents chromosomes de chacun des parents.

L'information génétique de chaque individu est déterminée par l'ADN cellulaire composant les chromosomes. Ceux-ci contiennent des gènes qui sont à l'origine des caractéristiques de l'individu.

Chez l'humain, il existe 46 chromosomes regroupés en 23 paires : 22 paires d'autosomes (chromosomes non sexuels) et une paire de chromosomes sexuels (XX chez la femme; XY chez l'homme). Dans chaque paire, un chromosome est hérité de la mère et l'autre du père. En effet, les cellules de reproduction (ovules et spermatozoïdes) ne contiennent que 23 chromosomes (dont un chromosome X dans tous les ovules, et un chromosome X ou Y dans les spermatozoïdes).

Chaque chromosome contient des gènes qui vont déterminer l'apparence de votre futur bébé. Chaque gène comportant deux versions possibles (les allèles), une multitude de combinaisons est envisageable. Le hasard joue donc pour beaucoup.
Certaines lois génétiques (découvertes au XIXe siècle par Mendel) ont néanmoins pu être vérifiées.

1 • La couleur de la peau

La couleur de la peau dépend principalement des gènes influant sur la production de mélanine (pigment responsable de la coloration de la peau). Différents gènes déterminent :

- la production de mélanine : plus le taux de fabrication est élevé, plus la personne a une couleur de peau foncée ;
- la répartition de la mélanine dans l'épaisseur de l'épiderme : plus elle est fréquente dans les différentes couches, plus la personne a la peau foncée ;
- la proportion des deux types de mélanine : l'eumélanine (noire) et la phéomélanine (jaune-rouge) ;
- la fabrication d'hormones stimulant les mélanocytes (cellules produisant la mélanine).

Si vous êtes un couple mixte, votre enfant aura un métissage variable, du plus clair au plus foncé, du fait de ces divers facteurs multipliant les combinaisons possibles. Bien entendu, la généalogie a également un rôle important : plus il y a de générations colorées existantes, plus votre bébé sera coloré ; inversement, si vous êtes métisse et votre compagnon blanc, votre enfant aura une couleur de peau plus claire.

2 • La couleur des yeux

Elle dépend principalement des allèles, les deux possibilités inscrites dans vos gènes. Ils vous viennent de vos parents et peuvent être dominants (celui correspondant à votre propre aspect physique, par exemple «yeux marron» si vous avez les yeux marron) ou récessifs (c'est toujours le cas des yeux bleus).
Si votre enfant a reçu les deux mêmes allèles (exemple : yeux bleus + yeux bleus), il aura la caractéristique identique (yeux bleus). En revanche, s'il reçoit deux allèles distincts (yeux bleus + yeux marron), le dominant l'emportera (yeux marron).

			Père		
			Yeux bleus	**Yeux marron**	
			Allèles bleu et bleu	**Allèles bleu et marron**	**Allèles marron et marron**
Mère	**Yeux bleus**	**Allèles bleu et bleu**	Votre enfant a 100 % de chance d'avoir les yeux bleus	Votre enfant a autant de chance d'avoir les yeux bleus que les yeux marron (50 %/50 %)	Votre enfant a 100 % de chance d'avoir les yeux marron
	Yeux marron	**Allèles bleu et marron**	Votre enfant a autant de chance d'avoir les yeux bleus que les yeux marron (50 %/50 %)	Votre enfant a 25 % de chance d'avoir les yeux bleus, et 75 % les yeux marron	Votre enfant a 100 % de chance d'avoir les yeux marron
		Allèles marron et marron	Votre enfant a 100 % de chance d'avoir les yeux marron	Votre enfant a 100 % de chance d'avoir les yeux marron	Votre enfant a 100 % de chance d'avoir les yeux marron

Si vous et votre compagnon avez les yeux marron, il est possible que vous ayez un enfant aux yeux bleus (quoique la probabilité soit minime). Il faut alors que vous et votre compagnon possédiez tous les deux un allèle bleu (en plus de l'allèle marron qui détermine votre caractère dominant « yeux marrons »). Mais si vous avez tous les deux les yeux bleus, l'enfant aura les yeux bleus.

3• La couleur et la texture des cheveux

Il en va de même que pour la couleur des yeux : ce sont les informations génétiques contenues dans vos allèles qui détermineront la couleur de cheveux de votre futur enfant. Il faut savoir que pour la couleur des cheveux, les gènes récessifs sont blonds et roux, le dominant brun. De même, les cheveux frisés et épais correspondent à un gène dominant, alors que ceux fins et lisses à un récessif.

4• La taille

Il existe une relation certaine entre la taille des parents et celle de l'enfant (adulte). Deux parents de grande taille auront un enfant de grande taille également, et vice-versa.
Pour connaître la taille de votre bébé une fois que celui-ci aura atteint l'âge adulte, vous pouvez effectuer le calcul suivant :

- S'il s'agit d'une fille :
  [taille de la mère (en cm) + taille du père (en cm)/2]
- S'il s'agit d'un garçon :
  [taille de la mère (en cm) + taille du père (en cm)/2] + 6,5 cm

Évidemment, ce calcul est approximatif, mais il vous donnera une idée de la taille probable de votre futur enfant.

5• Fille ou garçon ?

Le sexe est déterminé par le chromosome sexuel du spermatozoïde fécondant. Si le spermatozoïde porte le chromosome sexuel X, l'enfant sera une fille puisqu'elle aura deux chromosomes sexuels X et X comme sa maman. Si le spermatozoïde fécondant porte le spermatozoïde Y, ce sera un garçon puisque les deux chromosomes sexuels seront X et Y comme son papa. Théoriquement, il y a donc une chance sur deux d'avoir un garçon ou une fille. En réalité, il naît un peu plus de garçons que de filles : 105 garçons pour 100 filles. Du fait du hasard, on peut bien évidemment avoir trois filles se suivant ou trois garçons, voire plus. Il n'y a pas de prédisposition héréditaire et donc pas de familles « à filles » ou « à garçons ».
On a pensé que si le rapport fécondant avait lieu 48 heures avant l'ovulation, les spermatozoïdes X, plus lents, mais plus résistants que les spermatozoïdes Y (plus rapides et moins résistants), avaient plus de chance de féconder l'ovule. Il a été proposé des régimes alimentaires à commencer deux ou trois mois avant la fécondation pour favoriser la naissance de garçons ou de filles. En fait, aucune étude scientifique sérieuse n'a montré que l'on modifiait le sexe de l'enfant à naître avec ces méthodes. Sans rien faire de spécial, on a donc une chance sur deux d'avoir un garçon ou une fille, et c'est très bien ainsi pour préserver l'équilibre hommes/femmes !

« JE SUIS PORTEUSE D'UNE ANOMALIE GÉNÉTIQUE »

FLO2353, FORUM
aufeminin

J'ai 37 ans, et je me porte parfaitement. Pas d'antécédents particuliers, une excellente santé. Je suis d'ailleurs tombée enceinte très facilement, mais j'ai fait plusieurs fausses couches à la suite. Après la quatrième, mon gynécologue s'est inquiété et m'a dirigé vers un généticien. Avec mon mari, nous avons chacun réalisé notre caryotype. Une simple prise de sang permet de lire dans les chromosomes des parents.
Cet examen a révélé une anomalie : je suis porteuse d'une « translocation équilibrée ». Le généticien m'a expliqué qu'un morceau de mon chromosome 19 était parti se loger sur le 22, et qu'un morceau du 22 s'était, lui, installé sur le 19. Cet échange, que l'on appelle translocation, est dit « équilibré » car je suis en bonne santé, je vais sans doute devoir effectuer un prélèvement de liquide amniotique (amniocentèse). Des analyses sont en cours et mon généticien me guide et me soutient.

Les antécédents familiaux

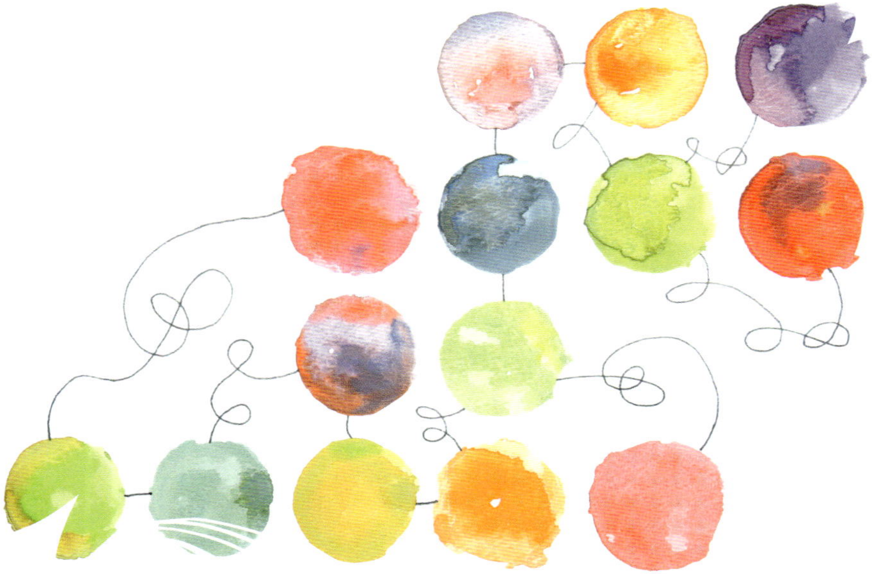

1 • Les antécédents d'anomalie génétique, d'enfant malade

Le recueil des informations nécessaires au conseil génétique peut parfois s'avérer long et difficile avant d'aboutir à un pronostic de risque. Certaines investigations devront être entreprises dès le début de la grossesse. C'est pourquoi le conseil génétique doit être fait avant la conception.

Quand faut-il consulter un généticien ?

L'existence ou la suspicion d'antécédents familiaux de maladie héréditaire, comme une anomalie chromosomique, une ou des malformations congénitales, un enfant mort-né ou polymalformé rend nécessaire une consultation de conseil génétique pour les deux parents qui souhaitent avoir un enfant.

La consultation génétique permet d'apprécier les risques encourus avant le début de grossesse, et de prévoir le type de dépistage à utiliser lors de la grossesse.

Un dépistage prénatal est particulièrement utile :

- en cas de consanguinité : si les parents sont de la même famille, ce facteur accroît la possibilité de déclarer des maladies autosomiques récessives ;
- si l'âge maternel est supérieur à 35 ans : dans ce cas, il existe une augmentation du risque d'aberration chromosomique, trisomie 21 le plus fréquemment.

Les principales maladies héréditaires

Les maladies autosomiques dominantes

Ce sont les achondroplasies, la chorée de Huntington, la maladie de Marfan, le myotonie de Steiner… Si aucun des membres du couple n'est atteint, il n'y a pas de risque pour la descendance. En revanche, si l'un des deux parents est malade, les enfants auront un risque sur deux d'être atteints.

Les maladies autosomiques récessives

Il s'agit de la mucoviscidose, de la drépanocytose, de la thalassémie… Les enfants ayant deux parents non atteints ou un seul parent atteint seront indemnes tout en pouvant être porteurs sains de la maladie, quel que soit leur sexe. Ils pourront donc éventuellement transmettre la maladie à leur descendance. Si les parents sont indemnes de la maladie mais porteurs du gène, le risque d'avoir un enfant malade est de 1 sur 4.

Les maladies liées au sexe

La myopathie de Duchenne, l'hémophilie, le syndrome de l'X fragile… se transmettent essentiellement par les femmes car les gènes responsables de ces maladies sont situés sur le chromosome sexuel X. Une fois sur deux, les garçons seront atteints et les filles porteuses saines.
Les facteurs génétiques des malformations les plus communes sont encore mal connus. Ils obéissent à une hérédité multifactorielle, le risque sera d'autant plus important que le nombre de cas familiaux est élevé.
L'existence dans la famille d'une pathologie récessive ou dominante du côté de l'un ou l'autre des deux futurs parents, et qui plus est chez les deux, justifie une consultation auprès d'un généticien, en vue d'évaluer les risques de maladie pour l'enfant à naître. Il est recommandé de consulter avant la grossesse plutôt qu'en début de grossesse.

2• Les antécédents de maladies familiales

Certaines maladies à caractère héréditaire peuvent se déclarer ou être détectées chez la future maman. Ces pathologies risquent de compliquer le bon déroulement de la grossesse. Aussi est-il important de connaître vos antécédents médicaux personnels et familiaux pour pouvoir prévenir ou dépister très tôt un éventuel problème.

L'hypertension artérielle et la toxémie gravidique

Il faut être attentif aux antécédents familiaux d'hypertension artérielle (HTA) ou de toxémie gravidique. La toxémie gravidique survient en fin de grossesse et associe HTA, œdèmes, albuminurie (présence d'albumine dans les urines). Elle entraîne un retard de croissance fœtale intra-utérin et des accidents aigus tels que l'éclampsie (convulsions) ou un hématome rétroplacentaire.
Ces syndromes nécessitent une surveillance accrue pour un éventuel dépistage précoce en cours de grossesse.

Le diabète

Les antécédents familiaux de diabète (« diabète de type 2 ») conduisent à une recherche plus précoce du diabète gestationnel (à l'origine d'un gros enfant avec des risques de traumatismes lors de l'accouchement) et à un renforcement des conseils diététiques et de régime.

La phlébite

Des antécédents familiaux de phlébite profonde des membres inférieurs ou d'embolie pulmonaire feront rechercher une éventuelle thrombophilie (anomalie familiale des facteurs de la coagulation), responsable d'accidents aigus en cours de grossesse et de thromboses après l'accouchement.
Une analyse de sang des différents facteurs de coagulation (bilan d'hémostase) devra être faite avant le début de la grossesse pour être ensuite interprétée et permettre la mise en place d'éventuelles mesures préventives dès le début de la grossesse.

L'âge des parents

La possibilité de survenue d'une grossesse débute à la puberté (l'âge moyen est de 12 ans et demi en Europe) et s'achève à la ménopause (50 ans en moyenne chez la femme, l'homme restant fertile beaucoup plus longtemps que la femme).
Mais la pleine maturité des fonctions reproductives n'est atteinte qu'à partir de 17-18 ans environ (en raison, avant cet âge, de la fréquence de cycles menstruels longs, irréguliers, sans ovulation et de rapports sexuels sporadiques et d'unions de courte durée).
La fertilité décline progressivement dès l'âge de 35 ans, puis beaucoup plus rapidement ensuite : vers 40 ans, on trouve 25 à 30 % de couples stériles. Indépendamment des taux de fertilité, la survenue d'une grossesse aux deux extrêmes de la vie de reproduction, l'adolescente d'une part, la femme de plus de 40 ans d'autre part, présente des particularités différentes.

1 • La grossesse précoce

Alors que chez la femme adulte, la grossesse est un désir qui s'accomplit, il s'agit le plus souvent chez l'adolescente, dans nos régions, de grossesses impulsives survenant dans le cadre d'une sexualité non protégée.
Parmi les jeunes filles de moins de 18 ans sexuellement actives, la plupart n'utilisent aucun moyen de contraception, ou uniquement le préservatif dans le meilleur des cas. De ce fait, et malgré l'existence de la pilule du lendemain, le taux de grossesse chez ces adolescentes ne baisse pas et se situe toujours aux alentours de 27 ‰. 80 % de ces grossesses sont interrompues. Parmi les facteurs favorisant ces grossesses précoces, on trouve : la rupture scolaire, l'usage de tabac, d'alcool (en particulier les intoxications alcooliques aiguës rapides) et de drogues.

Quels risques ?

On constate une augmentation du risque de prématurité et d'enfants de faible poids.
Chez la jeune femme, les déficits nutritionnels et la carence en fer sont fréquents.
Ces grossesses nécessiteraient par conséquent une surveillance clinique et échographique accrue, mais malheureusement, leur découverte est souvent tardive car il existe une peur d'en parler, dans le milieu familial, ou un déni de grossesse.
L'accouchement en lui-même ne présente pas de risque particulier, si la grossesse a été reconnue avant l'arrivée de l'enfant et se déroule dans une structure adaptée.

L'accompagnement

Si vous connaissez une grossesse précoce et si vous vous reconnaissez dans la description qui en a été faite ci-dessus, il est important que vous vous fassiez aider dans votre processus de parentalité. Vous pourrez ainsi bénéficier le plus tôt possible d'un programme social d'accompagnement. Un soutien affectif et la reprise d'un projet scolaire ou une orientation professionnelle vous permettront également de vivre une grossesse et une maternité épanouies.

2 • La grossesse tardive : après 40 ans

Alors qu'autrefois cette grossesse était vécue comme un « accident », elle est aujourd'hui de plus en plus désirée en raison d'union tardive, de carrière professionnelle, de contraception (trop) bien maîtrisée ou de recomposition familiale. Par ailleurs, le prodigieux développement des techniques de procréations médicalement assistées permet d'obtenir des grossesses de plus en plus tardivement.

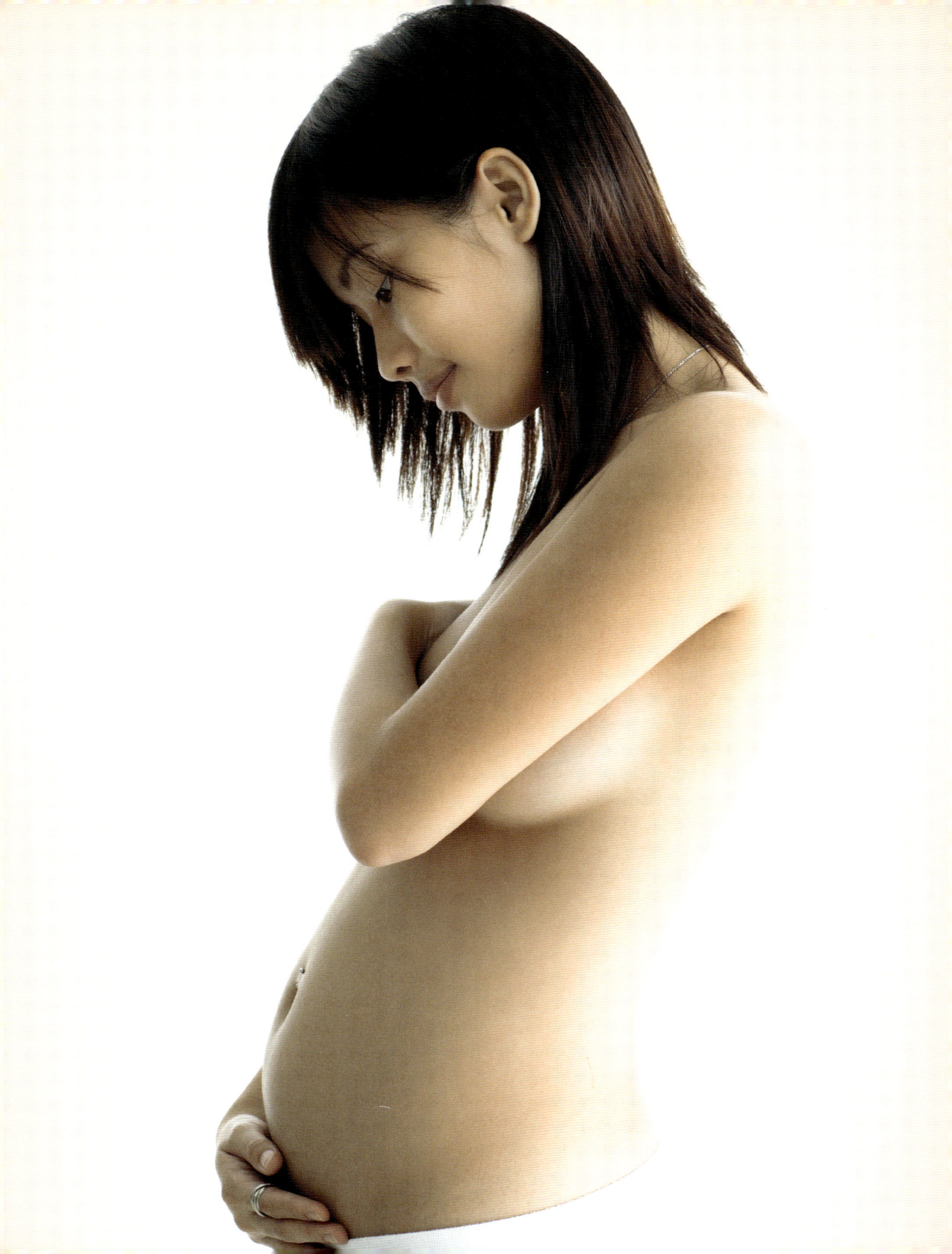

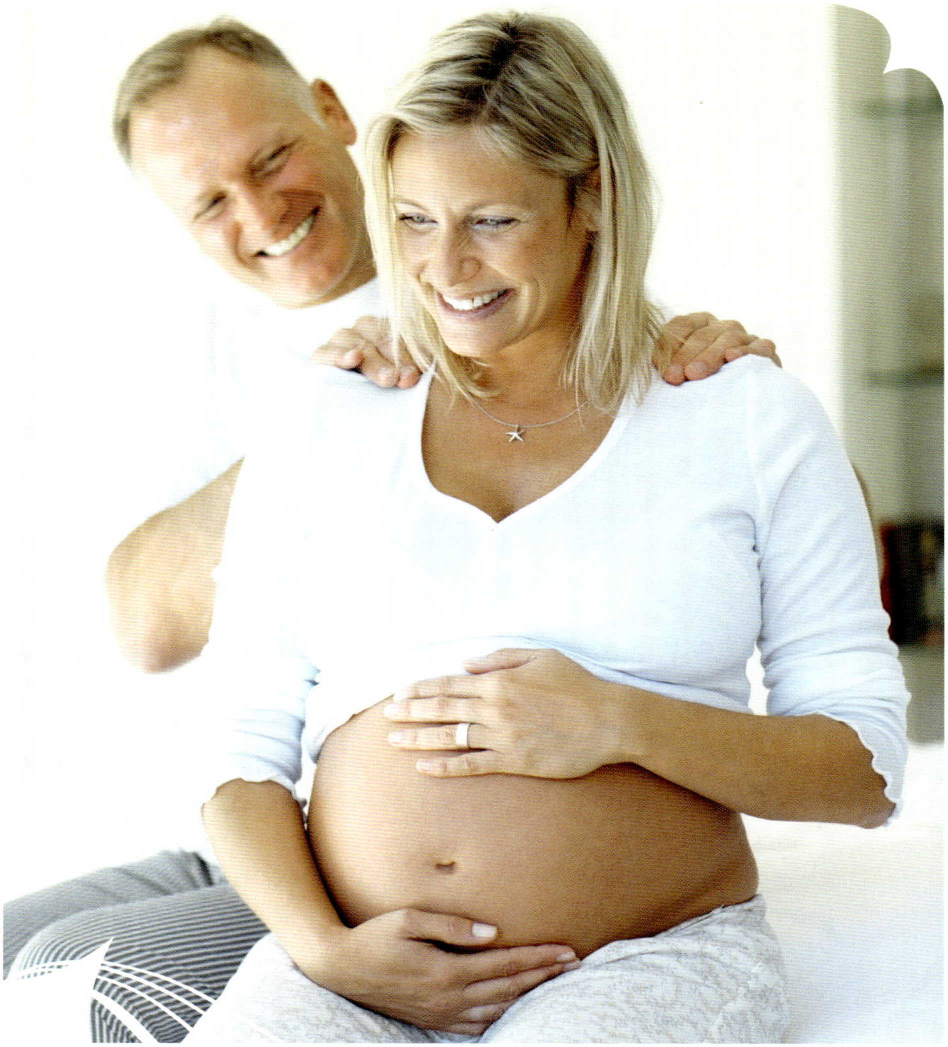

ATTENTION ! Après 40 ans, un suivi rigoureux est nécessaire.
Faites un bilan de santé : il est indispensable, avant de vous lancer dans un projet de grossesse, que ce soit naturellement ou par procréation médicalement assistée, d'effectuer un bilan cardiovasculaire et métabolique afin d'apprécier au mieux les risques encourus.
Informez-vous sur les anomalies possibles du fœtus : une information claire sur le bénéfice du dépistage anténatal (amniocentèse, modalités et risques) est nécessaire au diagnostic précoce des anomalies chromosomiques et malformations fœtales. Il vous faut évaluer les avantages et les inconvénients de ce dépistage, et vous décider en fonction de vos convictions personnelles. Il est important d'engager cette réflexion avant la grossesse ; ces informations vous aideront à prendre votre décision de tenter ou pas la mise en route d'une grossesse.

Quels risques ?

Outre les difficultés d'obtenir la grossesse souhaitée, le taux d'interruption spontanée de ces grossesses s'élève avec l'âge. Au moins 60 % de ces fausses couches sont dues à des anomalies chromosomiques. Par ailleurs, des anomalies utérines telles que le fibrome, la synéchie, une béance cervico-isthmique peuvent également être en cause.

Le risque d'anomalie chromosomique fœtale, et en particulier la trisomie 21, croît avec l'âge maternel.

De plus la grossesse peut être compliquée par des pathologies survenant plus fréquemment après 40 ans :

- l'hypertension artérielle, le diabète, le dysfonctionnement thyroïdien, les fibromes ;
- l'incidence du diabète gestationnel est nettement plus élevée ;
- la fréquence d'insertion basse du placenta (*placenta prævia*) est également plus importante, entraînant la survenue de saignements en fin de grossesse et de complications lors de l'accouchement, avec une augmentation du risque d'hémorragie après l'accouchement ;
- le risque d'accouchement prématuré est plus élevé ;
- lors de l'accouchement, les extractions instrumentales fœtales (forceps, ventouse…) et les césariennes sont nettement plus courantes que chez les femmes de moins de 40 ans ;
- les hémorragies lors de l'accouchement sont également plus fréquentes, surtout lorsqu'il s'agit d'un premier accouchement ;
- en suites de couches, le risque de phlébite des membres inférieurs et d'embolie pulmonaire est également plus grand.

Quels que soient les progrès réalisés dans la surveillance de la grossesse et de l'accouchement, ce sont ces grossesses qui sont le plus à risque, notamment concernant la santé de la mère.
Chez les enfants, le pronostic reste bon, mais plus la grossesse est tardive, plus il y a une élévation des risques liés à la prématurité et au retard de croissance, ainsi qu'une mortalité intra-utérine ou périnatale accrue.

Une surveillance plus importante

Vous devez donc bénéficier d'une surveillance rigoureuse et votre accouchement doit se dérouler dans une structure adaptée. Moyennant quoi, la grossesse est tout à fait possible après 40 ans car, si les risques liés à l'âge sont réels, ils restent faibles.

« DIFFICILE... MAIS QUEL BONHEUR ! »

VAL22216, FORUM
aufeminin

C'est vrai, je n'ai pas rencontré mon amoureux très tôt (j'avais 37 ans) et je ne me suis pas pressée ensuite pour avoir un enfant, je ne me sentais pas prête. Malheureusement, mon corps, lui, avait atteint une maturité que je n'avais pas psychologiquement. J'ai donc décidé d'avoir un enfant à 40 ans. Après trois fausses couches, et une grande difficulté à tomber enceinte, j'ai consulté un gynécologue spécialisé dans la stérilité. Nous avons entamé un protocole de stimulation ovarienne, très difficile à supporter : j'avais des nausées, j'ai pris du poids… Je suis finalement tombée enceinte après une année de tentatives sous stimulation. La grossesse s'est déroulée sans véritables problèmes, mais les examens tels que l'amniocentèse restent particulièrement angoissants : mon enfant allait-il être normal ? Aujourd'hui, Yvan a 3 ans et il nous remplit de bonheur !

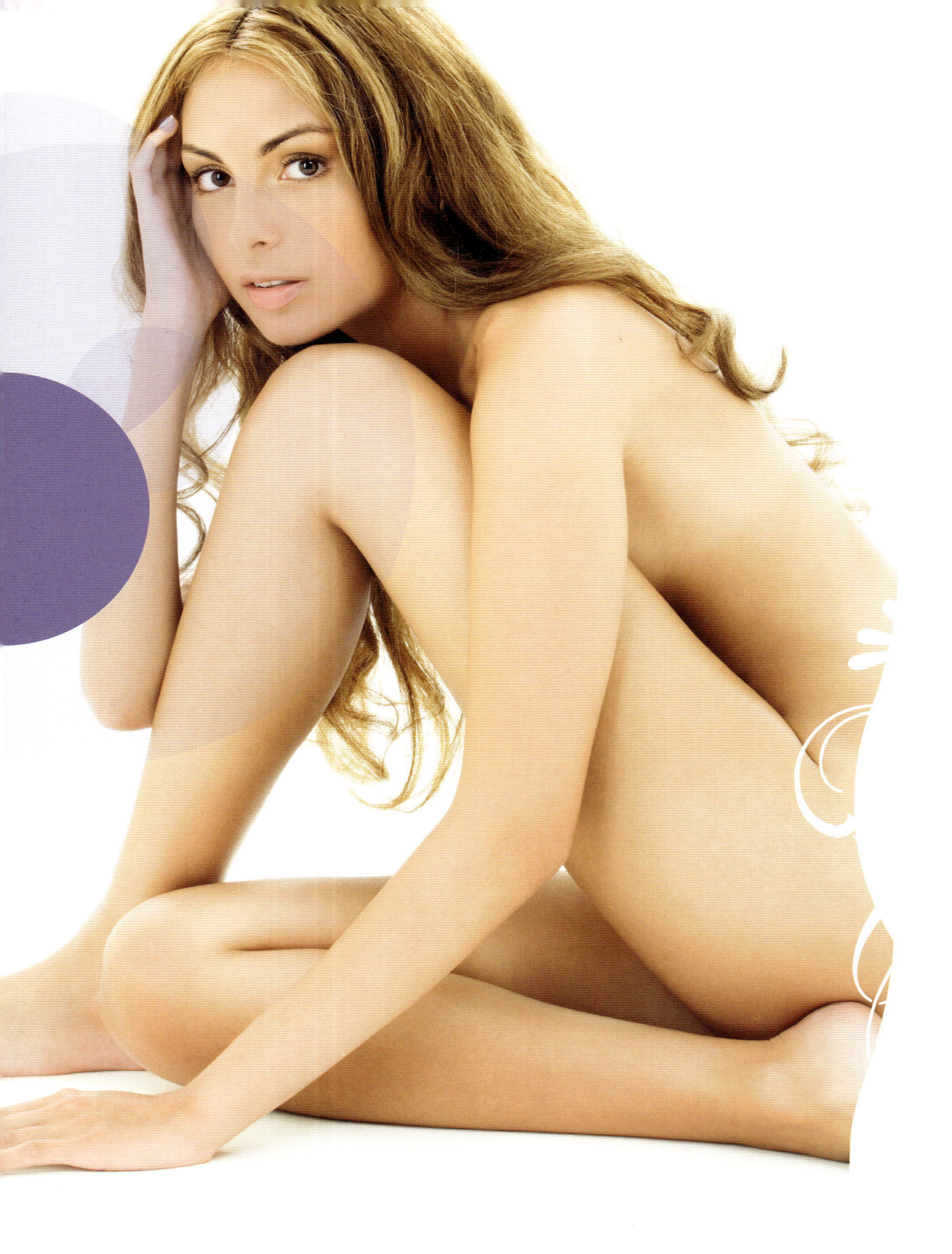

Être prête dans votre corps

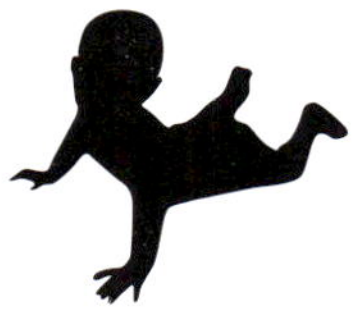

La consultation préconceptionnelle

Cette consultation prévue, comme son nom l'indique, avant la conception, permet d'apprécier votre état de santé et de réunir les éléments susceptibles d'interagir avec une éventuelle grossesse : modifier un traitement médicamenteux en cours (après avis du médecin prescripteur), préparer votre corps par un régime alimentaire approprié, ou encore, arrêter la prise éventuelle de tabac ou d'alcool. Votre médecin va prendre note de vos antécédents pathologiques familiaux. Il recensera également vos antécédents médicaux, chirurgicaux, gynécologiques et obstétricaux personnels. Il fera en outre le point sur votre vaccination.

1 • Les antécédents de santé

Antécédents médicaux et chirurgicaux

- Cardio-vasculaires : hypertension artérielle, varices, phlébite, embolie pulmonaire, maladie ou souffle cardiaque… Ces problèmes nécessiteront un bilan cardiologique préalable à la grossesse.
- Neurologiques : migraines, épilepsie traitée (dont le traitement devra éventuellement être modifié avant le début de la grossesse par votre neurologue, certains médicaments pouvant avoir un effet néfaste sur le fœtus)… Pour des états dépressifs anciens ou toujours traités, interrogez votre psychothérapeute sur le retentissement possible de votre grossesse sur votre état dépressif, mais également sur le type de traitement possible pendant votre grossesse.
- Endocriniens : le diabète nécessitant un traitement par insuline pendant la grossesse, un bon équilibre devra donc être obtenu avant la fécondation. Il en va de même pour les troubles thyroïdiens.
- Ophtalmologiques : le décollement de rétine et la forte myopie nécessitent un examen ophtalmologique.
- Infectieux : l'herpès génital demande une vigilance particulière en fin de grossesse et lors de la naissance.
- Toxicomanies (voir paragraphe « L'usage de drogues »).
- Allergiques, notamment concernant les médicaments.
- Ablation de l'appendice, d'un fibrome, d'un kyste de l'ovaire.

Antécédents gynécologiques

- Régularité des règles, règles abondantes, pertes blanches (leucorrhées), douleurs lors des règles, existence d'une malformation de l'utérus.
- Votre médecin vous demandera si votre mère, lorsqu'elle était enceinte, a pris ou non du Distilbène. Cet œstrogène de synthèse a été délivré jusqu'en 1977 pour éviter les fausses couches. Il entraîne chez les filles des anomalies de l'utérus qui peuvent, plus tard, perturber la fécondité.

Antécédents obstétricaux

- Grossesse extra-utérine, avortements spontanés, interruption volontaire de grossesse (IVG), interruption médicale de grossesse (IMG).
- Déroulements des grossesses et des accouchements précédents.
- État de santé des enfants nés.

Vaccination

- Votre médecin vérifiera votre dernier rappel du vaccin tétanos-polio-diphtérie. Un rappel sera nécessaire s'il date de plus de 10 ans. Votre conjoint pourra aussi en bénéficier.
- La vaccination contre la rubéole, la rougeole et les oreillons (ROR) et la varicelle est recommandée si vous n'avez jamais eu ces maladies, si vous n'avez jamais été vaccinée ou en cas de sérologies négatives. Avant de vous vacciner, votre médecin s'assurera de l'absence de grossesse et vous prescrira une contraception pendant trois mois.
- La vaccination contre la coqueluche est recommandée afin de protéger le nouveau-né, pendant ses trois premiers mois de vie, de cette maladie transmise le plus souvent par un adulte de son entourage. Vous, votre compagnon et vos éventuels autres enfants devez être vaccinés, en l'absence de vaccination dans les dix années précédentes.

2• Le bilan de santé

Une grossesse doit être bien préparée avec le médecin. En effet, repérer et soigner les éventuels problèmes de santé est bien plus simple avant la grossesse que pendant.
Après l'examen clinique et la réalisation d'un frottis de dépistage du cancer du col de l'utérus (si le précédent date de plus de trois ans), votre médecin peut vous prescrire :

- une prise de sang pour connaître votre groupe sanguin et savoir si vous avez eu ou non la rubéole ou la toxoplasmose ;
- un dépistage du SIDA, de l'hépatite C ou de la syphilis, car un traitement de ces maladies sera nécessaire avant la grossesse.

Si vous êtes Rhésus négatif, votre médecin peut également prescrire à votre conjoint une prise de sang pour déterminer s'il l'est également. Il peut également lui prescrire une sérologie du SIDA et de la syphilis (par une prise de sang) et un traitement de ces deux maladies.
En cas de surpoids, votre médecin peut vous conseiller le dépistage du diabète ou d'une éventuelle pathologie de la thyroïde et de modifier vos habitudes alimentaires ou de faire du sport.
Si vous fumez du tabac ou du cannabis ou avez une consommation d'alcool excessive, il vous proposera de vous aider à vous arrêter, car, au cours de la grossesse, la consommation de tabac, de cannabis ou d'alcool sera nuisible à votre enfant.
En cas de tension artérielle élevée, de diabète, d'épilepsie, de traitement psychiatrique ou pour toute autre maladie chronique, il demandera avis au spécialiste qui vous suit pour adapter votre traitement en vue de la grossesse. En effet certains médicaments sont nocifs pour le bébé et doivent impérativement être arrêtés.
Si, dans votre famille, il y a eu des cas de maladies génétiques (myopathie, mucoviscidose, hémophilie, drépanocytose, thalassémie, etc.), il vous conseillera de prendre l'avis d'un généticien.
Si vous avez subi dans l'enfance une mutilation sexuelle (excision), il pourra vous orienter vers un chirurgien qui pourra réparer l'anatomie de votre vulve.
Enfin, il vous conseillera de prendre de la vitamine B9 (acide folique à 0,4 mg par jour, au moins un mois avant le début de la grossesse ; traitement à poursuivre jusqu'à la fin du premier trimestre).
Il est préférable de débuter une grossesse avec des dents et des gencives saines. En effet, certaines pathologies bucco-dentaires installées sont plus difficiles à traiter au cours de la grossesse. Pensez donc à prendre rendez-vous avec votre dentiste avant le début de la grossesse.

POURQUOI PRENDRE DE L'ACIDE FOLIQUE AVANT LA GROSSESSE ?

La prise d'acide folique (vitamine B9) est conseillée avant le début de la grossesse et pendant le 1er trimestre, en raison du rôle des folates dans le développement embryonnaire et fœtal. Ils permettent au tube neural du bébé (qui formera sa colonne vertébrale, son crâne et son cerveau) de se développer.
Reportez-vous au chapitre « Votre bien-être pendant la grossesse » pour la liste des aliments riches en acide folique.

L'arrêt de la contraception

Arrêter sa contraception doit être un acte mûrement réfléchi par le couple. Il faut s'être interrogé sur un désir de grossesse, sans ambiguïté et réellement partagé.
Au cours de la consultation, votre médecin procède à un examen clinique général et gynécologique. Il fait le point sur votre état général de santé, vos derniers frottis de dépistage du cancer du col utérin, vos sérologies de la toxoplasmose et de la rubéole essentiellement. Il apprécie les risques éventuels de la grossesse, ainsi que les stratégies de prévention à prévoir. Il vous indique une diététique adaptée, vous prescrit l'arrêt du tabac et de la consommation d'alcool, la prise d'acide folique et la modification éventuelle d'un traitement chronique.

1 • Serez-vous féconde ?

La fécondabilité est fluctuante d'un couple à l'autre. Les chances d'obtenir une grossesse dès le premier cycle sont de 25 % en moyenne, cette probabilité augmente si la fécondabilité est élevée et diminue chez les couples hypofertiles.
La fertilité est également fonction de l'âge de la femme. Elle baisse après 35 ans. En cas de désir d'enfant, il importe donc de ne pas repousser trop loin une grossesse envisagée qui risque d'avoir plus de mal à survenir ultérieurement.
Compte-tenu de la courte durée de vie fertile de l'ovule, la fécondation ne peut survenir que si le couple a au moins un rapport sexuel dans la période fertile, un peu avant ou lors de l'ovulation.

2• Votre fertilité selon votre ancienne contraception

En général, le retour à une fertilité normale est rapide, quel que soit le mode de contraception utilisé. Seule la contraception progestative injectable (une injection intramusculaire de médroxyprogestérone tous les deux à trois mois), peu utilisée actuellement en France, entraîne un retour différé à une fertilité normale (reprise lente de cycles menstruels normaux et ovulatoires), la grossesse n'étant souvent envisageable qu'un an environ après l'arrêt des injections.

La contraception micro-progestative

L'arrêt d'une contraception micro-progestative (pilule ou implant contraceptif) ne retarde pas significativement la survenue d'une grossesse, les cycles menstruels se normalisant dès l'arrêt de la pilule ou le retrait de l'implant et l'atrophie de la muqueuse utérine se réparant rapidement.

La pilule œstroprogestative

Une reprise de la fertilité redeviendra normale après l'arrêt de la contraception par pilule œstroprogestative. Une aménorrhée (absence de retour des règles dans les trois mois suivant l'arrêt de la contraception) peut survenir à l'arrêt de cette pilule. Il faut en parler à votre médecin.

FAITES L'AMOUR !

En passant d'une moyenne d'un rapport sexuel par semaine à deux, la fécondabilité augmente significativement.

GARE À CERTAINS FACTEURS

Des facteurs généraux comme le tabac, l'excès de poids ou la maigreur perturbent les cycles menstruels. De plus, le tabac, l'alcool, les drogues, l'utilisation professionnelle de substances toxiques (pesticides, herbicides, benzène, solvants, etc.) et l'exposition des testicules à une chaleur intense perturbent la spermatogénèse.

Le retard de fécondité après la pilule

Il survient plus volontiers chez des femmes ayant des troubles du cycle avant la prise de pilule et ne dépend pas de la durée de la contraception. Ses causes les plus fréquentes sont l'hyperprolactinémie (excès de sécrétion de l'hormone prolactine par la glande hypophyse), le syndrome des ovaires polykystiques antérieur à la prise de pilule et masqué par elle, l'anorexie mentale (qui associe pour des raisons psychologiques l'absence des règles et l'amaigrissement dus au trouble du comportement alimentaire), et l'insuffisance ovarienne prématurée (ménopause précoce génétique).

Le stérilet

Le retour à la fertilité après l'ablation de dispositif intra-utérin (DIU ou stérilet) est excellent et rapide quel que soit le type de stérilet. Il dépend essentiellement de l'âge de la femme et de la fertilité antérieure du couple.

Quelle que soit la méthode utilisée, il est difficile, lors de l'arrêt de la contraception, de prédire si vous serez enceinte rapidement ou non. En fonction de la fécondité du couple (très fécond, peu fécond), cela peut survenir dès le cycle suivant, voire demander plusieurs mois ou années.

L'ovulation

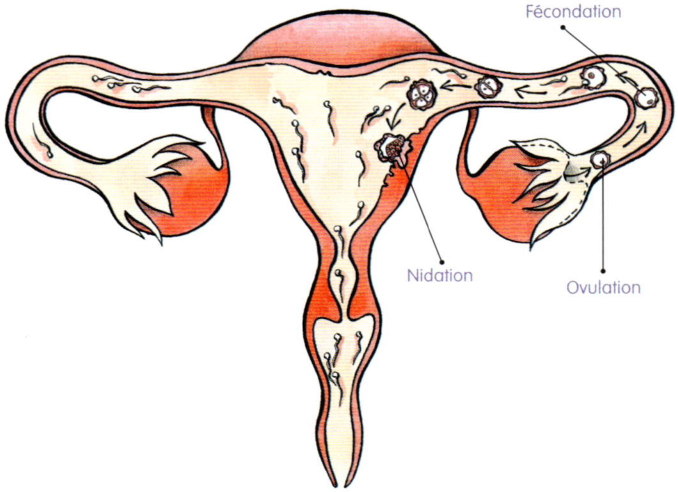

En cas de grossesse, un ovule provenant d'un follicule de l'ovaire sera fécondé par un spermatozoïde dans la trompe utérine.

QUELLES PRÉCAUTIONS EN CAS D'OBÉSITÉ ?

Avant d'envisager une grossesse, il est conseillé de déterminer avec le médecin l'origine de l'obésité (problème thyroïdien, diabète) qu'il faudra alors traiter. Vous devrez également modifier vos habitudes alimentaires et faire de l'exercice.
Il faut également savoir qu'en cas d'obésité, la grossesse peut se faire attendre, en raison d'une irrégularité ou d'une absence d'ovulation.
De plus, au cours de la grossesse, il y a un risque de voir apparaître un diabète ou une hypertension. Enfin, l'enfant risque d'être gros (poids supérieur à 4 kg), ce qui pourra nécessiter une césarienne lors de l'accouchement.

1 • La durée des cycles

Le cycle menstruel recouvre la période qui s'écoule du premier jour des règles au premier jour des règles suivantes. La régularité de ces cycles témoigne d'une bonne aptitude à la fécondation. La durée théorique d'un cycle est de 28 jours, mais elle est très variable d'une femme à l'autre et peut également varier d'un cycle à l'autre pour la même femme.

La première phase du cycle, dite « folliculaire »

D'une durée de 14 jours lors d'un cycle idéal de 28 jours, cette première phase correspond à un processus de sélection dans l'ovaire d'un follicule qui deviendra dominant sur tous les autres et qui, au terme de sa maturation, se rompra et libérera un ovule : c'est l'ovulation. Cet ovule sera capté par la trompe et pourra y être fécondé par un spermatozoïde, si le couple a eu un ou des rapports sexuels dans les 48 à 72 heures qui ont précédé. L'ovule ne sera fécondable que pendant une douzaine d'heures.

La deuxième phase du cycle, dite « lutéale »

D'une durée de 14 jours environ en l'absence de grossesse, cette phase débute dès l'ovulation. L'endomètre – la muqueuse tapissant la cavité utérine – se modifie afin de pouvoir permettre l'implantation d'un éventuel ovule fécondé. La régulation du cycle menstruel permettant l'ovulation et l'implantation de l'embryon, la muqueuse est sous la dépendance d'hormones. Certaines – FSH et LH hypophysaires, œstradiol et progestérone ovariens, prolactine hypophysaire – circulent dans le sang de la femme et sont retrouvées également dans son urine ; elles pourront être dosées, si besoin, afin d'explorer la qualité d'un cycle en cas de difficultés à démarrer une grossesse. La phase lutéale peut être marquée par un syndrome prémenstruel associant troubles de l'humeur, irritabilité, tension mammaire, douleurs pelviennes et gonflements abdominaux.

2 • La date de l'ovulation

Il est possible de repérer, au cours d'un cycle, la date de l'ovulation. Certaines femmes peuvent présenter, au moment de leur ovulation, une tension pelvienne et parfois un très discret saignement. L'ovulation est précédée dans les 48 à 72 heures d'une augmentation et modification des sécrétions vaginales (en dehors de toute infection vaginale) ; la glaire plus abondante devient brillante, élastique et filante, mais ces modifications ne sont pas facilement identifiables sans un apprentissage préalable.

La date de l'ovulation peut aussi être mise en évidence par la tenue d'une courbe de température établie par la prise quotidienne de la température matinale, avant le lever, toujours à la même heure. En effet, la progestérone sécrétée par l'ovaire après l'ovulation a une action thermogénique. Cette courbe mettra en évidence une élévation de quelque 4/10e de degré environ, se produisant juste après l'ovulation. Cette observation permet de connaître *a posteriori* la date d'ovulation. Après la constatation de cette augmentation de température, l'ovule n'est plus fécondable. Il est, en revanche, beaucoup plus difficile de prévoir à l'avance la date de l'ovulation. En effet, la durée de la phase folliculaire est variable, surtout lors de cycles longs. De plus, le déroulement des cycles et leur régularité peuvent être influencés par des situations de stress, des voyages, des pratiques sportives intenses ou des déséquilibres alimentaires.

COMMENT METTRE TOUTES LES CHANCES DE VOTRE CÔTÉ ?

Pour avoir une chance d'obtenir une grossesse, le couple devra avoir un rapport sexuel au moins dans les 48 heures qui précèdent l'ovulation. Cette date étant, pour beaucoup de femmes, peu prévisible, les rapports sexuels devront être suffisamment fréquents en première partie de cycle.
Chez certains couples hypofertiles ou qui, en raison de l'âge plus avancé de la femme, veulent augmenter leurs chances d'obtenir plus rapidement une grossesse, il est possible d'utiliser un test immunologique d'ovulation déterminant le pic hormonal de LH (hormone lutéinisante).
Ces tests d'ovulation pratiqués par la femme sur son urine, chaque jour à la même heure, quelques jours avant la date présumée de l'ovulation, permettent de déterminer le pic de sécrétion de l'hormone hypophysaire LH, survenant 24 à 36 heures avant l'ovulation. Cela permet de connaître la période favorable à la fécondation.

NOTEZ LA DATE DE VOS DERNIÈRES RÈGLES

Il est impératif de noter scrupuleusement la date du premier jour de chaque période de règles, car c'est le premier renseignement qui vous sera demandé en cas de grossesse. Cette date permettra d'estimer le début de la grossesse (en attendant la précision échographique ultérieure) et de fixer la date capitale de la première échographie.

Êtes-vous enceinte ?

Le signe essentiel de la grossesse est le retard de règles chez une femme auparavant bien réglée. Ce signe peut cependant être trompeur en cas de cycles irréguliers ou de situations exceptionnelles (changement de mode de vie, stress...). Le retard de règles peut également être masqué par la survenue de légers saignements (métrorragies) dus à l'implantation de l'œuf.
Certains petits signes peuvent attirer l'attention : nausées matinales ou vomissements, dégoûts alimentaires, gonflements des seins parfois douloureux, tension et pesanteur pelviennes. Ces signes sont très inconstants et leur intensité est variable d'une femme à l'autre, ce qui explique pourquoi ils peuvent passer inaperçus.
Si le doute subsiste et que vous souhaitez mettre rapidement fin à l'incertitude, il vous est possible d'avoir recours à des tests biologiques mettant en évidence dans les urines ou le sang l'hormone bêta-HCG. Celle-ci est sécrétée par le trophoblaste (futur placenta) de l'œuf, et passe dès l'implantation de celui-ci (6 à 8 jours après la fécondation, entre le 20e et le 23e jour du cycle) dans la circulation sanguine maternelle. Ces tests de grossesse sont réalisés par la femme sur ses urines, à n'importe quel moment de la journée. Pour plus d'informations, reportez-vous au chapitre « 1er mois ».

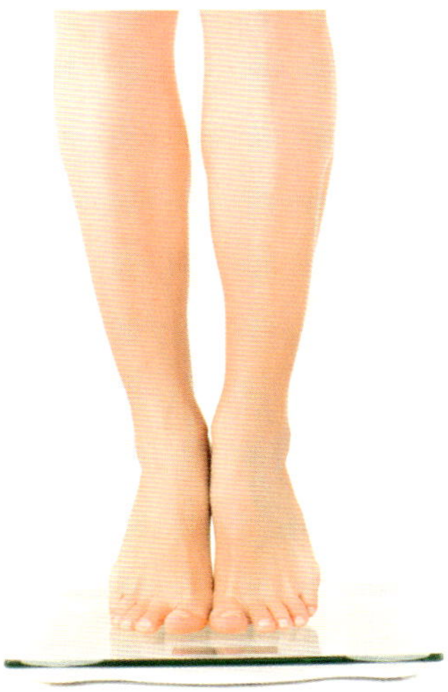

L'alimentation avant la grossesse

1 • Rééquilibrer son alimentation

Si vous êtes en surpoids, tâchez de rééquilibrer votre alimentation avant d'envisager une grossesse. En effet, les femmes présentant un excès de poids ou une obésité ont un risque plus élevé d'hypertension artérielle et de diabète gestationnel ; les poids et taille des enfants sont plus élevés (macrosomie), les exposant à un risque accru de problèmes lors de la naissance. Pour plus d'informations, voir le chapitre « Votre bien-être pendant la grossesse ».

2 • Enrichir son régime alimentaire

La vitamine B9 ou acide folique est indispensable pour le développement harmonieux du bébé et en particulier de son système nerveux. Il est donc recommandé d'enrichir son régime alimentaire en vitamine B9. Les aliments riches en acide folique sont les légumes verts, le foie et les rognons. On peut aussi prendre des comprimés d'acide folique (un comprimé à 0,4 mg par jour) dès l'arrêt de la contraception. Cette prise diminue de plus de la moitié le risque de malformations cardiaques, urinaires et du système nerveux fœtal. Ce régime devra être poursuivi au premier trimestre. Ce traitement est indispensable si vous êtes épileptique.
L'iode est également important pour le fonctionnement de la glande thyroïde et le développement du système nerveux de l'enfant. Beaucoup de femmes n'ont pas un régime assez riche en iode pour aborder la grossesse (chez l'adulte, les besoins en iode sont habituellement estimés à 150 microgrammes par jour). Il

est donc recommandé d'enrichir son régime en iode avant et au début de la grossesse. Certains aliments comme les poissons (saumon, morue), les crustacés (langoustine), les œufs, le lait et le beurre sont naturellement riches en iode, d'autres comme certaines farines ou eaux et certains sels de cuisine sont enrichis en iode (regardez bien les étiquettes de ces produits). Dans certains pays comme la Suisse, l'Autriche et les pays scandinaves, la farine et le pain sont enrichis en iode, dans le cadre d'un programme de prévention.

ATTENTION ! Même en cas de consommation modérée, votre bébé est exposé à l'alcool.

L'alcool et la grossesse

1 • Les conséquences

Les conséquences de l'abus d'alcool sur la grossesse sont connues depuis peu. Les études se sont multipliées et si le risque de malformation due à l'alcool a été bien documenté en cas d'intoxication chronique, son rôle sur le système nerveux central du fœtus a également été mis en évidence, même en cas de consommation modérée. L'ensemble des anomalies constatées est essentiellement lié à l'extrême facilité du passage de l'alcool à travers le placenta. Le fœtus se trouve alors exposé à une alcoolémie égale à celle de la mère, mais l'élimination de l'alcool sera plus lente chez lui, en raison de ses faibles capacités enzymatiques hépatiques. L'alcool vient interférer avec les étapes de multiplication des cellules cérébrales et la migration des neurones.
Si l'intoxication alcoolique chronique, quelle que soit son importance, a fait la preuve de sa nocivité, l'effet des alcoolisations aiguës (une fête bien arrosée) pourrait lui être supérieur. Attention donc aux alcoolisations de fin de semaine alors que la grossesse débute et n'est pas encore connue !
S'abstenir de toute boisson alcoolisée doit être la règle pendant toute la grossesse car les relations entre l'importance de l'intoxication et ses complications ne peuvent pas être réellement appréciées. En effet, tout comme chez la mère, les effets de l'alcool sur le fœtus sont variables, probablement en raison de facteurs génétiques.

ATTENTION ! Si vous avez un doute sur le contenu d'une boisson, celles qui contiennent de l'alcool et sont contre-indiquées pendant la grossesse, sont signalées par un logo qui figure sur la bouteille.

2 • Sept bonnes raisons de ne pas boire

- L'alcool diminue le poids de naissance des nouveau-nés, le retard de croissance intra-utérin s'installant dès le 2e trimestre de la grossesse et pouvant être associé à une naissance prématurée.
- L'intoxication chronique est responsable d'une embryofœtopathie alcoolique, caractérisée par des anomalies crâniofaciales pouvant être visibles à l'échographie et donnant un faciès particulier au nouveau-né. Ces modifications persistent pendant l'enfance et évoluent ensuite à l'adolescence.
- Le nouveau-né peut présenter un syndrome de sevrage avec hyperexcitabilité, troubles de la succion et troubles du sommeil qui persistent quelques semaines.

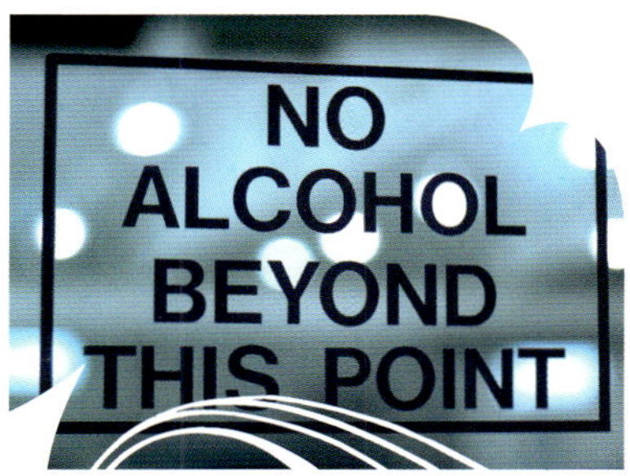

- Dans la petite enfance, le développement psychomoteur est lent (retard à la marche, au langage) et par la suite surviennent des retards scolaires avec souvent, une baisse du quotient intellectuel.
- D'autres anomalies sont possibles : malformations cardio-vasculaires, cérébrales, squelettiques (mains, pieds, doigts, etc.), urogénitales…
- La consommation modérée d'alcool est, pour sa part, responsable d'un ralentissement des processus neurocomportementaux. Peuvent être observés des troubles de l'attention, une hyperactivité, des difficultés d'apprentissage de la lecture et de l'écriture.
- Le risque d'avortement spontané est multiplié par deux (surtout en cas d'intoxication aiguë).

Les méfaits du tabac

La survenue de pathologies attribuables au tabagisme est bien connue : bronchite chronique, cancers du poumon et du larynx, maladies cardio-vasculaires… Outre les pathologies déjà observées chez l'homme et de plus en plus fréquentes chez les femmes fumant depuis longtemps, le tabagisme féminin comporte des spécificités, tout particulièrement inquiétantes lorsqu'on envisage de faire un bébé.

1 • Pourquoi arrêter de fumer ?

- L'augmentation du risque d'infarctus : ce risque est nettement majoré par l'association tabac et pilule œstroprogestative liée au degré d'intoxication, il peut être 100 fois plus élevé après 35 ans.
- L'augmentation des risques de thromboses, embolies et accidents vasculaires chez les tabagiques, ce risque est majoré par l'âge et la prise d'œstroprogestatifs.
- L'augmentation des risques de fausses couches spontanées, de grossesses extra-utérines.
- L'augmentation des troubles du cycle.
- La fertilité des fumeuses est diminuée de 15 %. Ainsi, le délai avant la conception d'un enfant est allongé, que le tabagisme soit actif ou passif (de la part du compagnon ou du milieu socioprofessionnel). Plus l'exposition est longue et plus les doses sont élevées, plus les conséquences sur la fertilité sont visibles.
- La ménopause est marquée, chez la femme qui continue à fumer, par une majoration des risques de cancers, maladies cardiovasculaires et respiratoires.
- La ménopause est avancée de deux ans environ et le risque d'ostéoporose (source de fractures et douleurs chroniques) est accru.
- Le tabagisme est l'un des facteurs favorisant l'apparition des cancers du col utérin et du sein. Il fait partie des facteurs de risque des cancers ovarien, vulvaire et de la vessie.

Il est donc toujours utile, quel que soit l'âge et la motivation, d'arrêter de fumer. L'ancienneté du tabagisme est un plus grand facteur de risque que la dose de tabac consommée. Seul l'arrêt total est bénéfique, la diminution du nombre de cigarettes n'étant pas à conseiller.

L'arrêt du tabac doit intervenir de préférence avant la survenue de la grossesse, sinon le plus tôt possible pendant la grossesse. Il est toujours utile quel que soit le terme, et même après l'accouchement.

2• Sept bonnes raisons d'arrêter de fumer dès que vous savez que vous êtes enceinte

- Le tabagisme maternel pendant la grossesse augmente le risque de survenue d'accidents en cours de grossesse : fausses couches, hématome rétro-placentaire, placenta bas inséré, accouchement prématuré…
- En raison du passage à travers le placenta de l'oxyde de carbone (CO) inhalé par la mère, un retard de croissance intra-utérin est souvent constaté.
- Le risque de mortalité fœtale est multiplié par deux (effet du CO et de la nicotine sur les vaisseaux sanguins).
- Le taux global des malformations chez les enfants de fumeuses n'est pas différent de celui de la population, mais on note néanmoins l'augmentation de certaines anomalies spécifiques : fentes palatines, malformations du crâne…
- Chez le nouveau-né, le risque de mort subite du nourrisson est multiplié par deux à trois.
- Les difficultés légères (troubles de l'apprentissage, troubles du comportement) sont plus fréquentes chez l'enfant.
- On constate une augmentation de l'asthme, des otites, rhinopharyngites, bronchiolites chez les enfants ayant été exposés au tabac pendant la grossesse.

ATTENTION ! Les experts recommandent que les cigarettes électroniques (e-cigarettes) ne soient pas utilisées par les femmes enceintes ou allaitantes, du fait de l'absence de toutes données démontrant leur totale innocuité sur le fœtus.

3• La cigarette électronique est-elle recommandée ?

Contrairement à la cigarette classique, la cigarette électronique ne produit pas de monoxyde de carbone. En effet, dans la mesure où le principe consiste à chauffer un liquide, il n'y a pas de combustion. De plus, les analyses de l'impact de la vapeur de liquide sur les cellules des voies respiratoires n'ont pas montré de toxicité, contrairement à la fumée du tabac. Il semble donc raisonnable de penser que la cigarette électronique serait un moindre mal pour la femme enceinte. Mais attention, non seulement on ne connaît pas précisément l'effet de l'inhalation du propylène glycol, de la glycérine végétale et des arômes chauffés contenus dans les liquides sur le fœtus, mais certains de ces liquides contiennent de la nicotine, substance supposée responsable de certaines complications. Des études complémentaires sont donc nécessaires pour s'assurer que la cigarette électronique représente une alternative réellement plus saine pour les fumeuses n'arrivant pas à arrêter au cours de leur grossesse.

4• Que faire si vous n'avez pas réussi à arrêter de fumer ?

À côté des risques dus au tabagisme actif de la femme doivent être aussi pris en compte les risques liés au tabagisme passif (de la part du compagnon ou du milieu socioprofessionnel).
Les atteintes du nouveau-né et du jeune enfant sont observées, même si après la naissance, les parents s'abstiennent de fumer en présence de l'enfant.
Si vous n'avez pas réussi à arrêter le tabac avant d'être enceinte, la grossesse peut augmenter votre motivation, permettant ainsi l'arrêt si vous êtes peu dépendante.

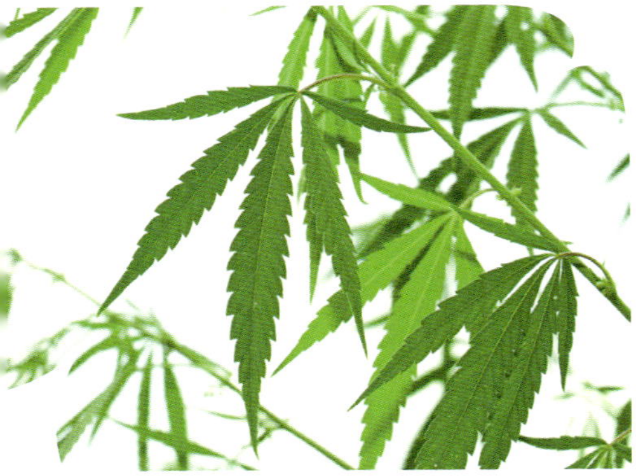

L'arrêt complet est plus difficile si vous êtes fortement dépendante et un accompagnement sera nécessaire. L'utilisation de traitements nicotiniques de substitution (formes orales et timbres transdermiques) est possible en cours de grossesse ; il est nettement préférable à la poursuite du tabagisme !
L'implication de votre compagnon est bénéfique, et, outre les bienfaits retirés à titre personnel, elle permet d'éviter l'exposition du futur nouveau-né au tabagisme passif. En cas de forte dépendance ou d'échec de la prise en charge par l'équipe obstétricale, il faudra avoir recours à une consultation spécialisée pluridisciplinaire de tabacologie.
L'allaitement maternel est toujours à privilégier, même si vous n'avez pas réussi à arrêter le tabac, en raison de la balance bénéfice-risque en faveur de l'allaitement. Pour vous aider, le traitement nicotinique substitutif est permis durant l'allaitement ; la forme orale de substitutif devant être privilégiée (gommes…).
À défaut de l'arrêt total, il est préférable d'allaiter à distance de la dernière cigarette, et d'éviter au bébé tout tabagisme passif.

L'usage de drogues

1 • Les risques de fausses couches, de prématurés…

Les répercussions sur la grossesse des différentes drogues (cannabis, héroïne, cocaïne, ecstasy et autres amphétamines) sont difficiles à apprécier en raison de leur association très fréquente à d'autres facteurs de risque : alcoolisme, tabagisme, conditions de vie…
Le risque de malformations fœtales ne semble pas plus élevé, sauf en cas de consommation de cocaïne et d'ecstasy.
En revanche, les troubles du cycle avec augmentation de la stérilité sont fréquents avec l'absorption d'héroïne. Avortements spontanés, accouchements prématurés, retards de croissance intra-utérins, sont plus fréquents en cas de prise d'héroïne, de cocaïne et de certaines amphétamines.
Des poussées d'hypertension artérielle avec décollement placentaire sont observées avec la consommation de cocaïne.
Le cannabis, très consommé en France, n'a pas d'action malformative connue sur le fœtus avec les doses habituellement utilisées. Les enfants peuvent présenter de petits troubles de sevrage. Sa nocivité est essentiellement due au tabac auquel sa prise est associée.

2 • Le décès du nouveau-né

Chez le nouveau-né, le syndrome de sevrage peut avoir une évolution fatale. Ce syndrome peut exister également *in utero*, ce qui rend difficile les traitements de désintoxication en cours de grossesse.
La prise en charge en cas de toxicomanie, complexe, doit être pluridisciplinaire et le sevrage, conduit par le psychiatre, doit être antérieur à la grossesse car il s'avère dangereux, les traitements de substitution nécessaires (méthadone…) n'étant pas dénués de risques pour le fœtus et le nouveau-né.

La prise de médicaments

1 • Pour une raison ponctuelle

Le risque de malformation chez l'espèce humaine a été rarement étudié pour la plupart des médicaments et l'effet chez l'animal n'est pas automatiquement transposable à l'homme. La relation entre le médicament pris en cours de grossesse et son effet nocif ne peut être établie que longtemps après la mise sur le marché de la molécule. C'est pourquoi il est important d'éviter absolument l'automédication pendant la grossesse.
Des malformations congénitales (mineures ou majeures) sont en effet constatées chez environ 3 % des nouveau-nés. Elles peuvent être mises en évidence plus tardivement, passant à 4,5 % des enfants de 5 ans, parfois même plus tard.
On sait également, comme l'a montré l'exposition *in utero* au diéthylstilbestrol (commercialisé notamment sous le nom de Distilbène), que l'anomalie peut n'être constatée qu'à l'âge adulte et se manifester non seulement par des anomalies morphologiques, mais également fonctionnelles (trouble de la fécondité, risque accru de cancers).

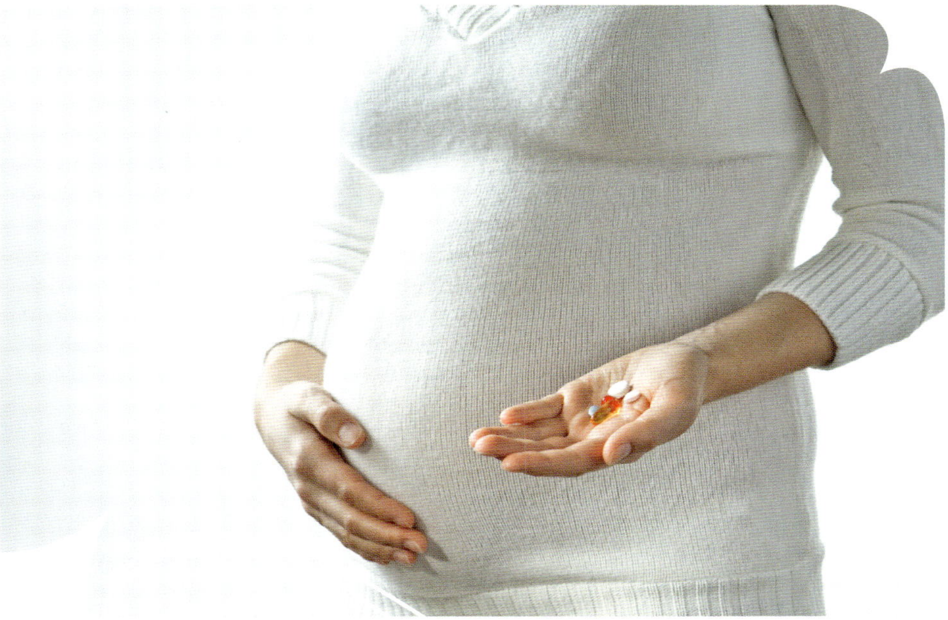

La cause précise ou le mécanisme de survenue de ces anomalies congénitales non génétiques est inconnue dans 50 à 70 % des cas. Les causes médicamenteuses en représenteraient 5 %.
Or la prise médicamenteuse en cours de grossesse est très fréquente. Souvent, il s'agit de médicaments de confort, mais parfois, un état pathologique nécessite un traitement médicamenteux et la balance entre le bénéfice sur la maladie et le risque pour la grossesse doit être soigneusement évaluée. Certains médicaments peuvent être pris en tout début de grossesse alors que celle-ci n'est pas encore connue. D'autres produits (prescrits lors de maladies de peau graves par exemple) sont hautement nocifs lors de leur prise et le restent après leur arrêt en raison de leur accumulation tissulaire. Pour certains de ces médicaments, la grossesse sera à éviter pendant encore au moins un mois après l'arrêt du traitement… et jusqu'à deux ans pour d'autres ! Dans d'autres cas, le médicament est indispensable au traitement d'une maladie chronique antérieure à la grossesse.

Quelles sont les périodes les plus dangereuses ?

Outre le risque dû au médicament, il faut évaluer celui lié à la chronologie du développement fœtal. Le risque fœtal est quasi nul dans les dix jours post-conceptionnels. Ce risque commence à 4 semaines d'aménorrhée (SA) ; il est variable selon les organes, en fonction du développement embryonnaire.
Plus tard, après 10-12 SA, les organes sont formés mais leur développement (maturation, mise en fonction) peut être altéré ou freiné. Par la suite, en raison du passage transplacentaire, le fœtus subit l'effet des médicaments pris par la mère mais leur métabolisme sera différent de celui de l'adulte. Certains médicaments pourront même n'être éliminés que plusieurs jours après la naissance.

Demandez conseil à votre médecin

Aucun médicament ne devra être pris sans prescription médicale, même s'il a été prescrit antérieurement au cours de la grossesse. En effet, un médicament à risque le 1er trimestre pourra être inoffensif par la suite, mais tel autre, non toxique au 1er ou au 2e trimestre, sera dangereux le dernier mois de la grossesse. Les médicaments ne devront être utilisés qu'en cas de nécessité réelle. Les molécules prescrites depuis longtemps (« vieux » médicaments) seront privilégiées, leurs effets éventuels sur le fœtus étant mieux connus, car ayant fait l'objet de plus vastes études, ce qui ne peut pas être le cas pour les produits nouveaux. Les doses utiles pour obtenir une efficacité seront les plus faibles possibles.

ENCEINTE SOUS PILULE, EST-CE GRAVE ?

Une grossesse survenue au cours de la prise de pilule œstroprogestative (ce qui peut arriver en cas de prise irrégulière) ne doit pas susciter d'inquiétude sur un risque nocif, qui n'est pas retrouvé dans la plupart des études.

2• Les médicaments utilisés pour des maladies chroniques

Si vous suivez un traitement pour une pathologie chronique, le bilan de votre maladie devra être fait dès que vous envisagez votre grossesse, afin de réévaluer le traitement.
Si votre état vous le permet, la maladie étant stabilisée ou sous contrôle, le traitement peut être modifié, afin de choisir les molécules supposées être les moins toxiques.
La contraception, quant à elle, ne pourra être arrêtée qu'après avoir obtenu le feu vert du spécialiste de la maladie en cause. Vous devrez définir avec votre obstétricien la stratégie à mettre en œuvre pour le dépistage précoce de certaines anomalies, ou la prescription éventuelle d'un apport en certaines vitamines.

Les maladies neurologiques ou neuropsychiatriques

Dans le cas de certaines de ces maladies, épilepsie ou états dépressifs par exemple, le traitement reste indispensable pendant la grossesse. Des antiépileptiques peuvent entraîner des malformations, telles qu'un défaut de fermeture du tube neural ou une fente nasopalatine. Votre médecin vous prescrira donc des médicaments connus pour être moins toxiques ; il préfèrera la monothérapie (un seul médicament), les associations de médicaments majorant les risques. Vous aurez un apport en acide folique pendant les mois précédant la conception et le 1er trimestre de grossesse ; des échographies précoces de dépistage seront programmées.
Le lithium peut être responsable d'une augmentation du risque de malformation cardiaque : une échocardiographie fœtale permettra de diagnostiquer une éventuelle atteinte à partir de 20 SA.

Des antidépresseurs, anxiolytiques, neuroleptiques dont le risque tératogène (qui comporte un effet nocif pour le bébé) n'est pas formellement établi, peuvent être responsables d'intoxication fœtale, et il faudra prévoir la naissance et l'accueil de votre nouveau-né dans un service spécialisé.

L'hypertension artérielle et autres maladies cardiovasculaires

Responsable d'accidents maternels et fœtaux gravissimes, l'hytension artérielle doit absolument être traitée. Sa prise en charge privilégie les médicaments anti-hypertenseurs bien connus des médecins. Si vous devez prendre un traitement anticoagulant (afin d'éviter phlébite ou embolie pulmonaire), vous passerez des anti-vitamines K pris par voie orale à l'héparine sous-cutanée qui ne franchit pas le placenta.

Les troubles thyroïdiens

Les médicaments doivent être poursuivis car le déséquilibre thyroïdien maternel est lui-même dangereux pour la thyroïde du fœtus. Les doses des médicaments seront adaptées tout au long de la grossesse.

Le diabète

Étant lui-même responsable d'avortements spontanés et d'augmentation des malformations fœtales, surtout lorsqu'il est mal équilibré, le diabète doit être équilibré avant la conception, en passant d'un éventuel traitement oral par sulfamides hypoglycémiants (potentiellement tératogènes), à l'insuline sous-cutanée, qui ne franchit pas la barrière placentaire et permet un meilleur équilibre du diabète tout au long de la grossesse.

L'asthme

L'asthme léger ou modéré n'entraîne pas de complications maternelles ou fœtales. Toutefois, en cas d'asthme sévère, il y a un risque d'accouchement prématuré, d'hypertension et de retard de croissance du bébé (enfants de petit poids). L'évolution de l'asthme pendant la grossesse est imprévisible : il peut s'améliorer, rester stable ou s'aggraver. Il est donc souhaitable de faire un bilan avec le pneumologue, de manière à évaluer l'état respiratoire, supprimer les facteurs déclenchant (acariens, animaux, etc.) et à adapter les traitements. Il faut savoir que la plupart des médicaments de l'asthme peuvent être utilisés en toute sécurité pendant la grossesse.

GROSSESSE CHEZ LES FEMMES EXPOSÉES *IN UTERO* AU DISTILBÈNE

Une place à part est réservée au diéthylstilbestrol (DES, commercialisé notamment sous le nom de Distilbène), œstrogène de synthèse utilisé pendant la grossesse entre les années 1950 et 1977, comme traitement des menaces de fausses couches et accouchements prématurés. On a pu constater, chez des femmes et hommes nés avant 1977 dont la mère avait pris ce produit, des anomalies de l'appareil génital.

Pour les femmes, un risque de cancers du vagin et du col utérin rend nécessaire une surveillance gynécologique rigoureuse pendant toute leur vie. Sont également constatés des troubles de la fécondité, des fausses couches spontanées, des grossesses extra-utérines, des accouchements prématurés en relation avec des anomalies de la cavité utérine.

Chez l'homme, on note une augmentation de la fréquence des anomalies des organes génitaux externes et des anomalies du spermogramme.

Les conséquences de l'exposition *in utero* au DES sont très variables d'une personne à l'autre en fonction de la dose et surtout de la précocité de prise en début de grossesse.

Les femmes concernées doivent être prises en charge dans des centres spécialisés. Une mise au repos précoce en début de grossesse est à prévoir. Depuis 2004, ces femmes bénéficient d'un congé de maternité à compter du premier jour de leur arrêt de travail.

L'anémie

L'apparition d'une anémie (diminution du nombre des globules rouges) est fréquente au cours de la grossesse, car le bébé va consommer beaucoup de fer pour développer sa circulation sanguine. La maman va donc souvent manquer du fer nécessaire au renouvellement de ses propres globules rouges. L'anémie peut également provenir d'une carence en vitamine B12, du paludisme ou de maladies héréditaires comme la drépanocytose ou la thalassémie qui sont fréquentes chez les femmes originaires d'Afrique.
Si vous vous savez porteuse de l'une de ces maladies ou si vous êtes pâle et fatiguée, il faut consulter votre médecin, de manière à traiter cette anémie avant la grossesse.

Les vaccins

Certains vaccins sont contre-indiqués en cours de grossesse : vaccin antirubéoleux, antipoliomyélite oral, contre la varicelle, la rougeole, les oreillons et la coqueluche, ainsi que le BCG.
D'autres sont possibles : vaccin antitétanique, antipoliomyélite injectable, antigrippe, antihépatite B. Il est préférable d'attendre le début du 2e trimestre de la grossesse pour effectuer la vaccination qui serait jugée nécessaire.
Une vaccination antitétanique à jour (rappel tous les dix ans) est recommandée. Les vaccins de la grippe saisonnière sont inoffensifs pour la femme enceinte et aucun effet néfaste du vaccin sur le fœtus n'a été démontré. Comme pour le reste de la population, les femmes enceintes souffrant d'asthme, d'affections pulmonaires, cardiovasculaires ou de diabète doivent être vaccinées avant la saison de la grippe, quel que soit l'âge de la grossesse. Pour les autres, le Haut Conseil de la santé publique recommande la vaccination de toutes les femmes enceintes contre la grippe saisonnière durant la saison de la grippe, entre le 2e et le 3e trimestre de grossesse. En effet, du fait de la grossesse qui entraîne une diminution des défenses immunitaires, on peut observer des formes graves de grippe avec complications pulmonaires.
Les vaccins contre le cancer du col utérin sont déconseillés par précaution chez la femme enceinte. Cependant, en cas de découverte d'une grossesse après vaccination, il n'y aucune raison médicale de proposer son interruption, dans la mesure où les données disponibles depuis début 2012 et concernant plus de 5 000 enfants nés après vaccination ne sont pas préoccupantes : elles n'ont en effet pas révélé d'augmentation du taux de malformations.

Les dents

Il est nécessaire de faire vérifier l'état de vos dents et de vos gencives. Un mauvais état de celles-ci peut en effet poser problème au cours la grossesse car :
- la grossesse, avec ses variations hormonales, entraîne un état congestif des gencives et une acidification de la salive qui favorise l'érosion de l'émail dentaire et les caries ;
- un mauvais état bucco-dentaire peut être cause d'accouchement prématuré, d'enfants de faible poids, voire d'hypertension ;
- la grossesse n'est pas le meilleur moment pour faire les soins dentaires, même si ceux-ci restent possibles. En effet, au premier trimestre, on évite la prise de médicaments et les radiographies, au troisième trimestre, avec un gros utérus, la position sur le fauteuil est inconfortable.

Pour toutes ces raisons il est bon de consulter son dentiste avant la grossesse pour :
- faire un examen complet des dents et des gencives ;
- traiter les gingivites et les caries ;
- faire un détartrage ;
- prendre conseil auprès de lui pour une bonne hygiène dentaire et le brossage des dents matin et soir.

Une visite chez le dentiste sera par ailleurs souhaitable au deuxième trimestre de la grossesse.

Les polluants dangereux pour votre grossesse

1 • Les radiations ionisantes

L'exposition importante aux radiations ionisantes peut avoir des effets néfastes pour l'embryon et le fœtus : troubles de croissance, retards mentaux, malformations plus ou moins graves du squelette, de l'œil, ou du cerveau. Le risque de ces malformations est maximum entre la 3e et la 10e semaine de grossesse. De nombreuses enquêtes épidémiologiques démontrent qu'en dessous d'une dose de 0,1 Sievert (Sv) délivrée à l'embryon ou au fœtus, il n'y a pas de risque. En revanche, au-dessus de 0,2 Sv, l'interruption de grossesse est justifiée.
À côté des cas extrêmes, et des observations et analyses réalisées lors de l'accident de Tchernobyl par exemple, des situations plus courantes ont fait l'objet de différentes études et permettent, aujourd'hui, d'apporter un grand nombre de réponses.

Les examens radiologiques

Compte tenu de la constante amélioration technique des équipements de radiodiagnostic bien utilisés, les risques génétiques et malformatifs sont minimes chez le fœtus.
Par principe de précaution, en cas de nécessité d'examen radiologique, votre médecin informera le radiologue du risque de grossesse débutante (faites éventuellement un test immunologique de grossesse au préalable). Les doses irradiées et le nombre de clichés seront réduits au strict nécessaire. Si l'examen radiologique ne concerne pas l'abdomen et le pelvis, la nocivité du rayonnement diffusé est moindre. Il peut encore être réduit en protégeant votre ventre, au moyen d'un tablier plombé.
En cas d'exposition radiologique accidentelle ou indispensable en début de grossesse, votre médecin effectuera un calcul des doses afin d'évaluer le degré de risque.

Les ondes et champs électromagnétiques

Les ondes et champs électromagnétiques sont naturellement présents autour de nous et ils nous sont imperceptibles. En revanche, de plus en plus d'appareils électriques d'utilisation plus ou moins récente en génèrent dans notre environnement : téléphones mobiles et antennes relais, ordinateurs, écrans de télévision, postes radio, plaques à induction, fours à micro-ondes… On sait que certaines de ces ondes interagissent avec la matière selon la quantité d'énergie transportée et pénètrent dans le corps humain, la pénétration diminuant avec la distance de la source. Ces ondes pourraient alors induire des modifications de fonctionnement des cellules, des perturbations de la sécrétion de la mélatonine (hormone sécrétée par la glande pinéale, jouant un rôle sur les rythmes biologiques et la fécondité), et même des altérations non réversibles de l'ADN.

L'électroménager

Il s'agit des plaques à induction, des fours à micro-ondes et à convection. L'énergie transportée est très faible et leur rayon d'action très court. Leur innocuité n'est pas contestée.

Les téléphones portables, le WiFi…

Le téléphone portable est très répandu puisqu'il y a 5 milliards d'abonnés dans le monde ! Aujourd'hui, la puissance des téléphones est largement inférieure aux énergies nécessaires pour modifier l'ADN cellulaire. L'Agence nationale de sécurité sanitaire de l'alimentation, de l'environnement et du travail (ANSES) a publié en 2013 un bilan précis des risques de leur utilisation, ainsi que des radiofréquences (WiFi, Bluetooth, Wimax…). Il ressort qu'il n'y a actuellement pas de preuves de l'effet délétère de l'usage du téléphone portable ou d'un ordinateur utilisant la technique WiFi ou Bluetooth pendant la grossesse. Il faudra attendre les études sur le long terme pour en savoir plus. En attendant, on peut par prudence recommander d'en limiter l'utilisation.

ADOPTEZ LE PRINCIPE DE PRÉCAUTION

Pour le téléphone portable, l'Institut national de prévention et d'éducation pour la santé (INPES) ne donne pas de recommandations particulières pour les femmes enceintes. Il conseille toutefois, pour tout le monde, de suivre les règles suivantes :
- utilisez le moins possible votre téléphone portable ;
- privilégiez le SMS ;
- ne téléphonez pas dans des zones de mauvaise réception (cela augmente la puissance des ondes) ;
- ne téléphonez pas en vous déplaçant ou dans le train (l'appareil recherche les stations relais et élève sa puissance) ;
- attendez que la communication soit établie avant de porter l'émetteur à l'oreille (c'est lors de la connexion que les puissances diffusées sont les plus importantes) ;
- évitez les conversations trop longues ;
- utilisez une oreillette ;

Pour tout savoir sur le bon usage du portable, voir :
- https://www.anses.fr/fr/system/files/AP2011sa0150Ra.pdf
- http://www.lesondesmobiles.fr/

Pour le WiFi :
- restez à plus d'un mètre de la box WiFi ;
- évitez l'exposition permanente (éteignez votre box la nuit).

2• Les pesticides

Utilisés dans l'agriculture industrielle (herbicides, insecticides, fongicides, fertilisants artificiels), ils peuvent entraîner des accidents aigus chez les agricultrices et agriculteurs lors de leur application. Dans une moindre mesure, le risque d'accident peut exister lors de travaux de jardinage ou lors de l'utilisation d'insecticides à l'intérieur des logements. Il a été observé, chez des populations exposées régulièrement de par leur activité professionnelle à ces produits chimiques, une augmentation de la fréquence de survenue de certains cancers, de perturbations de la fécondité et d'anomalies fœtales (retards de croissance, malformations du cœur, des membres et des organes génitaux).

POUR ÉVITER LES PESTICIDES

- Jardinez sans désherbants.
- Consommez des fruits et légumes de saison et épluchez-les.
- Évitez l'utilisation de pesticides à l'intérieur de votre maison : insecticides, produits contre les mites…

3• Les solvants

C'est dans le milieu professionnel que le risque est le plus important. Outre les personnels des usines de fabrication et de conditionnement, y sont exposés les personnels de santé (infirmiers, aides-soignants, techniciens de laboratoire), les personnels d'entretien (femmes de ménage), les personnes travaillant dans la coiffure et la cosmétique… Les dispositions légales de protection de la femme enceinte au travail prévoient l'interdiction d'emploi aux postes à risque et l'affectation à un autre poste non exposé pendant la grossesse et l'allaitement. En cas de doute, demandez l'avis de votre médecin du travail.

AÉREZ VOTRE MAISON !

Des meubles en aggloméré, des moquettes, des panneaux de particules présents dans toutes les maisons se dégage un solvant toxique : le formaldéhyde. Ce produit est potentiellement cancérigène, et soupçonné d'être tératogène.
Le fait d'aérer chaque pièce tous les jours permet de faire baisser le taux de formaldéhyde présent dans l'air.

Les substances chimiques présentes à moindres doses dans de nombreux produits utilisés quotidiennement participent à la pollution de l'air intérieur. Le risque tient plus alors à la multiplicité des sources d'exposition qu'à l'effet des substances prises individuellement.
L'aération du logement fréquente et prolongée diluera les polluants. Autres conseils : limitez les doses de produit d'entretien et évitez d'en utiliser plusieurs. La grossesse n'est pas la meilleure période pour les travaux de bricolage. L'usage de peinture, vernis, colles… doit entraîner une aération intense. L'utilisation des parfums d'intérieur, encens, bougie parfumée… est à éviter.
Réduisez l'utilisation des crèmes, cosmétiques, parfums… et évitez les teintures pour cheveux. Et n'oubliez pas que le tabac est la cause de pollution la plus fréquente de l'air intérieur !

4• La grossesse et l'environnement : questions/réponses

Tout professionnel de santé qui reçoit un couple pour une consultation préconceptionnelle ou qui prend en charge les femmes enceintes doit les alerter sur les risques de l'environnement. L'entretien prénatal du 4e mois de la grossesse ne peut que renforcer cette alerte et aider à la prise en charge des facteurs de risque.

Comment repérer les substances chimiques nocives ?

En vertu du principe de précaution, il est recommandé de limiter l'exposition des femmes à de nombreuses substances chimiques dangereuses qui peuvent provoquer des malformations ou des maladies du fœtus.
La réglementation européenne a créé des pictogrammes de couleur sur les emballages des produits dangereux pour les femmes enceintes.
Vous devez être avertie du danger des produits sur lesquels figurent soit une tête de mort – ou une croix sur les anciens étiquetages –, soit les nouveaux triangles blancs et rouges.

Ces symboles signifient qu'il faut éviter d'utiliser ces produits.

Devez-vous éviter les produits cosmétiques ?

La réglementation européenne, qui a créé des pictogrammes avertissant de limiter l'exposition à des substances chimiques, ne s'applique pas aux produits cosmétiques.
Par précaution, on conseille de limiter l'exposition à l'ensemble des cosmétiques aux femmes enceintes.
Les cosmétiques traditionnels peuvent s'avérer aussi nocifs.
Vérifiez la contenance des produits artisanaux dits biologiques (par exemple, l'utilisation du khôl, ou du surma, peut être responsable d'intoxication au plomb).
Méfiez-vous également des crèmes en prévention des vergetures, dont l'efficacité n'est en outre pas démontrée.

Les solvants sont-ils dangereux pour votre bébé ?

Les solvants sont des liquides utilisés dans de nombreux secteurs d'activités professionnelles et dans le bricolage en particulier (peintures, vernis, produits d'entretien et produits cosmétiques). Ils passent la barrière placentaire en étant absorbés *via* la peau ou les voies respiratoires de la future maman.
En 2009, l'Inserm a confirmé l'effet nocif chez la femme enceinte des solvants qui seraient des perturbateurs endocriniens.
Les métiers exposés sont ceux de la santé, de l'entretien (femmes de ménage), les travaux de laboratoire et les métiers de la coiffure et de la cosmétique.
Il faut noter qu'on trouve des solvants un peu partout, en particulier à l'intérieur de nos domiciles.

Faut-il se méfier du plomb ?

Les peintures au plomb ont été largement utilisées jusqu'en 1948 (date de leur interdiction), en particulier dans des logements insalubres.

Ne négligez pas le risque d'exposition au plomb sur les lieux de travail non encadrés par la médecine du travail (emplois de récupération des vieux métaux, de verrerie artisanale, de décapage de peintures anciennes ou d'objets émaillés). Soyez également attentive aux fabrications de modèles réduits, aux jouets d'enfants, aux surfaces des bureaux, aux peintures des volets… Il existe également un risque avec l'utilisation de plats traditionnels ou rapportés de voyages touristiques.
On trouve, dans le commerce, des kits de détection de présence de plomb.
Une intoxication au plomb pendant la grossesse fera l'objet d'un suivi particulier, par le gynécologue-obstétricien. Si votre plombémie est supérieure ou égale à 100 µg/l, l'allaitement peut être contre-indiqué. Repérez les canalisations d'eau du robinet en plomb et ne préparez pas vos futurs biberons avec l'eau toxique.
Si votre médecin dépiste un cas de saturnisme (intoxication par le plomb), il doit en informer le médecin inspecteur de santé publique de la Ddass, qui à son tour en informe le préfet. Une enquête environnementale sera alors déclenchée.
Les autres métaux lourds : mercure, cadmium sont aussi neurotoxiques. Ils peuvent contaminer l'eau et les produits de la mer. L'Agence nationale de sécurité sanitaire de l'alimentation, de l'environnement et du travail (Anses) indique que les produits de la mer (comme les poissons) apportent aussi des oméga-3, qui ont un effet très bénéfique sur le système cardiovasculaire. Elle en recommande donc la consommation deux fois par semaine. Dans le cas des femmes enceintes, elle préconise cependant de limiter la consommation de poissons carnassiers (thon, espadon) à une fois par semaine.
Les hydrocarbures aromatiques polycycliques et le benzopyrène sont des produits de la combustion incomplète d'hydrocarbures (gaz d'échappement, chauffage, industries, cigarettes). Ces produits sont cancérigènes et neurotoxiques. Ils passent dans le sang du bébé et le lait maternel. Ils entraînent chez l'enfant des troubles de l'apprentissage, de la mémorisation et de l'anxiété. Il est donc important que l'État ou les villes prennent des dispositions pour diminuer l'exposition à de tels produits. Mais en attendant, évitez par exemple de sortir aux heures les plus polluées.

Les perturbateurs endocriniens

Le bisphénol A ou BPA est un perturbateur endocrinien, autrement dit, une substance chimique à activité hormonale qui peut interférer avec le système endocrinien, même à faible dose. Très utilisé dans des matériaux de contact avec nos aliments, il suscite depuis les années 2000 une inquiétude croissante. Des études menées sur des rongeurs ont démontré que 1 % du bisphénol traversait la barrière placentaire, mais aucune pathologie n'a été observée pour le moment chez l'enfant ou l'adulte. Vous pouvez toutefois, par précaution, privilégier des produits frais, éviter les conserves ainsi que les conditionnements en plastique pour la conservation et le réchauffage des aliments et boissons (pour de plus amples informations sur le bisphénol A, voir page 348).
Un grand nombre de substances chimiques appelées « polluants organiques persistants » (POP), tels que pesticides organochlorés, PCDD/Fs ou dioxines, PCB et HAP, sont aussi pour la plupart des perturbateurs du système endocrinien. Les perturbateurs endocriniens (PE) agissent sur le système hormonal ; sur le système reproducteur (des études récentes tendent à montrer des effets émergents sur l'organisme lui-même et/ou sur celui des descendants : détérioration de la qualité du sperme, troubles de la puberté chez les adolescents, augmentation des cas de cryptorchidie[1]) ; sur le métabolisme (obésité et diabète) ; et enfin sur l'apparition de cancers hormono-dépendants (cancer du sein, du testicule, de la prostate, de l'ovaire).
Pendant la grossesse, ces toxiques peuvent passer dans le sang du bébé, de même lors de l'allaitement. Deux études récentes font apparaître des liens entre, d'une part, l'exposition aux mélanges de perturbateurs endocriniens par le biais du lait maternel et la cryptorchidie et, d'autre part, l'exposition périnatale aux HAP, perturbateurs endocriniens potentiels et cancérigènes, et l'obésité chez l'enfant.

La pollution de l'air intérieur peut-elle avoir un impact ?

L'air des habitations est davantage pollué que l'air extérieur et, selon les teneurs et les gaz concernés, peut avoir des conséquences gravissimes. Quatre polluants sont particulièrement présents :
- le monoxyde de carbone (7 000 cas d'intoxication par an en France) ;
- le dioxyde d'azote (appareils à combustion) ;
- le formaldéhyde est le polluant le plus présent dans les habitations ;
- les composés organiques volatils (COV).

Pour analyser l'air de votre maison, procurez-vous des kits d'analyse de la qualité de l'air intérieur.
Et surtout, aérez tous les jours les pièces de votre logement, en particulier les chambres et le séjour.

1. La cryptorchidie est l'absence d'un ou des deux testicules dans le scrotum.

Quelles sont les sources d'exposition aux rayonnements ionisants ?

La principale source d'exposition aux rayonnements ionisants d'origine naturelle est le radon. Présent dans l'intérieur des bâtiments, ce gaz provient surtout de la qualité du sol sur lequel est construite votre maison.

Les autres sources naturelles d'exposition aux rayonnements sont les rayonnements des sols et cosmiques (faibles). Si vous êtes personnel navigant (hôtesse de l'air, pilote), vous êtes exposée en vol au rayonnement naturel cosmique, flux permanent de particules de haute énergie en provenance du milieu interstellaire.

Vous pouvez également être exposée à des sources d'exposition artificielles.

Si vous travaillez dans l'industrie, la recherche, la médecine ou la défense, vous pouvez être exposée à des rayonnements ionisants qui peuvent provoquer des troubles.

Les travailleurs de l'industrie nucléaire, professionnels de santé, pilotes et hôtesses de l'air qui subissent une exposition aux rayonnements naturels ou artificiels sont particulièrement surveillés par la médecine du travail.

La surveillance dosimétrique est faite par l'IRSN (Institut de radioprotection et de sûreté nucléaire).

Que faire au quotidien pour se protéger?

- Aérez les pièces le plus souvent.
- N'hésitez pas à porter un masque et à utiliser des gants jetables si vous devez manipuler des produits à potentiel toxique.
- Ne faites pas de travaux de bricolage ou de décoration qui utilisent des produits chimiques.
- Si vous devez réaliser des travaux dans votre maison, essayez de vous tenir éloignée des lieux à risque.
- Limitez l'usage des cosmétiques.
- Limitez l'utilisation des produits ménagers du quotidien (spray pour vitres, bombe nettoyante des meubles, produits de jardinage type engrais, insecticides ou pesticides).
- Après repérage d'un risque d'exposition à un ou des toxiques dans l'habitat, modifiez votre habitat ou prenez les dispositions nécessaires.
- Tout risque sévère d'exposition ou d'intoxication doit être consigné dans le carnet de maternité, le carnet de santé de votre enfant et le vôtre.

Les choses importantes auxquelles vous devez penser

- Interroger votre entourage sur les antécédents familiaux et les anomalies héréditaires éventuelles.
- Réfléchir à votre projet de grossesse et en parler suffisamment avec votre compagnon.
- Ne pas arrêter la contraception sur un « coup de tête ».
- Consulter votre médecin avant l'arrêt de la contraception pour un examen préconceptionnel.
- Contrôler les sérologies (par une prise de sang) de la toxoplasmose et de la rubéole, les frottis de dépistage du col utérin, les vaccinations.
- Ne pas oublier qu'il y a un âge au-delà duquel la fécondité diminue. Si le fait de ne pas procréer est relativement facile aujourd'hui, la programmation d'une grossesse est toujours aléatoire. La fréquence des rapports sexuels est un des éléments non négligeable de la réussite de la fécondation.
- Combattre un éventuel surpoids avant le début de la grossesse par un régime équilibré.
- Conserver au cours de la grossesse une alimentation équilibrée et variée en la fractionnant mais en n'augmentant que légèrement la ration totale. Boire 1,5 litre d'eau par jour.
- Demander à votre médecin de vous prescrire de la vitamine B9 et ajouter du sel riche en iode dans votre cuisine dès l'arrêt de la contraception.
- Observer les règles d'hygiène alimentaire afin d'éviter la listériose et la toxoplasmose (voir la partie consacrée à l'alimentation dans le chapitre « Votre bien-être pendant la grossesse »).
- Supprimer totalement le tabac, l'alcool et tout autre type de drogue.
- Ne prendre aucun médicament sans prescription médicale.
- Vous informer sur vos droits sociaux. Consultez votre médecin du travail en cas de conditions de travail paraissant à risque.

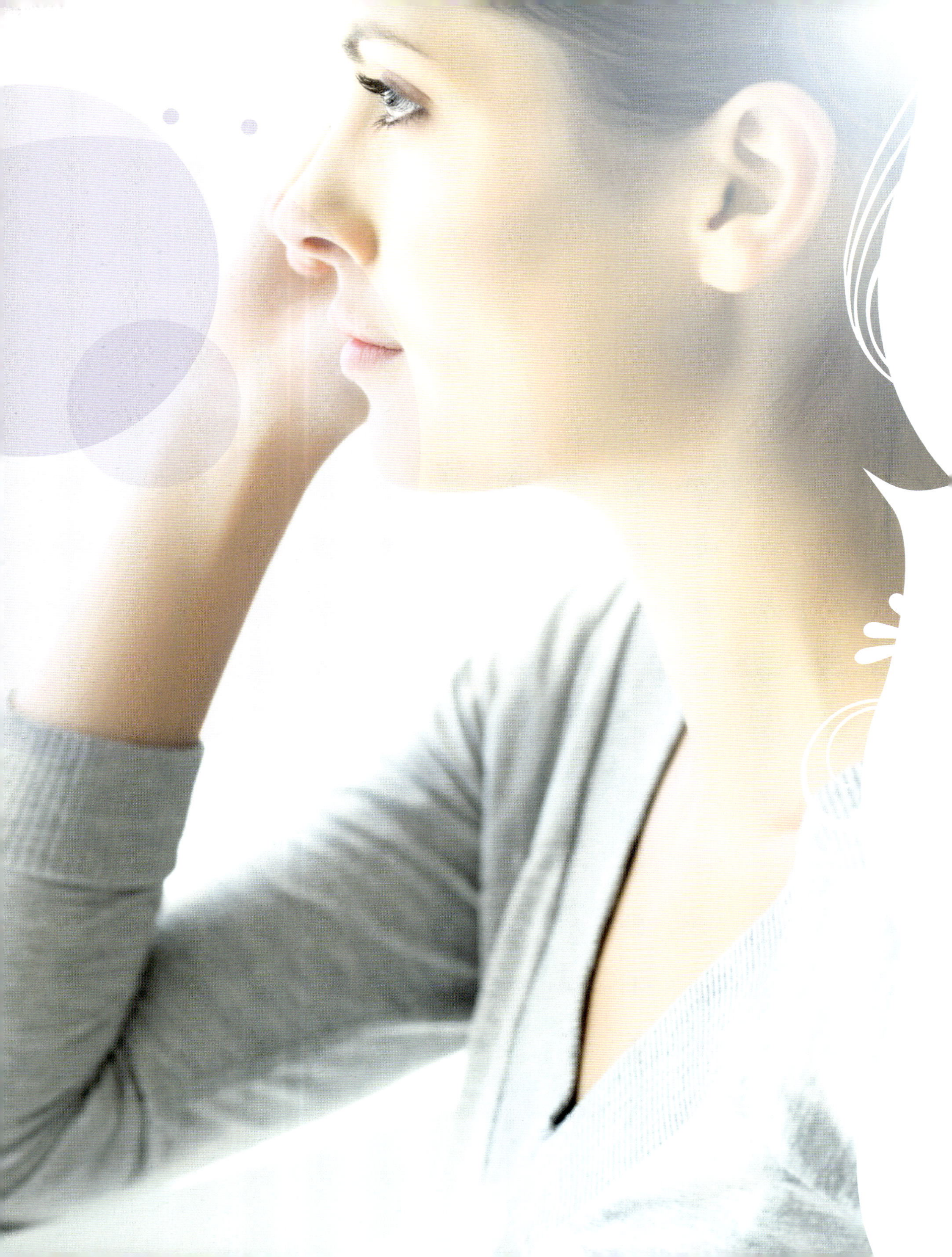

Si la grossesse se fait attendre

Quand le doute s'installe

Il était autrefois admis qu'il ne fallait commencer à s'inquiéter que si la grossesse ne survenait pas après deux ans de rapports sexuels réguliers. Néanmoins, 80 % des grossesses survenant dans les six premiers mois, les instances médicales conseillent désormais de consulter dès un an de rapports sexuels réguliers sans contraception.

Ce conseil est toutefois à moduler selon l'âge de la femme et les antécédents de chacun des membres du couple. En effet, l'âge de la femme est essentiel dans un projet d'enfant. L'âge de la première maternité continue à reculer régulièrement (elle survient aujourd'hui en moyenne à 30 ans), et le désir tardif d'enfant est devenu un réel enjeu de société. Les explications de ce phénomène sont multiples : meilleure maîtrise de la contraception, volonté des femmes de privilégier leur carrière, études supérieures plus longues et incertitudes de la vie professionnelle sont autant de facteurs qui poussent les parents à reporter leur projet.

Donc, si la femme a plus de 35 ans, ou en cas de problèmes suspectés chez l'un ou l'autre des partenaires (comme des problèmes de règles irrégulières ou d'antécédent d'infection génitale), une démarche médicale devra être engagée plus rapidement.

Votre médecin généraliste ou gynécologue peut être votre premier interlocuteur, il décidera ensuite de vous orienter ou non vers un spécialiste ou un centre de prise en charge de l'infertilité.

La première consultation

La première consultation et notamment les questions posées au couple occupent une place fondamentale dans l'exploration du problème, il est donc important de bien s'y préparer.

La majeure partie – sinon la totalité – de la première consultation sera consacrée à cet entretien, qui mérite et nécessite un long moment. L'idéal est bien sûr de consulter en couple, car l'interrogatoire va concerner les deux futurs parents.

Vous devez essayer de retrouver et de noter les contraceptions que vous avez utilisées, la date à laquelle vous les avez arrêtées, la date de vos dernières règles, le moment où vous avez éventuellement commencé à essayer de cibler l'ovulation pour avoir des rapports intimes. Il est également important, pour l'un et l'autre, de vous souvenir de vos éventuelles maladies passées et de retrouver vos comptes rendus opératoires si vous avez subi une intervention. N'hésitez pas à demander à vos parents votre carnet de santé et à l'apporter pour cette première consultation.

L'âge : premier facteur de fécondité

ATTENTION ! Plus la femme est âgée, plus le risque d'infertilité est élevé. Une étude de l'INED en 2008 (Institut national d'études démographiques) a montré que sur 100 femmes désirant un enfant à 30 ans, 94 y parviendront, mais 6 resteront sans enfants. À partir de 35 ans, 86 deviendront mères, alors qu'après 40 ans, seulement 64 femmes mèneront une grossesse à terme.

1 • Chez la femme

Aujourd'hui, tout concourt à repousser le moment où la femme se sent prête à enfanter.

La diminution de la fertilité féminine avec l'âge est désormais bien démontrée, mais reste insuffisamment connue des couples. L'âge de la femme est le plus important facteur de succès, aussi bien en fécondité spontanée qu'après traitement. L'importance de ce facteur a été mise en lumière par les statistiques effectuées à partir des inséminations artificielles avec don de sperme (IAD) : on s'est aperçu qu'avec le sperme de donneur, qui permet de s'affranchir du rôle de l'âge du conjoint (les donneurs ayant tous moins de 45 ans) et de la fréquence des rapports sexuels (une insémination par cycle), plus la femme vieillit, plus le taux de succès des inséminations, avec un même donneur, chute.

En fécondation *in vitro* (FIV), on observe également une diminution évidente du taux de grossesses en fonction de l'âge de la femme. Il est donc aujourd'hui clairement établi que plus la femme attend, plus il lui sera difficile de devenir mère. Pourtant, ni les femmes, ni parfois leur médecin et encore moins leur conjoint (qui se sent moins menacé…) ne semblent suffisamment conscients, ce qui amène certaines femmes à ne vouloir un enfant qu'à la quarantaine et à ne consulter qu'une fois la quarantaine dépassée.

LA DURÉE D'INFÉCONDITÉ EST À PRENDRE EN COMPTE

Il faut également prendre en compte la durée de son désir d'enfant, que l'on appelle « durée d'infécondité » et qui correspond au temps durant lequel le couple essaie d'avoir un enfant de manière « naturelle ». Cette durée d'infécondité est un facteur de pronostic très important. Le statisticien Daniel Schwartz a montré que si à 25 ans, la probabilité de conception par cycle (encore appelée « fécondabilité ») est de 25 %, après 2 ans sans grossesse, elle n'est plus que de 16 % et après 5 ans, elle chute à 4 % par cycle. Cela montre bien que la grossesse survient rapidement chez les couples les plus féconds et que plus le temps passe sans grossesse, plus il y a de risques de rencontrer un problème d'infécondité.

Les risques d'infertilité

vidéo aufeminin

On entend souvent des femmes, étonnées, affirmer que leur médecin leur avait dit d'attendre ou de laisser faire le temps.

En plus de la chute de la fertilité liée à l'âge, on observe également une augmentation du taux de fausses couches spontanées et d'anomalies chromosomiques.

L'âge de la femme et la durée d'infécondité sont donc les deux principaux paramètres à prendre en compte aujourd'hui.

2• Chez l'homme

L'âge de l'homme est désormais reconnu comme influant sur la qualité du sperme. Le mode de vie, la profession (déplacements, exposition à des produits toxiques) sont également des facteurs importants. Le rôle néfaste du tabac, de l'alcool, des drogues sur la fertilité n'est plus à démontrer. Certains médicaments peuvent également avoir un effet délétère sur le sperme.
Des questions seront posées à ce propos au cours du premier entretien. On cherchera à connaître les antécédents médicaux, chirurgicaux et génitaux (infection génitale, testicules descendus spontanément ou non dans l'enfance, traumatisme…). C'est pour cela qu'il est très important de se rendre à cette consultation à deux.

Le parcours médical

1• L'examen clinique

Parfois, le simple fait de changer de mode de vie peut aider à concevoir un enfant. C'est pourquoi, lors de cette première rencontre, le médecin spécialiste s'intéressera à votre profession et à celle de votre conjoint, à votre mode de vie. Par exemple, si monsieur travaille de nuit et vous de jour, il est probable qu'il ne vous est pas si facile d'avoir des rapports au bon moment !
Votre médecin vous interrogera aussi sur la fréquence des rapports sexuels et leur période dans le cycle.
L'exposition éventuelle à des produits toxiques d'un des conjoints peut également être d'importance. Le médecin vous questionnera sur votre hygiène de vie, la prise éventuelle de médicaments, de tabac ou d'alcool ou de drogues.
Votre poids peut influencer la conception : insuffisant ou excessif, il peut compromettre votre fertilité.
Les antécédents médicaux et chirurgicaux sont également notés. C'est au cours de ce premier entretien que votre carnet de santé peut servir.
Les antécédents gynécologiques et obstétricaux (y compris avec un autre conjoint) seront toujours précisés : fausse couche spontanée (FCS), grossesse extra-utérine (GEU), précédente grossesse, accouchement, interruption volontaire de grossesse (IVG)…
Un examen gynécologique sera réalisé lors de cette consultation ou ultérieurement. La vérification des frottis cervico-vaginaux et la palpation des seins sont systématiques. Cet examen apporte peu de renseignements sur la cause de l'infertilité, mais il renseigne sur votre état de santé. L'examen de votre conjoint, en l'absence de signes particuliers, ne s'impose pas dès ce premier rendez-vous. Il sera fait ultérieurement, en cas d'anomalie du spermogramme, soit par le gynécologue lui-même, soit par un andrologue.

2• Les examens de première intention

À l'issue de la première consultation, il est habituel de vous demander – si cela n'a pas été déjà fait :

- une courbe de température réalisée en notant votre température au réveil chaque matin, avant de vous lever. En effet, juste après l'ovulation, on constate

« ADOPTION ET FIV, NOUS AVONS TOUT MENÉ DE FRONT »

EVELYNE, 38 ANS

Savoir que l'on ne peut pas concevoir un enfant naturellement, c'est toujours très difficile au début. Et puis, au fil du temps, on accepte et on se dit que le plus important, c'est d'avoir un enfant. Peu importe comment, et tant mieux si la science peut nous y aider. Mon mari et moi avons donné toute notre confiance à l'équipe médicale qui nous a suivis. En parallèle, nous avons également ouvert un dossier pour une demande d'adoption. Nous étions d'accord tous les deux : quoi qu'il arrive, nous aurions un enfant. Lorsque nous avons appris que la grossesse était en bonne voie, c'était magique, et nous ne pensions plus au fait d'avoir eu recours à une FIV : je portais notre enfant. Nous n'avons finalement pas achevé le parcours de demande d'agrément pour une adoption, mais nous nous étions ouvert toutes les portes, et c'est ce qui, pour nous, était le plus important.

L'ISSUE DE CE BILAN

À la suite de l'ensemble des examens, il est possible de savoir si l'infertilité est d'origine féminine (environ 40 à 45 % des cas), masculine (30 à 40 %), si elle vient des deux membres du couple ou si elle reste inexpliquée (20 %, mais ce pourcentage augmente avec l'âge de la femme). On peut alors passer à l'étape du traitement.

« LA CŒLIOSCOPIE A RÉSOLU UN PROBLÈME SUR LES TROMPES »

LAMINE710, FORUM aufeminin

Ensemble depuis huit ans, le désir d'enfant est né progressivement au sein de notre couple. Après trois années de tentatives infructueuses, nous avons décidé de consulter un spécialiste. La démarche n'a pas été facile pour mon compagnon. Dans un premier temps, nous avons rencontré ma gynécologue. Elle nous a prescrit à chacun toute une série d'examens (test de Hühner, spermogramme, dosages hormonaux…). Mon compagnon n'était vraiment pas chaud pour les faire. Il était très découragé et cela n'a pas été facile pour notre couple. C'est finalement lors d'une cœlioscopie que nous avons détecté mon problème de trompes. Il a suffi de cette intervention pour « réparer » le problème et depuis, nous sommes les heureux parents d'un petit garçon adorable.

une élévation de la température au-dessus de 37 °C. Le dernier point bas est le moment de votre ovulation. Ce test, réalisé sur plusieurs cycles, permet de vérifier la régularité de votre ovulation ;

- un test post-coïtal (encore appelé « test de Hühner », ou « test après rapport »). On vous demandera d'avoir un rapport avant l'ovulation (en général vers le 11ᵉ ou 12ᵉ jour du cycle) et le lendemain, d'aller dans un laboratoire ou chez votre gynécologue qui prélèvera la glaire cervicale à l'aide d'un spéculum et observera l'interaction entre la glaire et les spermatozoïdes. Ce test a une triple fonction : vérifier le caractère complet du rapport, quantifier le nombre de spermatozoïdes présents et enfin, évaluer leur comportement et leur survie dans la glaire ;
- une échographie pelvienne : cet examen, simple et indolore, a pris progressivement une place importante et fait désormais partie du bilan initial, à la recherche d'une anomalie ovarienne (kyste), tubaire (oblitération d'une trompe) ou utérine (fibrome) ;
- un spermogramme avec spermocytogramme : on prélève du sperme chez l'homme, et on observe en laboratoire la mobilité des spermatozoïdes et leur bonne qualité. Cet examen consiste à donner son sperme par masturbation, le plus souvent directement au laboratoire. Le sperme est ensuite analysé en nombre de spermatozoïdes, mobilité et pourcentage de formes normales et anormales ;
- les examens classiques lorsqu'on envisage une grossesse seront également effectués : contrôle des sérologies, rubéole et toxoplasmose, voire cytomégalovirus si votre profession vous met en contact avec de jeunes enfants.

Courbe de température

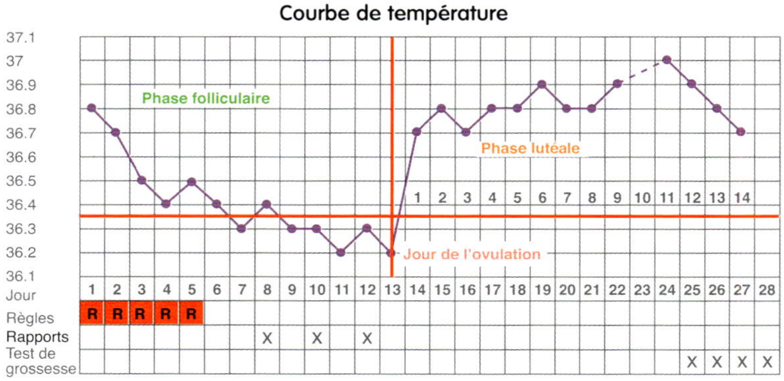

3• Les éventuels autres examens

Lorsque vous rapporterez ces premiers bilans à votre gynécologue, il décidera s'il y a lieu de compléter ces examens par une radiographie de l'utérus et des trompes (hystérographie), ou encore un examen de la cavité utérine (hystéroscopie). Des explorations hormonales peuvent également être envisagées, et éventuellement une cœlioscopie.

- L'hystérographie est à pratiquer systématiquement, sauf en cas d'infertilité masculine sévère relevant de la FIV avec micro-injection, technique dans laquelle l'état des trompes n'a pas d'importance. L'hystérographie consiste à injecter par le col de l'utérus un produit radio-opaque puis à vérifier que ce produit passe bien dans l'utérus et dans les trompes. Il permet de vérifier que les trompes sont perméables et qu'il n'y a pas d'obstacle mécanique à la rencontre ovocyte/spermatozoïdes.

- L'hystéroscopie a pris progressivement sa place dans le bilan d'une infertilité. Un optique très fin est introduit dans le col de l'utérus et permet de visualiser et d'examiner directement la forme de la cavité utérine ainsi que l'aspect de la muqueuse utérine.
- Les dosages hormonaux sont désormais pratiqués systématiquement. Il s'agit d'une ou de plusieurs prises de sang faites à des moments précis du cycle. Ils ont pour but de vérifier l'existence et la qualité de l'ovulation.
- La cœlioscopie : cet examen, réalisé sous anesthésie générale, consiste à introduire par l'ombilic un long tube qui contient un optique afin de visualiser l'intérieur de la cavité abdominale. La cœlioscopie permet d'examiner l'utérus, les ovaires et les trompes et de tester la perméabilité des trompes. Elle est proposée chaque fois qu'il y a un doute sur l'état des trompes lors de l'hystérosalpingographie (HSG) ou si une maladie dénommée endométriose est suspectée.

Chez l'homme, des études plus approfondies du sperme et des dosages hormonaux peuvent également être demandées. L'étude des chromosomes (caryotype) peut également être réalisée, surtout en cas de fausses couches multiples. En effet, si une anomalie chromosomique est présente chez l'un des deux parents, il est possible qu'elle soit la raison des fausses couches et de l'infertilité. Selon les cas, un diagnostic pré-implantatoire (DPI ou fécondation *in vitro* avec tri des embryons) peut être envisagé.

ATTENTION ! Tous ces examens (test de Hühner, spermogramme, spermocytogramme...) doivent être réalisés dans des laboratoires spécialisés. Aussi, chaque fois que votre médecin vous donne une adresse, respectez-la plutôt que d'aller dans le laboratoire le plus proche de chez vous, laboratoire sans doute très qualifié en général, mais qui n'est peut-être pas le plus adapté pour l'examen prescrit.

Les réponses de la médecine face à l'infertilité

La prise en charge doit être adaptée au type d'infertilité. Il n'est donc pas possible de commencer des traitements sans avoir effectué au préalable les différentes explorations citées précédemment.

1 • Les différents traitements envisageables

Plusieurs techniques sont possibles :
- les traitements médicaux qui stimulent l'ovulation ;
- les inséminations intra-utérines, la chirurgie tubaire (des trompes utérines), la fécondation *in vitro* (FIV) et la micro-injection (ISCI).

La stimulation de l'ovulation

L'ovaire travaille sous le contrôle d'une petite glande située à la base du cerveau (hypophyse) qui lui envoie deux signaux (des hormones) : la FSH qui stimule la croissance du follicule, et la LH qui provoque la rupture du follicule, c'est-à-dire l'ovulation.

UNE IVG PEUT-ELLE JOUER SUR LA FERTILITÉ ?

Les IVG médicamenteuses ou par aspiration sans complications ne sont généralement pas cause d'infertilité (ni même de fausses couches). Dans moins de 1 % des cas toutefois, une infection peut abîmer les trompes ou l'aspiration abîmer l'utérus (on parle alors de « synéchie utérine » ; cette adhérence intra-utérine a pour conséquence de diminuer la fertilité si elle n'est pas traitée). Dans les deux cas, un geste chirurgical simple permet de restaurer la perméabilité des trompes ou l'intégrité de la cavité utérine.

SYNDROME DES OVAIRES MICROPOLYKYSTIQUES ET GROSSESSE

Ce syndrome peut être gênant pour la grossesse car, dans ce cas, l'ovulation est en général très irrégulière voire ne se produit pas du tout. Ce problème hormonal est souvent associé à une obésité et à un hirsutisme. Néanmoins, des solutions existent : le gynécologue peut prescrire un bilan hormonal, conseiller de maigrir en modifiant les habitudes alimentaires et de faire de l'exercice ; il pourra également stimuler l'ovulation avec des médicaments en comprimés ou par injections.

QUI PEUT CONCEVOIR *IN VITRO*?

Dans la législation française, la fécondation *in vitro* s'adresse à un couple, formé d'un homme et d'une femme, vivants, en âge de procréer, mariés, pacsés ou vivant en couple.

Les médicaments utilisés pour corriger une ovulation défaillante agissent :

- soit au niveau du cerveau, on utilise alors le citrate de clomifène en comprimés, qui est en général le premier traitement prescrit ;
- soit directement sur l'ovaire, les gonadotrophines (FSH et LH) sont alors utilisées. Les gonadotrophines remplacent les hormones hypothalamo-hypophysaires défaillantes et sont prescrites en piqûres sous-cutanées.

Ces traitements, encore appelés « inducteurs de l'ovulation », ont pour but de restaurer une ovulation normale. Il faut surveiller par échographie cette stimulation de l'ovaire pour éviter une réaction trop forte et des grossesses multiples (triplés ou plus). Ces mêmes médicaments inducteurs de l'ovulation peuvent aussi s'utiliser chez des femmes ovulant normalement dans le but d'obtenir deux à trois follicules en vue d'une insémination intra-utérine ou de réunir une dizaine de follicules pour une fécondation *in vitro*.

La chirurgie tubaire

Lorsque les trompes sont obstruées, la rencontre ovocyte/spermatozoïde ne peut plus se produire. L'hystérographie et la cœlioscopie permettent le diagnostic d'infertilité tubaire en montrant où se situe l'obturation de la trompe. « L'obstacle » peut être situé :

- au départ de l'utérus (on parle de la corne utérine) ;
- sur le trajet de la trompe ;
- à l'extrémité de la trompe.

Il n'existe aucun moyen médicamenteux de « déboucher » les trompes. Seule la chirurgie ou plastie tubaire est efficace. Elle consiste à ouvrir l'extrémité de la trompe et à enlever les adhérences (ce sont des sortes de voiles qui enveloppent les ovaires et l'extrémité de la trompe). Il est également possible d'enlever la zone malade afin de rapprocher les deux extrémités saines. Cette chirurgie se pratique désormais sous cœlioscopie, c'est-à-dire sans ouvrir le ventre, lors d'une très courte hospitalisation.

Les inséminations intra-utérines

Le principe de l'insémination intra-utérine est le suivant : votre conjoint donne son sperme dans un laboratoire autorisé à le préparer pour sélectionner les spermatozoïdes les plus fécondants (la liste des laboratoires agréés est disponible sur le site de l'Agence de la biomédecine[1]). Ce sperme préparé sera ensuite déposé par le gynécologue dans votre cavité utérine au moment de l'ovulation. Ce cycle aura été préparé par des inducteurs de l'ovulation, c'est-à-dire que l'ovulation aura été stimulée. L'insémination peut être réalisée au cabinet du gynécologue ou directement en centre d'assistance médicale à la procréation.

La fécondation *in vitro* (FIV) et la micro-injection (ISCI)

Cette technique a été mise au point en Angleterre par Robert Edwards et Patrick Steptœ qui ont obtenu le premier bébé-éprouvette au monde (Louise Brown, née en 1978). En France, le premier bébé-éprouvette a été obtenu par l'équipe de Clamart (René Frydman et Jacques Testart) en février 1982, suivi quelques mois plus tard par l'équipe de Sèvres (Jean Cohen, Jacqueline Mandelbaum et Michèle Plachot).

Une tentative de FIV se déroule en quatre étapes :

- l'obtention des ovocytes matures ;
- la préparation du sperme ;
- la mise en contact des gamètes (ovocytes et spermatozoïdes) ;
- enfin, le dépôt du ou des embryon(s) obtenu(s) dans la cavité utérine.

1. www.agence-biomedecine.fr

La première étape est la plus compliquée. Il faut stimuler l'ovulation grâce aux médicaments inducteurs de l'ovulation. Ce traitement impose une vingtaine de jours d'injections sous-cutanées, trois ou quatre prises de sang pour dosage hormonal et plusieurs échographies.
Le jour J, le prélèvement se fait sous anesthésie locale ou générale car une ponction ovocytaire est nécessaire pour aller recueillir les ovocytes sur les ovaires. Le conjoint doit donner son sperme le jour même dans le laboratoire du centre de FIV. Le travail du laboratoire commence alors avec la mise en contact, dans une éprouvette, des ovocytes et des spermatozoïdes en vue de la FIV.

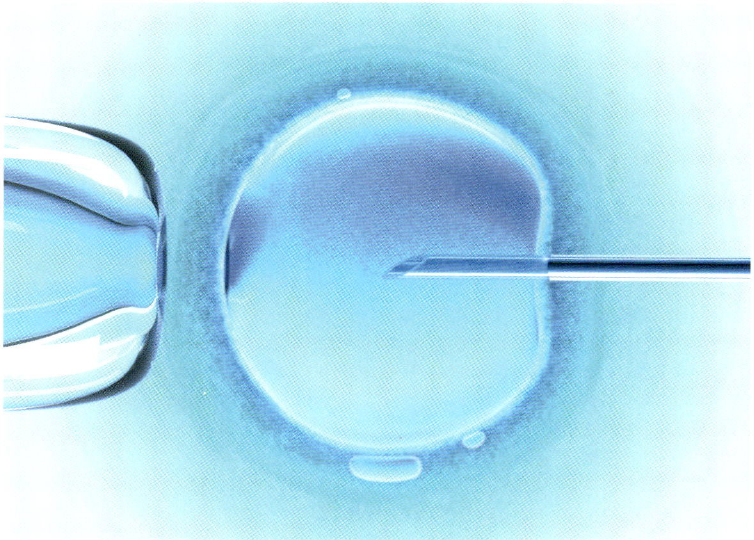

« IL FAUT ÊTRE PRÉPARÉE À UNE STIMULATION OVARIENNE »

SOPHIE, 37 ANS

Les stimulations sont assez lourdes à supporter et il vaut mieux, à mon avis, y être préparée. Lorsque les FIV se multiplient, les piqûres font partie du quotidien, il faut également aménager son temps de travail en fonction des jours d'ovulation, qui ne «tombent» pas forcément au bon moment… De plus, une prise de poids et des problèmes de peau sont possibles : ça a été mon cas. J'ai eu, pour l'ensemble des stimulations réalisées, une prise de poids importante, des problèmes d'acné ainsi que des nausées de temps à autre. Je suis enfin tombée enceinte au bout d'un an.

FIV, FÉCONDATION ASSISTÉE OU DPI ?

Fécondation *in vitro* (FIV) : l'ovocyte de la mère est mis en contact avec les spermatozoïdes. Si la fécondation se produit, on observe la formation de la première cellule puis sa multiplication en deux, quatre, huit cellules, etc., qui forment l'embryon.
Fécondation assistée (fécondation *in vitro* avec injection intracytoplasmique de spermatozoïdes, FIV-ICSI) : le spermatozoïde est introduit à l'intérieur de l'ovocyte. Si la fécondation se produit, on observe la formation de la première cellule puis sa multiplication en deux, quatre, huit cellules, etc.
Diagnostic pré-implantatoire (DPI) : il s'agit d'une technique qui permet de rechercher une maladie héréditaire connue dans la famille et de ne placer (transfert) dans l'utérus de la mère que les embryons sains. Il s'agit donc de faire une fécondation *in vitro* à un couple qui n'est pas stérile. Après cette FIV, lorsque l'embryon est à quatre ou huit cellules, le biologiste prélève une cellule pour l'analyser et étudier ses chromosomes ou ses gènes. Si les chromosomes ou les gènes sont normaux, l'embryon sain sera replacé dans l'utérus. Cette technique peut aussi être utilisée chez des couples qui n'arrivent pas à avoir d'enfants en raison de fausses couches à répétition liées à des anomalies chromosomiques.

ET LA GREFFE D'UTÉRUS ?

La greffe d'utérus peut s'envisager chez une femme dont la stérilité est liée à une absence d'utérus du fait d'une malformation ou d'une hystérectomie. Treize cas seulement ont, à ce jour, été publiés dans le monde, et cinq enfants en sont nés. En France, une équipe travaille actuellement sur le sujet au CHU de Limoges.

La micro-injection consiste à introduire un spermatozoïde dans le cœur de l'ovocyte. On parle alors de fécondation assistée.
Le (ou les) embryon(s) obtenu(s) sont ensuite déposés dans l'utérus de la femme, le plus souvent deux ou trois jours après la ponction des ovocytes. Les embryons restants, dits « surnuméraires », sont congelés en vue d'une utilisation ultérieure, si leur qualité le permet.
Quatorze jours plus tard, un dosage hormonal permet de savoir si la grossesse est effective. En cas d'échec, les éventuels embryons congelés peuvent être repris et utilisés dès le cycle suivant. En cas de succès, le couple doit renouveler chaque année sa demande de conservation des embryons. Contrairement à une crainte souvent exprimée, ces embryons n'appartiennent qu'au couple qui peut seul décider de leur devenir ; le centre ou les médecins n'ont aucun droit sur ces embryons.

2• Quel traitement pour quel type d'infertilité ?

Les infertilités hormonales

Elles s'accompagnent souvent de troubles du cycle. Ces infertilités sont dues à une anomalie soit au niveau des commandes du fonctionnement ovarien, au niveau hypothalamo-hypophysaire, soit au niveau de l'ovaire lui-même.
Dans les anovulations (pas d'ovulation) ou les dysovulations (quelques ovulations par an ou ovulation de mauvaise qualité), le traitement consiste à induire une ovulation par des médicaments qui peuvent agir au niveau de l'hypothalamus et de l'hypophyse (le citrate de clomifène) ou encore directement sur l'ovaire (les gonadotrophines, FSH et LH).
Les infertilités d'origine ovarienne sont beaucoup plus rares, mais ce sont les plus sévères : l'ovaire ne contient pas – ou plus – de follicules.
Certaines femmes peuvent naître avec une anomalie chromosomique (telle que le syndrome de Turner, où la femme n'a que 45 chromosomes car il lui manque un chromosome X) et n'avoir aucun follicule dans leurs ovaires. D'autres femmes peuvent développer une ménopause précoce (avant 40 ans). D'autres enfin peuvent avoir subi un traitement anticancéreux (radiothérapie ou chimiothérapie) nocif pour les follicules.
Le seul recours, lorsqu'il n'y a pas ou plus de follicules, est le don d'ovocyte. Contrairement aux idées reçues, le don d'ovocyte est légal, parfaitement autorisé en France et totalement pris en charge par la Sécurité sociale ; mais sa pratique se heurte à des difficultés du fait de la loi française. Le don doit être anonyme et gratuit, la donneuse doit déjà avoir eu des enfants. En raison du faible nombre de donneuses, le délai d'attente est long, et de nombreux couples se tournent vers l'étranger, où les donneuses sont indemnisées ou rétribuées. De plus, elles n'ont pas d'obligation de conception antérieure, ce qui permet un nombre de donneuses beaucoup plus important.

« JE SUIS PARTIE EN BELGIQUE POUR UN DON D'OVOCYTE »

NATHALIE, 29 ANS

Mon médecin m'a dit de me renseigner sur le don d'ovocyte à l'étranger car les délais sont très longs en France.
Je suis donc allée en Belgique ; là-bas, nous avons fait valider notre dossier (rencontre avec gynécologue et psychologue, nombreuses prises de sang). Comme nous avons déjà une donneuse (ma sœur), le délai est d'environ un an. Sinon, c'est plus long.

Les infertilités mécaniques

La cause la plus fréquente de cette obstruction est l'infection. C'est pourquoi le meilleur traitement de l'infertilité est préventif, par le traitement précoce des infections de la trompe (ou salpingites) ainsi que de toutes les maladies sexuellement transmissibles.
L'hystérographie et la cœlioscopie permettent de décider si la chirurgie est recommandée ou s'il vaut mieux effectuer directement une fécondation *in vitro*.

Les infertilités cervicales

Elles sont liées à l'absence ou à une mauvaise qualité de la glaire cervicale (au niveau du col de l'utérus) : les spermatozoïdes ne parviennent pas à passer dans l'utérus et à gagner la trompe pour y rencontrer l'ovocyte. Le test post-coïtal montre que les spermatozoïdes ne se déplacent pas dans la glaire, alors que l'analyse du sperme avait montré des résultats corrects. Une stimulation de l'ovulation, associée à une insémination intra-utérine, sera proposée pour court-circuiter le «verrou cervical» et déposer les spermatozoïdes directement dans la cavité utérine.

L'endométriose

Cette maladie se définit par la présence d'îlots de la muqueuse utérine qui, à l'occasion des règles, remontent dans les trompes et vont se placer dans les trompes, sur l'ovaire ou sur le péritoine (tissu qui recouvre l'intérieur de la cavité abdominale). Ces îlots peuvent altérer le fonctionnement des trompes et des ovaires. Il faut alors recourir à la FIV.

Les traitements de l'infertilité masculine

Il existe plusieurs types d'infertilité. Il faut distinguer :
- les absences totales de spermatozoïdes (azoospermie) ;
- les insuffisances spermatiques : on parle d'oligospermie si le nombre de spermatozoïdes est insuffisant, d'asthénospermie si les spermatozoïdes sont peu mobiles ;
- les anomalies du sperme (tératospermie).

L'arrêt des expositions toxiques (et notamment le tabac) peut améliorer la qualité du sperme, mais il n'existe pas à ce jour de médicament qui puisse améliorer réellement les spermatozoïdes. Le seul traitement dont l'efficacité est démontrée consiste à trier le sperme et à sélectionner les spermatozoïdes les plus mobiles et les plus «beaux» pour des inséminations intra-utérines, la FIV ou la micro-injection.
Un test simple de préparation du sperme (test de migration-survie) doit être pratiqué. Schématiquement, si le test de migration-survie permet de récupérer plus d'un million de spermatozoïdes mobiles et normaux, on peut avoir recours aux inséminations intra-utérines.
Dans quelques cas d'insuffisance spermatique, l'examen clinique permet de déceler une varicocèle, c'est-à-dire une dilatation variqueuse des veines entourant le testicule, et une intervention chirurgicale peut être proposée.
S'il n'y a pas de spermatozoïdes dans le sperme (azoospermie), différentes explorations (examen clinique, dosages hormonaux, échographie testiculaire, caryotype) permettent d'envisager deux possibilités :
- les spermatozoïdes ne sont pas fabriqués par les testicules (on parle d'infertilité d'origine sécrétoire), une biopsie des testicules peut être pratiquée pour confirmer le diagnostic et congeler les spermatozoïdes, si l'on en trouve ;
- les spermatozoïdes sont fabriqués mais ne peuvent être excrétés lors de l'éjaculation (on parle d'infertilité d'origine excrétoire). Lorsque les voies spermatiques sont bouchées, on cherche si l'obstruction est congénitale ou si elle est due à une infection. Dans les deux cas, il est possible de prélever des spermatozoïdes au-dessus de l'obstacle lors d'une petite intervention sous anesthésie locale, de les congeler et de faire ensuite une (ou plusieurs) tentative de micro-injection avec ces paillettes de sperme congelé.

En l'absence totale de spermatozoïdes dans les testicules, la seule solution est le recours au don de sperme. Le don de sperme est anonyme et gratuit, et il est particulièrement bien organisé en France par les Cecos

LES FIV SONT-ELLES REMBOURSÉES ?

En France, l'assistance médicale à la procréation (AMP) peut être réalisée dans le secteur privé ou public. La Sécurité sociale prend actuellement totalement en charge en charge six inséminations intra-utérines et quatre tentatives de FIV ou de micro-injections et ce, jusqu'au 43e anniversaire de la femme.
Une tentative s'entend avec ponction et transfert : si par malchance il n'y a pas d'embryon obtenu au laboratoire, la tentative ne compte pas pour la Sécurité sociale. Le transfert des embryons congelés ne compte pas non plus dans les tentatives.
En clinique privée, si le médecin travaille en secteur 2, il peut vous demander des honoraires supplémentaires non pris en charge par la Sécurité sociale, et plus ou moins pris en charge par les mutuelles.

(Centres d'étude et de conservation des œufs et du sperme). Les donneurs doivent avoir au moins un enfant, être âgés de moins de 45 ans et ils sont soumis à des examens sanguins (sérologies du VIH, des hépatites, de la syphilis). Le sperme donné est congelé, puis conservé six mois et n'est utilisé que si le donneur a refait, six mois après son don, les différentes sérologies (afin d'être sûr que le donneur n'est réellement pas contaminé, et donc pas contaminant).

QUELLES CHANCES DE RÉUSSITE ?

Les taux moyens d'accouchements par tentative médicale sont de l'ordre de 20 % en FIV ou en ICSI, mais seulement de 9 % en insémination et de 12 % après transfert d'embryon congelé. Renseignez-vous sur le nombre de tentatives réalisées chaque année dans le centre, la possibilité de bénéficier de FIV ou de fécondation assistée, les taux de succès de la congélation d'embryon, le type d'anesthésie proposé lors de la ponction d'ovocytes et l'âge limite de prise en charge dans le centre.

Les infertilités sans cause retrouvée

Ces infertilités augmentent avec l'âge, rendant les couples de moins en moins féconds. Les traitements sont discutés par le corps médical. Certains médecins prônent l'usage du citrate de clomifène en première intention (c'est-à-dire une stimulation des ovaires), pour d'autres ce traitement n'a qu'un effet placebo. Les seuls traitements dont l'efficacité soit démontrée, sont l'association stimulation de l'ovulation, insémination intra-utérine et FIV. Si la femme a plus de 38 ans, il faut savoir passer plus rapidement à la FIV. Dans ce cas, l'acupuncture peut avoir une place. Le médecin acupuncteur voit la patiente, si possible 2 ou 3 mois avant le début de l'AMP. Il adapte son traitement (ponctures) au calendrier du traitement choisi (traitement hormonal, dates d'insémination ou de ponction et transfert).

Les infertilités psychologiques

Certains médecins nient leur existence, tandis que d'autres en sont trop friands.
Le sujet prête bien sûr à discussion, mais avant d'avancer cette hypothèse, il est réellement important de s'assurer qu'il n'existe pas de cause organique à l'infertilité du couple.
Bien sûr, il est plus facile d'avoir une ovulation correcte et de faire un enfant quand on n'est pas (trop) stressé, mais les phrases du type : « Il ne faut pas y penser et ça viendra » de l'entourage – voire des médecins – sont particulièrement inadaptées.
Si des problèmes psychologiques peuvent empêcher les femmes d'ovuler, il n'a jamais été démontré que des soucis psychologiques puissent empêcher un bel embryon obtenu en fécondation *in vitro* de s'implanter. Non, tout ne se joue pas dans la tête des femmes !

LES CENTRES D'ASSISTANCE MÉDICALE À LA PROCRÉATION (AMP)

Dans un certain nombre de cas, votre médecin vous orientera vers un centre d'assistance médicale à la procréation qui comprend une équipe de cliniciens (gynécologues, endocrinologues et échographistes), une équipe de biologistes, des infirmières et parfois des sages-femmes, un psychologue, un urologue spécialisé en infertilité masculine et un généticien.
La liste des centres habilités, des cliniciens et des biologistes agréés est disponible auprès de l'Agence de la biomédecine.
Pour en savoir plus, n'hésitez pas à consulter son site (www.agence-biomedecine.fr) : il est extrêmement complet et d'accès libre.
La loi du 17 mai 2013 ouvre aux couples de personnes de même sexe le mariage, mais pas les techniques d'assistance médicale à la procréation.

L'adoption

L'adoption est trop souvent vécue comme la dernière solution, l'ultime recours en cas d'échec de l'AMP. Elle ne devrait pourtant pas être considérée comme telle, mais plutôt comme une autre manière d'avoir un enfant, de devenir parent. Les parents adoptifs sont de vrais parents, les familles de vraies familles, et « l'adoption est la rencontre d'un enfant sans famille et d'une famille prête à l'accueillir », selon la jolie formule de l'association « Enfance et familles d'adoption ». La loi confère à l'enfant adopté le même statut et les mêmes droits que ceux de l'enfant biologique du couple.

ATTENTION ! La loi ne reconnait ni le concubinage, ni le PACS. Dans ces deux situations, l'adoption ne peut être réalisée que par un des membres du couple « en célibataire ». Aucun lien juridique ne pourra alors être établi entre l'enfant adopté et l'autre parent, ce qui peut poser de réels problèmes en cas de décès du concubin ayant adopté, ou de séparation. La loi du 17 mai 2013 ouvrant le mariage aux couples de personnes de même sexe autorise l'adoption pour ces couples.

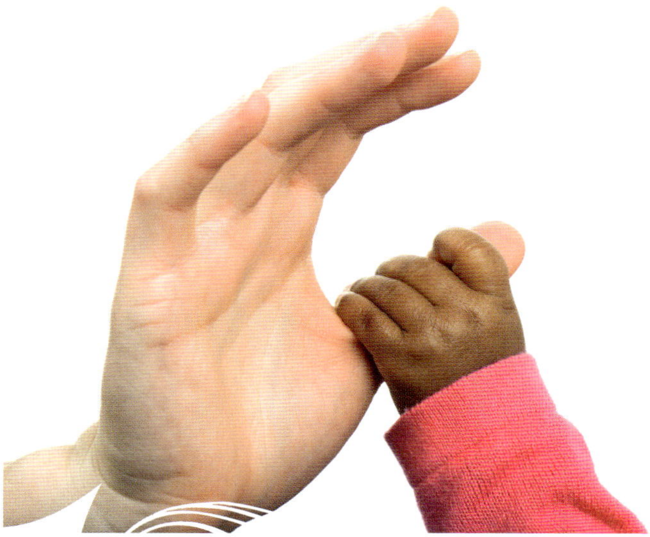

1 • Quelles sont les conditions pour adopter ?

Peuvent adopter des époux mariés depuis plus de deux ans ou âgés l'un et l'autre de plus de 28 ans, ou encore une personne célibataire de plus de 28 ans. Ces conditions sont exigées au moment du jugement d'adoption. On peut donc débuter la procédure d'adoption avant de répondre à ces conditions, puisqu'il faut compter au minimum deux ans pour sa réalisation.

2 • Comment obtenir un agrément ?

Pour toute adoption, en France comme à l'étranger, il est indispensable d'obtenir un agrément du Conseil général du département de résidence. Cet agrément est donné après une enquête psychosociale conduite par le service de l'aide sociale à l'enfance.

Dans un premier temps, prenez contact avec les services d'adoption de votre ville. Ils vous fixeront un premier rendez-vous au cours duquel vous devrez vous rendre en couple, ou en célibataire. Attention, si vous souhaitez adopter à deux, vous devez être tous les deux présents. Ce premier rendez-vous est

en général collectif : d'autres parents seront présents, et on vous expliquera en détail les étapes de l'agrément, ainsi que les étapes pour l'adoption.
Ce premier rendez-vous est parfois éprouvant car vous ne vous attendiez pas à un tel parcours du combattant. Il est aussi fait pour tester votre détermination. À l'issue de cette rencontre, on vous remettra un dossier à remplir pour amorcer les démarches de la demande : rencontres avec les psychologues, etc. Ce dossier doit être rempli par les deux parents. La démarche pour obtenir un agrément est assez longue et peut, selon les régions et les dossiers, aller de neuf mois à deux ans – il faut donc s'armer de patience.

LES DIFFÉRENTES FORMES D'ADOPTION

Deux types d'adoption existent en France : l'adoption plénière et l'adoption simple.
- L'adoption plénière est irrévocable, elle donne à l'enfant une nouvelle filiation qui se substitue à sa filiation d'origine. L'adoption plénière est possible dès qu'est constatée la rupture totale des liens avec la famille de naissance. L'enfant prend alors le nom et la nationalité de ses parents adoptifs.
- L'adoption simple peut se justifier par le fait que subsistent des liens affectifs avec certains membres de la famille d'origine (fratrie, grands-parents). Ce type d'adoption ne rompt pas les liens avec la famille d'origine, elle adjoint à la filiation de naissance une seconde filiation, les parents adoptants étant seuls titulaires de l'autorité parentale.

3• Où adopter ?

Muni de votre agrément, il vous est possible d'adopter en France ou à l'étranger. En France, la situation est plus difficile, car les enfants à adopter sont peu nombreux, le nombre d'accouchements sous X ayant beaucoup diminué. L'adoption internationale s'est donc considérablement développée ces dernières années : 4 enfants adoptés sur 5 viennent d'un autre pays.

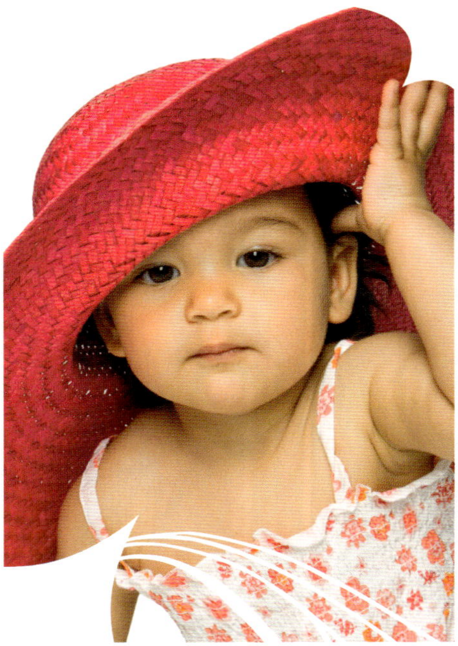

L'adoption internationale n'est toutefois pas si facile, et des pays ouverts aujourd'hui peuvent devenir inaccessibles demain. Que votre démarche soit individuelle ou que vous passiez par des organismes agréés, il faudra dans tous les cas respecter la législation du pays d'origine. La liste des organismes agréés de votre région peut être disponible auprès des services de la petite enfance de votre ville ou de la ville principale de votre département.
Pour les enfants nés en France, la première rencontre a lieu habituellement dans leur lieu de vie (famille d'accueil ou pouponnière) ; pour les enfants adoptés à l'étranger, les parents doivent en général se rendre dans le pays d'origine pour une durée pouvant atteindre deux à trois mois.

4• L'adoption : questions/réponses

Pendant combien de temps attend-on un enfant ?

Les délais sont extrêmement variables d'un département à l'autre et d'un pays à l'autre. Pour obtenir l'agrément, il faut au minimum un an, puis les délais varient. Toutefois, une fois l'agrément acquis, il faut compter entre deux et cinq années pour une adoption nationale et deux à trois années pour une adoption internationale.

Adoption et assistance médicale à la procréation : peut-on mener les deux procédures de front ?

Cela n'est pas interdit mais attention, les services de l'aide sociale à l'enfance considèrent en général qu'il faut avoir renoncé à l'enfant biologique pour débuter une procédure d'adoption. Les médecins spécialistes d'AMP ne sont pas obligatoirement d'accord, considérant que les délais de l'adoption sont si longs qu'il n'est pas illogique de mener les deux procédures de front, surtout si le désir d'enfant survient après l'âge de 40 ans !

À quoi correspond le jugement d'adoption ?

Si vous avez l'agrément d'adoption et que les services de l'aide sociale à l'enfance de votre département ou une association vous proposent un enfant à adopter, vous aurez à prendre la décision d'accepter ou non. Vous avez le droit de refuser ou d'avoir changé d'avis. Si vous acceptez, il faudra vous rendre au tribunal et le juge prononcera une ordonnance d'adoption. L'enfant pourra être inscrit sur votre livret de famille. Vous aurez, à partir de ce moment, les mêmes droits et les mêmes devoirs vis-à-vis de l'enfant que les autres parents.

Comment se passent les choses après l'adoption ?

Après l'adoption comme après un accouchement, la maman a droit à un congé de 10 semaines pour s'occuper de l'enfant. Le congé d'adoption peut être réparti entre le père et la mère. Un congé parental d'éducation peut être attribué au père ou à la mère jusqu'au 3e anniversaire de l'enfant avec simple priorité à l'embauche ou réintégration à temps plein.

Si l'enfant vient d'un pays étranger, il est souhaitable de l'emmener à une consultation de pédiatrie pour faire un point sur son état de santé, en particulier concernant les maladies fréquentes dans son pays d'origine et rares chez nous, et pour s'occuper de la question des vaccinations.

Les adoptions heureuses existent et ce sont les plus nombreuses, mais on n'en parle jamais ! Il ne faut pas croire tout ce qu'on raconte… Bien sûr, il vaut mieux dire la vérité à l'enfant et éviter qu'il n'apprenne par hasard son adoption, bien sûr tout n'est pas simple mais cela ne l'est pas non plus avec les enfants biologiques… L'enfant réel, biologique ou adopté, n'est jamais l'enfant dont on avait rêvé. Il aura sa personnalité propre ! Votre enfant, malgré tous les soins que vous lui prodiguerez, sera peut-être difficile à élever, et il ne faudra pas tout mettre sur le compte de la biologie ou de l'adoption, même si l'enfant adopté souffre toujours de ne pas connaître ses parents d'origine et de ne pas savoir pourquoi il a été abandonné. Il pourra être nécessaire, devant des troubles du comportement, de vous faire aider par un pédopsychiatre.

L'adoption a-t-elle un coût ?

L'adoption en France ne coûte rien, les services sociaux et les magistrats sont rémunérés par l'État. Si vous adoptez à l'étranger, il faudra bien sûr payer les frais de voyage et du séjour, et parfois les frais d'avocat et de justice pour obtenir le jugement et l'autorisation de sortie du territoire.

POUR EN SAVOIR PLUS

Fédération nationale « Enfance et familles d'adoption » : www.adoptionefa.org
Agence française de l'adoption : www.agence-adoption.fr

« UNE ARRIVÉE DIFFICILE, UN GRAND BONHEUR ENSUITE »

JULIETTE, 39 ANS,

À notre arrivée au Vietnam, nous avons rencontré notre fille, âgée de 2 mois, ainsi que sa maman, malade du sida, qui se savait condamnée. La maman biologique de notre fille n'avait que 19 ans. Lorsqu'elle l'a placée dans mes bras, il s'est passé quelque chose d'extrêmement profond entre nous trois. L'instant était à la fois très beau, et atrocement tragique. Nous avons réalisé de très nombreuses photos, puis nous sommes rentrés en France avec Marjolaine. Les deux premiers mois ont été très difficiles. Marjolaine pleurait sans arrêt, et ne supportait rien, sauf mes bras, toujours mes bras. J'avais le sentiment que sa peine ne s'arrêterait jamais. Puis, au bout de deux mois, tout s'est apaisé. Je lui parle très souvent de sa maman biologique, et elle a un album qu'elle peut consulter à tout moment dans sa chambre. Marjolaine a aujourd'hui 10 ans. Elle a toujours autant besoin de câlins ! Il ne se passe pas un jour sans que je lui dise à quel point un bébé né du cœur est le bébé de sa maman, tout autant que celui né du ventre.

L'évolution de votre grossesse en images

L'évolution de votre grossesse en images

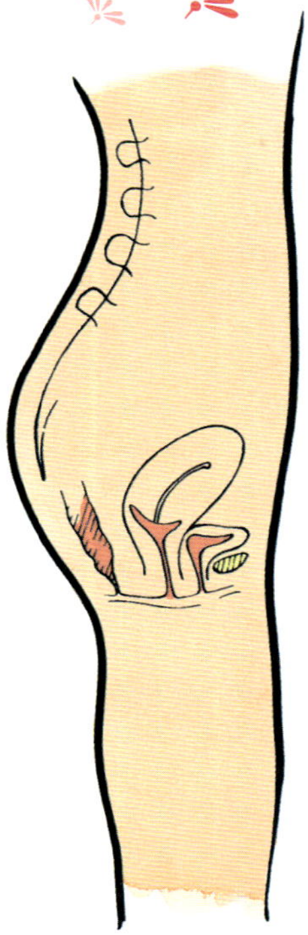

1re semaine de grossesse (3 SA)

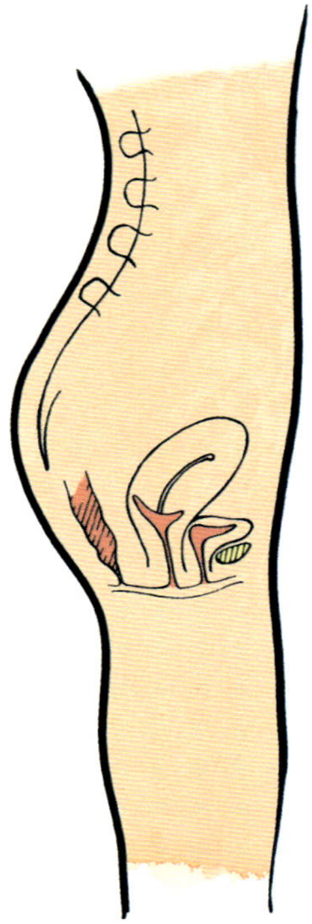

2e semaine de grossesse (4 SA)

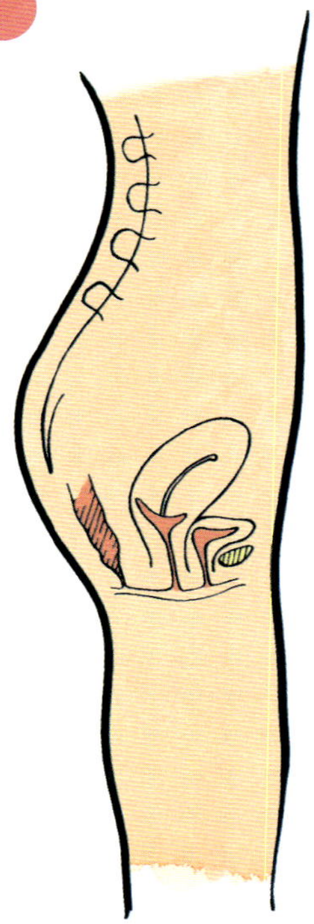

3e semaine de grossesse (5 SA)

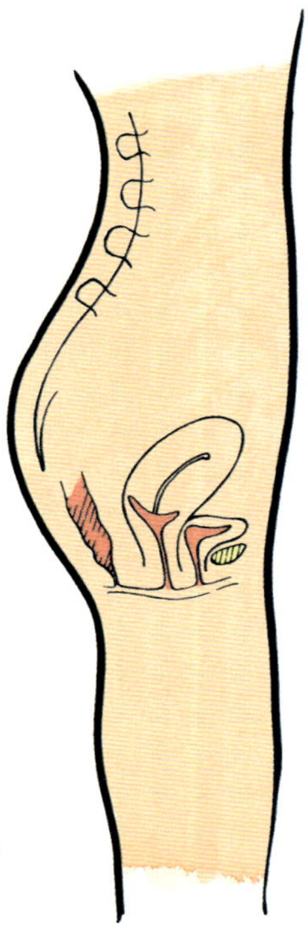

4e semaine de grossesse (6 SA)

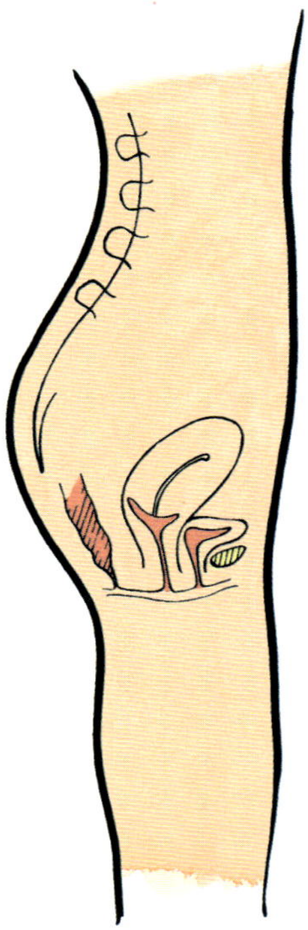

5e semaine de grossesse (7 SA)

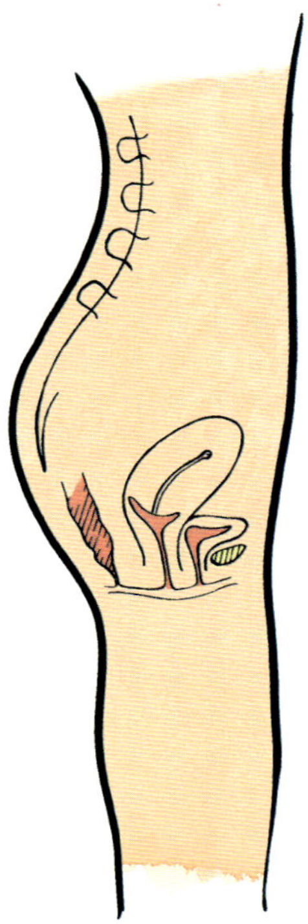

6e semaine de grossesse (8 SA)

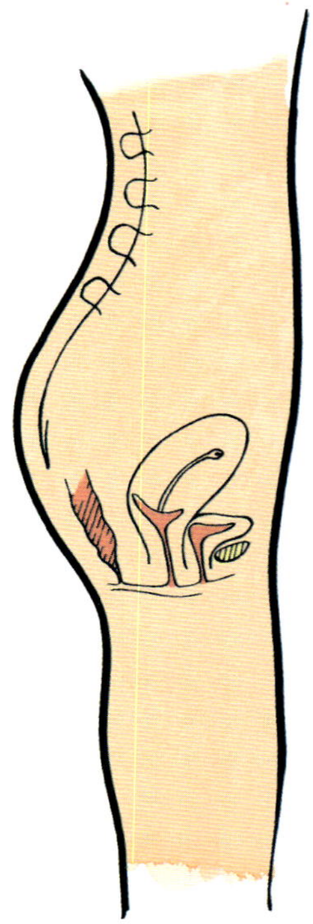

7e semaine de grossesse (9 SA)

Dans le cadre d'une grossesse normale, une première échographie peut être effectuée à 6 ou 7 SA. Avant, on ne verra pas grand-chose.

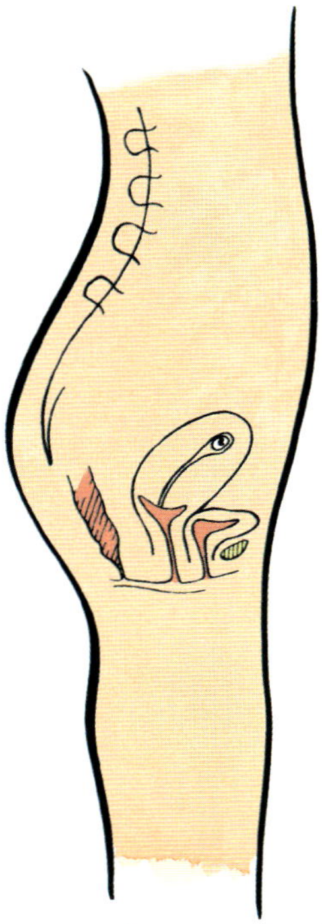

8ᵉ semaine de grossesse (10 SA)

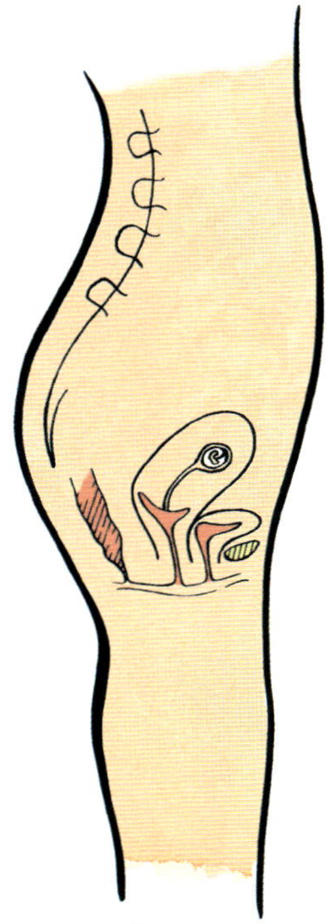

9ᵉ semaine de grossesse (11 SA)

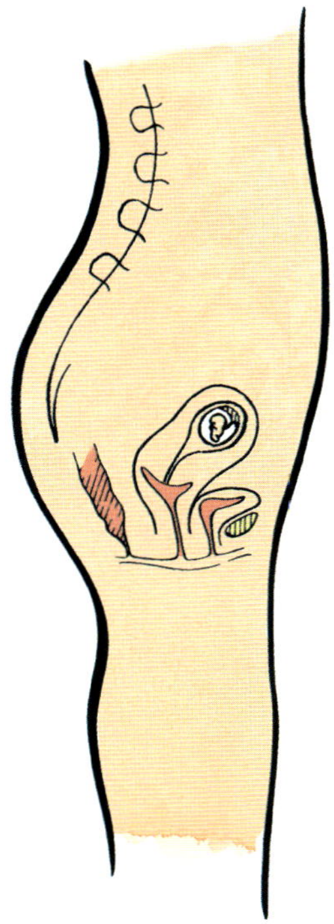

10ᵉ semaine de grossesse (12 SA)

La déclaration de grossesse auprès de la Sécurité sociale et de la CAF doit être effectuée avant 15 SA.

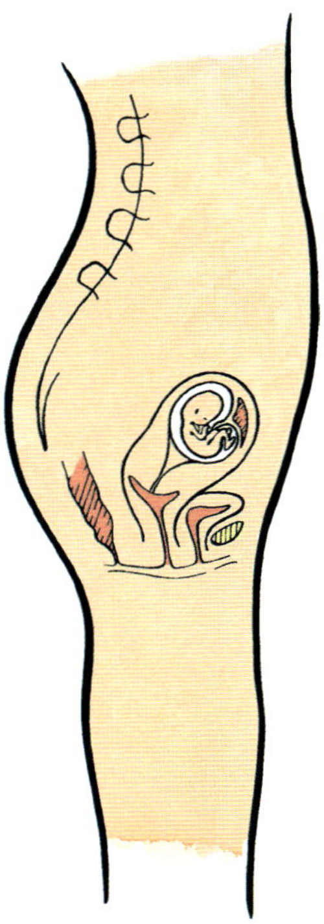

11ᵉ semaine de grossesse (13 SA)

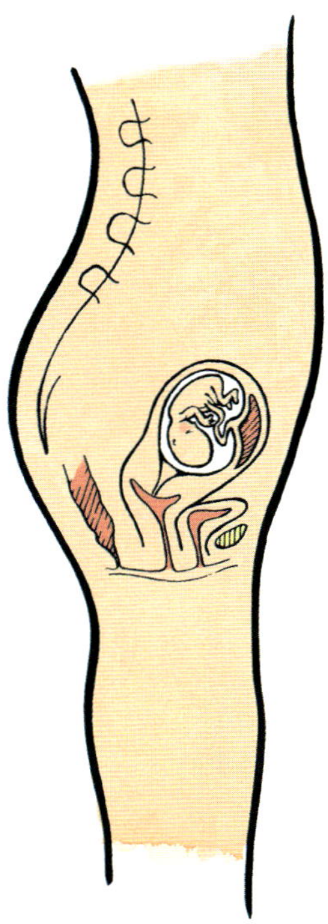

12ᵉ semaine de grossesse (14 SA)

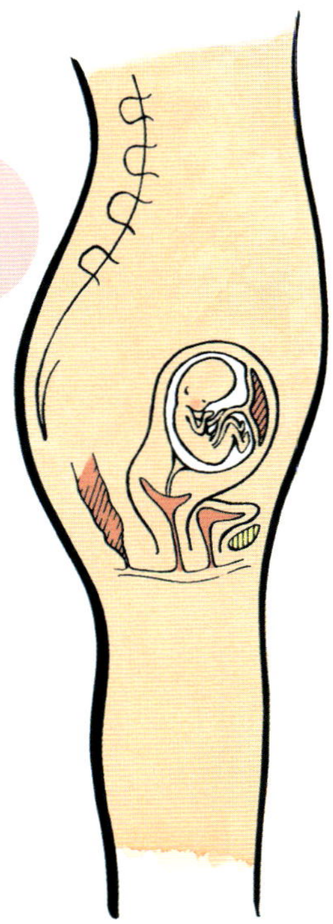

13ᵉ semaine de grossesse (15 SA)

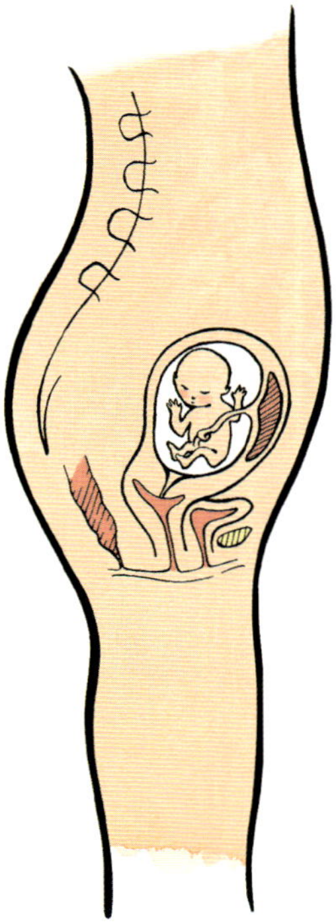

14ᵉ semaine de grossesse (16 SA)

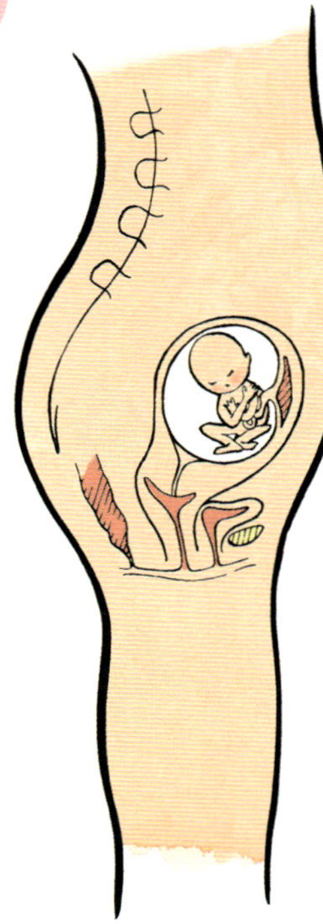

15ᵉ semaine de grossesse (17 SA)

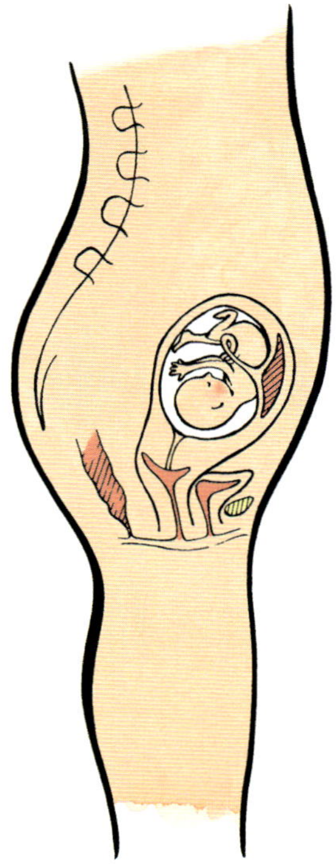

16ᵉ semaine de grossesse (18 SA)

C'est au 4ᵉ mois que l'on peut bénéficier d'un entretien prénatal.

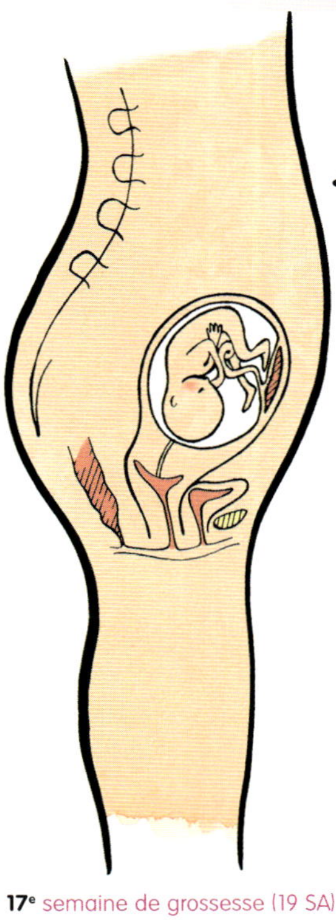

17ᵉ semaine de grossesse (19 SA)

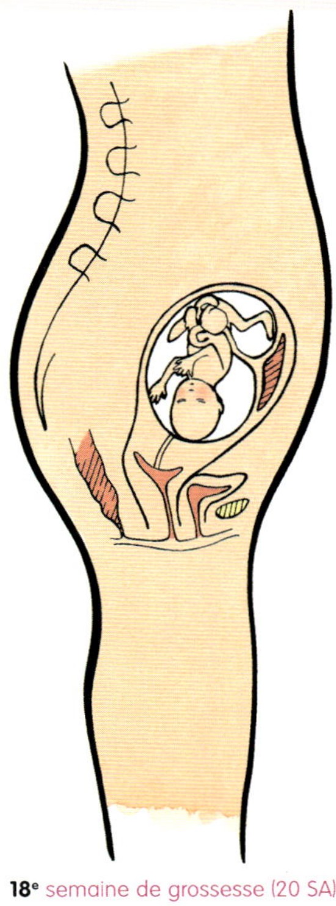

18ᵉ semaine de grossesse (20 SA)

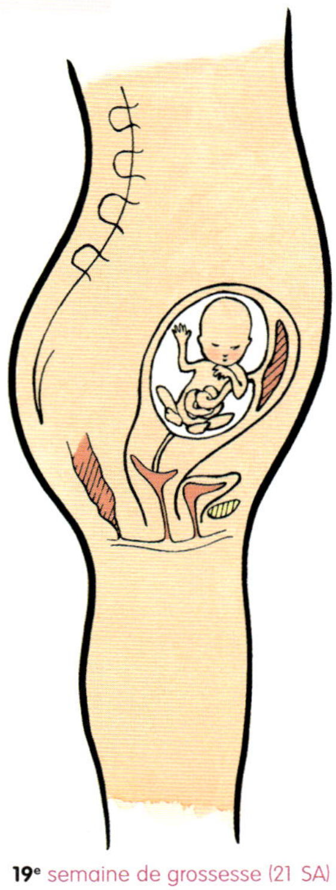

19ᵉ semaine de grossesse (21 SA)

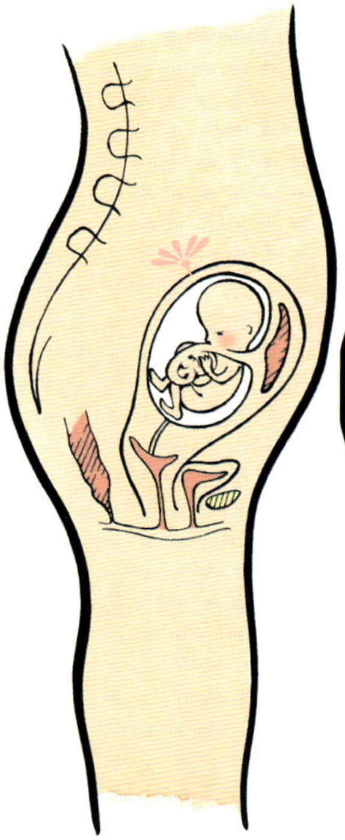

20e semaine de grossesse (22 SA)

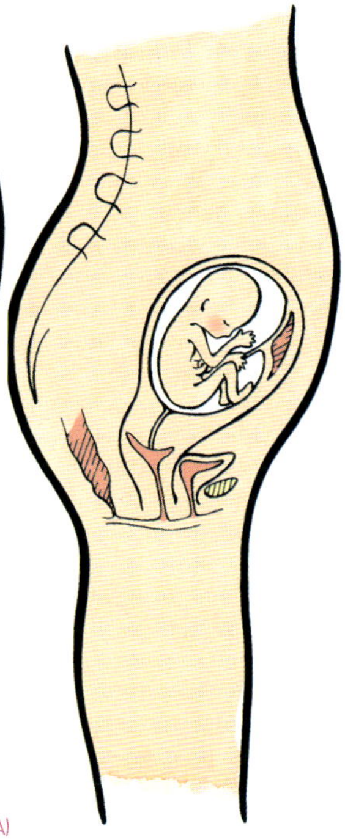

21e semaine de grossesse (23 SA)

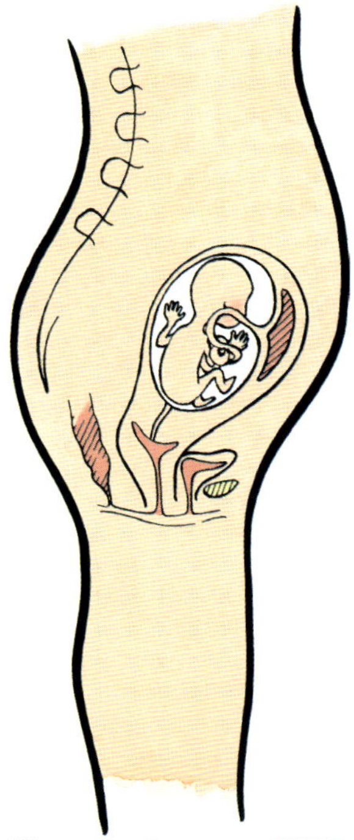

22e semaine de grossesse (24 SA)

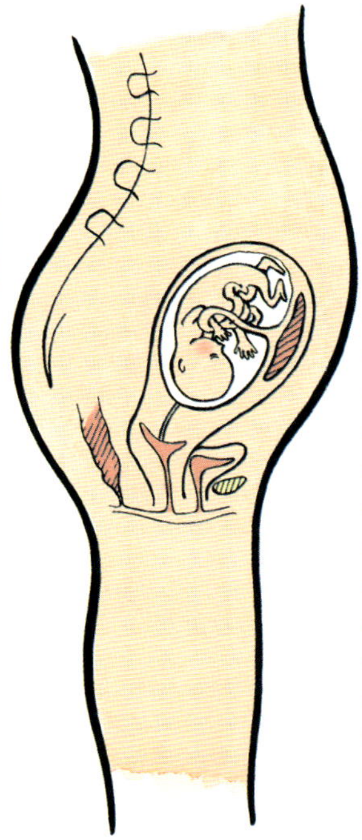

23e semaine de grossesse (25 SA)

À 22 SA est prévue l'échographie dite morphologique qui étudie en détail l'anatomie du futur bébé.

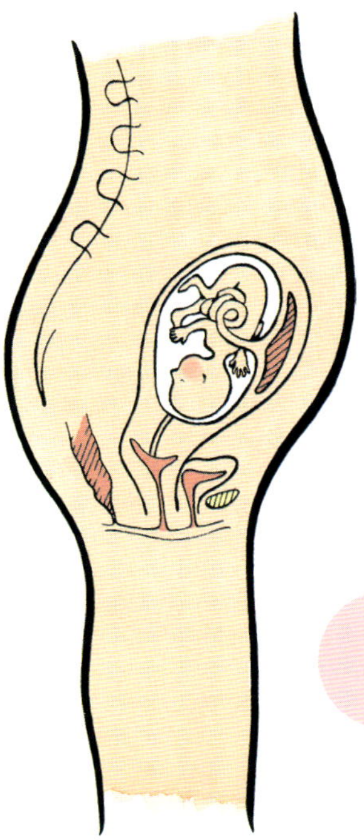

24e semaine de grossesse (26 SA)

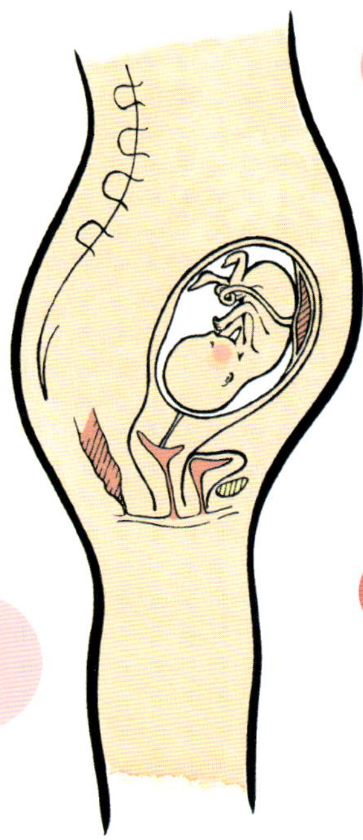

25e semaine de grossesse (27 SA)

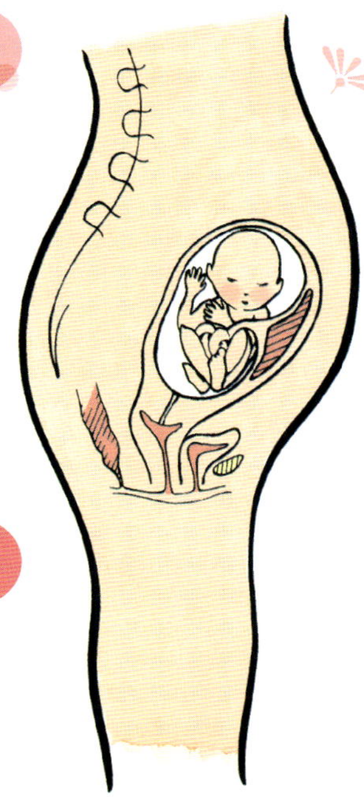

26e semaine de grossesse (28 SA)

L'évolution de votre grossesse en images

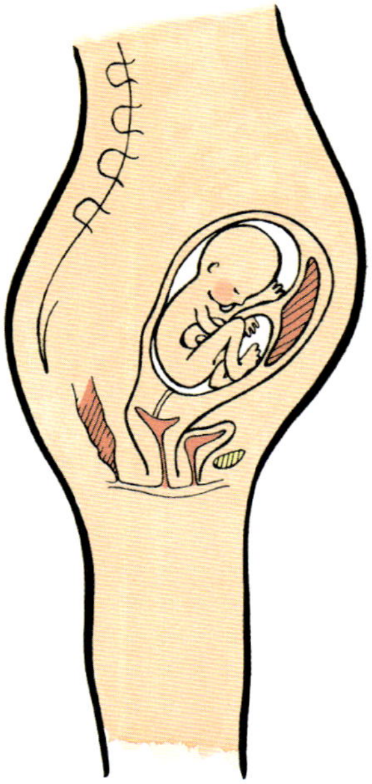

27e semaine de grossesse (29 SA)

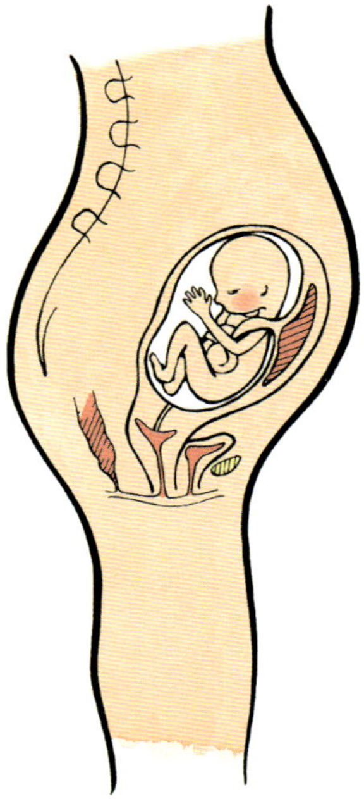

28e semaine de grossesse (30 SA)

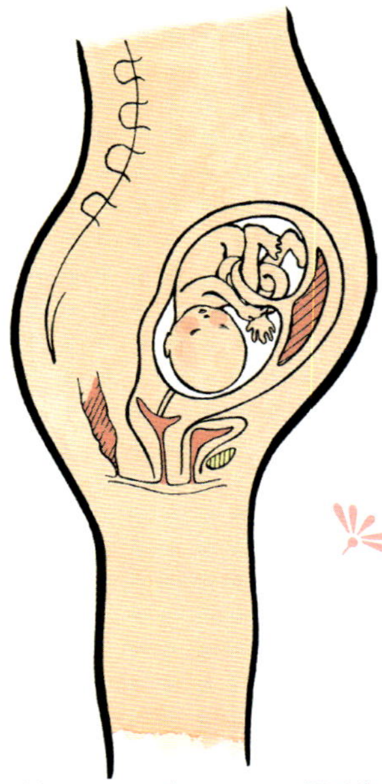

29e semaine de grossesse (31 SA)

Si au 8e mois, le bébé se présente par le siège, on vous proposera des solutions pour qu'il se présente la tête vers le bas.

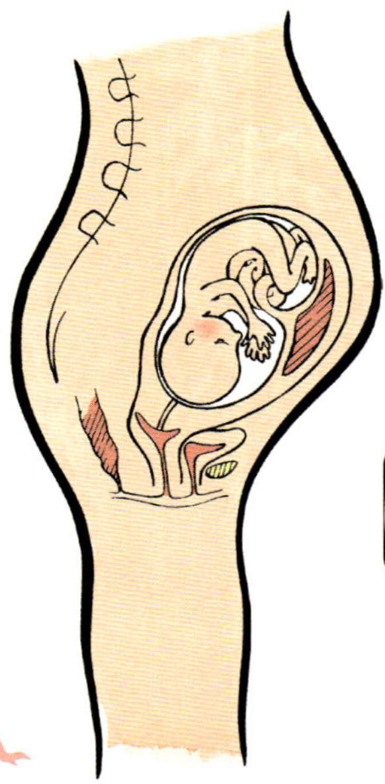

30e semaine de grossesse (32 SA)

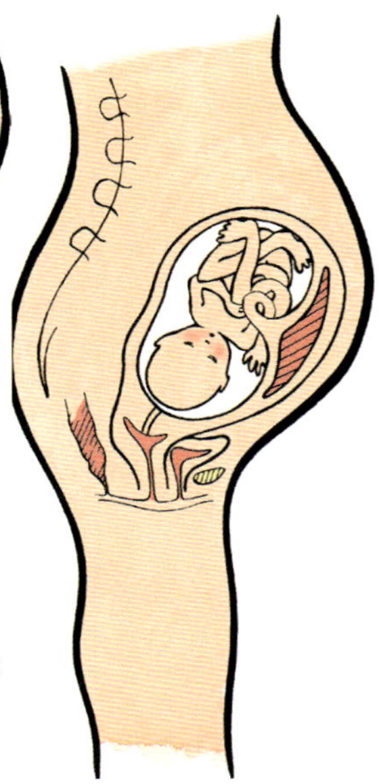

31e semaine de grossesse (33 SA)

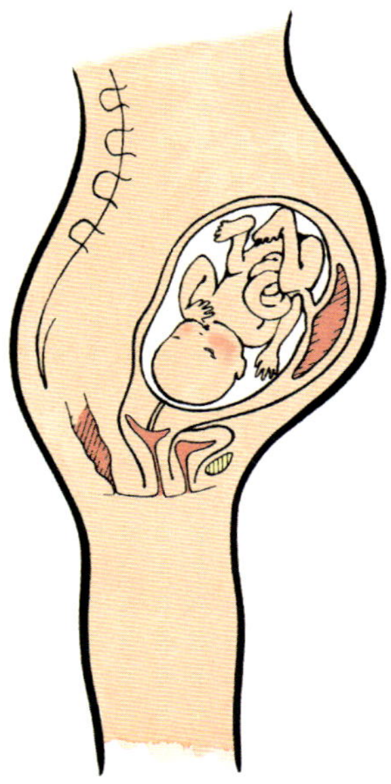

32e semaine de grossesse (34 SA)

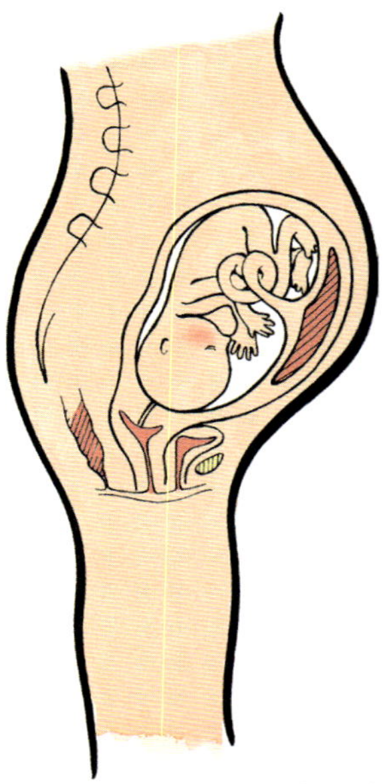

33e semaine de grossesse (35 SA)

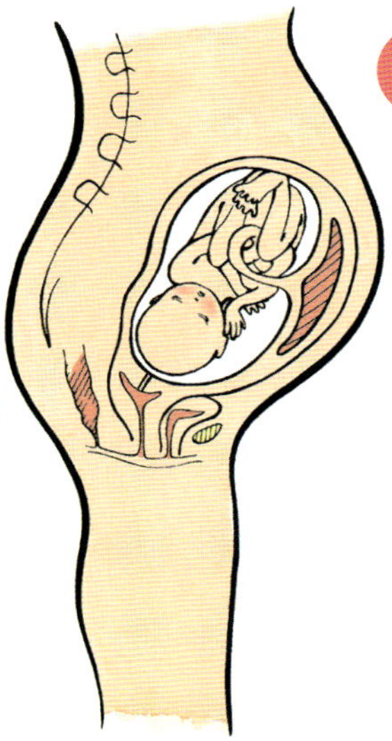

34e semaine de grossesse (36 SA)

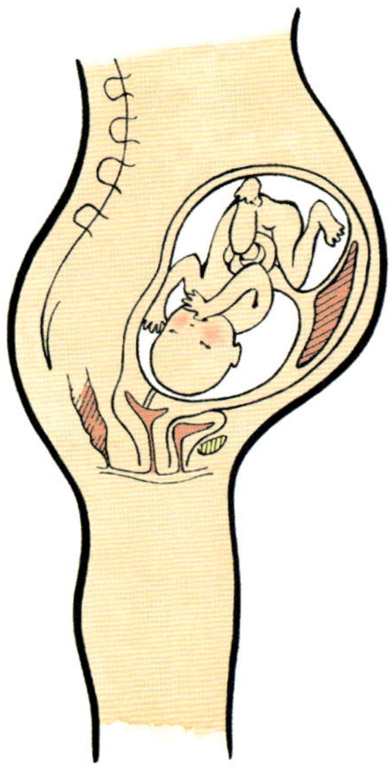

35e semaine de grossesse (37 SA)

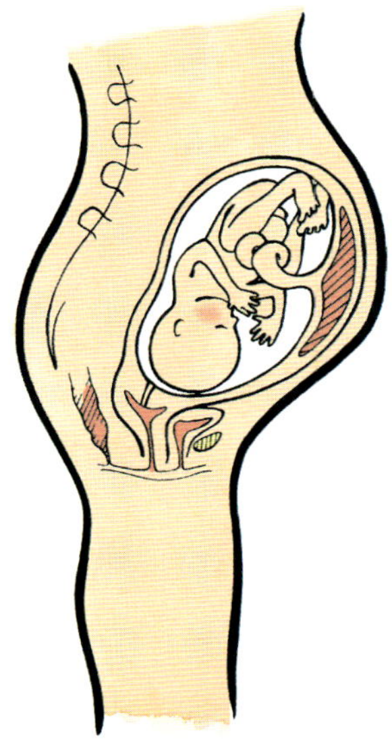

36e semaine de grossesse (38 SA)

En fin de grossesse, votre bébé grossit d'environ 20 grammes par jour.

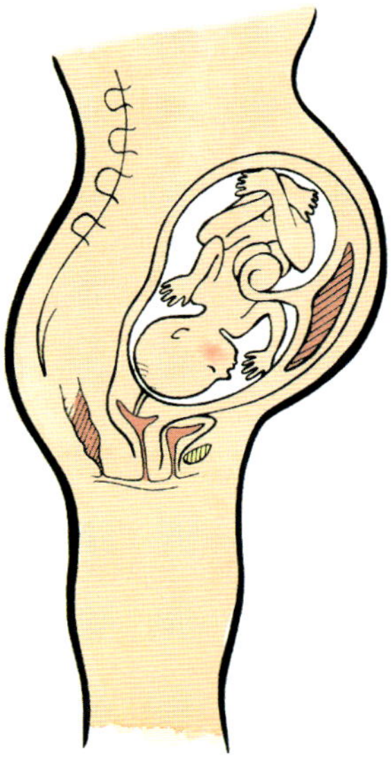

37e semaine de grossesse (39 SA)

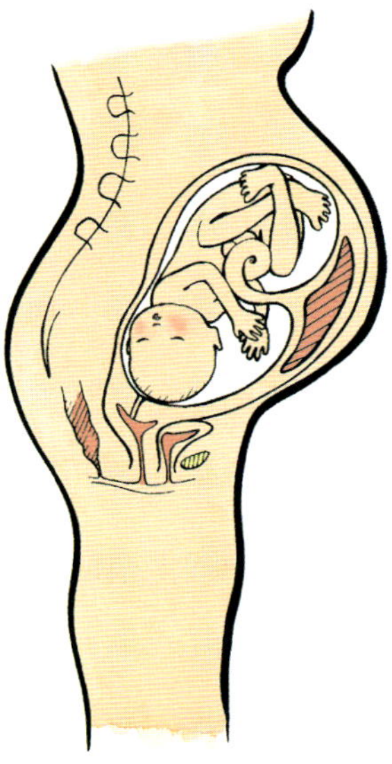

38e semaine de grossesse (40 SA)

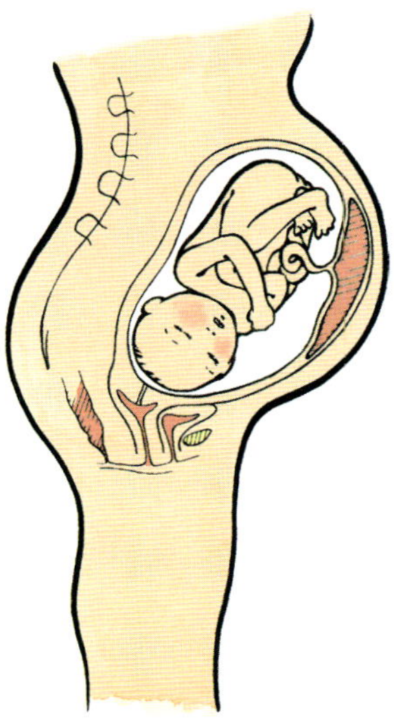

39e semaine de grossesse (41 SA)

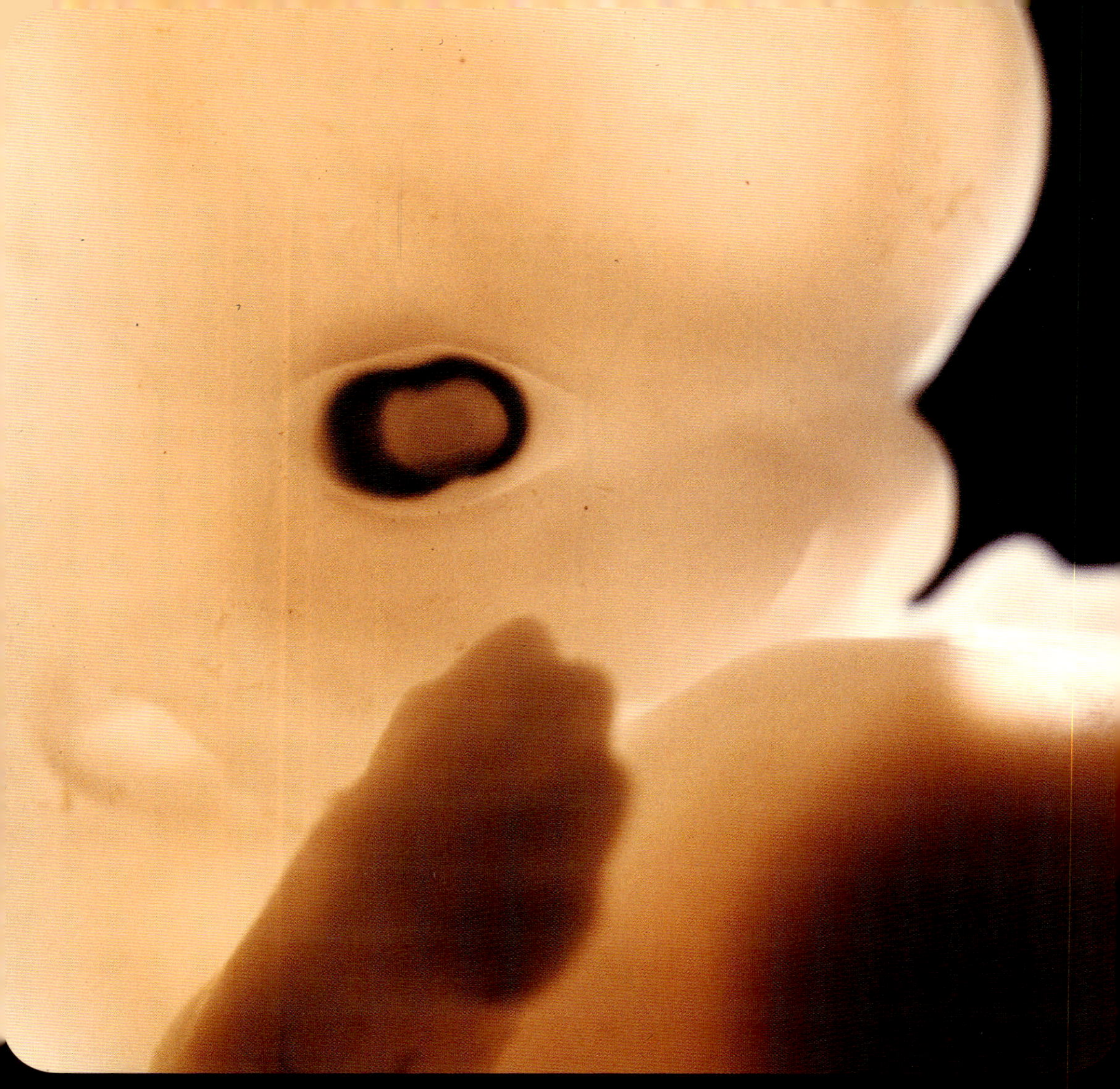

Sur cet embryon de 4 semaines, on distingue nettement la formation de l'œil, de la face et l'ébauche de la main.

Cet embryon de 11 semaines ressemble à un astronaute dans sa capsule. Il est contenu dans les membranes et relié à la vésicule vitelline. Le trophoblaste (futur placenta) l'enveloppe.

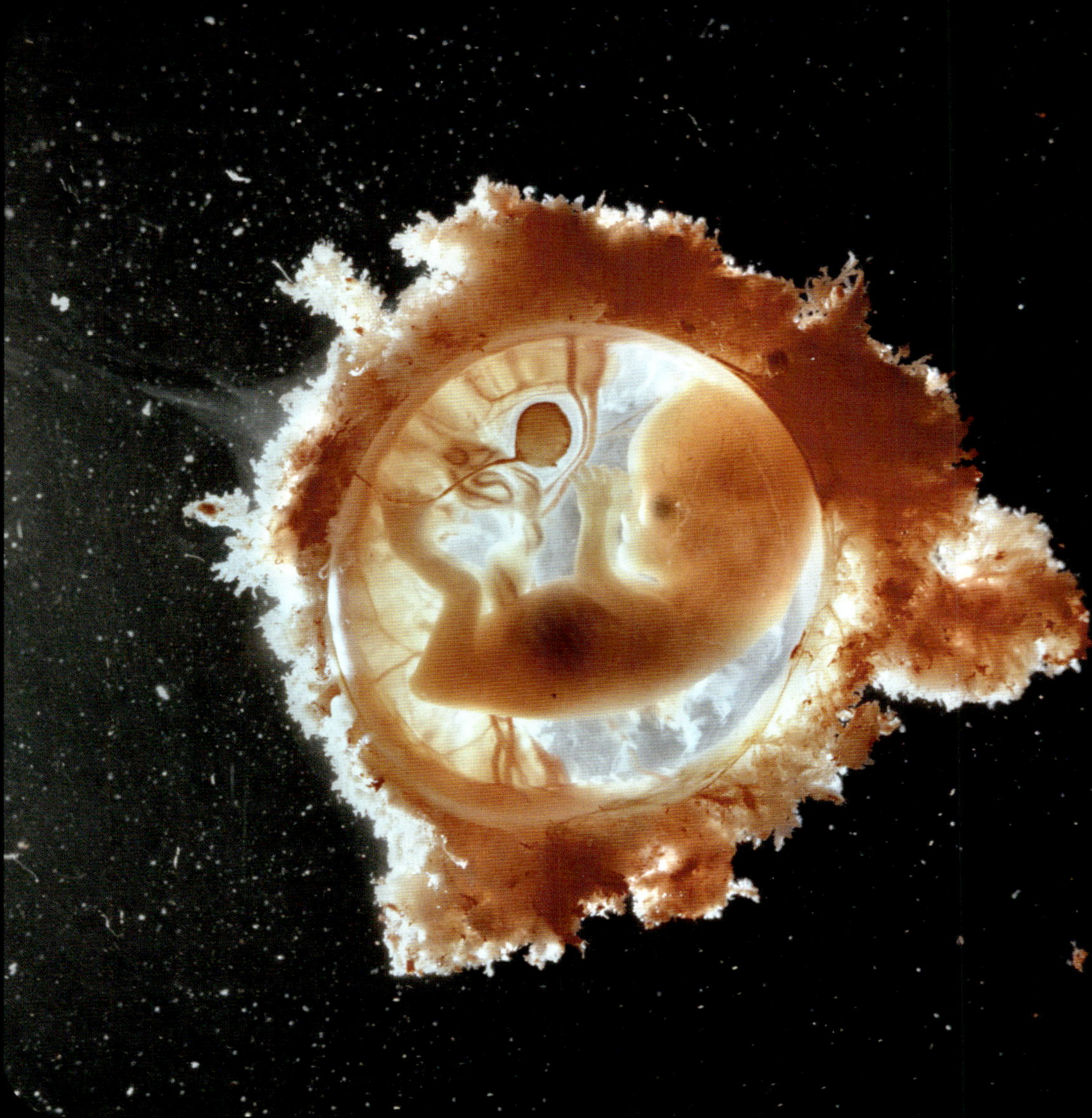

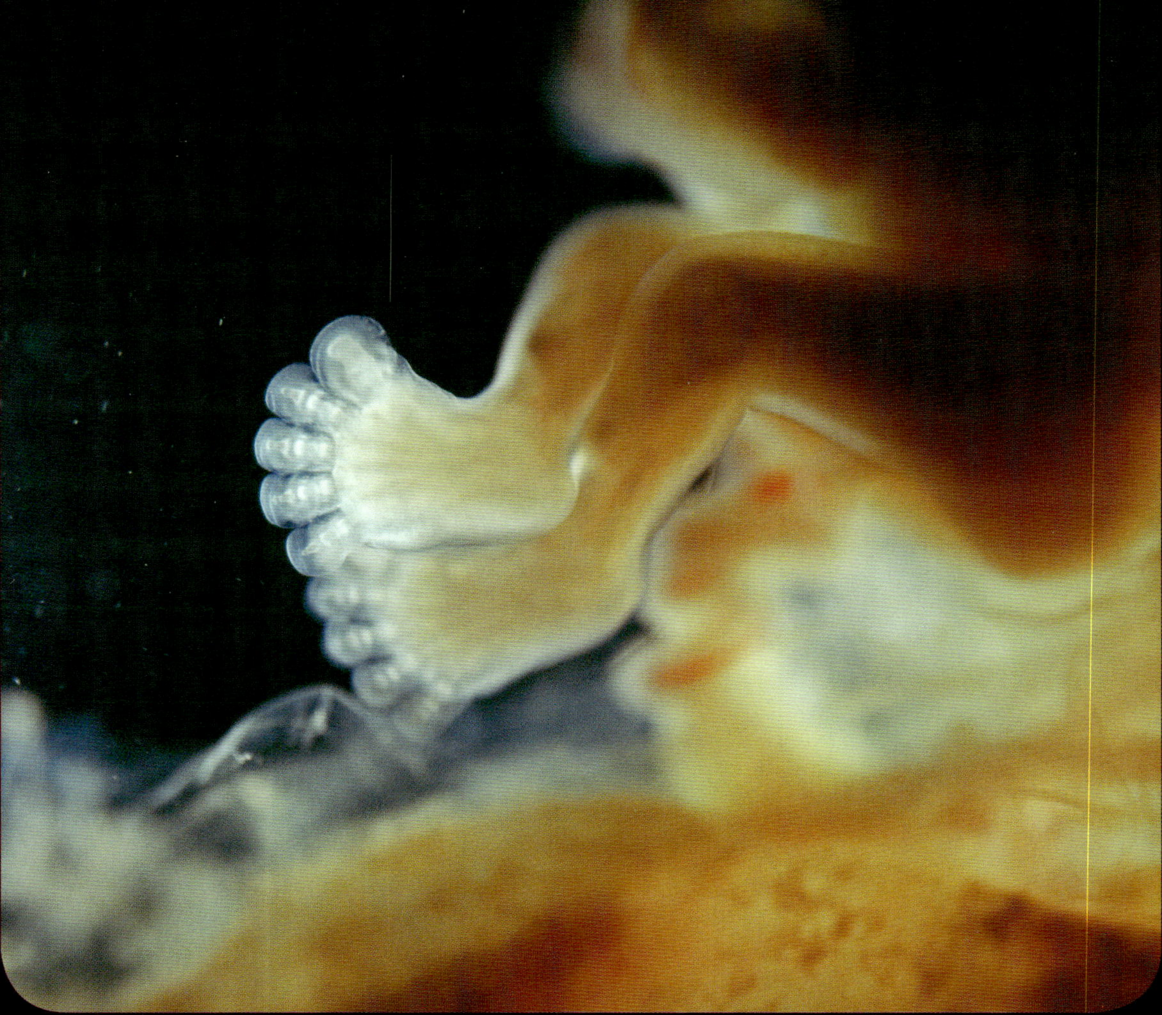

Cet embryon de 11 semaines a déjà des orteils nettement dessinés. Sur cette photo, on voit le cordon ombilical qui le relie au placenta.

Ce fœtus de 20 semaines mesure à peu près 20 cm. Il a déjà le réflexe de succion lorsque son pouce s'approche de sa bouche.

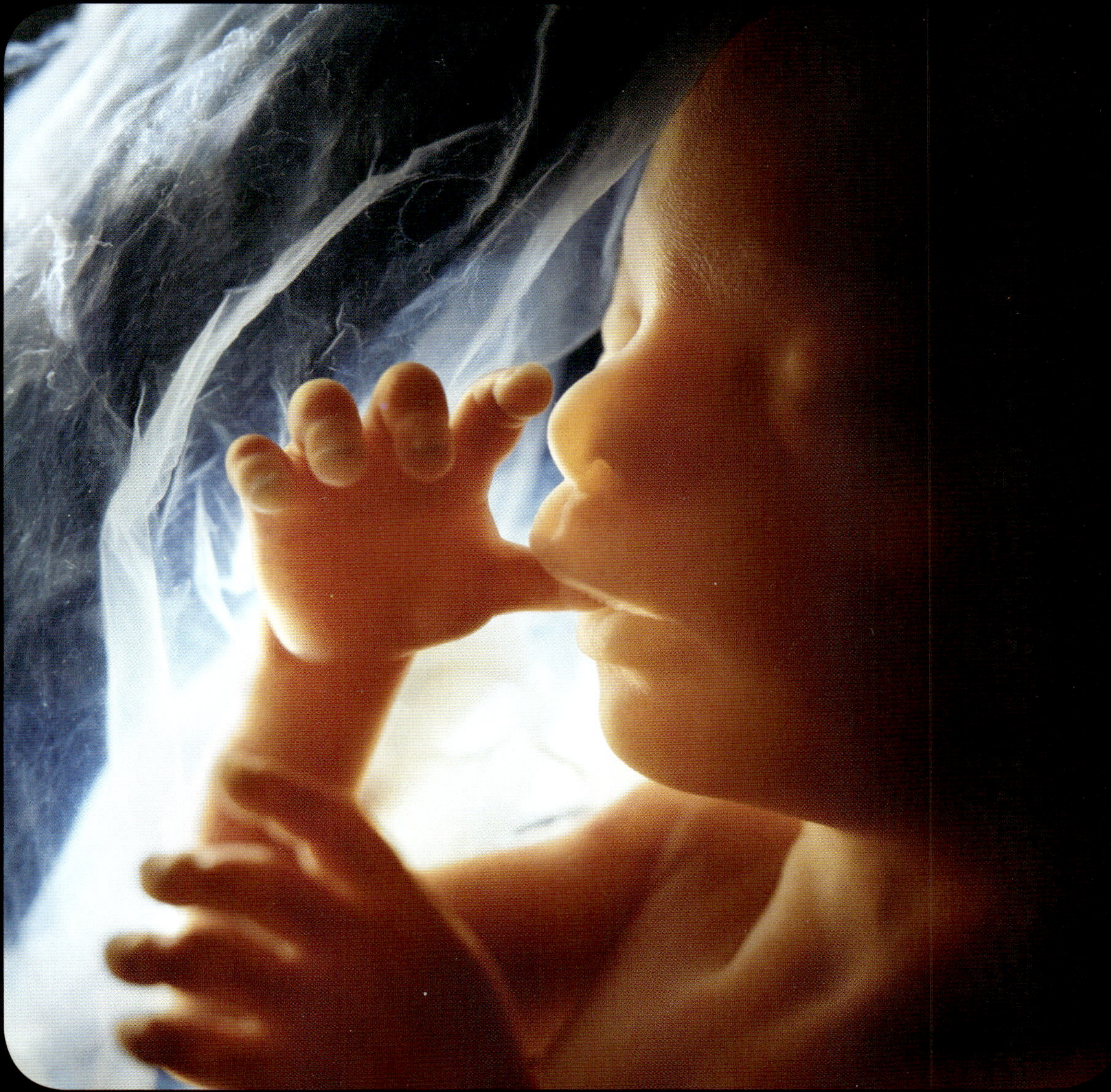

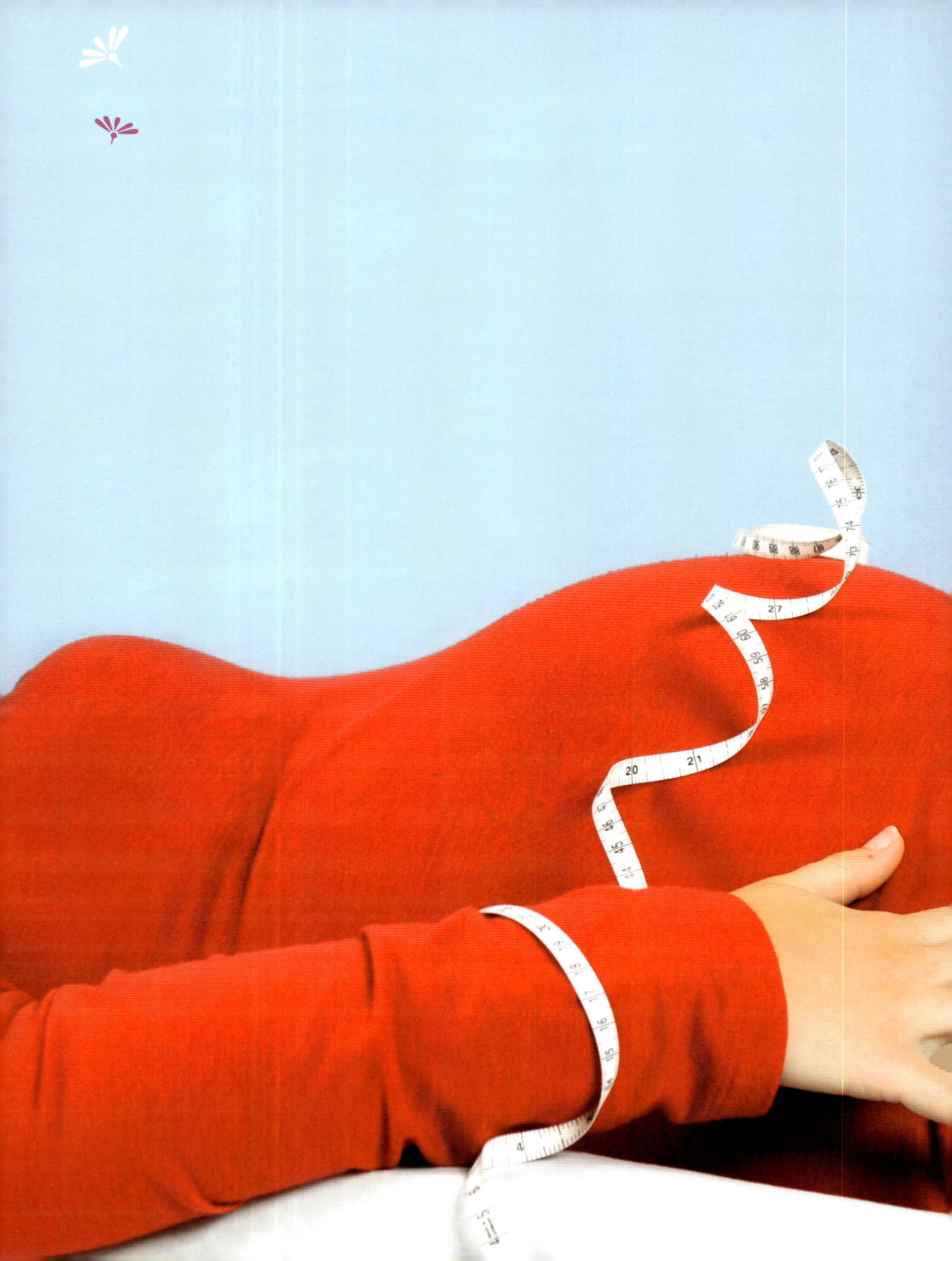

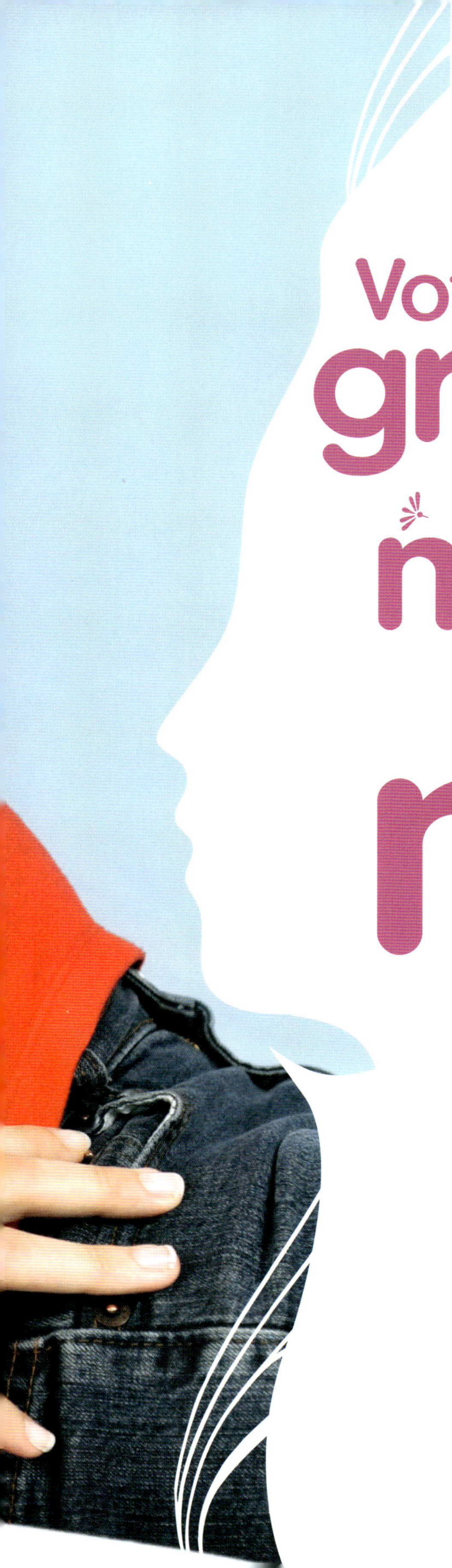

Votre grossesse mois après mois

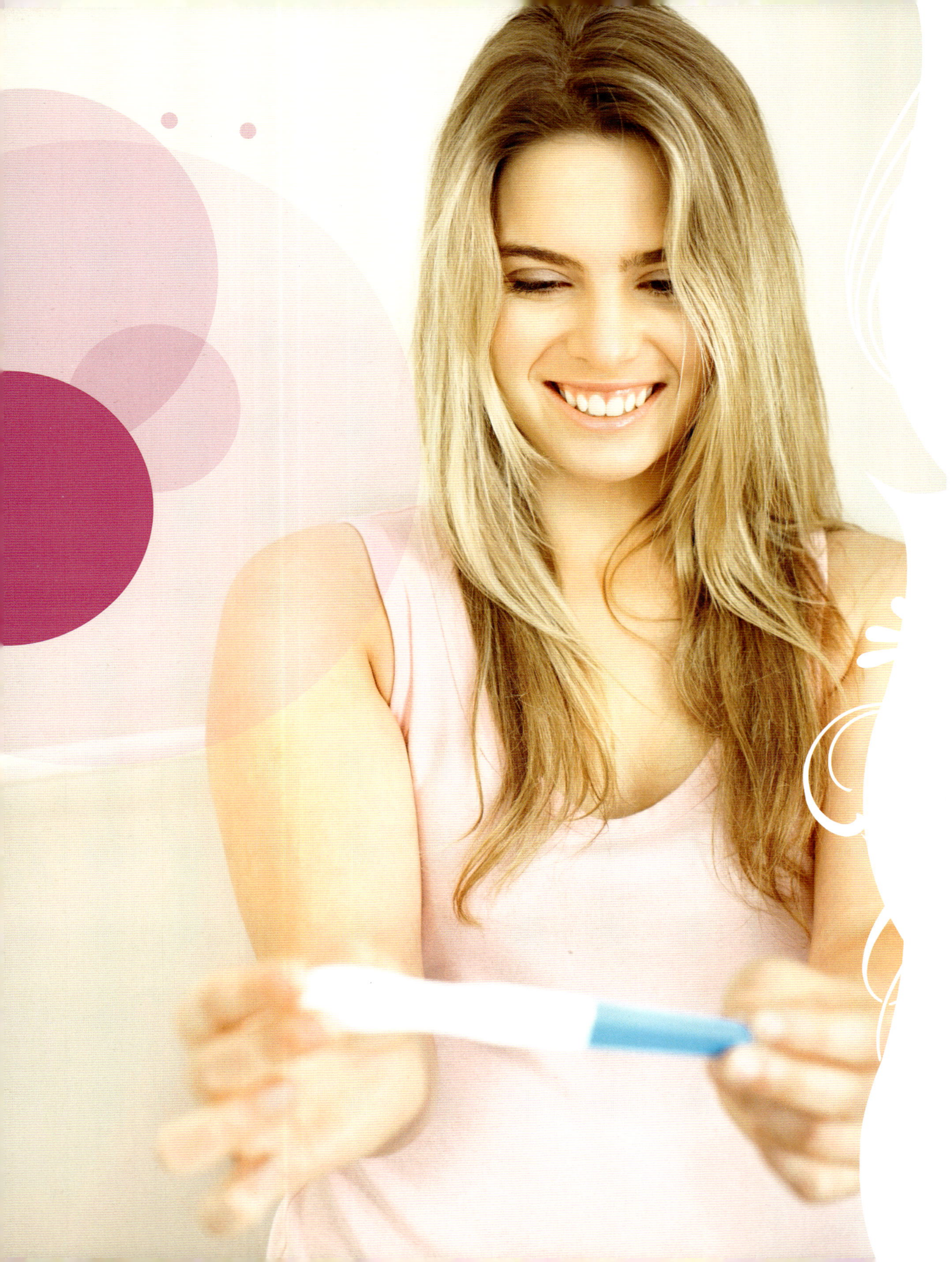

1er mois

Côté bébé

1 • Une fille ou un garçon ?

Chaque cellule du corps humain possède 46 chromosomes, regroupés en 22 paires chez l'homme et la femme. La 23e paire est celle des chromosomes sexuels, différents chez l'homme et chez la femme : XY chez l'homme et XX chez la femme.

Les ovules comportent 23 (22 + 1) chromosomes dont un chromosome sexuel qui est toujours un chromosome X. Les spermatozoïdes comportent 23 (22 + 1) chromosomes dont un chromosome sexuel qui sera soit de type X, soit de type Y.

C'est le spermatozoïde fécondant qui détermine le sexe de l'enfant à naître :

- si le spermatozoïde porte le chromosome X, l'embryon comportera 46 chromosomes dont deux X : l'un venant du père, l'autre de la mère, ce sera alors une fille ;
- si le spermatozoïde fécondant est Y, l'embryon comportera 46 chromosomes dont un chromosome X venant de la maman et un chromosome Y venant du papa. Ce sera donc un garçon.

Seul le hasard entre en ligne de compte : il y a donc une chance sur deux pour que vous ayez un garçon ou une fille – même s'il naît en réalité un peu plus de garçons que de filles : 1,05 garçon pour une fille.

DÉTERMINATION DU SEXE

23e chromosome du spermatozoïde	Embryon
X	Fille
Y	Garçon

« J'AI FAIT LE RÉGIME SUCRÉ-SALÉ... »

DEBRIS2, FORUM aufeminin

Pour avoir une fille, une amie m'a recommandé de pratiquer le régime sucré-salé. Autrement dit, de consommer très peu de sel, et des aliments riches en magnésium et en calcium (pour avoir un garçon, c'est l'inverse, il faut écarter les aliments riches en calcium, magnésium, et consommer ceux riches en sodium et potassium). Je n'avais plus droit, en gros, qu'au yaourt nature et à certains légumes insipides. J'ai perdu 5 kg alors que je n'en avais pas du tout besoin, et j'étais très affaiblie lorsque je suis tombée enceinte de… mon quatrième garçon.

2• Le choix du sexe?

Plusieurs méthodes ont été proposées pour tenter de choisir le sexe de son enfant à venir : soit par un régime particulier chez la mère, soit en modifiant le milieu vaginal – par exemple en l'acidifiant –, soit en fonction de la date des rapports.

Sachez qu'aucune de ces méthodes n'a démontré sa fiabilité. Et c'est peut-être mieux comme cela!

3• Et si j'attendais des jumeaux...

C'est lors de la fécondation que se constituent les jumeaux avec deux catégories :

- les faux jumeaux : lors de l'ovulation, il y a eu émission de deux ovules qui ont été chacun fécondés par un spermatozoïde. Deux enfants sont conçus, qui peuvent être de sexe différent et ne se ressemblent pas particulièrement;
- les vrais jumeaux : un seul ovule fécondé par un spermatozoïde. Mais très rapidement (lors de la première semaine de grossesse), cet œuf se divise en deux moitiés qui vont se développer séparément. Il s'agit alors obligatoirement de jumeaux de même sexe qui se ressembleront beaucoup, puisque leur matériel génétique est identique (même ovule, même spermatozoïde).

Les grossesses gémellaires sont détectées dès les premières échographies, qui permettent de distinguer les deux sacs gestationnels dans l'utérus (voir le chapitre « En cas de grossesse multiple »).

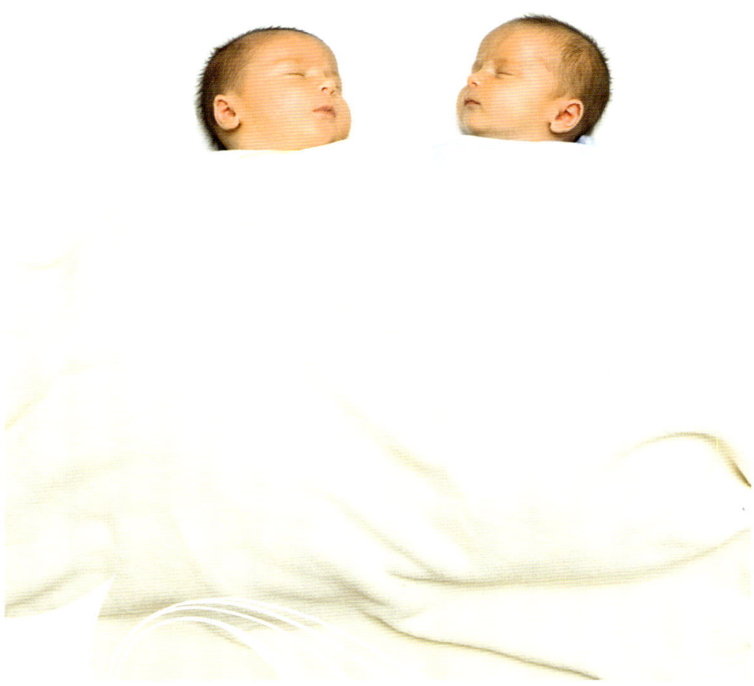

Côté maman

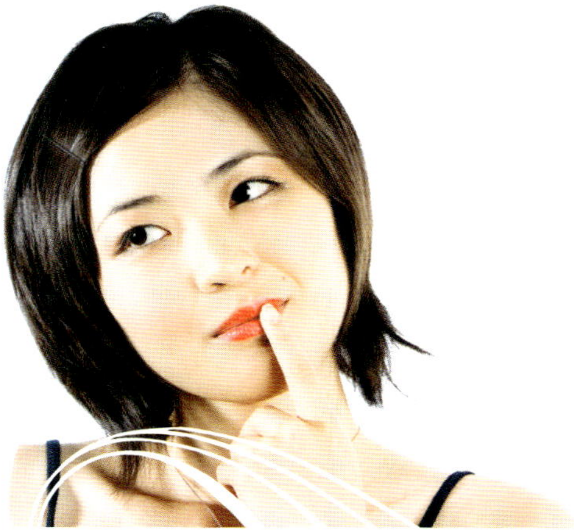

1 • D'abord une question de calcul

Toutes les femmes qui souhaitent une grossesse, ou les femmes qui apprennent qu'elles sont enceintes, commencent très souvent par quelques savants calculs : à quel moment cela s'est-il produit? De combien suis-je enceinte?

Si l'ovulation s'est produite le quatorzième jour après le début de vos règles et que le rapport a eu lieu la veille de l'ovulation, on peut dire que la fécondation s'est produite au milieu du cycle.

Si le début de la grossesse est daté à J0, l'œuf arrive dans l'utérus à J5-J6, la nidation commence vers J7 et se termine vers J14, soit la date à laquelle auraient dû survenir normalement les règles.

Le schéma que nous venons de voir reste assez théorique car :

CALENDRIER DE LA GROSSESSE		
Semaines d'aménorrhée (SA)	**Mois de grossesse**	**Issue de la grossesse**
2	Fécondation	
6	Fin 1er mois	
10	Fin 2e mois	De 5 à 15 SA : fausse couche
15	Fin 3e mois	
20	Fin 4e mois	De 15 à 24 SA : rares interruptions de grossesse encore possibles
24	Fin 5e mois	
28	Fin 6e mois	De 25 à 36 SA : prématurité
32	Fin 7e mois	
37	Fin 8e mois	De 37 à 41 SA : accouchement à terme
41	Fin 9e mois	Après 41 SA : dépassement du terme

Les semaines d'aménorrhée (SA) sont comptées à partir du premier jour des dernières règles, les mois de grossesse sont comptés à partir de la fécondation.

- les femmes n'ont pas toutes des cycles de 28 jours. Certaines ont des cycles courts, avec des règles tous les 24 jours, d'autres des cycles longs, avec des règles tous les 35 jours, voire plus ;
- la date de l'ovulation est assez variable et elle peut survenir entre le 14e et le 21e jour, par exemple chez une femme qui a un cycle de 35 jours ;
- la durée de vie de l'ovule est de 48 heures après l'ovulation et les rapports, passés ce délai, seront inféconds ;
- en revanche, les spermatozoïdes ont une durée de vie de 3 à 6 jours et peuvent donc féconder l'ovule, même si le rapport a eu lieu une semaine avant l'ovulation.

Il ne faut donc pas compter sur ce calcul théorique pour :

- calculer la date de l'accouchement si vos règles sont irrégulières. On propose une échographie de datation, qui sera faite entre la 8e et la 11e semaine d'aménorrhée. Elle permet, en mesurant la taille de l'œuf, de calculer la date du début de la grossesse à trois jours près, et donc de calculer la date théorique de l'accouchement ;
- éviter d'être enceinte. La méthode de contraception basée sur ce mode de calcul, dite « méthode Ogino », est à l'origine de nombreuses grossesses non désirées (le docteur Ogino est celui qui a découvert, en 1930, que l'ovulation intervenait au 14e jour du cycle).

2 • Les premiers signes

Le retard des règles

Pour la majorité des femmes, le premier signe visible de la grossesse est le retard des règles. Mais ce n'est pas toujours facile à reconnaître, surtout si les règles sont irrégulières ou si vous venez d'arrêter la pilule. Dans ces cas, l'ovulation – et donc le début de grossesse – peut être retardée.
De plus, il n'est pas rare que des saignements, assez fréquents lors de la nidation de l'œuf dans l'utérus en début de grossesse, soient pris à tort pour des règles.

Autres signes

Les nausées sont fréquentes, mais pas obligatoires. Il en est de même des autres signes :

- tension des seins ;
- pesanteur du bas-ventre ;
- somnolence ;
- besoin d'uriner plus fréquent ;
- dégoût de certains aliments ou certaines odeurs ;
- humeur changeante ;
- constipation…

Ces signes ne garantissent pas que vous êtes enceinte, mais leur absence ne permet pas d'exclure une grossesse. Prudence, donc !

3• Les tests de grossesse

Les tests urinaires vendus dans le commerce

Ces tests reposent sur la recherche dans les urines d'une hormone secrétée par l'œuf : l'hormone gonadotrophine chorionique ou HCG. Ils sont vendus sans ordonnance et ne sont pas remboursés. Il convient de bien suivre le mode d'emploi.

Le résultat peut être considéré comme assez fiable s'il est positif, ce qui se traduit en général par l'apparition d'une coloration rose (voir tableau page suivante).

En revanche, s'il est négatif, il est possible que vous soyez tout de même enceinte, notamment si la grossesse est plus jeune que ne laisse penser la date des dernières règles. En effet, la positivité est calculée à partir d'une fécondation faite en milieu de cycle, soit le 14e jour d'un cycle de 28 jours. Si vous avez des cycles plus longs, ou si vous avez ovulé tard, le test sera négatif au 28e jour, bien que vous soyez enceinte. C'est pourquoi il est nécessaire de refaire ce test cinq ou six jours après, ou de demander un test sur vos urines dans un laboratoire d'analyses. Les tests réalisés en laboratoire sont basés sur les mêmes principes mais réalisés par un laborantin qui est formé et peut le réaliser avec plus de précision et d'objectivité.

UN CONSEIL

Ne faites pas trop tôt le test de grossesse. Attendez huit jours après l'absence de règles.

BON À SAVOIR

Grâce à de nouvelles dispositions législatives, depuis mars 2014, les tests de grossesse sont disponibles dans les commerces de grande distribution, en supermarché.

Le test sanguin en laboratoire

Ce test est le plus fiable et il est remboursé. Il permet non seulement de détecter la présence de l'hormone HCG, mais aussi de donner un chiffre correspondant à la quantité d'HCG. Cependant, ce chiffre ne donne pas une bonne évaluation de la date du début de la grossesse.

Si le test est négatif, il peut aussi s'agir d'une grossesse plus jeune. Il conviendra donc de refaire le test si les règles ne reviennent pas.

ATTENTION ! Le taux d'hormones double toutes les 36 heures en début de grossesse. Si le taux ne double pas toutes les 36 heures, stagne ou baisse, c'est que vous faites sans doute une fausse couche ou que l'œuf n'est pas dans l'utérus (grossesse extra-utérine).

LES PRINCIPAUX TESTS DE GROSSESSE VENDUS EN FRANCE EN 2016					
Nom du test	**Méthode**	**Limite de détection (en UI/l)**	**Anticorps**	**Réceptacle**	**Délai de lecture (en minutes)**
BB test (Innotech)	Anticorps mono- et polyclonaux	10 UI/l Dès le premier jour de retard des règles	Anti-β-HCG	Bâtonnet réactif à placer sous le jet d'urine ou dans un flacon d'urine pendant 5 secondes	3 à 5 minutes Apparition de deux lignes roses
Clearblue Plus (Procter & Gamble)	Anticorps monoclonaux Test Sandwich	25 UI/l	Anti-β-HCG	Bâtonnet à placer sous le jet d'urine pendant 5 secondes	2 minutes Apparition d'un signe +
Clearblue Digital (Procter & Gamble)	Anticorps monoclonaux	25 UI/l	Anti-β-HCG	Bâtonnet à placer sous le jet d'urine pendant 5 secondes	2 minutes Apparition d'un signe +
Elle test (Gilbert)	Anticorps monoclonaux	25 UI/l	Anti-β-HCG	Boîtier récepteur d'urine	3 minutes Apparition d'une bande colorée rose
Exacto	Anticorps monoclonaux	25 UI/l	Anti-β-HCG	Bandelette à placer sous le jet d'urine	Apparition d'un signe +
Test de grossesse (Polidis)	Anticorps monoclonaux Test Sandwich	25 UI/l 10 jours après la conception	Anti-β-HCG	Bandelette à placer sous le jet d'urine	3 à 4 minutes Apparition d'une ligne rouge
Predictor X1 (Omega Pharma)	Anticorps monoclonaux	25 UI/l Le premier jour présumé des règles	2 anticorps monoclonaux	Bandelette à placer sous le jet d'urine pendant une seconde	4 minutes Coloration rose persistante
Primacard (Matara Diagnostics)	Anticorps monoclonaux	20 UI/l Le premier jour présumé des règles	Anti-β-HCG	Déposer 6 gouttes d'urine avec un compte-gouttes	Apparition d'une bande colorée rose
Primastick (Matara Diagnostics)	Anticorps monoclonaux	20 UI/l Le premier jour présumé des règles	Anti-β-HCG	Bandelette à placer sous le jet d'urine	Apparition d'une bande colorée rose
Certains tests sont vendus en pharmacie, d'autres en grande surface (tests de grossesse Leclerc ou Carrefour), d'autres enfin sur Internet.					

Source : Vidal 2016

4• Enceinte? : questions/réponses

L'élévation de la température est-elle un signe?

Lors de l'ovulation, la température s'élève de quelque 4/10e de degré, et au-dessus de 37 °C le plus souvent. Si des règles se produisent, la température chute. En cas de grossesse, la température se maintient au-dessus de 37 °C. En pratique, ce signe n'est fiable que si vous avez fait une courbe de température chaque jour depuis vos dernières règles. Après l'élévation de température, si celle-ci demeure en «plateau» au-delà de 18 jours, il est probable que vous soyez enceinte, ce qu'il est prudent de confirmer par un test de grossesse.

Une échographie peut-elle toujours dévoiler une grossesse?

Il faut savoir que l'échographie ne peut reconnaître la grossesse avec certitude qu'après un retard de règles suffisant (au plus tôt à 5 semaines d'aménorrhée, soit 7 jours de retard de règles). Ainsi, le test permet de détecter une grossesse plus tôt que l'échographie. L'échographie présente en revanche l'avantage de montrer que l'œuf est bien dans l'utérus et qu'il est vivant, surtout si on voit des battements du tube cardiaque. L'activité cardiaque de l'embryon est mise en évidence dans la 7e semaine d'aménorrhée.

Comment déterminer l'âge de la grossesse?

La grossesse commence le jour de la fécondation, elle a lieu le plus souvent 14 jours après la date de début des dernières règles, si votre cycle est de 28 jours. Cependant, dans un quart des cas, cette date est imprécise surtout si vos règles sont irrégulières ou si vous venez d'arrêter la pilule. Vous pouvez également vous référer à votre courbe de température si vous en avez fait une. Sinon, c'est l'échographie de début de grossesse qui déterminera l'âge de la grossesse avec une précision de plus ou moins trois jours.

Comment compter : en semaines de conception ou en semaines d'aménorrhée?

Par convention internationale, lorsqu'on parle d'âge de grossesse en semaines, il s'agit des semaines depuis la date du début des dernières règles ou semaines d'aménorrhée (SA). On parle alors, par exemple, d'une grossesse de 35 SA + 5 jours. Lorsqu'on parle de la grossesse en mois, on compte à partir du jour de la fécondation, soit habituellement quatorze jours après la date des dernières règles. On dit alors que vous êtes enceinte de 7 mois et demi ou de 34 semaines et 4 jours. Il est recommandé de parler en semaines d'aménorrhée.

Quelle sera la date de mon accouchement?

En France, on prévoit systématiquement une date d'accouchement neuf mois après la date présumée du début de grossesse, soit 41 SA. Par exemple, si la date de vos dernières règles est le 10 janvier, le début de grossesse pour les cycles réguliers de 28 jours est compté le 24 janvier et la date de votre accouchement est fixée au 24 octobre (on retire trois mois à la date supposée de la fécondation pour trouver celle de l'accouchement). Cette date a son importance puisque c'est à partir de celle-ci que sont comptés vos congés maternité.
Il faut noter que dans beaucoup de pays, la date d'accouchement n'est pas fixée à neuf mois après le début de grossesse mais environ une semaine plus tôt, soit 40 SA.
On considère que l'accouchement a lieu à terme s'il survient après la 37e SA. Entre 41 et 42 SA, la grossesse est dite « prolongée ». 15 à 20 % des femmes accouchent entre ces deux dates. Le terme est dit « dépassé » si l'accouchement n'a toujours pas eu lieu à 42 SA.

COMMENT CALCULER L'ÂGE DE VOTRE GROSSESSE?

La référence est la date du début de votre grossesse déterminée à partir des dernières règles ou avec l'échographie précoce.
Lorsqu'on parle du 6e mois de la grossesse, cela veut dire que l'âge de votre grossesse est de 5 mois révolus et non de 6 mois. Les 6 mois seront atteints à la date «anniversaire» du début de votre grossesse.
Il en est de même pour les semaines d'aménorrhée.

Et dans votre tête, comment ça se passe ?

Les circonstances de la découverte et de l'annonce d'une grossesse portent les traces de ce qui a pu être le climat entourant la conception. Que la grossesse ait été longuement attendue, qu'elle survienne inopinément ou qu'elle ne soit pas la bienvenue, elle dévoile toujours une part de secret et de l'intimité de la femme. Mais le moment de la découverte est aussi celui de l'incertitude, de l'ambivalence et parfois d'une certaine angoisse.

- Un début de grossesse modifie le lien intime de la femme à son corps et à sa féminité : la grossesse lui rappelle ses fonctions reproductives. Certaines femmes s'en trouvent comblées, d'autres peuvent se sentir dépassées, surtout si la conception survient de façon inopinée.
- Après les premières émotions, quelles qu'elles soient, un sentiment d'incrédulité parfois important se développe, donnant à certaines femmes une impression d'étrangeté, d'irréalité et de distance vis-à-vis de l'événement. Ces sentiments, pourtant assez normaux et légitimes, peuvent être culpabilisants.
- Les premières semaines de la grossesse sont également celles d'une incertitude qui peut infiltrer la vie psychique de la femme enceinte sur plusieurs plans :
  - serai-je capable de mener cette grossesse jusqu'au bout ?
  - mon corps supportera-t-il la mise à l'épreuve qu'est la grossesse ?
  - est-ce que je porte un bébé en bonne santé ?
  - est-ce une erreur de faire un bébé maintenant ?
  - ma vie professionnelle sera-t-elle compatible avec la maternité ?
  - et si la grossesse s'arrêtait, ne serait-ce pas un soulagement inavouable ?
  - est-ce que mon couple résistera ?

Ces questionnements, tout à fait courants, peuvent néanmoins susciter culpabilité et angoisse.

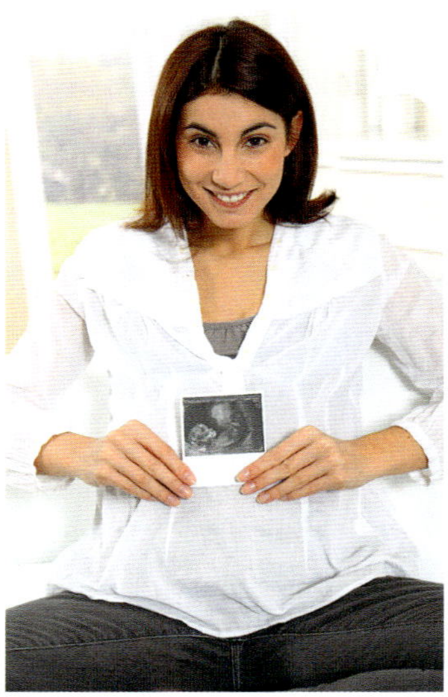

Quant à l'expérience du corps, bien que les grandes transformations n'aient pas encore pris place, la fatigue du début de la grossesse ralentit la femme enceinte, la ramenant à ces questionnements intérieurs.

Enfin, l'échographie du 1er trimestre, dévoilant la présence dans l'intérieur du corps de la femme, d'un cœur qui bat et d'un petit être « déjà complet » et foncièrement humain fournit une preuve « sans appel » de la réalité de la grossesse, dissipant certains doutes et en suscitant d'autres. De cette manière, l'échographie devient l'une des étapes du devenir parent et de plus en plus d'échographistes, outre les compétences techniques indispensables, s'intéressent, sur le plan humain et psychologique, à cette première rencontre avec la réalité du bébé dont ils sont les artisans.

UN BONHEUR TOUJOURS AMBIGU

Les questionnements et les incertitudes des premiers jours sont la manifestation d'une ambivalence propre à la grossesse, responsable d'une certaine angoisse tout à fait saine. Aucune grossesse, même la plus ardemment désirée, n'est portée de manière univoque, ni investie du seul amour maternel. Cette réalité s'oppose à une image idéalisée et artificielle de la femme enceinte, véhiculée notamment par les médias, dont le vécu ne serait que plénitude et bonheur, et qui se sentirait mère dès la découverte de la grossesse. L'ambivalence et l'angoisse, dans une intensité qui ne produit pas de souffrance, permettent à la femme enceinte d'une part, de rester en phase avec la réalité de la grossesse, et d'autre part, d'affilier l'enfant à la globalité de sa vie et de son histoire. Elles signent le début de la « crise maturative » qu'est la grossesse. Si elles produisent de la souffrance, une consultation spécialisée s'impose (psychologue de maternité, pédopsychiatre, psychiatre de maternité).

Le suivi médical

1 • Où se faire suivre ?

Vous pouvez être suivie à l'hôpital, en ville, en clinique privée ou par la protection maternelle infantile de votre lieu de résidence (PMI).

Les hôpitaux publics, les hôpitaux privés à but non lucratif (dont les missions sont les mêmes que l'hôpital public), les cliniques privées peuvent proposer un suivi global : du suivi de grossesse à la sortie de maternité, y compris l'accouchement.

Le choix de la structure (publique ou privée ; petite, moyenne ou grande) vous appartient. Selon l'établissement choisi, il y aura nécessité de travailler en réseau et d'associer plusieurs professionnels. Mais quel que soit le type de structure, le professionnel de santé qui vous suit doit pouvoir à tout moment vous orienter selon le niveau de risque de votre grossesse.

Sachez qu'une nomenclature des maternités existe en fonction de leur type de prise en charge :

- Maternité de type I – Elle prend en charge les grossesses « normales », c'est-à-dire celles prévues au départ comme étant « à bas risque » aussi bien pour la mère que pour le bébé. En cas de pathologie ou de problème liés à la grossesse, cette maternité entre en relation avec une maternité de type II ou III, pour un éventuel transfert de la femme enceinte. Cette maternité ne dispose pas d'un service de pédiatrie dans l'établissement. Il y a cependant un pédiatre attaché à l'établissement qui viendra examiner votre enfant après la naissance. Il peut être appelé en cas de besoin.
- Maternité de type II – Elle assure le suivi des grossesses « normales », mais aussi des grossesses pathologiques et leurs accouchements si la naissance peut se produire après 34 SA. Elle se situe dans un établissement qui dispose d'un service de pédiatrie ou de médecine néonatale. Il y a donc un pédiatre sur place. En cas de problème spécifique (pour des indications précises ou un terme inférieur à 34 SA, un poids inférieur à 1,5 kg), cette maternité pourra prévoir l'éventuel transfert de la femme enceinte dans un délai raisonnable vers une maternité de type III.
- Maternité de type III – Elle est située dans un établissement qui est doté d'une unité de soins intensifs ou d'un service de réanimation pédiatrique ou néonatale. Ce type de maternité prend en charge les grossesses normales si la femme habite près de cette maternité, mais aussi les grossesses pathologiques et surtout celles où il est prévu que le nouveau-né puisse être hospitalisé dans un service de néonatalogie pour une surveillance intensive et des soins spécifiques (enfants de moins de 34 SA, de moins de 1,5 kg ou présentant une pathologie nécessitant des soins particuliers ou une intervention chirurgicale à la naissance). Les maternités de type III accueillent des femmes en provenance des maternités de type I ou II de la région.

Si votre grossesse est normale et que le bébé n'a pas de pathologie, vous pouvez donc accoucher dans la maternité de votre choix. S'il y a un problème en fonction du terme, il faut comprendre la nécessité d'un transfert avant la naissance, dans un établissement où votre bébé pourra recevoir les soins adaptés à son état et à son âge. Rassurez-vous, les transferts dans un autre établissement ne représentent que 1 % des naissances.

QUAND ANNONCER LA BONNE NOUVELLE ?

Bien sûr, vous allez l'annoncer rapidement au père de l'enfant. Pour la famille et les amis, il en va autrement. Nous vous conseillons de ne pas l'annoncer avant la fin du 1er trimestre et après avoir fait la première échographie, car vous pouvez malheureusement faire une fausse couche ou l'échographie du 1er trimestre peut indiquer une malformation.

DÉNI DE GROSSESSE ET GROSSESSE NERVEUSE

Le déni de grossesse se définit comme le fait, pour une femme enceinte, de ne pas avoir conscience de l'être. Il est dit « partiel » s'il prend fin avant terme et « total » s'il se poursuit jusqu'à l'accouchement. Il y a donc, dans ce cas, une grossesse « physique », mais pas de grossesse « psychique ».

Lorsqu'une femme pense être enceinte et en présente tous les signes (arrêt des règles, nausées, etc.) alors qu'elle ne l'est pas, on parle de « grossesse nerveuse ».

« SAGE-FEMME OU GYNÉCO ? »

SYLVIE, 32 ANS

J'ai accouché il y a quelques mois, à la clinique. J'ai toujours été suivie par mon gynécologue, qui en plus est échographe : du coup, je n'avais qu'une visite par mois, même s'il devait y avoir une échographie ! J'ai apprécié le côté pratique. Et le jour de l'accouchement, sa présence m'a rassurée. En effet, je savais que si l'accouchement nécessitait un acte médical (de type forceps), seul le gynéco aurait eu le droit de le faire. Et comme je le connaissais depuis neuf mois, j'étais moins inquiète. En revanche, ma sœur a préféré se faire suivre à l'hôpital pour son deuxième enfant : elle a apprécié le contact avec les sages-femmes, disponibles, prévenantes. Elle s'est sentie plus en confiance.

2 • Par qui se faire suivre ?

Les professionnels pouvant suivre une grossesse sont les sages-femmes, les gynécologues-obstétriciens, les gynécologues médicaux et les médecins généralistes.

La sage-femme

Vingt mille sages-femmes exercent en France. Elles peuvent vous suivre dans un établissement de santé (hôpital ou clinique), dans le cadre d'un dispensaire de PMI ou à leur cabinet libéral en ville.
C'est une profession médicale à compétences et responsabilités définies, ce qui signifie qu'elles assurent le suivi de la grossesse et de l'accouchement sans complications, sans avoir recours aux médecins. Si une pathologie survient (hypertension artérielle, diabète, risque d'accouchement prématuré…), elles doivent faire appel à un médecin.
La sage-femme peut donc déclarer votre grossesse, faire les consultations de grossesse, réaliser l'entretien prénatal du 4e mois, pratiquer les échographies, vous préparer à la naissance, vous accoucher, puis assurer un suivi postnatal.
Malheureusement, il existe une inadéquation entre l'offre de soins telle qu'elle est, et la réalité : le nombre de sages-femmes ne permet pas actuellement de les rendre disponibles pour toutes ces activités, et il reste donc très difficile – voire impossible – d'avoir une sage-femme pour le suivi global de la grossesse et de l'accouchement. Aujourd'hui, 70 % d'entre elles travaillent dans les hôpitaux publics et réalisent plus de 80 % des accouchements normaux.
À l'hôpital, la sage-femme vous suivra pendant le travail et pour l'accouchement, s'il se déroule normalement. S'il y a un problème (accouchement par le siège, jumeaux, nécessité d'un forceps ou d'une ventouse), elle fait appel au médecin.
En clinique privée, elle reste une auxiliaire médicale auprès du gynécologue-obstétricien, qui le plus souvent est présent pour l'accouchement.

Le gynécologue-obstétricien

Il pratique la gynécologie obstétrique et la chirurgie, peut assurer le suivi des femmes enceintes en consultation et pratiquer les échographies. Il peut prendre en charge les grossesses pathologiques et exercer d'autres activités spécialisées, comme l'échographie, la médecine fœtale, la procréation médicale assis-

VOTRE OBSTÉTRICIEN SERA-T-IL PRÉSENT LE JOUR DE VOTRE ACCOUCHEMENT ?

Il n'est possible de prévoir ni la date ni l'heure de l'accouchement, aussi, il n'est pas certain que le médecin ou la sage-femme qui vous a suivie pendant la grossesse soit présent et disponible à ce moment-là. Et, le jour de l'accouchement, il vaut mieux avoir affaire à un professionnel de la naissance frais et dispos qu'à celui qui vous suit, mais qui n'a peut-être pas dormi de la nuit ! Plus qu'à une personne, considérez que vous vous en remettez à une équipe, dont celui qui vous suit est le référent.

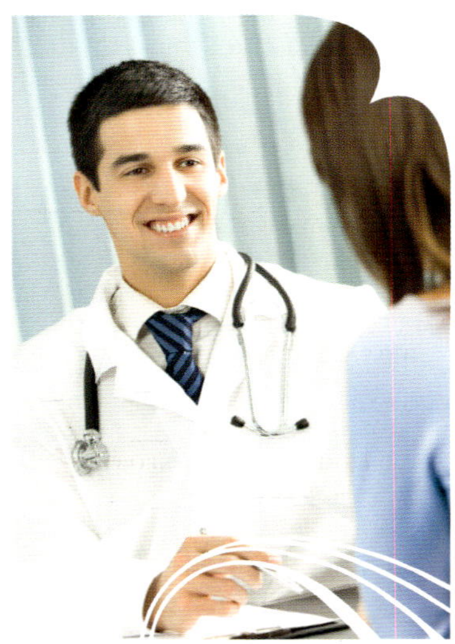

tée, la chirurgie gynécologique. Il pratique les accouchements difficiles (siège, jumeaux) par extractions instrumentales (ventouses, forceps), et les césariennes. En clinique privée, c'est lui qui suit la grossesse et vous accouchera par voie basse ou par césarienne.
À l'hôpital, il suit les grossesses pathologiques si les sages-femmes prennent en charge les grossesses et les accouchements normaux. Il intervient systématiquement en cas de problème. Il peut aussi exercer en secteur privé et effectuer des accouchements à l'hôpital public.

ATTENTION ! Si vous avez décidé de vous faire suivre par un gynéco « de ville », pensez cependant à vous inscrire à l'hôpital ou à la clinique de votre choix, qui vous prendra en charge dans les tout derniers mois de votre grossesse.

Le gynécologue médical

Le gynécologue médical suit généralement les grossesses jusqu'à 6 mois. Il ne pratique pas les accouchements. Il s'associe très souvent pour suivre la grossesse à un gynécologue-obstétricien et à une sage-femme, qui, la plupart du temps, exercent dans la maternité où vous avez choisi d'accoucher.

Le médecin généraliste

Votre médecin généraliste peut déclarer votre grossesse et effectuer des consultations de suivi de grossesse (dans le cadre d'une grossesse sans complications) jusqu'au 8e mois.
Il travaille en réseau avec des professionnels de la naissance, sages-femmes et gynécologues-obstétriciens, à qui il adresse les femmes pour les échographies et la préparation à la naissance.
Au 8e mois, la structure qui va réaliser l'accouchement prend le relais pour effectuer la fin du suivi de grossesse.

Les honoraires

Le gynécologue ou le médecin généraliste peuvent être conventionnés par la Sécurité sociale en secteur 1. Dans ce cas, ils pratiquent des honoraires qui vous seront intégralement remboursés. Ils peuvent également être conventionnés en secteur 2 dit « à honoraires libres » et fixer leurs honoraires librement, « avec tact et mesure », comme le préconise le Code de déontologie. Dans ce cas, vous ne serez remboursée que sur la base du tarif de la Sécurité sociale, la différence restant à votre charge. Vous pouvez vous renseigner sur le site officiel de l'Assurance maladie (http://ameli-direct.ameli.fr/). Vous pourrez alors déterminer si votre gynécologue ou médecin sont en secteur 1 ou 2 et, dans ce dernier cas, connaître les tarifs habituellement pratiqués en consultations ou ceux concernant les actes courants (échographies, accouchements, césariennes, etc.).
La sage-femme est en général conventionnée avec la Sécurité sociale, comme les médecins de secteur 1.

LES OBJECTIFS DE LA CONSULTATION

- Confirmer la grossesse en cas de doute, son début et son terme probable à 41 SA (à partir du premier jour des dernières règles).
- Pratiquer l'examen médical et s'assurer du bon déroulement de la grossesse.
- Pratiquer les examens sanguins utiles pour la surveillance de la grossesse.
- Prévoir la première échographie et le dépistage de la trisomie 21.
- Rechercher d'éventuelles complications.
- Planifier la surveillance de la grossesse et l'accouchement.
- Effectuer les formalités administratives de déclaration.

3 • La première consultation

La première consultation officielle de grossesse doit avoir lieu avant la fin du 3e mois (15 SA) avec un médecin ou une sage-femme. Il n'est en réalité pas rare de bénéficier d'une deuxième consultation au 1er trimestre, surtout si la première consultation a eu lieu à 1 mois et demi ou 2 mois.
Au cours de cette consultation, vous recevez toutes les informations sur l'offre de soins (suivi médical, consultations prénatales, examens de dépistage…), la préparation à la naissance, l'accouchement, l'allaitement, l'organisation des soins au sein des réseaux de périnatalité. Le médecin peut également vous proposer d'ouvrir un dossier médical personnel (ou DMP : voir Les démarches administratives p. 457).

ATTENTION ! Votre déclaration de grossesse doit être effectuée avant 15 SA afin de garantir l'ouverture des droits sociaux. Elle va permettre d'établir :
- un calendrier de suivi de grossesse ;
- un projet de naissance ;
- la prescription des examens obligatoires (les autres vous seront proposés de façon systématique).

Renvoyez les formulaires dans les meilleurs délais.

La détermination du début de la grossesse et du terme

Après vous avoir donné toutes les informations utiles, le but de cette consultation est de réaliser un interrogatoire médical, de fixer la date de début de grossesse et de faire un examen clinique. La consultation débute le plus souvent par un interrogatoire médical qui va renseigner les antécédents gynécologiques, obstétricaux, médicaux, chirurgicaux de la future mère (voir encadré « Le déroulement de la consultation ») et les antécédents familiaux héréditaires ou génétiques des deux conjoints.

La date de début de grossesse est déterminée en fonction de la date des dernières règles ou à partir de la date de conception (âge gestationnel) estimée. L'échographie permet de confirmer cette date théorique ou de la corriger en cas de décalage supérieur à 4 ou 5 jours.

Le professionnel doit aussi confirmer le diagnostic de grossesse par un examen clinique du corps et du col de l'utérus. Le volume de l'utérus est en effet légèrement augmenté à la fin du 1er mois. Le dosage de l'hormone HCG (test de grossesse) n'est utile qu'en cas de doute, si la grossesse ne paraît pas évidente au toucher vaginal ou à l'échographie.

L'examen général

Cette consultation est l'occasion de bénéficier d'un examen clinique général et gynécologique (voir l'encadré ci-dessous).

La pesée, la prise de tension

Au cours de cette première consultation, vous êtes pesée, et le médecin prend votre tension artérielle.

La prise de poids doit être de 1 kg par mois pendant les sept premiers mois, puis de 1,5 kg les deux derniers mois. Cette prise de poids dépend de l'IMC (indice de masse corporelle) de départ, et tout surpoids en début de grossesse mérite une attention particulière : une consultation de diététique et le dépistage du diabète gestationnel sont alors prescrits.

LE DÉROULEMENT DE LA CONSULTATION

Un interrogatoire médical est réalisé. Il détaille :
- vos antécédents médicaux importants personnels et familiaux (anomalie héréditaire, hypertension artérielle, diabète, épilepsie…), vos antécédents gynécologiques (régularité des cycles, fausse couche, grossesse extra-utérine) et obstétricaux (accouchement prématuré, hypotrophie fœtale, hématome rétroplacentaire, accouchement difficile) ;
- vos conditions socio-économiques et votre mode de vie.

Vous êtes soumise à :
- un examen général (contrôle de votre poids de départ, de votre tension artérielle, de votre rythme cardiaque, de l'état veineux de vos membres inférieurs) ;
- un examen gynécologique (par un toucher vaginal afin de déterminer le volume utérin et sa concordance avec l'âge de la grossesse, ainsi que la normalité des ovaires) ;
- un examen des seins ;
- un frottis de dépistage, si le dernier a été effectué il y a plus de 3 ans ;
- l'auscultation des bruits du cœur de votre fœtus aux ultrasons (à partir de 12 SA).

La tension artérielle diminue physiologiquement chez la femme enceinte, avec un maximum toléré de 14/9. Sa surveillance est essentielle tout au long de la grossesse, car son augmentation, associée à des œdèmes et à la présence d'albumine dans les urines, constitue l'une des pathologies les plus fréquentes de la deuxième moitié de la grossesse, particulièrement lors d'une première grossesse. Elle se nomme pré-éclampsie et peut être source de complications maternelles et fœtales (hypotrophie fœtale, hématome rétroplacentaire, convulsions).

L'évaluation des risques éventuels

À l'issue de cet interrogatoire et de l'examen clinique, le professionnel évalue le risque obstétrical global et la nécessité d'examens ou d'un suivi particuliers. Si tout est normal, vous pourrez être suivie par une sage-femme ou votre médecin de famille. S'il y a un problème, il faudra consulter dès le début de votre grossesse le gynécologue-obstétricien de l'établissement dans lequel vous souhaitez accoucher, pour qu'il fasse le point avec vous et définisse les visites qui devront être faites avec lui ou son équipe.

La mise en route du suivi de votre grossesse

Après la première consultation, la sage-femme ou le médecin a mis en route le suivi de votre grossesse.

Au cours des visites mensuelles, vous discuterez ensemble des examens biologiques, d'éventuels problèmes survenus depuis la consultation précédente et des modalités de l'accouchement. Le professionnel qui vous suit vous donnera des conseils sur votre alimentation, votre hygiène et votre rythme de vie. Ils porteront sur :

- l'activité physique à prévoir, l'intérêt de la marche ou de la natation, par exemple ;
- les risques spécifiques liés à la consommation d'alcool, de tabac, de cannabis ou toute autre substance toxique ;
- votre alimentation, en sachant que la ration calorique journalière ne doit pas être inférieure à 1 800 calories (dont 50 % de glucides) et en insistant sur :
  - la consommation de 5 fruits et légumes par jour,
  - la consommation de lait et produits laitiers (3 fromages et/ou yaourts par jour),
  - la consommation de poisson deux fois par semaine,
  - la consommation de certaines matières grasses végétales (huile d'olive ou de colza vierge) plutôt que de graisses d'origine animale,

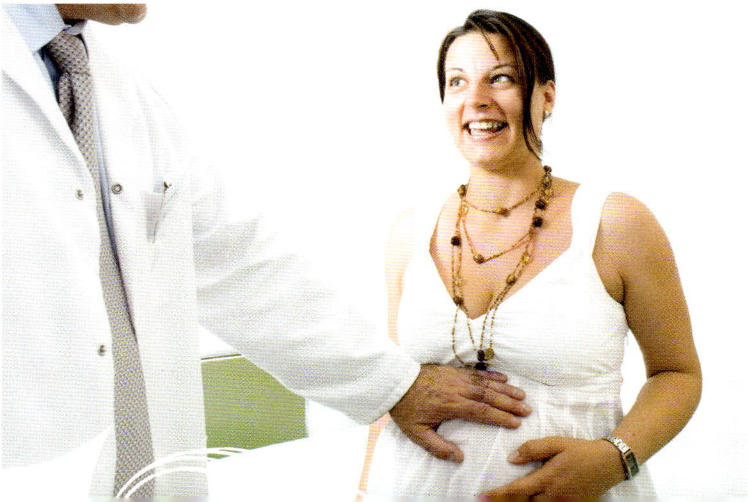

CALCULEZ VOTRE IMC

On calcule son indice de masse corporelle (IMC) en divisant le poids par le carré de la taille :

poids en kg/taille en m^2 = IMC

On parle de surpoids quand l'IMC est compris entre 25 et 30. Au-delà, il y a obésité.

Les échographies de la grossesse

vidéo aufeminin

- la suppression de certains produits de charcuterie (rillettes, pâtés), des viandes crues fumées ou marinées, des poissons crus ou fumés,
- la limitation des aliments gras et sucrés,
- l'absorption de 1,5 litre d'eau par jour ;

– les mesures particulières en cas de sérologie de la toxoplasmose négative (voir chapitre « 2e mois ») :

- bien cuire les viandes et œufs,
- bien laver les légumes verts,
- porter des gants pour changer la litière des chats.

À l'issue de cette consultation, vous êtes informée sur vos droits à prestations. Le professionnel de santé procède à :

– la déclaration de grossesse, précisant sa date de début, qui est effectué *via* Internet par le médecin ou la sage-femme ou sur un formulaire qui vous sera remis ;

– la remise d'un carnet de santé maternité (qui peut aussi vous être adressé par le Conseil général). Ce carnet est votre propriété, il vous donne une information sur le suivi médical de votre grossesse, vos droits et aides, des conseils alimentaires et de mode de vie. Il constitue un document de liaison pour les différents professionnels de santé que vous pourriez être amenée à rencontrer au cours de la grossesse.

À chaque consultation, vous bénéficierez d'un examen clinique et d'un examen gynécologique.

Par ailleurs, vous avez droit à huit séances de préparation à l'accouchement, prises en charge à 100 % par l'assurance maladie. Ces séances, souvent collectives, vous donnent l'opportunité de préparer l'accouchement, la naissance et l'accueil de votre enfant.

Un entretien précoce médico-psycho-social vous sera proposé pour vous permettre d'exprimer vos attentes, vos inquiétudes, vos difficultés psychologiques (solitude, dépression, addiction) ou sociales (logement, chômage…), de vous informer sur le soutien dont vous pouvez bénéficier et d'obtenir des réponses à toutes les questions qui vous préoccupent. Cet entretien est confidentiel et pris en charge par la Sécurité sociale à 100 %. Si vous souhaitez profiter d'un tel entretien, individuel ou en couple, il est conseillé de le demander le plus tôt possible après la déclaration de grossesse.

Les examens prescrits

Lors de la première consultation, on vous prescrira obligatoirement :

– la détermination des groupes sanguins (ABO et phénotypes Rhésus complet et Kell). Si vous n'avez pas de carte de groupe sanguin complète, deux prélèvements doivent être effectués ;

– la recherche d'une éventuelle incompatibilité entre la mère et le fœtus par la recherche des agglutinines irrégulières (RAI). Le résultat s'exprime en négatif ou positif. Leur positivité entraîne l'identification et le titrage des anticorps ;

– le dépistage de la syphilis ou TPHA-VDRL (par une prise de sang) ;

– le dépistage de la toxoplasmose, sauf si votre immunité a déjà été testée… et que vous pouvez produire les résultats du test ;

– le dépistage de la rubéole, sauf si vous avez des résultats écrits et datant de moins d'un an montrant votre immunité ;

– la glycosurie et l'albuminurie (recherche de sucre et d'albumine dans les urines).

Pour plus d'informations sur ces examens, reportez-vous au chapitre « 2e mois ».

À VOS AGENDAS : LES SEPT CONSULTATIONS PRÉNATALES

Lors de cette première consultation, munissez-vous de votre agenda, car votre médecin va vous prescrire une série d'examens. En effet, le suivi de grossesse se trouve pour partie réglementé depuis février 1992 quant aux examens obligatoires pré- et postnataux. Il s'agit de réaliser sept examens prénataux, un au 1er trimestre, puis un par mois jusqu'au 9e mois de grossesse. Ces sept consultations sont prises en charge à 100 % par la Sécurité sociale. Les soins vous seront remboursés si vous êtes personnellement assurée, si vous êtes la conjointe légitime d'un assuré, ou si vous vivez maritalement avec un assuré depuis douze mois consécutifs au moins et êtes à sa charge effective, totale et permanente.

Les examens proposés

On vous proposera systématiquement :

- une échographie obstétricale entre 11 et 13 SA (+ 6 jours), qui permettra d'infirmer ou de rectifier la date du début de grossesse, de déterminer le terme théorique à plus ou moins 4 jours. Elle permet le dépistage des malformations majeures et des signes d'appel de malformations fœtales et d'anomalies chromosomiques par la mesure de la clarté nucale ;
- les marqueurs sériques (par une prise de sang) du 1er trimestre pour le dépistage de la trisomie 21 associés à la mesure de la clarté nucale (par l'échographie) ;
- la recherche de maladies génétiques selon les antécédents familiaux et/ou personnels (voir chapitre « 3e mois ») ;
- l'information des risques de transmission du VIH au fœtus, d'où la proposition d'une sérologie VIH 1 et 2 ;
- un frottis de dépistage des anomalies du col de l'utérus, si votre dernier frottis date de plus de 2 à 3 ans.

On vous proposera éventuellement :

- le dépistage de l'anémie en cas de facteur de risque ;
- un examen cytobactériologique des urines (ECBU) si vous avez des antécédents ou des signes d'infection urinaire.

Pour plus d'informations sur ces examens, reportez-vous au chapitre « 2e mois ».

Les examens de dépistage

Les examens de dépistage vous sont proposés tout au long de la grossesse, ils peuvent être systématiques ou orientés en fonction de vos antécédents, de l'apparition de signes liés à la grossesse.
Ces dépistages concernent :

- les anomalies du sang avec recherche d'anémie, de drépanocytose, de thalassémie, d'incompatibilité fœto-maternelle entre les groupes sanguins de la mère et du fœtus ;
- les malformations fœtales, par les échographies à 12, 22 et 32 SA ;
- les infections de la rubéole, l'hépatite B, la syphilis, la toxoplasmose. D'autres dépistages infectieux sont proposés selon le contexte (VIH, hépatite C, herpès génital, infection vaginale et urinaire) ;
- le sucre et l'albumine dans les urines.

Pour plus d'informations sur ces examens, reportez-vous aux chapitres « 2e mois » et « 3e mois ».

ET LE FUTUR PAPA ?

Il peut bénéficier, avant la fin du 4e mois de grossesse, d'un examen de santé complet, accompagné de tous les examens de laboratoire, sérologiques ou autres. Ils seront pris en charge à 100 %.

Les grossesses à risque

Dans les pays développés, avec les conditions actuelles de précaution et de sécurité, la quasi-totalité des grossesses se passe bien. Cependant, on ne peut être certain de cette bonne évolution… qu'après la naissance, avec mère et enfant en bonne santé. Aussi, pour mieux prévenir d'éventuels problèmes, et mieux y faire face, certaines grossesses font l'objet d'un suivi plus spécifique.
Les grossesses à risque sont des grossesses pour lesquelles l'analyse du passé médical (exemple : hypertension artérielle), ou des grossesses anté-

« J'AI FAIT DU DIABÈTE GESTATIONNEL »

CÉCILE, 28 ANS

Je suis très gourmande. Donc, lorsque j'ai découvert que je faisais du diabète gestationnel, j'ai broyé du noir. Mon médecin m'a prescrit un régime consistant à séparer sucres et féculents, et à manger plutôt des aliments faits à base de farine complète qu'à base de farine blanche. Finalement, j'ai mis la main à la pâte et j'ai réalisé moi-même des plats à base de farine complète : ainsi, je pouvais manger ce que j'aimais, tout en surveillant les ingrédients : pizzas, crêpes et même gâteaux - peu sucrés... -, j'ai donc pu continuer à me régaler.

rieures (exemple : antécédent d'accouchements prématurés), ou encore l'apparition de certains signes d'alerte en cours de grossesse (exemple : apparition de contractions de l'utérus anormales) vont faire redouter des complications. Il s'agit donc de clignotants qui vont amener à prendre des précautions adaptées pour éviter la survenue d'un accident. Il faut noter cependant que certains accidents peuvent survenir sans aucun signe préalable.

1 • Le diabète

On peut distinguer deux situations différentes vis-à-vis du diabète. Parfois, le diabète est connu, traité par un régime et des médicaments. Il est essentiel dans ce cas qu'un bon équilibre du diabète soit obtenu avant le début de grossesse, puis pendant toute sa durée. Il est préférable de parler de votre projet de grossesse avec votre médecin et de programmer cette grossesse pour bien adapter le traitement avant d'être enceinte.
Le deuxième cas de figure concerne le diabète gestationnel, qui n'apparaît qu'en cours de grossesse. Il est dépisté grâce à un test réalisé au 6e mois de grossesse.
Dans les deux cas, le diabète peut être responsable de complications, comme par exemple, un enfant de poids important et plus fragile, qui pose des problèmes lors de l'accouchement du fait de son poids supérieur à 4 kg.

2 • L'hypertension artérielle

L'hypertension peut être connue avant la grossesse. Il importe alors qu'elle soit bien maîtrisée avec des médicaments compatibles avec la grossesse.
Dans d'autres cas, cette hypertension va apparaître en cours de la grossesse. Lorsqu'elle est associée à la présence d'albumine dans les urines, on parle de toxémie ou de pré-éclampsie. C'est l'un des objets de surveillance de la grossesse que de vérifier la tension ; en cas d'hypertension (tension artérielle qui atteint ou dépasse 14 de maximum, ou 9 de minimum, soit « 14/9 »), il faudra prendre des précautions pour éviter les complications qui peuvent être graves : enfant hypotrophe, c'est-à-dire de faible poids, ou accidents aigus tels que le décollement du placenta et l'éclampsie. Les complications de l'hypertension sont donc très graves pour la mère et l'enfant. Elles justifient une surveillance attentive de la tension artérielle et de l'albumine dans les urines pour toutes les grossesses.

3 • L'épilepsie

Cette maladie est habituellement connue et fait l'objet d'un traitement. Si vous souffrez d'épilepsie, il faut parler de votre projet de grossesse à votre neurologue pour qu'il adapte le traitement et qu'il vous suive en collaboration avec l'obstétricien. Certains médicaments comme l'acide valproïque (Dépakine®) sont contre-indiqués. Parmi les précautions, on demande à ces patientes de commencer, un mois avant la mise en route de leur grossesse, un traitement par de la vitamine B9 (acide folique 5 mg/jour) qu'il faudra poursuivre au 1er trimestre de la grossesse. Ce traitement a pour objectif de diminuer le taux de malformations du système nerveux.

4• Les maladies cardiaques

Si une maladie cardiaque est connue et suivie, il importe de faire un bilan chez le cardiologue pour savoir quelles seront les précautions à prendre en cours de grossesse et d'accouchement.

5• Le fibrome utérin

Il s'agit d'une tumeur bénigne constituée de muscles semblables à l'utérus. Les fibromes sont plus fréquents avec l'avancée de l'âge. Dans l'ensemble, les fibromes ont un retentissement faible sur la grossesse. La complication la plus fréquente est l'apparition, au niveau du fibrome, de douleurs qui sont pénibles pour la femme mais sans gravité pour la grossesse.

6• L'exposition au DES (Distilbène) *in utero*

Le Distilbène est une hormone qui a été prescrite en France entre 1950 et 1977 – mais surtout entre 1966 et 1972 – afin d'éviter les fausses couches.
On sait maintenant que ce traitement – qui s'est par ailleurs avéré inefficace – a entraîné, chez les femmes qui y ont été exposées durant leur vie *in utero*, des anomalies de l'utérus. Celles-ci sont à l'origine de l'augmentation des complications relatives aux grossesses : grossesses extra-utérines, fausses couches – précoces et surtout tardives – et accouchements prématurés.

7• Les grossesses tardives (de plus de 38 ans)

Ces grossesses comportent un certain nombre de particularités : augmentation du taux de fausses couches précoces (voir tableau p. 100), augmentation du risque de trisomie 21 (pour lequel un dépistage est proposé), augmentation des cas d'hypertension artérielle et de diabète gestationnel.
On a observé également un taux d'accouchements prématurés légèrement augmenté et davantage de complications lors de l'accouchement, avec un recours plus fréquent à la césarienne.
Aujourd'hui, avec une surveillance renforcée, ces grossesses ne sont plus considérées comme à haut risque pour l'enfant. En revanche, le risque est plus marqué pour la mère, surtout lors de l'accouchement.
Il faut rappeler que le principal risque, à partir de 40 ans, est celui de ne pas obtenir la grossesse désirée puisque la fertilité, qui diminue dès 35 ans, s'affaiblit sensiblement à partir de 40 ans, cela malgré les moyens médicaux actuels.
Le conseil suivant peut donc être donné : si votre âge avance et que les conditions sont réunies pour avoir un enfant, n'attendez pas !

8• Les grossesses gémellaires

Ces grossesses comportent principalement trois risques :

- risque de prématurité puisque, malgré les précautions, près de la moitié des jumeaux va naître prématurément ;
- risque d'hypertension (pré-éclampsie), qui doit être prise en charge ;
- risque d'hypotrophie, c'est-à-dire un faible poids d'un des enfants ou des deux (voir le chapitre « En cas de grossesse multiples »).

Dans quels cas faut-il consulter rapidement ?

De nombreux désagréments peuvent survenir en début de grossesse, sans présenter de réelle gravité. L'important est de distinguer ces petits ennuis de véritables complications : certains signes doivent vous amener à consulter impérativement.

Des saignements

Les saignements sont fréquents en début de grossesse et peuvent avoir des significations très différentes. Ils justifient dans tous les cas une consultation.
Devant tout saignement en début de grossesse, il faut penser à une possible grossesse extra-utérine, d'où la nécessité de voir un médecin.
Ils peuvent aussi être le premier signe d'une fausse couche (les fausses couches surviennent dans 20 % des grossesses et sont liées à une mauvaise qualité de l'œuf ; leur fréquence augmente avec l'âge).
Heureusement, l'origine du saignement est le plus souvent anodine et se situe à l'extérieur du col de l'utérus ou bien au niveau d'un petit vaisseau à l'insertion du placenta, provoquant un léger décollement des membranes ou du placenta, habituellement sans conséquence. Une échographie permettra le plus souvent de vous rassurer en montrant que l'œuf est bien dans l'utérus, grandit et a un cœur qui bat.

Âge	Taux moyen de fausses couches
Avant 35 ans	15 %
Entre 35 et 39 ans	18 %
De 40 à 45 ans	34 %
Au-delà de 45 ans	53 %

Des douleurs intenses

Lorsque des douleurs intenses du bas-ventre avec sensations de coliques surviennent, il faut à nouveau penser à une possible grossesse extra-utérine et consulter. Ces douleurs peuvent aussi être liées à des contractions de début de fausse couche.
Heureusement, il s'agit souvent de douleurs d'origine digestive, parfois liées à une constipation. Des sensations de pesanteur en relation avec la sensibilité accrue des muscles et des ligaments du petit bassin peuvent aussi très souvent les expliquer. Elles sont sans gravité.
En pratique, si vous souffrez de douleurs modérées, parlez-en en consultation. Si elles sont intenses, demandez conseil rapidement ou consultez en urgence.

De la fièvre

En cas de fièvre qui dépasse 38 °C pendant plus de 24 heures, consultez d'urgence. Il peut s'agir d'une infection urinaire ou d'une listériose, qui demandent toutes deux à être traitées sans retard.

En cas de diarrhée

Tentez en premier lieu de boire de l'eau de riz ou de carotte. Éventuellement, prenez des médicaments qui agissent par leurs propriétés absorbantes comme de l'actapulgite (Mucipulgite), ou de l'oxyde et du sulfate de magnésium. Si cela ne s'améliore pas, consultez votre médecin, qui vous prescrira peut-être du diphenoxilate ou du lopéramide. Il s'assurera enfin qu'il ne s'agit pas d'une infection plus grave.

LE 1er MOIS EN UN COUP D'ŒIL				
Jours	**Semaines d'aménorrhée**	**Semaines de grossesse**	**Côté bébé**	**Côté maman**
1	0 SA	-		• Début des dernières règles
14	2 SA	-	• Ovulation • Fécondation • Votre bébé est une cellule • Migration de l'œuf dans la trompe	• Votre température est plus élevée
21	3 SA	1re semaine	• Nidation dans l'utérus • Apparition de l'embryon • Votre bébé comporte à présent une dizaine de cellules et mesure à peu près 0,1 mm	
31	4 SA	2e semaine	• Votre bébé comporte à présent près de 150 cellules et mesure 0,2 mm	• Vous constatez un retard de règles • Votre test de grossesse est positif • Vous ressentez les premiers symptômes : nausées…
38	5 SA	3e semaine	• Votre bébé a à présent une tête et une queue et mesure 1,5 mm	
45	6 SA	4e semaine	• Votre bébé est un embryon de 5 mm • Son cœur bat • Ses organes s'ébauchent	• Votre grossesse est visible à l'échographie • Des battements cardiaques y sont également perceptibles

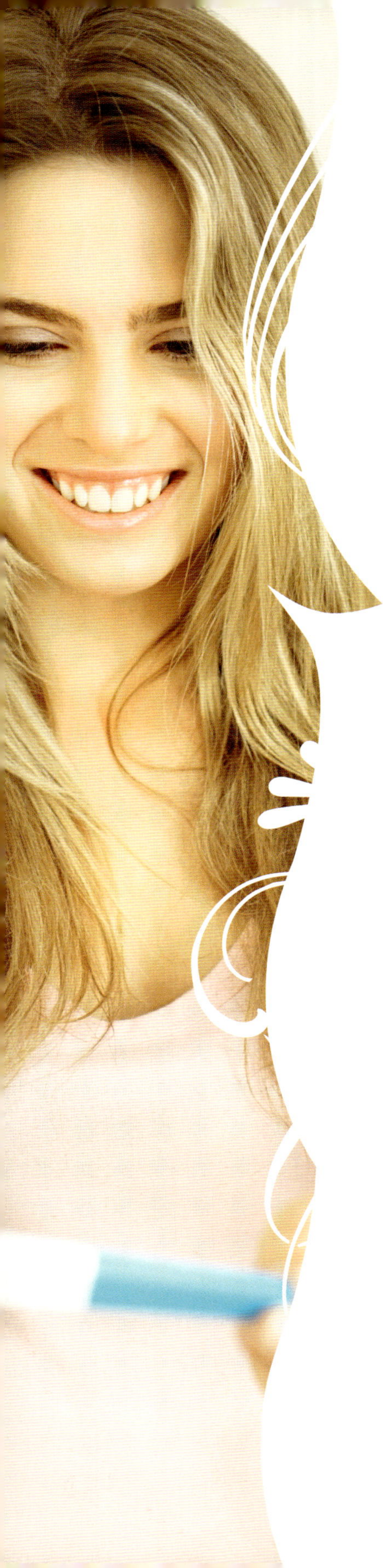

Votre bébé, semaine après semaine

1 • La première semaine (3 SA)

La rencontre d'un spermatozoïde et d'un ovule

Tout commence par la fécondation. Lors de l'éjaculation, plusieurs dizaines de millions de spermatozoïdes sont émis dans le vagin. Les spermatozoides passent ensuite par le col de l'utérus qui sécrète de la glaire cervicale abondante lors de l'ovulation.

Une faible proportion d'entre eux parvient à franchir le col utérin et à migrer dans l'utérus, en se frayant un chemin dans la glaire. À partir de là, certains progressent dans les trompes en quelques dizaines de minutes. Les autres sont stockés dans l'utérus où ils survivront pendant plusieurs jours, puis ils migreront à leur tour dans les trompes. Quelques centaines de spermatozoïdes entourent l'ovocyte (situé dans le tiers externe de la trompe) ; un seul d'entre eux y pénétrera.

Les spermatozoïdes, comme les ovocytes, sont les seules cellules du corps qui ne comportent que 23 chromosomes (toutes les autres cellules de notre corps en comportent 46).

Les 23 chromosomes contenus dans le spermatozoïde vont fusionner avec les 23 chromosomes de l'ovocyte pour former la première cellule du bébé. Celle-ci comportera donc 46 chromosomes : la moitié apporte les caractéristiques génétiques de la mère et les 23 autres les caractéristiques génétiques du père.

Cette première cellule va se dédoubler pour donner deux cellules, puis quatre, seize… Ainsi se forme l'œuf, que l'on appelle aussi « embryon » : un être nouveau, qui hérite des caractères génétiques de ses parents est créé, et va se développer pendant neuf mois.

Cet embryon se déplace dans la trompe grâce à de minuscules cils vibratiles jusque dans l'utérus, qu'il atteint en trois à quatre jours. Après deux ou trois jours de flottement dans l'utérus, il va se nicher dans l'endomètre, la muqueuse qui recouvre l'intérieur de l'utérus. C'est la nidation : l'œuf va développer des prolongements qui vont s'accrocher dans la muqueuse utérine et devenir le futur placenta qui servira de poumon et de tube digestif au fœtus.

2• La deuxième semaine (4 SA)

La nidation de l'embryon

Sous l'influence des hormones (œstrogènes puis progestérone), la muqueuse de l'utérus va s'épaissir. Au 7e jour de vie, l'embryon adhère puis fait progressivement son nid dans l'épaisseur de la muqueuse. Là où l'embryon se fixe, les vaisseaux se multiplient et les glandes sécrètent des substances nutritives. De petits filaments, les villosités choriales, s'enfoncent dans la muqueuse de l'utérus. Il s'agit du futur placenta qui secrète les hormones de grossesse dont le taux double toutes les 24 heures (ces hormones, nommées bêta-HCG, sont recherchées et dosées lorsque l'on pratique un test de grossesse).

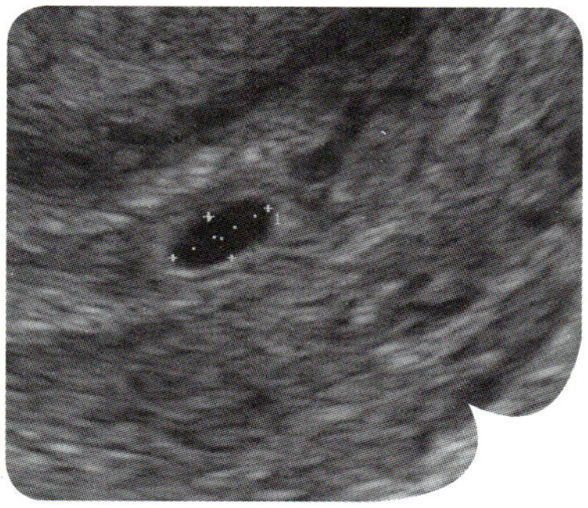

4 SA et 4 jours : l'œuf est visible sous la forme d'une petite vésicule mesurant 3 mm de diamètre et entourée d'un halo correspondant au futur placenta. L'œuf est implanté dans l'endomètre (muscle utérin qui est présent sur toute la périphérie).

3• La troisième semaine (5 SA)

Les cellules se multiplient très rapidement

L'embryon va croître à un rythme rapide et s'isoler progressivement dans la cavité amniotique. La circulation du sang dans le futur placenta s'installe. Les cellules embryonnaires, qui continuent à se multiplier à très grande vitesse, vont progressivement s'organiser entre elles. Petit à petit, elles se destinent à se différencier les unes des autres pour, plus tard, constituer les organes. L'embryon va commencer à être visible en échographie vaginale et mesure environ 1,5 millimètre.

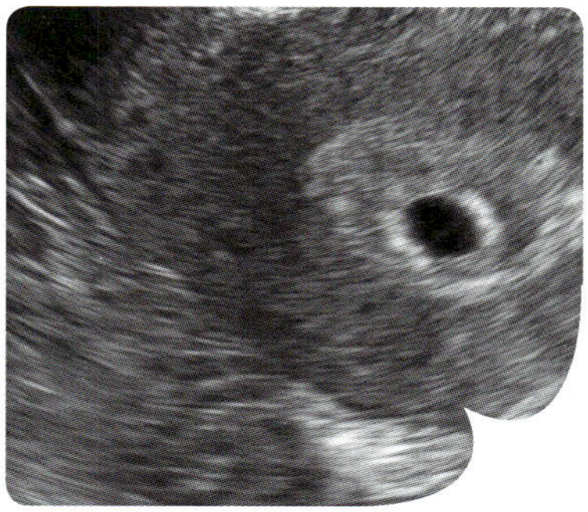

5 SA : le sac gestationnel mesure 7 mm de diamètre.

4• La quatrième semaine (6 SA)

Le cœur commence à battre

Le tube cardiaque, futur cœur, commence à battre au 23e jour et à être visible en échographie. Le crâne et les membres commencent à se développer.

À 1 mois de vie – soit 6 SA –, le fœtus mesure 5 millimètres, et l'on peut recueillir par échodoppler les battements de ce qui sera son cœur.

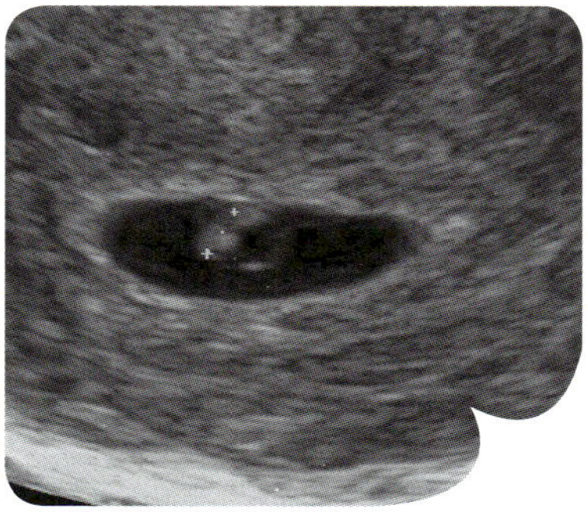

6 SA : l'embryon est visible sous la forme d'un petit épaississement sur les parois de la vésicule vitelline et mesure 5 mm. Son activité cardiaque est présente et peut être enregistrée par l'échodoppler.

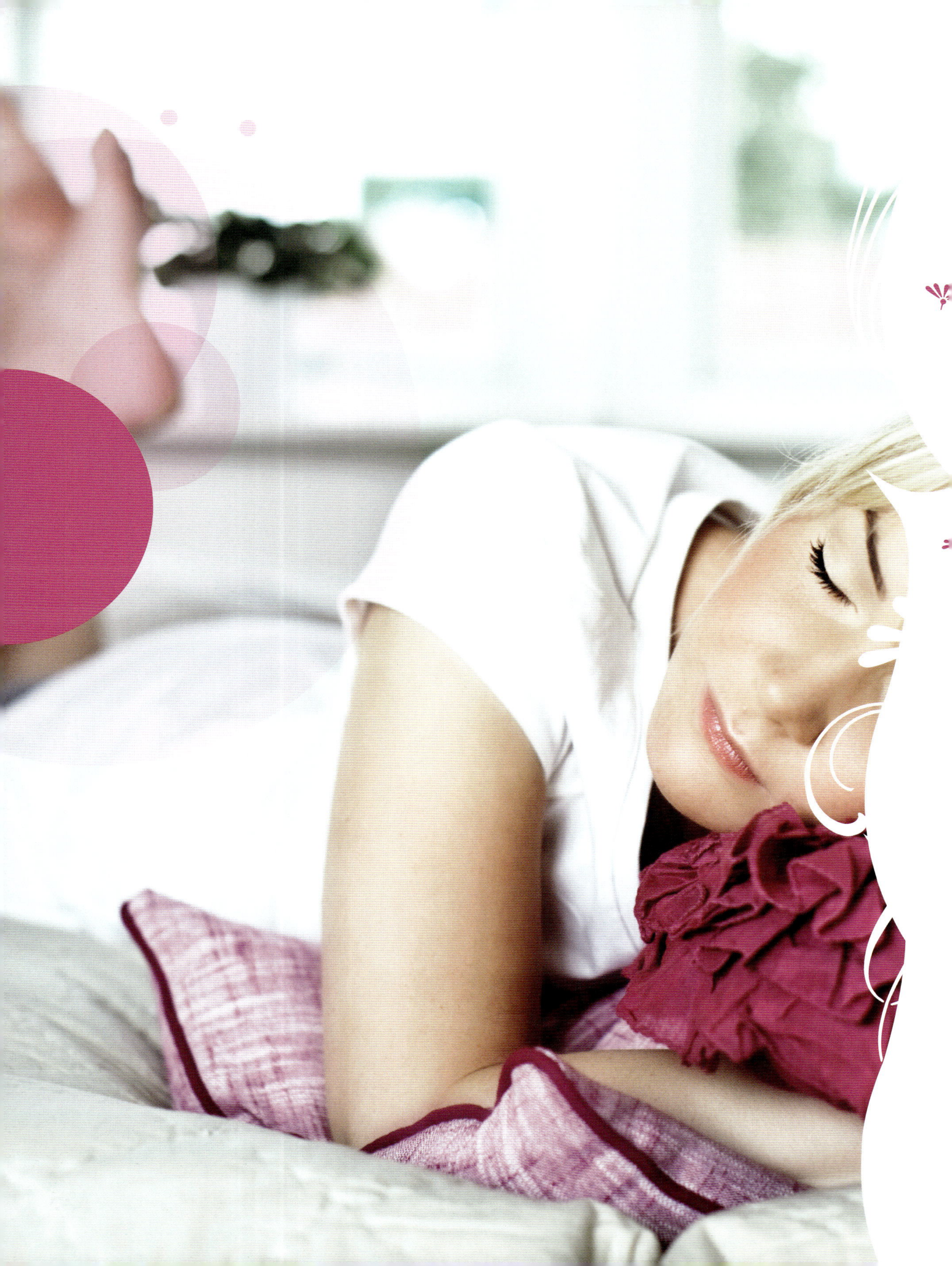

2e mois

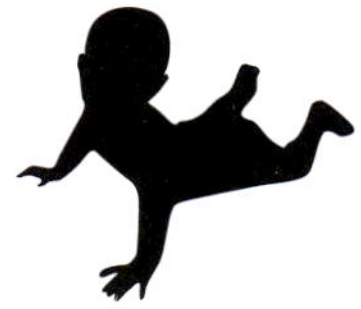

Côté bébé

Le 2e mois correspond à une période-clé dans la formation des organes de votre bébé. En termes médicaux, on parle d'organogenèse.
L'embryon acquiert sa forme humaine. On distingue la tête, le corps et les membres. C'est la période de la mise en place des os, des muscles, des vaisseaux, ainsi que de la formation des organes : tube digestif (estomac, intestin, foie), cœur, poumons, appareil urinaire (reins et vessie).
Cette période embryonnaire se terminera vers 12 SA. Au-delà, les deux derniers trimestres se caractérisent par la croissance en taille de l'embryon et la maturation de ses organes.
Les organes extra-embryonnaires, qui vont permettre à votre bébé de grandir, se développent avant l'apparition de l'embryon lui-même ; c'est une particularité de l'Homme. À ce stade, on voit grandir la cavité amniotique, le trophoblaste (futur placenta) et les villosités trophoblastiques.
À partir de 7 SA, la cavité amniotique augmente et s'écarte de l'embryon. Le trophoblaste forme un sac épais de quelques millimètres qui tapisse toute la cavité amniotique. Les villosités trophoblastiques constituent un réseau vasculaire relié à l'embryon par le cordon.

ATTENTION ! Une agression de l'œuf à cette période peut avoir des conséquences graves, en fonction de la nature et de la date de l'agression.
Protégez-vous des microbes, tels que la *listeria*, des virus, comme celui de la rubéole, et des parasites (toxoplasme).
Méfiez-vous également des médicaments.

Côté maman

1 • Votre corps se transforme

Sous l'influence de vos hormones, votre organisme s'adapte à la grossesse. Des modifications physiologiques commencent à apparaître.
Même si votre ventre est un peu tendu, votre utérus est encore trop petit pour être perçu sans toucher vaginal.
Vos seins deviennent plus volumineux, l'aréole et le mamelon se pigmentent, le réseau veineux est apparent.

2 • La texture de votre peau se modifie

Des vergetures, dues à une fragilisation des fibres musculaires et à une perte de collagène, peuvent apparaître. Dans ce cas, n'hésitez pas à utiliser une huile hypoallergénique, naturelle et sans parfum, pour accompagner votre peau dans sa modification. Vous pouvez, par exemple, utiliser l'huile vierge de rose musquée, elle est sans danger pour vous et votre bébé.
Une pigmentation brunâtre peut également apparaître sur votre visage et former ce qu'on appelle le masque de grossesse. Chez certaines femmes, une ligne brune se dessine sur l'abdomen, de l'ombilic au pubis.
Ce sont les œstrogènes qui favorisent la stimulation des kératinocytes (des cellules de la peau) en produisant une pigmentation exagérée. Afin de protéger votre peau et d'éviter que cette pigmentation ne demeure, appliquez une crème à très haut indice de protection sur votre visage, portez lunettes et chapeau, fuyez le soleil et évitez les maillots de bain deux pièces si vous êtes enceinte au cours de l'été. Pour plus d'informations, reportez-vous au chapitre « Votre bien-être pendant la grossesse ».

3 • Votre chevelure n'a jamais été aussi belle

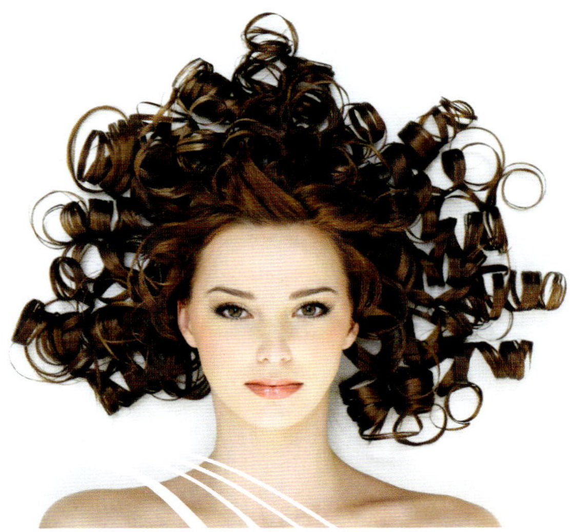

Sous l'influence de vos hormones, au début de la grossesse, votre chevelure est en phase de croissance et le calibre de vos cheveux augmente. Vos cheveux sont généralement soyeux et abondants, profitez-en ! Ils se mettent parfois malheureusement à tomber après l'accouchement, mais rassurez-vous : vous retrouverez ensuite votre chevelure d'avant la grossesse. La pousse des poils, sous les bras et sur les jambes, est également ralentie. C'est sympathique et cela évite les épilations !

4• Les désagréments du 2e mois

Au 1er trimestre, les petits maux de la grossesse sont caractéristiques. Ils sont présents dans 50 à 90 % des grossesses, mais se compliquent rarement. Signalez-les à votre sage-femme ou à votre médecin : ces symptômes doivent être pris en considération, car ils peuvent notamment entraîner une fatigue importante. Pour savoir comment les traiter, reportez-vous au chapitre « Les petits maux de la grossesse ».

Les nausées et vomissements

Les nausées et vomissements du début de grossesse sont les symptômes les plus fréquents ; ils disparaissent généralement après trois mois de grossesse. La cause de ces vomissements n'est pas clairement établie, néanmoins l'élévation du taux de l'hormone gonadotrophine et l'effet relaxant de la progestérone seraient en cause : ils entraîneraient une diminution de la motilité vésiculaire et intestinale, ainsi qu'un ralentissement du fonctionnement de l'estomac, qui a tendance à garder plus longtemps les aliments.
Provoqués par certaines odeurs ou certains aliments, ils surviennent le matin. Le ventre est souple, indolore, il n'y a pas de fièvre.
Ces symptômes provoqueront une absence de prise de poids en début de grossesse, parfois un léger amaigrissement. Il est important de vous sentir bien entourée pour vous rassurer.
Ces symptômes disparaissent le plus souvent spontanément vers 12 SA.

L'impression d'avoir de l'eau dans la bouche

Le ptyalisme est une sécrétion importante de salive qui apparaît au 1er trimestre et dure parfois jusqu'à l'accouchement. Mineur, il oblige à cracher. Important, il oblige à s'essuyer la bouche constamment. Il peut retentir sur le psychisme et entraîne parfois des vomissements provoqués par la déglutition de la salive. Il cesse en général la nuit.
Ce symptôme peut être isolé ou accompagné de vomissements, voire d'un reflux gastro-œsophagien.

Les remontées acides dans l'œsophage (pyrosis)

L'apparition d'un pyrosis, ou reflux gastro-œsophagien, est essentiellement due au relâchement du sphincter inférieur de l'œsophage.
Il se manifeste principalement après les repas : sensation de brûlure, dont le point de départ est le creux de l'estomac, et qui remonte jusque derrière le sternum ; il est accompagné d'une régurgitation amère ou acide, « agaçant » les dents. Cela se produit le plus souvent lorsque vous lacez vos chaussures ou êtes allongée. Dans ce dernier cas, vous pouvez être réveillée au cours de la nuit.
Ce problème se manifeste aussi, parfois, sous forme de régurgitations sans brûlures, faciles et sans effort.
Dans la grande majorité des cas, le pyrosis disparaît vingt-quatre heures après l'accouchement.

« J'AI DÉJÀ PRIS TROP DE POIDS »

LESMADEC, FORUM
aufeminin

Deuxième mois de grossesse et je suis passée de 52 à 55 kg. La sage-femme m'a passé un vrai savon, elle m'a dit que c'était trop. Je suis sur une mauvaise pente. Le plus affolant est mon ventre de 4-5 mois, alors que je ne suis qu'au début de ma grossesse. Même si c'est mon deuxième bébé que j'attends, cela m'affole ce ventre déjà bien rond. Et pourtant à l'échographie, il n'y a qu'un seul bébé.

La constipation

La constipation est fréquente dans 50 % des grossesses. Elle est majorée par la grossesse en raison de l'augmentation du taux de progestérone, de la réduction de l'activité physique et, plus tard, de la compression qu'exerce l'utérus sur l'appareil digestif.

Les troubles veineux

Les varices des membres inférieurs sont des troubles fréquents, parfois asymptomatiques : 50 % des grossesses peuvent provoquer des lourdeurs dans les jambes.
Les varices apparaissent ou s'aggravent pendant la grossesse en raison des modifications de la circulation veineuse.
Outre leur aspect inesthétique, les varices se manifestent souvent par des lourdeurs dans les jambes et une fatigabilité inhabituelle.
Elles peuvent entraîner des complications : douleurs, saignements, phlébites.

ÊTRE ENCEINTE ET AVOIR UN UTÉRUS RÉTROVERSÉ

Les positions de l'utérus sont variables : il peut être soit aligné avec la cavité vaginale, soit fléchi en arrière (on parle alors d'« utérus rétroversé »).
Il n'y a, dans ce cas, aucun problème pour la grossesse. En effet, en grossissant, l'utérus bascule généralement tout seul et il est bien rare qu'il faille le faire basculer par un toucher vaginal.

Les hémorroïdes

Elles sont à la fois favorisées par la constipation, mais aussi par la modification du retour veineux. Vous avez mal en allant aux toilettes et vous découvrez parfois un peu de sang après la selle.

Le mal de reins

Une femme enceinte sur deux souffre de la région lombaire. Les douleurs sont dues à l'hyperlaxité (élasticité excessive des tissus ou des muscles) liée à la rétention d'eau et aux modifications hormonales. Elles tendent à s'accentuer tout au long de la grossesse, en raison de l'hyperlordose (dos très cambré) de la femme enceinte.

Les crampes

Les crampes sont très fréquentes (15 à 30 % des femmes enceintes), surtout à la fin de la grossesse. La douleur est localisée au niveau des mollets et apparaît la nuit.

Les fourmillements dans les mains

Le syndrome du canal carpien est dû à la compression du nerf médian dans le ligament du poignet ou, plus précisément, du canal carpien. Cela se manifeste par des fourmillements dans les mains, des difficultés à saisir un objet qu'on laisse tomber.

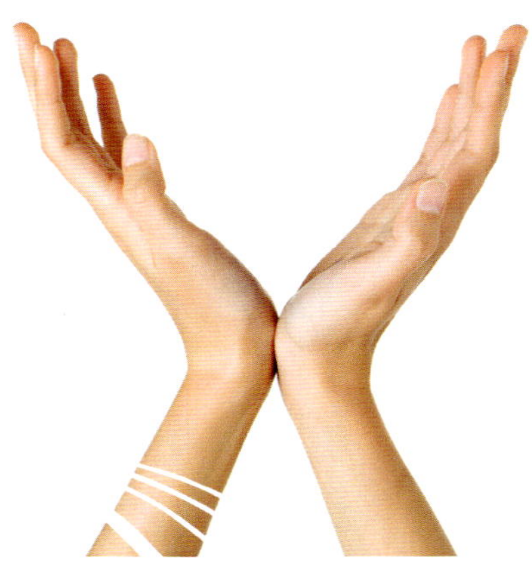

Le suivi médical

1 • Les examens de début de grossesse

Les examens sanguins et urinaires du début de grossesse sont prévus par la loi. Certains sont obligatoires et d'autres doivent être proposés systématiquement lors de la première consultation (voir chapitre « 1er mois »).

EXAMENS SANGUINS ET URINAIRES EN DÉBUT DE GROSSESSE	
Les examens obligatoires	**Les examens proposés systématiquement**
Dépistage de la rubéole et de la toxoplasmose, systématique en l'absence de résultats écrits faisant considérer l'immunité comme acquise	Dépistage du virus du sida (VIH)
Dépistage de la syphilis	Échographie entre 11 et 13 SA pour la mesure de la clarté nucale
Détermination des groupes sanguins (ABO, Rhésus) si vous ne possédez pas de carte de groupe sanguin complète	Marqueurs biologiques pour le dépistage de la trisomie 21
Recherche d'agglutinines irrégulières (RAI)	
Recherche de sucre et d'albumine dans les urines	

Le dépistage de la rubéole

La rubéole se manifeste par une éruption de taches rosées, l'apparition de ganglions, d'une fièvre. Elle peut aussi passer inaperçue.
Cette maladie bénigne est susceptible d'entraîner chez l'enfant, si elle est contractée avant 12 SA (2 mois et demi), des malformations cardiaques, oculaires, une surdité et un possible retard mental. Le risque est globalement faible puisque la majorité des femmes en âge d'être enceintes est protégée, soit parce qu'elles ont eu la rubéole dans leur enfance, soit parce qu'elles sont immunisées par la vaccination.
Pour savoir si vous êtes protégée, il vous faut faire le test sanguin de dosage des anticorps antirubéoleux, car l'efficacité du vaccin n'est pas garantie à 100 %.
Si le taux est positif (supérieur à 1/10 ou 1/25 selon la méthode de dosage utilisée), c'est que vous êtes protégée et que votre bébé ne risque rien, si quelqu'un de votre entourage a la rubéole.
Si le taux d'anticorps est négatif, faites attention à ne pas fréquenter d'enfants susceptibles d'avoir cette infection et refaites tous les mois la sérologie pour vous assurer que vous n'avez pas fait une rubéole inapparente. Enfin, il faudra vous faire vacciner après l'accouchement et avant toute nouvelle grossesse. Grâce à la vaccination généralisée contre la rubéole, il n'y a plus eu d'enfants atteints de rubéole pendant la grossesse en France depuis 2006.

Le dépistage de la toxoplasmose

La toxoplasmose est due à un parasite – le toxoplasme – qui se multiplie dans l'intestin des chats. Il est présent dans la viande d'animaux contaminés, dans la terre si celle-ci a été en contact avec des déjections de chats, dans les litières et sur certains aliments comme les fraises. Les symptômes sont généralement discrets. Des ganglions, une fièvre légère, une fatigue ou des douleurs musculaires sont autant de signes peu spécifiques pouvant être ceux d'une toxoplasmose.
Contractée durant la grossesse, la toxoplasmose peut être responsable de lésions chez l'enfant, en particulier au niveau du cerveau et de l'œil. En début de grossesse, les malformations sont peu fréquentes, mais sévères. En fin de grossesse, l'atteinte fœtale est plus fréquente, mais moins sévère.

Il importe de savoir avant votre grossesse si vous êtes protégée ou non, en dosant les anticorps antitoxoplasme dans votre sang.

Si le test est positif, vous avez été en contact avec ce parasite et vous êtes protégée.

Si le test est négatif, prenez les précautions nécessaires dès que vous mettez en route votre projet de grossesse ou dès que vous vous savez enceinte, car il n'existe pas de vaccin contre la toxoplasmose. En l'absence de protection, un contrôle sanguin (prise de sang) est fait chaque mois au long de votre grossesse pour s'assurer que vous ne faites pas une toxoplasmose à « bas bruits » pouvant nécessiter un traitement. À partir de 17 SA (3 mois et demi), l'amniocentèse permet de rechercher le parasite et de déterminer s'il y a ou non atteinte fœtale, en quarante-huit heures. Si le parasite est présent, un traitement antibiotique adapté doit être institué. L'efficacité du traitement antibiotique n'est toutefois pas démontrée. Seuls cinq pays dépistent la toxoplasmose chez la femme enceinte : la France, l'Italie, l'Autriche, la Lituanie et la Slovénie.

Le dépistage de la syphilis

La syphilis est une maladie sexuellement transmissible qui peut être transmise de la mère à l'enfant, à partir du 4e mois de grossesse. La contamination peut être ancienne et être passée inaperçue, c'est pour cela qu'il faut rechercher des anticorps dans le sang.

Si le test est positif, un traitement assez simple par la pénicilline permet d'éviter les conséquences chez l'enfant. En revanche, si cette maladie n'est pas traitée, elle peut entraîner certaines malformations, voire le décès de l'enfant. En cas de positivité, votre compagnon doit aussi se faire tester pour s'assurer qu'il n'a pas lui aussi contracté la maladie, et être traité le cas échéant.

Le dépistage du sida ou infection par le VIH

Ce dépistage n'est pas obligatoire mais vous sera systématiquement proposé. Pour près de la moitié des femmes porteuses du virus de l'immuno-déficience humaine (VIH), c'est ce test de début de grossesse qui révèle qu'elles ont été contaminées et sont donc séropositives.

Nous vous conseillons de toujours accepter ce test, car il existe maintenant des traitements qui permettent de :

- stabiliser dans beaucoup de cas cette maladie au pronostic grave ;
- diminuer le risque de transmission du virus de la mère à l'enfant, qui peut se faire en cours de grossesse ou pendant l'accouchement.

Le médecin a pour rôle d'informer et d'évaluer les risques pour la mère et pour l'enfant.

Les autres dépistages

Une analyse de sang comportant la recherche du cytomégalovirus (CMV), du parvovirus B19, du chikungunya ou encore de la maladie de Lyme n'est pas recommandée.

Le groupe sanguin et les agglutinines irrégulières

Au début de votre grossesse, vous devez déterminer votre groupe sanguin, s'il n'est pas connu, et rechercher d'éventuelles agglutinines irrégulières. La connaissance de votre groupe est par ailleurs nécessaire dans le cas, assez rare, où une hémorragie importante demanderait une transfusion sanguine lors de l'accouchement.

Le groupe sanguin comporte deux parties : d'une part, les lettres A, B, AB ou O, et d'autre part le facteur Rhésus positif ou Rhésus négatif.

Si vous êtes Rhésus négatif

Si vous êtes Rhésus négatif (ce qui est le cas de 15 % de femmes en France) et que vous portez un enfant Rhésus négatif, il n'y a pas de problème. En revanche, si le fœtus est Rhésus positif, il peut se produire une immunisation fœto-maternelle. Il arrive en effet que des globules rouges de l'enfant entrent dans la circulation de la mère au niveau du placenta. Cela peut entraîner une défense chez la mère, qui produit des agglutinines irrégulières anti-Rhésus.

Cette maladie se produit rarement lors d'une première grossesse, mais plus souvent lors des grossesses suivantes. C'est en effet généralement à l'occasion d'une deuxième ou troisième grossesse que ces agglutinines sont en quantité suffisante. Elles traversent alors le placenta et détruisent les globules rouges du fœtus, entraînant une anémie qui peut provoquer le décès de l'enfant au cours de la grossesse.

Comment savoir si le fœtus est Rhésus positif ou négatif ?

Si les parents sont tous les deux Rhésus négatifs, l'enfant ne peut être que Rhésus négatif.
Si le père est Rhésus positif, il n'est pas toujours sûr que l'enfant le soit, puisque, comme nous l'avons vu, il n'hérite que de la moitié des caractères de son père.
Si la mère est Rhésus négatif et l'enfant Rhésus positif, il existe un moyen de prévenir ces accidents : l'injection de gammaglobulines anti-Rhésus chez la mère qui provoquera la destruction des globules rouges Rhésus positif de l'enfant, passés dans la circulation maternelle, empêchant ainsi le mécanisme immunitaire nuisible à l'enfant. Cette mesure est prise en cas d'amniocentèse, de cerclage, de version de l'enfant de la position de siège à la position tête en bas, et lors de la naissance d'un enfant Rhésus positif – autant de circonstances qui favorisent le passage de globules rouges de l'enfant à la mère. L'injection de gammaglobulines anti-Rhésus chez la mère est aussi recommandée au début du 3e trimestre de la grossesse, car il peut y avoir des passages spontanés de globules rouges du fœtus dans le sang maternel.

Père	Mère	Enfant
Rhésus positif	Rhésus positif	Pas de problème
Rhésus positif	Rhésus négatif	Risque d'incompatibilité fœto-maternelle
Rhésus négatif	Rhésus positif	Pas de problème
Rhésus négatif	Rhésus négatif	Pas de problème (l'enfant sera Rhésus négatif)

TESTER LE RHÉSUS *IN UTERO*

Il est désormais possible, par une simple prise de sang maternelle, de savoir si l'enfant est Rhésus positif ou négatif, et, dans ce dernier cas, de rassurer les parents.

ATTENTION ! Si vous êtes Rhésus négatif, la prévention par des injections de gammaglobulines afin que l'organisme maternel ne fabrique pas d'anticorps dirigés contre son bébé doit aussi être appliquée en cas de fausse couche, de grossesse extra-utérine ou d'IVG.
D'autres incompatibilités fœto-maternelles existent car d'autres groupes que le groupe Rhésus peuvent être à l'origine d'immunisations.
C'est pour ces raisons que l'on cherche systématiquement chez toutes les femmes enceintes, qu'elles soient Rhésus positif ou négatif, des agglutinines en début de grossesse.

La recherche de sucre et d'albumine dans les urines

La recherche de sucre dans les urines (glycosurie) se fait en début de grossesse, puis une fois par mois tout au long de la grossesse afin de dépister un diabète.
La recherche d'albumine dans les urines (albuminurie), pratiquée également une fois par mois, a pour but de dépister la pré-éclampsie, c'est-à-dire l'association d'une hypertension artérielle et d'albumine dans les urines, complication qui peut être grave pour la mère et l'enfant.

Le dépistage de la trisomie 21 : s'y préparer, en parler

Quand une femme apprend qu'elle est enceinte, de nombreuses questions surgissent, en particulier concernant son futur enfant. Des interrogations sur d'éventuelles anomalies du développement, sur une malformation, et en particulier sur une anomalie chromosomique, se posent. Pour plus d'informations, reportez-vous au chapitre « 3e mois ».

2• Hygiène de vie et précautions à prendre

Votre alimentation

Dans les pays développés, l'alimentation maternelle couvre très largement les besoins nécessaires à une croissance fœtale harmonieuse. L'alimentation doit être équilibrée, variée, fractionnée dans la journée (trois à cinq fois) et riche en calcium (fromages, laitages), en fruits et légumes (vitamines et oligo-éléments) et en protéines. Limitez au maximum les sucres d'absorption rapide. Il n'est pas utile de manger pour deux. Évitez aussi bien les régimes déséquilibrés qu'hyperprotéinés.

Veillez également à ne pas prendre trop de poids. La prise de poids moyenne pendant la grossesse se situe entre 9 et 12 kg (voir chapitre « 1er mois »).

FAUT-IL UN SUPPLÉMENT ALIMENTAIRE ?

En cas d'anémie, il peut être nécessaire d'apporter du fer. En effet, l'anémie est corrélée avec des taux plus élevés de prématurité, d'enfants de faible poids à la naissance, voire de mortalité périnatale. Par ailleurs, la prise de fer au cours de la grossesse permet de réduire de façon significative chez la mère le risque de présenter des taux faibles d'hémoglobine, de fer sérique ou de ferritine au moment de l'accouchement. Pour autant, il est aujourd'hui recommandé de ne prescrire un supplément alimentaire que chez les femmes présentant une anémie prouvée à la numération globulaire (par une prise de sang), généralement faite au 6e mois, mais qui peut aussi l'être en début de grossesse, si la femme enceinte est pâle, fatiguée ou vit dans de mauvaises conditions sociales.

– La vitamine D : la prise de vitamine D au 7e mois sous forme d'une ampoule est recommandée, surtout si vous accouchez à la fin de l'hiver.

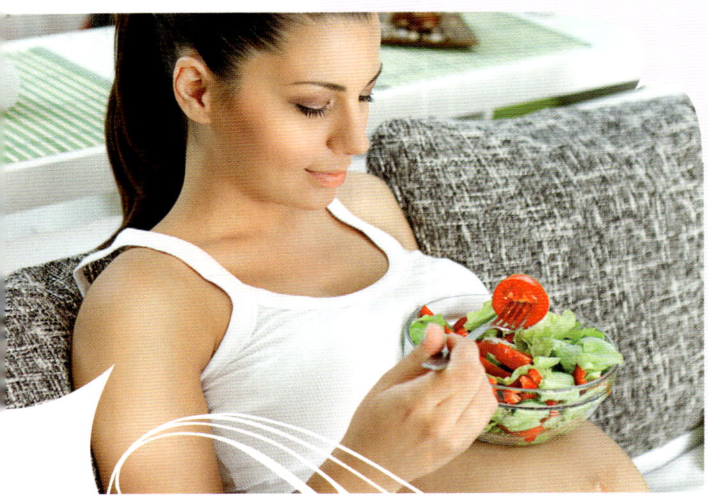

– L'acide folique : la prise d'acide folique avant la conception et pendant tout le 1er trimestre est recommandée, afin de prévenir le risque de malformation du tube neural (à l'origine du cerveau et de la moelle épinière du bébé). La quantité recommandée est de 0,4 mg/jour en l'absence d'antécédent de malformation, et de 5 mg/jour en cas d'antécédent d'enfant porteur de malformation (de type *spina-bifida*).

– L'iode : la prise de 100-200 μg/jour d'iode est recommandée avant la conception et durant toute la grossesse, afin d'assurer un développement optimal du cerveau. Plusieurs produits multivitaminés en contiennent (Gestarelle : 1 cp/jour ; Gynéservice : 1 cp/jour ; Oligobs G : 2 cp/jour).

Un supplément systématique en calcium, magnésium, fluor, sélénium ou vitamines C, B6, B12 et A n'est pas justifié.

Dans votre alimentation, privilégiez :

- le calcium ;
- la vitamine D ;
- la vitamine B9 ;
- les glucides ;
- le fer.

En règle générale, l'alimentation doit être variée. Ne sautez pas de repas : votre petit-déjeuner doit être suffisamment copieux, si vous n'avez pas trop de nausées. Si c'est malheureusement le cas, pensez à fractionner vos apports alimentaires.
Pour plus d'informations sur l'alimentation durant votre grossesse, reportez-vous au chapitre « Votre bien-être pendant la grossesse ».

Les risques infectieux alimentaires

La listériose

C'est une maladie bactérienne, transmise directement de la mère au fœtus et qui peut avoir de graves conséquences sur celui-ci. Cette infection passe très souvent inaperçue chez la mère sous forme d'un syndrome pseudo-grippal.

Que faire pour l'éviter ?

La bactérie se trouve dans les aliments contaminés comme le fromage au lait cru, le poisson fumé, les graines crues et la charcuterie. Pour ne pas être en contact avec elle :

- évitez de manger des fromages non pasteurisés (y compris les fromages râpés), la charcuterie artisanale (rillettes, pâtés, foies gras, produits en gelée…), de la viande crue, des poissons et coquillages crus, des graines germées (telles que les graines de soja) ;
- enlevez la croûte des fromages ;
- lavez soigneusement les légumes crus et les herbes aromatiques ;
- cuisez les aliments d'origine animale ;
- conservez les aliments crus séparément de ceux que vous avez cuits ;
- après avoir manipulé des aliments (même cuits), lavez-vous les mains et nettoyez soigneusement les ustensiles qui ont été en contact avec les aliments ;
- réchauffez et consommez immédiatement les restes alimentaires et les plats cuisinés.
- nettoyez fréquemment votre réfrigérateur et désinfectez-le ensuite avec de l'eau javellisée. Assurez-vous que la température du réfrigérateur est suffisamment basse (4° C) et respectez les dates limites de consommation.

La toxoplasmose

C'est une infection parasitaire qui peut être contractée pendant la grossesse (voir paragraphe « Le suivi médical » de ce chapitre).

Que faire pour l'éviter ?

En l'absence de protection, si vous n'êtes pas immunisée contre la toxoplasmose, vous devez respecter certaines précautions :

- lavez-vous les mains soigneusement avant de préparer les aliments ;
- lavez correctement les fruits et légumes, y compris les salades prêtes à l'emploi, avant de les manger ;
- cuisez bien la viande fraîche ou surgelée ;
- portez des gants pour manipuler de la terre ou jardiner, et lavez-vous scrupuleusement les mains ensuite ;
- évitez d'être en contact avec de la litière ou de la terre souillée par un chat. Si c'est le cas, lavez-vous soigneusement les mains après.

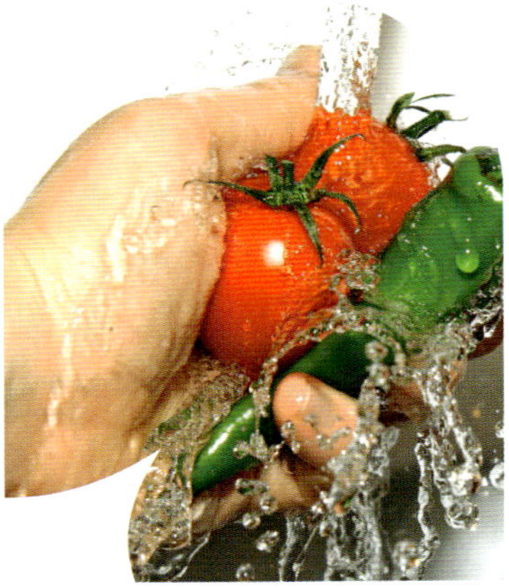

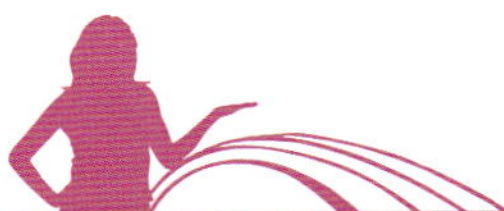

« J'AI ATTRAPÉ LA TOXO, ENCEINTE »

PAULINE, 30 ANS

Au début de ma grossesse, j'ai fait le test pour contrôler si j'avais déjà eu la toxoplasmose : négatif ! Je ne me suis pas inquiétée outre mesure. Mais au cours du 5e mois de grossesse, le test s'est avéré positif. J'ai alors connu une véritable angoisse qui ne s'est éteinte qu'à la naissance de ma fille, Camille. En parler avec mon médecin m'a toutefois permis de connaître les risques et de ne pas paniquer. Aujourd'hui, ma fille a 7 ans et se porte comme un charme !

PUIS-JE AVOIR DES RAPPORTS SEXUELS ?

Les rapports sexuels ne sont pas contre-indiqués pendant la grossesse, ils ne présentent pas d'inconvénient et ne doivent pas être déconseillés, sauf en cas de contre-indication médicale majeure. Pour plus d'informations, reportez-vous au chapitre « Votre bien-être pendant la grossesse ».

La salmonellose

Cette maladie infectieuse est responsable de gastro-entérites et de la fièvre typhoïde.

Que faire pour l'éviter ?

Puisqu'elle est présente dans certains aliments d'origine animale contaminés (viandes, œufs ou lait), consommez ces aliments bien cuits, et du lait pasteurisé.

Les infections à virus

La grippe

(voir page 402)

Elle peut être grave chez la femme enceinte, surtout aux deux derniers trimestres, car les difficultés respiratoires dues au volume de l'utérus (le diaphragme ne s'abaisse pas autant) aggravent les complications pulmonaires.

Que faire pour l'éviter ?

Si une personne de l'entourage est atteinte de la grippe, il faut s'en éloigner autant que possible, lui demander de porter un masque et de se laver fréquemment les mains. Un traitement préventif par l'oseltamivir (Tamiflu®) peut se justifier.

Le cytomégalovirus (CMV) et le parvovirus B19

Que faire pour les éviter ?

Si vous êtes en contact avec un (ou des) jeune(s) enfant(s) et s'il(s) fréquente(nt) une collectivité (crèche, garderie…), il faut, jusqu'à l'accouchement :

- se laver fréquemment les mains ;
- s'abstenir de « goûter » les aliments de l'enfant avec sa cuillère, de sucer sa tétine ;
- éviter les bisous sur sa bouche ;
- ne pas utiliser ses affaires de toilette (gants, serviette, brosse à dents) ;
- se laver soigneusement les mains après l'avoir mouché, changé.

Ces précautions s'appliquent aussi à votre conjoint.

Le chikungunya et le virus Zika

(voir page 404)

Que faire pour les éviter ?

La prévention passe par les moyens de protection contre les piqûres de moustiques : vêtements longs, moustiquaire, produits répulsifs.
Il faut aussi éviter les voyages en zone d'endémie :

- pour le chikungunya : l'Afrique subsaharienne, La Réunion, Mayotte, mais aussi le Viêtnam et l'Inde ;
- pour le virus Zika : l'Amérique du Sud, l'Amérique centrale, les Caraïbes, la Polynésie et le Cap-Vert.

Les autres pathologies

Le paludisme

Dû à un parasite transmis par les moustiques, le paludisme est très répandu en milieu tropical et tue chaque année près de 10 000 femmes enceintes.

Que faire pour l'éviter ?

La prévention passe par les moyens de protection contre les piqûres de moustiques : vêtements longs, moustiquaire, produits répulsifs et prise de médicaments antipaludéens.
Il faut aussi éviter les voyages en zone d'endémie : l'Afrique subsaharienne, les Caraïbes, l'Amérique centrale, la Guyane, l'Inde et l'Asie.
La grossesse n'est pas une période pour voyager en pays d'endémies. Si vous ne pouvez reporter votre voyage, renseignez-vous à la consultation des voyageurs dans les hôpitaux. Les mesures de prévention les plus appropriées au pays dans lequel vous vous rendez vous seront proposées compte tenu de votre grossesse.

La maladie de Lyme

Cette maladie due à une bactérie (Borrelia burgdorferi) est transmise par les tiques. Elle est plus fréquente en Alsace Lorraine et en Limousin.

Que faire pour l'éviter ?

Pour se protéger contre les piqûres de tiques, il faut porter des vêtements longs et éviter de se promener dans les broussailles. En cas de piqûre, les tiques doivent être retirées le plus tôt possible et la femme enceinte doit recevoir un traitement antibiotique d'amoxicilline pendant dix jours pour se protéger de la maladie, elle-même ainsi que son bébé.

Votre mode de vie

Le travail et la grossesse sont compatibles, il n'y a pas de contre-indications. Pour plus d'informations, voir les chapitres « À savoir avant de faire un bébé » et « Les démarches administratives ».

Les déplacements

- En voiture : évitez les trajets trop longs et trop fréquents et mettez toujours votre ceinture de sécurité.
- En avion : les voyages en avion sont acceptés en général jusqu'à 34 SA, mais il est préférable de consulter la compagnie aérienne avant le départ. Portez des bas de contention pendant le vol, surtout sur les long-courriers. Demandez une place côté couloir pour pouvoir plus facilement déambuler. Pensez à bien boire de l'eau régulièrement.
- En train : c'est le moyen de transport le plus adapté.

Les sports

Les sports violents (boxe), à risque de chute (ski nautique), de traumatisme ou provoquant des modifications de pression (plongée) sont interdits. Préférez-leur les activités douces : marche, natation, yoga… Pour plus d'informations, reportez-vous au chapitre « Votre bien-être pendant la grossesse ».

Médicaments et grossesse : vigilance

ATTENTION ! L'automédication est formellement déconseillée. Tout médicament doit être prescrit par votre médecin ou votre sage-femme, car beaucoup, même en vente libre, sont dangereux pendant la grossesse. Le risque est double :

- avoir un enfant malformé ;
- compromettre le bon déroulement de votre grossesse.

ATTENTION ! Certains médicaments sont contre-indiqués au cours de la grossesse :
- l'isotrétinoïne par voie orale, en raison de son potentiel malformatif pour le fœtus ;
- les cyclines (à partir du 2e trimestre) car elles colorent en jaune les futures dents du bébé.

Il est préférable, par mesure de précaution, de ne pas utiliser au cours de la grossesse :
- les rétinoïdes locaux ;
- la clindamycine par voie locale ;
- le peroxyde de benzoyle ;
- l'acide azélaïque ;
- les cyclines au cours du 1er trimestre ;
- le gluconate de zinc au cours du 1er trimestre.

L'utilisation de l'érythromycine par voie locale est possible au cours de la grossesse.

Si vous êtes enceinte, n'utilisez plus les traitements médicamenteux que vous avez peut-être chez vous sans avis médical.

La prudence est de mise vis-à-vis des médicaments pendant la grossesse, et tout particulièrement au cours du 2e mois.

Les médicaments à éviter

- Anticoagulants oraux, inhibiteurs de l'enzyme de conversion de l'angiotensine (IECA) utilisés pour traiter l'hypertension arterielle.
- Antiépileptiques (1er trimestre) et antitumoraux (1er trimestre).
- Analgésiques : utilisez le paracétamol.
- Hormones sexuelles (1er trimestre). Cependant, même si vous avez pris une pilule contraceptive en début de grossesse, de nombreuses études montrent que, compte tenu de la faiblesse des doses absorbées, il n'y a pas de risque pour l'enfant à naître, qui sera parfaitement normal, que ce soit un garçon ou une fille.
- Antibactériens : le médecin prescrit des pénicillines.

ATTENTION ! Médecines douces, aromathérapie
L'efficacité des thérapies complémentaires ou alternatives est insuffisamment évaluée pendant la grossesse : méfiez-vous par exemple de l'aromathérapie, ainsi que de certaines plantes (phytothérapie). Demandez conseil à votre médecin. L'acupuncture est en revanche sans danger, et assez efficace contre les nausées, à condition qu'elle soit pratiquée par un professionnel de santé (voir chapitre « Les petits maux de la grossesse »).

Les médicaments à proscrire

- Bêta-bloquants (2e et 3e trimestres).
- Thalidomide (1er trimestre).
- Rétinoïdes et vitamine A (1er trimestre), en particulier l'acitrétine.
- Cyclines (2e et 3e trimestres), aminosides (2e et 3e trimestres).
- Antithyroïdiens.
- Anti-inflammatoires non stéroïdiens (2e et 3e trimestres).
- Salicylés : type aspirine (2e et 3e trimestres), sauf indications particulières.

La vaccination

La grossesse est un moment particulier, en raison de la modification de vos réactions de défense. En outre, le vaccin concerne deux personnes à la fois : vous et votre enfant.

Il ne peut vous être proposé n'importe quelle vaccination car :
- il faut éviter d'introduire dans l'organisme d'une femme enceinte un organisme pathogène vivant, surtout dans la phase de l'embryogenèse du 1er trimestre ;
- il ne faut pas provoquer de fièvre qui risquerait de nuire gravement au fœtus (très mal armé pour éliminer l'excès calorique) ;
- les risques pour l'embryon et le fœtus ne sont le plus souvent pas connus lors de la mise sur le marché de nouveaux vaccins, d'où une prudence de principe.

Schématiquement, la grossesse autorise les vaccins inactivés, mais contre-indique les vaccins vivants. Cependant, si l'on déconseille la vaccination des femmes enceintes par des vaccins vivants, il n'y a aucune raison médicale de proposer une interruption de grossesse après une vaccination, même réalisée en début de grossesse : aucun cas de malformation post-vaccinale n'a été reconnu. Il en est de même pour les vaccins contre le cancer du col utérin.
Si la grossesse n'est pas le meilleur moment pour vous faire vacciner, votre médecin peut vous le proposer en cas d'épidémie ou de départ dans un pays d'endémie.
Le tableau ci-dessous permet de distinguer les vaccins contre-indiqués de ceux que l'on peut faire dans certaines circonstances.

Vaccins contre-indiqués	Vaccins à discuter selon la situation à risque
Rubéole Oreillons Rougeole Varicelle Poliomyélite orale BCG Coqueluche Cancer du col utérin	Poliomyélite injectable Grippe[1] Hépatite B Fièvre jaune Rage Hépatite A Encéphalite à tiques Tétanos Méningocoque A et C Typhoïde Diphtérie

1. Le Haut Conseil de la santé publique recommande la vaccination de toutes les femmes enceintes contre la grippe saisonnière car, du fait de la grossesse qui entraîne une diminution des défenses immunitaires, on peut observer des formes graves de grippe avec complications pulmonaires. Parlez-en avec votre médecin ou avec la sage-femme.

Les démarches administratives

1 • La déclaration de grossesse

Elle doit être faite au 1er trimestre à l'occasion de la première consultation, avant 16 SA (14e semaine de grossesse) pour l'ouverture des droits.
La déclaration de grossesse permet d'avoir accès aux prestations de l'assurance maternité (voir chapitre « 3e mois ») et de l'assurance maladie, ainsi qu'à certaines prestations familiales.
Le formulaire « Premier examen médical prénatal », également intitulé « Vous attendez un enfant », vous est délivré par votre médecin ou votre sage-femme au cours des quatorze premières semaines de grossesse. Sont précisées sur ce formulaire, la date de déclaration et la date présumée de début de grossesse.

Vous devez l'adresser, avant la fin du 3e mois, aux différents organismes :
- Les deux premiers volets (bleus) sont à envoyer soit à la caisse d'allocations familiales (CAF) dont vous dépendez, soit à la SNCF, soit à la CMSA.
- Le troisième (rose) doit être adressé à votre organisme d'assurance maladie (CPAM, MSA…) avec les feuilles de soins correspondant aux examens médicaux et de laboratoire que vous venez de passer, afin de bénéficier de l'assurance maternité.

Depuis le 1er septembre 2015, les démarches administratives de déclaration de grossesse sont simplifiées. Une convention signée entre la CAF et la Caisse nationale d'assurance maladie des travailleurs salariés (CNAMTS) rend en effet possible la déclaration de grossesse par le médecin ou la sage-femme *via* Internet, au cours du premier examen prénatal. Désormais, le praticien a accès à un service en ligne dédié sur le site de l'assurance maladie, et la carte Vitale de la future maman suffit pour faire la déclaration de grossesse. L'organisme se chargera ensuite de transmettre les informations à la CAF, qui proposera alors à la future maman de compléter son dossier en ligne. Il existe deux procédures différentes, selon la situation de la future maman :
- Si elle a déjà eu un bébé, il lui suffit simplement de confirmer sa situation de grossesse.

– Si elle attend son premier bébé, elle doit remplir la demande de prime à la naissance.
En retour, vous recevrez un carnet de santé maternité que votre médecin ou votre sage-femme remplira. Vous y classerez tous vos examens : prises de sang, échographies, etc. Ce carnet vous permet de présenter un dossier de suivi de grossesse à l'équipe obstétricale qui prendra en charge votre accouchement au 9e mois.

2• Quand annoncer votre grossesse à votre employeur ?

L'annonce de votre grossesse à votre employeur n'est soumise à aucune règle, mais il est recommandé d'attendre 3 mois.
Lors de votre grossesse, la loi vous permet d'être protégée pour garder votre emploi (votre employeur ne peut vous licencier ni durant votre grossesse, ni au cours de votre congé pré ou postnatal). Elle vous permet également de réaliser vos examens médicaux sur votre temps de travail. Pour plus d'informations, voir le chapitre « Les démarches administratives ».

ATTENTION ! Si vous commencez un travail et si vous êtes en période d'essai, sachez que l'annonce de votre grossesse décale la période d'essai. À votre retour de congé maternité, vous devrez réaliser le nombre de jours nécessaires afin d'atteindre la durée globale de la période d'essai. Par exemple, si vous annoncez votre grossesse au bout du 2e mois, vous serez en période d'essai jusqu'à la fin du premier mois suivant votre reprise du travail, si votre période d'essai est de trois mois.

LE 2e MOIS EN UN COUP D'ŒIL						
Semaines d'aménorrhée	Semaines de grossesse	Côté bébé	Côté maman	Votre suivi	Vos préparatifs	Les documents
7 SA	5e semaine	• Le cœur de votre bébé est distinct • Son cerveau, ses yeux et ses oreilles sont en formation	• Vos seins sont plus volumineux. L'aréole et le mamelon se pigmentent	• Détermination du groupe sanguin • Recherche d'agglutinines irrégulières	• Réfléchissez à une éventuelle réorganisation de votre poste de travail	• Une fois la déclaration de grossesse effectuée par le médecin ou la sage-femme, complétez votre dossier en ligne auprès de la CAF.
8 SA	6e semaine	• Votre bébé mesure de 14 à 18 mm • Des sillons apparaissent au niveau de ses orteils • Son cartilage évolue en os • Sa musculature se précise • Les organes du ventre se mettent en place	• Vos cheveux sont généralement plus soyeux et abondants • Petits désagréments : nausées, vomissements, hypersécrétion salivaire, fatigue, masque de grossesse, constipation, varices	• Examen urinaire : recherche de glycosurie et d'albuminurie • Analyse de sang : sérologies (rubéole, toxoplasmose, syphilis et VIH)		
9 SA	7e semaine	• Votre bébé mesure 22 mm • Son appareil digestif est en place • Son cœur comprend quatre cavités				
10 SA	8e semaine	• Votre bébé mesure 29-30 mm • Son système nerveux et sa moelle épinière se structurent				

Votre bébé, semaine après semaine

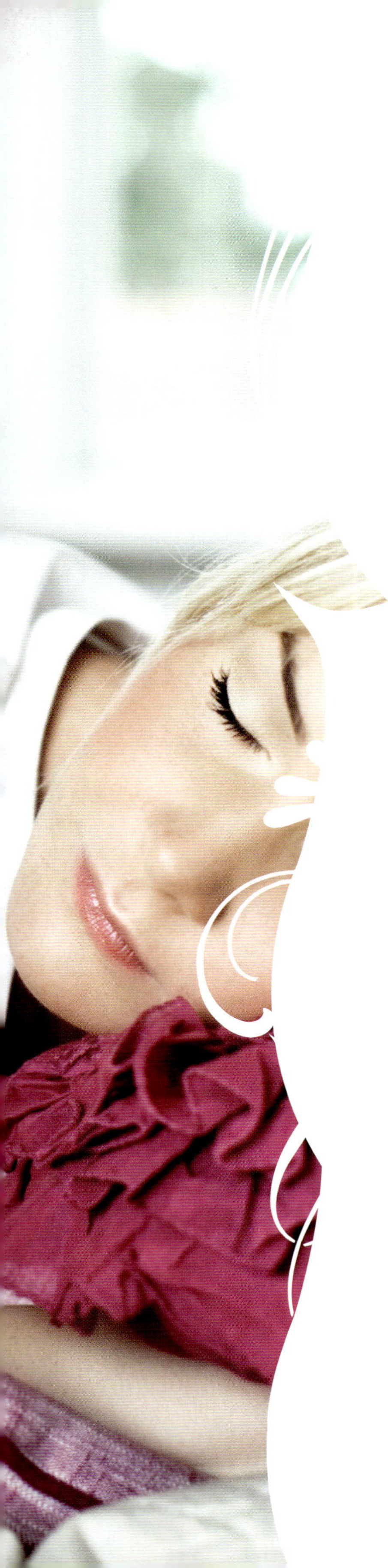

1 • La cinquième semaine (7 SA)

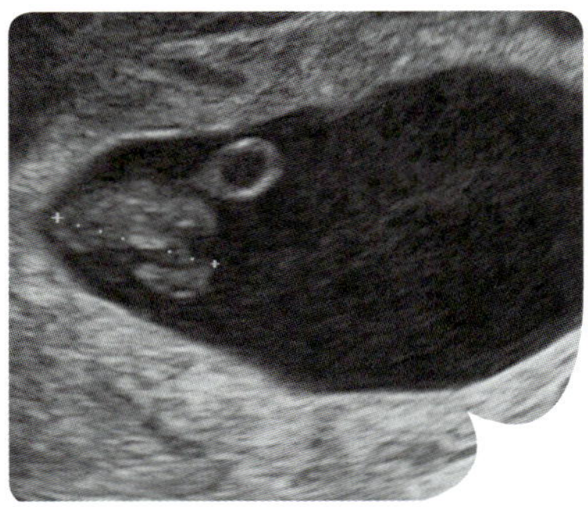

On voit l'embryon, et le tube cardiaque (futur cœur) commence à battre. On aperçoit aussi la future tête, qui correspond à l'extrémité céphalique de l'embryon, ainsi que l'extrémité inférieure du futur corps.

7 SA : l'embryon mesure 7 mm. Il commence à présenter une flexion ventrale, et deux pôles sont individualisables : le pôle céphalique (la future tête) et le pôle caudal (l'extrémité inférieure du fœtus).

2 • La sixième semaine (8 SA)

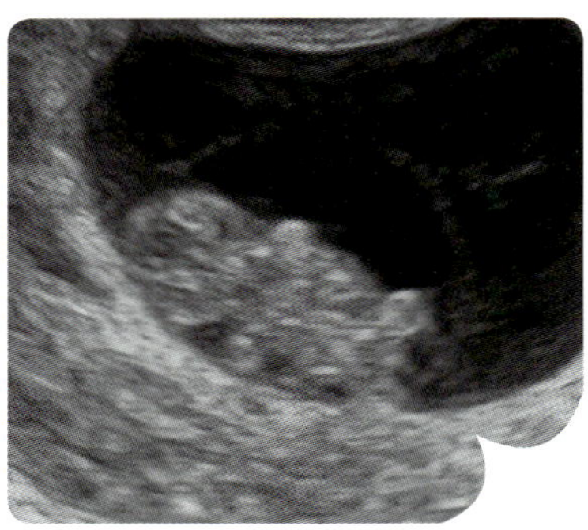

8 SA : l'embryon mesure 14 à 18 mm. Les ébauches du cerveau sont visibles à l'échographie. Les membres sont présents et mesurent 1 à 2 mm de longueur. Les premiers mouvements sont identifiables sous forme de très discrètes flexions. Le cordon ombilical mesure 10 mm.

Votre utérus commence à grandir. L'embryon mesure entre 14 et 18 mm. Les membres commencent à se distinguer, sous la forme de bourgeons qui s'allongeront au fil des jours. Les organes du ventre se mettent progressivement en place. L'appareil digestif va se former. L'intestin grêle, le gros intestin, le caecum constituent l'anse intestinale qui sera incluse dans le cordon ombilical. Cela se traduira à la naissance par une hernie de l'intestin au niveau de l'insertion du cordon ombilical et externe à la cavité abdominale. Cette hernie est tout à fait naturelle, c'est la raison pour laquelle on ne coupe jamais le cordon à la naissance au ras de l'ombilic, mais 3 cm au-dessus de celui-ci afin d'éviter de blesser l'intestin grêle.

3• La septième semaine (9 SA)

L'embryon mesure 22 mm.
Son cerveau est formé, ainsi que son visage. Son cœur a déjà quatre cavités, qui seront les futurs oreillettes et ventricules. Son appareil digestif est en place. À l'échographie, vous pouvez voir à ce stade ses petites mains.

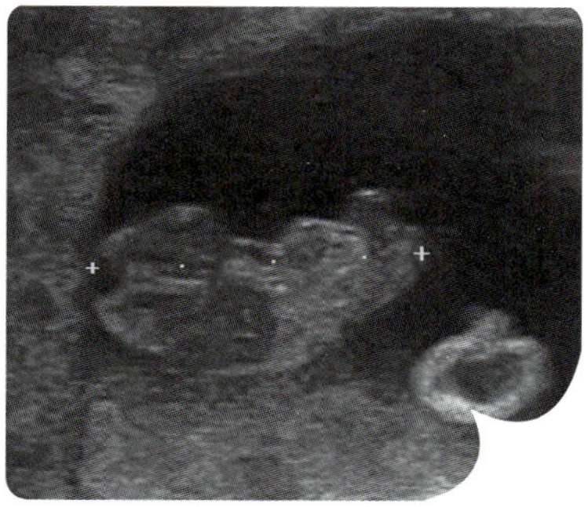

9 SA : l'embryon mesure 22 mm et ses mouvements sont bien visibles à l'échographie. L'ébauche de la colonne vertébrale est visualisée et les membres mesurent 5 mm. Les doigts sont encore à peine identifiables.

4• La huitième semaine (10 SA)

L'embryon mesure 3 cm.
À ce stade, l'ébauche du cerveau représente plus d'un tiers de l'embryon entier. Le système nerveux central, la moelle épinière se vascularisent et se structurent avec le squelette. L'embryon se solidifie, se charpente et les organes communiquent entre eux grâce aux canaux et aux systèmes veineux.
La colonne vertébrale se prolonge avec la base du crâne. Dans sa minuscule bouche, une toute petite langue apparaît !
Les canaux entre l'estomac, l'intestin, le foie, le pancréas sont en place.
Le thorax et le bassin présentent une musculature.

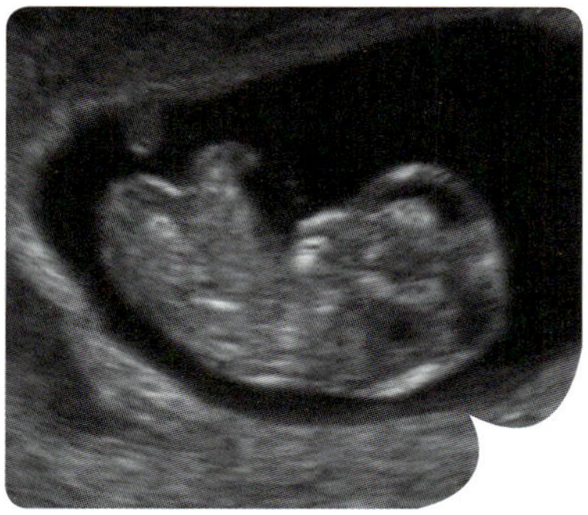

10 SA : l'embryon mesure 3 cm. Au niveau du cerveau, les deux hémisphères sont présents. La face est développée et les deux globes oculaires peuvent être visualisés.

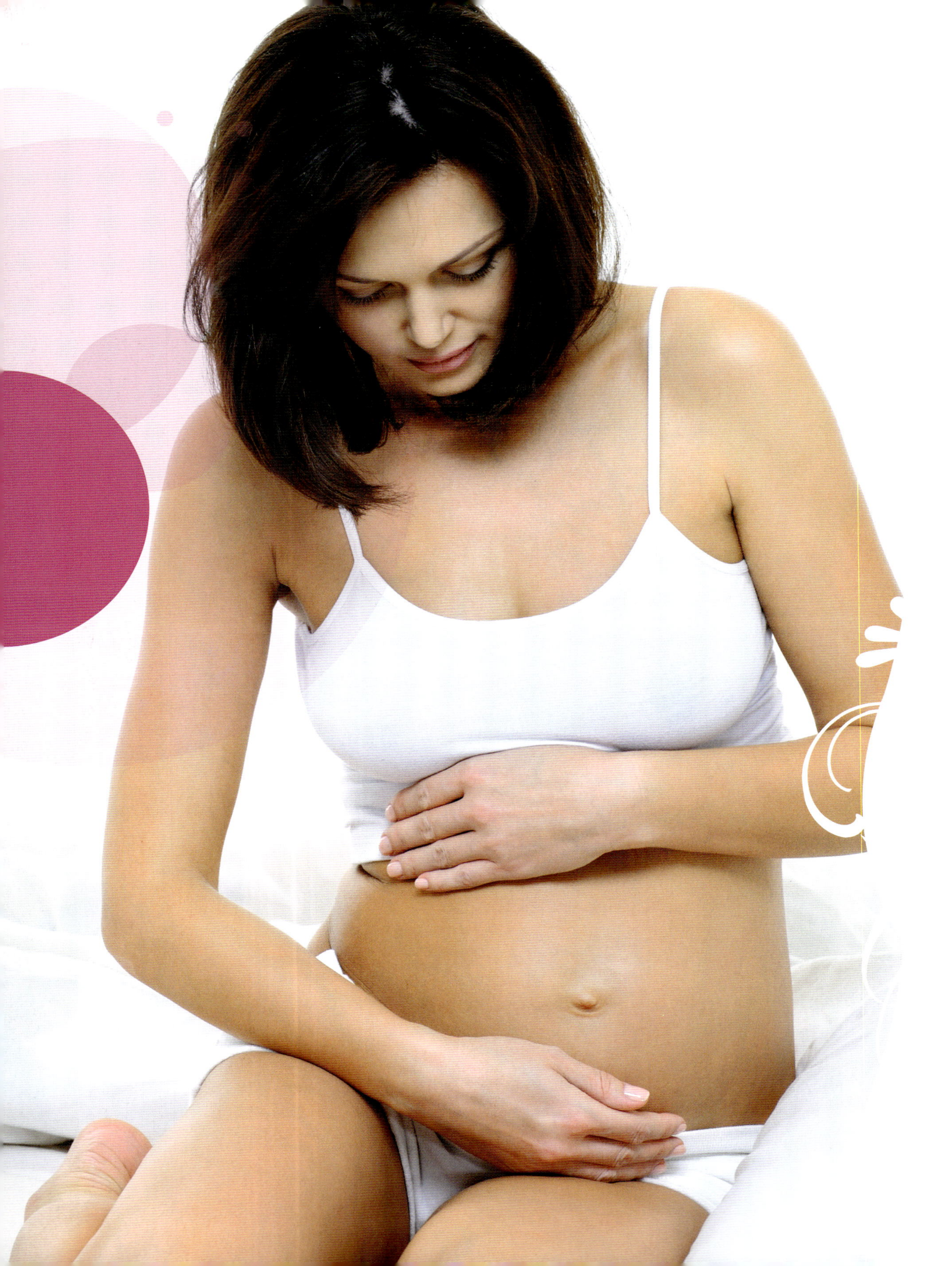

3e mois

Côté bébé

1 • Un environnement en développement

À la fin du 2e mois, l'embryogenèse est terminée, l'ébauche de tous les organes est formée, l'embryon mesure 3 cm et pèse 11 g.
Le 3e mois marque donc le début de la période fœtale, caractérisée par une croissance et une différenciation des tissus et organes, avec une augmentation de la taille du fœtus (proche de 12 cm à la fin du mois) et du poids (65 g).
Le 3e mois se caractérise également par des modifications des annexes du fœtus. On appelle «annexe» tout élément nécessaire à la vie fœtale, qui accompagne le développement du fœtus au cours de la grossesse. Ce sont, par exemple, le cordon ombilical, le placenta, le liquide amniotique…
À la fin du 2e mois, l'embryon s'est délimité par rapport à ses annexes grâce au développement de la cavité amniotique, qui occupe à présent toute la cavité utérine. Ce mouvement d'enroulement autour de l'embryon participe à la formation du cordon ombilical. Celui-ci contient les vaisseaux qui assurent les échanges fœto-maternels en reliant le fœtus au placenta. Ce dernier se différencie au 3e mois par la multiplication de ses villosités au niveau du lieu d'implantation de l'œuf à la fin de la première semaine de grossesse.

2 • Une croissance sous surveillance

C'est entre 11 SA et 13 SA (soit de 45 à 85 mm de longueur crânio-caudale) que l'on peut réaliser l'échographie de dépistage de la trisomie 21. Votre obstétricien vous aura donc fixé une date précise pour cette première échographie, il est important de ne pas la différer. Nous y reviendrons au cours de ce chapitre. Lors de l'examen, l'échographiste va mesurer la «clarté nucale» de votre bébé (il s'agit d'une partie de son petit corps, qui correspond à peu près à la nuque). Une prise de sang vous sera également faite pour évaluer les «marqueurs sériques». Ces deux tests, clarté nucale et prise de sang, donneront deux chiffres qui, combinés à l'âge de la maman, permettront de calculer un risque de trisomie 21.

« DÉPISTAGE DES ANOMALIES CHROMOSOMIQUES : PAS DE PANIQUE »

JACQUEMIN5, FORUM aufeminin

J'ai eu trois enfants et, à chaque fois, les résultats du test combinant l'épaisseur de la nuque mesurée par échographie et les marqueurs sériques dosés après une prise de sang étaient douteux : 1/150 au premier, 1/170 au deuxième et 1/230 au troisième. J'ai opté les trois fois pour une amniocentèse, ce qui m'a rassurée, car les résultats de l'étude des chromosomes étaient normaux. Il faut savoir qu'avec le dépistage, même si le test est dit positif, le risque d'avoir un enfant trisomique est de moins de 1 % si le test est à 1/150. Le dépistage ne montre que le risque. Ce n'est pas le diagnostic. Celui-ci ne pouvant être obtenu qu'avec l'étude des chromosomes fœtaux prélevés dans le liquide amniotique.

ATTENTION ! La survenue de saignements impose de consulter sans délai afin d'en préciser l'origine et de s'assurer de la vitalité du fœtus par l'examen clinique et l'échographie. La cause de ces saignements peut venir du col utérin (après un rapport sexuel ou un examen gynécologique) ou d'un décollement placentaire, nécessitant alors le repos et un nouveau contrôle échographique une semaine plus tard.
Il peut s'agir aussi d'un arrêt de la grossesse, d'une fausse couche ou d'une grossesse située dans la trompe, dite « grossesse extra-utérine ». Dans ces deux derniers cas, une hospitalisation peut être nécessaire pour enlever le fœtus de l'utérus par un curetage ou réaliser le traitement chirurgical de la grossesse extra-utérine. Un traitement médical sera également parfois proposé, évitant l'intervention.

Si ce risque est supérieur à 1/250, un prélèvement de liquide amniotique sera proposé, de façon à étudier les chromosomes du bébé et à vérifier s'il est, ou non, atteint de trisomie.

UNE PRISE DE SANG PEUT-ELLE REMPLACER LE PRÉLÈVEMENT DE LIQUIDE AMNIOTIQUE ?

Il est actuellement possible, à partir d'une prise de sang chez la future mère, de déterminer si le fœtus est porteur d'une trisomie 21. Ce nouveau test par analyse de l'ADN fœtal dans le sang maternel (cf. DNA) reste un test de dépistage, c'est-à-dire que tout test positif devra être suivi d'un prélèvement (une amniocentèse ou une biopsie de trophoblaste) afin de vérifier ce résultat. Inversement, ce test peut être faussement rassurant dans environ 0,5 % des trisomies 21. Dans environ 1 à 5 % des cas, le résultat du test ne pourra pas être rendu pour des raisons techniques et un prélèvement devra être proposé.
Ce test est disponible en France et à l'étranger, mais n'est actuellement pas remboursé par la Sécurité sociale.
Les tests utilisant le cfDNA peuvent être proposés dans certains cas très précis. Par exemple si :
- la patiente a été informée des limites de ces tests ;
- la patiente est considérée comme à risque (≥ 1/1 000) après le dépistage par les marqueurs sériques, quelle que soit la stratégie de dépistage utilisée au 1er ou au 2e trimestre ;
- une échographie a été réalisée et montre une clarté nucale inférieure à 3,5 mm et pas d'anomalie morphologique fœtale ;
- la patiente a 38 ans ou plus et n'a pas bénéficié du dépistage par les marqueurs sériques ;
- les marqueurs sériques ne sont pas fiables (grossesse gémellaire, résultats qui sont en dehors des valeurs normales) ;
- la patiente présente un antécédent de grossesse avec trisomie 21.

Ces tests ne sont pas recommandés pour le dépistage des anomalies des chromosomes sexuels, ni pour le dépistage des syndromes microdélétionnels.
Ils peuvent être utilisés comme test de dépistage de première intention avec des meilleures performances que les tests actuels, mais leur coût (390 €) et l'offre de soins actuelle ne permettent pas leur utilisation en routine.
Ces indications pourraient évoluer rapidement. Dans tous les cas, l'information donnée à la patiente doit respecter son autonomie et lui permettre de faire un choix éclairé.

Côté maman

1 • Les petits désagréments du 3e mois

Le 1er trimestre est très souvent marqué par des troubles dits «sympathiques», que nous avons énumérés au 2e mois (nausées et vomissements, hypersécrétion salivaire, pyrosis, constipation...). Ils sont consécutifs aux modifications hormonales, d'importance variable selon les femmes, et vont s'atténuer à la fin du 3e mois.
Pour tenter de soulager ces désagréments, reposez-vous et reportez-vous au chapitre «Les petits maux de la grossesse».
Les changements d'humeur sont également fréquents. Anxiété, émotivité, irritabilité traduisent l'ambivalence de la future maman – surtout lors d'une première grossesse –, partagée entre la joie d'attendre un bébé, la crainte qu'il ne présente une anomalie et l'interrogation sur ses propres transformations corporelles.
La grossesse ne s'accompagne normalement ni de douleurs, ni de saignements, mais en cas de rétroversion utérine (utérus basculé en arrière), son redressement au 3e mois, facilité par le sommeil en position ventrale, peut être source de «tiraillements» pelviens.

2 • C'est le moment de faire du shopping !

Votre ventre va commencer à s'arrondir. Investissez dans des pantalons confortables. Pour le début de la grossesse, il existe des pantalons taille basse, munis d'une ceinture fine et adaptable en coton élasthanne. Si vous êtes menue, vous vous sentirez plus à l'aise dans ce type de vêtement jusqu'au 6e ou 7e mois.
Pour la fin de votre grossesse, prévoyez dès maintenant des tenues avec une ceinture en coton élastique qui englobera l'ensemble de votre ventre.

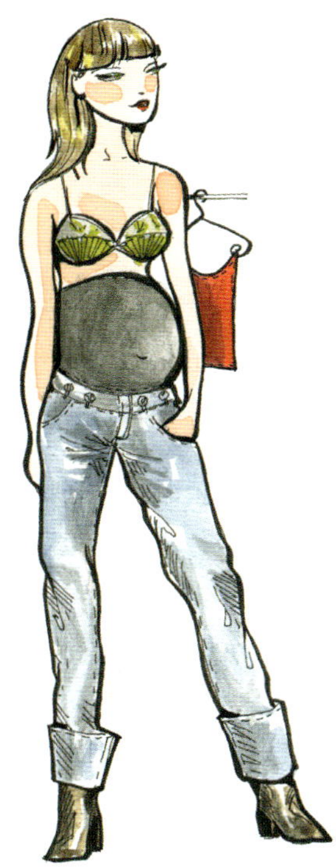

Pantalon avec plastron haut englobant tout le ventre.

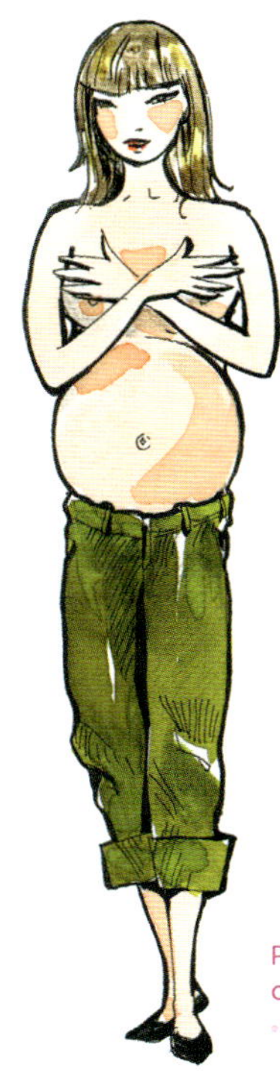

Pantalon taille basse, ceinture basse.

Le suivi médical

« J'AI PLEURÉ DE BONHEUR QUAND J'AI VU SA PETITE MAIN BOUGER »

NATHALIE, 32 ANS

La première échographie est émouvante, on y aperçoit un minuscule petit cœur battre. Pour mon premier enfant, j'ai eu la surprise de le voir bouger sur l'écran : je ne m'y attendais pas, à ce stade. Il agitait sa petite main, comme pour me faire signe. C'était particulièrement émouvant. Au cours de cette échographie, je me suis également aperçue que, lorsqu'on ressent comme des petites bulles à la surface du ventre, c'est en fait notre tout-petit qui commence à bouger !

1 • L'échographie de fin de 1er trimestre

L'échographie, examen basé sur l'utilisation des ultrasons et sans danger pour le fœtus, n'est pas obligatoire. Elle est cependant conseillée aux 12 SA, 22 SA et 32 SA. Devenue de plus en plus performante, elle ne constitue toutefois pas un examen infaillible.
La première échographie est très attendue par les femmes qui découvrent ainsi l'image du bébé qu'elles portent et peuvent observer ses mouvements. Mais c'est aussi un examen médical important dans le suivi de la grossesse, pratiqué par voie abdominale, ou vaginale qui s'avère parfois nécessaire pour obtenir une exploration de qualité.

L'échographie vérifie plusieurs paramètres :

- le *nombre de fœtus* : s'il s'agit d'une grossesse gémellaire, on s'efforce de préciser son type (monochoriale, soit un seul placenta pour les deux fœtus, ou bichoriale, soit deux placentas). C'est un élément important pour le suivi de la grossesse et des fœtus ;
- la *vitalité* : les mouvements du fœtus sont nombreux, même si la mère ne les perçoit pas encore. Il bondit comme s'il faisait du trampoline, s'étire, se met en boule, agite bras et jambes, puis s'endort et redevient immobile, mais jamais très longtemps car ces différentes phases se succèdent rapidement. Son cœur bat très vite (160 ou 170 pulsations par minute) et on peut déjà l'entendre grâce à un échodoppler ;
- la *biométrie* : mesure de la longueur crânio-caudale (LCC, c'est la longueur tête-fesses de l'embryon ; voir photo 1) et du diamètre bipariétal (Bip, c'est le diamètre de son crâne ; voir photo 2). Ces valeurs sont comparées à des courbes de référence, ce qui permet une datation de la grossesse en précisant l'âge du fœtus à moins d'une semaine près ;

L'échographie du 1er trimestre

vidéo aufeminin

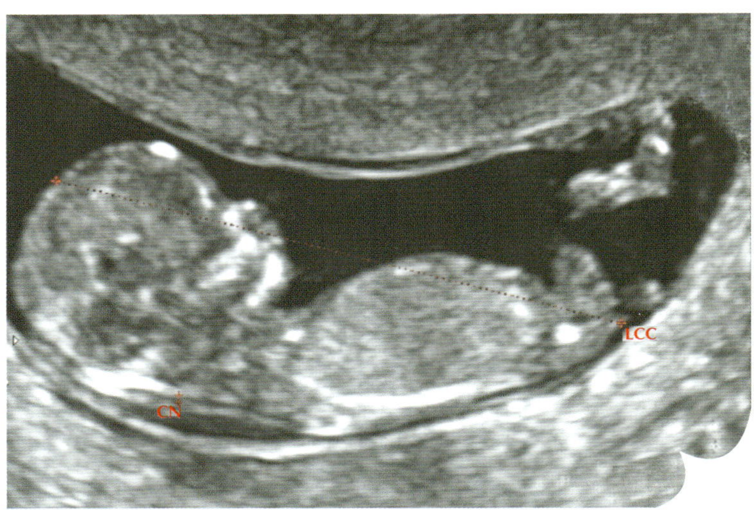

Photo 1 : mesure de la longueur crânio-caudale (LCC) et de la clarté nucale (CN).

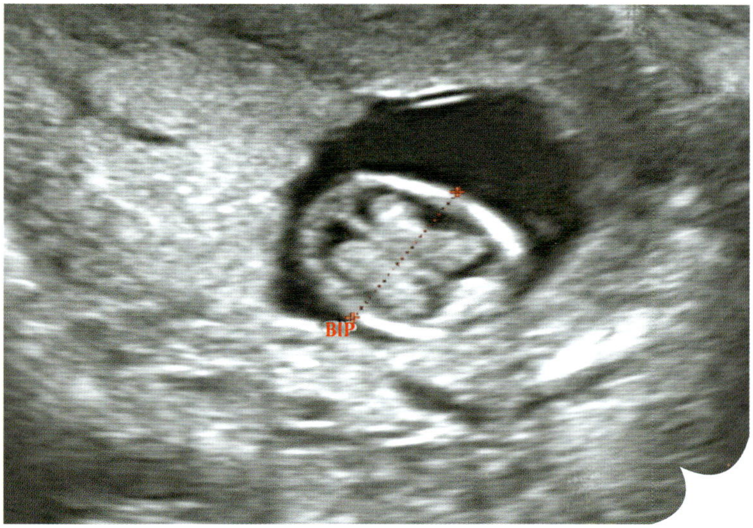

Photo 2 : mesure du diamètre bipariétal (Bip).

- la *morphologie* : à cet âge, le crâne est bien arrondi, et le cerveau nettement divisé en deux hémisphères (photo 2). Dans l'abdomen, l'estomac et la vessie forment deux petites poches noires. Les quatre membres sont complets, et les mains, souvent ouvertes à cet âge, montrent parfois déjà leurs cinq petits doigts. Cependant, très peu de malformations peuvent être dépistées à ce stade ;
- la *mesure de la clarté nucale* (CN) : il s'agit d'un fin espace noir en arrière de la nuque du fœtus (photo 1) mesurant au maximum 3 mm. Quand cet espace est élargi, le risque d'aberration chromosomique ou de malformation est plus important. L'objectif de cette mesure est donc de permettre une première estimation du risque d'anomalie ;
- la quantité de liquide amniotique et le trophoblaste (futur placenta).

2 • Le dépistage des anomalies chromosomiques

La trisomie 21 (ou mongolisme) est la plus redoutée des anomalies. Elle est liée à la présence, dans les noyaux de toutes les cellules de l'organisme, d'un chromosome 21 en plus de la paire de chromosomes 21 normaux. Ce n'est pas la seule des anomalies du nombre des chromosomes : rares, les trisomies 13 (1 naissance sur 25 000) et 18 (1 naissance sur 10 600) ne permettent pas d'envisager une grossesse normale, ni la survie de l'enfant.

En France, le dépistage prénatal de ces anomalies est obligatoirement proposé, mais jamais imposé : la future maman ou le couple peuvent le refuser.

Ce dépistage est régi par des textes réglementaires officiels (arrêté du 23 juin 2009 remplaçant celui de 1997). Les praticiens – échographistes et biologistes – qui concourent à ce dépistage sont soumis à une stricte évaluation de leur pratique professionnelle. Ils doivent inscrire leur action de dépistage au sein d'un centre pluridisciplinaire de diagnostic prénatal (CPDPN), auquel ils ont obligation de se référer. Pour l'échographie, la prise de sang ou l'amniocentèse, des documents à signer vous seront remis, indiquant que vous acceptez de votre pleine volonté de vous soumettre à ces examens (formulaires de consentement éclairé).

ATTENTION ! Ne confondez pas évaluation du risque et… diagnostic. Le prélèvement de sang pour doser les marqueurs sériques et la mesure échographique de la clarté nucale ne peuvent aboutir qu'à l'évaluation d'un risque d'anomalie (établi par rapport au risque seuil de 1/250, qui est celui des femmes enceintes âgées de plus de 38 ans) et non pas à un diagnostic formel d'anomalie.

LE DÉPISTAGE DES ANOMALIES CHROMOSOMIQUES PAR UNE SIMPLE PRISE DE SANG ?

Des cellules du sang fœtal (en particulier les globules rouges) peuvent passer dans la circulation sanguine maternelle. On peut donc savoir, avec une prise de sang, si le fœtus est Rhésus positif ou non et s'il a des anomalies chromosomiques (anomalies des chromosomes 13, 18, 21, X, Y, voire d'autres chromosomes). Ce nouveau test, par analyse de l'ADN fœtal contenu dans le sang maternel, reste un test de dépistage, c'est-à-dire que tout test positif devra être suivi d'un prélèvement (amniocentèse ou biopsie de trophoblaste) afin d'en confirmer le résultat. Toutefois, ce test peut être faussement rassurant dans environ 0,5 % des trisomies 21. Dans environ 1 à 5 % des cas, le résultat du test ne pourra pas être obtenu pour des raisons techniques, et un prélèvement devra être proposé. Ces tests sont disponibles en France et à l'étranger mais ne sont actuellement pas remboursés par la Sécurité sociale.
En l'état actuel des connaissances, les professionnels du diagnostic prénatal ne recommandent pas ces tests de dépistage en remplacement du dépistage actuel combinant l'âge de la mère, la mesure de la clarté nucale à l'échographie, et les marqueurs sériques maternels. Des tests biologiques normaux ne permettent pas d'affirmer la normalité du fœtus, qui peut avoir des malformations visibles ou non à l'échographie ou des anomalies génétiques non dépistées par les tests.

Les étapes du dépistage

Depuis 2009, il est recommandé d'effectuer le dépistage de la trisomie 21 en deux temps. Plusieurs examens vous seront donc proposés au cours de la même période :

- l'un, échographique, par la mesure de la clarté nucale, en arrière de la nuque du fœtus (normalement inférieure à 3 mm), et de la longueur tête-fesses (entre 45 et 86 mm). Cet examen est pratiqué entre 11 et 13 SA et 6 jours. Il évalue le risque statistique ;
- l'autre, biologique (par une prise de sang maternel), du taux de la protéine PAPP-A et de l'hormone bêta-HCG, entre 8 et 14 SA.

La combinaison de ces deux évaluations et de l'âge maternel permet une appréciation chiffrée du risque, dite « risque combiné ». Le seuil de positivité de la combinaison des tests retenu en France est de 1/250. Le médecin ne proposera donc un cariotype fœtal (examen des chromosomes) que si le risque combiné final d'attendre un enfant atteint est supérieur au seuil de risque de 1/250 (1 enfant atteint pour 250 femmes enceintes avec le même résultat de dépistage). Ainsi, par exemple, pour un résultat final combiné de 1/250, ou bien 1/249, 1/175, etc., on proposera la réalisation d'un caryotype, dont le coût financier sera alors pris en charge totalement par l'assurance maladie. Si le caryotype est normal, il permet d'affirmer que l'enfant n'a pas une trisomie. Cela ne permet pas d'affirmer pour autant qu'il n'a pas d'autres anomalies non visibles par l'examen des chromosomes ou par l'échographie. Dans le cas contraire, pour un résultat final de 1/251, 1/300, 1/6000, par exemple, le médecin ne proposera pas la réalisation d'un caryotype, en raison du risque de fausse couche (lié à l'amniocentèse), mais sans avoir la certitude de la normalité de l'enfant. Si la patiente souhaite expressément faire le caryotype, elle en assumera alors entièrement le coût financier ainsi que le risque de fausse couche potentiel qui en découle. Ce dépistage permet de diagnostiquer plus de 80 % de tous les cas de trisomie 21 pendant la grossesse.

Que faire si vous avez laissé passer la date ?

Si, pour une raison ou pour une autre, vous avez laissé passer les dates des examens, une autre stratégie pourra vous être proposée au 4e mois, qui prend en compte :

- votre âge ;
- la mesure de la clarté nucale entre 11 et 13 SA et 6 jours, si elle a bien été faite ;
- le dosage sanguin de trois marqueurs biologiques (« triple test ») : l'alpha-fœtoprotéine, la bêta-HCG, l'œstriol entre 14 SA et 17 SA et 6 jours.

Ces trois paramètres permettent une appréciation du risque dite « risque séquentiel intégré du 2e trimestre ».
Si toutes ces opérations n'ont pu être réalisées à temps, une approche moins précise du risque peut être fournie par l'association du risque lié à l'âge et le « triple test ». Cette dernière technique d'évaluation est quelquefois appelée « du 2e trimestre par les marqueurs sériques maternels ».

Quelles sont les solutions en cas de doute ?

Le diagnostic certain d'une anomalie à partir d'un risque trop élevé ne peut être donné que par deux examens :

- la choriocentèse (ou biopsie du trophoblaste) : il s'agit d'un prélèvement direct des villosités du chorion (aussi appelé « trophoblaste » et futur placenta). En cas de « risque combiné » décelé très important, elle peut être réalisée tôt au 1er trimestre. Une aiguille, à travers la peau du ventre et du muscle utérin, vient prélever un petit morceau du futur placenta. Le médecin guide l'aiguille avec l'échographe pour faire le prélèvement au bon endroit sans blesser le fœtus. Ce prélèvement doit être fait par un praticien entraîné dans un centre spécialisé (CPDPN). Le risque de perte fœtale (fausse couche) est de 4 à 5 % ;

- l'amniocentèse : elle consiste à prélever du liquide amniotique. Elle est également réalisée en guidant une aiguille qui traverse l'abdomen et l'utérus sous échographie. Elle peut être effectuée après la biopsie. Elle est moins risquée. Le prélèvement contient des cellules fœtales qui seront cultivées et dont on étudiera les chromosomes. Cet examen peut se réaliser à partir de 15 SA (3 mois de grossesse). Le risque de fausse couche est de 0,5 à 1 %.

Ces prélèvements sont contre-indiqués en cas d'hépatite ou de séropositivité VIH. Ils doivent donner lieu à l'injection systématique d'anticorps spécifiques anti-D si la femme est de groupe Rhésus négatif.

3• « Mon enfant sera-t-il normal ? »

Telle est la question que se posent tous les futurs parents du début à la fin de la grossesse. Même si les cas d'extrême gravité pour le fœtus et son avenir sont très rares, certaines situations peuvent motiver une inquiétude légitime.

La découverte d'une anomalie lors d'un examen échographique

En France, trois échographies sont habituellement proposées aux femmes enceintes.

Les anomalies découvertes lors de la première échographie (12 SA) peuvent être très graves, ne permettant pas d'espérer la survie de l'enfant (anomalies de la formation de la tête, absence de reins ou de l'urètre avec distension de la vessie). Elles peuvent faire proposer une interruption volontaire de grossesse pour motif médical. C'est aux parents d'accepter ou de refuser.

D'autres anomalies, moins graves, peuvent être traitées à la naissance avec de très bons résultats. C'est le cas des défauts de formation de la paroi abdominale (laparoschisis, omphalocèles).

La découverte d'une anomalie, quelle qu'elle soit, nécessite que les parents reçoivent une information objective des chirurgiens-pédiatres, et qu'une prise en charge particulière soit mise en place à la naissance. Aussi, la naissance devra se faire dans un hôpital où l'enfant sera pris en charge immédiatement.

La découverte d'une anomalie au 2e et au 3e trimestre

L'étude morphologique idéale de toutes les parties du fœtus est réalisée lors de la deuxième échographie (entre 22 et 24 SA). Les anomalies qui peuvent être dépistées sont nombreuses. Elles sont plus ou moins graves. Certaines peuvent intéresser un organe (cœur, appareil digestif ou urinaire, cerveau). D'autres peuvent toucher les vertèbres, comme le *spina-bifida* (absence de fermeture postérieure de l'arc osseux d'une ou plusieurs vertèbres), ou concerner la bouche (bec-de-lièvre, fente palatine), les vaisseaux sanguins du cordon ombilical ou la quantité de liquide amniotique.

Au 3e trimestre, on peut observer :

- un retard de croissance du fœtus ;
- des anomalies de la vitesse de circulation du sang dans le cordon, mesurée à l'échographie doppler.

Toutes ces anomalies justifient le recours aux compétences des médecins d'un centre pluridisciplinaire de diagnostic prénatal (CPDPN) pour discuter de leur signification et de leurs conséquences. Elles conduisent souvent à la proposition d'une amniocentèse, pour étudier le nombre et la structure des chromosomes du fœtus.

SI VOUS ATTENDEZ DES JUMEAUX

Dans ce cas, le dépistage de la trisomie 21 est différent. Le dosage des marqueurs sériques du premier trimestre n'est pas utilisable. On calculera le risque en combinant l'âge maternel et la mesure de la clarté nucale faite entre 11 et 14 SA pour chacun des jumeaux. En l'absence d'échographie du 1er trimestre, le dépistage reposera en deuxième intention sur l'utilisation des marqueurs sériques du 2e trimestre et/ou une échographie orientée. On peut aussi faire une prise de sang pour rechercher de l'ADN de cellules fœtales circulant dans le sang maternel. En cas de positivité, il faudra faire une amniocentèse pour confirmer le résultat et déterminer lequel des deux enfants est porteur de la trisomie 21. Ce test n'est actuellement pas remboursé par la Sécurité sociale et coûte environ 390 € (Voir aussi page 361).

Mais, si brillants qu'aient été en trente ans les progrès de l'échographie, cette dernière ne peut dépister toutes les anomalies. Ainsi, s'agissant du cœur du fœtus, si l'échographie permet d'exclure les anomalies les plus graves, sans espoir de vie (non-développement d'un ventricule, par exemple), ou les anomalies de «branchement» des gros vaisseaux (aorte, artère pulmonaire) qui doivent faire l'objet d'une chirurgie cardiaque dès la naissance, elle ne peut porter de pronostic exact sur toutes les anomalies dépistées (qui seront soumises à l'avis du cardio-pédiatre du CPDPN) : en effet, le cœur du fœtus se développe en s'adaptant aux conditions de la circulation du sang dans le cordon au long de la grossesse.

S'il existe une maladie familiale

Si vous avez connaissance d'un ou plusieurs enfants de votre famille, ou de celle de votre compagnon, atteints d'une anomalie grave ou «porteurs» d'une malformation, si vous vous savez vous-même ou votre compagnon «porteurs» d'une anomalie chromosomique, si vos précédentes grossesses ont abouti à la naissance d'un enfant malformé, si vous avez subi des avortements répétés, ou si vous et votre compagnon vous savez «consanguins» (trop apparentés), le risque pour votre enfant de présenter certaines maladies génétiques augmente.

L'existence d'un parent déficient mental (souvent classé «mongolien», par excès) ou la connaissance d'une maladie héréditaire, qu'elle soit liée au sexe (myopathie de Duchenne, hémophilie, syndrome de l'X fragile) ou qu'elle ne le soit pas (drépanocytose, thalassémie, hyperplasie des surrénales, mucoviscidose), peuvent être parfois préoccupantes. La consultation d'un «conseiller génétique» au sein d'un CPDPN vous permet de préciser les risques concernant votre grossesse en cours, et, s'ils sont trop élevés, une amniocentèse pour études chromosomique et biologique du fœtus pourra être effectuée.

S'il y a une infection au cours de la grossesse

Certaines maladies infectieuses sont connues pour pouvoir provoquer des lésions sévères chez le fœtus ou le nouveau-né. Il s'agit de :

- la *toxoplasmose* (voir chapitre «2e mois»);
- la *rubéole* (voir chapitre «2e mois»);
- la *varicelle* : elle ne peut toutefois atteindre que le faible nombre de femmes qui ne l'ont pas déjà contractée dans l'enfance (5 %). Le risque est maximal entre 8 et 20 SA, période où la varicelle détermine 2 % d'enfants malformés. L'atteinte du fœtus peut être confirmée par l'amniocentèse. La plupart des parents pourront ainsi être rassurés, les autres femmes devront subir une surveillance échographique renforcée, veillant à l'absence de malformation apparente ;
- l'*infection à cytomégalovirus* : elle se traduit chez la mère par une sorte de grippe. Entre 0,3 et 2,4 % des femmes enceintes la contractent au cours de la grossesse. En cas de contamination au 1er trimestre et jusqu'à 27 SA (début du 3e trimestre de grossesse), elle peut être grave. Elle est transmise au fœtus dans la moitié des cas, et 10 % de fœtus infectés développeront dans l'utérus une forme grave, aboutissant au décès par anémie ou défaillance du foie dans 20 à 30 % des cas. Pour rechercher l'atteinte fœtale, on proposera une surveillance échographique et un prélèvement de liquide amniotique à partir de 22 SA. Si l'échographie est normale et si le liquide amniotique ne révèle pas la présence du virus, on peut rassurer la patiente tout en poursuivant la surveillance échographique et en faisant un contrôle sérologique du bébé à la naissance. Si l'échographie révèle une anomalie évocatrice (hydrocéphalie, retard de croissance, etc.) et si le virus est présent dans le liquide amniotique, il est certain que l'enfant sera handicapé et il est licite de proposer une interruption médicale de grossesse. Si l'échographie est normale mais le virus présent dans le liquide amniotique, l'évaluation pronostique est impossible et on ne sait pas si le fœtus a été contaminé ou pas. Il paraît licite de proposer la poursuite de la grossesse avec une surveillance échographique.

La consultation médicale du 3e mois reprend les éléments cliniques de la consultation du 2e mois. Le médecin ou la sage-femme informent le couple des résultats des examens effectués (voir chapitre «2e mois»).

S'il y a une infection par le virus Zika

Récemment, les médecins brésiliens ont observé une augmentation de l'incidence de microcéphalies (tête de petite taille) chez les fœtus de femmes enceintes ayant contracté le virus Zika. Le risque est faible : 0,5 % des naissances. Le risque est quasi nul en France métropolitaine, mais plus élevé pour les voyageuses qui reviennent d'Amérique du Sud (Brésil), d'Amérique centrale, des Caraïbes, de Polynésie, du Cap-Vert.

Pour résumer

Aussi importants qu'aient été les progrès de l'échographie et de la médecine fœtale, on ne peut pas dépister toutes les anomalies et certifier que l'enfant sera « absolument normal », certaines de ces anomalies n'étant pas diagnosticables avant la naissance (comme la surdité qui concerne une naissance sur mille). De plus, des questions d'ordre éthique se posent : faut-il ou non interrompre la grossesse pour une anomalie non mortelle dont le handicap peut être différemment vécu, comme dans le cas de la trisomie 21 ou de l'anomalie d'un membre ? Par ailleurs, le handicap peut survenir après la naissance, du fait d'un accouchement prématuré ou d'une pathologie développée dans les premiers jours de vie (hémorragie cérébrale, méningite, etc.).
Avoir un enfant reste donc toujours un projet qui comporte des risques, tout comme la vie elle-même. Si votre grossesse est normale, vous pouvez refuser le dépistage anténatal et les prélèvements comme l'amniocentèse et attendre simplement la naissance pour faire connaissance avec votre enfant. En cas de pathologie (hypertension, diabète, etc.), l'échographie reste toutefois indispensable pour surveiller l'état de santé de votre bébé.

4• L'évaluation précoce du risque de pré-éclampsie

Au cours de la grossesse, l'hypertension associée à une présence d'albumine dans les urines, ou pré-éclampsie, est une complication grave de la grossesse pour la maman et son bébé. (Voir page 398.)
Entre la 11e et la 14e SA, il peut être proposé un dépistage précoce de cette hypertension de la grossesse par un dosage sanguin de protéines, telles que la PAPP-A *(Pregnancy-associated plasma protein A)* ou la PlGF *(Placental growth factor)*. Associé à une étude du flux sanguin dans les artères utérines, il permettrait de prédire la pré-éclampsie à 95 % et de démarrer un traitement préventif par l'aspirine avant 16 SA.
Ce dépistage faisant encore l'objet d'études pour déterminer son intérêt, il n'est pas pris en charge par la Sécurité sociale, et n'est pas recommandé par le CNGOF et l'HAS. L'étude des antécédents personnels ou familiaux de la maman et l'examen clinique par le médecin ou la sage-femme permettent aussi d'établir si vous avez des facteurs de risque de pré-éclampsie ou non.

Les démarches administratives

Pour en savoir plus sur toutes les démarches pratiques, reportez-vous au chapitre « Les démarches administratives ».

1• La déclaration de grossesse

Si cela n'a pas été fait directement par le médecin ou la sage-femme, n'oubliez pas d'adresser votre déclaration de grossesse aux différents organismes concernés. Elle ouvre vos droits à prestation. Pour plus d'informations, reportez-vous au chapitre « 2e mois ».

2• L'assurance maternité

Une fois votre grossesse déclarée, vous pourrez bénéficier de l'assurance maternité. Elle comprend la prise en charge du suivi de votre grossesse, des huit séances de préparation à l'accouchement (en incluant l'entretien prénatal du 4e mois), des frais d'hospitalisation lors de l'accouchement, et de l'ensemble des coûts médicaux, pharmaceutiques, d'examens de laboratoire et d'hospitalisation relatifs ou non à la grossesse, pendant une période débutant 4 mois avant la date présumée de l'accouchement jusqu'à douze jours après celui-ci.
Elle entraîne également, si vous êtes salariée, le versement d'indemnités journalières pendant toute la durée du congé maternité, sous réserve de remplir les conditions requises :

- justifier de 10 mois d'immatriculation en tant qu'assurée sociale à la date présumée de l'accouchement ;
- justifier d'avoir travaillé :
  - au moins 200 heures au cours des trois mois civils précédant le début de votre grossesse ou du congé prénatal,

ATTENTION ! Faites des photocopies. Il peut arriver qu'un dossier se perde ou soit traité avec retard, surtout si vous déménagez alors que vous êtes enceinte. Pensez à faire des photocopies de tous les documents que vous envoyez aux différentes caisses. Mettez à jour dès que possible votre carte Vitale dans une borne, et imprimez plusieurs attestations, on vous les demandera, notamment aux caisses des hôpitaux publics.

- ou à défaut, en cas d'activité à caractère saisonnier ou discontinu, au moins 800 heures au cours des douze mois civils précédant le début de votre grossesse ou du congé prénatal.

L'indemnité journalière est égale au salaire journalier de base, calculé sur la moyenne des salaires des périodes précitées, avec un montant maximum fixé au 1er janvier 2016 à 83,50 €. Ces indemnités vous sont versées tous les quatorze jours par la caisse d'assurance maladie.

3• Le congé maternité

Si vous exercez une activité salariée ou si vous percevez une allocation chômage, vous pouvez bénéficier d'indemnités journalières en remplacement de la perte de votre revenu pendant la durée de votre congé maternité.
Quelle que soit votre situation, pour bénéficier des indemnités journalières, vous devez nécessairement être immatriculée et disposer d'un numéro de Sécurité sociale depuis au moins dix mois à la date présumée de votre accouchement.

- Si vous êtes salariée, consultez votre convention collective : elle peut prévoir des dispositions plus favorables concernant la durée du congé maternité.
- Si vous êtes fonctionnaire titulaire, c'est votre employeur qui vous communiquera les dates du congé maternité, puisque c'est lui qui vous réglera vos indemnités journalières.
- Si vous travaillez en profession indépendante, la Sécurité sociale va vous demander une attestation de la caisse à laquelle vous payez vos charges, afin de vous verser votre indemnité : contactez d'abord votre caisse (le plus souvent, il s'agit directement de l'Urssaf).

4• Le choix de la maternité

Dès le 3e mois, prenez contact avec la maternité de votre choix afin de procéder à votre inscription ; prenez-y vos rendez-vous de consultation pour les 8e et 9e mois.
Au sein des réseaux de périnatalité, les maternités sont classées par type (I, II ou III) et répondent à des normes précises en termes d'équipements (voir chapitre « 1er mois »).

BON À SAVOIR

Depuis le 1er janvier 2002, le père peut bénéficier de 11 jours ouvrables consécutifs de congé paternité après l'accouchement. Cette durée s'ajoute aux 3 jours employeurs déjà accordés au père pour la naissance ou l'adoption. Elle est allongée de 18 jours en cas de naissance de jumeaux. Le père est libre de prendre ces congés dans les quatre mois suivant la naissance de votre enfant.

5• Les modes de garde

Dès le début de votre grossesse, renseignez-vous auprès de votre mairie ou de la PMI de votre lieu de résidence, sur les modes de garde proposés près de chez vous.

LE 3e MOIS EN UN COUP D'ŒIL

Semaines d'aménorrhée	Semaines de grossesse	Côté bébé	Côté maman	Votre suivi	Vos préparatifs	Les documents
11 SA	9e semaine	• Votre bébé mesure 4,5 cm et pèse 10 g • Son visage se transforme • Ses organes génitaux sont formés	• Certains petits désagréments continuent mais cesseront à la fin du mois • Reconstituez votre garde-robe	• Échographie de fin de 1er trimestre • Dépistage des anomalies chromosomiques (dosage des marqueurs sériques et mesure de la clarté nucale) • Vérification de la toxoplasmose, si négative • Recherche des agglutinines, si Rhésus négatif	• Informez votre employeur de votre état de grossesse • Inscrivez-vous dans la maternité de votre choix • Pensez au mode de garde de votre bébé et contactez les crèches • Pensez à prendre votre rendez-vous du 4e mois (réfléchissez à un projet de naissance)	• Résultats des prises de sang et échographies à apporter à chaque consultation • Si le médecin ou la sage-femme n'a pas effectué la déclaration de grossesse en ligne, adressez cette déclaration à la CAF et à l'assurance maladie avant la fin du mois • Établissez votre carnet de santé maternité • Pensez à mettre à jour votre carte Vitale
12 SA	10e semaine	• Votre bébé mesure 7,5 cm et pèse 20 g • Ses muscles se développent, il bouge les bras et les jambes • Ses viscères abdominaux évoluent				
13 SA	11e semaine	• Votre bébé mesure 8,5 cm et pèse environ 30 g • Les os du bassin et les côtes se forment				
14 SA	12e semaine	• Votre bébé mesure 10 cm et pèse 45 g • Son sexe est identifiable				
15 SA	13e semaine	• Votre bébé mesure 12 cm et pèse 65 g • Son squelette s'ossifie et ses membres s'allongent				

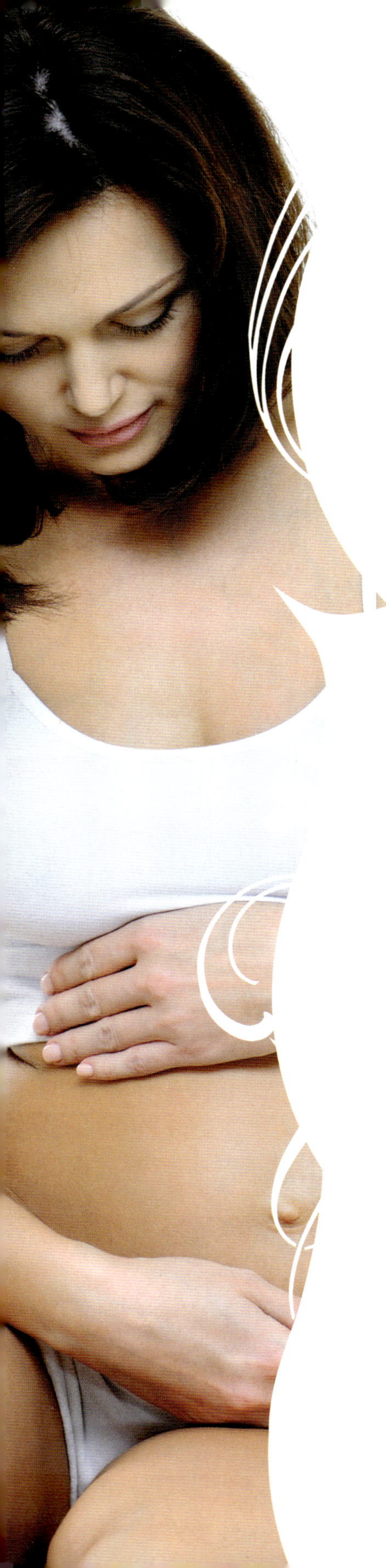

Votre bébé, semaine après semaine

1 • La neuvième semaine (11 SA)

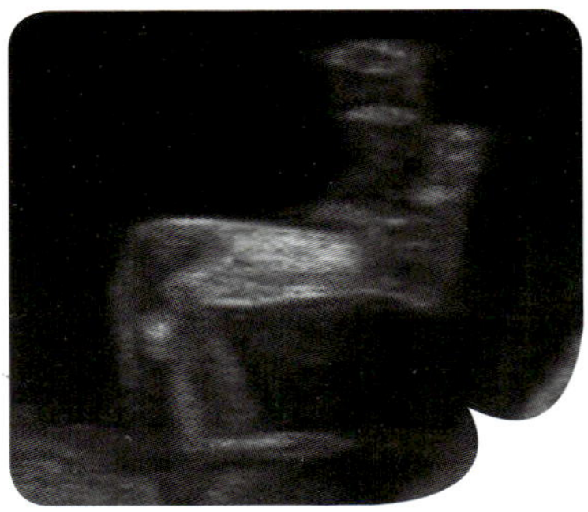

Votre bébé mesure 4,5 cm du sommet de la tête au coccyx et il pèse déjà 10 g.
Sa tête commence à s'arrondir. Son visage se transforme : ses yeux se rapprochent l'un de l'autre, les paupières apparaissent mais elles sont encore soudées ; la bouche se rétrécit ; les lèvres sont à présent bien dessinées ; deux petites fentes latérales représentent l'ébauche des oreilles.
Les organes génitaux sont formés et, si c'est un petit garçon, les testicules commencent déjà à fabriquer de la testostérone (hormone mâle).

11 SA : l'embryon mesure 45 mm. Ses membres effectuent déjà de nombreux mouvements de flexion-extension. Ses doigts et ses orteils sont bien individualisés.

2 • La dixième semaine (12 SA)

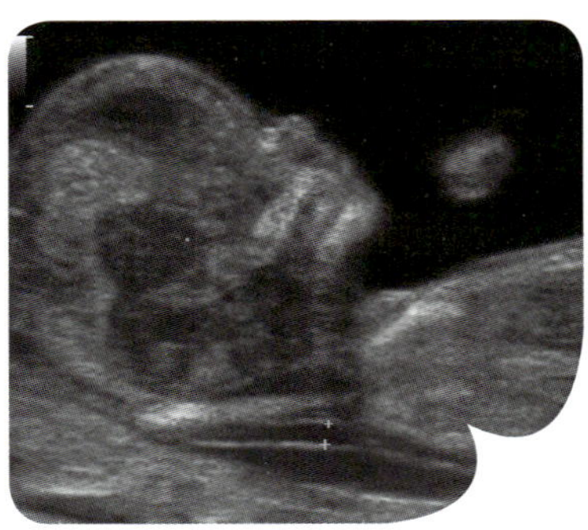

Votre bébé mesure 7,5 cm de la tête au coccyx et pèse environ 20 g.
Il bouge les bras et les jambes, mais vous ne le sentez pas encore. Il s'agit de petits mouvements réflexes : cela signifie que ses articulations se sont bien individualisées et que ses muscles se développent. Ces mouvements indiquent également que des cellules nerveuses deviennent peu à peu fonctionnelles.
Vous pourrez donc peut-être le voir bouger lors de l'échographie, et vous entendrez battre son cœur. La perception des bruits du

12 SA : à ce stade est réalisée l'échographie du 1er trimestre, qui est le plus souvent la toute première. La date de début de grossesse est alors précisée en fonction des mesures calculées lors de l'examen. La mesure de la clarté nucale est très importante et doit être extrêmement rigoureuse. Elle constitue le premier marqueur d'une éventuelle anomalie chromosomique.

cœur du fœtus est déjà possible grâce à l'appareil à ultrasons utilisé en consultation à partir de la 12 SA.
Au niveau de la bouche, les bourgeons de ses dents commencent à apparaître.
Le ventre prend forme : le foie est très gros et fabrique les cellules du sang de votre bébé. Un autre organe majeur est en formation : le pancréas (glande très importante pour la digestion et pour ses fonctions métaboliques). L'intestin s'allonge.

3• La onzième semaine (13 SA)

Votre bébé mesure 8,5 cm de la tête au coccyx et pèse environ 30 g.
Les os se forment au niveau du bassin et des côtes.
À cette période, on peut observer votre bébé de très près à l'échographie.

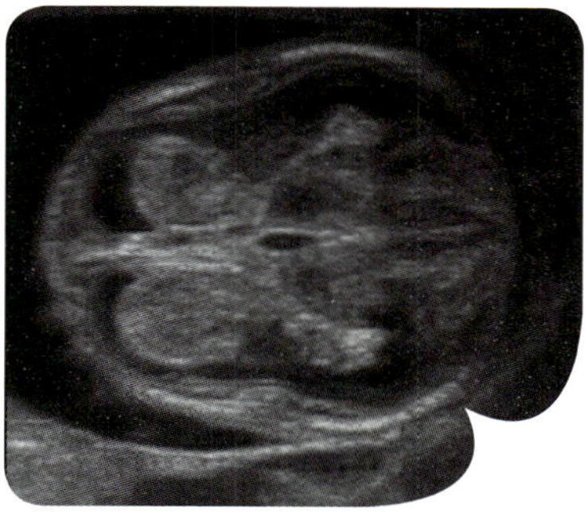

13 SA : les premières structures du cerveau peuvent être vues, les deux hémisphères cérébraux étant séparés par la « faux du cerveau », représentée par une ligne médiane.

4• La douzième semaine (14 SA)

Votre bébé mesure 10 cm de la tête aux talons et pèse environ 45 g. Son cerveau et sa moelle épinière ont leur structure définitive.
Les organes génitaux sont formés.
Le sexe de votre bébé, déterminé par les chromosomes lors de la fécondation, devient identifiable : vous allez enfin savoir, si vous le souhaitez !

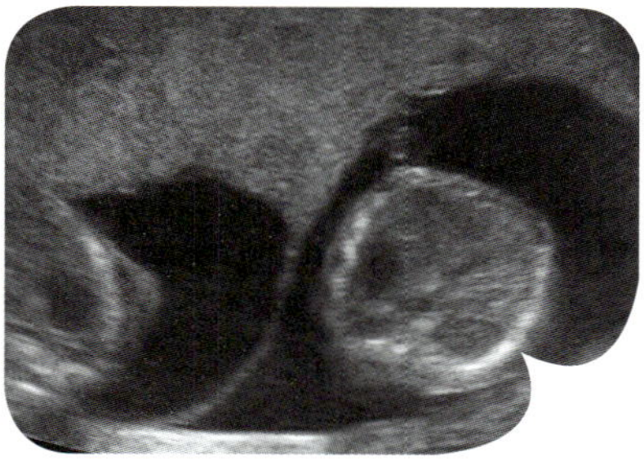

14 SA : lors de la première échographie d'une grossesse gémellaire, il est possible de préciser s'il existe un ou deux placentas, et si les jumeaux sont dans une seule poche amniotique. Sur cette photo, la présence de placenta à l'origine de la cloison de séparation témoigne d'une grossesse bichoriale biamniotique, c'est-à-dire avec deux placentas et deux poches indépendantes.

5• La treizième semaine (15 SA)

Votre bébé mesure 12 cm de la tête aux talons et pèse 65 g. Le diamètre de son crâne est de 3,2 cm.
L'ossification de son squelette commence. Ses membres s'allongent, surtout ses jambes. Ses doigts sont bien visibles, on peut les compter. Ils se replient dans sa main. La bouche de votre bébé s'ouvre et se ferme. Ses reins s'individualisent et ont leur structure définitive.

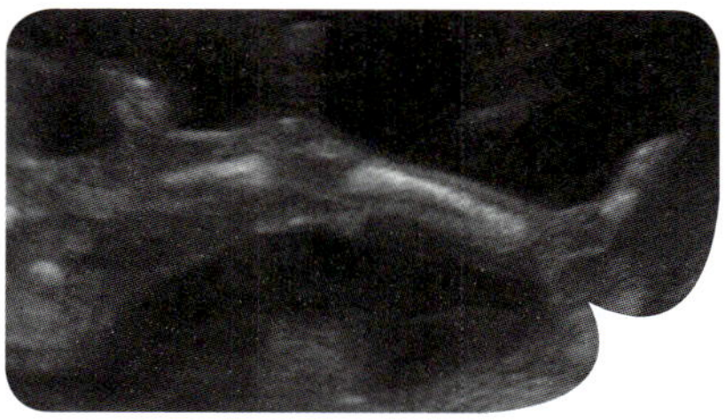

15 SA : les jambes sont étendues.

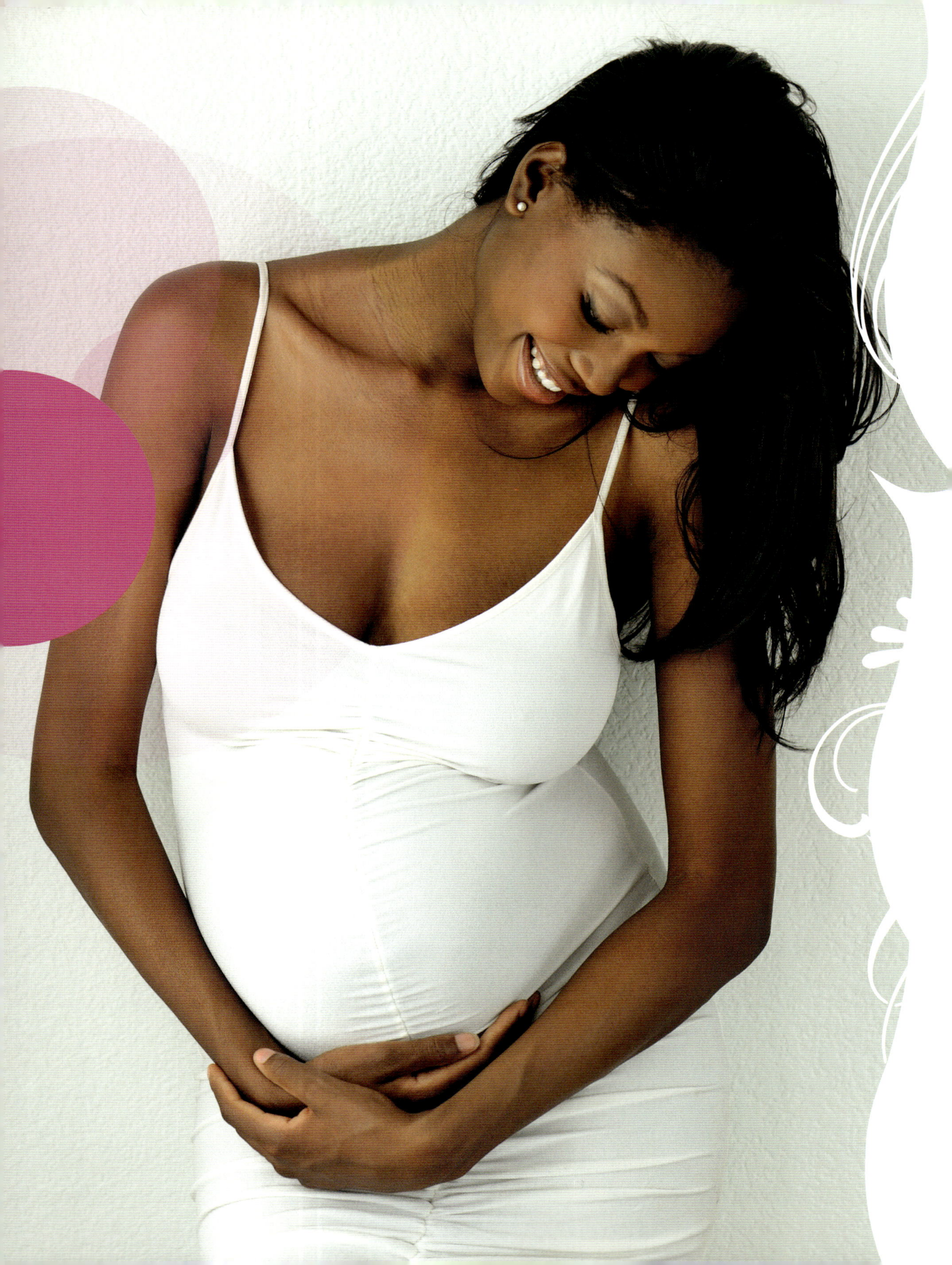

4e mois

Côté bébé

Votre futur bébé, qu'on appelle encore fœtus, est maintenant formé : il ne fera surtout que grandir et grossir jusqu'à l'accouchement. La période des fausses couches est finie. Le risque de malformation du fait d'un virus ou d'un médicament est passé (même si une pathologie liée à un virus ou à la prise d'un médicament peut se développer).

1 • Votre bébé bouge et entend !

Votre bébé bouge. C'est un repère important de ce mois : vous percevez généralement ses mouvements vers 16-18 SA (3 mois et demi de grossesse), voire une semaine plus tôt si vous avez déjà eu un ou plusieurs enfants. Ces mouvements sont essentiels à la bonne conformation des articulations de ses membres. Le cartilage de ses segments doit « s'user » de telle sorte que tous les mouvements de flexion-extension soient possibles.
Votre bébé est capable d'entendre ! Ses oreilles sont bien développées, et les échographistes peuvent souvent observer ses réactions au passage de la sonde qui émet des ultrasons.
Ses yeux, constitués, seraient capables de voir si ses paupières fermées ne les protégeaient pas de l'environnement liquide.

2 • Le rôle du liquide amniotique

Le rapport entre la quantité de liquide et la place qu'occupe votre fœtus est tel, au cours du 4e mois, que ses mouvements peuvent être très amples. Votre bébé a de la place… et il en profite !
En avalant ce liquide (il peut avaler) et en y urinant, il contribue lui-même à réguler la quantité de liquide qui l'entoure. Si ce précieux liquide vient à manquer autour de lui, les conséquences peuvent être très fâcheuses : les articulations se bloquent (arthrogrypose) et le développement des bronches et des alvéoles pulmonaires peut être plus ou moins compromis (hypoplasie pulmonaire). Cette situation peut survenir si les membranes de l'œuf se rompent prématurément, entraînant une fuite de liquide amniotique, ou si le fœtus n'urine plus assez du fait d'une anomalie de ses reins : médicalement, on parle d'« oligoamnios », ou d'« anamnios » quand il n'y a plus du tout de liquide. Mais rassurez-vous, ces situations sont rares !

« JE SUIS NORMALE OU PAS ? »

GRAHAM101, FORUM aufeminin

Je sais que je suis à mon quatrième mois de grossesse, mais de là à dire à quelle SA… Quand je découvre certaines discussions entre femmes enceintes, en particulier sur les forums Internet, je me demande même si je suis complètement normale. J'ai peur que l'on me juge, et même que mes proches fassent certains commentaires, considérant que je suis indifférente par rapport à ma première grossesse. Récemment, quelqu'un m'a demandé si je comptais avoir un entretien prénatal… Je vous avoue que je savais à peine de quoi il s'agissait. Je n'en avais pas trop entendu parler. En tout cas, je suis bien suivie par mon gynécologue, qui est sympa, et tout se passe bien !

DON DU CORDON OU DU PLACENTA

Lors de l'accouchement, sachez que vous pourrez éventuellement faire don du sang du cordon ombilical et du placenta. Des maternités organisent ces dons, le mieux est de se renseigner au préalable. Grâce au don de sang de cordon, des cellules souches sanguines seront récupérées et serviront à traiter des patients souffrant de maladies sanguines spécifiques, de leucémies, etc.

3 • Le cordon et le placenta

La plupart du temps, tout se passe bien pour votre bébé qui nage à l'aise dans son immense piscine de liquide amniotique. Tel un scaphandrier, il est relié au placenta par son cordon ombilical qui lui apporte du sang – oxygéné par vous – par une grosse veine, et transfère son sang appauvri en oxygène par deux artères.

Le cordon ombilical est de longueur variable. S'il est très long, il peut s'enrouler autour d'une des parties fœtales («circulaires» autour du cou, «bretelles» autour des membres) ou constituer un ou plusieurs nœuds. Mais sa structure, enroulée sur elle-même comme un fil de téléphone (des anciens téléphones!), permet à ces phénomènes d'être sans conséquence néfaste pour le fœtus.

Le placenta, indispensable à la vie de votre bébé, est constitué d'une sorte de galette entre les membranes de l'œuf et la cavité de votre utérus, bien ronde désormais. Cet organe très complexe juxtapose votre sang et celui de votre enfant au travers d'une membrane sans jamais aucun mélange des deux circulations. La surface d'échange des nutriments et de l'oxygène est considérable.

Le placenta peut s'implanter à peu près n'importe où sur la surface de l'utérus. Le plus souvent, il est inséré au fond de l'utérus, à l'opposé du col. Parfois, il s'insère plus bas, près de l'orifice du col. Il est dit «bas inséré», ce qui peut être à l'origine de saignements. Dans ce cas, il peut aussi remonter naturellement à l'intérieur de la cavité utérine par développement des parois de l'utérus.

Le placenta a par ailleurs une activité hormonale intense. À partir du 4e mois, il déverse dans votre circulation la progestérone, hormone du maintien de la grossesse, jusque-là sécrétée par vos ovaires, ainsi que les œstrogènes.

SEMAINES DE GROSSESSES (SG), SEMAINES D'AMÉNORRHÉE (SA)

Le 4e mois de la grossesse, compté jusqu'ici le plus souvent à partir de l'ovulation, est maintenant exprimé par médecins et sages-femmes en semaines d'aménorrhée (depuis le premier jour des dernières règles).
Il correspond donc aux 16-19 SA (un mois ne faisant jamais exactement quatre semaines).

Côté maman

Ouf, trois mois sont passés! La grossesse est bien en place. Il ne reste que six mois! Globalement, votre ressenti est plutôt meilleur. Nausées et vomissements ont disparu ou presque, et vous vous sentez moins «crevée».

1 • Gare aux fringales

Cependant, les fringales persistent, liées à un fonctionnement différent de votre pancréas. Celui-ci réagit à tout apport alimentaire – de sucres en particulier – par une sécrétion excessive d'insuline.

Si le taux de sucre baisse de façon importante dans votre sang, vous éprouvez une sensation de faim, et parfois des malaises.
Lorsque les apports en sucre sont trop importants, le pancréas fœtal sécrète quant à lui de l'insuline en excès. Pour le fœtus, l'insuline est aussi une hormone de croissance : il grossit, mais trop. L'apport trop important en sucre agit comme un cercle vicieux. Plus vous en consommez, plus votre organisme en demande en excès. Il est donc important de veiller à fragmenter les repas (plutôt cinq petits repas que trois gros) et d'éviter de vous retrouver totalement à jeun (n'attendez pas pour prendre votre repas).
Et surtout, diminuez les sucres d'« absorption rapide » : chocolat, confitures, confiseries, sodas, pâtisseries, glaces, etc.

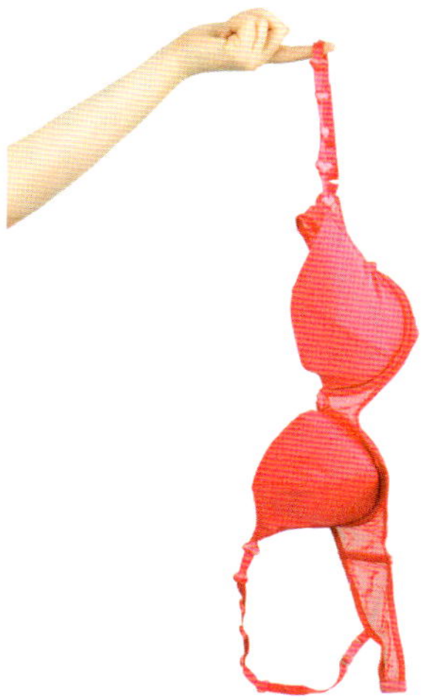

2• Vos seins prennent de l'ampleur

Votre petit ventre rond est plutôt sympathique, et, la féminité ne devant pas perdre ses droits, vous avez eu le temps d'adapter votre vestiaire !
La taille de vos seins se stabilise, justifiant l'achat d'un soutien-gorge adapté, confortable et sans baleine. S'ils sont vraiment douloureux, essayez de garder votre soutien-gorge la nuit.
Un écoulement jaunâtre peut inquiéter… Rassurez-vous, ce n'est que du « colostrum », sécrétion liquide normale qui prépare à la fonction ultérieure d'allaitement.
Réfléchissez à l'allaitement dès maintenant. Vous pouvez choisir l'allaitement maternel ou artificiel, l'essentiel étant de vous faire votre propre opinion bien avant l'accouchement, et de l'exprimer clairement plus tard à l'équipe soignante sans tenir compte des avis soi-disant autorisés (belle-mère, voisine…). Il est aussi possible d'envisager la « tétée de bienvenue », c'est-à-dire de poser votre bébé contre le sein au moment de la naissance. Libre à vous, ensuite, d'allaiter ou pas. L'allaitement maternel est encouragé par les professionnels de la naissance, car il est incontestablement meilleur pour l'enfant, surtout si celui-ci naît avant terme ou est de petit poids.

3• Les petits désagréments du 4e mois

Les mycoses génitales

L'acidité modifiée des sécrétions vaginales peut être à l'origine de mycoses. Le champignon est normalement présent dans le vagin, mais du fait de la production d'hormones par le placenta, l'acidité du vagin se modifie et permet la prolifération des champignons microscopiques. Ces mycoses se soignent très bien par des traitements locaux en dose unique ou réduite, et n'ont aucune conséquence néfaste sur votre bébé, même si elles ont une tendance désespérante à la récidive. Veillez à porter des sous-vêtements confortables en coton. Si vous vous sentez « toujours humide », ce qui n'est pas particulièrement agréable, changez de sous-vêtements dans la journée.
En cas de mycoses récidivantes, votre compagnon devra parfois aussi se faire traiter. Mais ne vous privez pas de rapports sexuels si vous en avez envie : il n'y a aucun danger pour le fœtus (sauf contre-indication médicale).

ATTENTION ! Ne vous traitez pas toute seule par aspirine ou anti-inflammatoires : ils sont néfastes pour le fœtus. Parlez de vos douleurs au praticien qui vous suit. Si vous êtes sujette à des douleurs de dos, évitez absolument de porter des charges lourdes, de vous baisser et de vous relever trop souvent. Les déménagements, activités de peinture ou bricolage sont à proscrire.

Les douleurs

L'« inondation » d'hormones de la grossesse (œstrogènes) modifie les ligaments de toutes les articulations de l'organisme. Des douleurs peuvent en résulter, notamment au niveau du dos. Quand elles partent de la fesse, descendant en arrière dans la cuisse, il peut s'agir d'une irritation du nerf sciatique.

Et dans votre tête, comment ça se passe ?

1 • Un nouveau corps à apprivoiser

Si, au 1er trimestre, votre vécu de la grossesse restait quelque peu abstrait, le 2e trimestre, qui est celui des transformations de votre corps, fait de votre grossesse une réalité intime de tous les instants. Les rondeurs de votre ventre et de vos seins, la relative lourdeur de votre corps, mais surtout les premières perceptions des mouvements de votre bébé marquent véritablement le passage vers l'état de grossesse.
L'ampleur des transformations de votre corps recèle ainsi une part d'inconnu à apprivoiser, suscitant une véritable crise maturative qui marque la survenue d'un changement de génération, d'une nouvelle phase du cycle de la vie.

2 • La femme devient mère

La grossesse est une révolution d'autant plus forte qu'elle est limitée dans le temps. Elle modifie profondément et progressivement votre identité car la naissance à venir va changer l'ordre des générations. Ainsi, la fillette devient femme et la femme devient mère, réécrivant de ce fait les liens avec ses propres parents, futurs grands-parents.

3 • Le passé se réveille

Ce remaniement identitaire vous impose une réécriture des moments fondateurs de votre parcours, ceux qui ont précédemment forgé votre identité, événements qui, en dehors de la grossesse, sommeillaient dans votre intimité. Ce retour vers le passé peut être vécu avec la nostalgie des retrouvailles, mais parfois aussi avec la crainte de voir réémerger ce qui a déjà fait souffrir. Ce double travail sur le passé et sur l'actualité de la grossesse affilie votre enfant au plus intime de vous-même et constitue la toile de fond sur laquelle lui et vous pourrez vous rencontrer après l'accouchement et écrire une nouvelle histoire…

4 • Votre identité de future maman commence à émerger

À l'issue de ce « voyage intérieur » entre le passé et le présent, vous allez vous façonner une identité de mère, en incluant votre bébé dans cette nouvelle configuration de votre intimité. Ces processus puissants, qui se passent de parole, se traduisent par une mise à distance progressive de la réalité extérieure et par un retour vers vous-même, situation qui peut être vécue différemment par votre entourage. C'est ainsi que le lien si intime qui se tisse entre vous et votre enfant à venir peut difficilement se traduire en mots et se partager. C'est ce qui explique le peu de place qu'occupe parfois le bébé dans le discours spontané de la femme enceinte.

5• L'impact psychologique des échographies

Deux faits majeurs sont à signaler concernant le suivi de votre grossesse. Le premier concerne le dépistage de la trisomie 21, progrès technique parfois insuffisamment expliqué par les équipes obstétricales, qui peut générer une confusion entre l'approche d'un risque et le diagnostic d'une pathologie. La future maman est parfois particulièrement fragile, et le fait de lui annoncer que son enfant pourrait ne pas être normal est toujours délicat, et peut même être à l'origine d'une cascade d'événements qui auront, à distance, des effets traumatisants sur son bébé. Si vous êtes confrontée à une telle situation, vous pouvez demander une assistance psychologique dès les premiers instants.

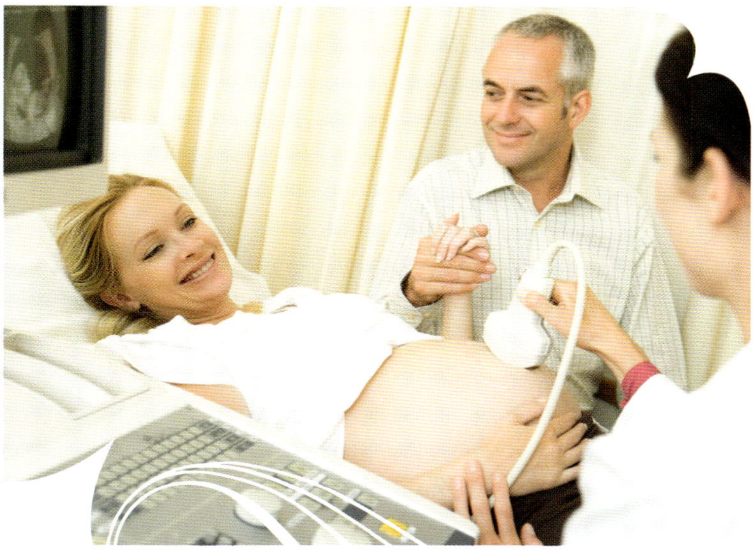

ATTENTION ! Parfois, le sens donné à une image, à une attitude ou à une parole de l'échographiste peut susciter des inquiétudes. Aussi, en cas de doute, n'hésitez pas à questionner l'échographiste, la sage-femme et l'obstétricien chargé du suivi prénatal.

2e TRIMESTRE : LE TEMPS DES GRANDES REMISES EN QUESTION

Les mutations liées à la grossesse risquent de s'accompagner d'une remise en question, d'une perte de repères et d'un brouillage des liens, à l'origine de sentiments d'ambivalence et d'angoisse qui sont tout à fait sains tant qu'ils ne génèrent pas de la souffrance.
Ainsi, il arrive que la femme enceinte souhaite un retour vers l'état antérieur qui s'éloigne, ou au contraire se laisse éblouir par la promesse de ce qui adviendra.
Cette ambivalence de bon aloi s'oppose à l'image idéalisée de la femme qui « attend l'heureux événement », souvent proposée par l'entourage ou les médias, et qui suscite parfois des sentiments de dépréciation : « Je ne suis pas à la hauteur », et de culpabilité : « Déjà, je ne suis pas une bonne mère. »

FUTURE MAMAN, ATTENTION, FRAGILE

Une attention particulière doit être portée aux femmes pour qui la grossesse réactive des événements traumatisants du passé, car deuils, abandons, ruptures, violences, abus et négligences pourraient avoir des répercussions sur le lien naissant avec le bébé. Des consultations spécialisées seront d'une grande utilité.

L'échographie du 2e trimestre permet également la rencontre virtuelle des parents et de leur bébé, elle participe au tissage des liens. Cette deuxième rencontre vient confirmer, infirmer, transformer et alimenter l'imaginaire parental vis-à-vis de cet enfant encore inconnu et à venir. En ce sens, l'échographie obstétricale aide les futurs parents à devenir… futurs parents !

Le suivi médical

1 • L'entretien prénatal

Les pouvoirs publics ont mis en place en 2007 un « entretien du 4e mois » en plus des sept consultations médicales prénatales.
Il est généralement conduit par une sage-femme libérale, hospitalière ou de centre de PMI, sur une durée assez longue (40 à 45 minutes). L'entretien prénatal, qui n'est pas une consultation médicale, est destiné à celles et ceux qui le souhaitent. Il est important pour les femmes ou les couples qui éprouvent des difficultés, mais il est également utile en cas de simple besoin d'informations. L'entretien prénatal a été créé pour améliorer les conditions de la femme enceinte, il serait dommage de ne pas en profiter…
Il se termine habituellement par un petit programme de séances de préparation à la naissance, établi selon la disponibilité du couple (voir encadré page suivante).

Les questions que vous pourrez poser

De questions en réponses, votre sage-femme cernera plus précisément ce qu'elle peut vous proposer pour mieux vivre votre grossesse. L'entretien consiste en une suite de questions amenées comme une simple conversation. Il permet d'évoquer :

- vos conditions de vie, de travail, de transport, votre hygiène de vie. Des conseils sur l'alimentation pourront vous être donnés ;
- votre santé, vos attentes et la façon dont vous vivez votre grossesse ;
- votre environnement familial et quotidien : êtes-vous aidée ? Pouvez-vous compter sur votre mère pour vous conseiller ? Avez-vous des frères et sœurs eux-mêmes parents ? Habitez-vous loin de votre famille ? Votre conjoint participe-t-il activement à la vie domestique ? Avez-vous à monter des étages sans ascenseur ? ;
- vos craintes par rapport à l'arrivée du bébé : avez-vous peur de ne pas y arriver ? Avez-vous pensé à l'accouchement ? Avez-vous un projet pour cette naissance ?

Si vous fumez du tabac ou du cannabis, ou buvez du vin ou de la bière pendant la grossesse et que vous ne pouvez vous en passer, c'est le moment d'en parler à votre sage-femme, elle peut vous aider à arrêter. C'est très important pour votre bébé.

LE CERCLAGE UTÉRIN

Certaines fausses couches du 2e trimestre ou certains accouchements prématurés sont dus à une béance du col utérin qui s'ouvre trop tôt. Pour traiter ces béances, on peut proposer un cerclage du col. Cette intervention, réalisée vers 12-14 SA sous anesthésie locale ou péridurale, consiste à passer un gros fil non résorbable entre la muqueuse et le muscle utérin de façon à faufiler le col utérin. Le fil est serré et noué, de façon à fermer le col. Bien entendu, ce fil sera retiré vers 37 SA, voire avant, si, malgré le cerclage, un accouchement prématuré survient. L'ablation du fil est simple et indolore : pour le praticien, il suffit de mettre un spéculum pour voir le bout du fil au-dessus du nœud et de le sectionner avec des ciseaux.
Le cerclage réalisé préventivement est plus efficace que le cerclage fait « à chaud » lors d'une menace d'accouchement prématuré avec raccourcissement du col et ouverture.

Si nécessaire, des positions, ou quelques exercices simples, vous seront montrés pour soulager les petits maux dont vous souffrez.
Si le futur père est présent lors de cet entretien, il lui sera demandé s'il trouve sa place dans la grossesse, s'il se sent concerné, s'il lui arrive de communiquer avec son bébé. Souhaite-t-il suivre les séances de préparation ? A-t-il des craintes ? Le sujet concernant le congé paternité de 11 jours après la naissance du bébé pourra également être abordé.

En cas de difficultés

Si vous rencontrez des difficultés sociales (chômage, logement, solitude), différents services d'assistance – dont beaucoup sont habituellement méconnus – vous seront présentés. Si vous êtes déjà mère de famille et que votre état nécessite un repos strict, votre sage-femme pourra vous proposer une aide familiale, par le biais de la caisse d'allocations familiales. Cette assistante de vie sera rémunérée à des tarifs basés sur le quotient familial. Une personne aux faibles revenus peut donc aussi bénéficier de cette aide.
Enfin, dans certains cas de dépression ou lorsque la situation est difficile, cet entretien prénatal permet l'orientation vers un soutien psychologique que peuvent vous apporter psychologues et/ou psychiatres spécialisés. Aujourd'hui, de très nombreuses équipes médicales en sont entourées. En effet, au cours des premières semaines de grossesse, certaines femmes ont à résoudre des problèmes psychologiques liés à l'acceptation de leur situation nouvelle. Ils sont généralement réglés au 4e mois, mais pas toujours… Ainsi, certaines femmes continuent à vomir, parfois jusqu'à ne plus pouvoir s'alimenter. Au-delà de l'hospitalisation nécessaire pour traitement médical, il est important de faire face à ce « symptôme d'appel ».
Pour ces femmes, mais aussi pour toutes celles dont le « projet parental » manque des assises essentielles – insertion sociale (mineures, femmes célibataires, femmes au chômage), présence ou adhésion du père –, un entretien prénatal est indispensable. Il permettra de mieux comprendre les difficultés liées à la grossesse et de trouver des solutions.

PRÉPARATION À LA NAISSANCE : INSCRIVEZ-VOUS !

Le 4e mois est le moment idéal pour s'inscrire à une préparation à la naissance. Vous y apprendrez l'adaptation respiratoire aux différentes phases de l'accouchement, et la relaxation périnéale et générale, toutes deux facilitatrices. C'est aussi un « lieu de parole » où tout est abordé : les anesthésies (péridurale et autres), l'épisiotomie, l'allaitement, la contraception après la naissance… Ces « cours » de préparation à l'accouchement pourront donc commencer dès le 4e mois… ou un peu plus tard (voir chapitre « 5e mois »).

2 • La consultation du 4e mois

Après celle de la déclaration de grossesse (voir chapitre « 1er mois »), la consultation du 4e mois est la deuxième des sept consultations obligatoires, remboursées à 100 % par la Caisse nationale d'assurance maladie. Ainsi qu'à chacune de ces consultations, votre praticien s'informe d'abord sur d'éventuelles anomalies : saignements, fièvre ou éruption, pertes blanches, douleurs pelviennes ou abdominales, démangeaisons vulvaires, problèmes urinaires ou dentaires, problèmes digestifs – en particulier brûlures d'estomac qui peuvent « remonter » vers le haut en arrière du sternum (voir chapitre « Les petits maux de la grossesse »).

L'examen médical

Comme lors de la première consultation, l'examen médical est indispensable : prise de poids (1 kg par mois), de la tension artérielle, mesure de la hauteur utérine. Votre médecin s'enquiert des mouvements du fœtus ressentis (entre 16 et 18 SA, soit 3 mois et demi de grossesse) et écoute les bruits de son cœur (à l'oreille ou à l'aide d'un petit appareil à ultrasons). L'examen se termine par un toucher vaginal dont le but, à ce stade, est de dépister les éventuelles anomalies du col utérin (longueur et ouverture). Un col court et ouvert à ce moment de la grossesse ferait craindre une menace de fausse couche.
L'utilité du toucher vaginal n'est pas prouvée en l'absence de signes cliniques (contractions, douleurs abdominales, saignements), ne soyez pas surprise si le médecin ou la sage-femme ne le pratique pas.

Les examens de dépistage prescrits et proposés

Votre praticien prend connaissance des examens prescrits lors des précédentes consultations : les examens obligatoires concernant la rubéole, le groupe sanguin, les anticorps éventuellement développés contre les globules rouges, la toxoplasmose (l'examen devra être renouvelé tous les mois en cas de négativité), la syphilis, le sida, les hépatites (si celles-ci ont été demandées plus tôt), et la vérification de l'absence de sucre et d'albumine dans les urines (voir chapitre « 2e mois »).

Il s'informe également des résultats des examens dits « combinés » demandés au 1er trimestre pour dépister le risque d'anomalies chromosomiques du bébé, et vous les expliquera. Si ces examens n'ont pas été réalisés, votre médecin peut vous prescrire un dosage des marqueurs du 2e trimestre qui s'intègre au dépistage dit « séquentiel ». Pour plus d'informations, reportez-vous au chapitre « 3e mois ».

L'analyse des données chiffrées de l'échographie de la 12 SA est faite au cours de cette consultation, notamment pour modifier, s'il y a lieu, le calendrier de la grossesse (c'est-à-dire la date exacte de la conception). C'est aussi le moment de vérifier que la date de l'échographie du 2e trimestre est correcte, idéalement entre 22 et 24 SA, et de la corriger éventuellement.

À la fin de cette consultation, vous sont prescrits des examens « systématiques » : sucre et albumine urinaires ; sérologie de la rubéole si elle n'a pas été faite avant, de la toxoplasmose (si elle était négative jusque-là) ; dépistage du diabète par deux prises de sang avant et après absorption de glucose, à réaliser à la 24 SA (voir chapitre « 6e mois ») ; dépistage de l'infection urinaire inapparente par examen des urines au laboratoire, ou par la patiente elle-même par l'observation hebdomadaire de bandelettes urinaires (Uritest). Enfin, si la femme est de groupe sanguin Rhésus négatif, un dosage des agglutinines anti-Rhésus.

Souvent, votre médecin prescrit à ce stade un supplément en fer et en vitamines (D en particulier), et des médicaments antispasmodiques du fait de contractions ressenties sans modification objective du col.

Un examen de prévention bucco-dentaire pris en charge à 100 % est prévu depuis juillet 2013. Il permet à toute femme enceinte de bénéficier d'informations et de conseils adaptés. Si des soins bucco-dentaires sont nécessaires, il faudra les entreprendre, car les risques d'infection sont importants aussi bien pour la mère que pour l'enfant. À ce stade de la grossesse, il n'y a pas de contre-indication à la radiographie dentaire ou à l'anesthésie locale.

ATTENTION ! Au cours de chacun des examens, on vous demandera systématiquement de vous déchausser pour la pesée, de passer au « test pipi », puis de vous chausser à nouveau pour vous rendre à la consultation proprement dite. Plus votre ventre va s'arrondir, plus vous aurez du mal à vous chausser.
Pour les consultations, optez pour des chaussures faciles à enfiler, et glissez tous les documents nécessaires dans une chemise fermée par des élastiques, que vous pourrez facilement ouvrir et fermer !

AMNIOCENTÈSE OU PAS ?

En cas de risque avéré d'anomalies chromosomiques chez le fœtus, découvert par des examens dits « combinés » ou par des « marqueurs » spécifiques, votre médecin vous proposera une amniocentèse, seule capable d'établir la preuve formelle de cette anomalie. La tendance est à diminuer le nombre d'amniocentèses réalisées, tenant compte du risque fœtal de ce geste (entre 0,5 et 1 % de fausses couches) comparé au faible nombre d'anomalies fœtales dépistées. C'est ainsi que les femmes enceintes de 38 ans et plus (dont le risque est de 1/250) se verront plutôt proposer un dépistage « combiné » du 1er trimestre. Par une prise de sang, on peut étudier les cellules fœtales présentes dans le sang maternel. Cela permet, chez les femmes à risque, d'éviter l'amniocentèse. C'est le diagnostic prénatal non invasif. Ce test est disponible en France et à l'étranger mais n'est actuellement pas remboursé par la Sécurité sociale (voir page 124).

3• Le projet de naissance

Le projet de naissance est l'occasion pour les parents de réfléchir à ce qu'ils souhaitent pour l'accueil de leur enfant. Recommandé par le plan de périnatalité et la Haute autorité de santé (HAS), il s'inscrit dans la loi qui précise que « le médecin doit respecter la volonté de la personne après l'avoir informée des conséquences de ses choix » et « qu'aucun acte médical ni aucun traitement ne peut être pratiqué sans le consentement libre et éclairé de la personne ».

Le projet de naissance peut comprendre :

- des projets vous concernant : par exemple, « j'arrête de fumer, mon compagnon également, je change mes habitudes alimentaires, je suis avec mon compagnon des cours de préparation à la parentalité… » ;
- des projets concernant l'accouchement : par exemple, « si tout est normal après 37 SA, je souhaite un accouchement aussi physiologique que possible. Je souhaite que la poche des eaux ne soit pas percée artificiellement, si le travail avance bien. Je souhaite pouvoir déambuler, choisir la position qui me soulage, ainsi que celle de l'accouchement. J'aimerais que l'épisiotomie soit évitée et préfère risquer une déchirure légère. Je souhaite, ou non, une péridurale. Je souhaite, ou non, la présence de mon compagnon à la naissance. Je souhaite que le cordon soit coupé par le futur papa. J'accepte de donner du sang de cordon de mon bébé, si cela est organisé dans la maternité… » ;
- des projets concernant les soins à donner à l'enfant : par exemple, « je désire allaiter ; mon bébé pourra téter le plus tôt possible, et autant que faire se peut, il ne sera pas séparé physiquement de moi avant la première tétée. Je souhaite garder le bébé en peau à peau le plus longtemps possible. Je souhaite ne pas être séparée de mon enfant, même la nuit… ».

Il convient de discuter de vos projets avec l'équipe (gynécologue-obstétricien, sage-femme, anesthésiste, pédiatre…) bien avant le jour de l'accouchement. Un projet ne peut être rédigé seul ou avec un professionnel de la santé qui ne prendra pas en charge la naissance, et que le couple voudrait « imposer » le jour de l'accouchement à l'équipe de garde.

Un climat de confiance réciproque doit s'établir entre vous et les professionnels de la naissance, dont le souci est bien sûr de faire en sorte que tout se déroule bien. Il est de leur responsabilité de vous conseiller au mieux, compte tenu de votre situation personnelle et des recommandations de bonnes pratiques professionnelles scientifiquement documentées et publiées.

Il faut comprendre que le soignant a le devoir de refuser des demandes qui lui paraissent dangereuses pour vous ou votre enfant. Il doit alors vous expliquer pourquoi. Certaines demandes ne pourront être satisfaites car elles dépendent des équipes, des équipements présents ou non, des contraintes architecturales…

Le projet doit donc résulter d'un dialogue entre les futurs parents et les soignants, avec la notion de partage des contraintes des uns et des autres et d'écoute réciproque.

Le projet (ou ses principaux points) peut rester oral ou être mis par écrit et inclus dans le dossier médical en sachant qu'il peut évoluer dans le temps. Vous pouvez changer d'avis (à propos de la péridurale, par exemple) ou la survenue d'une complication imprévue peut imposer une décision médicale très urgente ne permettant pas de longues explications.

Volontairement, les gynécologues-obstétriciens comme les sages-femmes ne donnent pas de « modèle » de projet de naissance car il ne peut s'agir d'un « contrat type » que l'on signerait, mais vous pouvez en écrire un. Il servira de base d'échange et de discussion, conduisant à un projet individualisé qui s'établira dans la confiance.

Les démarches administratives

1 • Le guide de surveillance de la grossesse

Une fois la grossesse déclarée à votre caisse de sécurité sociale (qui accorde le congé maternité et rembourse les soins) ainsi qu'aux allocations familiales (qui versent différentes prestations), vous recevrez en retour le guide de surveillance de la grossesse. Celui-ci indique le calendrier des différents examens et donne des conseils pour mener à bien votre grossesse.

2 • Le livret de paternité

Le père recevra, quant à lui, son livret de paternité. Celui-ci donne des informations juridiques sur les droits et les devoirs des parents, sur la filiation, l'exercice de l'autorité parentale, les prestations familiales, les congés parentaux, les droits et les devoirs de l'enfant.

3 • La carte prioritaire

Demandez aussi à votre caisse d'allocations familiales la carte nationale de priorité. Elle vous assure une priorité aux bureaux et guichets des administrations publiques et dans les transports en commun.

4 • La reconnaissance anticipée

Si vous n'êtes pas mariée avec le père de votre futur enfant, il est souhaitable de faire à la mairie de votre lieu de résidence une reconnaissance anticipée avant la naissance. Elle établit la filiation de l'enfant vis-à-vis de son père. Cela peut être très utile en cas de problème majeur, comme une séparation en cours de grossesse ou un décès accidentel du père.

LE 4e MOIS EN UN COUP D'ŒIL						
Semaines d'aménorrhée	**Semaines de grossesse**	**Côté bébé**	**Côté maman**	**Votre suivi**	**Vos préparatifs**	**Les documents**
16 SA	14e semaine	• Votre bébé pèse 110 g et mesure 13 cm • Son cerveau possède ses principales structures • L'architecture de son visage est achevée	• Nausées et vomissements disparaissent • Vous pouvez ressentir des « malaises hypoglycémiques »	• Consultation du 4e mois • Analyse du résultat du dépistage « séquentiel » de la trisomie 21 • Vérification de la toxoplasmose si négative • Recherche des agglutinines, si Rhésus négatif • Entretien prénatal du 4e mois • Pratique d'une amniocentèse (si nécessaire)	• Achetez une balance • Fractionnez vos repas • Éventuellement, on vous prescrira un complément en vitamine D et du fer • Évitez le sauna et les séances d'UVA • Évitez les sports violents ou mécaniques • Préférez la danse, la natation, la marche • Inscrivez-vous à une préparation à la naissance • Prenez votre rendez-vous du 5e mois • Renseignez-vous auprès de votre convention collective : certaines vous permettent de travailler une heure de moins dès le 4e mois	• Les résultats des prises de sang et échographies doivent être apportés à chaque consultation
17 SA	15e semaine	• Votre bébé pèse 140 g et mesure 15 cm • Il urine dans le liquide amniotique				
18 SA	16e semaine	• Votre bébé pèse 160 g et mesure 17 cm • Sa peau se couvre de *vernix caseosa* • Ses yeux se dessinent				
19 SA	17e semaine	• Votre bébé pèse 200 g et mesure 19 cm • Il bouge et entend • Le méconium se forme dans son intestin				

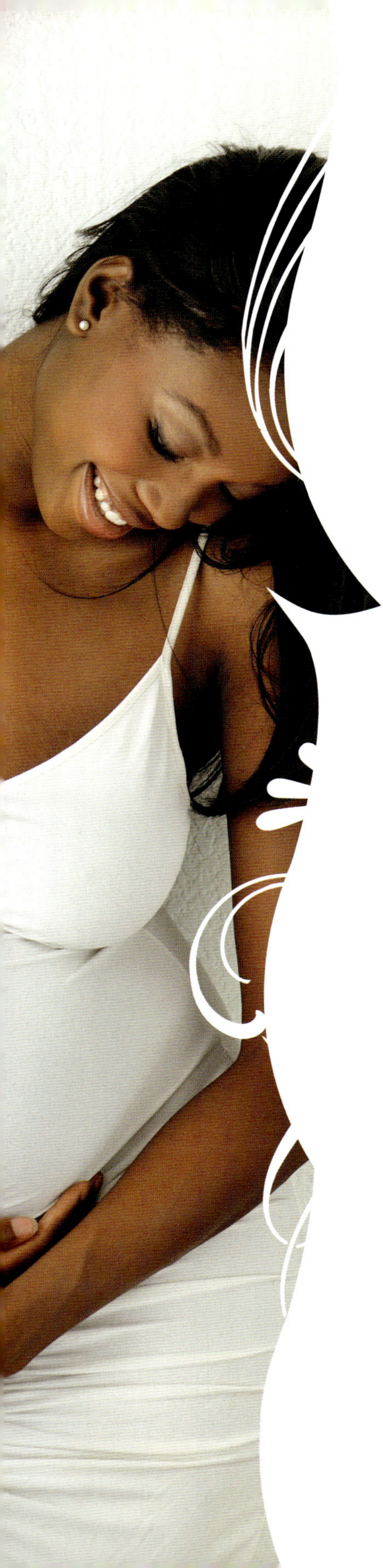

Votre bébé, semaine après semaine

1 • La quatorzième semaine (16 SA)

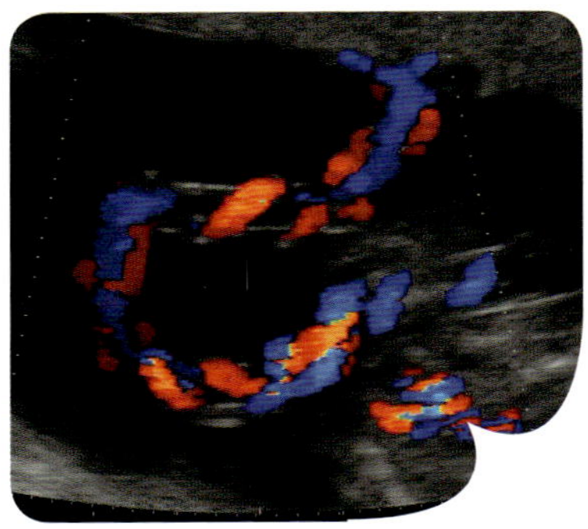

16 SA : le cordon ombilical comporte trois vaisseaux, deux artères et une veine. La circulation dans ces vaisseaux peut être étudiée grâce au doppler.

Votre bébé mesure environ 13 cm de la tête aux talons. Il pèse déjà 110 g. Le cerveau et la moelle épinière ont leur structure définitive. L'architecture de son visage est achevée.
Son cœur bat et continue son développement. Il est adapté à une circulation particulière puisque les poumons ne peuvent lui fournir d'oxygène en l'absence d'air inspiré : la circulation du sang dans les poumons, si importante plus tard, est pour le moment quasi exclue de la circulation générale.

2 • La quinzième semaine (17 SA)

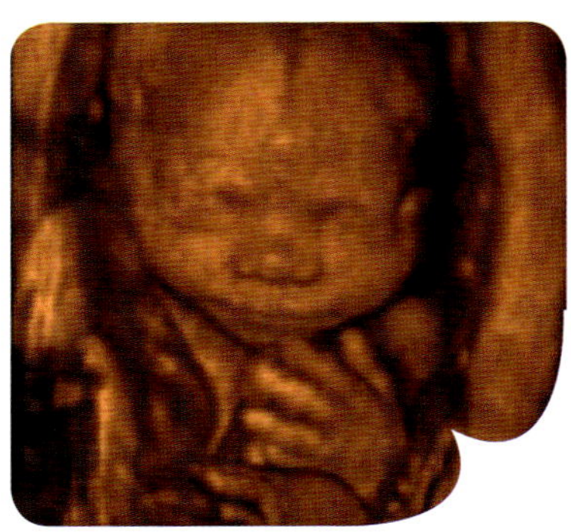

Votre bébé pèse 140 g et mesure 15 cm de la tête aux talons. Le diamètre de son crâne fait 4 cm. Les poumons et les reins se développent. Dans le liquide amniotique, votre bébé fait déjà pipi !

17 SA : fœtus de face présenté ici en échographie 3D.

3• La seizième semaine (18 SA)

Votre bébé pèse 160 g et mesure 17 cm de la tête aux talons. Sa peau se couvre de ce que l'on appelle le *vernix caseosa* : il s'agit d'une substance cireuse qui ressemble à du sébum, blanchâtre et grasse recouvrant et protégeant la peau de bébé qui baigne dans le liquide amniotique. La rétine de l'œil est en train de se former. Si vous attendez une petite fille, le vagin se creuse.

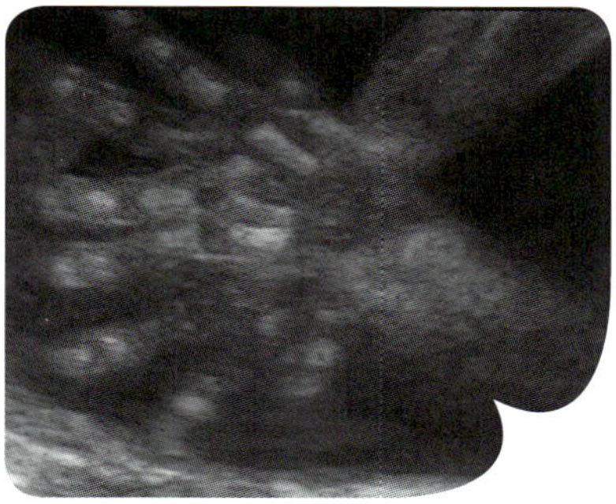

18 SA : deux petites mains croisées en « éventail ».

4• La dix-septième semaine (19 SA)

Votre bébé pèse environ 200 g et mesure 19 cm. L'intestin se forme et le méconium, produit noirâtre qui constituera les premières selles de bébé, apparaît.

Le système nerveux, anatomiquement constitué, possède les connexions de neurones nécessaires aux mouvements des membres, comme celles nécessaires aux fonctions automatiques du cœur en particulier. Les fibres nerveuses s'entourent de myéline.

Votre bébé pense-t-il déjà ? Impossible de le dire à ce stade, mais les connexions des neurones à l'intérieur du cerveau s'établissent, elles se poursuivront tout au long de la grossesse, et bien au-delà.

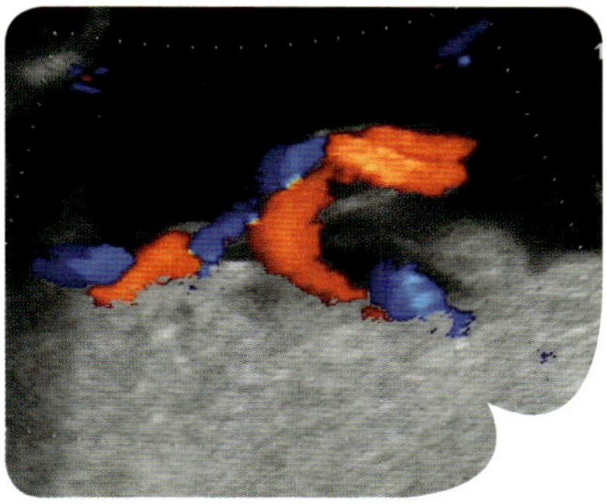

19 SA : placenta et origine du cordon ombilical. C'est grâce au placenta que se font les échanges vasculaires entre la mère et le fœtus.

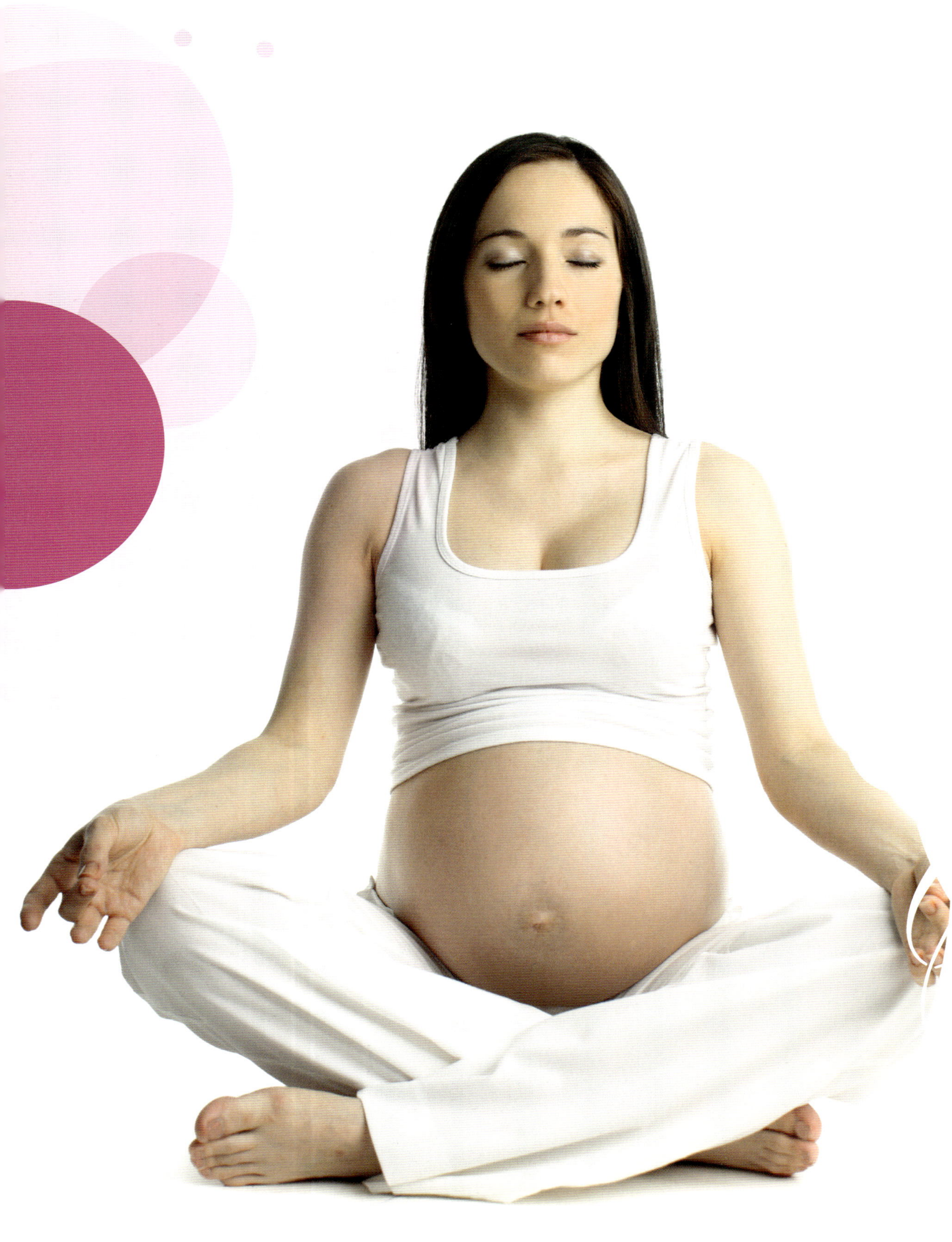

5e mois

Côté bébé

1 • Une fille ou un garçon ?

Si vous le souhaitez et que vous en faites la demande, il vous est possible de connaître le sexe de votre bébé de façon à peu près fiable à ce terme, au cours de l'échographie. L'erreur la plus fréquente est l'erreur du garçon pris pour une fille. Le contraire est plus rare.

2 • Le portage en écharpe : vous pouvez commencer à y penser

Si vous êtes tentée par le portage de votre bébé dans une écharpe, vous pouvez dès à présent vous y préparer. En effet, lorsque votre bébé sera là, il sera un peu tard pour apprendre l'art de nouer l'écharpe de portage. Et, en fin de grossesse, votre ventre sera beaucoup trop arrondi pour vous livrer à cet exercice.

Munissez-vous d'un doudou ou d'une poupée de la taille d'un nouveau-né, et testez le portage ! Si la longueur de l'écharpe vous rebute, sachez qu'il existe des écharpes faciles à enfiler, sans nœud à réaliser, qui sont généralement appréciées des papas. Elles sont assez peu coûteuses, mais au bout de trois ou quatre mois, vous devrez changer de taille pour vous adapter à la croissance de votre enfant. Les écharpes à nœud s'adaptent à l'enfant jusqu'à 2 ans, et respectent votre dos ainsi que celui de votre bébé.

Porter votre bébé dans une écharpe est particulièrement rassurant pour lui et peut l'être aussi pour vous, car les pleurs, les coliques et les angoisses sont apaisés, et vous pourrez vaquer en toute liberté à vos occupations quotidiennes et ménagères : étendre le linge, vider le lave-vaisselle…

« PEUR DE FAIRE L'AMOUR »

VALÉRIE, 36 ANS

Au 5e mois de grossesse, j'ai subitement eu peur de faire l'amour : comme je sentais vraiment mon bébé bouger en moi, je me disais qu'il souffrait peut-être lors des rapports. J'ai mis du temps à oser en parler, mais quand je m'en suis finalement ouverte à la sage-femme qui me suivait, elle a ri et m'a dit qu'il n'y avait rien de plus normal comme sentiment : cela montrait que je serais une bonne mère, soucieuse de mon petit ! Elle m'a aussi dit que la seule chose que mon bébé risquait d'éprouver, c'était le bien-être de sa maman lors de l'orgasme. Cela m'a rassurée, et le papa aussi !

Pour le tout-petit : le croisé enveloppé

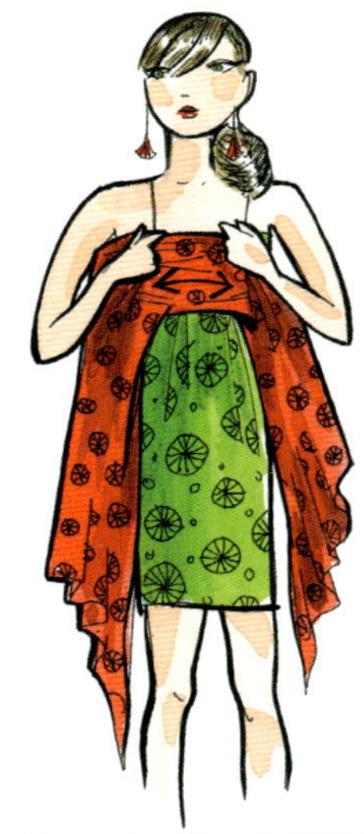

1 Positionnez le milieu de l'écharpe sur votre poitrine.

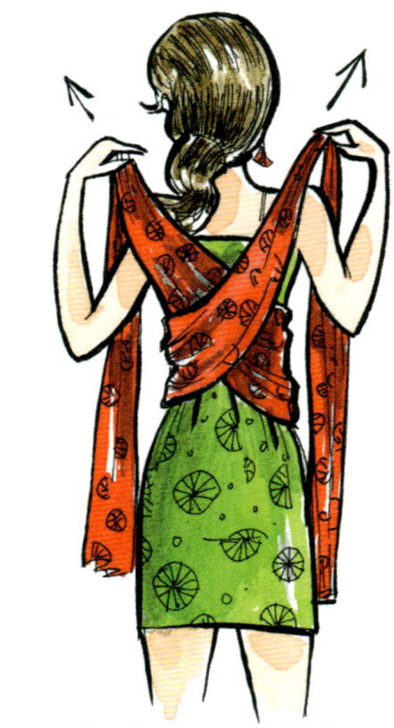

2 Croisez les deux pans de l'écharpe dans votre dos.

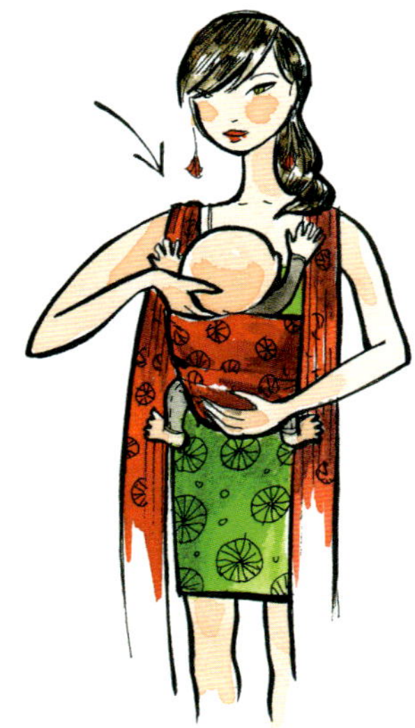

3 Glissez bébé dans la poche.

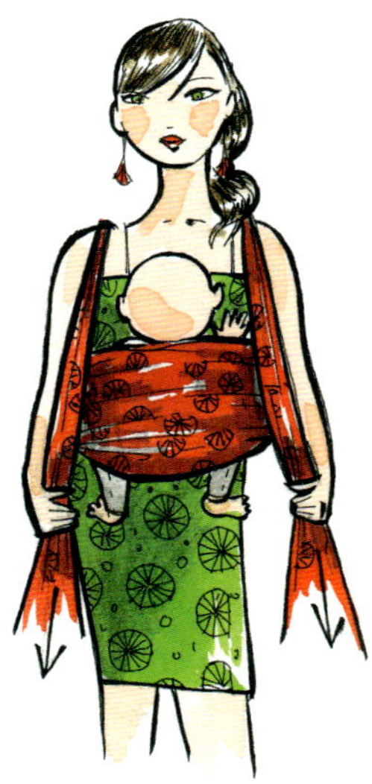

4 Tirez sur les pans du tissu laissé sur vos épaules afin de bien serrer l'écharpe.

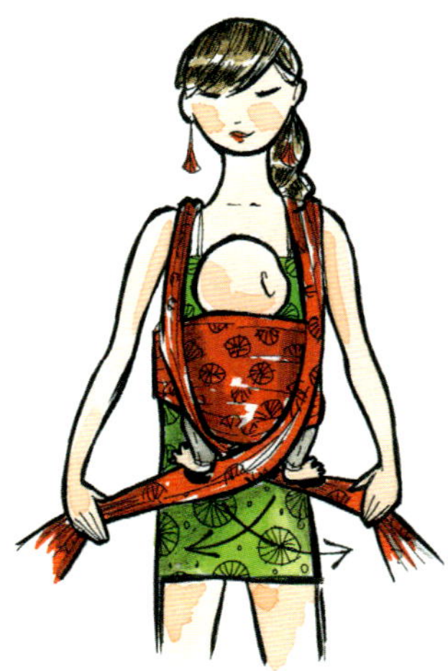

5 Passez les deux pans de l'écharpe sous les fesses de bébé.

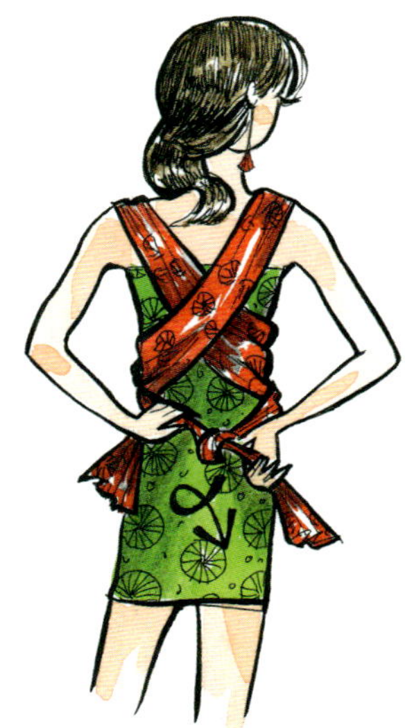

6 Nouez l'écharpe dans votre dos.

ENTRAÎNEZ-VOUS DÉJÀ À BIEN INSTALLER VOTRE BÉBÉ

Placez votre bébé très haut sur votre épaule avant de le glisser dans l'écharpe.
Habituez-vous à ce geste avec un doudou ou une poupée ! Lorsque votre bébé naîtra, vous serez plus sûre de vous !

Pour bébé plus grand : le double croisé

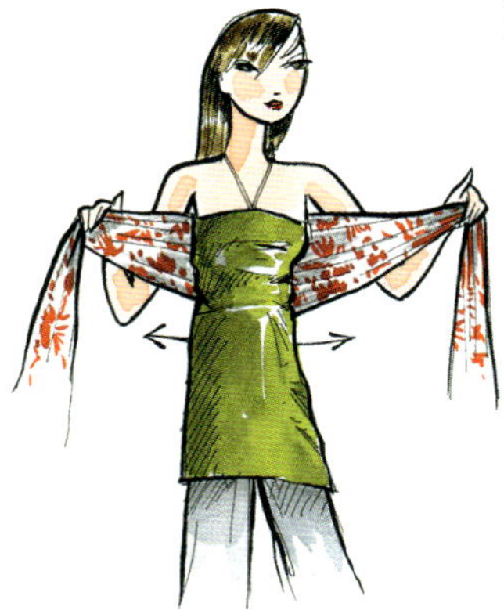

1 Placez le milieu de l'écharpe dans votre dos.

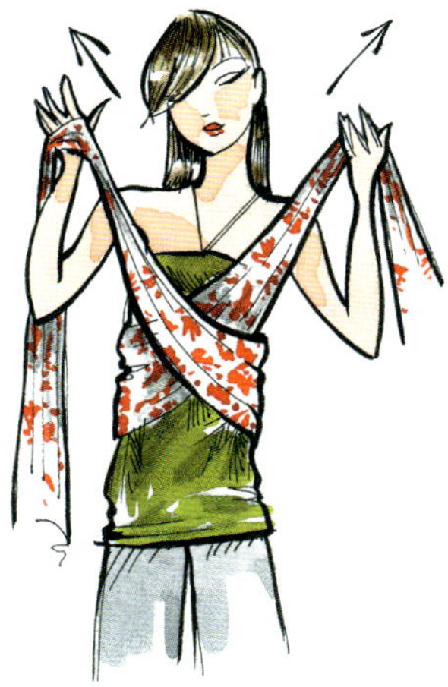

2 Passez les deux pans sur le devant et croisez-les sur votre poitrine.

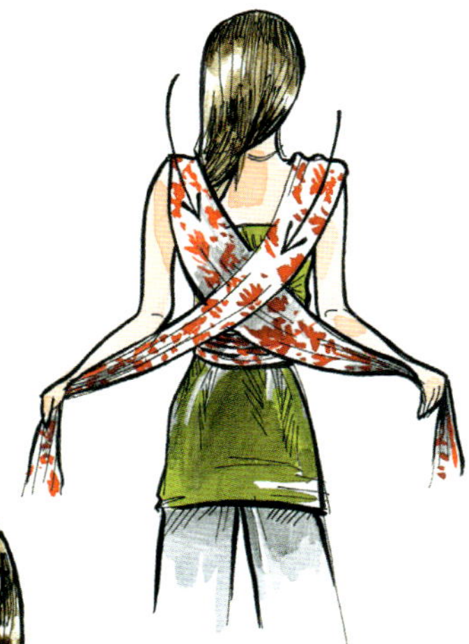

3 Croisez de la même façon derrière.

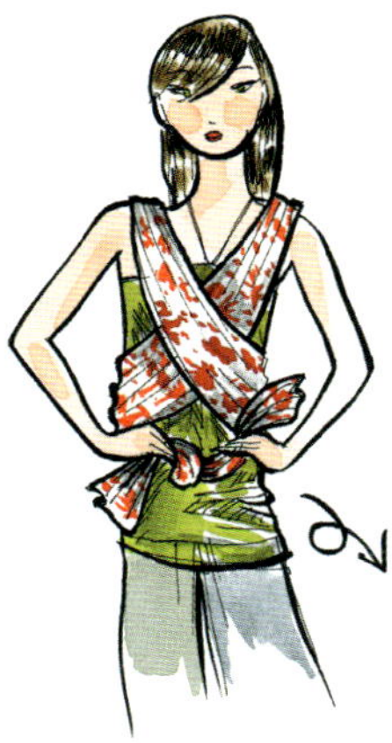

4 Nouez le reste de l'écharpe devant ou derrière selon votre corpulence.

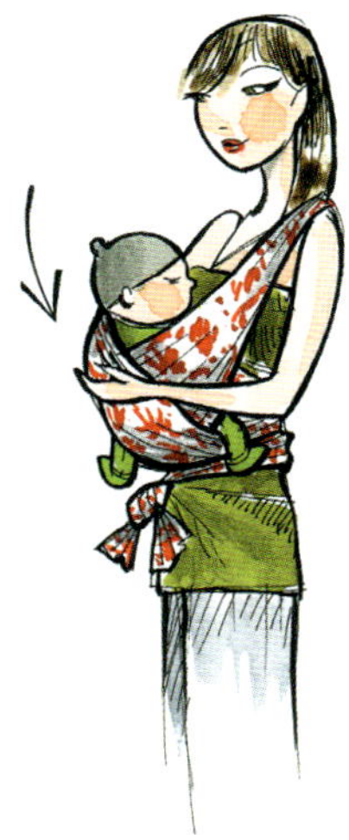

5 Glissez bébé sur la croix et étalez le tissu de façon à ce que son dos soit maintenu.

Pour celles que les nœuds rebutent : l'écharpe sans nœud

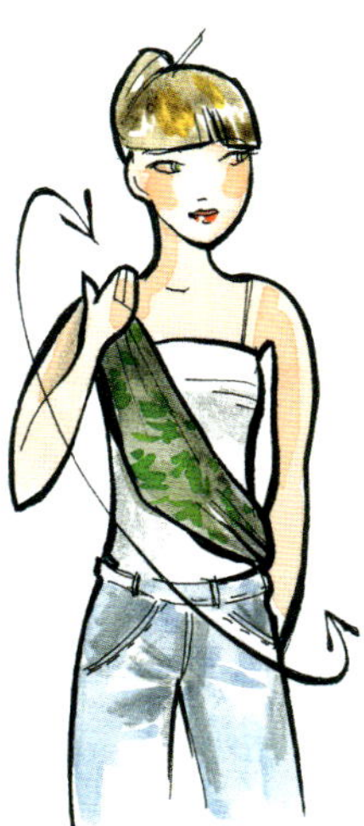

1 Passez le premier bandeau en bandoulière sur l'une de vos épaules.

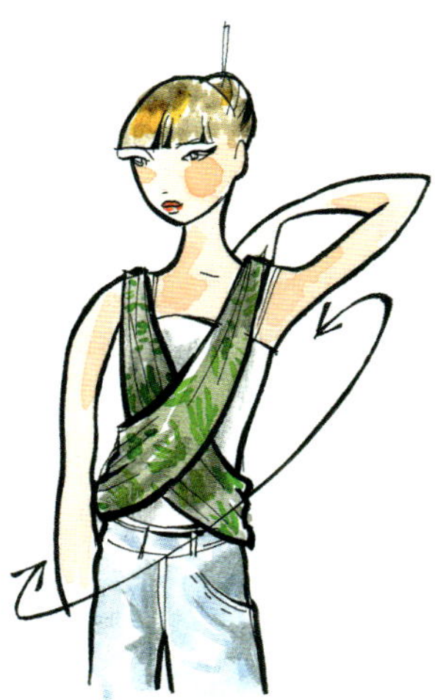

2 Faites de même avec le second bandeau, sur l'autre épaule.

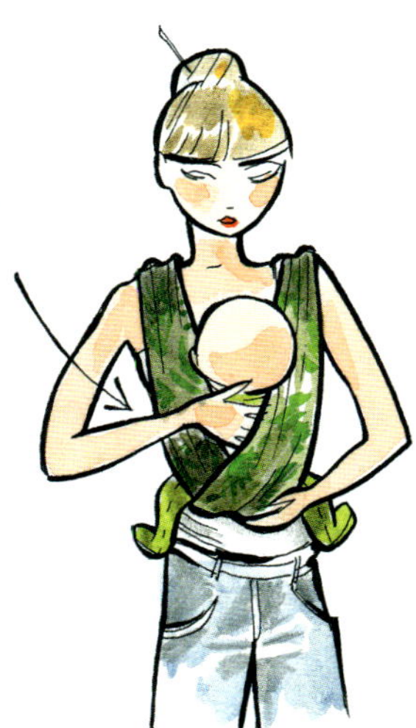

3 Installez bébé sur la croix en glissant tour à tour une jambe après l'autre.

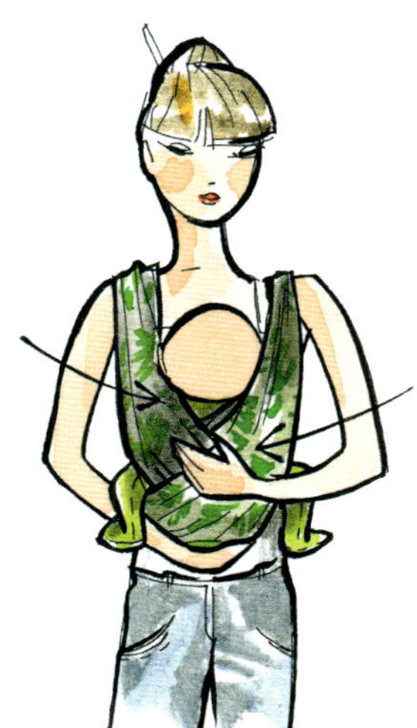

4 Étalez le tissu de façon à ce que son dos soit maintenu.

Côté maman

1 • Fille ou garçon : le choix de savoir

Au cours de l'échographie de ce mois, vous pouvez savoir si votre bébé est une fille ou un garçon. Vous avez déjà probablement projeté de nombreuses attentes sur cet enfant à naître et, en fonction de votre histoire personnelle, vous êtes plutôt sensible à tel ou tel sexe, ou peut-être n'avez-vous aucune envie particulière…

Si vous vous interrogez sur le fait de savoir ou de ne pas savoir, posez-vous avant tout la question : y a-t-il un risque pour que je sois déçue lors de la naissance ? Si la réponse est oui, posez la question à votre échographiste.

Selon vos désirs, l'échographie peut être vécue de façon heureuse ou douloureuse : si vous avez déjà deux filles, vous vous attendez certainement à avoir un petit garçon… Vous serez alors peut-être déçue s'il s'agit d'une troisième fille ! Quoi qu'il en soit, dites-vous que vous avez encore quatre bons mois pour vous faire à l'idée et préparer la venue de votre petit ou de votre petite dans les meilleures conditions.

Si vous n'êtes pas d'accord avec votre compagnon (l'un voulant savoir, l'autre pas), pensez avant tout à l'intérêt de votre bébé :

- si votre déception à la naissance risque de compromettre vos premiers pas dans la maternité, il vaut mieux que vous ayez le temps de vous préparer ;
- si le fait de savoir procure au père le sentiment de mieux « partager la grossesse », c'est une façon pour lui de se préparer à devenir père, et donc à mieux accueillir votre enfant.

« UNE INCROYABLE SURPRISE »

HÉLÈNE, 29 ANS

Lorsque j'ai attendu mon troisième enfant, je m'imaginais avoir un troisième garçon. Comme j'en ai déjà deux, d'une part, je ne voulais pas être déçue, d'autre part, je ne pensais pas « savoir faire des filles ». Je ne voulais pas savoir le sexe du bébé, me disant que si par le plus miraculeux des hasards, c'était une fille, je serais comblée… Mon mari voulait savoir : il en a donc fait la demande à l'échographiste, alors que je me rhabillais. Tout au long de la grossesse, il a fait des allusions sur le fait qu'il s'agissait d'un troisième garçon. J'étais furieuse car il me « gâchait la surprise ».
Le jour de l'accouchement, lorsque mon bébé est sorti et que la sage-femme m'a annoncé qu'il s'agissait d'une fille, j'ai pleuré ! Parce que c'était une fille et parce que mon mari avait eu la si délicate attention d'augmenter l'effet de surprise.

2 • La préparation à l'accouchement : c'est le bon moment pour s'inscrire

Est-ce vraiment utile ?

À l'heure d'Internet (de l'accès facile et libre à l'information) et d'une généralisation de la pratique de la péridurale (permettant d'accoucher sans douleur), beaucoup de jeunes femmes ne voient pas l'utilité d'une préparation à la naissance. Et pourtant !

Si l'ordinateur relie tout le monde, il est aussi la preuve d'un isolement et d'un besoin de communiquer. Beaucoup de jeunes couples sont isolés géographiquement, socialement, culturellement ou affectivement de leur famille. Les futurs grands-parents, souvent jeunes, dynamiques et dans la vie active, n'ont pas forcément la possibilité d'aider leurs enfants dans cette nouvelle étape de la vie. Les repères ne sont plus évidents et, face à cet inconnu qu'est de donner la vie, un anesthésiant ne résout pas tout…

Les préparations aident le jeune couple à devenir parents. Loin d'être de simples démarches visant uniquement l'accouchement, ces préparations, au travers de réflexions, de réponses, de conseils, permettent aux futurs parents d'acquérir une autonomie face à la venue de ce petit être pour lequel ils veulent le meilleur, à commencer par être les meilleurs parents possible.

Les préparations à l'accouchement répondent à une multitude de questions et sont agrémentées de quelques exercices de confort pour la grossesse. Elles vous permettent de :

- connaître votre corps afin de mieux accompagner votre enfant à naître ;
- soulager les petits maux de la grossesse ;
- mieux gérer la douleur des différentes étapes de l'enfantement ;
- savoir vous détendre pour ne pas opposer de résistance à la venue de votre bébé ;
- accompagner la contraction (envisagée comme une énergie plutôt que comme une ennemie) en la visualisant ;
- découvrir les liens qui existent entre votre enfant à naître, vous et le papa ;
- envisager son accueil, comment l'allaiter puis le nourrir et en prendre soin ;
- envisager le retour à la maison et le retour à la vie de couple devenue vie de famille ;
- découvrir les contraceptions possibles après la naissance.

À qui s'adresser ?

La préparation dépend beaucoup de l'intervenant. Depuis quelques années, on voit fleurir une grande variété de préparations pas toujours forcément adaptées à vos besoins. Il est donc judicieux de rechercher la personne qui vous convient le mieux pour réaliser votre préparation.
En premier lieu, il convient de s'adresser à des personnels de santé habilités. La plupart du temps, la préparation est réalisée par des sages-femmes libérales ou salariées dont c'est la profession, mais elle peut aussi être pratiquée par des médecins. Le remboursement à 100 % par la Sécurité sociale ne se fera que pour ces personnels de santé.
Des praticiens exerçant d'autres professions interviennent parfois, comme les « doulas », ces femmes accompagnant la mère et conseillant le couple, du début de la grossesse à la naissance. Dans ce cas, les frais sont hors remboursement.
Huit séances sont prises en charge par la Sécurité sociale ; la première est individuelle (ou en couple) et doit se situer en début de grossesse, dès le 4e mois. Les séances suivantes seront en général réparties du 6e au 8e mois, de façon à avoir terminé la préparation trois semaines avant le terme. Votre bébé peut s'annoncer un tout petit peu plus tôt et il vaut mieux que soyez prête…

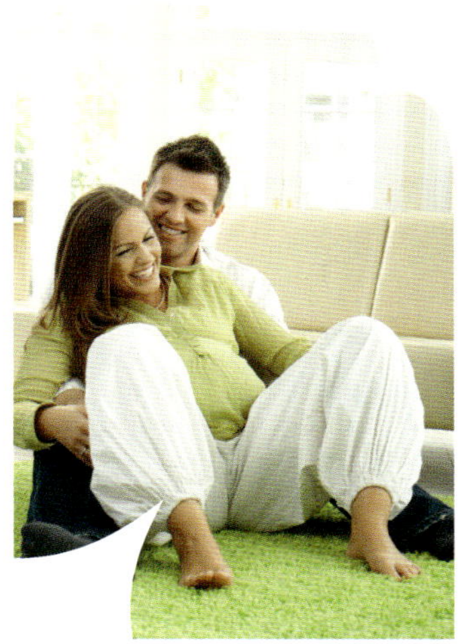

Les différentes méthodes

On distingue des méthodes éprouvées de préparation à la naissance, d'une part, et des techniques qui peuvent vous procurer du bien-être sans pour autant vous préparer à l'accouchement et à la parentalité, d'autre part.
La naissance n'est pas un simple acte physique, mais un engagement du corps et de l'esprit pour laisser l'enfant venir au monde.

La préparation classique

Pour une première grossesse, une préparation classique peut se révéler très utile car tout à fait complète. Son but est que vous et votre conjoint deveniez autonomes, rassurés, sécurisés et prêts à gérer l'accouchement, l'allaitement et l'arrivée de votre enfant. Il s'agit d'obtenir une bonne détente, physique et mentale, pour faciliter la naissance.
Cette préparation est de loin la plus pratiquée. Lorsqu'elle est bien faite, elle se révèle très efficace. Elle combine des explications complètes sur la physiologie de la grossesse et de l'accouchement, sur la gestion de la douleur, sur la respiration (moins utile cependant depuis l'avènement de la péridurale), et des exercices de relaxation et de poussée. On vous explique à quel moment partir à la maternité sans arriver trop tôt. Les interventions possibles – ventouses, forceps, césarienne ou épisiotomie – sont présentées. Ces explications peuvent être accompagnées de supports audiovisuels.

ATTENTION ! Une préparation effectuée seulement au cours du congé maternité est beaucoup trop tardive ! Vos questions risquent de rester sans réponses, certains actes de prévention n'auront pu être faits, et il n'est plus utile de donner des conseils d'hygiène de vie quand la grossesse est pratiquement terminée.

Lors de ces séances, une grande part est réservée au rôle du père et également aux soins à apporter au bébé après la naissance. Vous et votre conjoint apprendrez comment gérer ses pleurs, comment prendre confiance dans votre aptitude à être parents.
L'allaitement est une partie importante de cette préparation. Ses avantages seront évoqués. Il est souvent nécessaire de faire prendre confiance à une femme qui souhaite allaiter mais a peur de ne pas savoir s'y prendre. Quelques conseils sur l'alimentation au biberon seront également donnés aux mères qui ne souhaitent pas donner le sein.
Des exercices pour préserver le périnée et soulager les maux ligamentaires ou les lombalgies sont effectués. La pratique du «ballon» pour le travail est devenue très courante. Ce ballon permet un balancement rythmé qui atténue les douleurs des contractions, il vous permet de rechercher des positions qui vous soulagent.

LA PRÉPARATION CLASSIQUE	
Pour qui?	Toutes les femmes
Par qui?	Sages-femmes en libéral ou dans toutes les maternités
Quand?	Dès le 4e mois
Les plus	Très complète et très efficace. Le futur père peut participer
Remboursement	Les huit séances sont intégralement remboursées par la Sécurité sociale, pour une durée de 45 minutes par séance. Les séances supplémentaires sont à votre charge

La sophrologie

Pour une bonne efficacité, cette technique doit également être commencée le plus tôt possible durant la grossesse.
Une séance alterne explications théoriques sur le déroulement de l'accouchement et de l'allaitement et phases de «sophronisation», pendant lesquelles vous êtes plongée dans un état de détente, entre veille et sommeil, provoqué par la voix de la sage-femme. Celle-ci vous engage à détendre votre corps partie après partie, jusqu'à ressentir une détente générale. Des mises en situation permettent d'anticiper le jour de l'accouchement et de mieux contrôler la douleur. Vous apprenez ainsi à vous concentrer, à vous détendre et à gérer votre stress.

LA SOPHROLOGIE	
Pour qui?	Toutes les femmes
Par qui?	Sages-femmes formées ou sophrologues spécialistes de la grossesse
Quand?	Dès le 5e mois
Les plus	Agréable pendant les séances de préparation. Apporte une bonne détente
Les moins	L'efficacité est souvent liée à une longue pratique, la technique est donc parfois difficile à appliquer au moment de l'accouchement si vous êtes peu entraînée. Le père de votre bébé, bien qu'invité, participe peu
Remboursement	Huit séances pratiquées par les sages-femmes sont remboursées intégralement. Les séances supplémentaires sont à votre charge

Le yoga

Le yoga unit les potentialités physiques, psychiques et spirituelles.
La technique repose sur la maîtrise du souffle et sur des postures adaptées pour faciliter le déroulement de votre grossesse et de l'accouchement par un travail doux d'assouplissement musculaire. Mais le yoga développe aussi votre capacité de concentration, de méditation et de relaxation.
Si cette méthode est faite par une sage-femme formée, elle abordera des explications théoriques qui vous seront très utiles pour ne pas restreindre cette approche à une préparation physique seule.

Le yoga prénatal

vidéo aufeminin

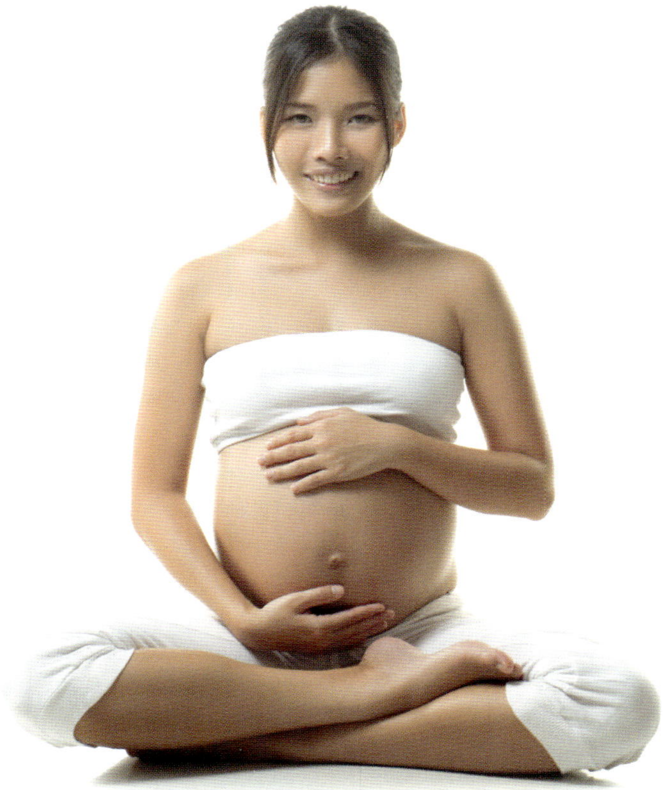

LE YOGA	
Pour qui ?	Toutes les femmes. Ne nécessite aucune connaissance particulière et peut convenir à des femmes qui ont déjà suivi une préparation classique et qui cherchent une autre façon d'aborder la grossesse
Par qui ?	Instructeurs de yoga prénatal ou sages-femmes formées
Quand ?	Dès le 4e mois
Les plus	Agréable et détendant, procure bien-être et sérénité
Les moins	Aucune participation du père. La préparation risque d'être incomplète si des explications pratiques ne sont pas données sur le déroulement de l'accouchement et de l'allaitement
Remboursement	Rarement

La préparation en piscine

C'est une activité très relaxante pour les femmes enceintes, car elle vous fait oublier votre poids. L'eau vous porte et tous vos mouvements se font alors sans contrainte pour le corps, redonnant une légèreté très appréciée. Pratiquée dans une eau suffisamment chaude, la séance n'excède pas 45 minutes pour éviter le refroidissement qui pourrait être néfaste à votre bébé.
Ces séances sont pratiquées tout au long de la grossesse s'il n'y a pas de contre-indication.

LA PRÉPARATION EN PISCINE	
Pour qui ?	Toute femme sachant nager et aimant l'eau, mais souvent mieux appréciée pour une deuxième grossesse ou au-delà
Par qui ?	Sages-femmes formées
Quand ?	Dès le 5e mois
Les plus	Procure un moment de détente très agréable. Soulage les jambes lourdes, réduit les insomnies
Les moins	Aucune participation du père
Remboursement	Les séances sont souvent à votre charge, sauf si elles sont intégrées à la préparation

L'haptonomie

L'haptonomie, fondée par Frans Veldman, consiste à apprendre aux parents à communiquer avec le bébé *in utero* par le toucher et les caresses, ainsi que la voix. Le but est de développer les liens entre l'enfant et ses parents. La future mère ou le futur père exerce sur le ventre maternel de petites pressions pour sentir le bébé bouger et l'inviter à « répondre » par des mouvements.
Le bébé serait alors capable de ressentir ces premiers contacts qui s'inscrivent de manière inconsciente et consciente par une rencontre précoce avec les futurs parents. Cette démarche apporte en général beaucoup plus qu'une simple préparation aux couples qui la pratiquent. Ils s'ouvrent à la parentalité en attendant leur enfant en famille.

L'HAPTONOMIE	
Pour qui ?	Concerne le couple. Permet à votre conjoint de prendre sa place, de vous soutenir. Le père doit être demandeur, il ne serait pas concevable de lui imposer cette méthode
Quand ?	Débutée dès le 3e mois, elle vous permet de sentir votre enfant plus tôt
Les plus	Bonne répercussion sur le développement psycho-affectif de votre enfant si l'accompagnement est poursuivi après la naissance
Les moins	Doit s'accompagner d'explications pratiques sur la grossesse et ne pas concerner que le plan psycho-affectif
Remboursement	Les séances sont en général à votre charge (une partie peut parfois être remboursée, mais il y a toujours un dépassement)

Le chant prénatal

Le chant prénatal utilise certaines fréquences vocales bien perçues par le fœtus, comme les sons graves. Grâce au chant, vous identifiez mieux les différentes parties de votre corps comme le périnée, les abdominaux, le diaphragme… Vous apprenez à contrôler votre souffle, utile à l'accouchement.
Après la naissance, votre bébé s'apaisera plus facilement à l'écoute des chants qu'il a connus en prénatal. Le portage, le bercement sont aussi abordés lors des séances.

LE CHANT PRÉNATAL	
Pour qui ?	Toute femme attirée par le chant
Par qui ?	Sages-femmes ou professeurs de chant formés
Quand ?	Tout au long de la grossesse à partir du 5e mois
Les plus	Très agréable si vous avez déjà vécu une grossesse et cherchez un autre type de préparation. Le père est invité aux séances
Les moins	Insuffisant si les séances ne sont pas complétées par des explications pratiques sur l'accouchement
Remboursement	Hors remboursement, sauf si intégré aux séances pratiquées par une sage-femme

L'acupuncture

L'acupuncture permet d'« harmoniser » tout le corps et de réduire les désagréments de la grossesse (nausées, vomissements, troubles veineux, démangeaisons, douleurs lombaires, crampes… Dans le cadre du suivi de grossesse, elle peut être également utile dans des situations particulières : aide à la prise en charge d'une menace d'accouchement prématuré, retard de croissance intra-utérin, diabète gestationnel.
L'acupuncture peut également favoriser la version de votre bébé en siège (vers 32 SA), préparer le périnée et déclencher le travail par la maturation du col.

L'ACUPUNCTURE	
Pour qui ?	Toutes les femmes
Par qui ?	Médecins diplômés acupuncteurs ou sages-femmes diplômées du DIU d'acupuncture obstétricale
Quand ?	Au début du 3e trimestre : il s'agit en général de trois séances que l'acupuncteur échelonnera en fonction de la date du terme et de votre examen clinique spécifique en médecine traditionnelle chinoise
Les plus	Prépare à une dilatation régulière du col utérin, à des contractions utérines harmonieuses non hyperalgiques, à un assouplissement du périnée
Les moins	Nécessite la présence d'une sage-femme diplômée en salle de naissance dans le cas d'une acupuncture durant l'accouchement (ce qui n'est pas obligatoire)
Remboursement	Sur la base d'une consultation de médecin ou de sage-femme selon l'intervenant

Le massage prénatal

Outre le fait que le massage vous apporte un bien-être, il diminuerait le stress, faciliterait le sommeil et soulagerait certains maux de la grossesse.
La détente se répercute toujours d'une façon positive. Si vous menez une vie active et surmenée, vos tensions peuvent se délier par le massage.

LE MASSAGE PRÉNATAL	
Pour qui ?	Toute femme n'ayant pas de contre-indication
Par qui ?	Professionnels de santé formés au massage prénatal. Tout praticien non formé aux disciplines liées à la maternité pourrait apporter plus d'inconvénients que d'avantages
Quand ?	Dès le 4e mois
Les plus	Favorise la détente
Les moins	Ne doit pas s'effectuer sur la zone abdominale pour ne pas risquer de provoquer des contractions par stimulation des fibres musculaires de l'utérus. Aucune participation du père
Remboursement	Hors remboursement

La méthode Bonapace

Cette méthode, mise au point au Canada, sert à contrôler la douleur.
La technique repose sur plusieurs principes :

- des petites pressions sur les points d'acupuncture connus ;
- des massages souvent pratiqués par le père ;
- une déviation de la douleur en focalisant l'esprit de la femme sur autre chose.

LA MÉTHODE BONAPACE	
Pour qui ?	Concerne le couple. Le père doit être demandeur, il ne serait pas concevable de lui imposer cette méthode
Par qui ?	Formateurs accrédités
Quand ?	Dès le 6e mois
Les plus	Participation active du père
Les moins	Encore peu pratiquée en France
Remboursement	Renseignez-vous auprès de votre maternité pour bénéficier de séances remboursées

La fasciathérapie

La fasciathérapie, ou thérapie des fascias, est une technique récente.
Les fascias sont de fines membranes qui enveloppent les muscles, les os et les viscères.
Des massages appropriés peuvent faire lâcher les tensions et donc soulager les maux de la grossesse et de l'accouchement.

LA FASCIATHÉRAPIE	
Pour qui ?	Toutes les femmes
Par qui ?	Praticiens en fasciathérapie
Quand ?	Dès le 1er trimestre
Les plus	Soulage et dénoue les tensions
Les moins	Ne peut pas se substituer à une préparation
Remboursement	Hors remboursement

« PRÉPARATION À L'ACCOUCHEMENT, PAS SI SIMPLE ! »

ELDOUDOU38, FORUM
aufeminin

Je recherche une bonne préparation à l'accouchement. J'hésite beaucoup, il y a tellement de techniques différentes. Et il faut aussi tenir compte de ce que souhaite mon mari, de l'emploi du temps de chacun : mon mari est intéressé par l'haptonomie, mais il n'a pas beaucoup de temps pour se libérer. De plus, ma maternité ne pourra pas me prendre en charge pour cette préparation : il n'y a pas de sage-femme disponible pour moi à ce moment-là… Bref, si cela paraît bien en théorie… en pratique ce n'est pas toujours simple !

Le suivi médical

1 • La deuxième échographie

L'échographie de 22 SA est dite « morphologique » car elle étudie de façon méthodique l'anatomie complète de votre (ou de vos) bébé(s), et évalue sa (leur) croissance. Elle permet aussi d'étudier la position et l'aspect du placenta, et d'apprécier la quantité de liquide amniotique. Cet examen échographique dure d'ailleurs plus longtemps que le premier.

Que faire si on découvre une anomalie ?

Si une anomalie morphologique est découverte ou suspectée au cours de l'examen, l'échographiste vous expliquera ce qu'il suspecte, mais il n'est pas toujours facile, à ce stade, de donner un diagnostic précis. Un second examen de contrôle peut être nécessaire pour confirmer l'anomalie.
Votre échographiste vous orientera vers un médecin référent d'un centre pluridisciplinaire de diagnostic prénatal (CPDPN) pour un deuxième avis et/ou une prise en charge adaptée de la pathologie découverte chez votre bébé.
Ces centres se situent dans des maternités de type III, ce qui peut vous obliger à vous déplacer dans un centre éloigné de votre domicile.
L'attente de ce nouvel examen avec un médecin référent est souvent angoissante pour les futurs parents, mais son seul but est de vous proposer un suivi adapté à la pathologie de votre bébé. Compte tenu de la pathologie dépistée, il pourra également vous être proposé de consulter un pédiatre ou un chirurgien spécialisé.
Il peut arriver que l'échographiste vous oriente vers un médecin référent en échographie, pour un simple contrôle devant une image inhabituelle sans pathologie grave, ou lorsque la croissance fœtale est inférieure à celle attendue pour le terme. Ainsi, si votre bébé ne grossit pas suffisamment, s'il présente un retard de croissance intra-utérin (RCIU), un suivi régulier de sa croissance vous sera proposé, ainsi qu'un examen doppler.

Quand passer un doppler ?

Si vous êtes fumeuse, hypertendue, diabétique, si vous avez des antécédents de petit bébé ou si la croissance fœtale n'est pas satisfaisante, l'échographiste réalise un examen doppler des artères du cordon et de vos artères utérines : en d'autres termes, il étudie le flux sanguin à l'intérieur de ces vaisseaux pour évaluer la bonne qualité des échanges sanguins entre vous et votre bébé.

L'échographie est-elle fiable à 100 % ?

L'examen échographique, bien que de plus en plus performant grâce à un matériel sophistiqué, a ses limites. Il ne permet pas de dépister toutes les anomalies fœtales, d'autant que certaines ne sont pas décelables à l'échographie.
La pertinence de l'examen échographique est nettement diminuée chez les femmes qui présentent un important surpoids, car les ultrasons traversent beaucoup moins facilement les tissus, ce qui altère la netteté de l'image et complique son interprétation.
La position de votre bébé ne permet pas toujours de faire un examen morphologique complet : bien que très mobiles à ce terme de la grossesse, certains enfants sont dans une phase de repos au moment de l'examen.
Cette situation est assez fréquente et sans gravité : l'échographiste vous proposera simplement un autre rendez-vous pour compléter l'examen morphologique. Cela ne veut pas dire qu'il suspecte une anomalie, vous n'avez donc pas lieu de vous inquiéter, mais n'hésitez pas à lui poser des questions si vous êtes préoccupée.

2 • L'échographie 3D-4D

De très nombreux appareils d'échographie sont désormais équipés d'une sonde 3D-4D. Ce nouveau mode d'examen à trois ou quatre dimensions ne remplace pas l'échographie habituelle en deux dimensions et demande une bonne maîtrise de la part de l'opérateur. La qualité des images 3D-4D dépend beaucoup de l'accessibilité des structures à étudier.

Le mode volumique peut apporter un complément d'informations pour l'examen morphologique : les images volumiques peuvent faciliter l'étude de certaines parties du corps du fœtus, en particulier ses membres, son visage ou sa paroi abdominale.

Ce mode d'examen n'est pas encore utilisé de manière systématique, mais de plus en plus de parents demandent à voir leur bébé en 3D.

Les images en 3D sont très réalistes et parlantes, mais elles peuvent parfois être impressionnantes pour les futurs parents qui voient le visage de leur bébé en relief, comme s'il s'agissait d'une photographie. Certains parents, alors qu'ils étaient très demandeurs, n'apprécient pas toujours.

QUAND DOIS-JE FAIRE MA DEUXIÈME ÉCHOGRAPHIE ?

Entre 21 et 24 SA, idéalement à 22 SA.

NON À L'ÉCHOGRAPHIE COMMERCIALE !

Certaines officines proposent des échographies non médicales, dans le but d'obtenir de belles photos anténatales, un diaporama voire une vidéo du bébé… Ces échographies sont payantes et bien entendu non remboursées.

Lors d'une échographie médicale, l'exposition aux ultrasons de chacune des zones du fœtus est brève, contrairement à l'échographie commerciale où des parties localisées du fœtus, en particulier le crâne et les organes génitaux, sont exposées en continu aux ultrasons. Les risques liés à une exposition prolongée ne sont pas nuls, en particulier sur le cerveau et l'œil du fœtus, surtout au premier trimestre ou si la patiente a de la fièvre. Il est donc recommandé de limiter cette exposition au niveau le plus faible possible. Le Collège des gynécologues-obstétriciens français, l'Académie de médecine et la Haute autorité de santé déconseillent d'exposer inutilement le fœtus aux ultrasons et recommandent de ne faire des échographies qu'avec un médecin ou une sage-femme ayant reçu une formation adaptée.

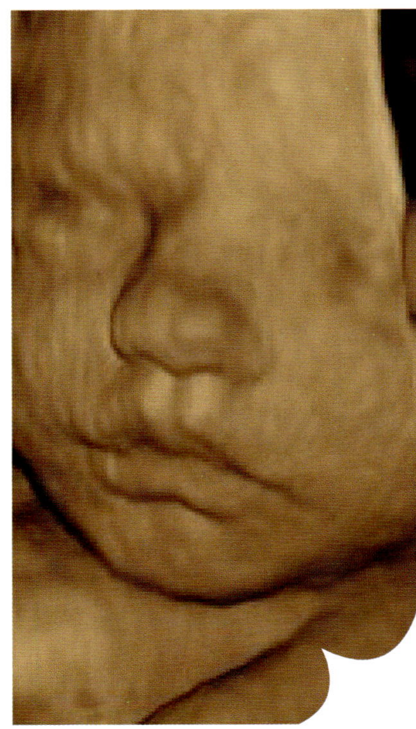

L'échographie du 2e trimestre

vidéo aufeminin

ATTENTION ! Il est déconseillé d'appliquer de la crème sur votre ventre les jours qui précèdent une échographie, car les images seront beaucoup moins nettes, même si vous êtes mince.

LE 5e MOIS EN UN COUP D'ŒIL						
Semaines d'aménorrhée	**Semaines de grossesse**	**Côté bébé**	**Côté maman**	**Votre suivi**	**Vos préparatifs**	**Les documents**
20 SA	18e semaine	• Votre bébé pèse 250 g et mesure 20 cm • Il est très mobile dans l'utérus, sa position varie très facilement	• Vous êtes à mi-parcours de votre grossesse • Vous sentez votre bébé bouger • Votre ventre s'arrondit et votre centre de gravité change • Petits désagréments : envies fréquentes d'uriner, sécrétions vaginales abondantes	• Consultation du 5e mois • 2e échographie • Vérification de la toxoplasmose si négative • Recherche d'agglutinines, si Rhésus négatif	• Surveillez votre prise de poids • Ménagez votre dos • Bougez, détendez-vous, profitez de votre temps libre, menez une vie reposante. Faites-vous plaisir • Vous êtes en forme en général à ce terme, profitez-en pour faire de la marche et aller à la piscine • Faites écouter de la musique à votre bébé, parlez-lui • Vous pouvez commencer les séances de préparation à l'accouchement • Prenez votre rendez-vous du 6e mois	• Les résultats des prises de sang et échographies doivent être apportés à chaque consultation • Faites établir votre carte de groupe sanguin si vous ne vous en êtes pas déjà procurée
21 SA	19e semaine	• Votre bébé pèse 350 g et mesure 21 cm • Ses mouvements sont bien perçus				
22 SA	20e semaine	• Votre bébé pèse 400 g et mesure 23 cm • Il est sensible aux bruits extérieurs				
23 SA	21e semaine	• Votre bébé pèse 450 g et mesure 25 cm • Son cerveau se développe				
24 SA	22e semaine	• Votre bébé pèse 500 g et mesure 26 cm • Il bâille, suce parfois son pouce, joue avec ses pieds ou son cordon ombilical				

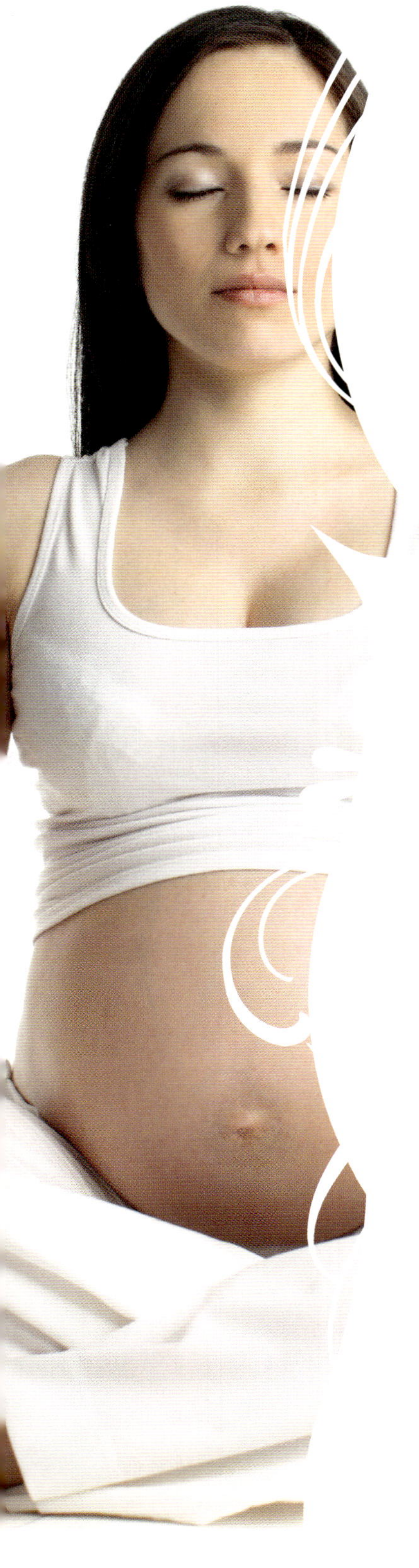

Votre bébé, semaine après semaine

Le 5e mois se situe entre 20 et 24 SA.
À la fin du 1er trimestre, tous les organes sont en place, la grossesse est ensuite marquée par un processus de maturation des différents organes et une croissance rapide du bébé.

1 • La dix-huitième semaine (20 SA)

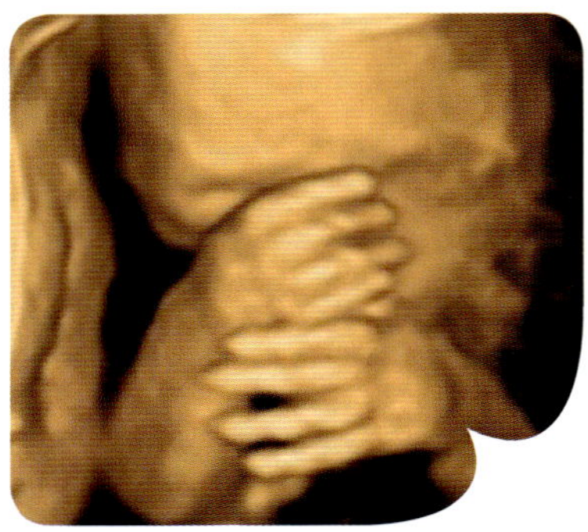

20 SA : deux petites mains en échographie 3D.

Votre bébé pèse environ 250 g et mesure 20 cm. À ce stade, du fait de la maturation de son système nerveux et de son développement musculaire, les mouvements de votre tout-petit sont plus précis, mieux coordonnés, moins saccadés.
Le bébé est très mobile dans le ventre de sa mère et change souvent de position au cours de la journée. Il donne souvent des coups de pied car ses muscles prennent de la force.
Vous pouvez commencer à sentir ses mouvements au travers de la paroi abdominale.

2 • La dix-neuvième semaine (21 SA)

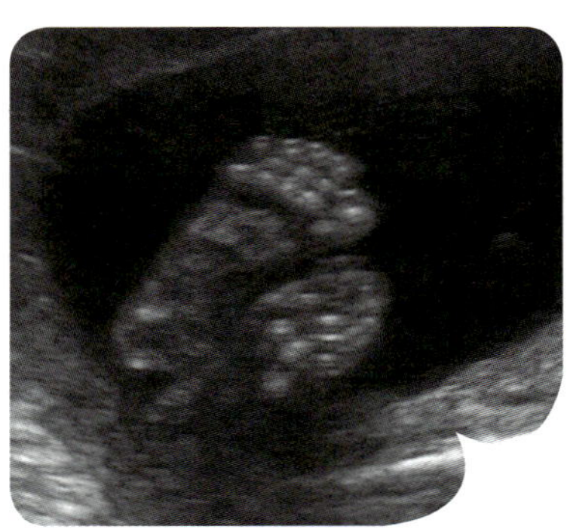

Votre bébé pèse environ 350 g et mesure 21 cm. Le diamètre de son crâne mesure déjà 5,5 cm. Ses périodes de sommeil sont de 18 à 20 heures sur 24 heures. Dès qu'il est éveillé, il vous envoie de solides coups de pied !

21 SA : deux petits pieds.

3• La vingtième semaine (22 SA)

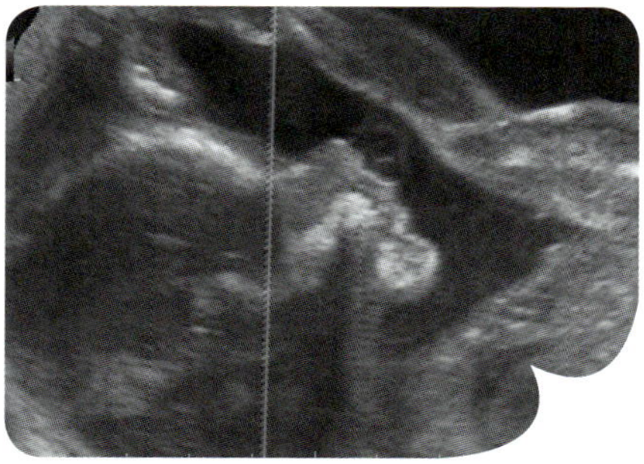

22 SA : l'examen du profil du fœtus est un temps important de l'échographie morphologique de 22 SA car il permet le dépistage de certaines pathologies.

Votre bébé mesure environ 23 cm et pèse en moyenne 400 g.
Il a les yeux fermés *in utero*, mais à l'échographie, on peut observer le mouvement de ses globes oculaires.
Ses oreilles ont commencé à se former il y a quelques semaines déjà, et maintenant elles commencent à être fonctionnelles. Votre bébé entend votre cœur et votre voix ainsi que celles des personnes qui vous entourent, en particulier celle de son papa. À ce stade, il réagit à votre voix et à la musique.

4• La vingt et unième semaine (23 SA)

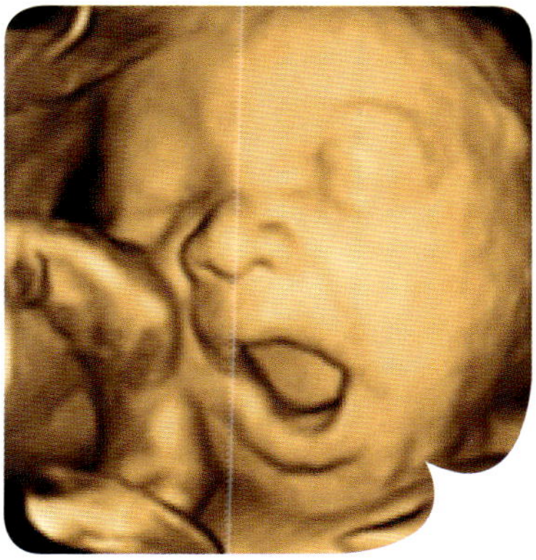

Votre bébé continue à grandir et à grossir, il pèse 450 g et mesure 25 cm environ.
Son cerveau va se développer régulièrement jusqu'à la naissance. On peut observer en échographie des mouvements de son thorax semblables à ceux de la respiration, bien que ses poumons soient remplis de liquide.

23 SA : une échographie en trois dimensions peut apporter des renseignements complémentaires pour bien admirer le visage. Ici, on voit le fœtus bâiller !

5• La vingt-deuxième semaine (24 SA)

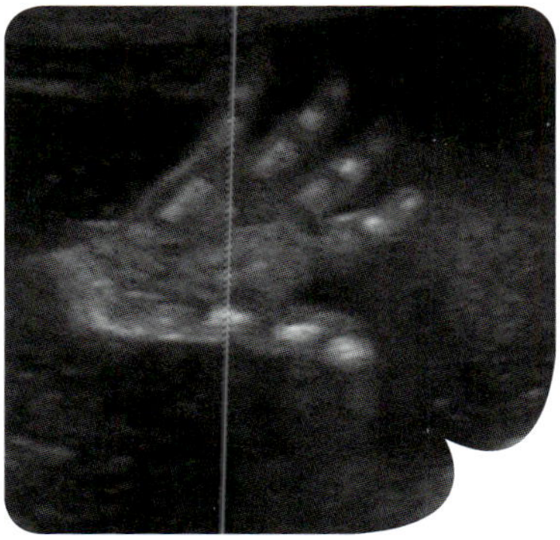

Votre bébé pèse déjà 500 g et mesure 26 cm.
À 24 SA, à l'échographie, il est possible de distinguer le sexe de bébé. Parfois, celui-ci peut être vu à partir de 18 SA, mais il peut y avoir des erreurs. Il faut donc attendre 20-22 SA pour avoir une certitude.

24 SA : les petites mains de bébé sont capables d'explorer et les doigts effectuent des mouvements de flexion-extension.

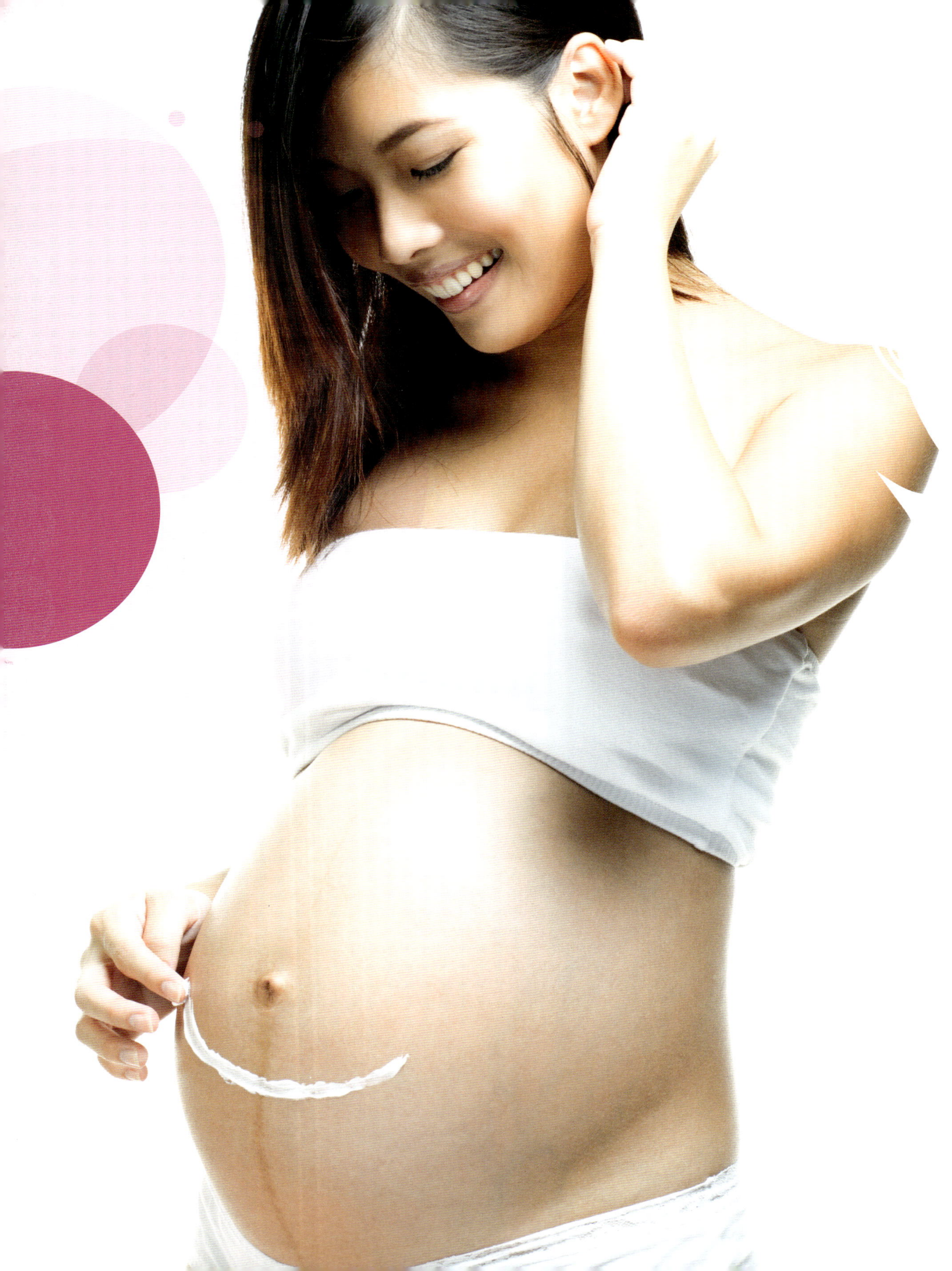

6e mois

Côté bébé

Le 6e mois constitue un tournant dans la vie de votre bébé : si vous veniez à accoucher prématurément, il serait viable, quoique encore très fragile.
Au cours de ce mois, votre bébé va grossir et poursuivre sa maturation : en quatre semaines, il prendra 300 g et 5 cm.

1 • La vie de pacha !

Vous sentez nettement bouger votre bébé. Au cours de ce mois, vous éprouvez dans votre corps un véritable chamboulement : vous savez précisément quand votre bébé bouge et vous êtes même capable d'anticiper les moments où cela va se produire (alors que vous vous relaxez, dans le bain, devant la télé, au moment de vous coucher…).
Vous ressentez même de légers soubresauts à l'intérieur de votre ventre : votre bébé a le hoquet !

2 • Un bébé encore virtuel

Votre bébé n'est probablement pas encore une réalité concrète pour vous. Ne vous inquiétez pas si vous ne « ressentez » pas pour l'instant la fibre maternelle, surtout si c'est votre premier enfant ou que vous êtes investie dans votre travail : il n'est pas évident de réaliser véritablement ce qui vous arrive à présent (d'autant que l'échéance vous semble lointaine) et vous aurez le temps de découvrir votre bébé à la naissance.
Vous pouvez essayer d'entrer en contact avec lui au cours d'instants d'exception : prenez un bain, lumière tamisée et musique douce, délassez-vous et concentrez-vous sur votre ventre ; essayez de ressentir votre bébé, pensez aux changements agréables que sa venue va produire (l'attendrissement de votre compagnon à sa naissance, le bonheur de vos proches, son premier sourire, ses premiers pas, son premier Noël…).
Vous pouvez également vous renseigner sur l'haptonomie et les méthodes de chant prénatal, très en vogue actuellement (voir chapitre « 5e mois »).

« DE PETITES PAUSES "BONHEUR" À DEUX »

CAMILLE, 34 ANS

Enceinte de mon premier enfant, j'avais du mal à me projeter et surtout, lorsque j'envisageais ma vie après l'accouchement, je ne pensais qu'aux problèmes ou aux dangers qui pouvaient apparaître. Très angoissée au 6e mois, et également stressée par des questions de boulot, j'ai décidé de m'accorder une fois par semaine des pauses « bonheur » à deux.
Ce pouvait être n'importe quoi : un rendez-vous chez le coiffeur, une séance de massage, un farniente au soleil… La règle était de ne plus penser aux soucis, mais à mon bébé et moi, en positivant ! Ces instants étaient comme des petits rendez-vous et, progressivement, je les ai multipliés (j'en étais à quatre par semaine au 9e mois !).

Côté maman

Votre ventre est visiblement plus rond ; votre utérus est plus volumineux et il appuie beaucoup plus sur les intestins, la vessie et le diaphragme.
Avec en moyenne 6 kg de plus, en grande partie localisés sur le ventre, quelques petits désagréments peuvent apparaître.

1 • L'incontinence

Outre les problèmes de digestion, crampes, varices ou vergetures pour lesquels vous pouvez vous reporter au chapitre « Les petits maux de la grossesse », vous pouvez souffrir d'incontinence urinaire due à la pression de l'utérus sur votre vessie. Une infection peut également survenir. Si vous ressentez des brûlures en urinant, il faut consulter votre sage-femme ou votre médecin.

2 • L'essoufflement

Un léger essoufflement peut vous gêner lors de l'effort : en augmentant de volume, l'utérus repousse la masse abdominale vers le haut et diminue le volume de la cage thoracique. En cas d'essoufflement inhabituel ou important, prenez rapidement l'avis du professionnel qui vous suit.

3 • Les douleurs de dos

Votre bébé pèse de plus en plus lourd et votre dos peut en souffrir. Votre équilibre est perturbé et vous avez tendance à rejeter votre corps en arrière en creusant les reins pour le rétablir. Ainsi, la morphologie de votre colonne vertébrale se cambre anormalement (lordose) au niveau de la région lombaire.
Le mal de dos s'explique par le surpoids imposé à la colonne vertébrale, qui entraîne des malpositions de la région lombaire.
Les douleurs dans le ventre, le dos et le périnée sont liées à vos ligaments, mis à rude épreuve pendant la grossesse !
Reportez-vous au chapitre « Les petits maux de la grossesse » pour un traitement adapté.

4 • Les problèmes de sommeil

À ce stade de la grossesse, vous avez du mal à trouver la position idéale pour vous allonger et dormir. Votre sommeil devient léger, des insomnies peuvent apparaître, votre ventre commence à vous gêner et les mouvements de votre bébé peuvent vous réveiller en pleine nuit. Il est conseillé de dormir sur le côté gauche car l'utérus, de ce fait, dégage la veine cave inférieure (à droite) qui ramène le sang vers le cœur. Cette position facilite la circulation du sang. Placez également un coussin sous votre ventre et, éventuellement, un autre entre vos genoux pour détendre totalement muscles et tendons.
L'insomnie peut aussi être due à la crainte liée à l'approche de l'accouchement.

5• Les troubles de l'humeur

Les modifications hormonales modifient votre comportement, votre perception des choses, votre humeur. Ménagez vos émotions.
Parlez-en avec votre entourage, avec votre sage-femme ou votre médecin qui pourront vous rassurer sur la normalité ou la bénignité des signes observés. Ne prenez pas de médicaments sans qu'ils vous aient été prescrits par votre médecin ou votre sage-femme.

Le suivi médical

Le suivi médical est extrêmement important à ce stade ; un examen au cours du 6e mois de grossesse est donc prévu par la législation sociale française.
Pour le bon déroulement de la grossesse, cet examen mensuel ne doit pas être négligé ; même si vous et votre bébé vous portez très bien, il faut continuer à être régulièrement suivie.
Comme les mois précédents, l'examen du 6e mois permettra de vérifier la présence de mouvements actifs fœtaux, l'absence de douleurs, de contractions utérines, de signe fonctionnel urinaire (gêne en urinant) et d'écoulement anormal (sang, liquide, leucorrhées : les pertes blanches épaisses). Vous serez questionnée à ce sujet.
Il faut savoir que des pertes blanches fluides peuvent être observées tout au long de la grossesse ; ce sont des sécrétions physiologiques du vagin liées aux hormones féminines (œstrogènes et progestérone) sécrétées par le placenta.

1• L'examen clinique

Le médecin ou la sage-femme vérifiera :

- votre prise de poids. Une prise de poids normale se situe à environ 6 kg à ce stade de la grossesse. Mais vous pouvez avoir pris un peu plus si vous étiez très mince ;
- la présence des bruits du cœur fœtal, que l'on entend à l'aide d'un appareil à ultrasons placé sur votre ventre ; le rythme cardiaque fœtal est nettement plus rapide que le vôtre (120 à 160 battements par minute pour le bébé, alors que celui d'un adulte en bonne santé se situe entre 50 et 80 !) ;
- une hauteur utérine normale ; à ce stade, celle-ci devrait être entre 20 et 24 cm en moyenne ;
- la tension artérielle ; elle doit rester inférieure à 14/9 ;
- l'absence de raccourcissement et/ou d'ouverture du col utérin, par un toucher vaginal. Le toucher vaginal n'est pas réalisé de façon systématique, il est effectué si vous vous plaignez de contractions utérines ;
- l'absence de sucre et d'albumine dans les urines, grâce à un test urinaire.

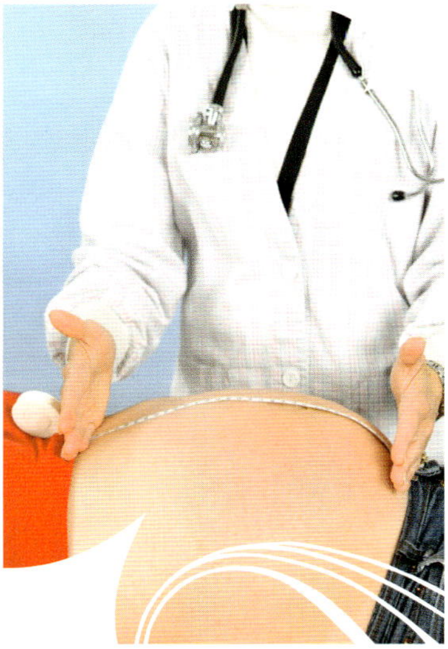

2• Les examens complémentaires

Aucune échographie systématique n'est prévue lors du 6e mois de grossesse (entre 25 et 28 SA). Néanmoins, votre médecin peut être amené à en prescrire une pour contrôler l'échographie de 22 SA (morphologie incomplète ou signe d'appel échographique) ou s'il suspecte un problème particulier lors de cette consultation.

VACCINATION CONTRE LA GRIPPE SAISONNIÈRE

Elle est recommandée au cours du 2e trimestre, surtout si la grossesse se termine en hiver. Une seule injection est nécessaire. Parlez-en à votre médecin ou à la sage-femme. En cas de problèmes pulmonaires (asthme sévère, dilatation des bronches, insuffisance respiratoire) ou d'obésité, la vaccination doit être faite au 1er trimestre. Le Haut Conseil de la santé publique recommande la vaccination de toutes les femmes enceintes.

3• Le test de dépistage du diabète

Ce test n'est pas obligatoire mais est recommandé pour les femmes qui présentent un risque de diabète gestationnel, un excès de poids, un antécédent de « gros bébé » (poids supérieur à 4 kg) ou un âge maternel supérieur à 35 ans. Deux méthodes peuvent être utilisées :

- le test O'Sullivan au cours duquel il faut tout d'abord absorber du sucre (50 g de glucose en une seule prise) puis pratiquer une prise de sang 1 heure après. Si le test est positif, c'est-à-dire si le taux de sucre dans le sang (glycémie) est supérieur à 2 g par litre, le diagnostic de diabète est posé. Si la glycémie est supérieure ou égale à 1,30 g par litre, le test est douteux et il faudra alors faire un autre examen appelé « hyperglycémie provoquée » afin de vérifier l'existence ou non du diabète ;
- un test avec absorption de 75 g de sucre en une fois et trois prises de sang : la première à jeun, la deuxième 1 heure après la prise du glucose et la troisième 2 heures après. Si la glycémie est supérieure ou égale à 0,92 g par litre avant l'absorption du sucre, à 1,80 g par litre à 1 heure ou à 1,53 g par litre à 2 heures, il s'agit d'un diabète. Cette deuxième méthode dite « en un temps » est recommandée depuis 2010.

4• La prise de sang

Un examen sanguin complet vous sera fait :

- sérologie de la toxoplasmose (voir chapitre « 2e mois »), pratiquée tous les mois si vous n'êtes pas immunisée contre cette maladie ;
- sérologies des hépatites C et B (avec recherche de l'antigène HBs) ;
- numération formule sanguine (NFS), à la recherche d'une anémie. Il n'est pas rare d'être anémiée par manque de fer lors du 3e trimestre de grossesse. Selon les résultats obtenus, votre médecin pourra vous prescrire un apport en fer ;
- recherche d'agglutinines irrégulières (RAI) si vous êtes Rhésus négatif et que votre compagnon est Rhésus positif. En effet, dans ce cas, il existe un risque de réaction de l'organisme de la maman à l'encontre du bébé, si celui-ci est Rhésus positif (pour plus d'informations, reportez-vous au chapitre « 2e mois »). Si vous êtes Rhésus négatif et le papa Rhésus positif, on peut savoir si votre bébé est Rhésus positif comme son père ou Rhésus négatif comme vous, en étudiant ses globules rouges qui passent dans votre sang. Cette nouvelle technique s'appelle la détermination du génotype fœtal à partir du sang maternel. Sa sensibilité est excellente à partir de 15 SA, mais elle n'est pas faite dans tous les laboratoires. En cas de résultat montrant que le bébé est Rhésus négatif, il est proposé de valider ce résultat par un deuxième prélèvement sanguin maternel quelques semaines plus tard pour le confirmer et éviter les erreurs.

5• La visite chez le dentiste

Même si vous ne souffrez pas des dents et avez vu votre dentiste avant le début de votre grossesse, il est nécessaire de retourner le voir au deuxième trimestre, car un mauvais état bucco-dentaire peut être cause d'accouchement prématuré, d'enfants de faible poids, voire d'hypertension. En effet, la grossesse, avec ses variations hormonales, entraîne un état congestif des gencives et une acidification de la salive qui favorise l'érosion de l'émail dentaire et les caries. Attention, le troisième trimestre de la grossesse n'est pas le meilleur moment pour faire les soins dentaires car, avec un gros utérus, la position sur le fauteuil est inconfortable.

Au cours de la visite du deuxième trimestre, votre dentiste :

- fera un examen complet des dents et des gencives ;
- traitera éventuellement les gingivites et les caries ;
- fera un détartrage ;
- vous donnera des conseils pour l'hygiène buccale et vous prescrira un traitement des lésions gingivales.

Les radiographies – si elles sont nécessaires – sont possibles, car l'enfant sera protégé avec un tablier de plomb. Par ailleurs, il faut savoir que les doses de radiations émises au cours des radiographies dentaires sont très faibles. Les traitements complexes comme les prothèses, seront quant à eux reportés après la naissance.

6• La menace d'accouchement prématuré

Au 6e mois, le fœtus devient à peine viable en milieu extra-utérin, ses poumons ne sont pas encore matures !

Environ 5 à 10 % des naissances en France sont des naissances prématurées. La menace d'accouchement prématuré est une complication de la grossesse, définie par un risque d'accouchement avant 37 SA.

Prématurité, grande prématurité

- Avant 28 SA, on parle de très grande prématurité.
- Entre 28 et 31 SA + 6 jours, de grande prématurité.
- Entre 32 et 36 SA + 6 jours, de prématurité moyenne.

Contractions et modifications du col

On définit la menace d'accouchement prématuré lorsque des contractions utérines régulières et douloureuses s'associent à des modifications du col de l'utérus. Le col se raccourcit, voire s'ouvre sous l'influence des contractions, ce qui, en l'absence d'intervention médicale, conduit à un accouchement prématuré.

La menace d'accouchement prématuré est quantitativement la première cause d'hospitalisation pendant la grossesse.

Plusieurs causes peuvent l'expliquer :

- une infection maternelle. L'infection urinaire est la plus fréquente. Elle est recherchée par un examen des urines et, si elle est démontrée, il faudra prendre le traitement antibiotique qui vous sera prescrit ;
- une infection du col de l'utérus et du vagin. Un examen gynécologique est nécessaire. Votre médecin ou votre sage-femme effectue un prélèvement pour rechercher la présence d'un éventuel agent microbien. Là aussi, en cas de positivité, un traitement antibiotique adapté au germe en cause est nécessaire ;

« LE TEST DE DÉPISTAGE DU DIABÈTE »

VALERI232, FORUM aufeminin

Je ne savais pas que le test de dépistage du diabète pouvait provoquer des malaises. Il s'agit d'avaler d'une traite, à jeun, 75 g de glucose. L'assistante du laboratoire m'a demandé de m'asseoir pour attendre le résultat des tests, une heure plus tard. Au départ, je n'ai pas trop compris pourquoi. Puis tout s'est mis à tourner autour de moi, j'avais même des nausées, un peu comme si j'avais bu ; j'ai perdu connaissance un instant. Au bout d'une heure, après la prise de sang, j'ai dû appeler mon mari pour qu'il vienne me chercher, j'étais incapable de rentrer à pied. Ce test est important, car il permet de déterminer si l'on a du diabète ou pas. Mais un conseil : faites-vous accompagner, les malaises sont fréquents !

ATTENTION ! Lorsque vous ressentez des contractions utérines, il est important de vous mettre au repos et de consulter votre médecin.

CHOISISSEZ UNE MATERNITÉ ADAPTÉE

En cas d'accouchement prématuré, votre bébé sera pris en charge par une unité de soins néonataux intensifs, que l'on ne trouve que dans les maternités de type II ou III (voir chapitre « 1er mois »). Dans ce cas, il vous faut accepter, pour l'avenir de votre bébé, d'être transférée dans une maternité qui peut être loin de chez vous : votre bébé doit naître dans un endroit où il pourra être pris en charge immédiatement par des pédiatres spécialisés. C'est mieux pour lui d'être transporté dans votre ventre plutôt qu'après la naissance.

DISCUTEZ DE VOTRE CONTRACEPTION D'APRÈS L'ACCOUCHEMENT

Le temps va passer vite et après l'accouchement, vous serez très occupée par votre bébé. Vous n'éprouverez sans doute pas l'envie de refaire un autre enfant tout de suite. Aussi, pour éviter une grossesse « surprise », il faut réfléchir à la méthode que vous utiliserez après le retour de couches. Discutez des différentes méthodes avec le médecin ou la sage-femme : pilule, stérilet ou implants. Lorsque vous serez décidée, une ordonnance pourra vous être établie d'avance. Vous pourrez alors reprendre rapidement la pilule ou bien vous faire poser le stérilet ou l'implant lors de la visite de suite de couches.

- une grossesse multiple : s'il y a des jumeaux ou des triplés, l'utérus est deux ou trois fois plus distendu que normalement. Un accouchement prématuré est donc fréquent, car l'utérus est un peu trop petit pour contenir deux ou trois enfants. Cet accouchement prématuré peut être prévenu et retardé par un repos plus important et un arrêt de travail avant l'accouchement précoce (12 semaines avant le terme pour des jumeaux, 24 semaines pour des triplés). Les grossesses multiples doivent faire l'objet d'une surveillance particulière (voir chapitre « En cas de grossesses multiples ») ;
- une malformation utérine, un fibrome : l'utérus est trop petit et/ou déformé. Il grandit difficilement et l'accouchement prématuré est plus fréquent ;
- des anomalies d'insertion placentaire : il s'agit surtout d'un placenta bas inséré près de l'orifice du col de l'utérus ;
- les facteurs socio-économiques, psychologiques et environnementaux. En effet, la fatigue intense, les longs trajets quotidiens, le stress, le surmenage, les efforts physiques importants au travail (manutention, par exemple), les horaires décalés, plusieurs enfants à la maison peuvent entraîner un accouchement prématuré. N'oubliez pas de parler de vos conditions de travail et de vie à votre sage-femme ou à votre médecin pour trouver une solution adaptée, avec le concours du médecin du travail. Si aucune solution n'est réalisable, votre médecin pourra envisager un arrêt de travail.

Comment savoir s'il y a menace d'accouchement prématuré ?

En cas de menace d'accouchement, vous sentirez que votre utérus devient dur plusieurs fois par heure. Il s'agit de contractions qui ne sont pas forcément douloureuses. Vous aurez peut-être l'impression que l'enfant est un peu bas.
Le diagnostic sera réalisé grâce à l'enregistrement des contractions utérines à l'aide d'une tocographie externe (monitoring) et par l'évaluation de la longueur du col au toucher vaginal et/ou par la réalisation d'une échographie par voie endovaginale (la longueur de col est normalement supérieure à 25 mm).
Si des contractions utérines sont précisées et/ou si la longueur de votre col est raccourcie (inférieure à 25 mm), le diagnostic de menace d'accouchement prématuré est posé.

Des traitements au cas par cas

Le traitement consiste, dans un premier temps, à identifier la cause et à la traiter s'il existe une infection urinaire ou vaginale. Ensuite, vous devez observer le repos le plus strict ; le but étant de réduire les contractions utérines et de bloquer l'ouverture du col.
Le traitement peut aller du simple repos à domicile à l'hospitalisation en service de grossesse pathologique avec mise en place d'un traitement par perfusion et repos strict. Le repos peut être observé à la maison, à condition que vous cessiez toute activité, que vous veilliez à rester alitée le plus possible et que vous déléguiez toutes les tâches ménagères à une tierce personne.
En cas de menace sévère, vous serez hospitalisée dans une maternité associée à un service de pédiatrie de niveau adapté au terme de la grossesse, c'est-à-dire en maternité de type III (avec réanimation néonatale) si le terme de la grossesse est inférieur à 34 SA ou de type II, entre 34 et 37 SA.
On pourra « préparer » les poumons de votre bébé à une naissance prématurée en vous injectant des corticoïdes.
En effet, un bébé né prématurément n'a pas le même aspect qu'un bébé né à terme. Sa peau est plus rouge et fine. Et surtout, il n'a pas atteint le même degré de développement dans toutes les fonctions de son organisme, en particulier neurologiques, respiratoires et digestives. Les nouveau-nés prématurés

devront donc bénéficier de soins particuliers dans des services de soins intensifs, car ils peuvent avoir de la peine à respirer et à digérer. La naissance prématurée est encore actuellement, malgré les progrès de la pédiatrie néonatale, la principale cause de handicap chez l'enfant.

Alors n'hésitez pas à vous reposer quand cela est possible et à mener une vie calme pendant la grossesse ! Ce n'est pas le moment d'entreprendre des grands voyages ni de pratiquer des sports violents. Il faut tout mettre en œuvre pour que l'enfant naisse à terme, c'est le plus beau cadeau que vous puissiez lui faire.

LE 6e MOIS EN UN COUP D'ŒIL

Semaines d'aménorrhée	Semaines de grossesse	Côté bébé	Côté maman	Votre suivi	Vos préparatifs	Les documents
25 SA	23e semaine	• Votre bébé pèse 600 g et mesure 28 cm • Ses dents de lait se mettent en place dans la mâchoire • Il bouge plus fréquemment	• Petits désagréments : digestion ralentie, constipation fréquente. Maintenez une bonne activité physique : marchez, buvez beaucoup d'eau et prenez des aliments riches en fibres • L'essoufflement est lié à l'augmentation du volume de votre utérus • Le mal au dos est fréquent	• Consultation obligatoire du 6e mois. • Examen des urines : recherche d'une infection • Test de dépistage du diabète • Prise de sang : vérification de la toxoplasmose si négative, sérologie hépatite B, numération des globules rouges et blancs, recherche des agglutinines si Rhésus négatif • Attention à l'accouchement prématuré : reposez-vous, évitez les déplacements. Si vous éprouvez des contractions fréquentes et des douleurs du bas-ventre, consultez • Réfléchissez à la contraception d'après la naissance	• Évitez la station debout, portez des chaussures basses • Éventuellement, on vous prescrira un complément vitaminique D et du fer • Prenez votre rendez-vous du 7e mois • Voyez votre dentiste	• Envoyez à la Sécurité sociale l'attestation de visite du 6e mois. Le double sera adressé à la caisse d'allocations familiales, comme à chaque visite • Les résultats des prises de sang et échographies doivent être apportés à chaque consultation
26 SA	24e semaine	• Votre bébé pèse 650 g et mesure 29 cm • Ses alvéoles pulmonaires sont formées mais pleines de liquide amniotique				
27 SA	25e semaine	• Votre bébé pèse 750 g et mesure 30 cm • Il effectue 20 à 60 mouvements par ½ heure quand il est éveillé				
28 SA	26e semaine	• Votre bébé pèse 900 g et mesure 31 cm • Ses yeux s'ouvrent • Le liquide amniotique est renouvelé toutes les trois heures				

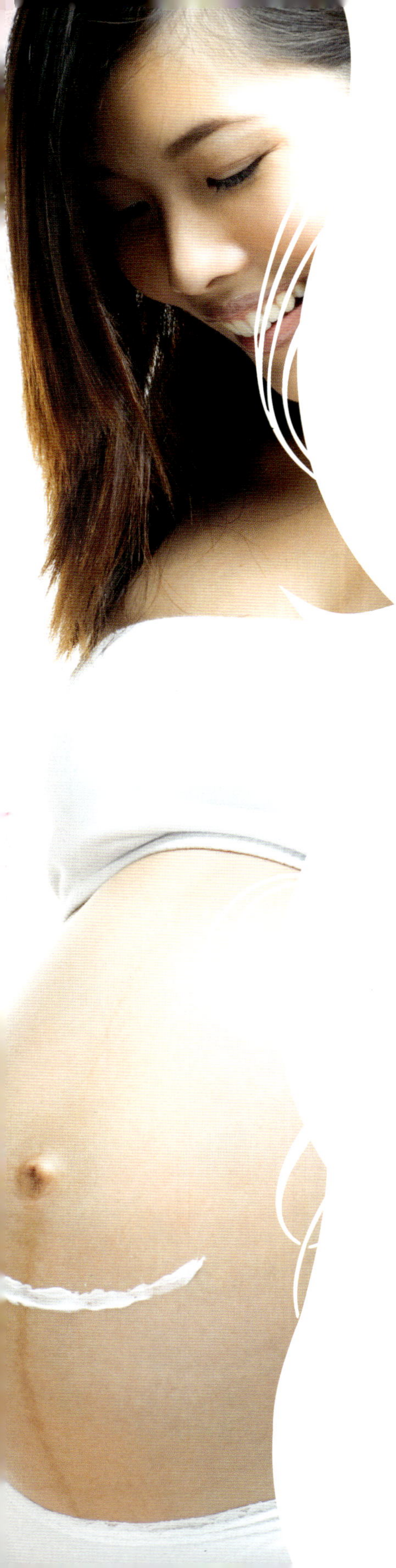

Votre bébé, semaine après semaine

1 • La vingt-troisième semaine (25 SA)

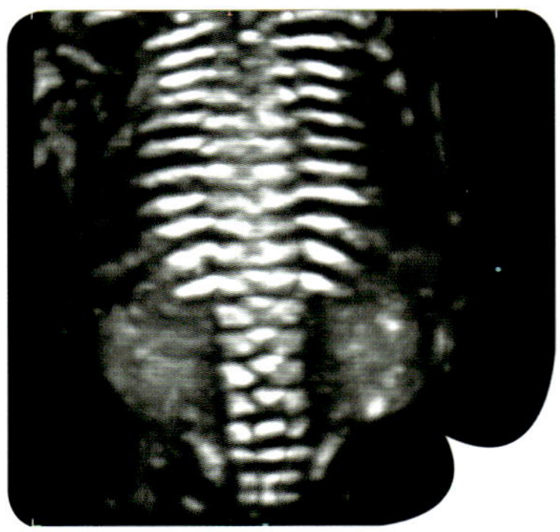

Votre bébé pèse environ 600 g et mesure 28 cm.
Le diamètre de son crâne est à présent de 6 cm. Les dents de lait se mettent en place dans sa mâchoire.
Votre bébé bouge franchement, surtout s'il y a du bruit. Le nerf auditif est fonctionnel et l'oreille interne est complètement développée.

25 SA : examen de la colonne vertébrale et des côtes en échographie 3D. Cet examen, non systématique, est réalisé lorsqu'il y a une suspicion d'anomalie des vertèbres ou de maladie osseuse.

2 • La vingt-quatrième semaine (26 SA)

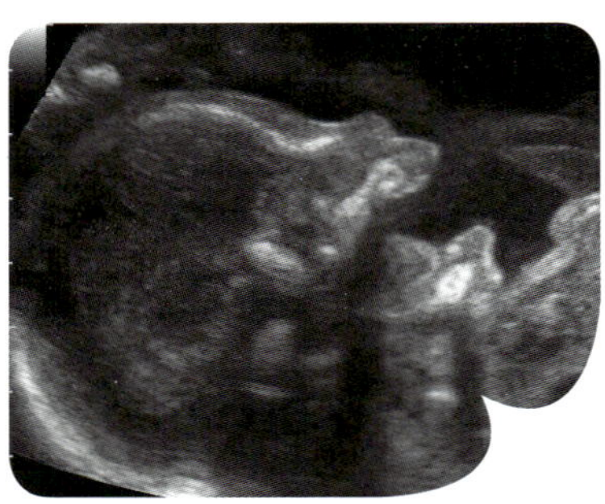

26 SA : bébé ouvre la bouche régulièrement, plusieurs fois dans la journée. Il va ainsi avaler un peu de liquide amniotique.

Votre bébé pèse 650 g et mesure 29 cm.
Ses poumons ont atteint un niveau important de développement ; les alvéoles pulmonaires sont maintenant formées. Les canaux respiratoires continuent de se subdiviser et l'arbre bronchique est rempli de liquide amniotique qui se résorbera à la naissance. Votre bébé effectue avec son thorax des petits mouvements d'inspiration et d'expiration. Cependant, ce ne sera qu'à partir du 8e mois de grossesse que les poumons seront prêts à fonctionner correctement.

3• La vingt-cinquième semaine (27 SA)

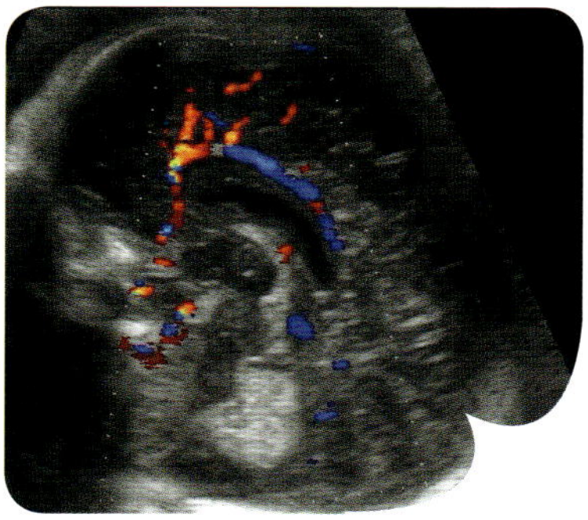

27 SA : sur cette échographie, on visualise différentes structures du cerveau, on peut ainsi même examiner les artères cérébrales (colorisées).

Votre bébé pèse 750 g et mesure 30 cm.
Son système nerveux et ses muscles se développent et lui permettent d'effectuer des gestes de plus en plus précis.
Il découvre le toucher : il effleure la paroi utérine, s'y cogne et répond à vos gestes en se déplaçant. Il connaît déjà le contact de sa peau avec l'eau.
Votre bébé bouge énormément; il réalise en moyenne 20 à 60 mouvements par demi-heure ! Heureusement, il passe aussi par des phases de sommeil au cours desquelles il dort et rêve.
Même si son sommeil ne coïncide pas avec le vôtre, il est capable de dormir 18 à 20 heures par jour, et le reste du temps, il gigote beaucoup car, à ce stade, il dispose encore de beaucoup d'espace dans l'utérus.
Il vous fait donc partager ses galipettes en vous donnant de vifs coups de pied ou de poing dans le bas-ventre. L'intensité de son activité ne révèle en rien son caractère futur. Il bouge dans une cavité pour l'instant très grande pour lui, mais il grandit plus vite que l'utérus et finira par se trouver à l'étroit.

4• La vingt-sixième semaine (28 SA)

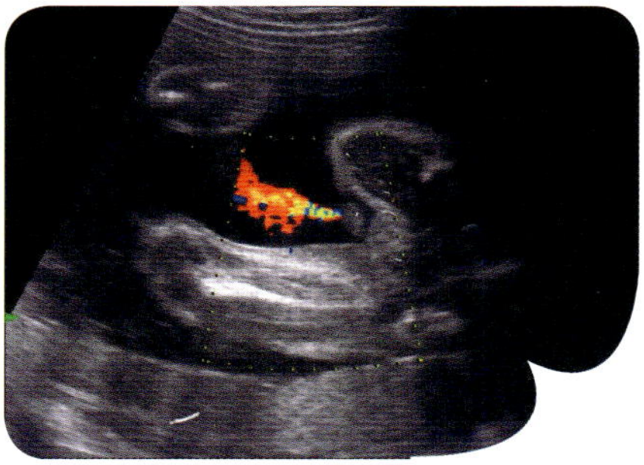

28 SA : par un examen doppler, le flux de couleur rouge matérialise le jet urinaire d'un petit garçon.

Votre bébé pèse environ 900 g et mesure 31 cm.
Son cerveau continue sa maturation. Le nombre total de neurones s'acquiert définitivement.
Ses paupières commencent à se séparer, et ses yeux s'ouvrent.
Dans le sang, ses globules rouges et ses globules blancs sont désormais fabriqués par sa moelle osseuse.
Il avale le liquide amniotique et en rejette une partie sous forme d'urine. Il l'inhale également, et le liquide arrive donc jusqu'à l'intérieur de ses poumons.
Même si vous avez l'impression qu'il s'agit déjà d'une « vraie petite personne », sachez que votre bébé, encore très fragile, a besoin de rester *in utero* pour achever sa maturation, notamment au niveau pulmonaire.
C'est encore bien tôt pour qu'il naisse, mais, à partir de 28 SA, si la naissance était nécessaire ou s'imposait du fait d'un accouchement prématuré, les pédiatres néonatologues prendraient soin de votre bébé, avec de très bonnes chances pour qu'il récupère bien de sa prématurité.

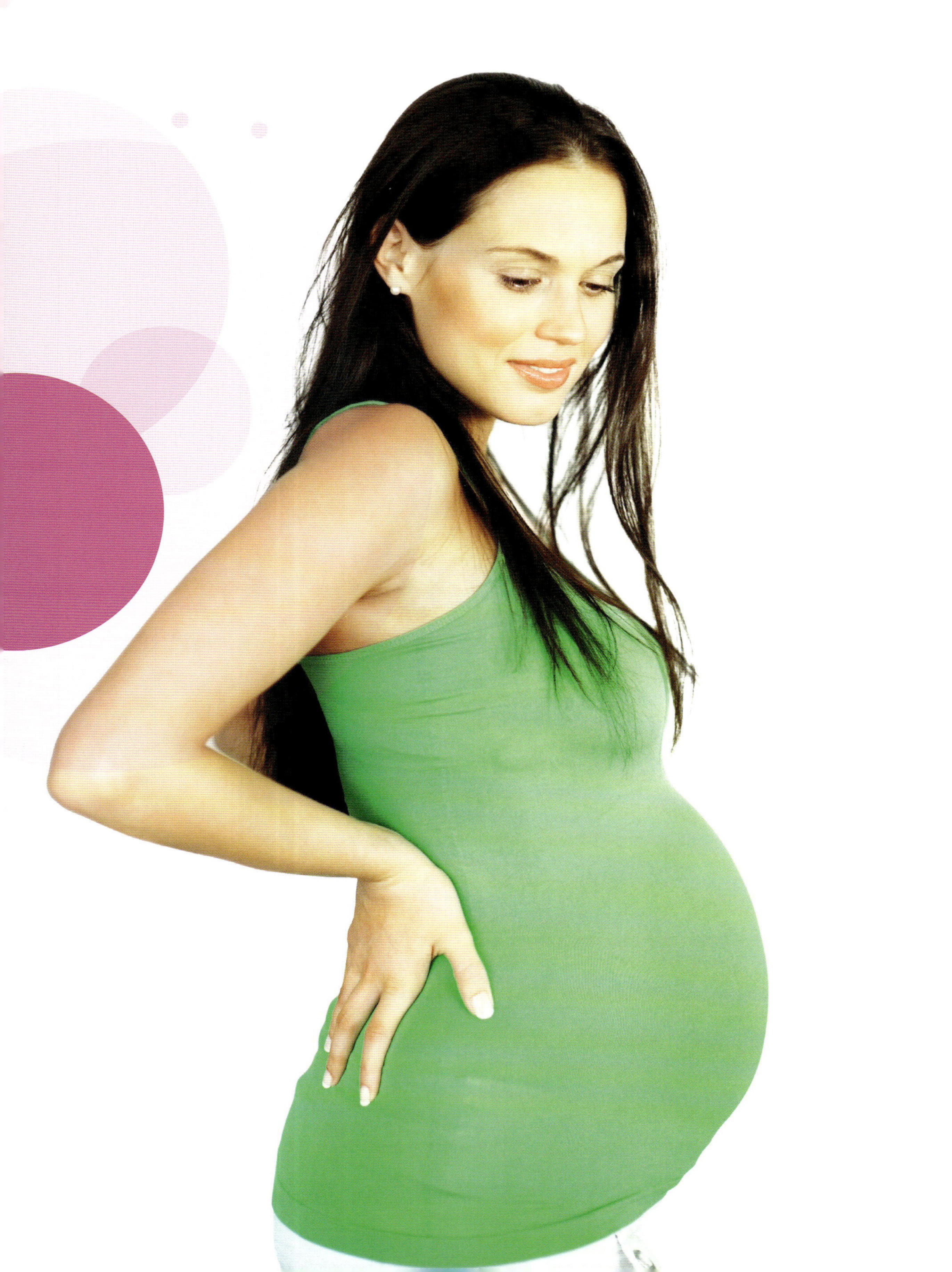

7e mois

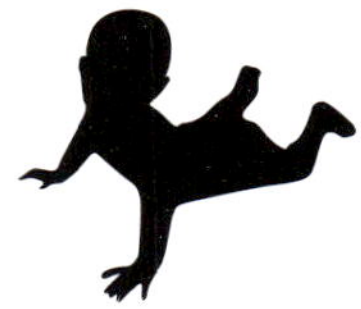

Côté bébé

1 • Bébé s'affirme !

Votre bébé va prendre 500 g et 6 cm au cours de ce mois. La place va donc commencer à lui manquer au sein de votre utérus : ses mouvements vont être de plus en plus limités, même si c'est au 7e mois que vous percevez parfaitement ses mouvements.
Dès que vous vous reposez ou que vous vous allongez, il en profite pour gigoter, car il a plus de place lorsque votre utérus est détendu. Mais rassurez-vous, cela ne signifie aucunement qu'il sera un enfant hyperactif !

2 • Petit à petit

Son système digestif et ses reins sont achevés, ses ongles se forment. C'est souvent au cours de ce mois que le bébé se place verticalement, la tête en bas.
Ses mouvements respiratoires et sa température interne se régulent. Ses nerfs s'enveloppent de myéline, une substance essentielle au bon fonctionnement du système nerveux.
Si c'est un garçon, ses bourses se forment progressivement, ses testicules descendant de son abdomen à son scrotum. Si c'est une fille, ses cellules sexuelles, les ovogonies, se transforment en « ovocytes de premier ordre », qu'elle gardera jusqu'à sa puberté.

3 • Prénoms, il faut y penser !

Il est temps de songer au prénom que vous allez donner à votre bébé. Choisissez un prénom de fille et de garçon, même si vous avez souhaité connaître le sexe de l'enfant au cours de l'échographie du 2e trimestre, car une erreur est toujours possible. Si votre compagnon n'a pas trop d'idées en la matière,

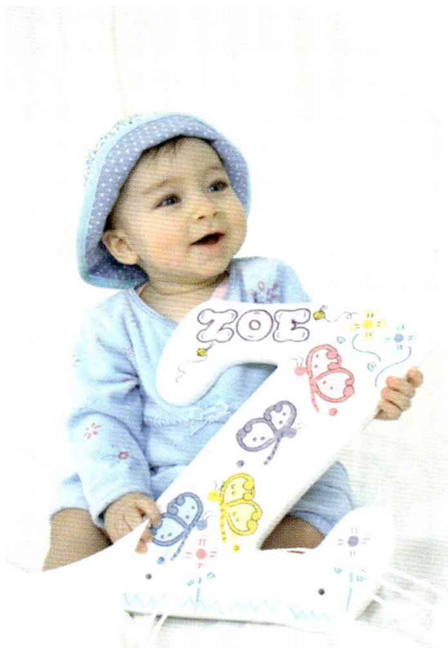

n'hésitez pas à faire des listes, et soyez attentive à ses réactions quand vous lui proposerez. Pour les prénoms qui ont suscité de l'enthousiasme, faites un test en le prononçant accolé au nom de famille. Certains prénoms peuvent être ravissants seuls, mais imprononçables avec le patronyme. Pensez également aux initiales. Celles-ci pourront susciter plus tard la risée dans la cour de l'école si elles comportent un double sens.
Pour trouver votre inspiration, vous pouvez surfer sur Internet, en tapant « prénoms » sur un moteur de recherche. Les listes des statistiques officielles apparaissent, mises à jour chaque année.
D'une décennie à l'autre, les tendances évoluent. Dans les années 2000, la tendance était aux sonorités en « i » pour les filles (Aurélie, Ophélie…) et en « o » pour les garçons : Hugo, Théo… Même si ceux-ci sont toujours très en vogue, ils sont actuellement supplantés par les sonorités en « a », pour les garçons comme pour les filles : Lucas, Emma, Léa…

TOP 10 DES PRÉNOMS EN 2016		
Filles	**Garçons**	**Mixtes**
Louise	Léo	Camille
Emma	Gabriel	Sacha
Chloé	Adam	Noa
Lola	Timéo	Lou
Inès	Raphaël	Eden
Manon	Lucas	Charlie
Jade	Louis	Alix
Alice	Arthur	Loan
Lina	Nathan	Swann
Léa	Hugo	Thaïs

BON À SAVOIR

Les enfants âgés de 3 ans entrant à l'école en septembre, c'est au cours de ce mois que de nombreuses places se libèrent dans les crèches, chez les assistantes maternelles…

4• Pensez au mode de garde !

Si vous travaillez et que vous n'avez pas trouvé de mode de garde pour votre bébé, cela devient une urgence !
Adressez-vous à la PMI ou à la mairie de votre ville pour entrer en contact avec les assistantes maternelles. Établissez en parallèle un dossier pour la crèche, mais les places étant rares, mieux vaut prévoir deux modes de garde.

Côté maman

1 • Communiquez avec bébé

Vous débutez le 3e et dernier trimestre de grossesse et réalisez peu à peu qu'une vraie petite personne est en train de se développer en vous. Si vous êtes adepte de l'haptonomie ou du chant prénatal (voir chapitre « 5e mois »), vous en ressentez alors pleinement les effets bénéfiques.
Sinon, vous pouvez établir une communication avec votre bébé :

- en écoutant de la musique douce : les mains posées sur le ventre, tentez de percevoir ses mouvements ;
- en prenant un bain : durant un moment d'apaisement, l'utérus se détend et votre bébé peut en profiter pour bouger ;
- en vous relaxant pendant de courtes siestes. Plus vous serez détendue et reposée, et plus votre bébé le ressentira.

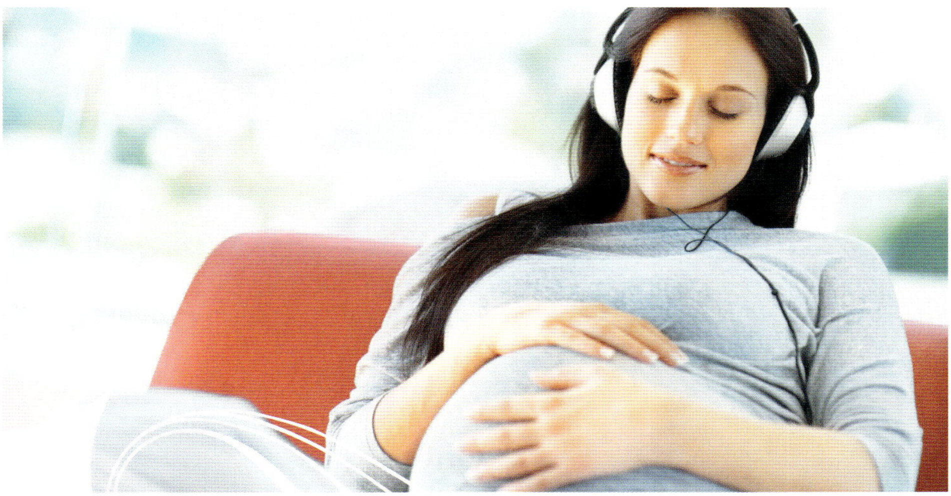

2 • Prenez soin de vous

Ce dernier trimestre de grossesse est souvent le plus fatigant. Il vous est donc recommandé de vous reposer, d'autant plus que vous allez devoir emmagasiner des forces pour être aux côtés de bébé lorsqu'il sera là. Ce sont souvent les derniers mois de calme avant des nuits qui peuvent s'avérer difficiles – tétées, biberons toutes les trois ou quatre heures, coliques du nourrisson, pleurs nocturnes…

- reposez-vous avec des siestes fréquentes ;
- hydratez-vous afin de prévenir les infections urinaires ;
- mangez équilibré en privilégiant les aliments riches en fer, calcium et vitamines ;
- évitez des trajets longs en voiture et ne vous déplacez pas trop loin de votre lieu d'accouchement. Ne prenez pas de risques inutiles, un accouchement prématuré peut mettre en danger la santé de votre enfant ;
- prenez des dispositions pour que vous puissiez partir à la maternité l'esprit tranquille : préparez la garde des autres enfants, prévoyez une aide ménagère, remplissez le congélateur, débarrassez-vous de la paperasse administrative ;
- allez chez le coiffeur, au cinéma, car après, ce sera plus compliqué !

Et dans votre tête, comment ça se passe ?

Au cours du 3e trimestre, les transformations corporelles que vous allez connaître sont très importantes, et cela peut parfois vous donner l'impression que la grossesse vous dépossède de votre corps : la lourdeur pour vous mouvoir, les mouvements de bébé vous amènent progressivement à anticiper votre accouchement et la rencontre avec votre bébé. Cette expérience corporelle entraîne une modification psychologique.

1 • La peur de l'accouchement

La crainte de la souffrance, mais aussi de la mort, pour vous ou votre enfant, peut être intense dans votre imaginaire. En effet, l'accouchement recèle une grande part de mystère et d'étrangeté hérités des premières explications fournies pendant l'enfance face à l'énigme de la transmission de la vie, et des histoires et des légendes familiales, parfois inquiétantes, à propos de l'enfantement. Aussi, chaque maman porte en elle l'histoire de sa famille. En fonction de votre passé familial, vous risquez, plus ou moins, d'appréhender l'accouchement.

2 • La rencontre avec l'enfant

La rencontre avec votre enfant est à la fois redoutée et désirée, l'ambivalence faisant partie de ce moment de la vie. D'une manière générale, ce qui est désiré est la rencontre avec les aspects idéalisés et familiers de l'enfant, des rêves et les promesses que porte le bébé de chair. Ce qui est redouté est la rencontre avec l'inconnu de l'enfant de chair. Ainsi, ce n'est qu'au cours du 3e trimestre que, progressivement, vous, future mère, commencez peu à peu à envisager votre enfant dans sa véritable réalité.
En conséquence, en fin de grossesse, vous êtes amenée, par l'expérience de votre corps et le remaniement de votre identité, à anticiper l'accouchement et la rencontre avec l'enfant que vous portez. Cette possibilité d'anticipation est l'issue d'un long itinéraire, unique pour chaque femme et pour chaque grossesse. L'étendue et la complexité de ce cheminement expliquent le décalage entre le temps de la conception et l'émergence du sentiment d'être mère. C'est souvent pour cette raison que la plupart des femmes ne préparent la layette qu'à la fin de la grossesse.

« C'EST MON POIDS QUI M'A FAIT COMPRENDRE QUE J'ÉTAIS MÈRE ! »

LEO-KADDY, 30 ANS

Les six premiers mois de ma grossesse se sont déroulés comme dans un rêve. Pas de nausées, pas de fatigue, pas de tiraillements dans le ventre. Malgré les échographies, j'avais du mal à réaliser que j'étais enceinte, et je ne me suis posé aucune question. Mais entre le 7e et le 9e mois, je me suis arrondie brusquement, et j'ai pris énormément de poids. Les médecins ont commencé à s'inquiéter, ils m'ont prescrit des analyses supplémentaires et conseillé un régime spécial. Tout cet affolement autour de moi, et ce corps que je ne maîtrisais plus, m'ont fait prendre conscience que j'étais enceinte. Mille et une questions ont commencé à affluer : allais-je être une bonne mère ? Avions-nous eu raison de faire un enfant ? La grossesse est un passage difficile, mais je pense qu'il nous permet de devenir mère peu à peu.

Le suivi médical

1 • La cinquième visite médicale

Cette visite, réalisée par l'obstétricien ou la sage-femme, est extrêmement importante, car elle va être l'occasion de pouvoir dépister certaines pathologies plus spécifiques du 3e trimestre de la grossesse : hypertension artérielle, retard de croissance du fœtus, diabète gestationnel.
Si la grossesse a été suivie par un gynécologue ou une sage-femme en cabinet, vous aurez la première consultation – et parfois le premier contact – avec la maternité. Certaines maternités organisent des visites des locaux dans le cadre de la préparation à l'accouchement.
Le déroulement initial de la consultation médicale est identique à celle du mois précédent. Vous effectuerez les tests suivants :

– on vous demandera si bébé bouge bien. C'est un critère très important, bien que subjectif. Si vous avez la sensation que les mouvements du fœtus sont moins nombreux, cela alertera l'obstétricien ou la sage-femme qui prescrira aussitôt des examens complémentaires : enregistrement du rythme cardiaque fœtal, échographie ;
– on prélèvera systématiquement vos urines pour rechercher sucre et albumine. La présence de protéines peut être un signe d'appel d'infection urinaire ou d'hypertension artérielle ;
– on prendra votre tension. Cet examen est indispensable en raison de la fréquence d'apparition – pour 10 % des femmes – d'une hypertension artérielle au-dessus de 14/9 au cours du 3e trimestre de grossesse ;
– sur votre ventre, on mesurera la hauteur utérine. Au début du 7e mois de grossesse, elle est d'environ 28 cm. Une hauteur utérine insuffisante fera évoquer un retard de croissance du fœtus. *A contrario*, une hauteur utérine excessive fera évoquer un fœtus trop gros pour le terme (dit macrosome en langage médical), ou un excès de liquide amniotique. On vérifiera alors si vous n'avez pas de diabète ;
– la plupart des obstétriciens/sages-femmes pratiquent un toucher vaginal systématiquement, même en l'absence de contractions utérines. Le but du toucher vaginal est de dépister des modifications du col utérin (qui est normalement fermé), afin de prévenir le risque d'accouchement prématuré par des mesures adéquates (repos, traitement). Cependant, de nombreuses études scientifiques ont montré que les taux d'accouchements prématurés n'étaient pas plus élevés dans les pays où le toucher vaginal n'est pas réalisé systématiquement tous les mois (ce qui est le cas au Royaume-Uni, en Irlande, au Danemark et aux Pays-Bas). Pour cette raison, certains obstétriciens ne réalisent plus systématiquement de toucher vaginal en consultation si vous ne vous plaignez de rien. En revanche, en cas de risque d'accouchement prématuré – présence de contractions utérines, antécédent d'accouchement prématuré –, il sera prescrit une mesure de la longueur du col utérin par une échographie endovaginale. Cet examen est plus fiable que le simple toucher vaginal.

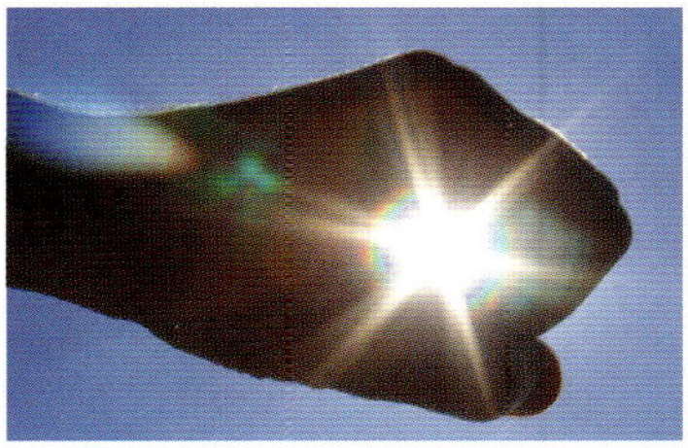

BESOIN DE VITAMINE D ?

Les carences en vitamine D sont fréquentes dans les pays peu ensoleillés (et *a fortiori* en hiver). Un apport chez la femme enceinte au début du 7e mois permet de prévenir l'hypocalcémie néonatale, parfois à l'origine de convulsions du nouveau-né.

2• Le rendez-vous avec l'anesthésiste

Au cours de cette période, il est conseillé de prendre rendez-vous avec un des anesthésistes de la maternité afin que vous discutiez des différents modes d'analgésie (traitement de la douleur) possibles à l'accouchement. Si besoin, celui-ci vous prescrira des examens complémentaires en fonction de vos antécédents personnels et de son examen clinique, comme un bilan cardiologique. Que vous souhaitiez ou non une péridurale, cette consultation avec l'anesthésiste est obligatoire (voir le chapitre « 8e mois »).

3• L'échographie des 32 SA

PETIT BÉBÉ OU GRAND BÉBÉ ?

Si les logiciels inclus dans les appareils d'échographie permettent d'estimer un poids (avec une marge d'erreur de ± 10 %), il est en revanche impossible (et inutile sur le plan obstétrical) de connaître la taille du fœtus.

Une échographie est prévue aux alentours de 32 SA (fin du 7e mois, début du 8e) afin de vérifier la croissance du fœtus, sa vitalité, la quantité de liquide amniotique et la bonne position du placenta. L'étude morphologique est moins aisée qu'au 5e mois, car le fœtus a grossi et se trouve « en boule » en position fœtale.

L'échographiste va vérifier si bébé s'est tourné tête vers le bas, et il va apprécier la vitalité du bébé en observant les mouvements actifs du fœtus au sein du liquide amniotique.

Souvent, la future maman est un peu déçue par la qualité des images lors de l'échographie du 3e trimestre. En effet, la taille du fœtus est plus importante qu'avant et elle ne lui permet plus de rentrer entièrement dans l'écran de l'appareil d'échographie. Pour cette raison, l'échographiste réalise des plans de coupe (ventre, tête, membres inférieurs…), dont l'interprétation est difficile pour des yeux non habitués !

Cet examen peut être complété par une étude doppler du flux sanguin dans les vaisseaux alimentant l'utérus (artères utérines), les vaisseaux du cordon ombilical, et les vaisseaux à l'intérieur du cerveau fœtal.

L'étude du débit sanguin dans les artères du fœtus au doppler n'est réalisée qu'en cas de signes d'appels, tels qu'un retard de croissance intra-utérin, une hypertension, une pathologie maternelle vasculaire…

BÉBÉ N'A PAS ENCORE LA TÊTE EN BAS…

Installez-vous à quatre pattes ! Posez les bras contre le rebord d'un lit, détendez-vous, respirez. Si vous allez à la piscine, vous pouvez aussi rester dans cette position dans l'eau. Dans cette position, le bébé n'est plus serré contre votre colonne vertébrale, il a ainsi un peu plus de place pour se mouvoir.

4• Les éventuels problèmes médicaux

Cette période est cruciale dans la surveillance de la grossesse, car c'est souvent au 3e trimestre que surviennent les complications les plus fréquentes.

L'hypertension artérielle

Elle peut être grave, entraînant un arrêt de la croissance du bébé, et, chez la maman, une prise de poids, des maux de tête ou d'estomac, voire des troubles de la coagulation, des convulsions (que l'on appelle crise d'éclampsie). C'est la raison pour laquelle il est important de surveiller son poids et la tension artérielle qui ne doit pas dépasser 14/9.
Consultez si vous avez les jambes qui enflent, mal à la tête ou à l'estomac, ou encore la sensation de voir des mouches volantes devant les yeux. Ne prenez pas de médicaments sans demander un avis.

Le diabète gestationnel

Un diabète gestationnel correspond à un excès de sucre dans le sang. Il peut entraîner une taille et un poids importants pour l'enfant, un excès de liquide amniotique, qui peuvent poser problème pour l'accouchement. Un enfant trop gros à cause d'un diabète sera fragile *in utero*, mais également après sa naissance. Pour plus d'informations, voir les chapitres « 6e mois » et « 8e mois ».

Les infections urinaires

Ce type d'infection est fréquente car les uretères qui conduisent l'urine des reins vers la vessie sont dilatés, les urines y stagnent et s'infectent facilement. L'infection urinaire peut provoquer des contractions utérines et un accouchement prématuré. Il est important de bien boire, surtout en cas d'antécédent personnel d'infection urinaire. Les infections urinaires (ou cystites) peuvent passer inaperçues et n'être diagnostiquées qu'au stade de complication, lorsque le rein est infecté (pyélonéphrite). C'est pourquoi une analyse d'urine mensuelle est obligatoire au cours de la grossesse.

L'anémie par carence en fer

Au cours du 7e mois, les besoins en fer de l'organisme augmentent. La substitution systématique par du fer en comprimés n'est pas recommandée et ne sera réalisée qu'après un bilan sanguin montrant que l'anémie est avérée et uniquement sur prescription médicale. Cependant, une alimentation riche en fer (foie de veau, poisson, légumes secs) est vivement conseillée. Elle peut être associée à une alimentation riche en vitamine C (agrumes, brocolis), qui favorise l'absorption intestinale de fer.

Les maux du 3e trimestre

Vous aviez déjà commencé à en souffrir, et, chez certaines femmes, ils s'aggravent : varices, hémorroïdes, douleurs lombaires, voire compression du nerf sciatique… Pour plus d'informations, reportez-vous au chapitre « Les petits maux de la grossesse ».
Vos nuits sont souvent difficiles : remontées d'acide par compression de l'estomac, survenue de crampes nocturnes, envies fréquentes d'uriner… Dormir sur le dos devient très désagréable car l'utérus pèse sur les vaisseaux sanguins. L'idéal est de se coucher du côté gauche, car cette position améliore le retour veineux. Au besoin, placez un coussin sous votre ventre pour vous détendre totalement.

ATTENTION ! Pour la toxoplasmose, restez vigilante car le risque de transmission maternofœtale du parasite augmente d'autant plus que vous approchez du terme. Même si votre sérologie de la toxoplasmose est positive (ce qui signifie que vous avez été en contact avec le parasite et que vous êtes donc protégée), veillez toutefois à avoir une alimentation équilibrée. Concernant la listériose (la bactérie des réfrigérateurs), l'alimentation et la toxoplasmose, reportez-vous au chapitre « 2e mois » pour les recommandations sanitaires à suivre.
En cas de symptôme anormal, comme une perte de liquide inhabituelle, des contractions utérines régulières et/ou très douloureuses, n'hésitez pas à consulter le service des urgences obstétricales de votre maternité.

Les démarches administratives

C'est au cours du 7e mois que la plupart des crèches commencent à accepter les dossiers de demande d'inscription. Prenez contact avec elles et envisagez un autre mode de garde (au cas où vous n'auriez pas de place) en demandant la liste des assistantes maternelles auprès de votre mairie ou de la PMI.

Utilisez un plan de la ville pour sélectionner la liste de celles qui travaillent dans votre quartier, puis prenez votre téléphone pour savoir lesquelles seront libres au moment où vous reprendrez le travail. Pour plus de détails, reportez-vous au chapitre « Les démarches administratives ».

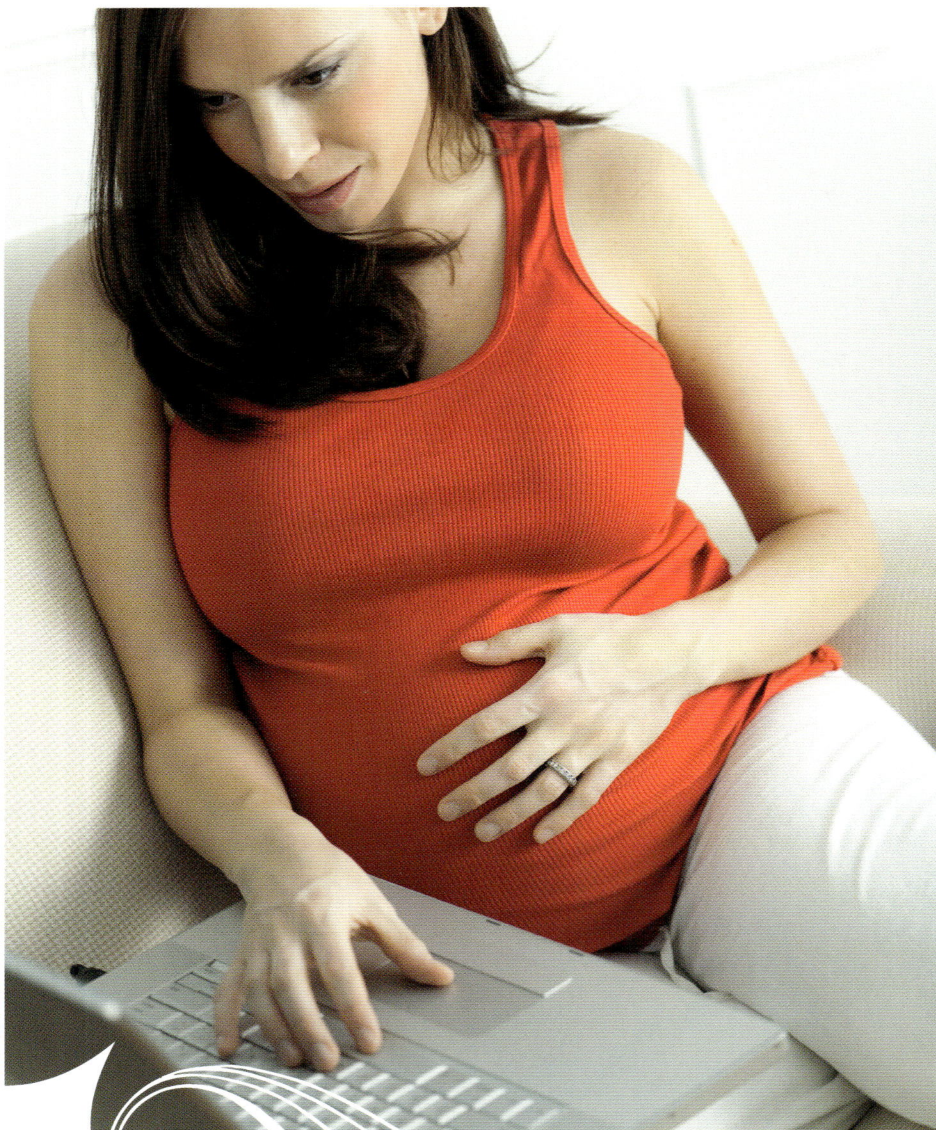

LE 7e MOIS EN UN COUP D'ŒIL						
Semaines d'aménorrhée	**Semaines de grossesse**	**Côté bébé**	**Côté maman**	**Votre suivi**	**Vos préparatifs**	**Les documents**
29 SA	27e semaine	• Votre bébé pèse 1 kg et mesure 32 cm • Ses ongles et ses cheveux commencent à pousser • Il suce son pouce	• Votre abdomen augmente de volume • Reposez-vous et dormez allongée sur le côté gauche • Buvez de l'eau abondamment afin d'éviter les infections urinaires • Veillez aux règles d'hygiène pour ne pas attraper la toxoplasmose (si vous ne l'avez pas déjà eue) ou la listériose	• Consultation obligatoire. Surveillance de la tension artérielle • Si vous avez mal à la tête, mal à l'estomac, les jambes ou les doigts qui enflent, consultez en urgence • Prise de sang pour sérologie de la toxoplasmose si négative • Recherche d'albumine, de sucre, d'infection dans les urines • Attention à l'accouchement prématuré. En cas de contractions, de pertes de liquide, de sang, consultez en urgence • 3e échographie pour surveiller la croissance fœtale, localiser le placenta	• Si vous travaillez, pensez à la garde de bébé. Il est urgent de chercher une place en crèche ou une nounou • Maintenez une activité physique : marche à pied, natation • Allez chez le coiffeur • Prenez votre rendez-vous du 8e mois • Préparez votre valise pour la maternité avec votre dossier médical (examens, échographie, carte de groupe sanguin), votre livret de famille, au cas où…	• Les résultats des prises de sang et échographies doivent être apportés à chaque consultation • Carte Vitale, livret de famille… doivent être à portée de main
30 SA	28e semaine	• Votre bébé pèse 1,2 kg et mesure 34 cm • Il est sensible à la palpation, à vos caresses à travers la paroi abdominale				
31 SA	29e semaine	• Votre bébé pèse 1,3 kg et mesure 36 cm • Dans les os, le cartilage de croissance qui se constitue permettra à l'enfant de grandir • Parlez-lui !				
32 SA	30e semaine	• Votre bébé pèse 1,5 kg et mesure 38 cm • Ses reins et son intestin fonctionnent • Ses poumons ne sont pas encore matures				

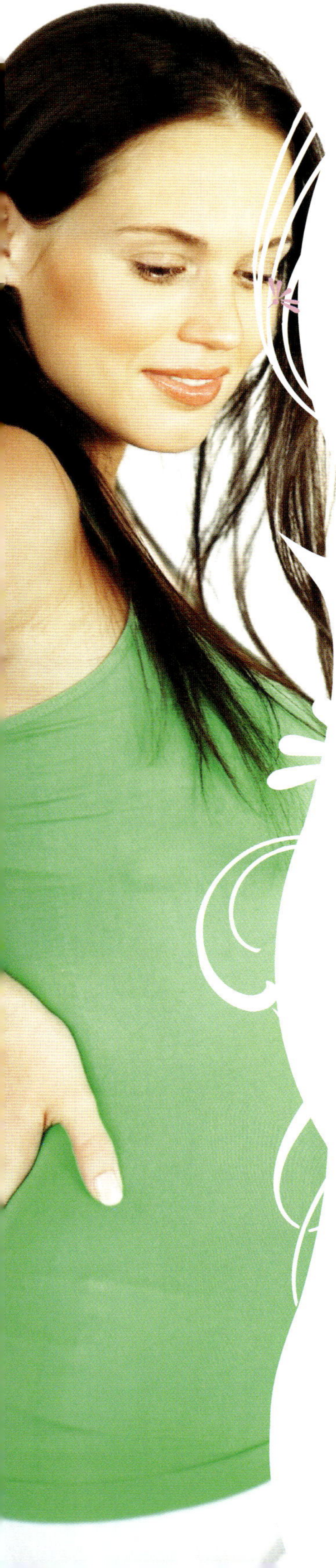

Votre bébé, semaine après semaine

1 • La vingt-septième semaine (29 SA)

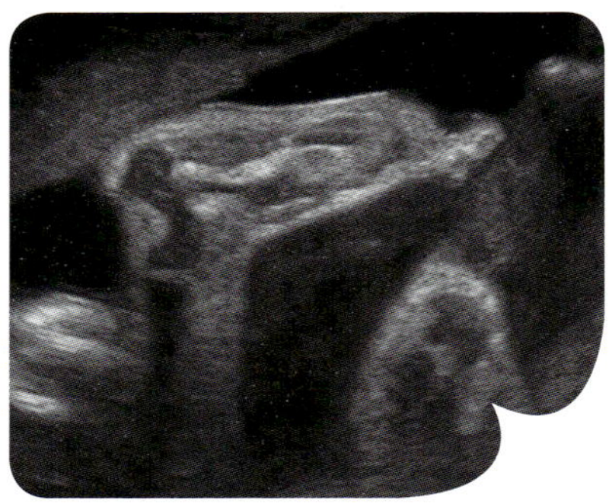

29 SA : pied vu de profil.

Votre bébé pèse déjà 1 kg et mesure 32 cm. Le diamètre de sa tête atteint 7 cm, les ongles et les cheveux commencent à pousser.

Les sens de votre fœtus continuent à se développer. Le toucher a été un des premiers sens à se développer. Il est fréquent que votre bébé, par réflexe, suce son pouce dès le début du 7e mois. Votre tout-petit développe son sens gustatif en buvant du liquide amniotique. Des études ont montré qu'il préférerait déjà la saveur sucrée.

2 • La vingt-huitième semaine (30 SA)

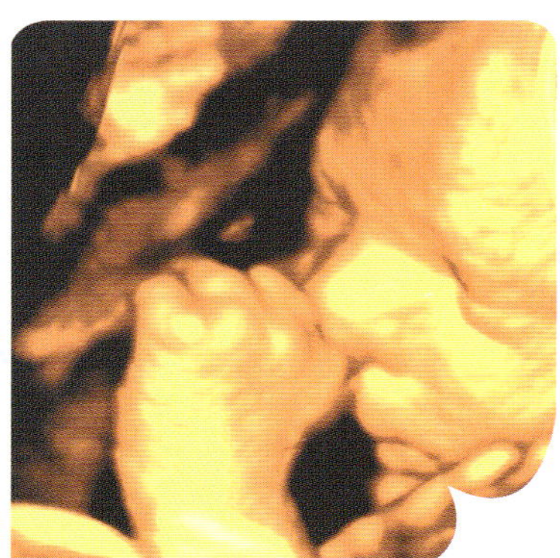

30 SA : petites mains et frimousse en échographie 3D.

Votre bébé pèse 1,2 kg et mesure 34 cm. Les globes oculaires sont formés et ses yeux s'ouvrent complètement.

Votre bébé est sensible à la palpation, à vos caresses effectuées sur le ventre. C'est ce mode de communication qui est utilisé en haptonomie (voir le chapitre « 5e mois », pour plus de précisions sur ce sujet). Votre tout-petit est aussi réactif à la douleur, comme en témoignent les changements d'activité cardiaque en cas de petites interventions (par exemple, pour un fœtus anémié, on peut effectuer une transfusion sanguine).

3• La vingt-neuvième semaine (31 SA)

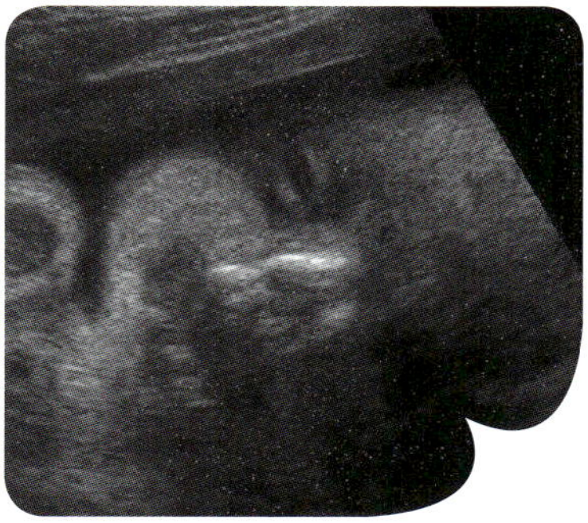

31 SA : bébé de face en échographie 2D. Au 3e trimestre, le fœtus ouvre les yeux et on peut observer des mouvements d'ouverture et de fermeture des paupières.

Votre bébé pèse 1,3 kg et mesure 36 cm.

Si son oreille interne est formée et le nerf auditif fonctionnel, la maturation progressive du système auditif ne s'achèvera que vers l'âge de 2 ans. Des travaux menés par une équipe médicale française ont montré que le fœtus entend une grande variété de sons, avec la présence d'un bruit de fond intra-utérin composé des bruits d'origine maternelle (battements cardiaques, borborygmes intestinaux) et placentaire.

Les sons extérieurs supérieurs à 60 décibels, tels que de la musique ou des voix, sont aussi transmis *in utero*. La voix maternelle est celle qui est la mieux perçue, car très peu atténuée en raison d'une double conduction osseuse et tissulaire.

Bébé réagit aux bruits qui lui parviennent dès le début du 7e mois de grossesse (on note des sursauts, clignements des yeux, accélération de la fréquence cardiaque). En effet, vous percevez nettement qu'il réagit par certains mouvements aux stimuli, tel un sursaut en réponse à un bruit important (par exemple, un feu d'artifice, un film bruyant).

4• La trentième semaine (32 SA)

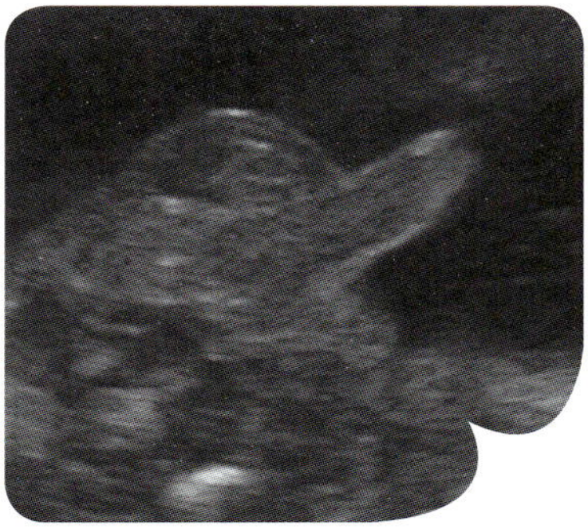

32 SA : le bébé est de sexe masculin.

Votre bébé pèse 1,5 kg et mesure 38 cm.

Il alterne des périodes de sommeil avec des périodes d'activité intense. C'est au 7e mois que les mouvements du fœtus sont perçus de façon maximale.

Par la suite, votre bébé grossit et a un peu moins de place dans votre utérus, l'amplitude de ses mouvements diminue.

Ses mouvements respiratoires, bien visibles à l'échographie, sont moins désorganisés. Cependant, si votre enfant naissait à ce terme de la grossesse, il se trouverait dans une période de grande prématurité, avec un risque important en raison de l'immaturité pulmonaire.

Ses organes vitaux comme les reins, l'estomac et les intestins fonctionnent.

L'échographie du 3e trimestre

vidéo aufeminin

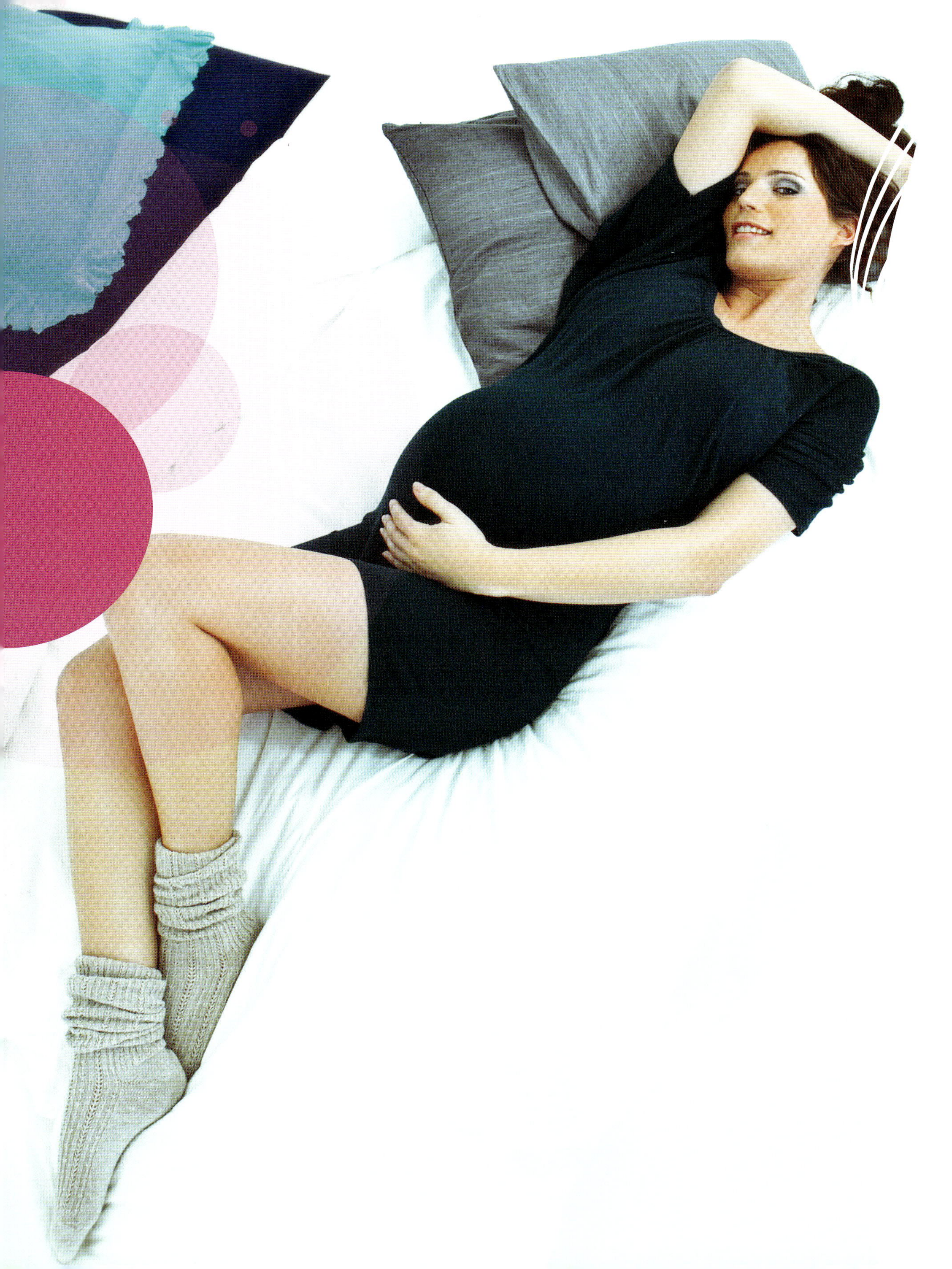

8e mois

Côté bébé

Le 8e mois est déjà bien amorcé quand les questions concernant la naissance commencent à affluer, car la présence de votre bébé est de moins en moins abstraite. Il se peut que, dans votre sommeil, vous fassiez des cauchemars. Ceux-ci sont assez fréquents en fin de grossesse. Vous rêvez qu'on vous prend votre enfant, qu'on vous écartèle… Pas d'inquiétude ! Votre inconscient traduit simplement les mille et une questions qui vous assaillent, tout particulièrement s'il s'agit de votre premier enfant.

1 • « Aurai-je l'instinct maternel ? »

On a entendu tout et son contraire sur l'instinct maternel, mais rassurez-vous, la nature a tout prévu. Lors de la naissance, votre organisme va sécréter une foule d'hormones destinées à attendrir la jeune maman. C'est d'ailleurs pour cela que vous aurez la sensation d'avoir les nerfs à fleur de peau. Larmes aux yeux pour un rien, vous ne comprenez pas trop ce qui vous arrive. Cette montée d'hormones est assez magique : elle favorise le bien-être de bébé et provoque les changements physiques nécessaires pour la vie du bébé. Il suffit qu'on place un bébé dans les bras de sa mère, et que celui-ci se mette à pleurer, pour provoquer une montée de lait.

Guidée par un instinct tout à fait physique, la jeune maman a tendance à oublier tout ce qui l'entoure, et se consacre, comme l'exige la nature pour la survie de l'espèce, au bien-être de son tout-petit.

L'instinct maternel n'est pas forcément immédiat

Mais nous ne sommes pas seulement des mammifères, nous sommes aussi des êtres humains doués de pensées, influencés par la société dans laquelle nous vivons, ainsi que par notre histoire familiale. C'est pourquoi l'instinct maternel, qui est tout simplement machinal et évident chez l'ensemble des mammifères, sera bien plus complexe chez la jeune maman. C'est ce qui fait la richesse de notre espèce.

« DES RESSEMBLANCES À L'ÉCHOGRAPHIE »

VOLONTEME, FORUM aufeminin

Je trouve des ressemblances à l'échographie entre mon futur bébé et son père ! Je suis rassurée de lire dans les forums, que d'autres filles ont fait le même type de rapprochement. Quand j'ai dit cela autour de moi dans ma famille, on m'a prise pour une dingue. En fait c'est la réalité : il a bel et bien le nez et la forme du visage de son père…

Certaines mamans, même si elles ressentent l'effet des fameuses hormones (elles se sentent déprimées, pleurent sans raison…) n'ont pas le coup de foudre pour leur bébé à la seconde où il paraît ! Elles en nourrissent très souvent une grande culpabilité, et dissimulent leurs sentiments à leur entourage.
Le bébé n'est jamais comme on l'aurait pensé. Vous vous êtes probablement forgé une image de lui à partir des échographies, mais il peut être très différent à la naissance. Il a un caractère différent et son physique n'est pas celui qu'on attendait. Il est un petit d'homme à part entière, avec ses qualités et ses défauts ! Le métier de parent commence dès le jour de sa naissance. L'instinct maternel et paternel est avant tout le lent tissage d'un lien entre un petit être et le monde des adultes. Plusieurs mois sont parfois nécessaires pour apprendre à se connaître.

Faites-vous confiance !

Les mamans qui attendent leur premier bébé se sentent parfois dépossédées de leur tout-petit à cause de l'entourage. La mère, la belle-mère, la grand-mère, la sage-femme, tout le monde y va de son conseil. Ceux-ci peuvent être intéressants. Écoutez-les, mais d'une oreille seulement. Écoutez avant tout votre instinct personnel. On vous dit que l'allaitement est ce qu'il y a de mieux pour votre enfant, mais quel est, au fond de vous, votre souhait profond ?
Écoutez-vous ! Si vous vous sentez à l'aise dans les gestes quotidiens avec votre enfant, celui-ci le sentira et le lien se tissera rapidement et naturellement. Bébé ne juge pas votre façon de procéder. Vous êtes sa maman, avec une personnalité qui vous est propre, et c'est ce qui le comblera de joie.

2 • Prévoyez l'arrivée de bébé

Votre petit n'est pas encore là, mais cela ne saurait tarder. Prévoyez, à ce stade, son arrivée : si vous n'avez pas encore choisi le mobilier adapté (poussette-landau, lit à barreaux ou couffin, table à langer…), c'est le moment de faire des emplettes.
Pour être sûre de ne rien oublier, faites une check-list en partant des questions que vous vous posez.

- Où dormira-t-il ? Dans un couffin près de votre lit ? Dans une chambre individuelle ? A-t-elle été aménagée (une fois bébé à la maison, il sera trop tard pour la repeindre) ?
- Comment le nourrirez-vous ? Si vous pensez donner le biberon, avez-vous le matériel adapté ?
- Où ferez-vous les soins nécessaires à sa toilette ? Dans la salle de bains ? Dans sa chambre ? Avez-vous besoin d'une petite baignoire ?
- Comment le baladerez-vous (en écharpe, en poussette…) ?

Prévoyez également des habits à glisser dans votre valise pour la maternité (pour la liste, voir le chapitre « 9e mois »).

Côté maman

Votre ventre a bien grossi : la hauteur utérine est de 32 cm. Il va atteindre son volume maximal avant l'accouchement, car votre bébé est encore haut, sa tête ou son siège ne sont pas encore descendus dans le bassin. Les intestins remontent pour laisser la place à l'utérus et à votre enfant ; les envies d'uriner sont plus fréquentes, du fait de la compression de la vessie par la tête de votre bébé. La constipation peut également être augmentée.

1 • Les problèmes de sommeil

C'est souvent à partir de 36 SA que les insomnies sont les plus fréquentes. Afin de faciliter le sommeil, pensez à vous coucher sur le côté gauche afin de favoriser une meilleure circulation veineuse (un meilleur retour veineux). En vous couchant du côté droit, votre utérus et votre bébé appuient sur des gros vaisseaux (aorte, veine cave), ce qui peut perturber votre circulation sanguine.

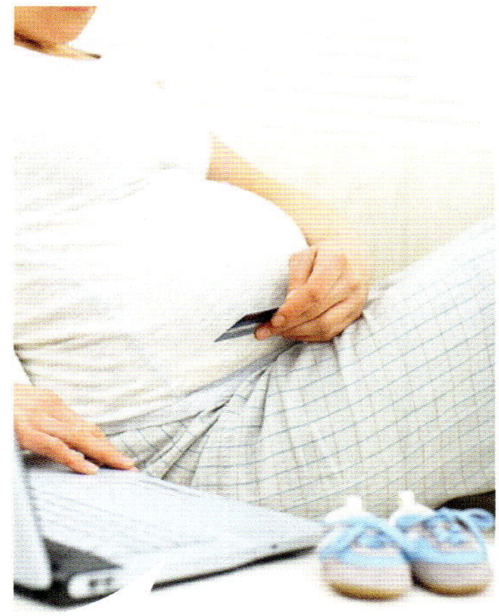

2 • Les difficultés à vous mouvoir

Votre bébé, ainsi que le nid douillet que vous lui construisez, étant devenu bien lourd, les gestes de la vie quotidienne sont de plus en plus difficiles à accomplir. Lorsqu'un objet tombe sur le sol, celui-ci vous semble tout à coup très, très bas… Ralentissez votre rythme au maximum, et adoptez de bonnes habitudes pour ménager votre dos :

- installez des tabourets un peu partout dans la maison, et dès que vous le pouvez, évitez la station debout et asseyez-vous. Brossez-vous les dents, maquillez-vous assise ;
- vous avez un autre enfant, celui-ci commence à courir partout ? Pour ramasser ses jouets, utilisez un balai. Réunissez-les au centre de la pièce, puis demandez-lui de vous les donner un à un ;
- courses, rangements, demandez de l'aide. Demandez, par exemple, que le livreur (ou le futur papa) installe les paquets sur une table, à votre hauteur ;
- pour vous extraire d'un canapé, asseyez-vous complètement au bord du fauteuil, puis levez-vous en poussant également sur vos bras.

3 • Les congés pathologiques

En cas de problèmes, de travail particulièrement pénible, vous pourrez bénéficier d'un arrêt de travail de 2 semaines pour grossesse pathologique. Ces 2 semaines sont appelées « les 15 jours pathologiques » ; elles s'ajoutent au congé prénatal, c'est-à-dire 6 semaines avant la date théorique du terme pour un premier enfant et 8 semaines si vous avez déjà deux enfants à la maison.
Cette disposition est réservée aux femmes qui connaissent des symptômes anormaux, ou des troubles spécifiques méritant une prise en charge précise. Ce n'est pas un droit mais une prescription médicale. Ne vous fâchez pas si la sage-femme ou le médecin estiment que vous allez bien et que vous pouvez continuer à travailler : c'est plutôt bon signe ! Votre congé prénatal commencera donc normalement 6 semaines avant le terme, vers 34 SA.
Si votre thérapeute vous conseille de vous reposer, suivez son avis : tout dépend de votre profession, de vos horaires, de vos trajets. Il faut être raisonnable pour ne pas accoucher prématurément.

BÉBÉ PÈSE LOURD !

Le volume de l'utérus est très augmenté : il pèse 1 kg de plus qu'avant votre grossesse.
Le poids du bébé est de 2,3 kg environ.
Le liquide amniotique pèse, quant à lui, 1 kg.
Le placenta pèse 500 g.
Au total, cela représente 4,8 kg et vous n'avez pas encore achevé votre grossesse !

Le suivi médical

1 • Les complications et grossesses à risques

Dans la très grande majorité des cas, tout se passe bien. Certaines pathologies sont cependant fréquentes au 8e mois et il est important que vous en soyez informée, afin de consulter si vous avez l'impression de ressentir certains symptômes.

Le diabète de la grossesse (diabète gestationnel)

Ce diabète est un problème fréquent au cours de la fin du 2e trimestre (3 à 6 % des grossesses). Il se traduit par un excès de sucre dans votre sang, ce qui nécessite un régime écartant les sucres rapides (pâtisseries, boissons sucrées, sucreries…).

Il faut favoriser le fractionnement des repas. Dans certains cas graves, après concertation avec un endocrinologue, il est indispensable de pratiquer des injections d'insuline sous surveillance stricte du taux de sucre dans le sang.

La prédisposition génétique et la prise de poids importante pendant la grossesse représentent les principaux facteurs de risque de développer un diabète gestationnel.

Si le diabète est bien pris en charge et que le taux de sucre dans le sang est normal, le bébé sera de poids normal. L'accouchement pourra alors se faire par voie basse. En revanche, si le diabète est mal suivi et que le taux de sucre dans le sang est élevé, le bébé risque d'être très gros (poids supérieur à 4,5 kg), ce qui rendra impossible l'accouchement par voie basse si vous n'êtes pas grande ou si vous avez une taille de bassin un peu juste.

Pour vous, ce diabète disparaît le plus souvent après l'accouchement, mais nécessite un suivi spécifique à distance de l'accouchement, avec en particulier le retour à un poids normal pour votre taille. Cela peut justifier la poursuite d'un régime.

L'hypertension artérielle de la grossesse (pré-éclampsie)

Il s'agit d'une pathologie fréquente qui survient dans 8 % des grossesses. Dans la plupart des cas, l'hypertension disparaît après l'accouchement.

L'élévation de la tension artérielle au-dessus de 14/9 est responsable de mauvais échange sanguin entre vous et votre bébé au travers du placenta (voir le chapitre « 7e mois »). Elle est associée à un passage de protéines dans les urines, car le rein est altéré par cet excès de tension artérielle.

Les conséquences les plus fréquentes sont des bébés de « petits poids de naissance », ainsi que la faible quantité de liquide amniotique autour de bébé. Dans les formes graves, le danger vous concerne ainsi que votre bébé : vous souffrirez de maux de tête violents, de gonflements des mains et du visage, de troubles de la coagulation et, au pire, un état de convulsion avec perte de connaissance appelée « crise d'éclampsie ». Il est donc important de consulter si vous ressentez ces symptômes.

Le traitement repose sur des médicaments antihypertenseurs et parfois un déclenchement de l'accouchement. Dans les cas les plus graves, une naissance par césarienne sera proposée avant terme.

Bien souvent, cette hypertension artérielle nécessitera une hospitalisation avec contrôle des tensions artérielles et des prises de sang régulières qui permettront à votre obstétricien de décider d'une naissance dans les meilleures conditions. En fonction du terme et de la gravité de l'hypertension, il pourra être nécessaire de vous transporter dans une maternité de type II ou III, qui pourra prendre en charge le prématuré.

Le placenta placé trop bas

Le placenta, vous le savez, est l'organe qui nourrit votre bébé et lui sert aussi de poumon et de rein. C'est le cordon, qui contient deux artères et une veine, qui relie votre bébé au placenta. Dans l'immense majorité des cas, le placenta se place naturellement vers le haut de la cavité utérine, loin du col et donc de l'endroit où va passer votre bébé à la naissance.

Lorsque le placenta est anormalement bas, il s'agit d'un placenta inséré bas, c'est-à-dire vers la sortie de bébé. Il peut se trouver près du col de l'utérus, justement là où il va sortir. Le diagnostic de *placenta prævia* se fait souvent à l'échographie du 3e trimestre, mais peut être fait avant s'il apparaît des saignements de sang rouge indolores, spontanés ou après un rapport. En cas d'un saignement, il faut bien sûr que vous consultiez en urgence, dans la maternité la plus proche.

Le plus souvent, le repos permet de stabiliser ces hémorragies. En cas de formes sévères, une césarienne en urgence sera réalisée, même si le terme n'est pas atteint.

Le placenta empêche le passage de bébé

Si le placenta recouvre totalement le col utérin, il s'agit d'un placenta *prævia* recouvrant : une césarienne est la seule solution pour faire naître votre bébé.

Lorsqu'au cours de l'échographie du 3e trimestre, votre échographe découvre que le bord du placenta affleure l'orifice interne du col de l'utérus, il vous propose une nouvelle échographie à 37 SA, voire le jour de la mise en travail. Cela permet de s'assurer que la position du placenta est suffisamment loin du col pour envisager un accouchement dans de bonnes conditions de sécurité, le risque étant un saignement du placenta lors de la dilatation du col.

L'excès de liquide amniotique (hydramnios)

Le liquide amniotique est, pour l'essentiel, le liquide secrété par les reins du bébé, c'est-à-dire son urine. Il peut être en excès et être responsable d'une augmentation franche chez la mère du volume abdominal, qui entraîne le plus souvent des contractions utérines et des présentations anormales du fœtus : présentations du siège (tête en haut) ou en travers.

La cause principale de cette augmentation de liquide amniotique est le diabète gestationnel ou certaines malformations du tube digestif, très rares, mais pouvant nécessiter une prise en charge spécifique à la naissance.

Mais très fréquemment, on ne trouve pas de cause à l'excès de liquide.

La diminution du liquide amniotique (oligo-amnios)

Ce diagnostic est évoqué quand la hauteur utérine est faible pour le terme. Il sera confirmé par l'échographie. Bien entendu, votre médecin en cherchera la cause, et en particulier une possible rupture prématurée des membranes. Dans ce cas, la maman se plaint d'un écoulement plus ou moins permanent, évoquant une fuite d'urine. Il s'agit en fait d'une rupture de la poche des eaux.

Dans les cas moins évidents, un examen du col utérin à l'aide d'un spéculum permettra d'observer un écoulement de liquide amniotique venant de l'utérus. Un test-diagnostic au moyen d'une petite bandelette réactive sera réalisé afin de confirmer une rupture de la poche des eaux. Cet écoulement de liquide pouvant être confondu avec des fuites urinaires, il importe de bien identifier l'origine de ce liquide. Car si la poche des eaux est ouverte, il y a un risque d'infection du fœtus. Un traitement par des antibiotiques ou un déclenchement de l'accouchement, même avant terme, peuvent être nécessaires.

En dehors de la rupture prématurée des membranes, la diminution de liquide peut avoir pour cause l'hypertension artérielle dont vous souffrez. Dans ce cas, le placenta assure moins bien les échanges entre votre enfant et vous. L'hypertension gêne le développement de votre bébé qui est de petit poids et qui urine peu, ce qui entraîne la baisse de volume du liquide.

2• La consultation avec l'anesthésiste

Cette consultation a pour but de rechercher vos antécédents de problèmes de santé, les éventuels problèmes rencontrés lors d'une précédente anesthésie, des allergies. Elle est complétée par un examen clinique à la recherche de possibles contre-indications à l'anesthésie péridurale, des difficultés attendues en cas d'anesthésie générale…

ATTENTION ! La consultation chez l'anesthésiste est obligatoire !
Même si vous souhaitez accoucher sans péridurale, il est possible que vous changiez d'avis ou que des difficultés imprévues se manifestent, obligeant à une anesthésie pour des forceps, une césarienne... On ne sait qu'après l'accouchement que tout s'est bien passé ! Il est donc prudent d'avoir vu l'anesthésiste avant, au cas où...

L'anesthésiste vous prescrira une prise de sang qui permettra de repérer d'éventuels problèmes de coagulation. Il vous donnera des informations concernant l'anesthésie péridurale, en vous rappelant que cette dernière n'est pas obligatoire, et que le fait d'aller à cette consultation ne vous engage à rien pour la suite. Il peut vous expliquer les autres modalités de lutte contre la douleur. N'hésitez pas à lui poser toutes les questions qui vous tracassent (pour plus d'informations, reportez-vous au chapitre « Votre accouchement »).

3• La sixième visite médicale

Cette consultation, avec un obstétricien ou une sage-femme, va commencer par la recherche des signes d'hypertension artérielle, tels que des maux de tête, des gonflements ou œdèmes des mains, du visage, des pieds, des bourdonnements d'oreilles ou la vision de « petites mouches dans le champ visuel ».
La consultation se poursuit comme à chaque fois par un examen clinique général et obstétrical, comportant la mesure de la tension artérielle au repos, qui doit rester en dessous de 14/9, la mesure de la hauteur utérine en centimètres permettant d'apprécier la bonne croissance fœtale entre les échographies.
La prise excessive de poids sera aussi dépistée par la balance, elle est souvent accélérée à partir du 6e mois.
Le toucher vaginal au cours de cette consultation n'est pas systématique, et sera fait selon les équipes. En effet, il est susceptible d'engendrer des douleurs et des contractions utérines inutiles, et certains obstétriciens ou sages-femmes ne préfèrent le réaliser, à ce terme, qu'en cas de contractions utérines, de sensation de perte de liquide amniotique, surtout pour apprécier la forme, les dimensions internes de votre bassin et la position de la tête par rapport au bassin. Parfois, surtout si vous avez déjà eu des enfants, la tête du bébé est déjà descendue dans le bassin, ce qui est un bon signe pour prévoir un accouchement facile par voie basse.

Si vous avez des contractions

Il est normal d'avoir des contractions utérines en fin de grossesse, mais elles doivent rester peu douloureuses et peu fréquentes (moins de 10 par jour).
En cas de contractions plus rapprochées, votre médecin recherchera des modifications du col utérin par le toucher vaginal, ou mieux, par la mesure échographique de la longueur du col pouvant annoncer un accouchement prématuré (échographie vaginale). Dans ce cas, il peut prescrire une surveillance par une sage-femme à domicile, et un arrêt de travail qui vous permettra de vous reposer quelques jours pour vous permettre de passer un cap.

Les prises de sang et analyses

Comme chaque mois, on vous prescrira selon votre cas personnel :
- la sérologie de la toxoplasmose si vous êtes séronégative pour ce parasite ;
- un bilan biologique avec, en particulier, la recherche d'une anémie, d'un manque de fer (pâleur cutanée ou conjonctivale...) ;
- la recherche de sucre et d'albumine dans les urines, grâce à la bandelette urinaire.

Vitamine D et fer

La prescription au 8e mois comprend l'apport de vitamine D par une solution buvable en une seule prise unique afin d'éviter l'apparition d'une carence en calcium chez votre enfant après la naissance.

Cette prescription n'est pas systématique, elle ne vous concerne que si vous présentez un risque de développer cette carence : en effet, l'ensoleillement favorisant la production de vitamine D de façon naturelle par votre corps, les femmes les plus concernées sont celles d'origine africaine, surtout en période hivernale, dans les zones françaises les moins ensoleillées.
L'administration de fer est primordiale pendant cette période, car les femmes enceintes ont une tendance quasi constante à l'anémie (diminution du taux d'hémoglobine). La prise de fer est importante pour fabriquer des globules rouges et arriver dans les meilleures conditions à l'accouchement.

Le massage périnéal prénatal

Il a pour but d'assouplir le périnée pour faciliter l'accouchement. Il faut le pratiquer 2 à 5 minutes par jour, au 8e mois, pendant 3 semaines environ, avec de l'huile d'amande douce. La sage-femme peut vous expliquer comment faire et vous le ferez ensuite seule. Cela vous permettra d'apprivoiser cette partie de votre corps, de comprendre où et comment passera le bébé, et d'éviter peut-être une épisiotomie.

Accouchement par césarienne ou par voie basse ?

La consultation prend en compte des données recueillies par l'examen échographique réalisé en principe à 32 SA – voire très légèrement plus tard : position du placenta, dimensions du fœtus, vitalité et mouvements du bébé, présentation, morphologie… (pour plus d'informations, voir le chapitre « 7e mois »).
L'obstétricien portera un pronostic sur les conditions d'accouchement. Le plus souvent, tout est parfait, et l'accouchement a toutes les raisons de bien se passer. Ou en tout cas, les précautions nécessaires seront prises…
Votre médecin peut prévoir une césarienne, et fixer avec vous une date, au voisinage du terme, vers 39 SA. Une césarienne peut être recommandée dans le cas d'un bassin trop étroit ou d'un obstacle qui rend impossible l'accouchement : fibrome, placenta placé trop bas, présentation du bébé anormale, antécédent de césarienne, par exemple…
Mais il peut arriver que l'obstétricien réserve son pronostic, et qu'il veuille vous revoir. Il parlera alors « d'épreuve du travail », ce qui signifie qu'il pense que l'accouchement par voie basse est possible, mais pas certain, du fait, par exemple, d'un gros bébé et d'un bassin un peu juste. L'accouchement par voie basse dépend alors beaucoup de la position de la tête de votre bébé lors de l'accouchement : si la tête est bien fléchie dos en avant, l'accouchement sera plus aisé que si le dos est au contraire dirigé vers l'arrière. Et cela, personne ne peut le prévoir.
La visite du 9e mois permettra de revoir le problème, à moins que vous ne rentriez en travail avant. Dans ce cas, la question se rediscutera avec l'équipe de garde, le jour de votre entrée à la clinique ou à l'hôpital.

La césarienne sur demande ou « de confort »

La demande de la future maman ne constitue pas en soi une indication de césarienne. Si une telle demande est formulée, le médecin doit essayer de comprendre pourquoi la future maman ne veut pas accoucher par voie basse et lui donner toutes les explications nécessaires pour lever ses éventuelles appréhensions. Il peut également lui proposer un accompagnement personnalisé avec une sage-femme, au tout début de la grossesse. Il doit lui expliquer que, malgré les progrès de la chirurgie, la césarienne présente plus de risque pour elle et le bébé que l'accouchement par voie basse. En effet, la maman risque de saigner et d'avoir plus fréquemment un placenta *praevia* ou *accreta* au cours des grossesses suivantes. De plus, le bébé risque d'avoir davantage de difficultés à résorber le liquide qu'il a dans les poumons. Le médecin est en droit de refuser la réalisation d'une césarienne sur demande que l'on pourrait ensuite lui reprocher en cas de complication.

RECHERCHE DE STREPTOCOQUE

Un prélèvement vaginal est réalisé : il a pour but essentiel de rechercher la présence éventuelle d'une bactérie appelée « streptocoque de type B », bactérie présente chez 10 % des femmes en France. Cette bactérie est totalement asymptomatique pour vous, mais elle peut représenter un danger potentiel lors de l'accouchement par les voies naturelles pour votre bébé, lors de son passage génital. S'il s'avère que vous avez contracté cette bactérie, votre médecin vous prescrira un traitement antibiotique lors de l'accouchement pour éviter toute complication.

UNE AUTRE CÉSARIENNE EST-ELLE NÉCESSAIRE LORSQUE LA NOUVELLE GROSSESSE EST TRÈS PROCHE DE LA PRÉCÉDENTE ?

Après une césarienne, on conseille d'attendre 9 mois avant une autre grossesse. L'accouchement pourra se faire par voie basse si la cause de la césarienne est absente à la deuxième grossesse (par exemple une position anormale du bébé). En revanche, si la cause de la césarienne est permanente (par exemple un bassin trop petit), une nouvelle césarienne sera nécessaire. 50 % des femmes qui ont eu une césarienne accouchent ensuite par voie basse. Si on a eu deux césariennes, il y a de fortes chances pour que le troisième accouchement se fasse par césarienne.

Quand bébé se présente en siège

4 % des enfants se présentent par le siège. Face à la difficulté que représente l'accouchement dans ce cas, votre médecin commencera par rechercher une cause… que l'on ne retrouve pas dans la plupart des cas.
Dans un premier temps, une échographie vous sera donc faite, pour rechercher un fibrome, un kyste de l'ovaire ou une malformation utérine. Seront également recherchés une position anormale du placenta ou un problème chez l'enfant qui gêne sa rotation.
Mais très souvent, on ne trouve rien de particulier. Alors le médecin proposera des solutions pour inciter le bébé à tourner avant qu'il n'ait plus assez de place.

1 • Favoriser la rotation : les méthodes douces

L'acupuncture

L'acupuncture peut être efficace. Le taux de succès serait de l'ordre de 60 %, meilleur pour une maman qui a déjà eu un enfant (70 %) que chez une maman dont c'est le premier enfant (48 %).
Le meilleur moment pour les séances d'acupuncture se situe entre 32 et 34 SA. Ces séances auront ainsi l'avantage d'être réalisées avant la période où la version par manœuvres externes (VME) sera éventuellement envisagée. En cas d'échec de l'acupuncture, celle-ci pourra donc être réalisée. Au cours de ces séances, un point 67 V appelé « Zhi Yin » et situé à l'angle externe de l'ongle du petit orteil sera le plus souvent chauffé plutôt que poncturé. Les séances auront lieu soit quotidiennement, soit tous les deux à trois jours au minimum. Parfois, d'autres points seront poncturés au cours de ces séances, en fonction de l'appréciation de l'acupuncteur.

L'ostéopathie

Le thérapeute va d'abord mobiliser avec douceur les articulations sacro-iliaques. La manipulation du sacrum est destinée à rétablir une tension équilibrée sur les deux ligaments qui unissent l'utérus au sacrum (utérosacrés).
Il évaluera ensuite les spasmes musculaires abdominaux, mais il ne cherchera pas à modifier de force la position fœtale.
L'objectif est de chercher des tensions ou des nodules douloureux sur le trajet du ligament rond qui va de l'utérus au pli de l'aine, et de lever ce spasme par simple effleurement. Nous déconseillons les manœuvres réalisées sans contrôle médical qui auraient pour but de faire tourner le bébé.

2 • Les postures à adopter

Différentes postures ont été proposées pour essayer de favoriser la rotation du fœtus dans le cas où la cause de cette position n'a pas été trouvée. Vous pouvez les essayer si votre médecin est d'accord mais le résultat n'est pas garanti !

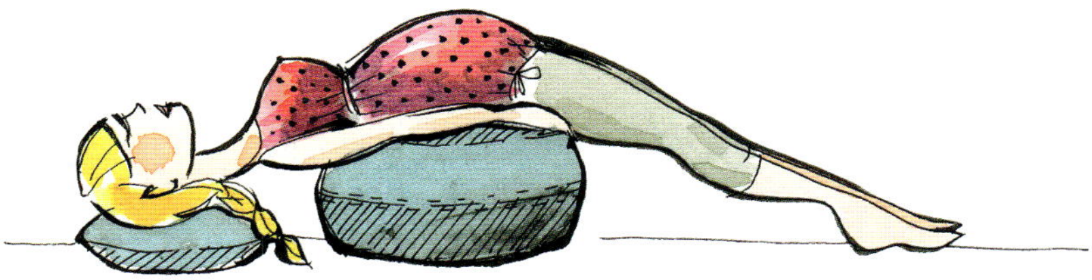

Position du pont passif

Vous surélevez les vertèbres lombaires de 30 à 35 cm. Vous restez dans cette position pendant 20 minutes matin et soir, jusqu'à ce que vous sentiez que le fœtus a bougé.

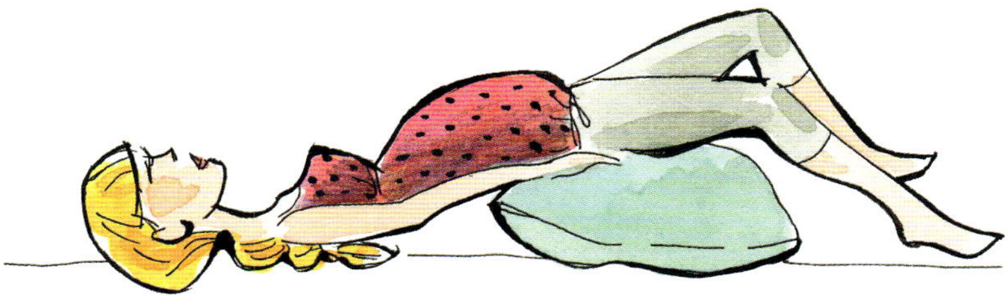

Position dite du pont indien

Vous surélevez le bassin en écartant les cuisses. Cette position est associée à une relaxation musculaire à l'aide d'une respiration abdominale profonde.

Position à genoux

Vous vous mettez à genoux et prenez appui sur les mains. Après une détente musculaire complète et une série de respirations profondes, vous fléchissez les genoux, posez les avant-bras et les coudes au sol. Répétez la posture trois fois par jour pendant une à deux semaines.

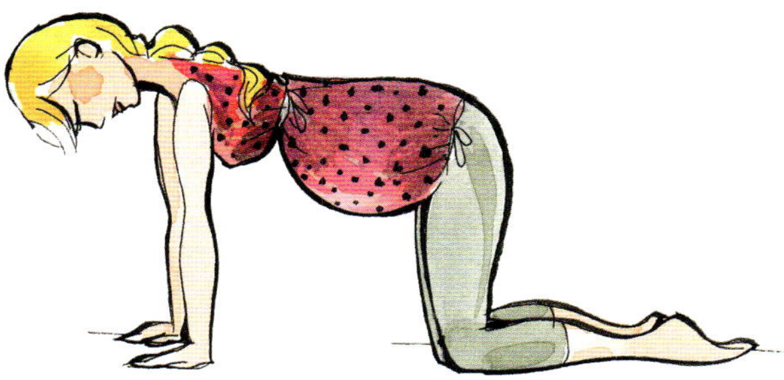

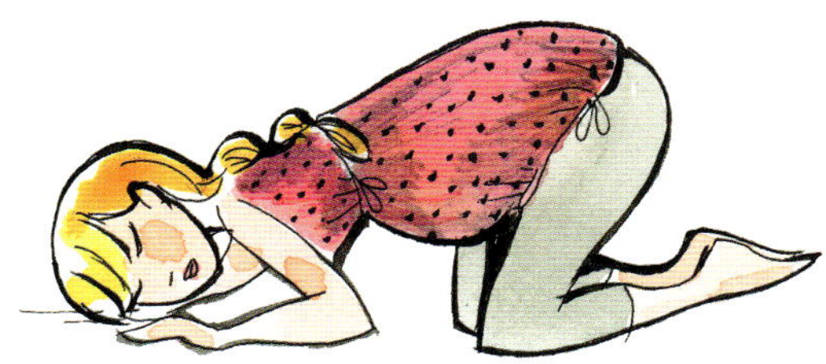

3• Tentative de version en milieu médical

En cas d'échec de ces techniques alternatives, votre médecin vous proposera une version par manœuvres externes, aussi appelée « VME ».

La version consiste à tenter de retourner le bébé qui se présente par le siège (fesses en bas) ou en position transverse, pour lui amener la tête en bas, dans la position habituelle pour un accouchement normal.

La version se fait par manipulation du fœtus à travers votre ventre par l'accoucheur. Après vérification de la position de l'enfant (par palpation et/ou par échographie), les mains de l'accoucheur aident le fœtus à se retourner tête en bas.

La préparation de la version

La VME se pratique à l'hôpital vers 36-37 SA par la manipulation de l'utérus avec les mains. L'obstétricien travaille sous contrôle échographique. On vous demandera de venir à jeun car en cas de problème, une anesthésie peut être nécessaire.

Avant de réaliser cette version, votre médecin effectuera une série de vérifications :

- l'échographie permet de bien situer la position du bébé, ainsi que l'abondance du liquide amniotique et la localisation du placenta ;

– le toucher vaginal apprécie le degré de descente du bébé ;

– le monitoring, par l'enregistrement du rythme cardiaque fœtal, s'assure du bien-être de l'enfant ;

– un médicament permettant le relâchement du muscle utérin (tocolytique) vous sera administré.

Autant en être avertie, la manipulation n'est pas agréable. Elle a lieu sous contrôle échographique.

Le déroulement de la version

Vous êtes allongée sur le dos, les jambes légèrement fléchies, vessie vide :

– votre médecin appuie tout d'abord en douceur sur le pôle inférieur du fœtus afin, dans un premier temps, de le remonter ;

– il accompagne ensuite progressivement la tête du bébé dans un mouvement de rotation en avant – ou en arrière en cas d'échec – tout en poursuivant l'élévation des fesses dans le sens inverse. La manœuvre de version ne dure que quelques minutes (voir les schémas) ;

– il enregistre ensuite le rythme cardiaque de bébé pour voir si tout va bien ;

– si vous êtes Rhésus négatif, il procède à une injection de gammaglobulines anti-D à titre préventif, au cas où votre sang aurait été en contact avec celui du bébé ;

– après la version, une échographie permet de vérifier que l'enfant est bien tête en bas. Il sera fait également un enregistrement du rythme cardiaque fœtal pendant 15 à 30 minutes pour s'assurer que le fœtus a bien supporté la manœuvre. Le retour à votre domicile se fait dans la journée ;

– un nouveau contrôle de la présentation et du monitoring est prévu quelques jours plus tard.

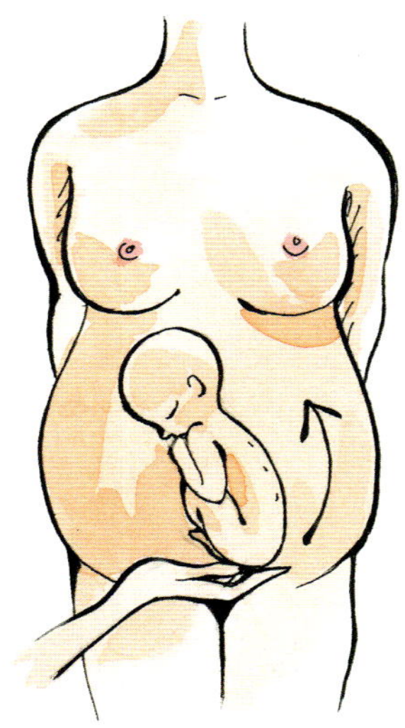

Mobilisation du siège.

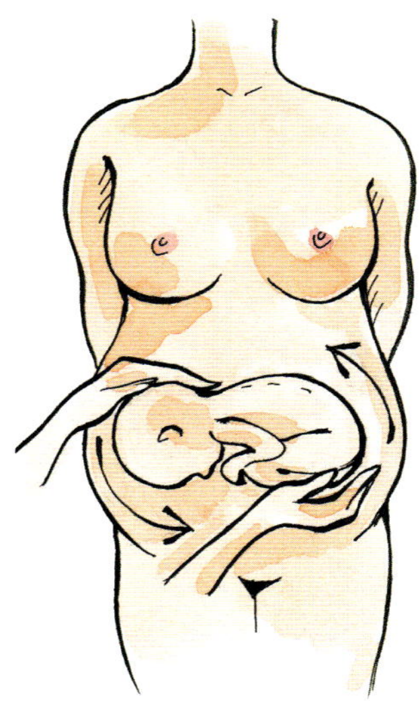

Rotation manuelle vers l'avant avec deux mains, l'une poussant le siège, l'autre guidant le sommet.

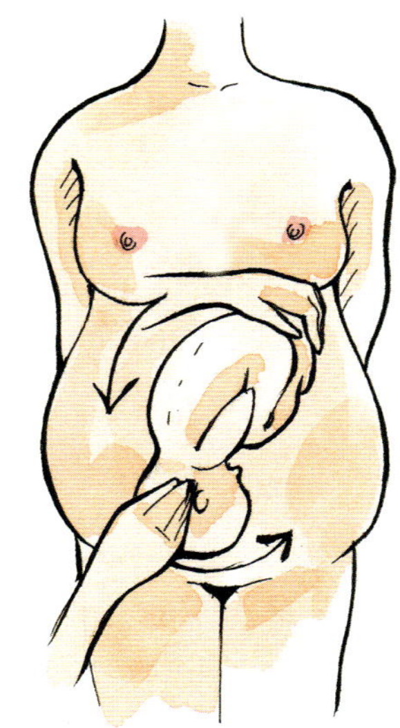

Achèvement de la rotation vers l'avant

4• Bébé en siège, version : questions/réponses

Essayer de faire tourner bébé, est-ce risqué ?

La version est un acte médical courant et bien réglé, dont le déroulement est simple dans la grande majorité des cas.

La manipulation de l'abdomen peut provoquer un désagrément passager, voire une douleur qu'il faudra alors signaler à l'accoucheur. Très rarement, certains incidents peuvent survenir au cours de la version ou immédiatement après : perte des eaux, saignements par le vagin, contractions de l'utérus. Ces événements peuvent parfois nécessiter que vous restiez hospitalisée et sous surveillance.

Cette manœuvre présente des contre-indications : cicatrice utérine, anomalie d'insertion du placenta, malformation utérine, anomalie du bien-être fœtal…

Quel est le taux de succès ?

Le taux de succès des versions est de 50 à 60 %.

Que faire en cas d'échec ?

En cas d'échec, une seconde tentative de VME pourra vous être proposée, en tenant compte de votre vécu et du « feeling » de l'opérateur.

L'échec des différentes techniques ou le diagnostic de présentation du siège en début de travail pose la question du mode d'accouchement.

Certaines maternités opteront pour la césarienne programmée pour tous les enfants en siège, d'autres pratiqueront les accouchements par voie basse sous réserve de certaines conditions :

- une bonne flexion de la tête fœtale ;
- le poids de votre bébé, estimé par échographie, inférieur à 3,8 kg ;
- les mesures de votre bassin permettant le passage de l'enfant…

Tous ces critères étant remplis et si tel est votre souhait, l'obstétricien donnera un « accord de voie basse ». Ce mode d'accouchement requiert toute votre motivation et toute votre coopération. Le gynécologue-obstétricien, l'anesthésiste et le pédiatre seront présents. L'accouchement se fera en position gynécologique classique. Souvent, le médecin laisse l'enfant sortir tout seul sans faire aucune manœuvre (méthode de Vermeulin). Parfois, il peut être nécessaire de faire des manœuvres pour aider la sortie des bras ou de la tête.

Actuellement en France, environ 30 à 35 % des femmes qui ont à terme un enfant en siège accouchent par voie basse sans dommages pour le bébé. Si les conditions décrites précédemment le permettent, il est donc possible d'accoucher avec un bébé en siège.

ATTENTION ! Il s'agit d'un acte médical ! N'essayez surtout jamais de réaliser ce geste par vous-même.

« CÉSARIENNE OU VOIE BASSE ? IL FAUT PENSER À LA MAMAN »

ROLLET5, FORUM aufeminin

J'ai accouché de mon premier enfant qui se présentait en siège par voie basse. Mon bassin était suffisamment large, le bébé pas trop gros selon l'estimation de l'échographie. On m'a donc recommandé la voie basse. L'accouchement a été extrêmement difficile. Mon bébé était bien plus gros que prévu (mon fils pesait 4 kg à sa naissance). Ma déchirure était immense : 17 points de suture ont été nécessaires. La rééducation a donc été très difficile. Pour ma part, j'ai estimé n'avoir pas été assez informée sur les conséquences pour la maman d'un accouchement en siège. On parle beaucoup des risques pour le bébé, mais très peu de la reconstruction de la maman, et notamment de sa sexualité, après un tel accouchement.

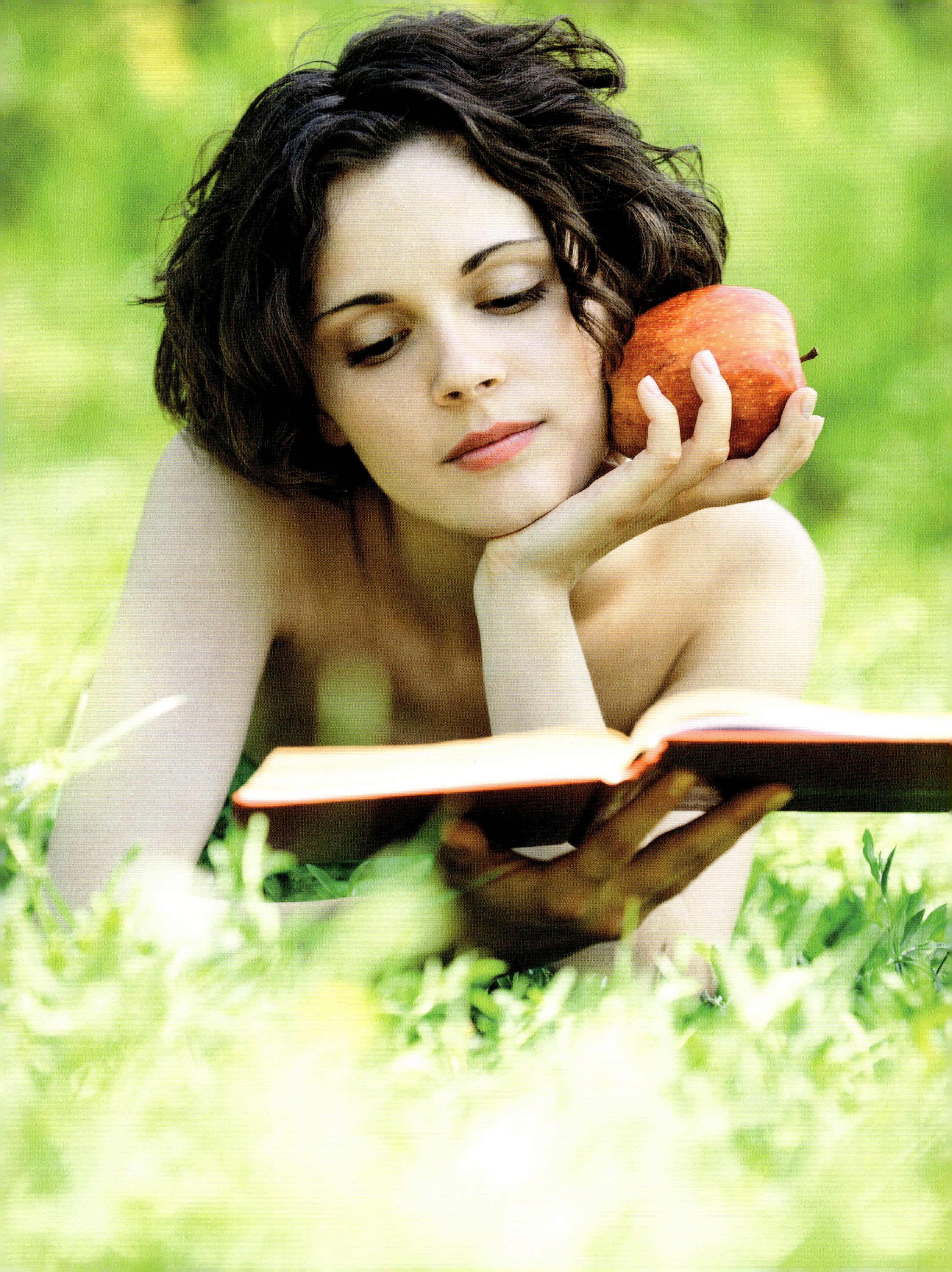

LE 8e MOIS EN UN COUP D'ŒIL

Semaines d'aménorrhée	Semaines de grossesse	Côté bébé	Côté maman	Votre suivi	Vos préparatifs	Les documents
33 SA	31e semaine	• Votre bébé pèse 1,7 kg et mesure 40 cm • Ses organes et ses membres grandissent	• Hauteur utérine 32 cm • L'utérus appuie sur la vessie, d'où l'envie fréquente d'uriner • Votre ventre devient lourd. Votre utérus avec le bébé, le liquide amniotique et le placenta pèse environ 4,8 kg • Les gestes de la vie quotidienne (se baisser, monter les escaliers, conduire) deviennent plus difficiles • Les insomnies sont plus fréquentes	• Une échographie est programmée vers 32 SA pour vérifier la croissance du bébé et pour vérifier la position du placenta • Votre congé prénatal commence • Il faut surveiller la tension artérielle qui doit rester en dessous de 14/9 • Il faut prendre rendez-vous avec l'anesthésiste, même si vous pensez accoucher sans péridurale. On ne sait jamais ! • Si votre bébé est encore en siège, on vous proposera une version pour le mettre tête en bas • Un prélèvement vaginal sera effectué à la recherche du streptocoque B	• Votre congé prénatal commence à 34 SA. Si vous êtes en forme, vous pouvez demander à votre médecin ou votre sage-femme si vous pouvez reporter 3 semaines aprés l'accouchement et donc continuer à travailler • Si vous êtes en arrêt de travail, maintenez une activité physique : marche à pied (½ heure par jour au moins), natation • Prévoyez l'arrivée de bébé dans votre maison : aménagez la chambre, achetez le mobilier adapté… • Préparez votre valise pour la maternité avec votre dossier médical (examens, échographie, carte de groupe sanguin), votre livret de famille, au cas où…	• Les résultats des prises de sang et échographies doivent être apportées à chaque consultation
34 SA	32e semaine	• Votre bébé pèse 2 kg et mesure 41 cm • La maturation pulmonaire est atteinte				
35 SA	33e semaine	• Votre bébé pèse 2,1 kg et mesure 42 cm • Il tourne la tête vers le bas, si ce n'était pas le cas				
36 SA	34e semaine	• Votre bébé pèse 2,3 kg et mesure 43 cm • Il a pris du poids et est prêt à vivre hors de l'utérus				

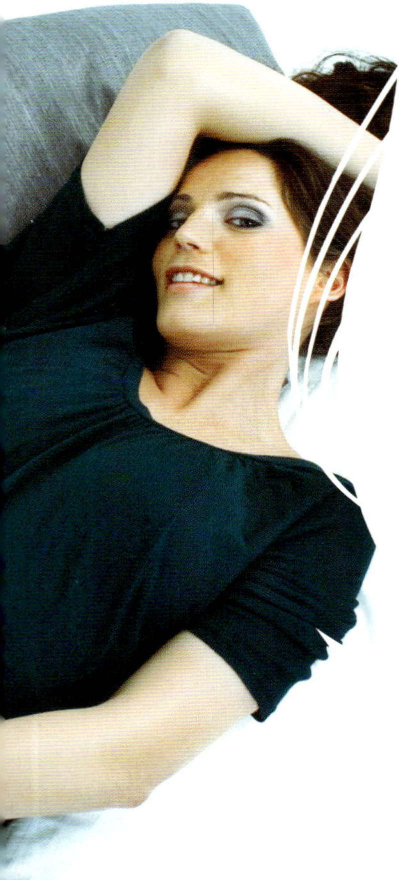

Votre bébé, semaine après semaine

1• La trente et unième semaine (33 SA)

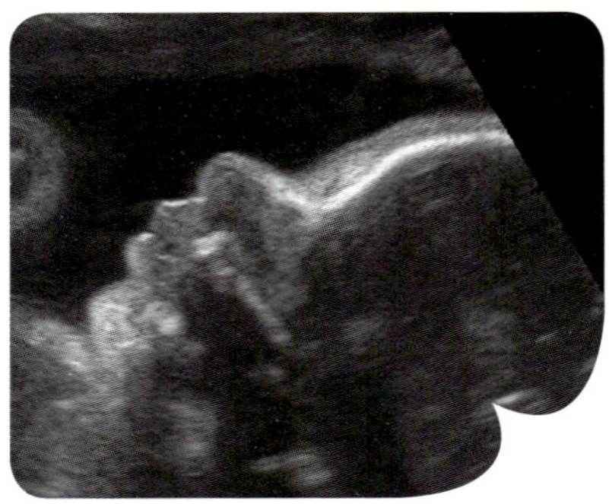

33 SA : profil de bébé au 3e trimestre.

Votre bébé pèse à présent 1,7 kg et mesure 40 cm. Le diamètre de son crâne mesure 8 cm. Il grandit et grossit régulièrement, sa croissance n'est pas encore terminée ! Au cours de ce mois, il aura encore la possibilité de se retourner une fois, puis il ne bougera plus car l'espace se restreint.

2• La trente-deuxième semaine (34 SA)

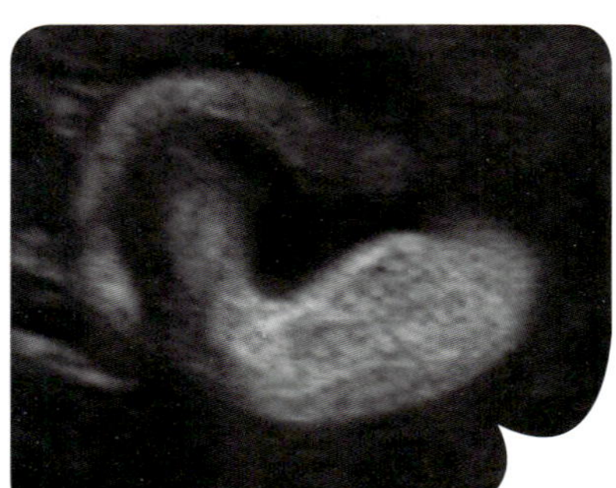

34 SA : vue du pavillon de l'oreille.

Votre bébé pèse environ 2 kg et mesure 41 cm.
Il continue à prendre du poids et à développer ses organes qui se préparent à fonctionner de manière autonome et à l'air libre. Il va surtout préparer un produit très important que l'on appelle le « surfactant ». Ce produit est nécessaire pour maintenir les alvéoles pulmonaires ouvertes après la première respiration. Le surfactant tapisse la muqueuse pulmonaire et permet aux alvéoles pulmonaires de rester ouvertes au contact de l'air, ce qui est essentiel pour que l'oxygène pénètre dans le sang du bébé.

La limite de 34 SA est une date fixée par les pédiatres et les obstétriciens pour adapter une conduite à tenir en cas de contractions ou de mise en travail prématurés ; en effet, passée cette date, et dans la plupart des maternités, il est préférable de ne plus utiliser de médicaments puissants pour arrêter les contractions, cela serait trop risqué pour la maman en cas d'échec des médicaments. La maturation pulmonaire est faite. Si vous accouchiez maintenant, votre bébé aurait assez de surfactant pour ouvrir les alvéoles de ses poumons.

3• La trente-troisième semaine (35 SA)

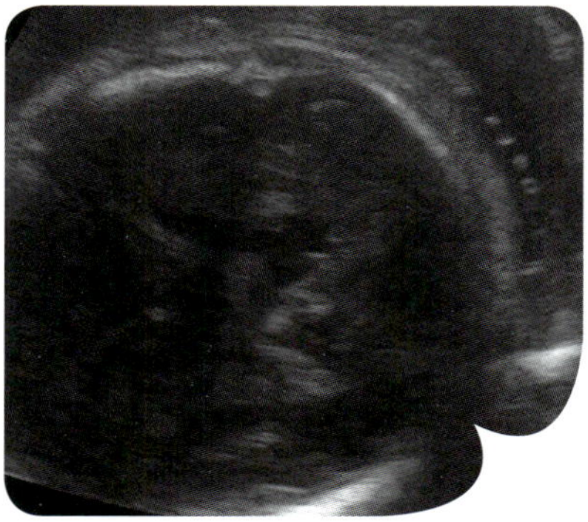

35 SA : au 3e trimestre, les cheveux sont visibles en échographie, sous la forme de petits « traits » flottant dans le liquide amniotique.

Votre bébé pèse 2,1 kg et mesure 42 cm.
Il s'est retourné ou va en principe se retourner (car sa tête est la partie la plus lourde de son corps), et donc se « présenter en sommet ». Il tournera d'autant plus facilement qu'il y a une quantité normale de liquide amniotique. S'il y en a trop peu, il pourra ne pas tourner. S'il y a beaucoup de liquide, il pourra changer plusieurs fois de position !

4• La trente-quatrième semaine (36 SA)

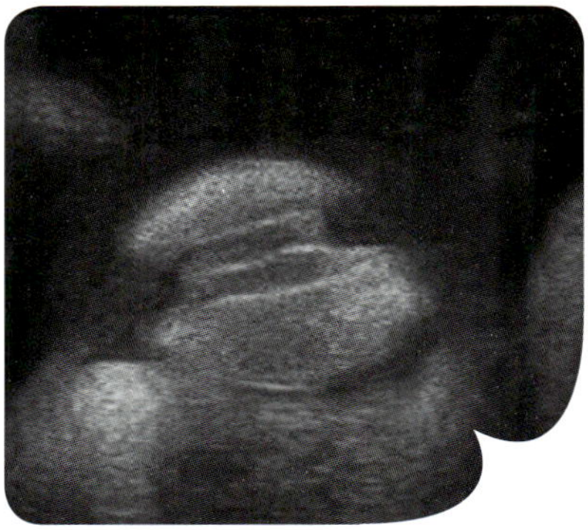

36 SA : organes génitaux externes féminins. On visualise les grandes lèvres à l'extérieur et les petites lèvres au centre.

Votre bébé pèse à présent aux alentours de 2,3 kg et mesure environ 43 centimètres.
S'il est encore en siège, on vous proposera peut-être une version par manœuvre externe pour essayer de le retourner.

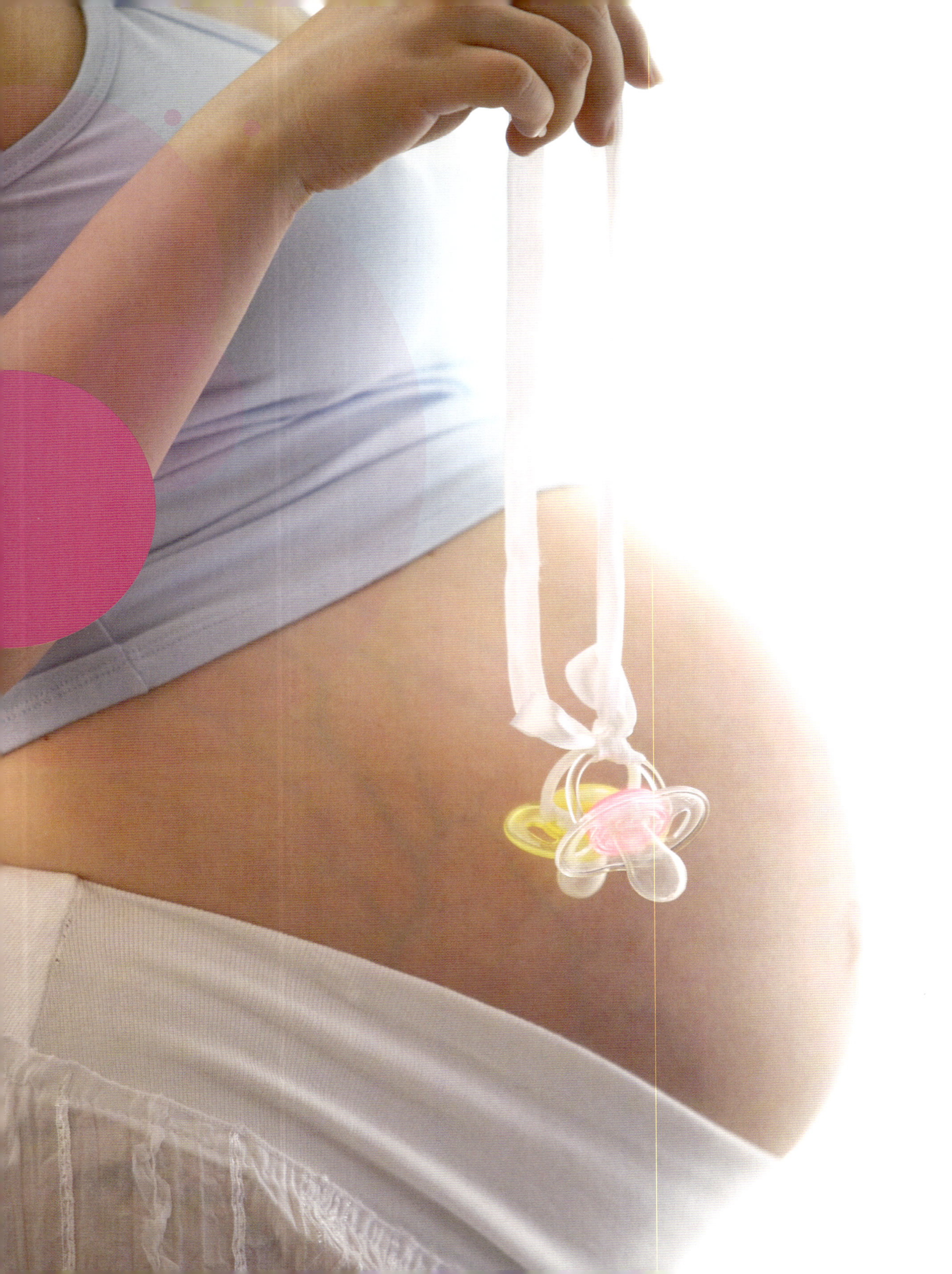

9e mois

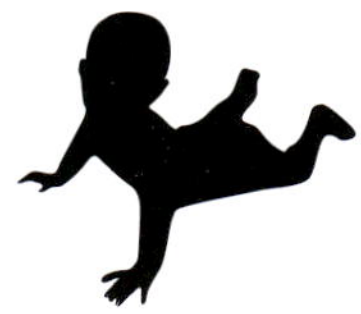

Côté bébé

1 • La valise de bébé

De la taille naissance au 1 mois – voire plus pour les gros bébés –, prévoyez des vêtements différents, afin d'avoir de quoi habiller bébé quel que soit son poids de naissance… on a parfois des surprises!
Habiller un nouveau-né n'est pas toujours chose facile, ajoutez-y le stress et la fatigue, et vous obtenez de grandes suées en perspective. Privilégiez donc les vêtements complètement pressionnés et fuyez les vêtements qui s'enfilent par la tête!

- Des bodies : les nouveau-nés ayant la peau très sensible et fragile, privilégiez le 100 % coton, pour les vêtements au contact direct de la peau et choisissez une forme croisée, qui s'enfilera plus facilement.
- Des brassières ou gilets en laine : le bébé ne régule pas bien sa température, il doit être suffisamment couvert.
- Prévoyez plusieurs pyjamas pour pouvoir le changer plusieurs fois par jour.
- Une paire de chaussons et deux paires de chaussettes à mettre sur sa grenouillère pour qu'elle tienne bien en place et qu'il n'ait pas froid aux pieds.
- Une turbulette ou un surpyjama : il s'y sentira tout de suite à l'aise.
- Des grands carrés de tissu souple, que l'on appelle aussi couches en tissu : c'est l'idéal pour essuyer les petites régurgitations et protéger vos vêtements.
- Des bavoirs.
- Des taies d'oreiller ou couches en tissu pour le berceau.
- Une petite brosse à cheveux pour la toilette de votre bébé. À la maternité, les auxiliaires de puériculture ont tout ce qu'il faut pour le bain et les soins.

ATTENTION! Pensez à demander la liste du trousseau, qui est très variable selon les maternités ; certains articles ne sont pas fournis.

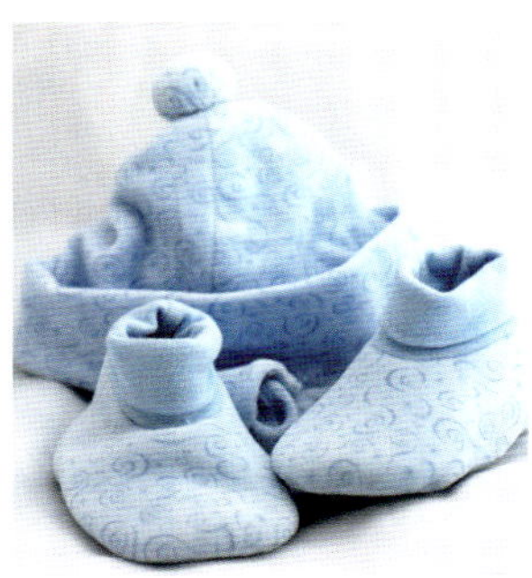

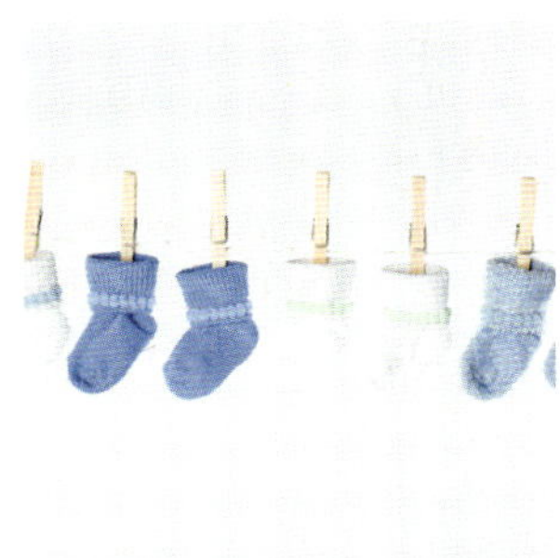

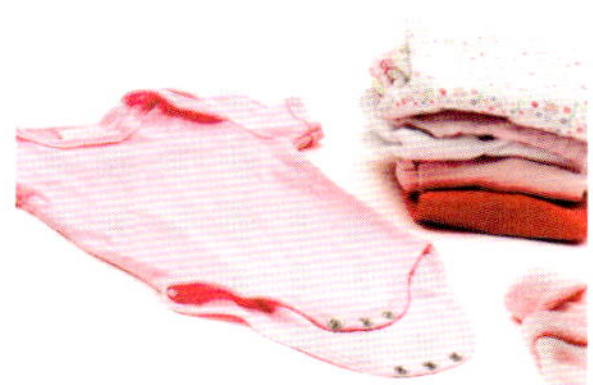

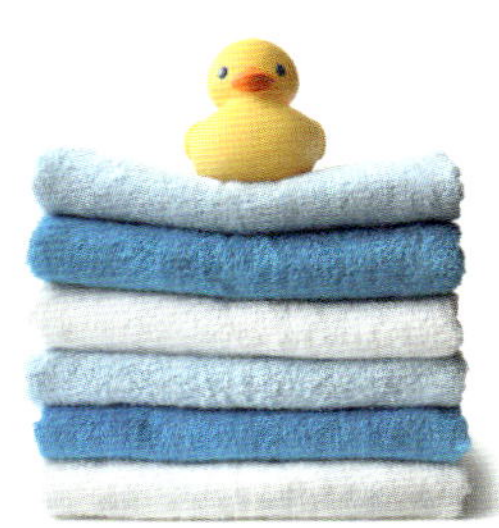

– Des couches. Elles sont fournies dans certaines maternités, mais n'oubliez pas le retour à la maison. Prenez la première taille (nouveau-né).

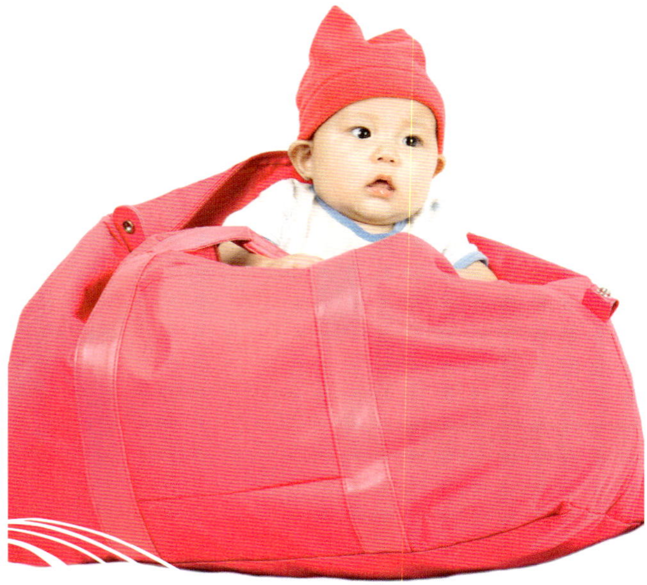

– Pensez à la sortie et prévoyez, selon la saison, un vêtement chaud de type combinaison molletonnée ou nid d'ange.
– Préparez aussi, selon votre mode de transport, un siège auto, couffin ou porte-bébé.

En cas d'oubli, le papa ou l'un de vos proches sera là pour vous apporter ce qui pourrait vous manquer.

En raison des petites fuites et régurgitations qui sont toujours possibles, prévoyez suffisamment de changes pour ne pas avoir de lessives à faire pendant votre séjour.

2• Les derniers préparatifs à la maison

– Remplissez le réfrigérateur et le congélateur.
– Faites une provision de couches.
– Si vous n'allaitez pas, prévoyez le lait premier âge et de l'eau minérale pour votre retour à la maison. Prévoyez également deux types de tétines. Plus rigide ? Plus molle ? Vous ne savez pas encore comment bébé va réagir, et le fait d'avoir prévu, vous évitera quelques soucis de démarrage.
– Faites-vous aider pour que la maison soit propre et rangée.
– Prévoyez un mode de garde pour les aînés, quel que soit le moment de votre départ.
– Prévoyez également un mode de garde pour les aînés, le jour de votre retour, au moins pour une demi-journée, afin de vous installer tranquillement avec le bébé.
– Prenez à l'avance le premier rendez-vous chez le pédiatre.
– Ne surchargez pas votre agenda : vous avez besoin de repos, et votre nouveau-né aussi. Évitez les visites trop nombreuses dans la première semaine, il vous faudra un peu de temps pour trouver votre nouveau rythme.

Côté maman

1 • Profitez des derniers moments de repos

La grossesse touche à sa fin, vous commencez à vous impatienter et vous avez tendance à vous activer un peu plus qu'à votre habitude dans la maison, dans l'angoisse que tout ne soit pas prêt pour le jour J.
S'il est effectivement important que tout soit prêt, il est cependant tout aussi essentiel d'arriver reposée le jour de l'accouchement. Pour apaiser les préoccupations qui vous trottent dans la tête, n'hésitez pas à noter sur un petit carnet tout ce qu'il vous reste à faire. Et ne prévoyez qu'une seule activité par jour, afin de garder du temps pour vous reposer.

2 • Les petits désagréments du 9e mois

Certains petits maux et désagréments pourront venir perturber ces derniers moments de sérénité et de plénitude. Ils sont généralement sans gravité. Pour plus d'informations, reportez-vous au chapitre « Les petits maux de la grossesse »

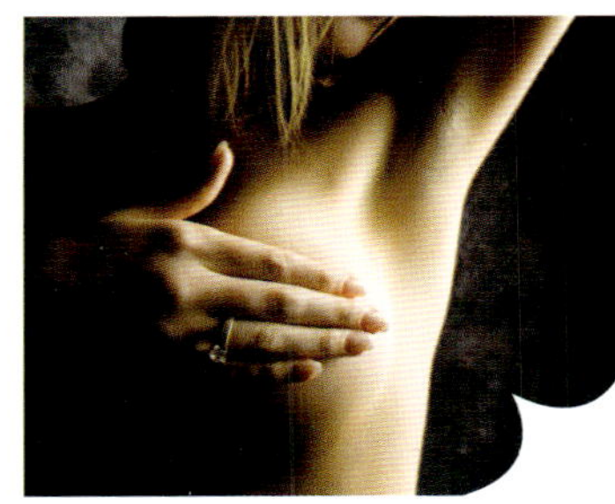

Bien hydrater le mamelon permet de prévenir les gerçures si vous prévoyez d'allaiter.

Vos seins sont tendus

Un peu de colostrum peut parfois s'en écouler. Pour vous soulager, massez vos seins avec une huile vierge (amande douce, par exemple), les mamelons seront assouplis et prêts à l'allaitement. Si vous avez la sensation que vos seins sont congestionnés, vous pouvez essayer de vous détendre dans un bain d'eau tiède, ou déposer quelques minutes un gant de toilette chaud sur chacun. Certaines futures mamans sont au contraire soulagées par un jet d'eau froide sur les seins. À vous de tester !

Vous avez mal au dos

Votre corps a besoin d'attention, et ce sont les dernières semaines où vous pourrez vous en occuper pleinement, puisque l'arrivée du bébé risque fort d'occuper tout votre temps par la suite. Ménagez-vous au maximum. En effet, la prise de poids et l'augmentation de volume de l'utérus qui est projeté en avant accentuent la cambrure de votre dos et provoquent des douleurs lombaires de façon fréquente. Soyez attentive à vos postures et faites des bascules du bassin d'avant en arrière : vous ressentirez un soulagement instantané. Évitez absolument de porter quoi que ce soit, c'est le moment de solliciter le papa pour les tâches ménagères.

Vos jambes sont lourdes

Parmi les troubles accentués en fin de grossesse, l'insuffisance veineuse est l'une des plus fréquentes. Pour éviter l'apparition d'œdèmes des chevilles et de varices aux jambes, évitez de rester debout trop longtemps. Surélevez vos jambes le plus souvent possible lorsque vous êtes allongée ou durant votre sommeil (mettez un oreiller entre le sommier et le matelas). Si vous vous sentez en forme, n'hésitez pas à marcher un peu chaque jour, ou à nager sur le dos tout en douceur. Un jet d'eau fraîche sur les chevilles et le haut des cuisses peut aussi être bénéfique. Évitez les expositions au soleil et les ambiances surchauffées qui accentuent les problèmes liés à l'insuffisance veineuse.

ATTENTION ! Les œdèmes, souvent dus à une prise de poids excessive, sont fréquents au 9e mois, mais doivent rester modérés et isolés. Leur association à une hypertension artérielle ou à une albuminurie nécessitera une surveillance médicale.

« COMMENT J'AI SOULAGÉ MES CONTRACTIONS »

ALINE, 37 ANS

Lorsque j'attendais mon troisième bébé, j'ai eu des contractions très fréquentes. Même si mon obstétricienne m'avait assurée qu'elles étaient sans gravité, je ne pouvais pas m'empêcher de m'inquiéter. J'ai découvert, au cours d'une séance de yoga pour femmes enceintes, une position toute simple qui permet de détendre l'utérus : se mettre à quatre pattes, et respirer ! Dans cette posture, mon ventre se détendait aussitôt. J'ai par la suite utilisé le canapé du salon pour y faire reposer ma tête et mon buste, en conservant une position à quatre pattes pour l'arrière de mon corps. C'est une position un peu étrange, mais qui détend étonnamment !

ATTENTION ! Il existe des schémas très variés et très individuels de l'installation des contractions de travail, et votre départ pour la maternité se fera en fonction de votre tolérance de la situation à domicile. Ne vous entêtez pas à rester à la maison sous prétexte que vos contractions ne correspondent pas au schéma théorique qu'on vous a présenté.

Vous avez du mal à trouver le sommeil

Votre ventre est de plus en plus volumineux, et vous ne savez plus comment vous installer pour trouver le sommeil. Installez-vous allongée sur le côté gauche en plaçant un premier oreiller sous votre ventre et un second entre les jambes. Cette position est d'autant plus appréciée par le bébé qu'elle ne provoque pas de compression des gros vaisseaux maternels (veine cave et aorte), qui peut être responsable de malaises chez la mère, et favorise ainsi de meilleurs échanges fœto-maternels.
Écoutez-vous, et n'hésitez pas à faire la sieste pour avoir votre « compte » de sommeil.

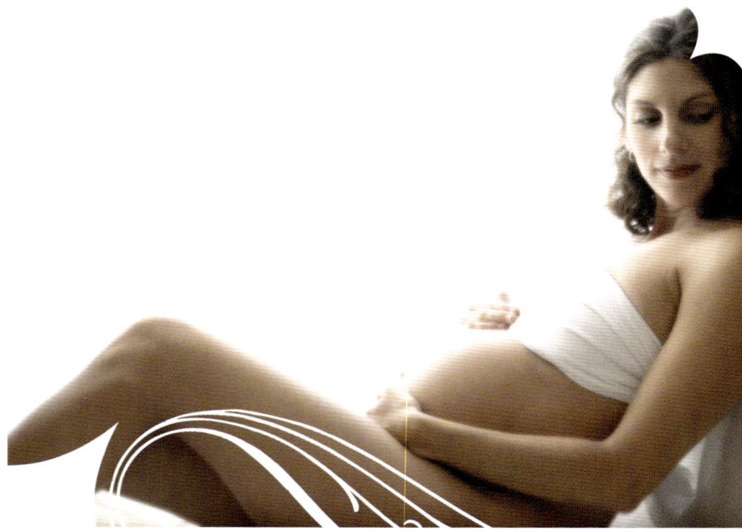

Vous ressentez une douleur pelvienne

Vous avez quelquefois la sensation d'une pesanteur pelvienne pouvant aller jusqu'à des douleurs gênant la marche et l'accroupissement. Celles-ci sont dues à un relâchement de la symphyse pubienne (articulation des deux os du bassin) qui disparaîtra progressivement après l'accouchement.

Vous avez des brûlures d'estomac

Fractionnez vos repas et évitez les plats épicés. Évitez de vous allonger aussitôt après avoir mangé. Une brève marche digestive peut vous permettre d'améliorer ce petit tracas, et de favoriser également la fonction intestinale.

Vous avez des pertes vaginales importantes

Vous pouvez, au cours de ce dernier mois, avoir des pertes plus importantes. Il s'agit d'une glaire épaisse, appelée « bouchon muqueux » : votre corps se prépare à l'accouchement. Cette perte n'est cependant pas un signe d'accouchement imminent, car elle n'est pas constante et peut survenir huit à dix jours avant le début du travail.

Vous avez des contractions

Elles sont espacées, peu nombreuses, votre médecin vous a rassuré, mais elles sont cependant bien présentes et peuvent même vous réveiller la nuit lorsque

vous êtes détendue. Vous avez la sensation que votre pouls s'accélère, vous avez parfois du mal à respirer, et votre ventre qui se serre vous angoisse un petit peu. La fréquence des contractions augmentera au voisinage du terme, mais c'est leur régularité et leur rythme accéléré qui sera le signe du départ à la maternité. Si les contractions deviennent plus longues, durent trois minutes ou plus, deviennent plus intenses et douloureuses, ne s'arrêtent pas après quatre ou cinq épisodes et se rapprochent, il s'agit peut-être du début du travail.
Ne vous pressez pas trop pour aller à l'hôpital ou à la clinique, surtout si c'est un premier bébé. Attendez qu'au moins une bonne dizaine de contractions se succèdent régulièrement toutes les cinq minutes avant de partir. S'il y a des contractions irrégulières, une de temps en temps sans rythme régulier ou que tout s'arrête pendant une demi-heure, c'est que ce n'est pas encore le moment! Attendez que les contractions soient régulières, rythmées et d'intensité croissante.
Détendez-vous et vérifiez simplement la fréquence de vos contractions. Si vous constatez que celles-ci augmentent fortement, contactez votre médecin ou allez à la maternité.
Sinon, le repos est recommandé. Évitez également les situations angoissantes, stressantes (film d'action trop violent, embouteillages…).
Un bain tiède peut vous permettre de vous détendre.

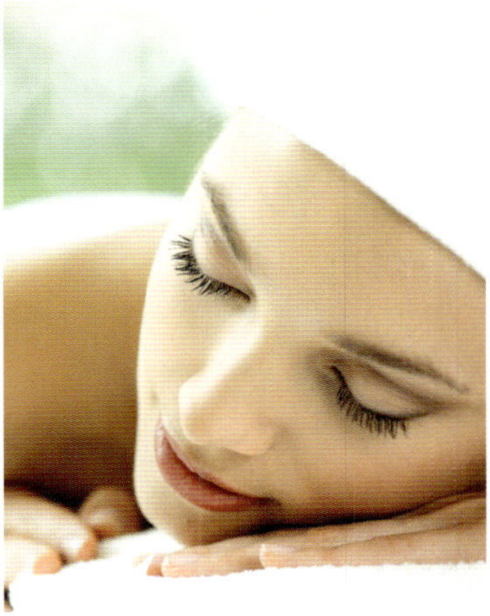

3• Belle pour le jour J

Vous avez envie d'être belle pour le jour J : vous serez photographiée avec votre enfant, et vous n'avez aucune envie d'apparaître sur les clichés avec une mine défaite.
De plus, durant les premières semaines qui suivront votre accouchement, vous manquerez de temps pour vous, il est donc important d'accorder à votre corps des soins de bien-être qui vous permettront de vous sentir belle :

- prenez rendez-vous chez le coiffeur;
- faites-vous épiler (à la cire froide);
- faites-vous masser ou massez-vous avec des huiles naturelles afin que votre peau soit parfaitement détendue;
- hydratez votre ventre;
- si vous souffrez d'acné, offrez-vous un soin du visage en institut et rassurez-vous : tout devrait rentrer dans l'ordre après votre accouchement.

De manière générale, dormez suffisamment : c'est la meilleure façon de ne pas avoir de cernes, et de se sentir épanouie. Consommez des fruits et légumes tous les jours, et veillez à boire régulièrement pour préserver la souplesse et la fraîcheur de votre peau.
Méfiez-vous du masque de grossesse : l'augmentation importante des hormones féminines au cours de la grossesse favorise la synthèse de la mélanine et accentue le masque de grossesse. En fin de grossesse, les expositions au soleil sont plus que jamais contre-indiquées. Si vous ne pouvez éviter le soleil, utilisez une crème solaire très haute protection et portez un chapeau. Ce masque disparaîtra naturellement dans les six mois qui suivront l'accouchement.
Il se peut qu'une ligne brune apparaisse peu à peu sur votre ventre et autour de votre nombril. Plus la date de l'accouchement approche, plus cette ligne sera foncée. Rassurez-vous, elle disparaîtra naturellement après l'accouchement.
Si vous prévoyez d'allaiter, investissez dans des tenues jolies et pratiques, et testez-les avant votre départ pour la maternité.

ATTENTION ! Les épilations à la cire chaude et au laser ne sont pas recommandées aux femmes enceintes.

4• La vie au quotidien avec un gros ventre...

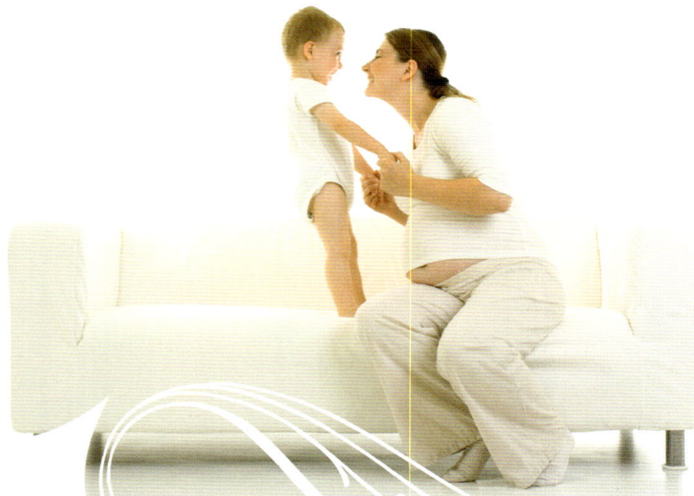

« DEUX ASTUCES POUR FAIRE LA VAISSELLE »

STÉPHANIE, 32 ANS

Ma sœur et moi avons été enceintes presque simultanément. Je suis toute petite, et elle est au contraire très grande. Nous avions toutes deux beaucoup de mal à faire la vaisselle en fin de grossesse, moi, encombrée par mon ventre qui touchait l'évier, tandis que ma sœur se penchait exagérément en avant, ce qui lui provoquait systématiquement de forts maux de dos. Mais nous avons trouvé la solution ! Je me suis équipée d'un petit marchepied que j'ai installé devant l'évier (mon fils l'utilise pour se laver les mains) et ma sœur, sur les conseils d'une amie kiné, a pris l'habitude d'écarter les jambes comme les cow-boys devant l'évier afin de diminuer sa grande taille !

Ménagez votre dos

Malgré le poids de l'enfant, il est très important de rester bien droite : ni penchée en avant, ni cambrée en arrière. Redressez-vous au maximum afin de détendre votre colonne vertébrale, puis essayez de vous concentrer, comme si vous portiez un panier en équilibre sur votre tête. Ensuite, quelle que soit la situation (que vous montiez un escalier, que vous marchiez ou que vous soyez obligée de rester debout un moment), tâchez de conserver la même position, vous limiterez ainsi considérablement les problèmes de dos.

Évitez de porter des charges lourdes

Si vous devez, malgré tout, soulever un objet posé au sol, posez un genou à terre en restant assez droite, soulevez l'objet, puis remontez à la force de votre seconde jambe. Si vous devez soulever un enfant tout petit, procédez de la même façon : posez un genou à terre, passez ensuite une main sous les fesses du bébé, et relevez-vous.

ATTENTION ! Ne tombez pas en descendant les escaliers ! Les chutes dans l'escalier sont assez fréquentes chez les femmes enceintes pour la simple raison qu'en fin de grossesse, elles ne voient plus leurs pieds. Afin d'éviter tout accident, tenez-vous systématiquement à la rampe, ne portez aucune charge lourde, et regardez loin devant vous. N'hésitez pas à prendre votre temps et à tâter chaque marche avec votre pied afin d'être sûre de votre appui.

Apprenez à sortir facilement d'une voiture

Pour vous extraire de votre voiture sans vous bloquer le dos, une seule solution : imitez les dames élégantes qui n'écartent jamais les jambes lorsqu'elles sont en jupe : tournez-vous intégralement vers la portière, les deux jambes serrées, le dos droit, puis penchez votre buste en avant pour prendre appui sur vos jambes.

Comment vous relever d'un canapé trop moelleux

Glissez les fesses au bord du canapé, puis aidez-vous de vos bras pour soulever votre buste. Vous pouvez aussi replier vos jambes vers vous et y agripper vos deux bras de façon à faire la bascule. Veillez toujours à conserver le dos bien droit.

5• Quelques conseils si vous devez rester couchée

La menace d'accouchement n'est pas trop sévère, mais votre médecin vous a ordonné le repos strict plusieurs heures par jour afin que bébé profite à fond de ce 9e mois. Le temps va vous paraître un peu long, il est donc nécessaire de s'organiser :

- installez tout d'abord au moins deux endroits où vous pourrez vous allonger si la maison est grande et si vous avez d'autres enfants : par exemple, dans le salon et dans une chambre, ainsi qu'un hamac dans le jardin si vous en possédez un et si c'est l'été ! Vous pourrez ainsi rester en famille, et guider les éventuels aînés de la voix pour les devoirs, ou les tâches ménagères diverses… ;
- préparez un panier ou une petite boîte dans laquelle vous placerez des choses à faire : stylo, lecture, papiers à ranger ;
- équipez-vous d'un plateau déjeuner avec pieds : vous pourrez ainsi goûter, écrire, sur cette petite table de fortune.

Surveillez votre alimentation

Vous étiez déjà vigilante, mais la position allongée peut vous amener à prendre beaucoup de poids, si vous n'y prêtez pas attention. Pour limiter les risques :

- remplissez votre réfrigérateur de fruits, légumes, laitages légers ;
- essayez de conserver des heures de repas régulières, même si l'envie de grignoter est grande lorsqu'on s'ennuie… ;
- prévoyez une bouteille d'eau à côté de votre lit, et buvez suffisamment : vous risquez d'être constipée en raison de ce manque d'activité.

Bougez dans votre lit

Ce n'est pas parce que vous êtes allongée que vous devez rester totalement immobile. Quelques mouvements peuvent vous aider à relancer la circulation sanguine :

- avec les poignets, effectuez des rotations (une dizaine par poignets) ;
- repliez une jambe, et posez le mollet de l'autre jambe sur votre genou : effectuez des rotations du pied qui est en l'air ;
- respirez, puis soufflez à fond ;
- munissez-vous d'un gant de crin, et frictionnez-vous doucement, cela relancera votre circulation sanguine ;
- les deux jambes parfaitement allongées, détendez-les à fond, puis serrez les muscles des fesses, des cuisses et des mollets. Relâchez et recommencez.

L'ensemble de ces mouvements, effectués plusieurs fois par jour, vous permettra d'entretenir votre musculature et votre circulation.

« JE SUIS RESTÉE ALLONGÉE DEUX MOIS »

BILOUPETOC, FORUM
aufeminin

Lorsque le médecin m'a annoncé que j'allais devoir rester allongée si je ne voulais pas accoucher avant terme, j'étais catastrophée : j'avais tant de choses à faire avant la naissance ! Puis j'ai décidé de prendre le bon côté des choses : j'étais très fatiguée, j'ai commencé par dormir quand je voulais, autant que je le voulais.
Comme c'était mon premier bébé, j'ai acheté un livre sur la naissance et les premiers mois, je l'ai lu de fond en comble, cela m'a beaucoup aidée à me sentir moins angoissée. Le papa s'est beaucoup impliqué pendant cette période, et cela a été réellement positif, c'était un peu comme si bébé était déjà là ! Quand notre fille est arrivée, le pli était pris, et son papa s'en est aussitôt beaucoup occupé, il m'a également beaucoup aidée dans les tâches ménagères, comme il le faisait déjà lorsque j'étais couchée.

ATTENTION ! Par mesure de précaution vis-à-vis du fœtus, évitez de poser votre ordinateur portable sur votre ventre.

6• Tout prévoir pour le départ à la maternité

Les jours passent et vous avez les yeux rivés sur le calendrier. La mise en route du travail peut se faire à tout moment. La valise préparée à l'avance permettra un départ dans le calme et la sérénité. L'essentiel est de ne rien oublier, ce qui est plus facile quand on a l'esprit libre !
Pensez en particulier à prévoir la garde des autres enfants le jour J et durant votre hospitalisation.

VOTRE VALISE

- Votre dossier médical complet : échographies, carte de groupe sanguin, analyses de sang et d'urine…
- Le livret de famille si vous en avez un (voir le chapitre « Les démarches administratives »).
- Pour l'accouchement, il est important de vous sentir à l'aise : une grande chemise de nuit ou un large tee-shirt sont tout indiqués, surtout s'ils ne craignent rien. Une chemise sera plus pratique pour la mise au sein juste après l'accouchement.
- Pour votre séjour à la maternité, des pyjamas sont en revanche préférables aux chemises de nuit, car ils permettent de rester au lit ou d'allaiter confortablement. Quelle que soit la tenue, c'est le confort et le côté pratique qui priment, mais personne ne vous oblige à rester en chemise de nuit ou pyjama, et vous pouvez préférer une tenue plus raffinée, mais confortable. Une femme qui se sent belle et bien dans son corps après l'accouchement s'épanouit pleinement dans son rôle de maman.
- Au moment de l'accouchement et du travail, quelques accessoires peuvent vous permettre de rendre ce moment plus agréable :
  - un brumisateur d'eau minérale, très utile quand on a la bouche sèche pendant le travail,
  - des mouchoirs en papier,
  - un baume pour les lèvres,
  - une eau de toilette qui, en plus de vous parfumer, vous donnera une sensation de fraîcheur,
  - un lecteur audio pour écouter de la musique pendant le travail ; ce qui vous permettra de vous relaxer.
- Des chaussons, des ballerines ou des chaussures souples que vous pourrez ôter et enfiler facilement.
- Des slips jetables, des serviettes hygiéniques lorsque celles-ci ne sont pas fournies pas la maternité. Pour accélérer la cicatrisation d'une épisiotomie, il est nécessaire que celle-ci soit maintenue au sec, d'où la nécessité de changer très souvent de serviettes hygiéniques.
- Un gel nettoyant intime, surtout si vous avez eu une épisiotomie.
- Des serviettes de toilette.
- Certaines mamans glissent aussi dans leur valise une bouée d'enfant (pour la plage). En cas d'épisiotomie, celle-ci vous permettra de vous asseoir sans douleur et de prendre votre enfant dans vos bras, dans la position de votre choix.
- Si vous souhaitez allaiter, il est conseillé d'emporter : trois soutiens-gorge d'allaitement (une taille au-dessus du soutien-gorge porté en fin de grossesse), des coussinets d'allaitement, ainsi qu'une huile naturelle et sans parfum, protectrice et réparatrice, pour les mamelons.
- Une petite lampe de chevet est parfois très utile la nuit pour les tétées, surtout si vous êtes en chambre double.
- Un radio-réveil, un coussin pour l'allaitement, voire un gros ballon pour le travail.
- Quelques livres ou magazines vous permettront de vous occuper entre deux tétées.
- Prévoyez un petit sac pour que votre conjoint rapporte le linge sale à la maison tous les deux jours.
- Emportez pour la sortie une tenue ample et confortable – vous n'aurez pas encore retrouvé votre ligne au retour à la maison…

Le suivi médical

1 • La septième visite médicale : la dernière consultation

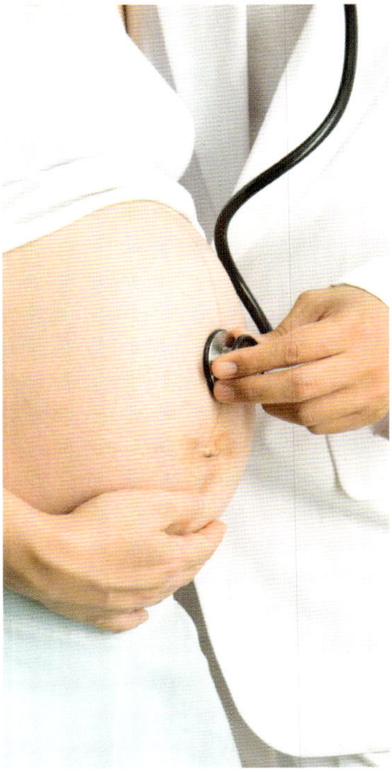

Si votre grossesse est toujours à faible niveau de risque, ce sera la dernière consultation avant l'accouchement, avec le médecin ou la sage-femme. Cette consultation permet de :

- faire le point sur votre état de santé et celui de votre enfant ;
- évaluer le pronostic obstétrical ;
- vous informer du déroulement de l'accouchement.

À cette occasion, vous relaterez les éventuels événements inhabituels qui se sont déroulés depuis la dernière visite (saignements, perte de liquide, fièvre, contractions, mouvements actifs du bébé, brûlures urinaires, etc.) et qui ont pu motiver une consultation en urgence.

Viendra ensuite l'examen médical avec la prise de la tension artérielle, le contrôle du résultat de l'albumine dans les urines et la pesée.

La mesure de la hauteur utérine est de 32 cm, au voisinage du terme. Lorsque celle-ci est supérieure, on serait tenté de vous dire que le poids du bébé est également supérieur à la norme, mais il faut rester extrêmement prudent quant à l'annonce de ce que l'on appelle une « macrosomie fœtale » : la morphologie et l'excès de poids maternels peuvent fausser cette mesure. Dans ce cas, un contrôle échographique s'impose, en sachant qu'il existe également une marge d'erreur pouvant aller de 10 à 15 % en plus ou en moins.

Le toucher vaginal, qui permet l'évaluation du col utérin, est couramment pratiqué par les médecins et sages-femmes, mais plusieurs études ont démontré qu'il n'était pas efficace pour prédire un risque d'accouchement prématuré. C'est pourquoi certains professionnels ne le pratiquent pas en dehors du seul contexte du travail. Le toucher vaginal permet aussi au médecin ou à la sage-femme de vérifier que le bassin est de forme et de taille normales, et d'apprécier la hauteur de la tête par rapport au bassin.

Le médecin ou la sage-femme écouteront le cœur, et la position du bébé sera contrôlée par échographie en cas de doute sur une présentation du siège. Un suivi complémentaire, tel qu'une surveillance du rythme cardiaque fœtal, sera peut-être également nécessaire à l'issue de cette consultation.

2 • Le rendez-vous avec l'anesthésiste

La consultation d'anesthésie a lieu au cours des deux derniers mois. Elle est obligatoire, que vous ayez décidé ou non d'accoucher sous péridurale. Même si vous avez décidé de refuser la péridurale, une intervention d'urgence nécessitant une anesthésie n'est pas impossible.

Le médecin anesthésiste procède à un interrogatoire complet et à un examen médical, afin d'établir un dossier comportant toutes les informations nécessaires à une éventuelle anesthésie. L'anesthésiste vous prescrit également un bilan sanguin à faire dans le mois précédant l'accouchement.

Hormis ce bilan, le médecin ou la sage-femme vous prescriront également une recherche de streptocoque B dans le prélèvement vaginal, si cela n'a pas été fait au 8e mois, ainsi que d'autres examens de laboratoire si votre état les requiert.

3• Lorsque l'enfant se présente par le siège

Le mode d'accouchement

4 % des enfants se présentent par le siège. Le diagnostic de présentation en siège (podalique) doit être fait avant le début du travail pour permettre de réunir tous les éléments nécessaires à l'évaluation du pronostic et au choix de la voie d'accouchement. En général, ce diagnostic est fait lors de la consultation du 8e mois par la palpation de l'utérus, et confirmé par l'échographie. Il existe deux types de présentation du siège :

- le siège est dit « complet » lorsque les jambes sont fléchies sous les fesses du bébé ;
- le siège est dit « décomplété » lorsque les jambes sont en extension devant le buste.

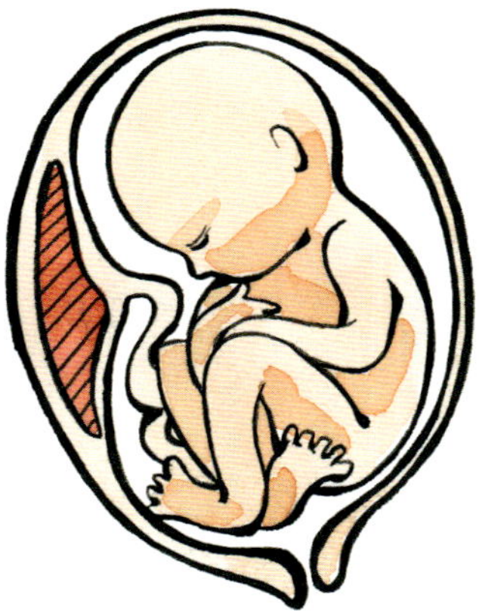

Siège complet.

L'accouchement du siège par la voie vaginale ou « voie basse » est une situation difficile pour les équipes obstétricales, d'une part parce qu'il risque d'être laborieux, d'autre part parce qu'il expose l'enfant à des risques plus importants, à tel point que certains médecins préconisent la réalisation d'une césarienne systématique.

Il n'existe pas, à l'heure actuelle, de consensus sur le mode d'accouchement par le siège. Selon votre morphologie, la taille du bébé, son poids estimé et votre état de santé, les médecins vont vous proposer deux solutions : soit la césarienne de principe, soit l'accouchement par voie basse, avec dans certains cas la nécessité d'une césarienne en cours de travail.

Dans le cas où l'accouchement par voie basse vous est proposé, des conditions très strictes doivent être respectées :

- l'obstétricien doit vous donner une information claire sur les risques de l'accouchement et de la césarienne, et vous demander votre consentement ;
- une surveillance continue par monitoring sera effectuée. Si une quelconque anomalie est décelée au cours du travail, ou si des signes de souffrance fœtale se font sentir, une césarienne sera pratiquée.

Il est donc recommandé que la prise en charge d'un accouchement par le siège se fasse dans un environnement adapté (obstétricien, anesthésiste et pédiatre seront présents sur place) et qu'un siège haut, un gros bébé ou des conditions locales défavorables soient des indications à la césarienne.

Souvent décriée par les adeptes de l'accouchement naturel, la péridurale a réellement sa place dans l'accouchement par le siège, pour le confort qu'elle apporte à la patiente, mais également pour l'obstétricien, si des manœuvres obstétricales d'urgence sont nécessaires.

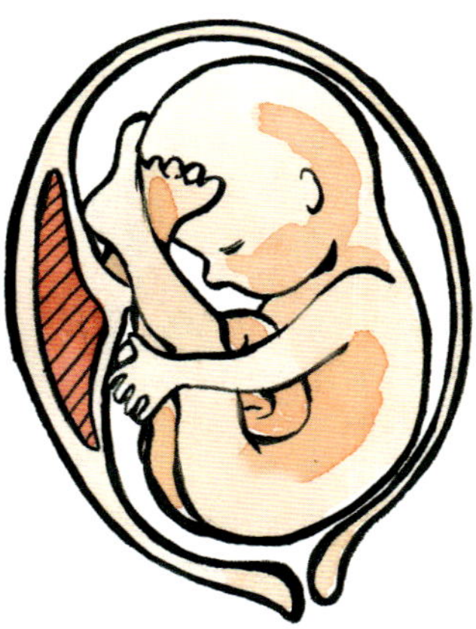

Siège décomplété.

Est-il possible de retourner le bébé ?

Le médecin ou la sage-femme peut vous proposer une tentative de retournement du bébé, que l'on appelle version par manœuvres externes (VME). Celle-ci consiste, par une pression manuelle et douce, à mettre le bébé en position céphalique (tête en bas). La meilleure période pour pratiquer ce geste se situe entre la 36 SA et la 37 SA (voir chapitre « 8e mois »).

Certaines précautions encadrent cette manipulation, telles que la surveillance fœtale avant et après la version, l'injection de tocolytique, médicament souvent utile au relâchement utérin, et une injection de gammaglobulines anti-D si vous êtes Rhésus négatif, car il y a des risques de passage de globules rouges du fœtus dans la circulation sanguine de la mère.

Par ailleurs, il existe un certain nombre de contre-indications à cette pratique, telles que l'utérus malformé, le *placenta praevia* (insertion du placenta au niveau du col utérin), le retard de croissance intra-utérin.

Mais rassurez-vous : il s'agit d'un acte courant dont le déroulement est simple et rapide, et la pratique bien encadrée, même si cette manipulation de l'abdomen est quelquefois désagréable.
Malgré tout, cette technique n'est pas toujours couronnée de succès. En effet, le taux de réussite est de 50 à 60 %, d'autant que la présence d'un oligo-amnios (quantité de liquide amniotique diminuée) augmente le pourcentage d'échec.

4• Lorsque bébé n'arrive toujours pas à la date prévue

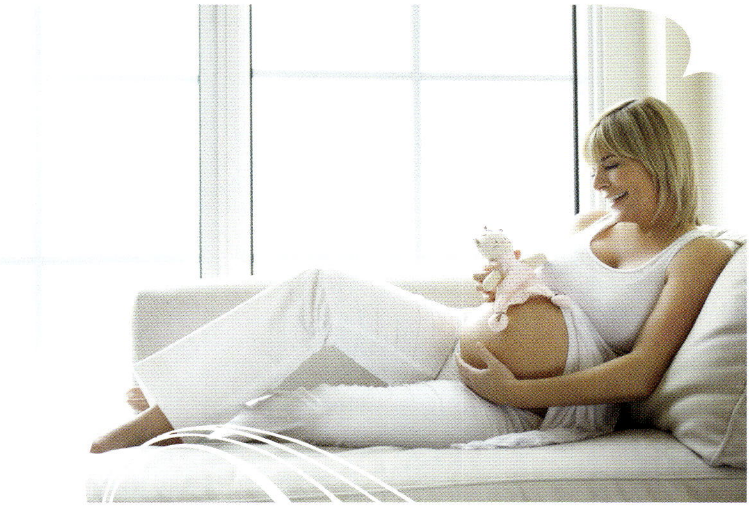

Il est d'usage de compter la durée de la grossesse en semaines d'aménorrhée (absence de règles) et non en mois : une grossesse menée à terme correspond à 41 SA. Passé ce délai, on parlera de grossesse prolongée entre 41 et 42 SA. 15 à 20 % des femmes accouchent entre ces deux dates. Le terme est dit « dépassé » si l'accouchement n'a toujours pas eu lieu à 42 SA, mais il y a 99 % de chances pour que vous ayez accouché avant.
Mais avant de parler de dépassement de terme, il est important d'insister sur l'imprécision des méthodes de calcul basées sur la date des dernières règles.

EN CAS DE DÉPASSEMENT, PEUT-ON DÉCLENCHER L'ACCOUCHEMENT SI TOUT VA BIEN ?

Il est possible de réaliser un déclenchement à 41 SA si le col utérin est favorable. En effet, l'éloignement de la maternité, le fait de venir toutes les 48 heures, ou des raisons d'organisation familiale vous feront peut-être opter pour cette solution, sans oublier que des conditions défavorables de déclenchement majorent le risque de césarienne.
Tout en écoutant les désirs des futures mères, et en leur donnant une information claire sur les choix qui leur sont offerts et leurs conséquences, il sera possible d'appréhender la fin des 41 semaines avec souplesse.
Il existe plusieurs méthodes de déclenchement en fonction des conditions locales du col utérin : le décollement des membranes, les prostaglandines, l'ocytocine… (voir le chapitre « Votre accouchement »).

« J'ACCOUCHE TOUJOURS APRÈS LE TERME ! »

SOBEL212, FORUM aufeminin

J'ai deux enfants, et pour chacune de mes grossesses, le terme a été dépassé de dix jours. Je devais me rendre à l'hôpital quotidiennement pour vérifier que tout allait bien, ce qui me sécurisait. Dans les derniers jours, j'avais vraiment l'impression que mon ventre prenait des centimètres à vue d'œil ! Je suis heureuse d'avoir pu respecter la date du terme décidée par la nature, mais le suivi hospitalier m'a paru également crucial dans ce moment légèrement angoissant. L'équipe médicale m'a beaucoup rassurée, et m'a, par exemple, expliqué que la notion de « terme » était fixée arbitrairement sur des cycles de 28 jours. Or, lorsque je ne suis pas enceinte, mes cycles sont beaucoup plus longs, ce qui pourrait expliquer le terme différé de mes grossesses.

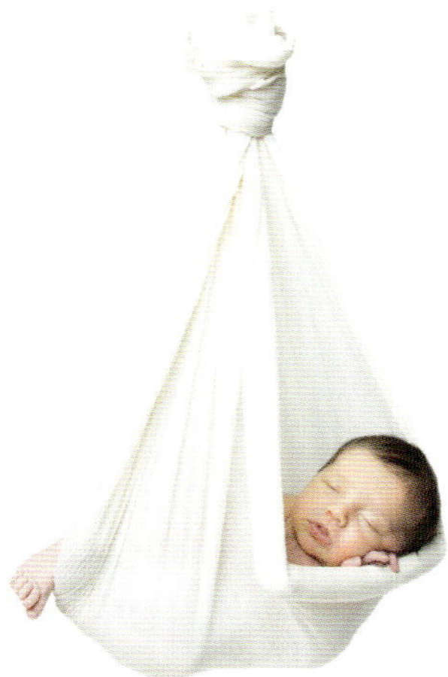

De façon générale, pour un cycle de 28 jours, on estime que la fécondation se produit au quatorzième jour du cycle. Cependant, dans le cas d'un cycle long, et donc d'une ovulation plus tardive, le début de grossesse ne pourra pas être déterminé avec exactitude.

En revanche, l'échographie du 1er trimestre (entre 11-13 SA) sera plus performante et déterminera avec précision le terme à partir des mensurations du fœtus.

La réalisation systématique de cette première échographie contribue à réduire la fréquence des termes considérés, à tort, comme dépassés.

Le dépassement de terme n'est jamais une situation agréable ; la future maman est impatiente d'accoucher et peut vivre cela assez difficilement.

La sénescence placentaire (c'est-à-dire son vieillissement), due à la prolongation de la grossesse, peut provoquer une diminution de la fonction du placenta dans les échanges avec le fœtus, telle que la déshydratation fœtale (la peau est fripée avec une desquamation plus ou moins importante).

Le risque de complications associées au prolongement de la grossesse au-delà de 41 SA impose une surveillance rapprochée à partir du jour du terme, et ce, toutes les 48 heures. Cette surveillance comprend :

- un examen clinique ;
- la vérification par monitoring du rythme cardiaque fœtal, qui est un bon indicateur du bien-être fœtal quand il est normal ;
- une échographie au cours de laquelle on évaluera la biométrie du fœtus (les dimensions), la quantité de liquide amniotique et la qualité du placenta (le volume du liquide amniotique diminue en cas de terme dépassé).

Si l'ensemble de ces examens est rassurant, et en l'absence d'accouchement à 41 SA et 6 jours, un déclenchement vous sera proposé.

AI-JE PRIS TROP DE POIDS ?

Une prise de poids raisonnable se situe autour de 9 à 12 kg. Vous pouvez cependant prendre un peu plus si vous êtes très mince.

Si vous êtes alarmée par vos formes importantes du 9e mois, voici quelques chiffres pour vous rassurer : saviez-vous qu'en fin de grossesse, le liquide amniotique pèse environ 1 kg, le placenta 600 g, que le volume sanguin de votre corps a augmenté de 4 kg et que le poids de votre utérus dépasse le kilo et demi ?

Lors de l'accouchement, vous perdrez d'emblée une bonne partie des kilos qui vous semblent s'accumuler au cours de ce dernier mois.

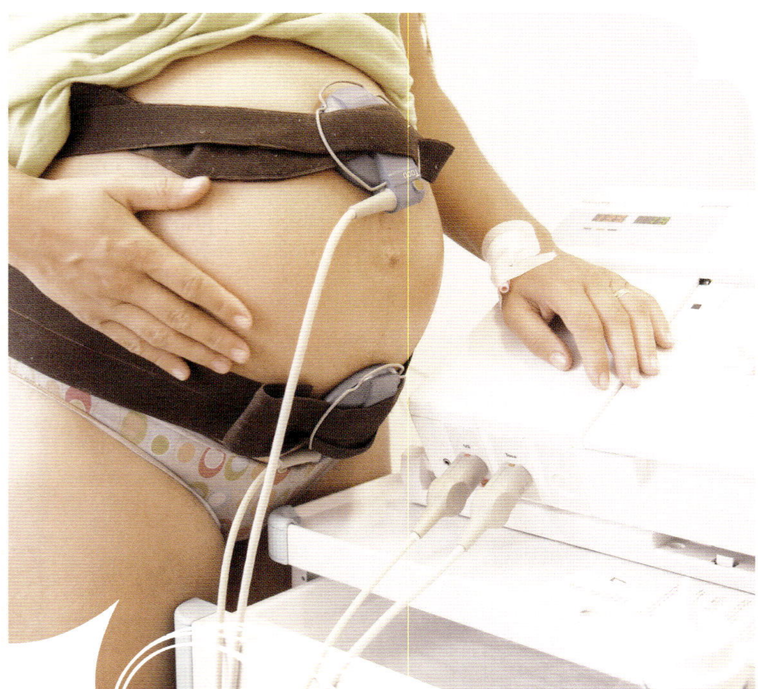

Les démarches administratives

1 • Les documents indispensables

Il est important de constituer un dossier complet pour votre entrée à la maternité. Vous avez sans doute déjà réuni tous vos différents examens (échographies, résultats de laboratoire, etc.) dans une même chemise. Ajoutez-y quelques documents administratifs qui permettront au papa ou à la personne qui vous accompagne de gérer la paperasse facilement et rapidement. Pensez à prendre avec vous :

- votre carte d'identité ;
- les documents envoyés par la Sécurité sociale ;
- votre carte Vitale et son attestation ;
- votre carte de mutuelle (si vous le souhaitez, vous pouvez bénéficier d'une chambre seule, qui fait l'objet d'une facturation supplémentaire, souvent prise en charge par les mutuelles ou assurances complémentaires) ;
- le livret de famille si vous en possédez un ;
- la reconnaissance anticipée. Pour les couples non mariés et les mères célibataires, la reconnaissance anténatale est recommandée. Elle peut se faire à tout moment de la grossesse, dans toutes les mairies, avec une pièce d'identité et un justificatif de domicile de moins de trois mois.

Réunissez également l'ensemble des documents médicaux :

- votre groupe sanguin (deux déterminations) et la recherche d'agglutinines irrégulières chez la femme de Rhésus négatif ;
- les résultats des prises de sang concernant les sérologies (toxoplasmose, rubéole, hépatite B, VIH, syphilis) ;
- les échographies ;
- les marqueurs sériques (dépistage de la trisomie 21) ;
- vos bilans sanguins demandés en cours de grossesse et par l'anesthésiste en vue d'une péridurale ;
- votre dossier médical personnel, si vous en avez un.

ATTENTION ! Il est important au cours de ce dernier mois de s'informer de l'évolution de votre dossier concernant la garde de votre enfant. Rappelez la halte-garderie, les crèches ou les assistantes maternelles pour vous assurer que vos démarches ont porté leurs fruits.

ATTENTION ! Veillez à bien renvoyer les documents nécessaires à l'enregistrement de votre arrêt de travail :

- Adressez les volets 2 et 3 de votre arrêt de travail à votre caisse d'assurance maladie.
- Adressez le volet 4 à votre employeur.
- Si vous êtes travailleur indépendant, renseignez-vous auprès de votre caisse de sécurité sociale : les démarches sont à effectuer dans le 9e mois, mais diffèrent selon les nuances de votre statut.

2• Gérez votre congé prénatal

Le congé prénatal varie en fonction du nombre d'enfants attendus ou du nombre d'enfants déjà à charge.
Depuis 2007, la loi sur le congé prénatal a été assouplie : il est possible, si vous vous sentez bien, de reporter des semaines de congé prénatal sur le congé postnatal. Mais dans tous les cas, vous êtes obligée de vous arrêter au minimum 3 semaines avant la date prévue du terme.

LE CONGÉ MATERNITÉ				
Nombre d'enfant(s) attendu(s)	Nombre d'enfants à charge avant la naissance	Durée du congé prénatal	Durée du congé postnatal	Durée totale du congé de maternité
1	0 ou 1	6 semaines[1]	10 semaines	16 semaines
1	2 ou plus	8 semaines[2]	18 semaines	26 semaines
Jumeaux	-	12 semaines[3]	22 semaines	34 semaines
Triplés ou plus	-	24 semaines	22 semaines	46 semaines

SI L'ACCOUCHEMENT NE SURVIENT PAS À LA DATE PRÉVUE, COMMENT SE DÉROULE LE CONGÉ ?

Si vous accouchez avant la date, votre congé maternité ne sera pas réduit pour autant. Et si vous n'avez pas eu le temps de prendre votre congé prénatal, sa durée sera reportée après votre accouchement.
Si vous accouchez après le terme prévu, votre congé prénatal sera prolongé jusqu'à la date de votre accouchement. Votre congé postnatal restera inchangé.

Il existe deux façons d'effectuer un report :
- soit en une fois et pour une durée maximale de 3 semaines ;
- soit en plusieurs fois, d'une durée fixée par la sage-femme ou le médecin, n'excédant pas un total de 3 semaines.

Vous ne pouvez pas demander un report du congé prénatal si vous êtes en arrêt de travail, quel qu'en soit le motif.
En pratique, vous devez adresser une demande écrite à votre caisse d'assurance maladie, accompagnée d'une attestation de votre médecin ou de votre sage-femme certifiant que votre état de santé permet de prolonger votre activité avant la naissance. Cette demande doit être adressée au plus tard la veille de la date à laquelle votre congé prénatal était initialement prévu.
Si vous ne le mentionnez pas, le congé se déroule (pour un premier enfant) de façon classique : 6 semaines avant, et 10 semaines après la naissance.

Pour plus d'informations, reportez-vous au chapitre « Les démarches administratives ».

1. À la demande de la femme et après avis favorable du médecin ou de la sage-femme, 3 semaines peuvent être reportées en postnatal.
2. La période prénatale peut être augmentée au maximum de 2 semaines sans justification médicale, la période postnatale est alors diminuée d'autant.
3. La période prénatale peut être augmentée au maximum de 4 semaines sans justification médicale, la période postnatale est alors diminuée d'autant.

LE 9e MOIS EN UN COUP D'ŒIL

Semaines d'aménorrhée	Semaines de grossesse	Côté bébé	Côté maman	Votre suivi	Vos préparatifs	Les documents
37 SA	35e semaine	• Le *vernix* et le duvet lanugo disparaissent • Votre bébé prend environ 200 g par semaine • Dans 95 % des cas, sa tête est en bas • Il pèse 2,4 kg environ et mesure 45 cm	• Comme votre bébé descend, vous ressentez une pesanteur pelvienne de plus en plus intense	• Septième consultation prénatale	• Préparez votre valise et celle de votre bébé. Envisagez la garde des plus grands pour le jour J • Confirmez votre demande de place en crèche	• Carte d'identité, livret de famille, reconnaissance anticipée si nécessaire, carte Vitale, carte mutuelle, carte de groupe sanguin, résultats d'examens de laboratoire, échographies, dossier médical de grossesse s'il est en votre possession
38 SA	36e semaine	• Votre bébé bouge un peu moins, mais vous percevez ses mouvements • Il pèse 2,6 kg et mesure 46 cm	• Les contractions sont plus fréquentes, mais encore irrégulières	• Bilan auprès de l'anesthésiste pour la péridurale	• Profitez des derniers moments de repos	
39 SA	37e semaine	• La maturation pulmonaire de votre bébé va lui permettre de respirer sans difficulté à la naissance • Il pèse 2,8 kg et mesure 48 cm	• Vous pouvez perdre le bouchon muqueux, parfois même un peu plus tôt		• Préparez tous les documents nécessaires	
40 SA	38e semaine	• Votre bébé pèse 3 à 3,2 kg et mesure 50 cm	• Vous êtes à terme et devriez accoucher	• Consultez au plus vite si vous n'avez pas accouché		
41 SA	39e semaine	• Votre bébé pèse 3,2 à 3,5 kg et mesure 52 cm	• Il s'agit d'un dépassement du terme. Cela arrive dans 3 % des cas	• Le gynécologue ou la sage-femme vous surveille attentivement, jusqu'à la fin de la semaine où l'accouchement sera déclenché		

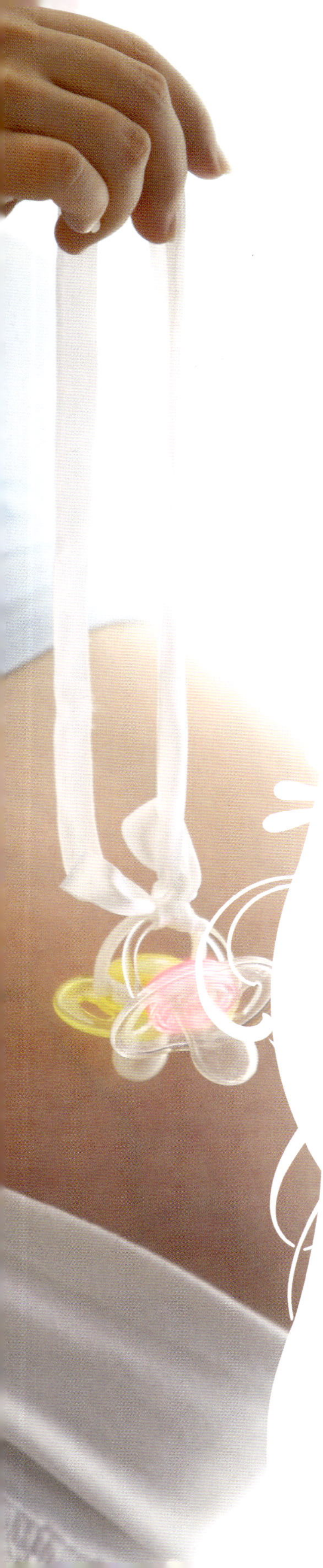

Votre bébé, semaine après semaine

1 • La trente-cinquième semaine (37 SA)

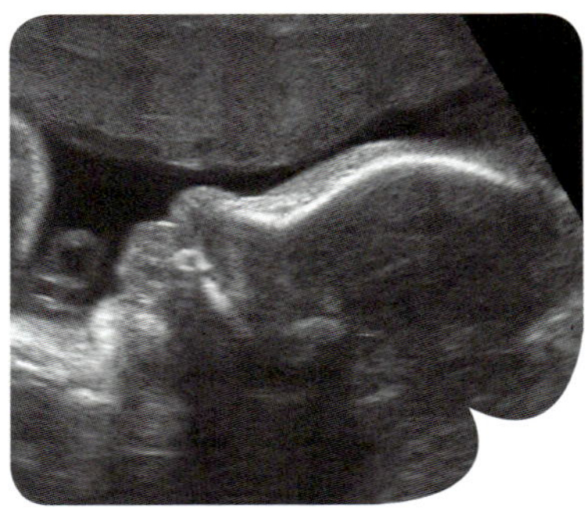

37 SA : profil en fin de grossesse.

Votre bébé pèse environ 2,4 kg et mesure 45 cm.
Le diamètre de son crâne est de 9 cm.
Votre enfant grandit, et il grossit d'environ 20 g par jour. La graisse s'accumule sous sa peau : il prend des forces pour l'accouchement ! L'enduit appelé *vernix* et le duvet lanugo qui le recouvraient vont disparaître peu à peu à l'approche de la naissance.

2 • La trente-sixième semaine (38 SA)

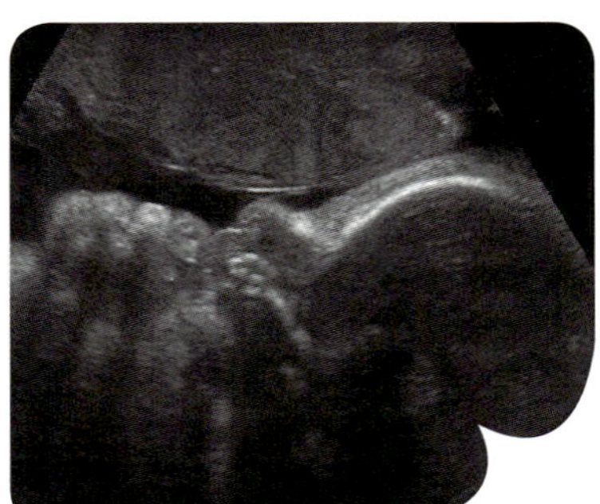

38 SA : bébé suce son pouce !

Votre bébé pèse environ 2,6 kg et mesure 46 cm.
Ça y est, vous êtes à terme : il n'y a plus de problème si vous accouchez maintenant, mais votre enfant préfère rester encore un peu « au chaud », car ses poumons et son cerveau continuent à se développer. La maturation complète du cerveau ne s'effectuera qu'après la naissance.
Dans 95 % des cas, bébé est en position céphalique, c'est-à-dire avec la tête en bas, en prévision de l'accouchement (les mensurations du crâne représentent les plus grands diamètres du volume fœtal). S'il n'a pas encore tourné – avec ou sans manœuvre – il est vraisemblable qu'il ne tournera plus et naîtra par voie basse ou césarienne, en présentant son siège ou ses pieds en premier.

3• La trente-septième semaine (39 SA)

Votre bébé pèse environ 2,8 kg et mesure 48 cm.
C'est à partir des mesures de la tête, de l'abdomen et du fémur que sera faite l'estimation du poids du fœtus à l'échographie. Elle reste malgré tout assez approximative (plus ou moins 10 % ; ce qui veut dire que si le poids est estimé à 3 kg à la naissance, le poids réel de l'enfant pourra être compris entre 2,7 et 3,3 kg).
Du fait que le bébé occupe toute la place dans l'utérus, vous le sentez un peu moins bouger. Ne vous inquiétez pas, c'est normal.
De plus, il lui arrive également de dormir – et pas nécessairement quand vous le souhaitez !

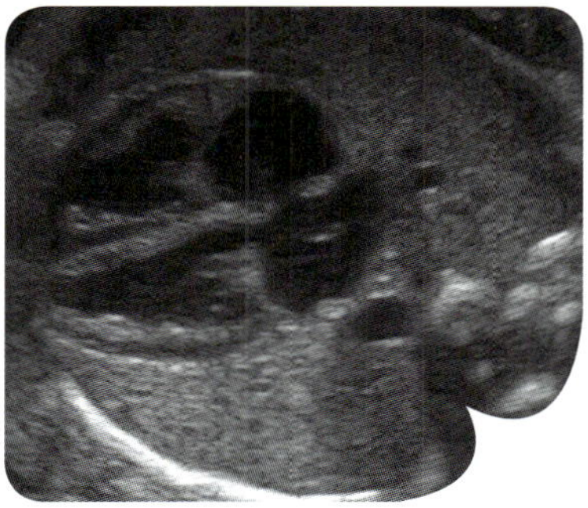

39 SA : sur cette échographie, on voit les quatre cavités du cœur, les deux oreillettes et les deux ventricules entourés des deux poumons.

4• La trente-huitième semaine (40 SA)

Votre bébé pèse environ 3,2 kg et mesure 50 cm. Il est prêt à vous quitter pour vivre de façon autonome.
Il est sensible aux bruits, aux situations d'inconfort et est capable de manifester son ressenti par des mouvements ou des expressions du visage visualisées à l'échographie.
Le fond sonore produit par votre rythme cardiaque est son quotidien ; un fœtus qui grandit dans un environnement calme sera d'autant plus sensible aux changements sonores brutaux et soudains.
Votre mode de vie a donc un impact direct sur votre bébé, qu'il soit environnemental (bruits et chocs) ou alimentaire.

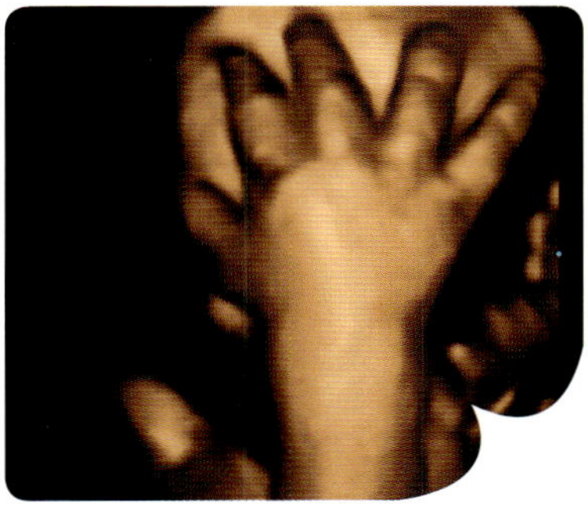

40 SA. : échographie 3D montrant la main du fœtus.

5• La trente-neuvième semaine (41 SA)

Votre bébé est prêt pour la naissance, l'accouchement est imminent. Votre enfant continue à grandir et grossir, ses ongles poussent. Le liquide amniotique va commencer à diminuer. Le *vernix caseosa*, qui forme des petits flocons dans le liquide, disparaît aussi. Il est possible que votre bébé bouge moins car il commence à être à l'étroit. À l'échographie, on ne peut pas voir votre bébé en entier car il est trop grand, mais uniquement des parties de son corps (comme la face, la main ou le pied). Vous perdez des glaires séro-sanglantes, c'est le bouchon muqueux. Si vous avez des contractions, ne vous précipitez pas et attendez qu'elles deviennent régulières. En revanche, si vous perdez les eaux, il faut vous rendre immédiatement à la maternité.

ATTENTION ! Une diminution importante ou une disparition complète de ses mouvements doit vous faire consulter à la maternité pour vérifier la bonne vitalité de votre bébé et ainsi vous rassurer.

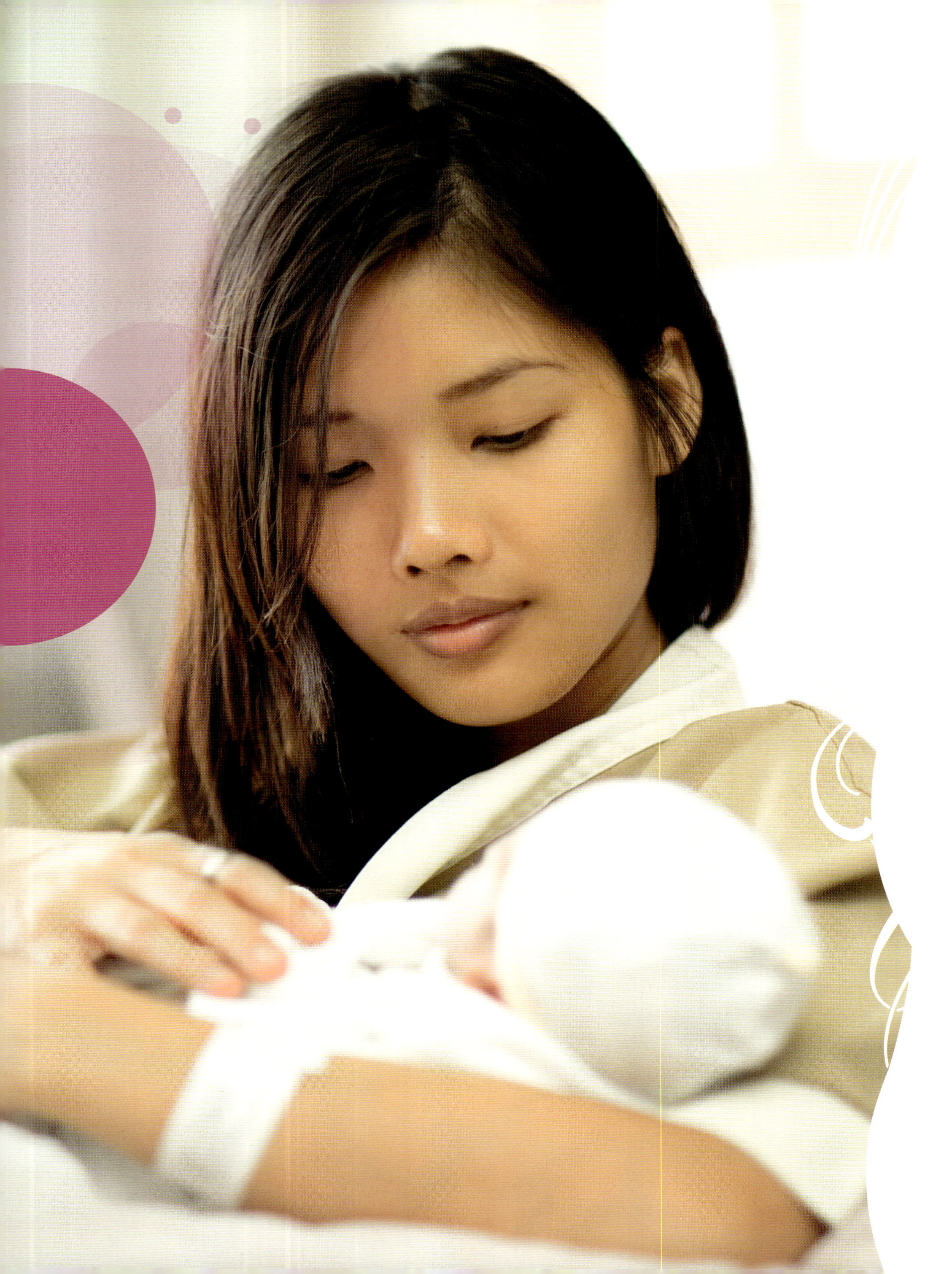

Votre accouchement

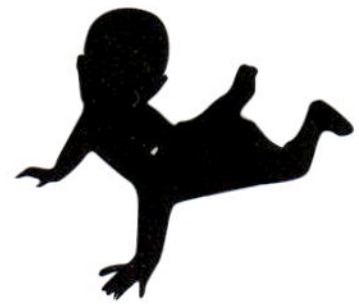

Où accoucher ?

Si vous habitez dans une grande ville, les choix qui s'offrent à vous sont souvent multiples, et chacun y va de son conseil : à la clinique on est plus choyée, l'hôpital est plus sûr…

Les différences de tarif entre le public (pris en charge à 100 %) et le privé peuvent également influencer votre choix.

Quoi qu'il en soit, pensez avant tout à la sécurité et à la santé de votre enfant avant de vous décider. Un service de réanimation présent dans les locaux où vous accoucherez est plus important que le bouquet de fleur ou la déco de la chambre, dans laquelle, si tout se passe bien, vous ne resterez en moyenne que 3 ou 4 jours !

1 • Hôpital ou clinique ?

Combien ça coûte ?

Si vous accouchez dans les hôpitaux, les soins sont pris en charge par la Sécurité sociale et vous n'aurez rien à payer.

Cependant, si vous passez par le secteur privé en choisissant un praticien hospitalier, vous aurez des honoraires à payer pour les consultations et pour l'accouchement si c'est lui qui vous accouche personnellement.

Le montant des honoraires doit être affiché dans la salle d'attente, si ce n'est pas le cas, n'hésitez pas à les demander. Ceux-ci peuvent être supérieurs à ce que rembourse la Sécurité sociale ou votre mutuelle. La différence sera donc à votre charge.

À la clinique, si le praticien est en secteur I, les honoraires sont ceux remboursés par la Sécurité sociale et votre mutuelle. Les cliniques pratiquent en général le tiers payant et vous n'aurez rien à payer.

Si l'obstétricien est en secteur II, il prendra des honoraires supérieurs à ceux de la Sécurité sociale, et la différence peut être à votre charge ou prise en charge par votre mutuelle. Pour l'accouchement, si l'anesthésiste est en secteur II, il est possible qu'il prenne des honoraires supérieurs au tarif de la Sécurité sociale.

LE SITE INTERNET DE L'ASSURANCE MALADIE

Vous pouvez vous renseigner sur le site officiel de l'Assurance maladie (http://ameli-direct.ameli.fr/). Vous pourrez ainsi déterminer si votre médecin est en secteur 1 ou 2 et, dans ce dernier cas, connaître les tarifs pratiqués. Vous pourrez également connaître, pour chaque établissement, le taux de césariennes et la durée moyenne de séjour en cas d'accouchement par voie basse ou par césarienne.

« LA QUALITÉ D'ACCUEIL DE L'HÔPITAL A BEAUCOUP PROGRESSÉ »

CÉCILE, 38 ANS

Dix ans séparent la naissance de mon premier enfant de celle de ma fille. Pour les deux, j'ai accouché à l'hôpital, et j'ai pu observer une évolution très nette : il y a dix ans, j'ai eu la sensation d'être plongée dans un univers exclusivement médical. Les médecines douces, le projet de naissance, l'allaitement, le baby blues, on n'en parlait presque pas. Tandis que pour ma fille, j'ai pu réellement apprécier à quel point l'hôpital s'était humanisé. On m'a demandé comment je voulais accoucher, dans quelle position, on m'a laissé tranquillement en salle d'accouchement avec mon bébé posé sur moi : quelle différence !

Qui va vous accoucher ?

À la clinique, le travail est pris en charge par une sage-femme. L'accouchement est effectué par l'obstétricien qui a suivi votre grossesse ou celui qui est de garde. À l'hôpital, la sage-femme seule suit le travail en l'absence pathologie, et elle réalise l'accouchement normal. L'obstétricien intervient en cas d'anomalie en cours de travail et/ou de nécessité de réaliser une césarienne, ou encore pour un accouchement avec l'aide de ventouse ou de forceps. Pour l'accouchement par le siège ou s'il s'agit de jumeaux, l'obstétricien est également présent.
Son rôle peut être purement consultatif (avis, discussion des conduites à tenir et mise en place par la sage-femme d'éléments de surveillance complémentaires…). Le médecin peut demander certains examens spécifiques. Si tout se passe bien, vous ne verrez pas d'obstétricien, sauf pour une visite de courtoisie.

2• La maison de naissance

Le décret du 30 juillet 2015 a fixé les conditions de fonctionnement des maisons de naissance. Neuf maisons de naissance ont été autorisées à fonctionner en France à titre expérimental (JORF, 26 novembre 2015).
La « maison de naissance » est une structure qui se trouve à proximité immédiate d'une maternité partenaire. Elle dispose d'un accès direct avec le service de gynécologie-obstétrique de l'établissement de santé permettant d'assurer, dans des situations d'urgence, le transport non motorisé et allongé des femmes et des nouveau-nés, sans avoir à traverser de voie publique.
Elle est tenue par des sages-femmes qui doivent pouvoir intervenir à tout moment, tous les jours de l'année, dans un délai compatible avec l'impératif de sécurité. Lors des accouchements, l'organisation de la maison de naissance doit garantir la présence dans les locaux d'une seconde sage-femme. Celle-ci a pour mission d'assister la sage-femme réalisant l'accouchement, notamment lorsqu'une situation d'urgence survient et que le transfert de la maman ou de son enfant doit être organisé.
Les sages-femmes assurent le suivi de la grossesse, la préparation à la naissance et à la parentalité, l'accouchement ainsi que les soins postnataux de la mère et du bébé. Elles effectuent les dépistages obligatoires pour les nouveau-nés des six maladies rares : drépanocytose, hyperplasie congénitale des surrénales, hypothyroïdie congénitale, mucoviscidose et phénylcétonurie, déficit en Acetyl-CoA déshydrogénase des acides gras à chaîne moyenne (MCAD) et informent également les parents sur le dépistage précoce de la surdité permanente néonatale.
Pour accoucher dans une maison de naissance, une femme doit présenter une grossesse à terme sans pathologie particulière et sans aucun risque materno-fœtal identifié. Ne sont donc pas acceptées les femmes présentant des grossesses particulières : présentation en siège, grossesse gémellaire, avec antécédent de césarienne ou obésité (IMC › 35). De plus, les futures mamans doivent habiter à quarante minutes de la maison de naissance au maximum.
Avant toute inscription, la femme est informée de l'absence d'hébergement et de la nécessité d'un transfert vers la maternité si elle souhaite une péridurale ou qu'une complication survient.
Le coût du suivi personnalisé en maison de naissance est de 500 à 650 euros, il n'est pas pris en charge par la Sécurité sociale.
Les professionnels de santé des maisons de naissance ont l'obligation de participer chaque année à des formations, consistant notamment en des mises en situation d'urgence maternelle, fœtale ou pédiatrique néonatale.

3• L'espace physiologique

Certains établissements ont organisé un espace physiologique sous la responsabilité des sages-femmes. Les femmes qui le souhaitent et connaissent une grossesse parfaitement normale peuvent y accoucher de la façon la plus naturelle, sans péridurale, avec uniquement l'aide de la sage-femme. En cas de besoin, il n'y a que le couloir à traverser pour se retrouver sur le plateau technique et bénéficier des soins de l'obstétricien, de l'anesthésiste, du pédiatre, voire des trois. Si l'accouchement se passe bien, la maman et son bébé peuvent partir après quelques heures.

4• L'accouchement dans l'eau

Si l'établissement que vous avez choisi pour accoucher le permet, vous pourrez, si vous le souhaitez, commencer le travail dans une baignoire, avant la rupture de la poche des eaux, et le finir sur une table d'accouchement. Cette technique, si elle a l'avantage de faciliter la détente pendant le travail, d'éviter parfois la péridurale et la prise de médicaments, ne garantit pas toutefois d'échapper à d'éventuelles complications nécessitant, par exemple, le recours à la césarienne, aux forceps ou aux ventouses. Il est à noter également qu'avec ce type d'accouchement, l'état de l'enfant à la naissance sera le même que dans le cadre d'un accouchement normal. Cette technique est à distinguer de l'accouchement complet dans l'eau qui peut éventuellement poser des problèmes d'hygiène, et exposer la mère et l'enfant à des risques infectieux (absorption de l'eau du bain par le bébé, par exemple).

5• L'accouchement à domicile

L'accouchement à domicile est un accouchement programmé à la maison. Il est donc différent d'un accouchement imprévu survenu au domicile. Il ne peut concerner que les femmes qui sont en bonne santé avant d'être enceintes et dont la grossesse bien suivie se révèle normale. Enfin, l'accouchement par voie basse doit avoir un pronostic très favorable.

Cet accouchement programmé à domicile s'inscrit dans une démarche appelée « accompagnement global ». Cela signifie que le couple qui a choisi de mettre au monde son enfant à l'endroit où il a été conçu – c'est-à-dire dans l'intimité du foyer – sera accompagné à chacune des étapes (grossesse, accouchement et suivi postnatal) par la même sage-femme. Au cours des consultations et des séances de préparation, une relation de confiance réciproque doit donc s'établir entre le couple et la sage-femme. Cette approche globale inclut aussi bien les paramètres cliniques, psychologiques et émotionnels que l'histoire familiale des deux futurs parents.

Qui peut accoucher à domicile ?

Seule une femme qui le souhaite peut accoucher à domicile. En outre, plusieurs conditions doivent être remplies :

- l'état de santé avant la grossesse est normal (absence de diabète, d'hypertension, d'obésité…, absence de traitement médical régulier) ;
- la grossesse a été normale (absence de diabète gestationnel, d'hypertension ou de saignements, absence de traitement médical) ;
- les éventuels accouchements antérieurs se sont bien déroulés ;
- l'enfant est unique et se présente en sommet (c'est-à-dire la tête la première) ;
- l'information sur les risques que son enfant ou elle-même encourent a été communiquée à la patiente, ainsi que la nécessité d'un éventuel transport à l'hôpital.

CHARTE DES ACCOUCHEMENTS À DOMICILE

Comme pour tout exercice médical, il existe un guide des bonnes pratiques de l'accouchement à domicile destiné aux professionnels de la santé. Il s'agit de la charte des accouchements à domicile, établie et diffusée par l'Association nationale des sages-femmes libérales (ANSFL) – reconnue comme société savante par la Haute autorité de santé depuis 1999.

ATTENTION ! Il faut bien garder à l'esprit que la sécurité de la naissance ne peut être assurée à domicile de la même manière qu'elle le serait dans un établissement de santé. Même si tout est normal pendant la grossesse, une complication nécessitant l'intervention précoce du médecin obstétricien, de l'anesthésiste ou du pédiatre peut survenir lors de l'accouchement. On ne sait qu'un accouchement s'est bien passé que lorsque tout est fini !

Le rôle de la sage-femme lors de l'accouchement

Lors d'un accouchement à domicile, la sage-femme doit assurer une présence attentive. Elle veille au bon état de santé de la mère du bébé et à la bonne évolution du travail.

Bien entendu, il n'y aura pas d'anesthésie péridurale et pas ou peu d'utilisation de médicaments. En cas de nécessité, il n'y aura pas de rupture précoce de la poche des eaux et, si possible, pas d'épisiotomie.

Si le travail se prolonge ou si une complication survient, la patiente en cour d'accouchement devra être transportée dans une maternité qui doit être proche. Parfois, la sage-femme continuera à suivre la future maman dans l'établissement choisi par le couple, parfois elle n'y sera pas autorisée. Dans ce cas, la future maman sera prise en charge par l'équipe de garde. Dans tous les cas, il est souhaitable que la patiente ait pris au moins un rendez-vous avec les praticiens de la maternité (gynécologues-obstétriciens et anesthésistes) afin d'être connue par les médecins, dans le cas où une prise en charge en urgence s'avérerait nécessaire.

La formation médicale de la sage-femme lui permet de pratiquer l'accouchement, de donner les premiers soins à l'enfant et de dépister les éventuels problèmes de la mère ou de l'enfant. Si une anomalie survient, le devoir lui impose de faire appel à un médecin.

Le rôle de la sage-femme après l'accouchement

Après l'accouchement à domicile, la sage-femme assurera la surveillance de la mère (suites de couches, allaitement) et de son bébé. Elle surveillera en particulier l'état respiratoire et neurologique de celui-ci, l'apparition d'un éventuel ictère et procédera aux tests de dépistage recommandés. En cas de problème concernant la mère ou l'enfant, elle devra faire appel au médecin de famille ou à un pédiatre. En effet, la compétence médicale de la sage-femme est limitée à la normalité et en cas de pathologie, elle doit passer la main aux médecins.

L'accouchement à domicile est-il un accouchement en « toute sécurité » ?

Lors d'un accouchement à domicile, la sage-femme est seule avec la femme enceinte et son compagnon. Elle n'a à sa disposition qu'un peu de matériel, quelques médicaments et une bouteille d'oxygène. Elle ne dispose ni de sang, ni de forceps, ni de ventouses pour traiter les éventuelles complications de l'accouchement. Celles-ci, qu'elles concernent la mère ou le bébé, nécessiteront le transfert par ambulance dans un hôpital ou une clinique, ce qui, entre le moment de l'appel de l'ambulance et celui de l'arrivée à la maternité demandera au minimum 1 à 2 heures, selon la distance ou les embouteillages. Ce risque de transfert est de 30 % en Hollande, pays où l'accouchement à domicile reste traditionnel et organisé. En cas de difficulté, c'est surtout l'enfant qui risque de souffrir. Un travail prolongé le prive d'oxygène et à domicile, il n'y a pas de moyens pour le réanimer : une simple bouteille d'oxygène ne suffit malheureusement pas. Le cerveau de l'enfant est fragile et toute souffrance à la naissance peut entraîner des lésions irréversibles et des séquelles graves qu'il gardera à vie. En 2010, une étude américaine réalisée par le docteur Wax et publiée dans l'*American Journal of Obstetrics and Gynecology* a montré que le risque de mort de l'enfant est trois fois plus élevé dans les accouchements à domicile qu'à l'hôpital.

La maman peut également souffrir en cas de travail très prolongé. Après l'accouchement, il y a également un risque d'hémorragie maternelle si le placenta ne se décolle pas ou partiellement. L'hémorragie peut être très importante et là encore, la sage-femme est démunie pour la prendre correctement en charge.

EST-CE QUE LA LUNE A UNE INFLUENCE SUR LES ACCOUCHEMENTS ?

Depuis longtemps on se demande si les phases de la Lune jouent un rôle sur le nombre des accouchements, et si à la pleine lune les maternités sont débordées. Les études scientifiques faites sur un grand nombre de naissances, tant en France que dans d'autres pays, montrent qu'il n'y a aucun lien entre les phases de la Lune et les naissances, ni d'ailleurs avec la naissance de jumeaux, les fausses couches ou les césariennes.

Pour toutes ces raisons, peu de sages-femmes pratiquent l'accouchement à domicile. Selon une enquête menée en 2008 par l'Ordre des sages-femmes, cette pratique ne concernait que 72 des 1 615 sages-femmes interrogées, soit 4 % d'entre-elles seulement. Cette enquête a également montré que seules 5 % des sages-femmes pratiquant les accouchements à domicile étaient assurées (assurance professionnelle) ! Environ 1 000 accouchements par an ont eu lieu à domicile en France, en 2007 et 2008, alors que notre pays compte plus 830 000 naissances annuelles. Ainsi, cette pratique reste-t-elle rarement demandée, et par conséquent assurée. Elle n'est d'ailleurs ni recommandée par le Collège des sages-femmes, ni par le Collège des gynécologues-obstétriciens français.

Quand partir à la maternité ?

Au cours de ce dernier mois, vous avez sans doute découvert les contractions utérines. Peut-être en avez-vous eu de temps en temps dès le 5e mois, mais le médecin vous a rassurée sur leur caractère bénin.
Si vous n'en avez jamais eu, vous ressentirez tout d'abord des tiraillements, souvent décrits comme des « douleurs de règles » et vous constaterez, en posant la main sur votre ventre, qu'il se durcit et se relâche.
Ces épisodes sont irréguliers, à peine douloureux et leur fréquence au cours de la journée est variable. Ces « contractions utérines de fin de grossesse » préparent le col pour l'accouchement : elles lui permettent de se raccourcir et/ou de s'ouvrir.
Les modifications du rythme des contractions utérines (fréquence, intensité), les saignements, la perte de liquide sont autant de signes qui doivent vous alerter : il va falloir y aller !
Au cours des heures précédant le déclenchement du travail, certaines femmes décrivent aussi des sensations physiques inhabituelles, de la fatigue ou de l'excitation, un pressentiment, l'impression d'être « bizarre ».
Sachez être à l'écoute de ce corps qui parle et qui se prépare à donner la vie.

1 • Tenez-vous prête

- Vous avez préparé votre valise avec vos affaires et celles de bébé. N'oubliez pas votre dossier de suivi de grossesse avec tous les examens que vous avez eus.
- Anticipez la garde des aînés.
- Ne conduisez surtout pas. Faites-vous accompagner. Si vous êtes seule, appelez un taxi, mais si vous ressentez des contractions très fortes, si vous perdez les eaux, ne prenez pas de risques, appelez le Samu qui organisera le transport. Les frais de transport seront pris en charge par la Sécurité sociale.
- Ne mangez pas des choses lourdes (type choucroute !) car l'estomac se vide lentement, et vous risquez de vomir en début de travail. Si vous avez faim, préférez des aliments énergétiques et faciles à digérer comme des pâtes, qui apportent des sucres lents.

2 • Les premiers signes

Votre col mûrit à l'approche du grand jour. À ce phénomène peuvent s'associer différents symptômes.

La perte du bouchon muqueux

L'étanchéité du col de l'utérus est assurée par ce qu'on appelle un bouchon muqueux. Dès que le col commence à s'ouvrir, sous l'effet des contractions utérines de fin de grossesse ou en début de travail, surviennent alors des pertes gluantes, translucides ou brunâtres, parfois accompagnées d'un petit filet de sang. Les glaires peuvent s'évacuer en une seule fois ou bien à plusieurs reprises. La perte du bouchon muqueux peut avoir lieu bien avant l'accouchement. Il n'est pas forcément annonciateur du début de travail.

Les contractions

Elles sont fréquentes, en particulier en fin de grossesse. L'abdomen devient dur pendant 1 minute ou 2. Ces contractions ne sont pas forcément douloureuses, et après trois ou quatre contractions espacées de 5 ou 10 minutes, tout rentre dans l'ordre. Si les contractions deviennent désagréables, allongez-vous, mettez-vous sur le côté gauche,

« C'ÉTAIT UN FAUX TRAVAIL »

CAROLINA, 31 ANS

Pour mon troisième enfant, j'étais certaine que tout allait se passer très vite, car c'est souvent ce que l'on dit, plus on a d'enfants, et plus l'accouchement est rapide. Mais on ne m'avait jamais parlé du faux travail. Je suis arrivée à la maternité avec des contractions régulières et fortes. On m'a placé le monitoring, et là, surprise, leur puissance n'était pas si importante, et surtout, à l'auscultation, le col ne s'ouvrait pas. Dans la même semaine, je suis retournée deux fois à la maternité pour la même raison, car les symptômes étaient ceux d'un accouchement, mais il s'agissait en fait d'un faux travail. J'ai enfin accouché, cinq jours plus tard !

ATTENTION ! En cas d'accouchement survenu à domicile, ne vous inquiétez pas, ne coupez pas le cordon, attendez les pompiers avec votre enfant au chaud sur votre ventre.

jambes repliées, respirez doucement et détendez-vous. Vous pouvez également prendre un bain, si vous n'avez pas perdu les eaux. Des antispasmodiques peuvent être utilisés.
Si c'est votre premier bébé, ne vous pressez pas trop pour aller à l'hôpital ou à la clinique. Attendez au moins qu'une bonne dizaine de contractions se succèdent régulièrement toutes les 5 minutes avant de partir. Si les contractions sont irrégulières ou que tout s'arrête pendant une demi-heure, ce n'est pas encore le moment. Attendez que les contractions soient régulières, rythmées et d'intensité croissante. Il existe des schémas très variés et très individuels de l'installation des contractions de travail et votre départ pour la maternité se fera en fonction de votre tolérance de la situation à domicile.
En revanche, ne vous entêtez pas à rester à la maison sous prétexte que vos contractions ne correspondent pas au schéma théorique qu'on vous a présenté.
Attention, si c'est votre deuxième ou troisième accouchement et que vous avez déjà accouché rapidement, vous pouvez avoir des contractions irrégulières mais efficaces. N'attendez pas.
En cas de doute, passez un coup de fil à la sage-femme de garde ou allez la consulter.

La perte des eaux

Il est parfois difficile de savoir si on perd les eaux, car en fin de grossesse, les sécrétions vaginales sont abondantes. Blanches et épaisses, elles peuvent devenir plus liquides et faire suspecter une perte de liquide amniotique.
Le liquide amniotique est transparent et sans odeur, comparable à de l'eau. Mélangé aux sécrétions vaginales et/ou au bouchon muqueux, sa présence est parfois indétectable à l'œil nu. Cette perte de liquide amniotique peut survenir en dehors du travail, sans même qu'il y ait de contractions utérines.
Le moindre doute sur la question doit être un motif de consultation car :

- si vous êtes à terme, la perte de liquide amniotique peut être le facteur déclenchant du travail et précéder le début des contractions utérines ;
- si vous avez déjà des contractions, c'est que le travail est commencé et que les contractions vont augmenter en fréquence et en intensité. L'accouchement aura lieu dans les heures qui viennent ;
- si le travail ne se déclenche pas au bout de 6 ou 12 heures, il faudra le déclencher car l'œuf est ouvert et les microbes qui sont dans le vagin peuvent infecter le bébé qui, jusqu'à la rupture de la poche des eaux, était à l'abri des infections.

Si vous perdez réellement les eaux, on vous gardera à l'hôpital pour l'accouchement. Veillez à prendre vos affaires avec vous avant de vous rendre à l'hôpital !

Les saignements

Le col utérin est très riche en vaisseaux sanguins et particulièrement fragile pendant la grossesse. Après un toucher vaginal surviennent fréquemment de légers saignements. Ces saignements doivent – en dehors de toute pathologie – être de faible abondance, rosés et sans autre symptôme anormal. Le bébé doit continuer à bouger et s'il existe des contractions utérines, le ventre doit être totalement relâché entre celles-ci.
Tout saignement vaginal de sang rouge ou de caillots plus foncés doit être un motif de consultation.

La diminution des mouvements de bébé

En fin de grossesse, vous aurez peut-être l'impression que votre bébé bouge moins. Il bouge toujours, mais ses mouvements sont différents, moins prononcés parce qu'il est à l'étroit dans l'utérus et que le liquide amniotique est parfois moins abondant.
Vous pouvez prendre un bain, vous détendre. Parfois, cela permet de sentir le bébé bouger.
Là encore, si vous êtes inquiète, n'hésitez pas à vous rendre à la maternité pour que l'on écoute ou enregistre les bruits du cœur du bébé.

Le faux travail

Il arrive que le premier épisode de contractions utérines soit le « bon », mais il se produit souvent une ou plusieurs fausses alertes appelées « faux travail » ou « faux début de travail ». C'est un épisode de contractions régulières, douloureuses, avec parfois même de légères modifications du col.
Il peut durer plusieurs heures puis s'arrêter complètement, revenir avec des contractions plus ou moins irrégulières, plus ou moins douloureuses, mais le col ne se modifie pas. Selon la situation, on vous proposera un retour à domicile ou une hospitalisation, dans le but de soulager votre douleur et d'observer la suite des événements. La survenue du « vrai » travail peut avoir lieu plusieurs heures ou plusieurs jours après.
Les contractions utérines du vrai travail provoquent des modifications du col de l'utérus franches et répétées.

3• Et si je n'ai pas le temps d'aller à l'hôpital ?

Il peut arriver que vous ne vous inquiétiez pas, bien que vous ressentiez des contractions non douloureuses irrégulières depuis quelques heures.
La poche des eaux se rompt alors brusquement et vous ressentez l'envie de pousser avec l'impression que le bébé est tout prêt à sortir.
Composez le numéro des urgences de votre maternité, laissez la porte d'entrée de votre maison ouverte si vous êtes seule, puis allongez-vous dans votre lit avec une grosse serviette éponge repliée sous les fesses. Enlevez votre culotte. Si l'envie de pousser est trop forte et que vous ne pouvez vous arrêter, laissez-vous aller. Mettez-vous sur le dos, les jambes écartées. Ne vous contractez pas, n'essayez pas de vous retenir : la tête du bébé va sortir seule entre vos jambes. Dès que la tête est sortie, poussez encore. Les épaules de bébé sortent. Saisissez l'enfant sous les aisselles, poussez et ramenez le bébé sur votre ventre. Laissez crier le bébé et mettez-le bien au chaud contre vous en l'enveloppant avec votre drap et votre couverture.
Attendez que les pompiers arrivent pour couper le cordon, faire la délivrance et vous emmener à la clinique. En général, ces accouchements inopinés se passent très bien. Le plus important est de garder l'enfant au chaud.

Le travail, l'accouchement, la délivrance

1• L'arrivée à la maternité

Après avoir pris connaissance de votre dossier obstétrical et de vos antécédents, la sage-femme vous posera différentes questions et procédera à l'examen clinique. Même si vous avez déjà expliqué vos problèmes lors de la surveillance de la grossesse, il est important que la sage-femme qui vous accueille (et souvent ne vous connaît pas) s'approprie votre dossier et vérifie que rien n'a été oublié. Ne vous agacez pas si on vous pose toujours les mêmes questions : deux avis valent mieux qu'un. La sécurité est à ce prix !
On commencera par vous interroger sur vos antécédents : les événements qui ont pu se produire pendant la grossesse, la recherche de facteurs de risque éventuels. La sage-femme précisera le terme, le motif de votre arrivée à la maternité : contractions utérines (fréquence, durée, douleur), perte de liquide amniotique (abondance, couleur, antériorité), diminution des mouvements actifs fœtaux, saignements (abondance, facteur déclenchant)…
L'examen clinique confirme le diagnostic de travail débutant ou d'absence de travail, et oriente les examens complémentaires éventuels.

PHASE 1 : LA DILATATION DU COL

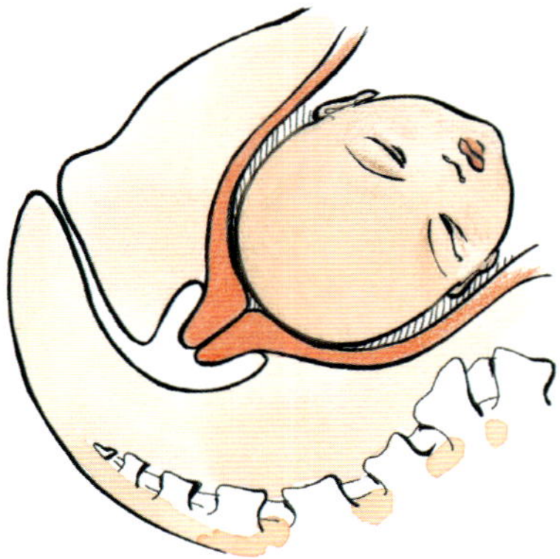

Col utérin avant tout début de travail.

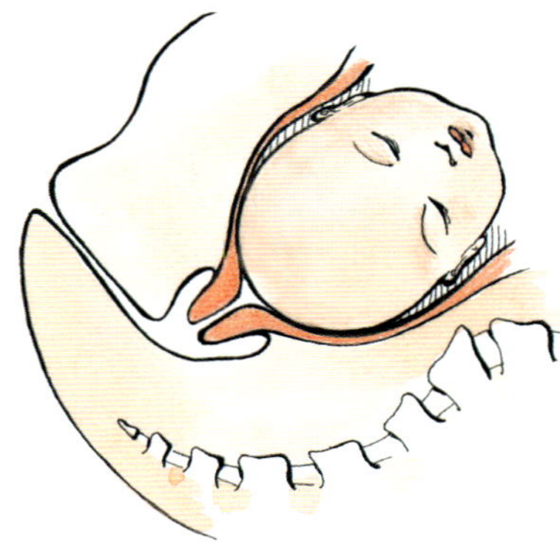

Col utérin encore long mais commençant à s'ouvrir.

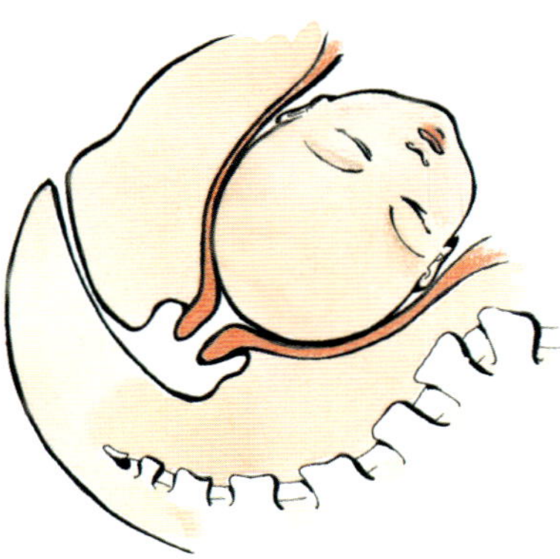

Col utérin plus court et plus ouvert.

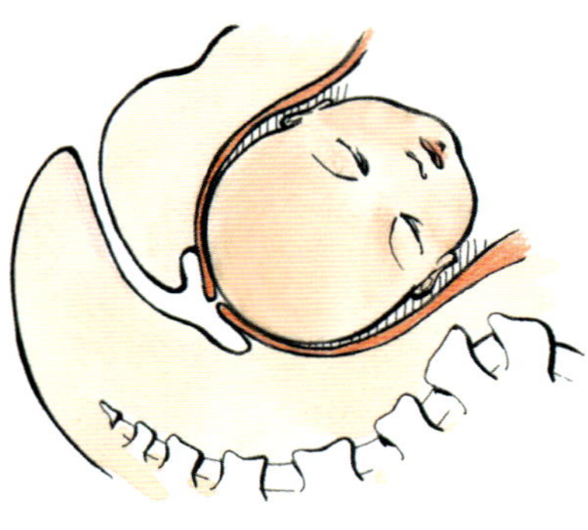

Col utérin effacé.

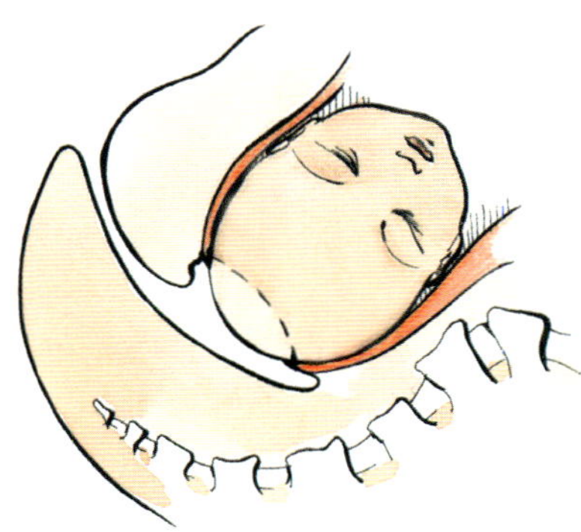

Col utérin effacé et complètement dilaté. La dilatation est dite complète, le bébé peut descendre dans le vagin.

PHASE 2 : L'EXPULSION DU BÉBÉ

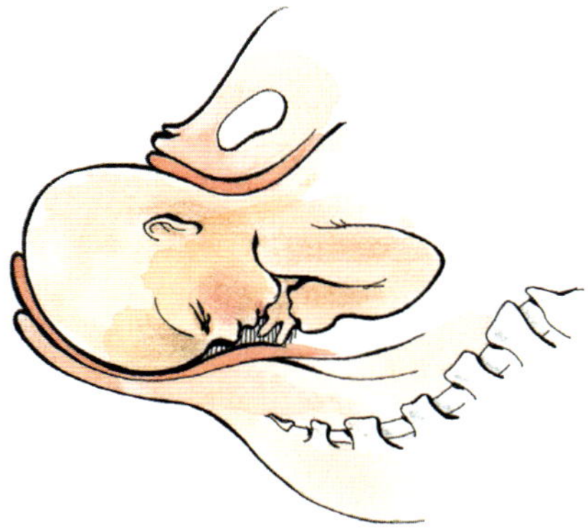

Dégagement de la tête du bébé. La nuque s'appuie sur le pubis.

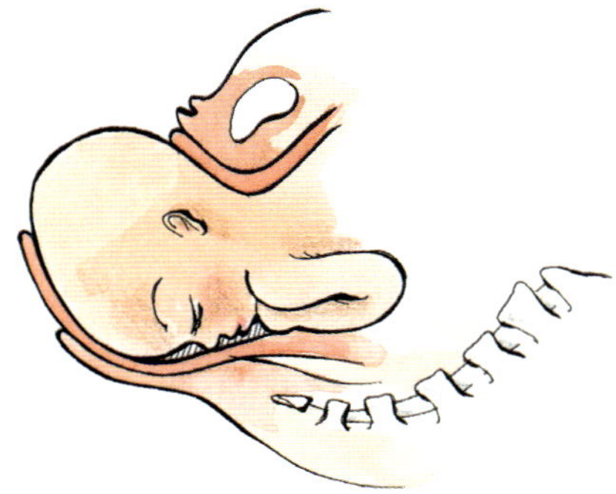

Dégagement de la tête du bébé qui apparaît à la vulve.

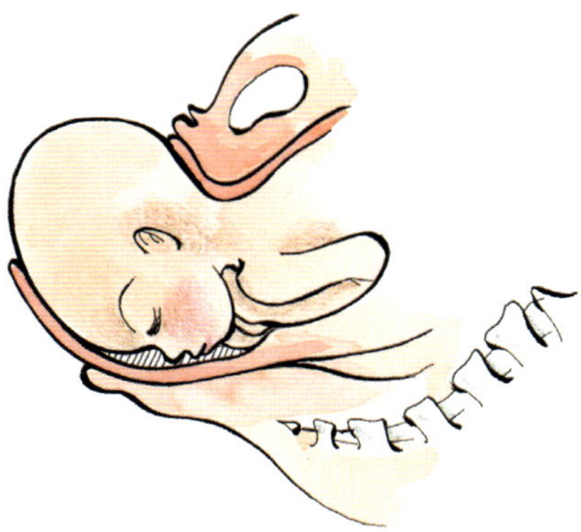

Dégagement de la tête du bébé : distension du périnée.

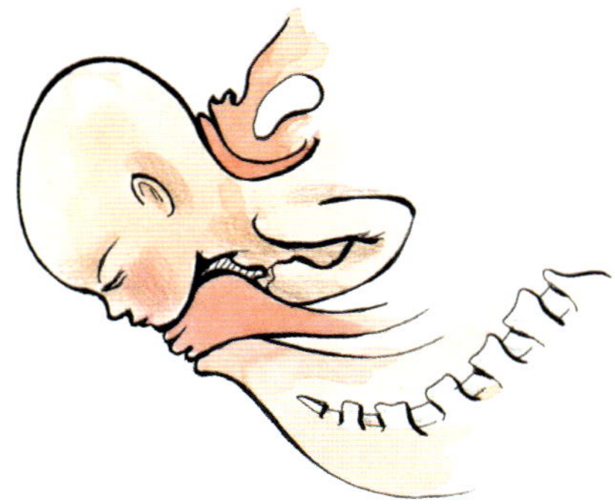

Dégagement de la tête du bébé qui apparaît complètement à la vulve nez vers le bas.

PHASE 3 : LA DÉLIVRANCE

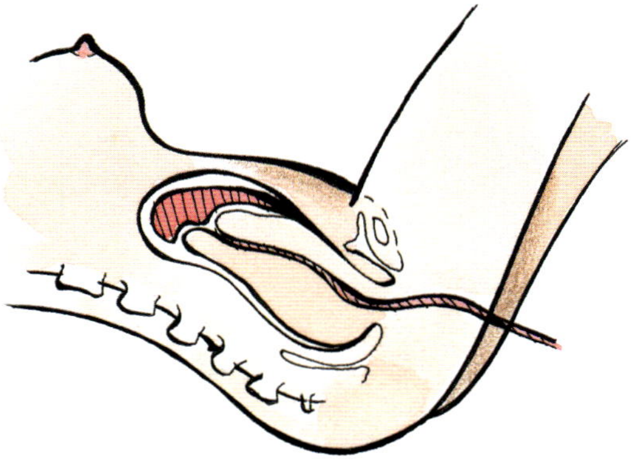

Position du placenta après la naissance.

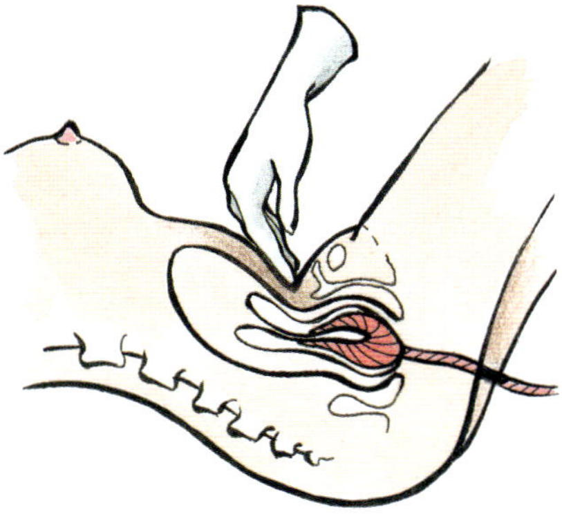

La sage-femme appuie sur l'abdomen et l'utérus pour faciliter la sortie du placenta.

Dès votre admission, on réalise un enregistrement du rythme cardiaque fœtal et des contractions utérines, avec un appareil que l'on appelle le monitoring. Cet appareil comporte un capteur de pression que l'on vous met sur le ventre avec une ceinture élastique qui enregistre les contractions, leur durée et leur intensité. Il comporte aussi un appareil à ultrasons à effet doppler qui enregistre le rythme des battements du cœur de votre bébé et éventuellement du vôtre.
La mise en place du monitoring est parfois assez long, et vous avez le sentiment que l'on ne tient pas compte des signes que vous ressentez. Pour vous, la naissance est proche ! Rassurez-vous, l'équipe médicale sait ce qu'elle fait. Il existe souvent un faux travail, des mises en route lentes, le passage au monitoring est donc nécessaire pour confirmer le diagnostic.

« UN ACCOUCHEMENT DANS L'AGITATION GÉNÉRALE »

LOUISE7772, FORUM aufeminin

Lorsque j'attendais mon premier enfant et, lors de la préparation à l'accouchement, ma sage-femme avait insisté sur le fait qu'il n'était pas utile de se précipiter à la maternité dès les premières contractions.
Comme la poche des eaux ne se rompait pas, mais que mes contractions étaient par ailleurs régulières et douloureuses, je me suis rendue un peu tardivement à l'hôpital.
Là, attente, questionnaire d'entrée qui s'éternise, auscultation par un médecin de garde et enfin… salle de travail. J'étais la onzième de la nuit, et l'équipe de garde était un peu à cran !
Je ressentais de violentes douleurs dans le dos et mon col était déjà très ouvert.
J'ai dû insister pour que l'on me fasse une péridurale, pourtant programmée et c'est ainsi qu'est née ma fille… dans une certaine agitation !

2• Le travail

Lorsque la sage-femme ou le gynécologue-obstétricien de votre maternité prendra la décision de vous hospitaliser, cela signifie que vous avez commencé ce qu'on appelle le « travail » : il s'agit du moment où les contractions, de plus en plus fortes, permettent l'ouverture du col pour laisser le passage au bébé.
En fait, le travail comporte trois phases :

- phase 1 : la dilatation du col et l'engagement du bébé dans le bassin maternel ;
- phase 2 : l'expulsion (c'est la naissance du bébé) ;
- phase 3 : la délivrance (c'est la sortie du placenta).

La durée d'un accouchement

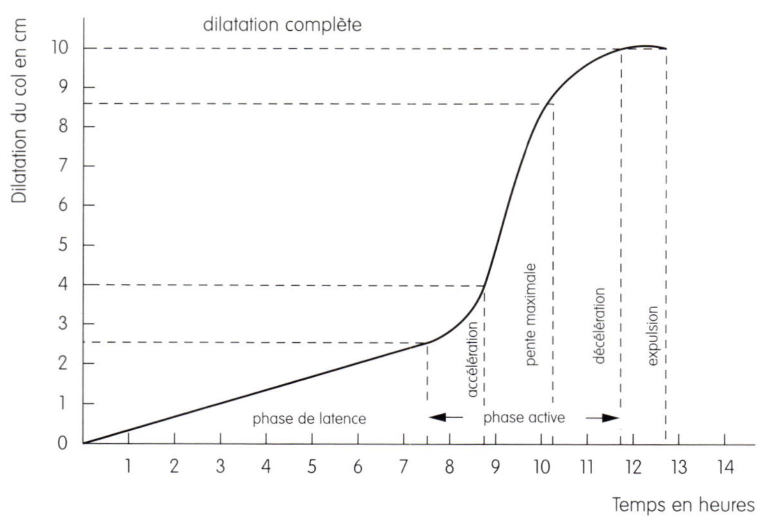

Les contractions utérines

Les contractions utérines du travail sont différentes de celles que vous avez peut-être connues en fin de grossesse. Elles sont régulières (parfois espacées au début, puis elles se rapprochent), plus fortes (votre ventre est de plus en plus dur) et beaucoup plus douloureuses : vous les ressentez à la fois sur le ventre, et jusque dans le dos : selon la position du fœtus, la « gêne » peut être localisée au ventre, comme s'il s'agissait de règles douloureuses, ou se manifester par des douleurs dorsales. Ce sont les contractions qui irradient vers la région

lombaire (on parlait autrefois d'« accouchement par les reins »), en relation le plus souvent avec une position du bébé dos en arrière.
Ces contractions persistent malgré la détente (bain, relaxation, sophrologie…) et le repos (allongée sur le côté gauche). Elles tendent à se rapprocher et à être de plus en plus douloureuses.
Ces contractions entraînent des modifications du col utérin qui se dilate de 1 cm par heure environ. Soyez patiente : le col ne sera complètement ouvert qu'à… 10 cm !
Il existe des schémas très variés et très individuels de l'installation des contractions de travail. Votre travail d'accouchement ne ressemblera à aucun autre. Certaines femmes accoucheront avec une contraction par 10 minutes, peu ou moyennement douloureuse, et d'autres n'accoucheront pas par voie basse malgré cinq contractions par 10 minutes très douloureuses.

Le col se dilate

Le col utérin a la forme d'un cylindre : il possède donc une longueur (3/4 cm) et un diamètre. Au cours du travail, le col va :

- se centrer, c'est-à-dire se mettre dans l'axe du vagin alors qu'il est, pendant la grossesse, dirigé vers l'arrière ;
- se raccourcir (il passe de 4 cm de long à l'effacement complet) ;
- se dilater, pour passer de 0 à 10 cm d'ouverture.

Le vagin et l'utérus forment alors un canal unique permettant le passage du bébé.
Lorsque le col a encore de la longueur, sa dilatation est exprimée en « doigts ». Si la sage-femme vous dit que le col est dilaté à deux doigts, cela signifie qu'elle peut passer deux doigts dans le col, ce qui correspond à peu près à une dilatation de 2 cm.
En général, le col commence par s'effacer totalement chez la femme qui accouche pour la première fois (primipare), puis il se dilate. Tandis que chez la femme qui a déjà accouché (multipare), les deux étapes se font simultanément.

Ce que vous voyez sur le monitoring

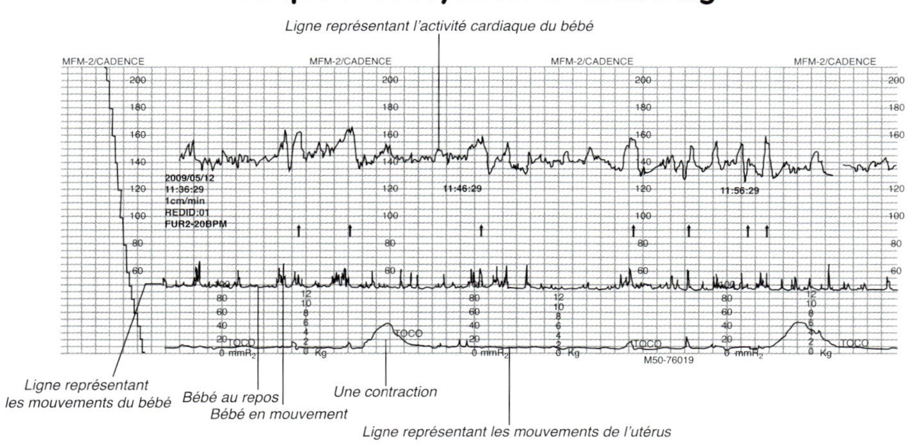

Grâce au monitoring, l'équipe soignante peut suivre les battements cardiaques du bébé (ligne du haut), les mouvements du bébé (ligne du milieu), ainsi que l'intensité et la fréquence des contractions utérines de la maman (ligne du bas).

Lorsque le col est dilaté à 10 cm, on parle de « dilatation complète ». La sage-femme ou le médecin ne le sentent plus, et le vagin et l'utérus ne forment plus qu'un seul conduit.

La descente du bébé

Une fois le col ouvert et effacé, la tête du bébé va pouvoir descendre et tourner dans le bassin.
Dès que la tête a franchi l'orifice supérieur du bassin (ou détroit supérieur), on dit qu'elle est engagée et l'accouchement par voie basse peut être envisagé. Plus le fœtus franchira d'étages dans le bassin maternel, sous l'effet des contractions utérines et des postures pour l'y aider, plus l'expulsion sera courte et aisée.

L'ACCOUCHEMENT SERA-T-IL LONG ?

Le travail, depuis le début jusqu'à l'expulsion est long. Il représente en moyenne 12 heures pour un premier enfant, 8 heures si vous avez déjà eu un enfant. Il faut donc s'armer de patience !

Si le bébé ne franchit pas l'orifice supérieur du bassin, il n'y a pas d'engagement : le fœtus est trop gros par rapport au bassin maternel, il y a une mauvaise flexion et/ou une mauvaise orientation de la tête fœtale, le bassin est trop petit… Le recours à la césarienne est obligatoire (même à dilatation complète), dans des délais laissés à l'appréciation du gynécologue.

En fonction de la manière dont le bébé progresse dans le bassin, on pourra proposer à la future maman de changer de position lors du travail (assise ou semi-assise, par exemple). Ces postures permettent à certaines articulations du bassin de la maman de bouger de quelques millimètres. Ces minimes déplacements des os permettent parfois de débloquer la situation et à la tête du bébé de tourner et de descendre.

Une grande majorité de bébés naît le nez en bas, mais certains originaux naissent avec le bout du nez en l'air sans jamais avoir réalisé de rotation et sans que cela ne pose problème…

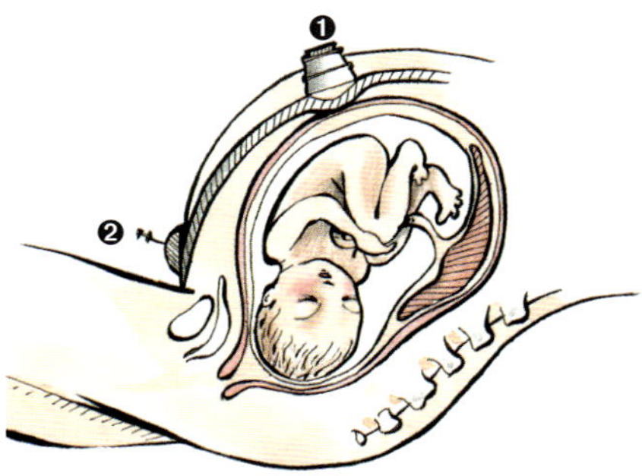

Surveillance électronique du travail ou monitoring : le capteur ❶ situé sur le fond utérin enregistre les contractions utérines (rythme, intensité). Le capteur ❷ situé plus bas enregistre le rythme cardiaque du fœtus.

La surveillance pendant le travail

Au cours du travail, on surveille à la fois la santé de la maman et du bébé.

La surveillance de bébé

La surveillance du rythme cardiaque du bébé peut être réalisée par la sage-femme qui l'écoute avec un appareil à ultrasons et mesure le nombre de battements par minute. Le plus souvent cette surveillance se fait grâce au monitoring. On enregistre les rythmes de son cœur par une cardiotocographie externe : un capteur enduit de gel échographique est placé sur votre ventre, généralement du côté du dos du fœtus.

L'analyse de l'enregistrement continu du rythme cardiaque fœtal permet de savoir comment le fœtus supporte les contractions utérines qui modifient la circulation du sang dans le placenta.

Si l'enregistrement est satisfaisant, il permet de dire que l'enfant va bien. Il demeurera alors le seul élément de surveillance.

Si l'enregistrement montre des anomalies (ralentissement des battements cardiaques lors des contractions, rythme trop rapide ou trop lent, faibles variations…), on peut utiliser d'autres appareils de surveillance, dits « de deuxième ligne » pour préciser les anomalies et décider s'il faut ou non faire naître l'enfant rapidement, par ventouse, forceps ou césarienne. Ne vous affolez pas pour autant : le monitoring est très sensible et les anomalies observées ne témoignent pas forcément d'une « souffrance fœtale ».

En cas de doute, on utilisera d'autres techniques en introduisant des capteurs à l'intérieur de l'utérus (oxymétrie fœtale, électrocardiogramme…). On peut également recueillir une petite goutte de sang de l'enfant sur la peau du crâne pour déterminer un éventuel manque d'oxygène.

Certaines anomalies du rythme cardiaque fœtal sont corrigées ou améliorées par les changements de position (anomalies liées au cordon). D'autres peuvent être liées à une activité utérine trop intense (contractions trop fréquentes ou trop longues) et des mesures correctrices normalisent le rythme cardiaque fœtal (arrêt des utérotoniques, administration d'utérorelaxants).

Une éventuelle fièvre chez la maman accélère le rythme cardiaque fœtal. En faisant alors chuter la température de la mère, on arrive parfois à normaliser le rythme du fœtus (sauf si la fièvre témoigne d'une infection).

L'hypotension artérielle maternelle peut entraîner un ralentissement prolongé du rythme cardiaque fœtal qui se normalise avec la remontée de la tension artérielle.

EN CAS DE GROSSESSE NORMALE, EST-IL INDISPENSABLE DE SURVEILLER LE TRAVAIL AVEC LE MONITORING ?

Les contractions peuvent être surveillées manuellement par la sage-femme. Néanmoins, pour le rythme cardiaque fœtal, la surveillance par le monitoring est plus précise que l'auscultation à l'oreille ou avec un appareil à ultrasons. L'enregistrement continu par le monitoring divise par deux le risque de convulsions néonatales et est plus précis que la surveillance discontinue pour la détection du manque d'oxygène au fœtus.

La surveillance maternelle

Elle comprend la surveillance de la tension artérielle, le pouls, la température.

La surveillance des contractions

Le plus souvent, cette surveillance est faite par le monitoring : une ceinture élastique sera placée autour de votre taille pour maintenir en place le capteur enregistrant les contractions. La sage-femme peut également effectuer manuellement cette surveillance : avec sa main, elle peut sentir l'utérus devenir dur et apprécier la durée de la contraction ainsi que son intensité.

La pose d'une perfusion

Elle n'est pas systématique. Elle est nécessaire en cas d'anesthésie péridurale et permet d'en corriger certains effets secondaires (hypotension artérielle).
L'anesthésie péridurale nécessite une surveillance continue de la tension artérielle chez la femme. Un électrocardiogramme peut parfois être nécessaire.
La perfusion permet également :

- l'apport de sucre, car le travail est long et fatigant ;
- l'administration éventuelle de produits corrigeant les contractions utérines (utérotoniques ou relaxants) ou tout autre médicament par voie intraveineuse : leur efficacité sera plus rapide.

En cas de problèmes, on agira grâce à la perfusion ; voici quelques exemples :

- le col ne se dilate plus malgré des contractions fréquentes : est-ce leur intensité qui n'est pas suffisante ? Si la force des contractions est faible, on mettra dans la perfusion un médicament pour renforcer les contractions (l'ocytocine) ;
- l'utérus se relâche mal en dehors des contractions, les contractions sont trop intenses et durent trop longtemps (hypertonie) ou elles sont trop fréquentes, il faut alors ralentir l'utilisation des médicaments qui donnent des contractions, voire utiliser des médicaments qui les stoppent, car l'hyperactivité utérine peut être responsable d'anomalies du rythme cardiaque fœtal. En la corrigeant, on améliore le bien-être du bébé.

Le toucher vaginal

La dilatation du col ne peut être surveillée que par l'examen fait par la sage-femme : le toucher vaginal. C'est le seul moyen de surveiller l'évolution du travail : la dilatation du col, la descente et la rotation de la tête du bébé. L'intervalle moyen entre deux touchers vaginaux est habituellement d'une à deux heures.
Si vous avez contracté une infection vaginale à streptocoque B, la sage-femme vous administrera des antibiotiques par injection pour éviter l'infection du bébé et de votre utérus (endométrite).

EST-CE QUE L'ON VA ME RASER LA VULVE ?

Non, le rasage de la vulve est déconseillé car il entraîne de multiples excoriations cutanées, des brûlures, et ne protège pas contre les infections maternelles ou fœtales. Le plus simple est de couper au ciseau les poils les plus longs. Il n'y a pas lieu non plus de pratiquer un lavement ou une irrigation vaginale.

3• Dans quelle position accoucher ?

ATTENTION ! Ces positions ne peuvent être retenues que dans le cadre d'un accouchement physiologique sans péridurale ni perfusion.

L'écoute de votre corps est essentielle.

- Au début du travail, vous pouvez déambuler dans les couloirs avec votre compagnon, vous détendre dans une baignoire, si la poche des eaux n'est pas rompue et si la maternité possède des baignoires adaptées ;
- Si la poche des eaux est rompue, le bain est déconseillé car il peut infecter le liquide amniotique et le bébé.
- Pour vous détendre, vous pouvez faire les exercices que l'on vous a appris lors de la préparation à l'accouchement (voir chapitre « 5e mois »).
- Pendant le travail, mieux vaut être couchée sur le côté gauche de façon à ce que l'utérus ne comprime pas l'aorte et la veine cave inférieure et ne gêne pas le retour du sang vers le cœur.

LES POSITIONS PENDANT LE TRAVAIL

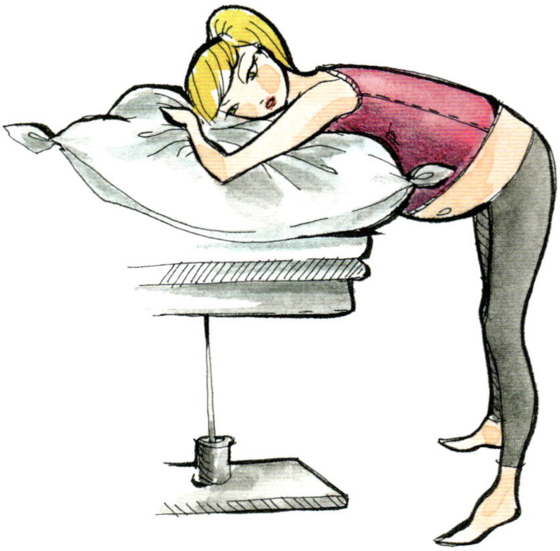

Position possible pendant le travail : debout appuyée sur un coussin.

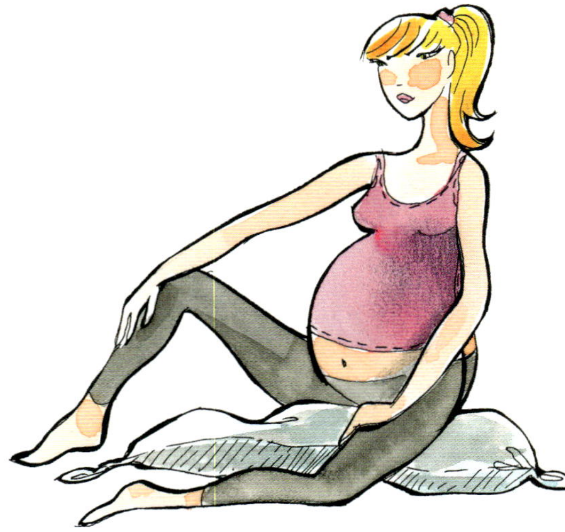

Position pendant le travail, position assise.

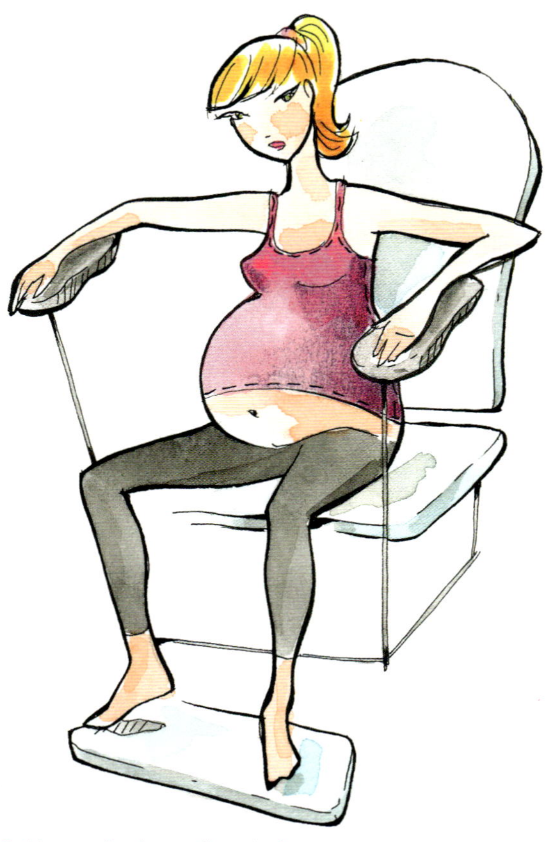

Position pendant le travail : assise bras appuyés.

LES POSITIONS AVEC BALLON

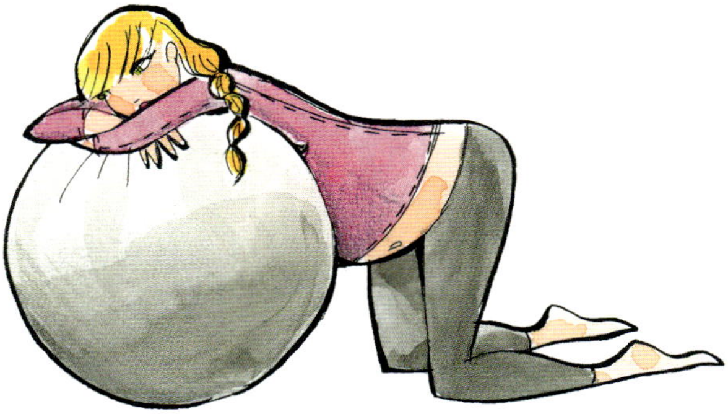

Position pendant le travail : appui sur un ballon.

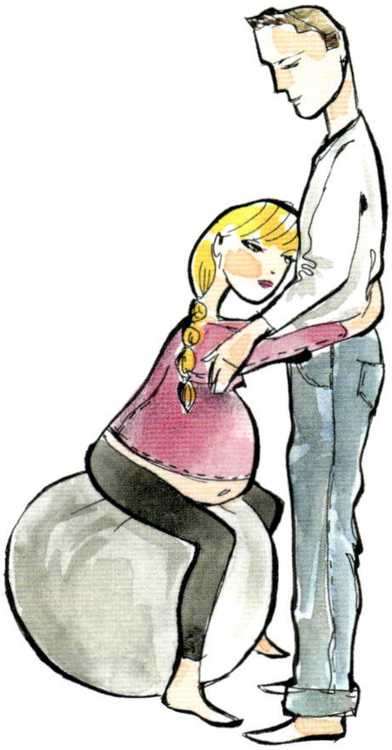

Position pendant le travail : assise sur un ballon.

LES POSITIONS D'ACCOUCHEMENT

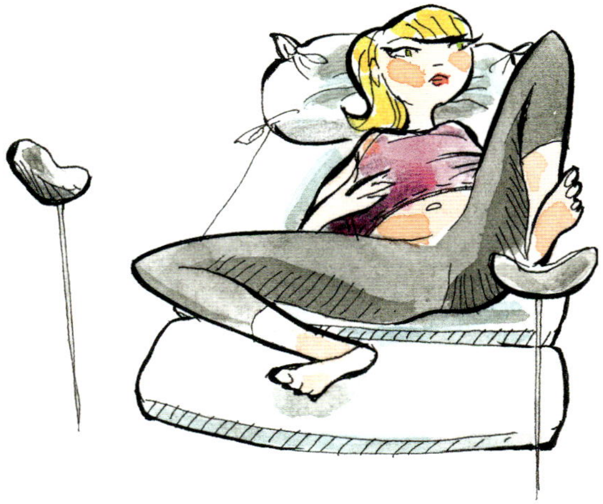

Une jambe sur la table, l'autre sur l'étrier.

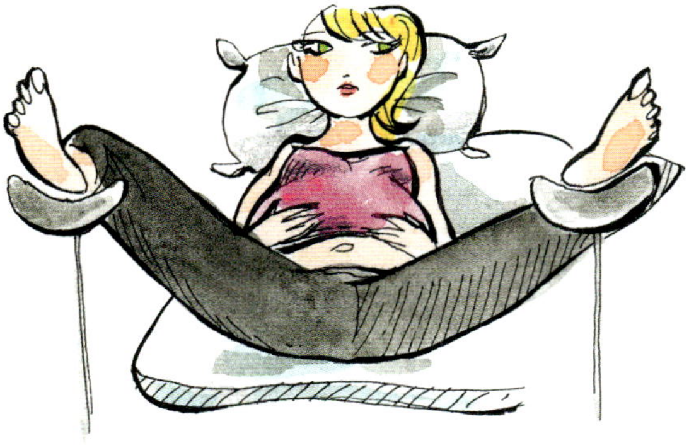

Position d'accouchement dite gynécologique, c'est la plus utilisée.

« PAS TRÈS GLAMOUR ! »

BABINOU1, FORUM aufeminin

Dans les forums, j'ai vu peu de post sur ce sujet délicat… qui me gêne beaucoup. Je sais que pendant l'accouchement, en poussant, on risque de faire « popo ». Deux choses me dérangent vis-à-vis de cela : mon bébé fera une arrivée au monde de façon peu ragoûtante et le papa qui sera là verra tout ça… Ce n'est vraiment pas très glamour !

– Au cours du travail, la localisation précise de la douleur lors des contractions peut spontanément vous faire choisir une position dite « antalgique », c'est celle dans laquelle la douleur est la plus supportable. Dans le cas contraire, la sage-femme pourra vous guider, car elle connaît la position du fœtus dans votre bassin. Ses conseils vous aideront à découvrir la meilleure position dans votre cas.

L'immobilité ne semble pas contribuer à un déroulement optimal du travail, une mobilisation régulière sera proposée ainsi que l'utilisation d'accessoires de confort (coussin, ballon, galette, suspension…).
Dans certaines maternités, des salles de travail ont été adaptées, des ballons permettent de trouver les positions les moins douloureuses.
Même si vous bénéficiez d'une anesthésie péridurale efficace, l'immobilité peut aboutir à des engourdissements et des compressions, le travail peut se trouver ralenti ou peu favorisé.
Les postures permettent un plus grand confort, mais aussi une aide à la mécanique de l'accouchement : si le fœtus n'est pas mobile dans le bassin, c'est le bassin maternel qui sera mobilisé autour du fœtus. Certaines postures peuvent surprendre par leur originalité (étirement, suspension, asymétrie, quatre pattes…). Après les explications du bénéfice recherché, elles vous seront proposées mais jamais imposées. Si votre souhait est de toujours rester dans la même position, votre choix sera respecté.
Si, au cours du travail, vous avez trouvé votre « position idéale », rien n'empêche alors que l'expulsion se fasse dans cette position : sur le côté, assise sur le tabouret ou la chaise d'accouchement, accroupie, en suspension, à quatre pattes… Le retour à la position gynécologique est de rigueur en cas d'extraction instrumentale.
Le travail est un peu comme une épreuve sportive. Vous pouvez vous rafraîchir avec un linge imprégné d'eau fraîche ou un brumisateur. Il ne faut pas manger, car il y a un risque de vomissements, mais on peut boire un peu d'eau.
Même si vous ne souhaitez pas qu'on assiste à votre accouchement, n'hésitez pas à vous faire accompagner pour le travail : votre compagnon, quelqu'un de votre famille, voire une amie, peut être là pour vous aider à vous détendre, vous rafraîchir, vous tenir la main. La présence d'une personne est d'un grand réconfort, elle permet de trouver le temps moins long, fait oublier la présence du matériel médical et rassure.
De nombreuses études ont démontré que s'il y a quelqu'un pour vous accompagner, l'accouchement se passe mieux, on utilise moins de produits pour provoquer des contractions et il y a moins de césariennes.

4• L'expulsion

C'est la dernière partie de l'accouchement, celle pour laquelle il va falloir rassembler vos forces pour pousser et faire naître votre petit. C'est le moment le plus fort, le plus intense, mais rassurez-vous, il est court et ne dure, en principe, pas plus d'une demi-heure !

Quand commencer à pousser ?

Lorsque la tête du bébé descend dans le bassin, il arrive un moment où elle appuie sur le rectum, situé juste derrière le vagin. Cela donne à la maman l'envie de pousser. C'est un réflexe naturel qu'il faut suivre. Il faut aussi écouter la sage-femme qui, avec le doigt, suit la descente de la tête et appréciera le bon moment. En fonction de ce qu'elle observe et de vos sensations, elle décidera du début des efforts de poussée – il ne faut pas pousser trop tôt, vous vous fatigueriez inutilement.

Comment pousser ?

Si vous avez choisi d'accoucher en position gynécologique (la plus habituelle), c'est-à-dire couchée sur le dos, jambes écartées, vous serez mise par la sage-femme en position demi-assise, c'est-à-dire le tronc et la tête surélevée par rapport aux fesses. Vous tiendrez avec les mains les poignées de la table prévues à cet effet pour vous aider à pousser. Votre compagnon (ou la personne qui vous accompagne) vous aidera à soulever la tête et à mettre le menton sur la poitrine. La sage-femme attendra une contraction pour vous dire de pousser : les efforts expulsifs doivent avoir lieu en même temps que les contractions utérines pour que s'additionnent les forces de poussée, les vôtres et celle de l'utérus.
Quand la sage-femme vous le dira, et en même temps que survient une contraction, il faudra remplir largement vos poumons en inspirant, comme on le fait avant de mettre la tête dans l'eau.
Il faut ensuite fermer la bouche pour bloquer l'air dans les poumons et pousser comme pour aller à la selle aussi fort que possible.
Lorsque vous sentez que vous manquez d'air, il faut s'arrêter de pousser, respirer la bouche ouverte, s'allonger, relâcher tous les muscles, se détendre au maximum et attendre la prochaine contraction avant de recommencer un deuxième effort de poussée.
La poussée peut aussi se faire en expiration forcée quand on a vidé ses poumons. La « meilleure » méthode est celle qui vous convient le mieux, avec laquelle vous êtes le plus à l'aise et qui vous vient spontanément.
Laissez-vous guider par votre corps et par la sage-femme, profitez des derniers instants où bébé remue dans votre ventre. Ce grand moment nécessite toute votre concentration.
Il est possible que, lors de la poussée, il sorte quelques matières par l'anus. C'est normal même si ce n'est pas très « glamour ». La sage-femme les enlèvera. Elles ne risquent pas d'infecter le bébé, car les microbes normalement présents dans l'intestin sont les mêmes que ceux du vagin. Il ne faut donc pas vous sentir gênée.
Et il ne faut pas craindre de pousser ! Ce n'est pas la poussée qui crée les hémorroïdes. Elles sont la conséquence du ralentissement de la circulation sanguine tout au long de la grossesse.

Combien de temps pousser ?

Au début des efforts expulsifs, la progression de la présentation se fait millimètre par millimètre, surtout si vous accouchez pour la première fois. Quand maman pousse, bébé avance, quand maman arrête de pousser, bébé recule. Il y a donc un très grand intérêt à prolonger le plus longtemps possible l'effort de poussée pour que bébé avance plus qu'il ne recule.
Ce phénomène quelque peu décourageant prendra fin lorsque bébé aura calé l'arrière de sa tête (occiput) sous l'os de votre pubis (symphyse pubienne). À partir de ce moment, il ne fera qu'avancer quand vous le pousserez, et ne reculera plus quand vous arrêterez.
La durée des efforts expulsifs est variable. Si vous accouchez pour la deuxième ou troisième fois, vous ne pousserez peut-être que deux ou trois fois.
Si c'est un premier, vous pousserez plus longtemps, d'autant qu'au début, il faut apprendre… Les premiers efforts ne sont pas toujours très efficaces ! Si le bébé est gros ou se présente le dos en arrière, il faut aussi plus de temps pour le faire descendre. En principe, on ne vous laissera pas pousser trop longtemps et plus d'une demi-heure car :

- vous vous fatiguez et vous essoufflez, et vos efforts sont de moins en moins efficaces ;
- votre bébé ne doit pas rester trop longtemps coincé dans le bassin, cela peut être mauvais pour son cerveau, car il a besoin d'oxygène.

Si vous vous épuisez, que vos efforts ne sont plus efficaces ou que les battements du cœur du bébé montrent des ralentissements, l'équipe vous aidera avec une ventouse ou des forceps pour que le bébé naisse rapidement. On ne doit en aucun cas vous appuyer sur le ventre pour faciliter la sortie du bébé. Cette manœuvre dite « expression abdominale » ne doit être pratiquée ni par la sage-femme ni par une aide.

5• La naissance

C'est le moment où la tête du bébé arrive à la vulve et la distend. Bébé peut alors sortir.
Jusqu'à ce stade, il avait la tête fléchie, menton sur le thorax pour faciliter le passage dans le bassin. Lorsqu'il passe son crâne sous le pubis, il commence à redresser la tête, sa nuque s'appuyant sur le pubis.
Il va alors progressivement montrer son visage qui est tourné vers le plancher, si vous êtes en position gynécologique.

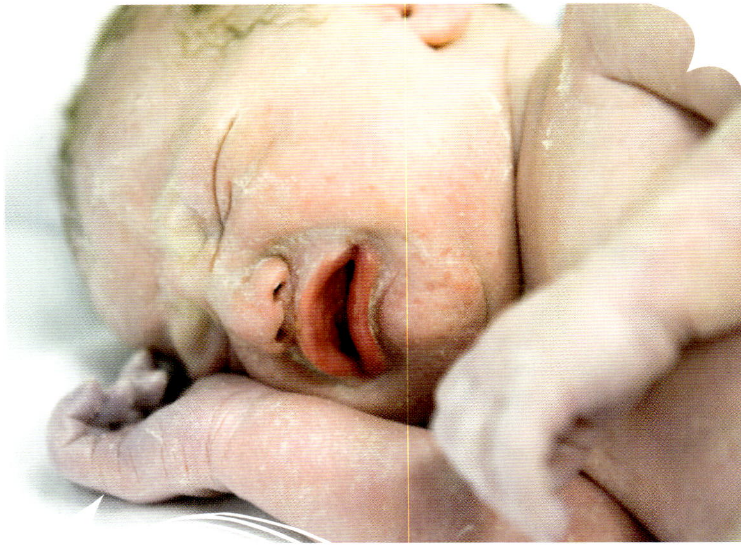

Ce moment de la sortie de la tête doit être contrôlé par la sage-femme pour que la tête ne sorte pas trop vite et déchire la vulve.
Dès que le haut du crâne se montre, la sage-femme retient la tête avec la main gauche, et, avec la main droite, tire doucement sur la peau de la vulve dans sa partie inférieure, pour faire sortir doucement le crâne, le nez, le menton. Elle vous demandera alors de ne plus pousser, ou à peine, et de faire la respiration dite du «petit chien», faite d'inspirations et d'expirations rapprochées de façon à ce que la tête sorte en douceur sans vous déchirer.
Dès que la tête est sortie, elle va tourner d'un quart de tour à droite ou à gauche, selon que le dos de bébé est à droite ou à gauche.
Cela conditionnera le passage des épaules, et l'aide apportée par la sage-femme ou le médecin.
Pendant le temps d'accouchement des épaules, il ne faut pas trop pousser non plus pour que la sage-femme puisse écarter doucement les tissus sans vous déchirer. Si l'enfant est gros et pèse plus de 4 kg, et s'il a les épaules assez «carrées», il faut bien protéger le périnée.
Les épaules et les bras étant passés, le thorax, l'abdomen puis les jambes de bébé sortent sans aucune difficulté. L'enfant crie et est placé sur votre ventre. Bravo! Vous pouvez le caresser, le toucher, il est tout mouillé de liquide amniotique. Il faut donc le couvrir pour le sécher et éviter qu'il n'ait froid.
Détendez-vous, profitez avec votre compagnon de cet instant merveilleux de la venue à la vie de votre petit. C'est le moment de faire sa connaissance «en vrai», car il sera peut-être différent de l'enfant que vous aviez imaginé. Les soignants se feront discrets dans ce moment d'intimité.

Le premier cri

In utero, le fœtus vit dans un milieu aquatique, chauffé à la température du corps maternel (37 °C). Il est lové dans un cocon tout noir avec des bruits assourdis. Il ne respire pas encore : même lorsque la poche des eaux est rompue, il baigne toujours dans le liquide amniotique.
Lorsque sa tête est totalement dégagée au moment de l'expulsion, l'air prend la place du liquide amniotique dans ses poumons : ses alvéoles pulmonaires se déplissent, il pousse son premier cri. C'est à ce moment précis que sa respiration débute. Son efficacité peut être gênée par un restant de liquide amniotique dans les poumons ou la présence de glaires dans les voies aériennes supérieures.
Pourquoi continue-t-il à crier?
De nombreux bouleversements sont intervenus brutalement :
- la lumière l'éblouit, il a du mal à ouvrir les yeux au début;
- les bruits du dehors ne sont plus assourdis mais bien réels;
- il n'a plus de «contenant», plus de repères dans l'espace, plus de contours qui le délimitent;
- il a froid car il est mouillé et la température de la pièce est nettement inférieure à celle de son petit nid utérin.

Il réagit donc à ces changements brutaux.

La section du cordon

Le bébé qui crie sur votre ventre vient de prendre son autonomie. Il respire seul, son cœur bat. Vous observez souvent qu'il fait pipi ! Vous allez bientôt le mettre au sein pour le nourrir. Il n'y a pas encore de lait, mais du colostrum qui apportera à bébé sa première nourriture, un peu d'eau sucrée. Il n'a donc plus besoin du placenta qui, jusqu'à ce moment de la naissance, lui servait de poumon, d'intestin, de rein.
On peut alors couper le cordon qui le relie encore au placenta. La sage-femme va mettre deux pinces sur le cordon et souvent, propose au papa, s'il est présent, de le couper avec des ciseaux. C'est un beau geste pour « inaugurer » la vie autonome indépendante de son petit.
Le père, qui n'a fait que soutenir sa compagne dans la longue épreuve de la naissance, est souvent heureux de réaliser ce geste symbolique. Mais s'il n'a pas envie de couper le cordon car il est un peu ému, ce n'est pas grave, la sage-femme le fera.
Le cordon coupé, la sage-femme va prendre votre bébé pour lui faire un peu de toilette, le peser, le mesurer, et mettre une petite pince en plastique (ou clamp de Barr) sur le cordon, à 2 cm de l'ombilic. Dans certaines maternités, on met un fil. Le but, dans les deux cas, est d'éviter au bébé un saignement par le cordon.
Un premier examen du nouveau-né est réalisé et des soins sont prodigués.

Les prélèvements au cordon

Il peut être nécessaire de prélever du sang au cordon pour des examens : sérologie de la toxoplasmose, groupe sanguin du bébé, recherche d'infection… La sage-femme va, à l'aide d'une aiguille et d'une seringue, prélever ce sang dans l'un des vaisseaux du cordon. C'est parfaitement indolore et sans danger. Dans certaines maternités qui se sont organisées avec l'Établissement français du sang, il peut vous être proposé de faire un don anonyme et gratuit du sang de cordon de votre bébé. Les cellules souches contenues dans ce sang peuvent servir pour traiter un malade atteint de leucémie…

Faut-il garder du sang de cordon pour votre enfant ?

Des sociétés commerciales à but lucratif conseillent aux futurs parents de demander, lors de l'accouchement, le prélèvement de 80 ml de sang de cordon de leur enfant. Cet acte sera réalisé en vue d'une congélation et d'une conservation du sang et des cellules souches qu'il contient, pendant plusieurs dizaines d'années.
Ces sociétés jouent sur le principe de précaution en suggérant aux parents que les cellules souches peuvent être utiles, dans l'avenir, à l'enfant ou à l'adulte qu'il deviendra, pour traiter une éventuelle leucémie, ou encore la maladie d'Alzheimer, la maladie de Parkinson, le diabète, des affections cardiaques, hépatiques ou vasculaires, cérébrales… Il s'agit d'un pari sur les progrès de la médecine très contestable car :

- ces indications sont tout à fait inconnues et hypothétiques actuellement ;
- on ignore encore tout de la conservation des cellules souches au-delà de vingt ans ;
- en cas de leucémie, c'est obligatoirement du sang de cordon de quelqu'un d'autre qu'il faut utiliser.

C'est pourquoi le Collège national des gynécologues et obstétriciens français et celui de très nombreux pays déconseillent cette conservation pour votre bébé lui-même. Vous pouvez toutefois participer à une banque publique et solidaire, comme pour le sang d'adultes : le sang conservé servira alors pour un malade, et non pour votre enfant.

CLAMPAGE DU CORDON : PRÉCOCE OU TARDIF ?

Le clampage du cordon (voir glossaire) est dit « précoce » s'il est réalisé dans les 10 à 20 secondes après la naissance et « tardif » s'il survient dans les 2 ou 3 minutes ou lorsque les battements pulsatils du cordon cessent. Chez l'enfant prématuré de moins de 37 semaines, il est démontré que le clampage tardif augmente le volume de sang à la naissance, diminue le nombre d'anémies, de transfusions ou d'hémorragies cérébrales. Chez le nouveau-né de poids normal, le bénéfice du clampage tardif, à terme, n'a toutefois pas été établi.

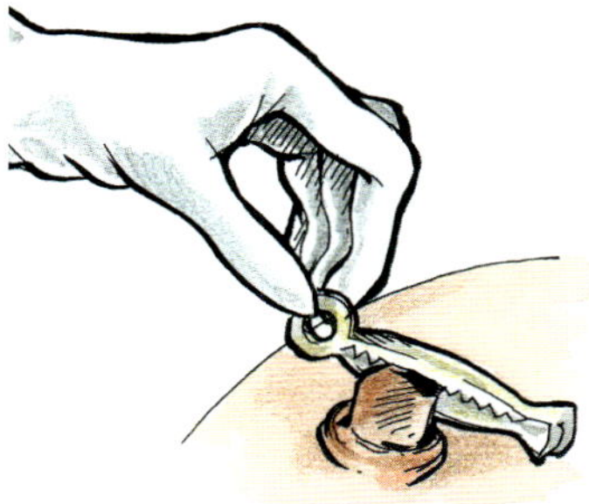

Clamp de Barr : Après la section du cordon, le clamp est mis en place afin d'éviter les saignements.

LE DON DE SANG DE CORDON

Certaines maternités, publiques ou privées, se sont organisées avec l'Établissement français du sang, ou un établissement de soin public, pour récolter du sang de cordon dans des banques dites de sang de cordon. Un réseau de banques est constitué en France, sous l'égide de l'Agence de la biomédecine. Si vous accouchez dans un de ces établissements, on vous proposera de donner du sang du cordon de manière gratuite et anonyme. En effet, ce sang de cordon contient des cellules souches du sang qui peuvent servir pour le traitement des maladies de la moelle osseuse (leucémies, cancers, non-fonctionnement de la moelle osseuse). Ce don ne sera possible qu'avec votre consentement signé, après un entretien avec une sage-femme qui vous posera des questions vous concernant ainsi que vos proches. La franchise de vos réponses sera déterminante pour garantir la sécurité du malade à traiter qui va recevoir ce sang.
Si vous acceptez de faire ce don, le prélèvement sera fait après la naissance, et la section du cordon avant la délivrance. Ce don ne nuit en rien à votre bébé puisqu'il ne modifie pas les gestes médicaux de l'accouchement. La sage-femme vous fera signer un consentement et vous demandera de revenir, une fois après l'accouchement, pour un prélèvement de sang afin de s'assurer que vous n'avez pas eu une infection. Un examen clinique de votre bébé (à la naissance et à 3 mois) sera effectué, et une mention spéciale sera apportée sur son carnet de santé, demandant d'informer l'Établissement français du sang en cas de maladie grave. Après le prélèvement, le sang placentaire est transporté à la banque de sang placentaire associée à l'établissement dans lequel vous avez accouché. S'il répond aux caractéristiques fixées, en particulier en nombre de cellules souches, le sang sera conservé et répertorié dans une base de données internationale pour être mis à la disposition de malades du monde entier.
Si vous choisissez de ne pas participer au don du sang placentaire, cela ne portera en rien préjudice aux soins qui vous seront prodigués à vous et à votre bébé.

6 • La délivrance

Alors que votre bébé est là, la délivrance consiste en l'expulsion du placenta avec les membranes et le cordon, après son décollement. La naissance de bébé est suivie d'une phase de repos, sans contractions utérines. Mais, dans la demi-heure qui suit l'accouchement, les contractions utérines vont reprendre et permettre le décollement du placenta.
Au moment de la délivrance, il existe un risque d'hémorragie (dans 5 % des accouchements). Ce risque est majoré par certains facteurs : la distension utérine (jumeaux, gros bébé, excès de liquide amniotique, grande multiparité…), l'accouchement rapide ou le travail prolongé, un antécédent d'hémorragie de la délivrance, un fibrome utérin, les anomalies d'insertion du placenta, le décollement retardé ou non réalisé du placenta…
Pour minimiser ce risque, on effectue une délivrance dirigée, qui consiste en une injection intraveineuse de médicaments faisant contracter l'utérus (ocytociques), au moment de la naissance du bébé.
Son objectif est de favoriser la contraction utérine, le décollement rapide du placenta et la fermeture des vaisseaux qui alimentent le placenta par la contraction permanente de l'utérus. En l'absence de cette injection, on dit que la délivrance est naturelle. Étant donné le risque de saignement lors de la délivrance, la sage-femme met en place un sac de recueil en plastique permettant de mesurer le volume des saignements.

Comment se passe la délivrance ?

La sage-femme reste auprès de vous et surveille attentivement le décollement du placenta.
Elle appuiera de temps en temps sur votre ventre, en faisant remonter le fond utérin. Lorsqu'elle constatera que le placenta est décollé, elle vous demandera de pousser comme pour l'accouchement. Rassurez-vous, c'est la dernière fois ! Grâce à cette poussée et à une pression de la main de la sage-femme sur le fond utérin, le placenta va sortir.
Ensuite, elle massera l'utérus pour qu'il se contracte et devienne bien dur. Même si c'est un peu désagréable, il est important de masser l'utérus car c'est sa contraction prolongée qui ferme les vaisseaux qui nourrissaient le placenta et empêche l'hémorragie. Le placenta sera ensuite examiné pour s'assurer qu'il est bien complet et qu'il ne reste rien dans l'utérus. La sage-femme examinera aussi les membranes (pour s'assurer qu'elles sont complètes) et le cordon pour vérifier s'il y a bien deux artères et une veine.
Après la délivrance, la sage-femme vous fera une petite toilette du périnée, vous remettra à plat dans le lit d'accouchement qui sera repositionné comme un lit normal. Elle vous recouvrira avec drap et couvertures propres et prendra votre tension. C'est fini, vous pouvez vous reposer ! Elle vous donnera votre bébé tout beau et habillé que vous mettrez contre vous et vous pourrez lui donner le sein si vous le souhaitez.
Si vous avez accouché prématurément, bébé sera mis près de vous dans une couveuse lui permettant d'être bien au chaud et de recevoir de l'oxygène. C'est important pour votre bébé, même

si vous êtes déçue de ne pouvoir le mettre contre vous. Parfois même, il sera nécessaire de l'emmener rapidement en réanimation.
On vous gardera en salle de naissance pendant 2 heures pour surveiller l'absence de saignements, que l'utérus est bien dur et que votre tension reste normale. Passé ces 2 heures, si tout va bien, vous serez reconduite dans votre chambre avec votre bébé.

Et si la délivrance ne se fait pas ?

Si la délivrance ne se fait pas, il ne faut pas trop attendre, car il existe un risque d'hémorragie. En l'absence de saignement anormal, si 30 minutes après la naissance, le placenta n'est pas décollé, il faut aller le récupérer en pratiquant ce qu'on appelle une délivrance artificielle. Si vous avez une péridurale, le médecin ou la sage-femme introduit une main dans le vagin, puis dans la cavité utérine, pour décoller le placenta et le ramener. On réalise ensuite une révision utérine en introduisant, une seconde fois, la main dans l'utérus pour s'assurer qu'il est bien vide et qu'il ne reste pas de débris de placenta, de membranes, de caillots. Si vous n'avez pas eu de péridurale, il faudra que l'anesthésiste fasse une injection intraveineuse d'un produit pour que vous ne souffriez pas.
Après la délivrance artificielle, la sage-femme injectera à nouveau par voie intraveineuse un produit (ocytocine) pour faire contracter l'utérus et massera celui-ci pour qu'il devienne bien dur. La délivrance artificielle, toujours complétée par la révision utérine, est également réalisée s'il se produit une hémorragie avant le décollement du placenta.
On peut effectuer une révision utérine isolée lorsque l'hémorragie se produit après la récupération du placenta ou si celui-ci est incomplet.
Le risque d'hémorragie de la délivrance est optimal dans les 2 heures suivant la naissance, ce qui justifie une surveillance rapprochée durant cette période (le plus souvent en salle de naissance).

7 • Les accouchements particuliers

L'accouchement prématuré

Les signes annonciateurs sont les mêmes que ceux de l'accouchement à terme, mis à part qu'ils surviennent avant 37 SA. Si vous pensez perdre les eaux ou avez des contractions avant 37 SA, il faut consulter, car il peut s'agir d'une menace d'accouchement prématuré qu'il faut interrompre. Pour cela, vous devez demander à la sage-femme ou au médecin de venir vous voir à domicile ou mieux, vous rendre en voiture à la clinique ou à l'hôpital, où l'on pourra voir s'il y a fissuration de la poche des eaux, enregistrer les contractions, mesurer par échographie la longueur du col utérin et, si nécessaire, vous donner des médicaments pour arrêter les contractions. Si la menace se fait très tôt, vers 34 SA ou moins, les médecins risquent de décider de vous transférer dans un établissement adapté, type II ou III – ces établissements comportent un service de néonatologie, voire de réanimation.
Malgré les médicaments pour stopper les contractions, il est possible que l'accouchement se produise quand même. Cet accouchement est en général très facile, trop facile puisque l'enfant est petit et passe facilement dans le bassin. Parfois, cependant, il peut être nécessaire de faire malgré tout une césarienne pour protéger l'enfant. Il faut vous attendre à ce que l'enfant soit rapidement pris en charge par le pédiatre à la naissance. Il sera placé dans une couveuse pour y être mis au chaud et recevoir de l'oxygène. Il sera parfois nécessaire de lui mettre un tube dans la gorge en passant par la bouche ou le

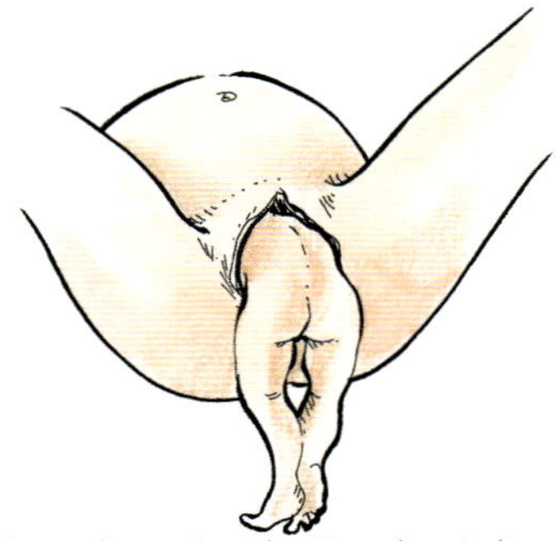

Accouchement par le siège : les pieds sortent en premier. Il faut que les bras et la tête se dégagent.

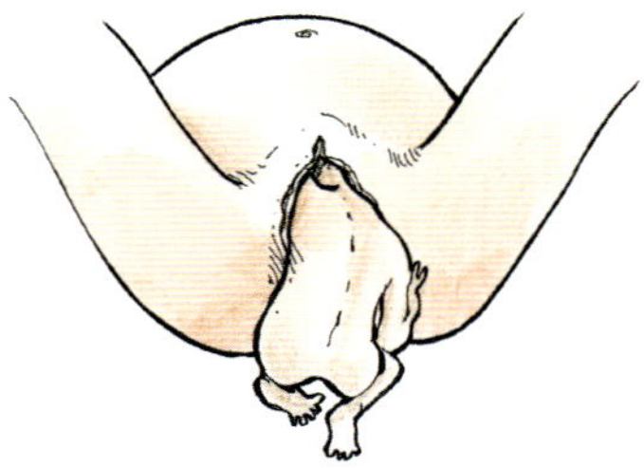

Ensuite il y a le dégagement d'un bras.

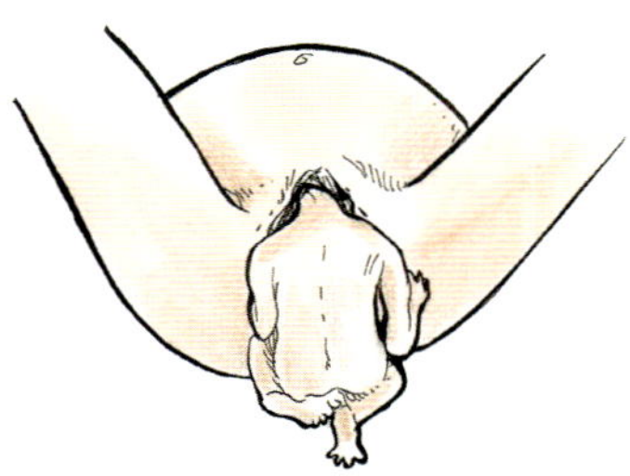

Puis les membres inférieurs, le thorax et les deux bras sont sortis.

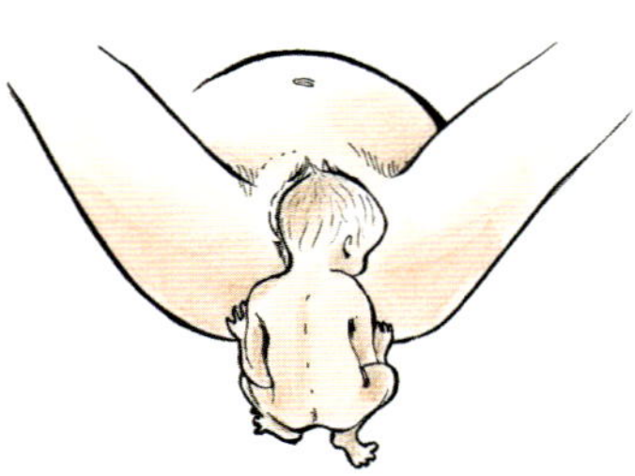

Fin de l'accouchement par le siège : la tête est sortie.

nez pour l'aider à respirer. Ce sera difficile pour vous de ne pas pouvoir le toucher et le garder contre vous, mais c'est très important pour lui, car il est fragile. Vous pourrez aller le voir en pédiatrie pour vous occuper de lui et surtout lui donner votre lait, dont il a encore plus besoin que les enfants à terme.

L'accouchement en siège

Lorsque le bébé se présente par les fesses, on parle d'accouchement en siège. La position du bébé peut être en tailleur, il s'agit d'un siège complet, ou sur les fesses avec les jambes vers le haut, il s'agit d'un siège décompleté. Devant une présentation du siège, dès le 8e mois, l'équipe qui vous suit vous proposera de faire basculer bébé, et de le mettre en position tête en bas.
Pour y parvenir, plusieurs solutions peuvent vous être proposées (voir le chapitre « 8e mois »).
L'échec des différentes techniques pour retourner bébé pose alors la question du mode d'accouchement.

Par voie basse ou césarienne ?

Certains centres optent pour la césarienne programmée pour tous les enfants en siège, d'autres pratiquent les accouchements par voie basse, sous réserve de certaines conditions (accord du couple pour un accouchement par voie basse, absence de cicatrice utérine de césarienne antérieure, bonne flexion de la tête du bébé, enfant de poids inférieur à 3,8 kg estimé par échographie, mesures du bassin maternel compatibles avec une naissance par voie basse). Tous ces critères étant remplis et si tel est votre souhait, l'obstétricien donnera un « accord de voie basse ». Ce mode d'accouchement requiert toute votre motivation et toute votre coopération. Le gynécologue-obstétricien, l'anesthésiste et le pédiatre y seront présents.
L'accouchement est plus difficile, car il se fait « à l'envers ». Le plus grand diamètre, c'est-à-dire la tête, se présente en dernier dans le bassin maternel.
Sous l'effet d'efforts expulsifs maternels efficaces, le bébé se dégage progressivement et sans aide. C'est l'accouchement de « type Vermeulin », les mains de l'obstétricien se contentant de réceptionner le bébé.
Parfois, des manœuvres obstétricales seront nécessaires en cas d'anomalies du rythme cardiaque fœtal, d'insuffisance des efforts expulsifs, de survenue de mouvements respiratoires fœtaux en cours d'expulsion ou de rotation du fœtus dans le mauvais axe (dos postérieur). L'obstétricien peut être amené à faire des manœuvres pour abaisser les bras ou dégager la tête. Si la tête ne peut sortir après ces manœuvres, la seule aide instrumentale possible est le forceps en fin d'expulsion, la tête étant la plus large et la dernière à se dégager.

Et pour le bébé ?

Au cours des premières heures, le bébé né en siège décompleté conserve son attitude « plié en deux », d'autant plus s'il est resté longtemps dans cette position *in utero*. Le pédiatre prescrira une échographie des hanches vers l'âge de 1 mois pour vérifier l'absence de retentissement à ce niveau. Il se peut également

L'ACCOUCHEMENT EN SIÈGE, CE QU'IL FAUT SAVOIR

- La présentation en siège ne constitue pas une indication de césarienne (recommandation de la Haute autorité de santé [HAS] en 2012).
- L'accouchement se fera en position gynécologique.
- La pose de la péridurale est obligatoire, car une césarienne peut être décidée à tout moment.
- Une épisiotomie peut être nécessaire.

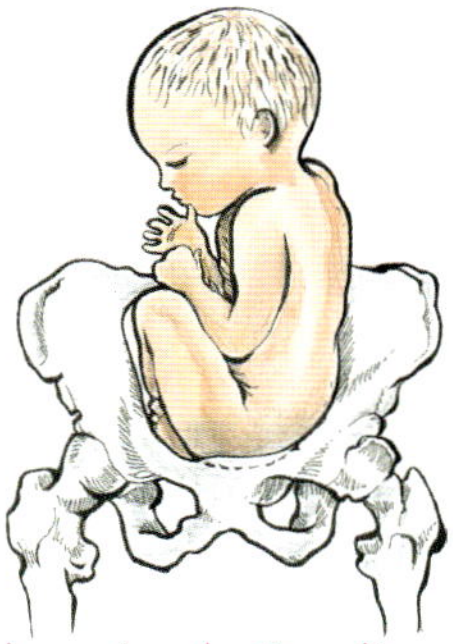
Accouchement par le siège, dit complet ou mode des pieds.

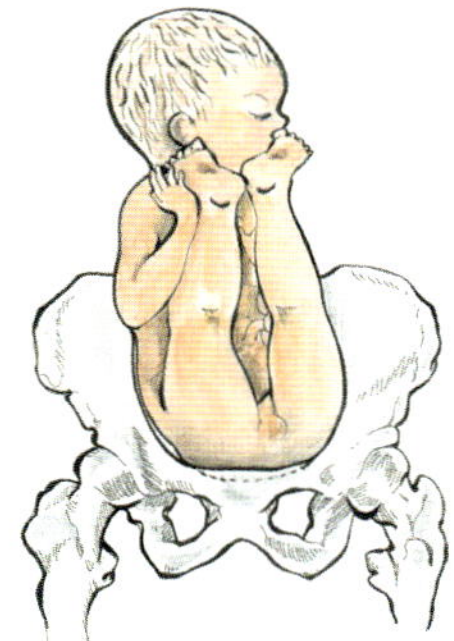
Accouchement par le siège, dit décompléte ou mode des fesses.

que votre enfant souffre de torticolis (il tourne difficilement la tête). Ce n'est pas grave, cela est dû à la position qu'il a prise dans le ventre. Il était un peu coincé sur vos côtes… Des séances de kinésithérapie pourront être prescrites.
Bébé présente parfois des œdèmes et/ou des hématomes de la partie inférieure du corps (y compris les organes génitaux), liés aux compressions et aux éventuelles manœuvres. Ceux-ci vont disparaître spontanément et rapidement.

Le déclenchement

À l'approche du terme, différents processus s'enchaînent naturellement : les contractions utérines apparaissent, le col se modifie, le fœtus amorce sa descente dans le bassin maternel, puis le travail se déclenche.
Lorsque ces phénomènes sont hésitants, voire absents, on peut avoir recours à l'acupuncture pour préparer à la contractilité utérine, faire mûrir le col et descendre le fœtus.
Certaines situations obstétricales nécessitent de pratiquer un déclenchement de l'accouchement. C'est une intervention médicale qui vise à induire le travail avant que la nature ne l'ait fait spontanément.
Il dépend d'indications médicales : rupture prématurée des membranes, dépassement de terme, grossesse gémellaire, arrêt de la croissance fœtale, diabète gestationnel mal équilibré, hypertension artérielle ou pré-éclampsie… L'accouchement peut être réalisé avant terme lorsque la poursuite de la grossesse représente un risque maternel et/ou fœtal, en raison de la survenue d'une pathologie.
Comment cela se passe-t-il ? L'état de maturité du col utérin et la hauteur de la présentation du bébé déterminent le mode d'intervention.

- Si le col est mûr : le col est raccourci, un peu ouvert, ramolli, centré… Le fœtus a amorcé sa descente dans le bassin maternel. On peut d'emblée envisager un déclenchement. Pour le provoquer, on utilisera différentes techniques, comme le décollement des membranes, la rupture de la poche des eaux, ou la mise en place d'une perfusion à base d'un produit provoquant les contractions.
- Si le col n'est pas mûr : le col est long, fermé, postérieur. Le col n'est pas favorable, c'est-à-dire qu'il n'est pas ou peu raccourci, peu dilaté et le fœtus est encore au-dessus du bassin. Il convient donc de faire mûrir le col pour le rendre plus favorable pour un déclenchement. Cette étape préalable est la maturation cervicale. On utilise, pour la maturation, les propriétés des prostaglandines qui font contracter le muscle utérin et mûrir le col. C'est à la maternité que l'on introduit dans le vagin un gel ou un tampon contenant des prostaglandines, et on surveille l'apparition de contractions et de modifications du col. Il arrive qu'après la pose de prostaglandines, non seulement le col mûrisse, mais que le travail se déclenche. Si une application n'est pas efficace, il peut être nécessaire de recommencer une autre application le lendemain. La pose de prostaglandines est sans effet sur votre bébé, mais il faut surveiller les contractions car si elles sont trop fortes, trop prolongées, trop rapprochées, elles peuvent priver bébé d'oxygène.

La césarienne

vidéo aufeminin

« LE BÉBÉ NE S'ENGAGEAIT PAS ! »

ADELYNX, FORUM aufeminin

Au bout de trois heures de travail en salle d'accouchement, la dilatation était complète, le monitoring était OK, et la péridurale en place. Il ne restait plus que l'engagement du bébé. Et là, blocage ! Le bébé ne s'engageait pas, pour je ne sais quelle raison. J'ai tout essayé : positions de côté, inclinaisons des jambes, rien n'y faisait. Je ressentais juste l'envie de pousser lors des contractions.
Le médecin a décidé d'attendre encore un peu, espérant que la situation se débloque. Puis verdict : ça sera une césarienne ! Là, gros coup au moral ! Tout semblait si bien parti, l'équipe était même étonnée que ça aille vite. Dire qu'au final, ça sera une césarienne, c'est pas cool ! Les sages-femmes ont été très sympas, très rassurantes. Et tout s'est bien terminé. J'ai été déçue sur le coup, surtout pour le papa. Mais finalement, quand on entend les récits d'accouchements difficiles, je me dis que la césarienne n'était pas si mal !

L'accouchement programmé

Également appelé « déclenchement de convenance » ou de « confort », il ne relève d'aucune indication médicale et est toujours réalisé à terme (supérieur à 39 SA), en l'absence de césarienne antérieure.
L'accouchement programmé doit être une décision prise conjointement par les futurs parents et leur obstétricien. Il est important de bien prendre conscience qu'en déclenchant le travail, on force un peu la nature et le déclenchement de convenance ne peut se faire que si le col est bien mûr et que le médecin ou la sage-femme pensent qu'il n'y a besoin que d'un « petit coup de pouce » pour déclencher.
Il se peut aussi que le médecin puisse vous refuser un déclenchement, car les conditions ne lui paraissent pas bonnes et que cela pourrait entraîner des complications pour vous ou votre bébé.
Les principales indications non médicales du déclenchement artificiel, en France, sont les suivantes :

- la demande de la femme qui désire accoucher : elle est fatiguée, elle désire que son mari souvent en déplacement soit là, elle doit placer les autres enfants, elle est anxieuse et désire avoir la certitude de la présence de l'équipe médicale au complet dans la journée (présence souhaitée de la sage-femme ou de l'obstétricien) ;
- le déclenchement peut aussi être proposé par les professionnels de la naissance : la femme habite loin de la maternité, les professionnels veulent régulariser le nombre des naissances au quotidien et améliorer la sécurité de l'accouchement – les sages-femmes n'ont pas trop d'accouchements à gérer en même temps –, ou bien encore alléger le travail de nuit.
- l'acupuncture peut être proposée avant le déclenchement, pour raison médicale. Elle « mature » l'organisme et le col, afin de diminuer le risque de dystocie cervicale (c'est-à-dire une difficulté survenant lors d'un accouchement due au fait que le col de l'utérus ne présente pas une dilatation suffisante). Les séances sont alors effectuées quelques jours avant la date du déclenchement et, si nécessaire, un rappel peut être pratiqué durant le déclenchement, en fonction de la dilatation du col.

La césarienne

La césarienne est réalisée par un obstétricien dans un bloc opératoire. Selon le degré d'urgence, le choix de l'anesthésie pourra être différent.
L'anesthésie la plus utilisée est l'anesthésie locorégionale qui permet à la mère de « vivre » la naissance de son enfant et qui réduit les risques anesthésiques maternels et fœtaux.
Cette anesthésie locorégionale est le plus souvent une anesthésie péridurale. Si elle a été posée au cours du travail, son efficacité est renforcée par des doses plus concentrées en anesthésiques.
Si vous n'avez pas de péridurale, ou si la césarienne est faite avant tout travail, l'anesthésiste fera une rachianesthésie, c'est-à-dire que le produit anesthésique est injecté directement dans le liquide qui enveloppe la moelle épinière, ce qui provoque une anesthésie plus rapide que la péridurale.
Actuellement, le recours à l'anesthésie générale est rare, et motivé par les situations d'urgence extrême ou de contre-indication à l'anesthésie locorégionale.

Quand pratique-t-on une césarienne ?

La césarienne peut être pratiquée :

- en cours de travail. À tout moment, diverses raisons peuvent faire prendre à l'obstétricien la décision de réaliser une césarienne : anomalies du rythme cardiaque du bébé, stagnation de la dilatation cervicale, non-engagement à dilatation complète, passage du cordon dans le vagin (procidence), complications maternelles d'une pathologie préexistante, mauvaise présentation du fœtus…

- en dehors du travail. La césarienne peut être faite en urgence lorsque la poursuite de la grossesse met en danger la vie de la mère et/ou du fœtus. Par exemple, l'hypertension artérielle sévère ou ses complications, comme les troubles de la coagulation du sang (HELLP syndrome), le *placenta prævia* qui entraîne des saignements sévères, le décollement prématuré du placenta normalement inséré (DPPNI), l'infection de l'œuf (chorioamniotite), la souffrance fœtale chronique ou aiguë, le retard de croissance intra-utérin sévère…
- la césarienne peut être programmée, car le bassin est trop petit ou le fœtus trop gros, ou parce qu'il y a un obstacle qui empêche l'enfant de passer par voie basse (fibrome, kyste de l'ovaire…).

Selon les pratiques du centre, la présence du père au bloc opératoire peut être autorisée.

Comment se déroule la césarienne ?

Voici les différentes étapes d'une césarienne :
- une sonde urinaire est placée pour vider la vessie ;
- l'abdomen est incisé transversalement au niveau des poils pubien, de façon à ce que la cicatrice reste invisible après. Si vous avez déjà une cicatrice verticale sous l'ombilic, le chirurgien reprendra la même cicatrice ;
- les muscles de la paroi abdominale sont écartés et non sectionnés ;
- la vessie est écartée ;
- l'utérus est incisé transversalement à la jonction entre le haut du col et la partie épaisse du muscle utérin ;
- la poche des eaux est ouverte, et on aspire le liquide amniotique. Le chirurgien glisse sa main dans l'utérus, sous la tête du bébé pour la guider hors du ventre alors que son aide appuie fortement sur le fond utérin pour faire sortir le bébé.
- le cordon est sectionné et le pédiatre ou la sage-femme reçoit le bébé dans un linge stérile ;
- il peut être nécessaire d'effectuer des soins de réanimation chez le bébé, si la césarienne est faite en urgence. Dans ce cas, le pédiatre va aspirer le liquide que le bébé a dans la gorge, et masser son cœur si nécessaire. La césarienne peut être réalisée « à froid » parce que le bassin est trop petit ou le bébé en siège. L'enfant va donc bien et peut être laissé à ses parents, alors que si la césarienne est faite en urgence en raison d'une souffrance du bébé, il sera confié au pédiatre d'abord.
- le placenta sera enlevé et l'utérus massé pour qu'il devienne bien dur, comme pour un accouchement normal ;
- le chirurgien referme ensuite l'utérus et la paroi abdominale ;
- parfois, on posera un drain qui sort à côté de l'incision.

Grâce aux progrès de la technique opératoire, de l'anesthésie-réanimation et des médicaments, les risques maternels et fœtaux ont été considérablement réduits. Ils n'en demeurent néanmoins jamais nuls.

Une césarienne saigne plus qu'un accouchement normal, il peut y avoir une infection de la cicatrice, surtout si vous êtes forte ou avez du diabète. Il y a également plus de risques de phlébite.

Un traitement antibiotique est prescrit, ainsi que des anticoagulants en cas de varices, d'antécédents de phlébite… Après l'intervention, un pansement sera souvent mis en place sur la cicatrice. Il sera changé en cas de saignement. La sonde urinaire placée dans la vessie sera enlevée le soir même. L'alimentation est reprise au bout de 6 heures. Si un drain aspiratif a été mis sous la peau, il sera retiré au 2e jour. Les fils ou les agrafes seront enlevés vers le 5e jour, avant la sortie. Parfois, il faudra poursuivre des soins et des pansements avec une infirmière à domicile. Elle fera aussi les piqûres nécessaires pour les anticoagulants pendant 3 semaines.

AURAI-JE UNE GRANDE CICATRICE ?

De la césarienne, il vous restera plus tard une cicatrice horizontale, au-dessus du pubis, d'une dizaine de centimètres de long. Elle est en général peu visible, cachée par les poils pubiens.

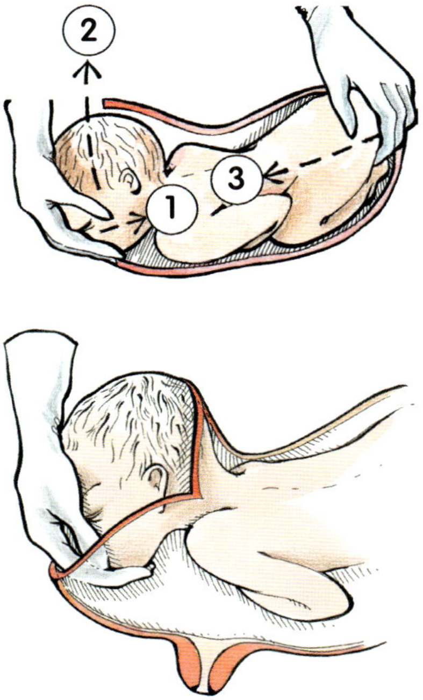

La césarienne : le chirurgien glisse sa main dans l'utérus sous la tête du bébé ❶, pour la guider hors du ventre ❷, alors que son aide appuie fortement sur le fond utérin pour faire sortir le bébé ❸.

« Vais-je avoir mal ? »

La douleur est une notion très subjective car chaque femme possède un seuil de douleur et une résistance à celle-ci différents. Le jour venu, des facteurs extérieurs (état psychologique, émotionnel, stress, fatigue…) interviennent également. La notion de durée joue aussi un rôle important : des contractions très rapprochées avec peu de temps de récupération sont rapidement épuisantes, la fatigue peut alors prendre le pas sur la douleur et la gestion de celle-ci devient plus difficile.
Même si on fait le choix d'un travail naturel, demander à être soulagée ne doit pas être vécu comme une frustration. Il existe forcément une thérapeutique adaptée à votre désir et à la situation. L'attente du départ pour la maternité est le moment idéal pour tester les solutions antidouleurs applicables à domicile. À ce stade, les techniques de détente et de relaxation sont primordiales.
Si on aborde les contractions en étant tendue et crispée, la douleur n'en paraîtra que plus forte. La détente est favorisée par le confort (déambulation, position antalgique avec accessoires, bain), la respiration contrôlée, la sophrologie, l'homéopathie, les massages, la digipuncture, le yoga… Se rendre acteur des événements, c'est éviter de subir les contractions.
Selon le stade du travail, certaines techniques pourront être poursuivies à la maternité. Parfois inefficaces à domicile, elles se révèlent convaincantes sous la direction d'un personnel d'encadrement expérimenté, motivé et motivant.

1 • La prise en charge de la douleur en début de travail

Se détendre

Entre les contractions quand l'utérus se relâche, il faut se détendre, respirer lentement, essayer de dormir… Pour se détendre, certaines mamans écoutent, à partir d'un baladeur, de la musique que le couple a choisie. Si l'établissement que vous avez choisi pour accoucher est équipé, il est possible de commencer le travail dans une baignoire, avant la rupture de la poche des eaux. Le bain facilite la détente pendant le travail, diminue la prise de médicaments et permet parfois d'éviter la péridurale.

L'acupuncture

Des études tendent à montrer son efficacité dans la diminution des douleurs (et donc une diminution de la quantité d'anesthésique dans la péridurale autocontrôlée [voir page 249]) et de la durée de l'accouchement. Classiquement, il s'agit de bien préparer le corps, avec trois séances en amont de la date du terme (7 mois 1/2, 8 mois et 8 mois 1/2 environ). Cela permet le plus souvent de ne pas avoir recours à l'acupuncture durant l'accouchement. Si ces séances n'ont pas été réalisées avant celui-ci, la sage-femme acupunctrice poncture alors pendant le travail, selon l'importance de la douleur.

La prise en charge médicamenteuse de la douleur

Si les contractions deviennent trop douloureuses, que vous ne pouvez plus les supporter, il faut demander de l'aide. Différentes solutions sont possibles :

- respirer du protoxyde d'azote, un gaz qui calme les douleurs ;
- inhaler un mélange de protoxyde d'azote et d'oxygène au masque : son effet (antalgique et décontractant) est rapidement réversible après arrêt de l'utilisation ;
- dans les cas de douleurs très intenses, on peut administrer des morphiniques, par voie intraveineuse ou intramusculaire. Les effets secondaires potentiels (dépression respiratoire chez la mère et le nouveau-né par passage transplacentaire, nausées, vomissements, hypotension, diminution de l'activité utérine…) limitent parfois leur utilisation en fin de travail. On les utilise donc surtout au début pour que le produit soit éliminé avant la naissance.

2• La péridurale

Les progrès médicaux en matière de prise en charge de la douleur (analgésie) obstétricale permettent actuellement aux femmes de vivre la naissance de leur enfant sans être « terrassées » par la douleur.

Il est possible de demander une péridurale même si vous aviez prévu d'accoucher sans. Soixante-quinze pour cent des femmes, en France, en demandent une. Il est bénéfique pour votre bébé d'avoir une maman détendue qui ne souffre pas et vit son accouchement dans le calme.

La péridurale est une technique d'anesthésie locorégionale réalisée par un médecin anesthésiste-réanimateur. Destinée à soulager les douleurs de l'accouchement, elle est dite « de confort ». Lorsque le médecin juge qu'elle est indispensable au bon déroulement du travail, elle est alors d'« indication médicale ». Son principe vous a été expliqué par le médecin anesthésiste que vous avez vu au 8e mois. Cela sera refait en salle de naissance.

L'objectif est de bloquer la transmission des sensations douloureuses au niveau des nerfs provenant de l'utérus, en injectant à leur proximité un produit anesthésique local associé ou non à un dérivé de la morphine. Ce blocage se fait à proximité de la moelle épinière, dans l'espace péridural, par l'intermédiaire d'un tuyau très fin, introduit dans le dos à l'aide d'une aiguille spéciale. Il y a donc deux piqûres : une pour faire une anesthésie locale, et l'autre pour introduire sans douleur l'aiguille de la péridurale. L'injection se fait soit en position assise et l'anesthésiste vous demandera de faire le dos rond et de ne pas bouger, soit en position couchée, sur le côté gauche, en « chien de fusil ». Le dos rond ainsi obtenu optimise l'ouverture des espaces intervertébraux. L'injection est faite assez bas dans le dos, à un endroit où il n'y a plus de moelle épinière. Il n'y a donc aucun risque de lésion de la moelle épinière, ni de paralysie.

Plus le travail évolue, plus l'anesthésie péridurale doit être efficace sur des douleurs basses, d'où la nécessité de mettre le lit d'accouchement avec les pieds plus bas que la tête. L'anesthésie péridurale ne restreint pas la mobilisation, elle permet même aux femmes de continuer à marcher dans les centres qui pratiquent une technique particulière : l'anesthésie péridurale déambulatoire.

Une fois posé, le cathéter reste en place pendant toute la durée de l'accouchement afin de permettre l'administration continue ou discontinue de l'anesthésique. Un appareil sur lequel vous appuyez permet de contrôler les doses de produit anesthésique que vous injectez en fonction de vos sensations (on parle alors de péridurale autocontrôlée). En cas de césarienne, il est souvent nécessaire de réinjecter des produits anesthésiques tout en sachant qu'une anesthésie générale est parfois nécessaire.

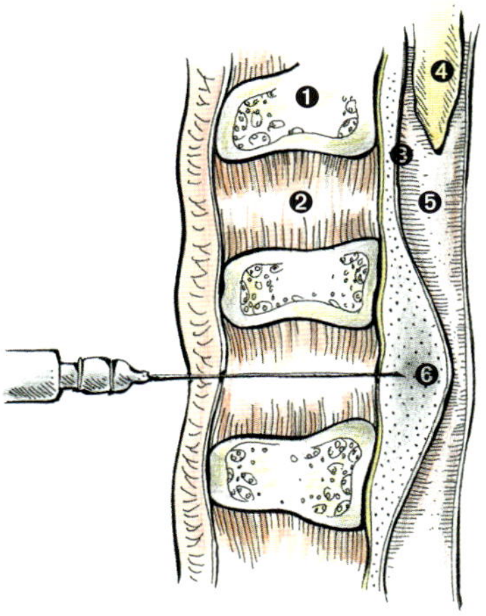

Réalisation d'une péridurale :
1. Vertèbre
2. Ligament intervertébral
3. Dure-mère
4. Moelle épinière
5. Liquide céphalorachidien
6. On remarque que l'aiguille est au-dessous de la moelle épinière qui ne peut donc pas être lésée.

3• La péridurale : questions/réponses

Existe-t-il des contre-indications ?

L'anesthésie péridurale comporte des contre-indications qui seront dépistées lors de la consultation pré-anesthésique et actualisées au moment du geste : refus de la patiente, anomalies de la coagulation sanguine (incluant la prise récente d'aspirine), fièvre, infection de la peau au niveau du dos, pathologie neurologique, vertébrale. Enfin, on peut vous refuser une péridurale, tout simplement parce que l'accouchement est imminent et que l'anesthésie n'aurait pas le temps de produire son effet.

Quels peuvent être les effets secondaires?

Des effets secondaires minimes peuvent survenir :
- sensation de jambes lourdes et difficulté à les bouger. Il s'agit d'un effet sans gravité du produit anesthésique injecté;
- difficulté transitoire à uriner nécessitant la mise en place d'une sonde vésicale;
- baisse transitoire de la tension artérielle;
- en cas d'utilisation de dérivés morphiniques, sensation de vertiges, démangeaisons passagères, nausées;
- une douleur au niveau du point de ponction peut persister quelques jours après, sans gravité.

Après la pose de la péridurale, puis-je me déplacer comme je veux?

Lorsqu'on vous a installé sous péridurale, la marche n'est plus possible. Vous devrez rester assise ou allongée sauf utilisation d'une technique permettant la déambulation.

Est-il possible de manger?

Il vaut mieux être à jeun pour éviter les vomissements, surtout si une anesthésie générale se révèle nécessaire, mais vous pourrez boire des liquides clairs à volonté (eau, jus de fruits, thé…).

Et si la péridurale ne marchait pas?

Il est rare que la péridurale ne «marche» pas. Il arrive que l'anesthésie soit meilleure d'un côté que de l'autre. Une deuxième injection est alors possible.

Et si on n'a pas le temps de me faire une péridurale?

En urgence, on préfère faire une rachianesthésie. Le produit anesthésique est injecté dans le liquide céphalorachidien qui entoure la moelle épinière et l'analgésie est plus rapide.
Si vous arrivez à la maternité alors que le bébé est prêt à sortir et qu'on lui voit déjà les cheveux, il sera trop tard pour faire une péridurale. En effet, la dilatation est alors complète, la tête de bébé engagée dans le vagin, vous n'aurez plus qu'à pousser deux ou trois fois, et votre bébé sera né… sans péridurale. Lorsque tout se passe rapidement et que l'on n'a pas besoin du médecin, c'est une chance. En évitant la péridurale, on évite aussi ses éventuelles complications même si elles sont rares. L'accouchement est aussi un acte naturel.

J'ai un tatouage dans la région lombaire, puis-je bénéficier d'une péridurale?

L'anesthésiste doit prendre certaines précautions :
- réaliser de préférence la péridurale dans une zone sans tatouage ou une partie du tatouage sans pigment;
- ne pas pratiquer une péridurale sur un tatouage récent encore inflammatoire;
- réaliser une incision cutanée au bistouri jusqu'au derme avant d'insérer l'aiguille;
- le geste «technique» pratiqué par l'anesthésiste devra bien éviter tout prélèvement du pigment qui pourrait être injecté plus loin.

4• L'extraction instrumentale : forceps, ventouses

L'extraction instrumentale est une aide à l'expulsion au cours de l'accouchement. Elle est justifiée par la nécessité d'accélérer l'accouchement – si le rythme cardiaque du bébé se modifie, par exemple –, et de faciliter la naissance car la maman pousse depuis 30 minutes sans succès. Si la tête ne descend pas, les efforts expulsifs sont insuffisants; la maman est fatiguée.

Le choix de l'instrument est fonction de la situation obstétricale et des habitudes de l'obstétricien.
Il ne faut pas avoir peur des extractions instrumentales pour votre bébé. Il s'agit actuellement d'une aide très douce à l'accouchement qui n'a plus rien à voir avec ce qui se faisait jadis pour extraire en force un enfant.

La ventouse

Instrument de traction, la ventouse complète les efforts expulsifs de la maman en améliorant la flexion de la tête du bébé et en induisant la rotation de celle-ci dans le bassin maternel.
L'adhérence au cuir chevelu de bébé est assurée par une aspiration douce. Grâce à une poignée, l'obstétricien exerce une traction lors des efforts expulsifs maternels, tension maintenue en dehors des contractions pour empêcher le fœtus de remonter.
La ventouse crée une bosse sur le crâne du bébé qui forme une sorte de « chignon », petit désagrément esthétique qui se résorbe spontanément en quelques semaines (au maximum 2 mois), soyez patiente ! Il peut se former aussi un hématome qui risque d'entraîner, en se résorbant, une jaunisse ou ictère. Il n'y a pas de risque pour le cerveau du bébé qui est protégé par les os du crâne. La gêne, voire la douleur occasionnée chez le nouveau-né, conduit parfois à l'administration d'antalgiques.

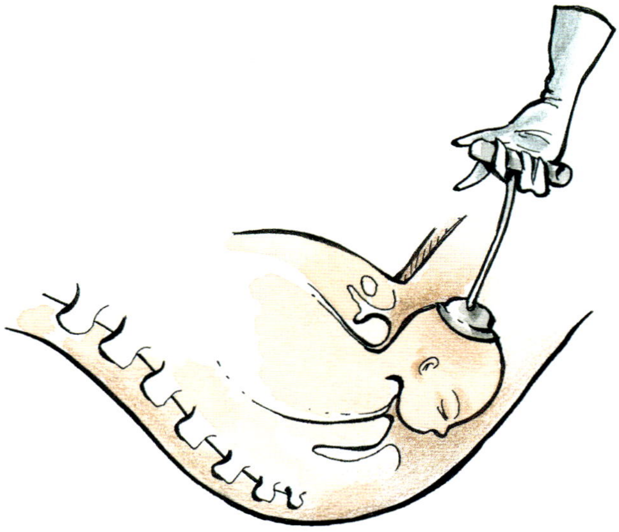

Accouchement aidé par l'application d'une ventouse sur le crâne du bébé.

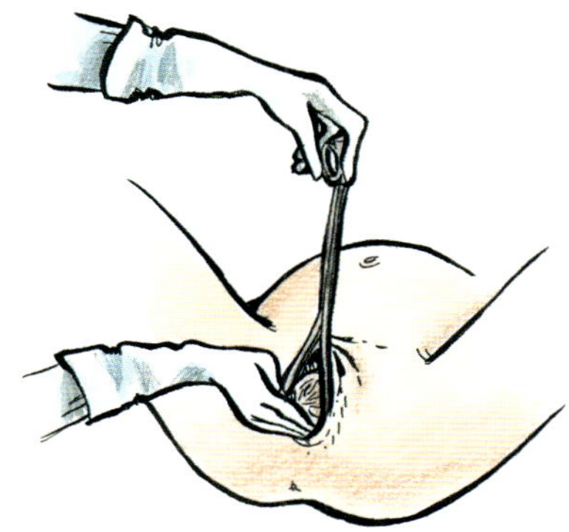

Introduction d'une cuillère de Forceps.

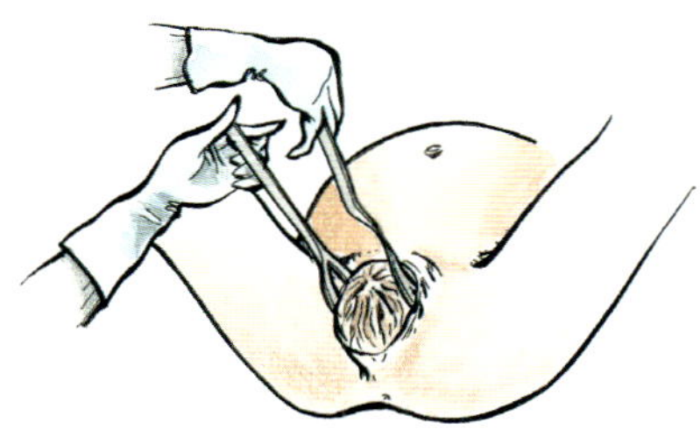

Accouchement aidé par l'utilisation de spatules de Thierry.

Le forceps

Instrument de traction, il guide le bébé dans le bassin maternel.
L'obstétricien réalise des tractions régulières et modérées sur l'instrument, de manière à ce que le bébé soit aidé dans sa descente.
Le forceps peut être utilisé pour la tête de bébé, ou pour une présentation en siège, si on ne parvient pas à extraire le nouveau-né par les manœuvres habituelles.
Les risques maternels liés au forceps sont une déchirure possible du vagin ou du périnée. Pour éviter ces déchirures, l'obstétricien peut être amené à pratiquer une épisiotomie qui sera plus facile à réparer qu'une déchirure.
Après l'utilisation du forceps, le nouveau-né peut avoir une marque sur le visage qui disparaît rapidement.

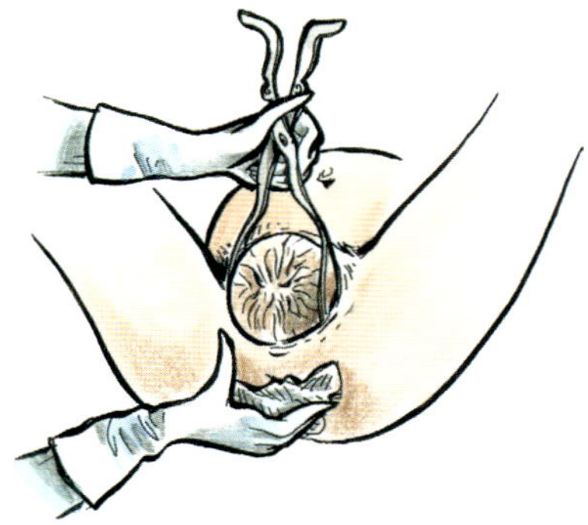

Accouchement aidé par la pose d'un forceps croisé (Forceps Tarnier)

Les spatules

Elles sont constituées, comme le forceps, de deux cuillères en métal ou en plastique, mais qui sont indépendantes et non reliées entre elles. Elles prolongent les mains de l'accoucheur et servent à guider la tête vers la sortie. Elles ont les mêmes inconvénients que le forceps pour le vagin et le périnée, qui peuvent être déchirés.

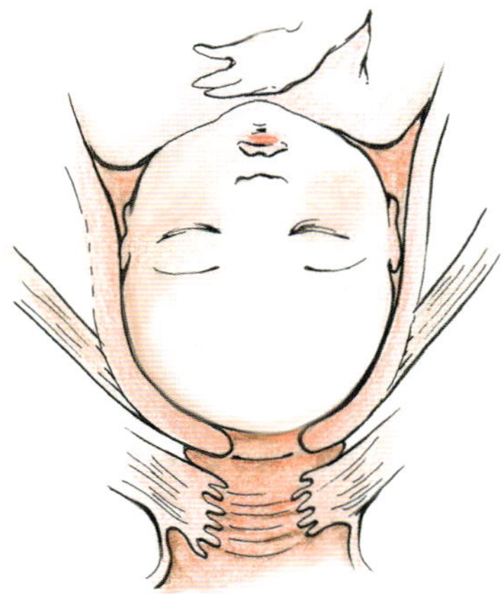

Schéma montrant comment le passage de la tête écarte les muscles du périnée.

5• Préserver le périnée

Le périnée est un ensemble de muscles et de ligaments qui constituent le plancher pelvien et ferme en bas l'abdomen. Deux couches de muscles se superposent : le plan superficiel et le périnée profond, en forme de hamac. Sa mission capitale est de soutenir les viscères du petit bassin, c'est-à-dire la vessie, l'utérus, le rectum et l'intestin. Ce plancher comporte cependant une ouverture pour permettre le passage de l'enfant.

Très sollicité, il doit être fort et ferme au cours de la grossesse pour soutenir l'utérus et assurer un bon fonctionnement des sphincters (surtout de la vessie). Il doit être souple le jour de l'accouchement pour que le passage se fasse en douceur.

Le périnée est très sollicité lors de la sortie de l'enfant. Au fur et à mesure que le fœtus progresse dans le vagin, les fibres musculaires sont étirées pour ouvrir l'orifice inférieur du vagin et la vulve. Ce phénomène, rendu possible par l'imprégnation hormonale de la grossesse, est appelé l'« ampliation périnéale ».

Une expulsion douce et lente, contrôlée par la sage-femme qui retient la tête et vous demande de ne plus pousser, permet un assouplissement progressif du périnée et diminue le risque de déchirure.

Le périnée est fragilisé lorsqu'il existe déjà une cicatrice (épisiotomie ou déchirure antérieure) ou un œdème (responsable, en cas de déchirure, de lésions souvent complexes et hémorragiques). La peau est aussi plus ou moins élastique selon les femmes. Les brunes ont en général une peau qui se distend mieux et sans se déchirer, tandis que les blondes ou les rousses auront en général un périnée moins souple.

Le massage périnéal à l'huile d'amande douce pratiqué 2 à 3 minutes par jour pendant 3 semaines permet d'assouplir le périnée et parfois d'éviter une épisiotomie. Certaines postures d'accouchement (couchée sur le côté, à quatre pattes) peuvent protéger contre les déchirures, mais cela n'est pas clairement démontré.

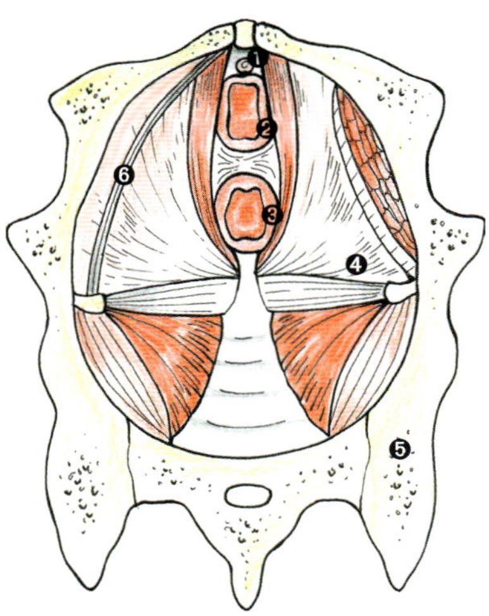

Anatomie du périnée.
1. Urètre
2. Vagin
3. Rectum
4. Muscles du périnée
5. Os du bassin
6. Arc fibreux

6• L'épisiotomie

L'épisiotomie est une intervention chirurgicale qui consiste à sectionner une partie du périnée afin de réduire le risque de déchirures graves et facilitant la sortie de la tête du bébé.

L'épisiotomie, ça sert à quoi ?

Au cours des efforts expulsifs, la sage-femme est invariablement confrontée à la question suivante : vais-je avoir à faire une épisiotomie ?

Sa réalisation a longtemps été dénoncée par les jeunes mamans, car on la réalisait trop systématiquement. Or ce n'est pas le cas : en effet, 80 % des femmes qui accouchent n'en auront pas. Sa fréquence est en constante diminution et elle est aujourd'hui réservée à des situations particulières (antécédents de déchirures graves du périnée, accouchements difficiles, forceps ou manœuvres obstétricales).

Dans les rares cas où l'indication est posée, vous ne sentirez rien si vous avez une péridurale. Si vous n'en avez pas, une anesthésie locale peut être faite. La section est réalisée au ciseau. Après la sortie du bébé et du placenta, le médecin ou la sage-femme recoud le vagin, le muscle, la peau, qui ont été coupés pour permettre une bonne cicatrisation.
L'épisiotomie est plus facile à réparer qu'une déchirure irrégulière, mais sa pratique n'empêche pas toujours les déchirures graves du périnée et ne réduit pas le risque de survenue d'une incontinence urinaire ou anale.

Soigner sa cicatrice après une épisiotomie

La cicatrice peut être douloureuse et gêner en position assise ou à la marche. Des soins sont nécessaires : toilette à l'eau et au savon après être allée à la selle, séchage avec l'air chaud d'un sèche-cheveux, application d'éosine. Si des fils qui ont été mis lors de la réparation ne se résorbent pas tout seuls, la sage-femme les enlèvera vers le 4e ou le 5e jour. L'homéopathie, avec la prescription de Staphysagria, peut aider la cicatrisation.

Bébé vient au monde

1 • Les contractions : bébé réagit !

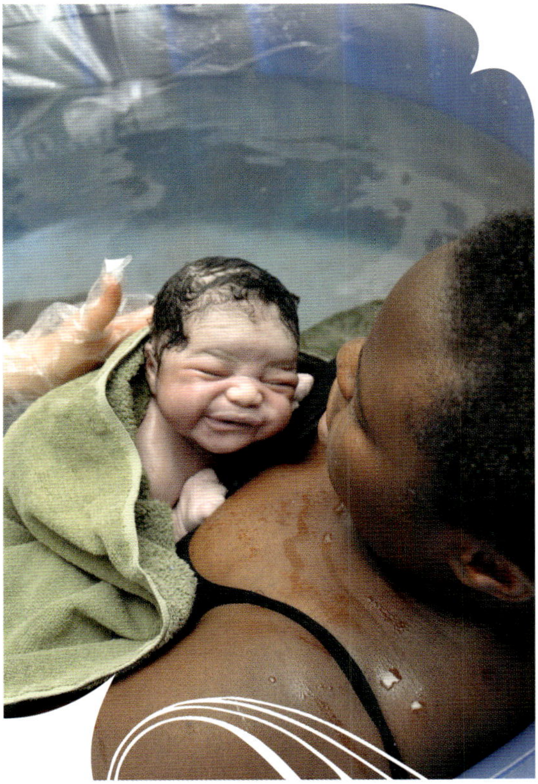

Lorsque les contractions apparaissent de plus en plus intenses et de plus en plus rapprochées, on peut se demander comment elles sont ressenties par le bébé. Grâce à l'analyse de la fréquence cardiaque des bébés durant le travail, on sait qu'ils gardent durant cette période des phases d'éveil et de sommeil. On sait également que la phase du travail est un moment très important pour le bébé à naître.
Au cours du travail, le fœtus est soumis à différents événements :

- les contractions utérines, qui modifient la circulation placentaire ;
- les forces mécaniques, qui s'exercent sur sa tête et le cordon ;
- les modifications du métabolisme de sa mère, avec en particulier des conséquences sur l'apport de sang oxygéné chez le fœtus.

La conséquence commune des modifications physiologiques survenant chez la femme, pendant le travail, est la réduction de l'oxygène dans le sang du bébé. Le fœtus va répondre par des modifications de son métabolisme et de sa circulation sanguine.
Le sucre (glucose) est, chez le fœtus, l'aliment essentiel. Seuls le sucre et l'oxygène sont porteurs d'assez d'énergie pour permettre le fonctionnement correct des cellules du bébé.
Si le taux d'oxygène dans le sang baisse, le fœtus va utiliser les réserves du foie pour fabriquer du sucre. Si l'enfant est de trop petit poids, bien qu'à terme, il n'aura pas assez de réserves (oxygène et sucres) et risque d'en souffrir. Mais rassurez-vous, les instruments placés autour de votre ventre (monitoring) sont là pour étudier les réactions de bébé et intervenir s'il ne supporte pas le travail. L'accouche-

ment est une épreuve pour le bébé. Il est important de surveiller le rythme de son cœur et la couleur du liquide amniotique.
Des contractions trop fortes, trop prolongées, un travail trop long peuvent entraîner un ralentissement important et prolongé des battements du cœur du bébé et un changement de couleur du liquide amniotique. Ces signes montrent que le bébé manque d'oxygène. Dans ce cas, le médecin sera obligé de faire naître rapidement le bébé par forceps, ventouse ou césarienne, pour que son cerveau ne souffre pas. Même si la grossesse a été parfaitement normale et qu'*a priori* les conditions d'accouchement sont favorables, une surveillance attentive par une sage-femme ou un médecin est indispensable. C'est grâce à cette médicalisation de la naissance que la mortalité maternelle et fœtale a baissé dans les pays développés contrairement, malheureusement, aux pays pauvres.

2• L'adaptation de bébé à l'air libre

L'accouchement et l'adaptation à la vie aérienne, juste après la naissance, sont pour le bébé des événements très importants et compliqués, tout le changement de mode de vie est brutal. C'est pourquoi les professionnels de la naissance sont là pour surveiller que tout se passe bien. Grâce à leur présence, les accidents de la naissance sont devenus rares dans nos pays, passant, pour les décès de nouveau-nés, de 5 % en 1900 à 0,8 % en 2012.
Bébé, dans votre utérus, évolue dans des conditions privilégiées :

- certains organes comme les poumons, l'appareil digestif, les reins, sont au repos ou en semi-repos. C'est le placenta qui fait office de poumon, de tube digestif et de rein ;
- bébé est au chaud dans votre ventre et n'a pas à lutter contre les écarts de température ;
- son cœur fonctionne aussi de façon privilégiée, car il n'a pas à envoyer le sang aux poumons.

À la naissance, votre nouveau-né doit donc s'adapter très brusquement à une nouvelle vie.
Certaines adaptations (poumon et cœur) doivent être immédiates pour assurer sa survie : celles-ci surviennent lorsqu'il pousse son premier cri ; d'autres adaptations (digestive, thermique, énergétique, rénale) s'établiront plus lentement, en quelques jours.

Les premières respirations

Lors de l'expulsion, le thorax de bébé est comprimé dans le vagin, ce qui élimine une partie du liquide contenu dans les poumons lors de la vie intra-utérine.
Arrivé à l'air libre, le thorax reprend son volume, ce qui fait rentrer une première goulée d'air, déclenchant un réflexe respiratoire. L'entrée brutale de l'air dans les poumons remplis de liquide produit un effet de mousse. Le surfactant tapisse les alvéoles et les maintient ouvertes pour permettre les échanges de l'oxygène entre le sang et l'air. Lors de l'expiration, la pression de l'air va chasser des poumons ce qui reste de liquide.

Lorsque l'enfant naît à terme

Les cycles respiratoires automatiques succèdent à ce premier mouvement respiratoire. Les alternances d'entrée d'air dans les poumons (inspiration) et de sortie (expiration) se passent bien, car les poumons de l'enfant né à terme ont sécrété un produit qui maintient les alvéoles ouvertes : on appelle ce produit le surfactant.

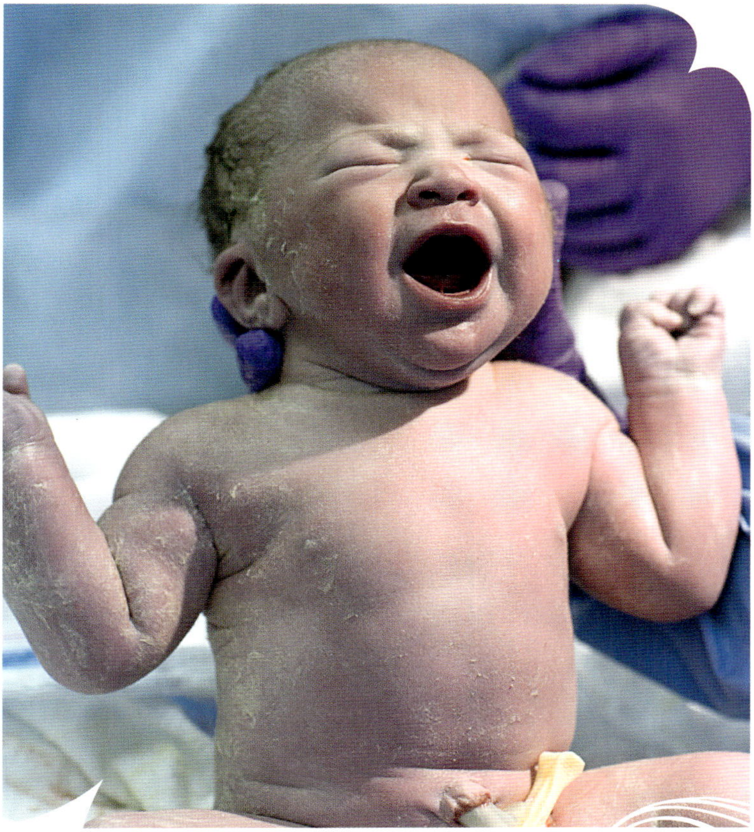

Lorsque bébé est prématuré

Chez le prématuré, le surfactant n'existe pas en assez grande quantité et l'enfant a du mal à respirer seul, il devra être aidé par un respirateur en réanimation. L'enfant risque de développer une maladie des membranes hyalines.

Lorsque le bébé naît par césarienne avant le travail

Contrairement à l'accouchement par voie basse, où les poumons se vident en partie grâce à la compression du thorax lors du passage dans le vagin, en cas de césarienne, l'enfant peut être gêné pour respirer du fait des difficultés à résorber le liquide amniotique. Il s'agit d'un trouble respiratoire transitoire. C'est pour cette raison que des soins spécifiques doivent être alors délivrés au nouveau-né.

Le cœur et les vaisseaux

Pendant la vie fœtale, les poumons ne fonctionnent pas et le sang traverse le cœur (le sang passe directement de l'oreillette droite dans la gauche par un orifice qui fait communiquer ces deux oreillettes).
Lorsque bébé naît, les pressions changent et l'orifice, qui faisait passer le sang de l'oreillette droite dans celle de gauche, se ferme. Le cœur droit recueille le sang chargé de gaz carbonique pour l'envoyer dans les poumons où il rejete le gaz carbonique, et se charge en oxygène. Le cœur gauche récupère par les veines pulmonaires le sang chargé d'oxygène pour l'envoyer ensuite dans tous les organes.

Le contrôle de la température

Dans l'utérus

Le fœtus baigne dans le liquide amniotique qui maintient sa température à 37 °C.

À la naissance

Votre bébé est soumis à l'environnement froid de l'air, et ce d'autant plus qu'il est mouillé. Il faut donc le sécher et le couvrir rapidement, sinon, sa température va baisser. S'il a besoin de soins, il faut le mettre sous une rampe chauffante. Bien réchauffer le bébé est essentiel dès la naissance.

L'adaptation digestive

Dès le 5e mois dans votre ventre, l'appareil digestif (intestin, foie, pancréas) est fonctionnel et fabrique les enzymes nécessaires à la digestion.

Dès la première heure de vie, un réflexe de tétée, favorisé par le contact mère-enfant, mettant en jeu l'olfaction et la reconnaissance de la voix maternelle, permet au nouveau-né de rechercher, de trouver et de téter le mamelon.

Il faut favoriser cette première succion, car le colostrum contient du sucre (lactose), des graisses, des protéines, et la succion stimule la montée laiteuse chez la mère. Le colostrum a des vertus laxatives permettant donc de vérifier que l'intestin n'a pas de malformation. Il contient aussi des anticorps qui vont protéger votre bébé contre les infections. En effet, dans l'utérus, bébé était à l'abri des microbes. Dès sa naissance, il va faire connaissance avec tous les germes avec lesquels il va désormais vivre.

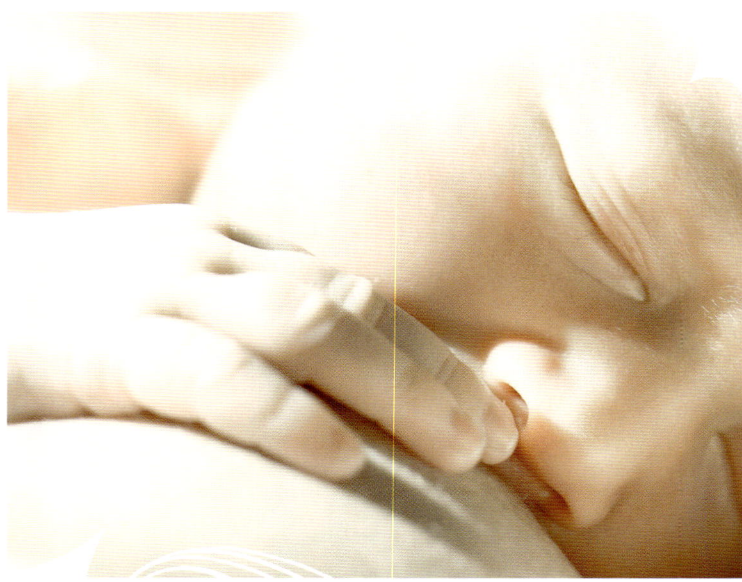

La nourriture

Dans l'utérus, votre bébé avait le sucre (glucose) comme principal aliment. À la naissance, le glucose fourni par le placenta disparaît. Le nouveau-né doit «changer de carburant» et utiliser les réserves de sucre accumulées dans son foie et sa graisse, ce qui explique la perte de poids des premiers jours. Surtout, il faut le nourrir et l'alimentation doit lui apporter du sucre sous forme de lactose et d'acides gras. C'est pour cette raison que l'on conseille de mettre rapidement le bébé au sein, le colostrum apportant ces éléments. Si vous ne souhaitez pas allaiter, le lait maternisé lui apportera ce dont il a besoin.

Le fonctionnement des reins

Dans l'utérus, le placenta est chargé des fonctions d'excrétion et le fœtus peut survivre sans que ses reins aient à fonctionner. Après la naissance, le débit sanguin augmente dans les reins et ces derniers vont devoir fonctionner pour éliminer les déchets.

Les modifications du système nerveux

Dans l'utérus, le système nerveux du fœtus est soumis à une maturation indépendante : ce processus de maturation est inné, isolé, programmé, inéluctable, si bien que l'examen neurologique d'un nouveau-né permet de donner son âge gestationnel.
À la naissance, le nouveau-né présente encore certains caractères d'immaturité le laissant très dépendant de ses besoins alimentaires et de sommeil. Il effectue des gestes non volontaires et on remarque une extrême dépendance entre succion et respiration.
Contrairement aux autres mammifères, dont les petits gambadent dans les prés juste après la naissance, votre bébé a encore besoin de mûrir son système nerveux pour coordonner ses mouvements, suivre votre regard, sourire… Tout cela viendra, mais lentement.

3• Les premiers soins médicaux après la naissance

Quelques secondes après la naissance, si votre bébé est bien vigoureux et se met rapidement à respirer, il ne nécessite pas de soins immédiats. Son cordon est clampé, puis coupé une ou deux minutes après la naissance pour que l'enfant puisse récupérer un peu du sang contenu dans le cordon. Cela est surtout important si l'enfant est prématuré. Chez l'enfant né à terme, l'intérêt du clampage tardif n'est pas démontré (voir encadré page 241).

L'examen clinique à la naissance

Le score d'Apgar

À sa naissance, votre bébé est « noté », évalué selon le score du Dr Virginia Apgar, à 1, 5 et 10 minutes de vie.
Ce score est basé sur cinq critères qui apprécient sa vitalité :
- la fréquence cardiaque ;
- la respiration (fréquence respiratoire) ;
- le tonus musculaire ;
- la coloration de sa peau ;
- la réactivité.

Chaque critère reçoit de 0 à 2 points et l'addition donne un score total révélateur de l'état de santé de l'enfant à la naissance et de son adaptation à la vie. Les premiers gestes et l'examen clinique seront donc orientés selon ce score.
Dans la majorité des cas, l'Apgar est entre 8 et 10 à la naissance, et passe rapidement à 10 : le bébé va bien ! Il peut recevoir les soins habituels, puis le premier examen clinique sera effectué par le pédiatre ou la sage-femme pour dépister des malformations éventuelles : le praticien apprécie son terme, examine sa vitalité, sa coloration, ausculte son cœur et ses poumons, vérifie la perméabilité de l'anus, de l'œsophage et des fosses nasales (choanes).

Le grasping

Les médecins testent les premiers réflexes de votre enfant, appelés « réflexes archaïques » parce qu'ils existent dans les premières semaines de vie et disparaissent ensuite.
Bébé ferme ses poings si fort autour des doigts de la sage-femme qu'il peut être soulevé.

Le réflexe de succion

On apprécie ce réflexe avec le petit doigt sur la bouche du bébé.

Les points cardinaux

De légères stimulations avec le doigt aux commissures labiales, aux quatre points cardinaux, font tourner la tête du bébé dans la direction stimulée.

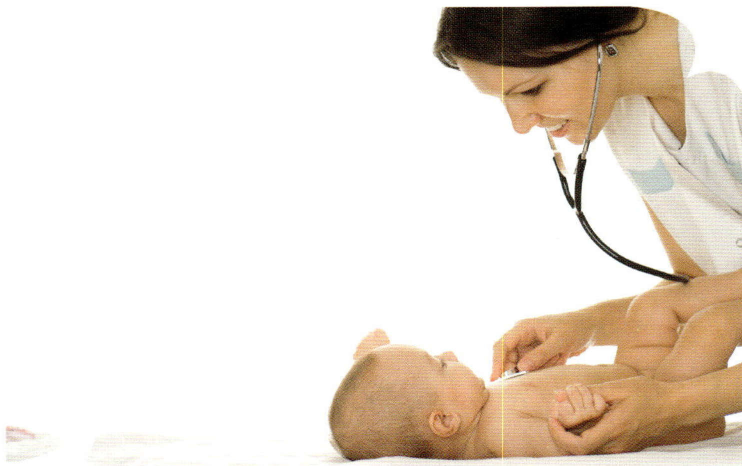

Le réflexe de Moro

Le bébé écarte rapidement les bras et ouvre ses mains après avoir été légèrement soulevé par les deux mains.

La marche automatique

Quand on soutient le nouveau-né sous les aisselles, le contact de ses pieds sur le matelas à langer déclenche un réflexe de marche.

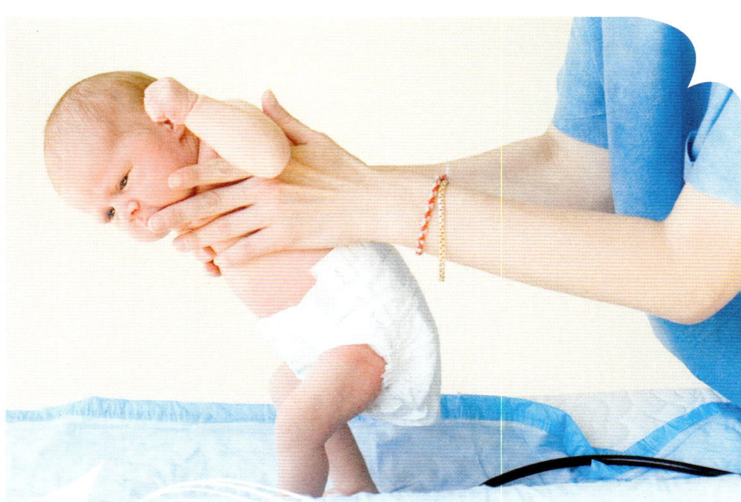

La prise des mensurations

Le poids, la taille et le périmètre crânien sont mesurés. Connaître ces mensurations sera important pour vous, mais également pour les soignants car si elles sont supérieures ou inférieures à celles attendues en fonction de son terme, votre bébé peut nécessiter une surveillance et une prise en charge adaptée.

Les premiers soins

On soigne ses yeux

Pour prévenir certaines infections oculaires ou conjonctivites, le nouveau-né peut recevoir, en cas de risque infectieux, un collyre ophtalmique contenant des antibiotiques. Selon le collyre utilisé, bébé aura les yeux gracieusement maquillés en orange ou marron !

On lui donne de la vitamine K

De la vitamine K orale est donnée pour prévenir la maladie hémorragique des nouveau-nés qui, sans cela, peut apparaître sous forme d'hémorragie digestive à la 48e heure de vie.

On aspire le liquide

L'aspiration du liquide amniotique dans la gorge du bébé n'est faite que si le bébé est gêné, pour respirer, par des bulles, de la mousse de liquide amniotique.

On le baigne

Selon la maternité où vous accouchez, votre bébé recevra son premier bain en salle de naissance, ou quelques heures plus tard, lors du passage en suite de couches, voire le lendemain.

Cas particulier d'une infection à streptocoque B

Au cours de la dernière consultation prénatale, on réalise un prélèvement vaginal à la recherche d'un germe particulier, appelé « streptocoque B ». Ce germe est présent dans les voies génitales de nombreuses femmes de façon totalement asymptomatique, c'est-à-dire qu'il ne se manifeste pas cliniquement : pas de fièvre, pas d'irritation ni de démangeaisons, pas de pertes suspectes… Mais il peut être responsable d'une infection néonatale chez l'enfant si celui-ci contracte le germe au cours de l'accouchement.

Cette infection peut être bénigne si elle est traitée précocement, mais gravissime si on la néglige. D'où l'existence de mesures préventives, comme un traitement antibiotique de pénicilline qui sera administré par voie intraveineuse pendant le travail, si ce germe a été détecté lors de la dernière consultation prénatale. Si vous êtes allergique à la pénicilline, un autre antibiotique sera choisi.

Tout enfant né par voie basse d'une mère porteuse de streptocoque B ne va pas développer une infection. Le germe peut être retrouvé dans l'estomac du nourrisson à l'analyse du prélèvement gastrique réalisé à la naissance, sans provoquer d'infection : on parle de simple « contage ». Une prise de sang effectuée chez bébé permettra de rechercher des marqueurs sanguins infectieux. Si ceux-ci sont positifs (avec parfois de la fièvre chez le nouveau-né), cela signifie qu'une infection est en cours chez l'enfant et qu'un traitement antibiotique doit être rapidement instauré. Après la naissance, le bébé sera particulièrement surveillé.

LES MENSURATIONS DE BÉBÉ

À 41 SA, le poids de naissance d'un nouveau-né, en France, se situe entre 2,6 kg et 4,3 kg, avec une moyenne de 3,4 kg. Sa taille varie de 46 à 54 cm avec une moyenne de 50 cm. Il va gagner 25 cm la première année. Le tour de tête, ou périmètre crânien, se situe entre 32 et 36 cm. Il augmentera de 12 cm en un an.

4• Les premiers contacts avec la mère

Le nouveau-né peut être posé sur le ventre de sa maman, où il sera surveillé. Il est ainsi tout au contact de sa maman, bien couvert d'une couverture tiède, mais avec la tête ainsi dégagée, il pourra découvrir sa famille sous l'œil attentif de la sage-femme. Les soins de routine seront effectués un peu plus tard.

Cependant, en fonction du contexte de l'accouchement ou des usages de la maternité, la sage-femme peut préférer déposer le nouveau-né d'abord sur une table chauffante. Le bébé est alors séché, examiné et les soins de routine lui sont dispensés avant d'être ramené auprès de sa maman.

Les premières tétées en cas d'allaitement

Peu de temps après leur naissance, les nouveau-nés commencent à chercher à téter. Si vous souhaitez allaiter votre enfant (voir le chapitre «Choisir d'allaiter»), il est souhaitable de favoriser une première mise au sein en salle de naissance. En effet, juste après la naissance, le nouveau-né est dans une phase d'éveil intense, propice aux apprentissages et cette première tétée précoce peut faciliter la bonne mise en route de votre allaitement. Si vous devez être séparée de votre nouveau-né juste après sa naissance, pas de panique, un autre moment de rencontre pourra être organisé ultérieurement, dans des conditions plus détendues. Si vous n'allaitez pas, vous pouvez cependant décider de donner une tétée de bienvenue à votre bébé en salle de naissance.

SI VOUS N'AVEZ PAS ENVIE D'ALLAITER OU QUE VOTRE ÉTAT DE SANTÉ NE LE PERMET PAS

La non-présentation de l'enfant au sein et l'absence de stimulation du mamelon suffisent à empêcher la sécrétion du lait dans 60 à 70 % des cas. Si les seins deviennent tendus et douloureux, des compresses froides peuvent être appliquées localement et du paracétamol peut vous être proposé. Le recours à l'acupuncture et à l'homéopathie, séparément ou conjointement, est une alternative et doit alors débuter le plus tôt possible. Si besoin, le médecin ou la sage-femme pourront vous prescrire un médicament destiné à couper la montée de lait (lisuride ou cabergoline). Le recours à la bromocriptine est déconseillé.

Les premiers contacts avec bébé né par césarienne

Si vous accouchez par césarienne, les soins et la surveillance de votre bébé seront *a priori* les mêmes. Par contre, selon l'organisation de votre maternité, votre bébé pourra rester auprès de vous durant les premières heures ou pas. Si ce n'est pas le cas, le père peut être alors sollicité pour prendre le relais et accueillir votre nouveau-né. Lorsque l'heure viendra pour votre bébé d'être nourri, et si vous souhaitez l'allaiter, il lui sera donné du lait à la seringue ou à la tasse afin d'éviter de trop perturber la mise en route de l'allaitement et de favoriser l'apprentissage de la succion au sein ultérieurement.

Dans certaines circonstances – une naissance prématurée, de la fièvre durant le travail, une malformation diagnostiquée durant la grossesse ou pour d'autres raisons –, il peut être nécessaire de surveiller et prendre en charge le bébé de façon spécifique juste après la naissance. Il est alors installé sur une table chauffante et examiné par la sage-femme ou le pédiatre. Il est possible qu'on enregistre sa fréquence cardiaque et sa respiration avec un capteur posé à la main ou au pied. Des prélèvements pour la recherche de microbes peuvent être faits. Des soins spécifiques débuteront peut-être : aide respiratoire, perfusion, bilan… En fonction de son évolution, il pourra rejoindre sa maman, ou il sera transféré dans une unité de néonatologie adaptée à la prise en charge des nouveau-nés où il vous sera possible d'aller le voir dès que vous pourrez marcher.

5• Le deuxième examen médical

Il est effectué par le pédiatre en suites de couches. Il permettra de compléter et de signer le premier certificat de santé, à établir dans les 8 jours suivant la naissance. Celui-ci est adressé par le médecin au médecin responsable de la PMI (service de protection maternelle et infantile) de votre département.
Si nécessaire, d'autres examens spécialisés seront pratiqués ou organisés durant le séjour en maternité.
Lors de l'examen en maternité, le pédiatre discutera avec vous des éventuels antécédents personnels et familiaux et du déroulement de votre grossesse. L'examen clinique du nouveau-né se passera en votre présence, vous donnant l'occasion de poser toutes les questions auxquelles vous pensez.

- L'examen commence par une observation de l'enfant : son tonus, sa respiration, sa coloration ; puis la palpation : taille du foie, souplesse de l'abdomen.
- L'auscultation recherche un souffle cardiaque, qui peut nécessiter ensuite une échographie pour rechercher une cardiopathie ; elle est complétée par la palpation des pouls fémoraux, au niveau de l'aine.
- En plus des réflexes archaïques déjà cités, le praticien vérifie soigneusement l'intégrité des clavicules, surtout s'il s'agit d'un gros bébé ou si le dégagement de bébé a été difficile lors de sa naissance.
- Il vérifie la taille de la fontanelle antérieure et recherche une éventuelle bosse sous la peau du crâne qui va régresser progressivement.
- Il note également la position des pieds : les malpositions des pieds ne sont pas rares, et souvent réductibles par des séances de kinésithérapie qui commencent à la maternité et que la mère peut poursuivre à la maison.
- Enfin, il testera la luxabilité des hanches par la manœuvre d'Ortolani : si les hanches luxées sont rares à la naissance, il est possible de retrouver une hanche luxable. Le traitement est le langeage avec une culotte d'abduction, cuisses écartées, avec un suivi échographique régulier. S'il le juge utile, le pédiatre organisera une consultation avec un orthopédiste pédiatre.
- Il observera également la peau de bébé. Des grains blancs, le milium, peuvent se voir sur le nez, ils vont régresser. Bébé peut aussi présenter des taches rouges sur la nuque, la racine du nez ou le front. L'angiome plan est parfaitement banal et ne nécessite aucun traitement : il va disparaître en un à deux ans.
- Les organes génitaux peuvent présenter un œdème : on pourra l'observer sur les grandes lèvres de la petite fille et surtout au niveau du scrotum du petit garçon, on parle dans ce cas d'une hydrocèle qui va diminuer en quelques jours.

Si vous sortez très tôt de la maternité (le jour ou le lendemain de l'accouchement), il est recommandé que votre bébé soit vu par le pédiatre avant la sortie. Un deuxième examen devra être fait entre le 6e et le 10e jour après la naissance, soit par votre pédiatre, soit par votre médecin de famille.

L'ictère du nouveau-né

L'ictère est une pathologie fréquente du nouveau-né. La peau prend une coloration jaune, plus ou moins marquée, et le blanc des yeux peut aussi être jaune. Il est d'autant plus fréquent que l'enfant est prématuré.
L'ictère simple, le plus fréquent, est dû à l'immaturité des cellules du foie qui ne parviennent pas à transformer la bilirubine, celle-ci s'accumulant et donnant la coloration jaune de la peau. Il apparaît au 2e jour et s'atténue jusqu'à disparaître avant le 10e jour.
Ce sont les soignants qui vont contrôler le taux de bilirubine grâce à un flash sur le front avec un bilirubinomètre permettant de détecter un taux suspect. Il sera contrôlé par un dosage de la bilirubine libre par une petite piqûre au talon du nourrisson.

QU'EST-CE QUE LE MÉCONIUM ?

Le méconium constitue les premières selles de bébé durant ses trois premiers jours : matière épaisse, vert foncé et visqueuse, sans odeur particulière. Il est constitué des débris accumulés dans l'intestin de bébé pendant sa vie intra-utérine. Il sera remplacé progressivement par des selles, souvent plus liquides en cas d'allaitement maternel.
L'émission du premier méconium et des premières urines dans les 24 premières heures sera notée par les soignantes, c'est le signe du bon fonctionnement de l'appareil urinaire et digestif du nouveau-né.

LA COURBE DE POIDS DE BÉBÉ EN MATERNITÉ

Le nouveau-né peut perdre environ 10 % de son poids de naissance dans les 2 à 5 premiers jours. Cela peut représenter 320 g pour un bébé de 3,2 kg, mais aussi 430 g pour un poids de naissance de 4,3 kg !
La courbe ne doit pas être interprétée isolément, mais en fonction du comportement général de l'enfant, notamment alimentaire, et de son allure globale. Un ictère, par exemple, peut fatiguer bébé et ralentir sa reprise de poids.

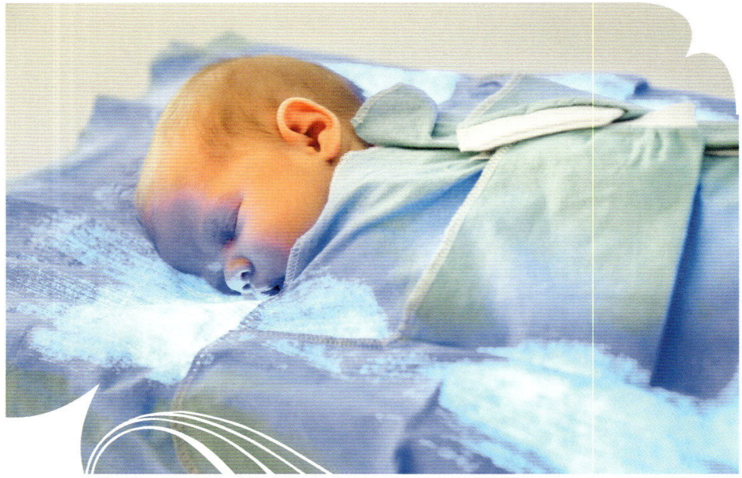

Si c'est nécessaire, le pédiatre prescrira des séances de photothérapie à votre bébé. Ces séances permettent d'exposer bébé à une lumière bleue qui aide à la dégradation de la bilirubine. Bébé est nu, juste vêtu de sa couche et ses yeux sont protégés de la lumière intense. Il faut éviter que le taux de bilirubine dans le sang n'atteigne un seuil critique qui peut être délétère pour les noyaux gris centraux du cerveau, c'est pourquoi on suivra l'évolution de la courbe par des dosages sanguins.
L'ictère au lait maternel apparaît au 5e jour de bébé, il est bénin et lié à la présence dans le lait d'une substance qui empêche la conjugaison de la bilirubine libre. Il peut être nécessaire de chauffer le lait de la mère à 60 °C pendant 48 heures.
Plus rarement, l'ictère est précoce (dans les 24 premières heures), ou dû à la bilirubine conjuguée : on recherchera son origine, on vérifiera qu'une anémie n'est pas associée, le traitement sera alors fonction de la cause. Ces ictères sont les plus graves et nécessitent une prise en charge adaptée.

Les tests et bilans du nouveau-né

Dans ses premiers jours de vie, bébé va subir différents examens et bilans (en plus de l'examen clinique du pédiatre), qui peuvent être systématiques ou orientés par les circonstances de la grossesse ou de la naissance.

Le Rhésus

Si le Rhésus sanguin de la mère est négatif, le groupe et le Rhésus de bébé seront recherchés pour que vous puissiez bénéficier si nécessaire d'une prévention de l'iso-immunisation Rhésus si le bébé est Rhésus positif.

La vérification des taux de sucre

On surveillera le taux de sucre dans le sang des bébés d'un poids de naissance supérieur à 4 kg ou de petit poids, car ils ont souvent des troubles de régulation de la glycémie. L'examen est simple et peu douloureux. L'infirmière ou la sage-femme prélève une goutte de sang au talon, la dépose sur une bandelette et l'analyse est immédiate. Si le bébé a un taux de sucre dans le sang trop bas, il recevra un peu de sucre (dextrine maltose), en accord avec les prescriptions du pédiatre.

Le dépistage de maladies infectieuses

S'il y a eu une suspicion de maladie infectieuse (par exemple, la toxoplasmose) pendant la grossesse, des prélèvements sur le sang du cordon ombilical sont effectués à la naissance.
En cas de rupture prolongée de la poche des eaux avant l'accouchement, ou si la maman a eu de la fièvre, un bilan infectieux complet (prélèvement sanguin, prélèvements bactériologiques du liquide gastrique par aspiration à la naissance, écouvillons au niveau des oreilles et de l'anus) sera réalisé à la naissance chez le nouveau-né, et renouvelé si nécessaire.

Les tests de dépistage néonataux

Le test de Guthrie

vidéo aufeminin

De manière systématique, chez tous les nouveau-nés, on réalise des tests de dépistage au 2e jour de vie : 7 à 9 gouttes de sang sont prélevées et déposées sur un buvard (ou extraites d'une prise de sang réalisée dans un autre cadre). Celui-ci est envoyé dans un des laboratoires autorisés et contrôlés par le ministère de la Santé pour réaliser ces dosages. Ces tests permettent de dépister six maladies métaboliques ou endocriniennes qui peuvent avoir des conséquences redoutables si elles ne sont pas prises en charge correctement dès le plus jeune âge :

- la phénylcétonurie (test de Guthrie) touche 1 naissance sur 15 000. Elle est liée à l'absence d'une enzyme qui ne permet pas de transformer la phénylalanine, un acide aminé essentiel, qui provoque des dégâts cérébraux si elle se trouve en quantité trop importante. Le régime pauvre en phénylalanine, mis en place précocement, permet un bon développement et une croissance normale des enfants atteints;
- l'hypothyroïdie congénitale touche 1 naissance sur 4 000. Le manque de production d'hormone thyroïdienne peut entraîner un retard mental qui peut être traité par la prise d'un traitement de substitution : la thyroxine ou lévothyroxine, par voie orale et tout le long de la vie;
- l'hyperplasie congénitale des surrénales touche 1 naissance sur 12 000. L'enfant ne synthétise pas le cortisol, ce qui entraîne des pertes de sel et une virilisation des filles. Le traitement consiste à donner des corticoïdes à l'enfant, lui assurant un développement harmonieux;
- la drépanocytose touche une population ciblée (originaire d'Afrique subsaharienne, des Antilles, d'Inde, du Moyen-Orient et du bassin méditerranéen) à raison de 1 naissance pour 4 000. Ce problème lié à l'hémoglobine peut avoir de lourdes conséquences si la pathologie n'est pas prise en charge rapidement. Son dépistage en France (systématique dans les DOM mais ciblé en métropole pour les familles originaires des autres régions citées) permet de mettre en place une surveillance des enfants qui, ayant hérité de leurs deux parents du gène (homozygotes), sont porteurs de la maladie. Ceux qui ne sont porteurs que d'un seul gène (hétérozygotes) ne seront pas malades mais pourront à leur tour transmettre ce gène pathogène ;
- la mucoviscidose touche 1 naissance sur 4 000 et devra être confirmée par un test génétique. Cette maladie a de multiples conséquences, dont l'insuffisance pulmonaire, mais sa détection permet une prise en charge précoce et adaptée qui améliore considérablement la qualité de vie des patients. Son dépistage est inutile chez les personnes originaires d'Afrique subsaharienne ;
- le déficit en Acetyl-CoA déshydrogénase des acides gras à chaîne moyenne (MCAD) touche en Europe environ 1 naissance sur 8 000. Cette maladie métabolique héréditaire rare se caractérise par une incapacité de l'organisme à assimiler les graisses. Un traitement simple consistant à augmenter l'apport en hydrates de carbone (pâtes, pommes de terre) réduit la mortalité à des niveaux quasiment nuls.

Lors de la réalisation des tests, vous recevrez une information détaillée. Les résultats des tests ne vous sont pas envoyés individuellement. Seul un résultat positif sera retourné au médecin qui vous contactera pour un test diagnostic de confirmation. Dans la majorité des cas, le test est négatif et vous n'en entendrez pas parler.

Le dépistage des troubles de l'audition

Près de 1 enfant sur 1 000 naît avec une audition suffisamment diminuée pour risquer de perturber son développement, surtout au niveau de l'acquisition du langage.

Depuis la loi de novembre 2011, le dépistage néonatal des troubles de l'audition est proposé dans toutes les maternités. Chez le nouveau-né, on réalise des oto-émissions acoustiques provoquées (OEAP) ou des potentiels évoqués auditifs (PEA). C'est la puéricultrice qui réalise les OEAP en quelques minutes. Une petite sonde est placée à l'entrée de l'oreille du bébé, quand il dort ou somnole. Le test est complètement indolore. La sonde est reliée à un boîtier qui donne le résultat sous forme binaire :

- «pass» : l'oreille a un fonctionnement normal, bébé n'a pas besoin de test complémentaire pour le moment;
- «refer» ne signifie pas qu'il existe une surdité avec certitude, mais que l'examen ne peut pas conclure sur la normalité de l'audition. Il se peut qu'il y ait encore un peu de liquide amniotique ou de débris de peau (très fréquent dans les premiers jours) au fond de l'oreille, ou tout simplement que bébé n'était pas assez calme. Si le test n'est pas normal, il devra être refait chez un médecin spécialisé en ORL, voire complété par des PEA.

Comment allez-vous vivre l'accouchement ?

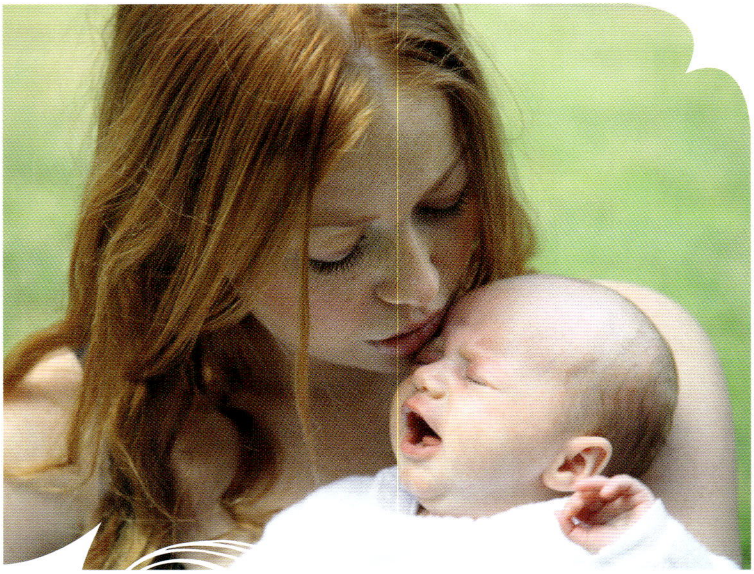

« LA SAGE-FEMME A PRIS RENDEZ-VOUS POUR MOI AUPRÈS D'UN PSYCHOLOGUE »

EMMANUELLE, 27 ANS

C'est au cours d'une visite auprès de la sage-femme que celle-ci m'a proposé un rendez-vous avec le psychologue. Alors qu'elle me posait des questions générales sur ma famille, elle s'est rendue compte à quel point j'avais été marquée par l'accouchement de ma sœur aînée parce que l'enfant qu'elle attendait était mort-né. Cet accident était pour moi une source d'angoisse très importante, et je ne me rendais pas compte que je mêlais inconsciemment l'événement à celui qu'avait vécu ma grand-mère, dont l'un des enfants était né handicapé. Mes visites auprès du psychologue m'ont permis d'appréhender la naissance de mon fils avec beaucoup plus de sérénité.

Les modifications corporelles des deux premiers trimestres de la grossesse sont à l'origine d'une maturation permettant à la future maman de lier l'enfant qui grandit en elle aux événements ayant forgé son histoire personnelle et familiale.

Cette anticipation de la réalité à venir est un processus unique pour chaque femme et pour chaque grossesse. De sa qualité dépendra la manière dont ces événements pourront être vécus par chacune, puis intégrés ultérieurement. Dans ce sens, une anticipation entravée, insuffisante ou déformée, laisserait la future mère démunie et en décalage face à l'intensité de l'expérience de la naissance. Cette anticipation fournit également la toile de fond sur laquelle s'écrira l'histoire commune avec l'enfant réel.

Aussi, l'accouchement, surtout le premier, suscite l'imaginaire des femmes enceintes avec une intensité que le raisonnement ne peut pas toujours nuancer. La crainte de la souffrance, mais surtout de la mort, de la mère ou de l'enfant, peut être intense. Cet imaginaire recèle une grande part de mystère et d'étrangeté hérités des récits familiaux d'accouchements, parfois inquiétants, et des expériences traumatiques concernant la transmission de la vie et les liens entre les parents et les enfants.

L'incertitude et l'inquiétude peuvent donc accompagner le moment de l'accouchement, ce qui ne signifie pas que la future maman sera forcément anxieuse ! Les professionnels de la naissance (sages-femmes, obstétriciens, pédiatres, puéricultrices, anesthésistes) intègrent à leur travail quotidien la dimension psychologique de la transmission de la vie. Ils sont en mesure d'accompagner les inquiétudes des femmes qui accouchent. Les séances de préparation à la naissance prennent tout leur sens dans cet effort de rendre l'accouchement plus sûr et moins stressant.

1 • La dimension psychologique de l'accouchement

La naissance est l'un des moments les plus intenses dans la vie d'une femme. Que le travail d'accouchement soit passé inaperçu ou qu'il se soit prolongé, qu'il surprenne ou qu'il soit provoqué, le récit des femmes à propos de ce qu'elles ont éprouvé est complexe, alliant souvent la perception d'une douleur physique intense, d'une perte des limites corporelles et d'une transformation incroyable de leur corps.

L'expérience de l'accouchement

Le sentiment de perte de contrôle, de son corps et du cours des événements, peut être pénible, mettant parfois la future maman dans une position de petite fille face à l'équipe soignante. Des angoisses de mort, pour soi ou le bébé, peuvent apparaître en réponse à des perceptions corporelles de nature et d'intensité inédites. Dans ce sens, la survenue d'événements imprévus (anomalies du rythme cardiaque fœtal, utilisation de forceps, révision utérine, hémorragie de la délivrance, césarienne d'urgence) vient éprouver davantage la future maman, déjà inquiète.

Peuvent apparaître également des sentiments d'hostilité à l'égard du conjoint, de l'équipe soignante ou du bébé. Une grande impression de désarroi et le besoin de trouver une aide peuvent être ressentis. Dans ce cas, il est important de bien comprendre et entourer la future maman.

Hors des images d'Épinal

Tous ces éléments du vécu normal de l'enfantement vont à l'encontre de l'image idéalisée et artificielle d'une femme traversant l'accouchement, triomphante et uniquement animée de bons sentiments maternels ! Ce contraste peut entraîner un sentiment de culpabilité pour certaines femmes qui peuvent se sentir déjà « mauvaises mères ». Pourtant, toutes ces sensations contradictoires sont normales ! Elles ne deviennent pathologiques que lorsqu'elles sont très douloureuses, ou prolongées.

L'accueil et la qualité de l'accompagnement par les soignants en salle de naissance va atténuer l'impact de ces bouleversements de la naissance.

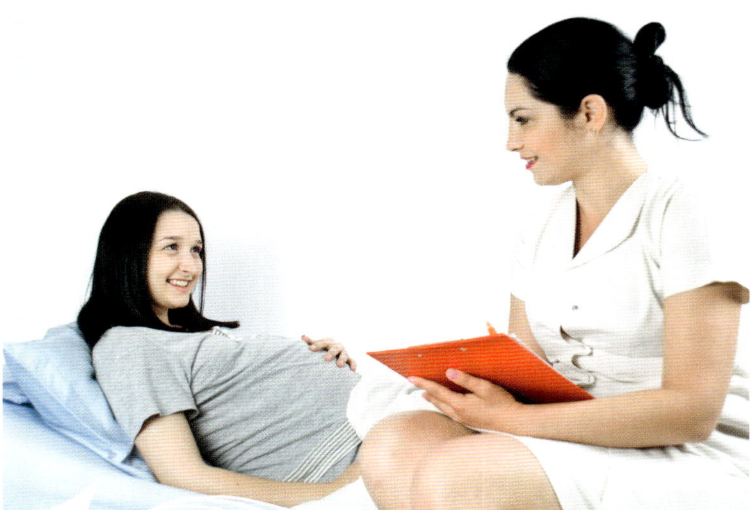

« PRENDRE CONSCIENCE DE SA PATERNITÉ »

AUGUST 49, FORUM aufeminin

J'ai pris conscience que je devenais père, juste après l'accouchement. Le jour de la naissance a été merveilleux. J'ai assisté à tout l'accouchement, j'ai coupé le cordon ombilical. Et après tout ça, j'étais épuisé, crevé. Je me souviens être sorti de la maternité et être allé dans un café. Je suis resté là, à ne rien dire, à regarder le spectacle de la vie autour de moi. Je prenais conscience que je devenais père, avec un grand P. Même si j'avais suivi un cours de préparation à l'accouchement avec ma femme, c'est ce jour-là, en très peu de temps, que j'en ai vraiment pris conscience. Et j'étais heureux.

« UNE VAGUE D'ÉMOTIONS DANS LA SALLE D'ACCOUCHEMENT »

MONANGE199, FORUM aufeminin

L'accouchement a été bien sûr un moment particulièrement fort, peut-être le plus important de ma vie. Après la longue période de travail, quand le bébé est enfin sorti, on a posé ma réussite, ma merveille, mon bel amour contre moi. J'étais en larmes, mon mari a aussi un peu pleuré. La sage-femme et l'interne sont restés silencieux un petit moment et se sont écartés, puis une vague d'émotion a envahi la salle d'accouchement.

2• La première rencontre avec l'enfant

« JE VAIS ÊTRE SINCÈRE... »

PIERRE2562, FORUM aufeminin

Je suis un jeune homme qui vient d'être papa. Je voudrais vous faire part de mon expérience et de mon sentiment… Seront-ils partagés ? Je n'ai pas voulu être présent dans la salle d'accouchement quand ma chérie a accouché. Ma première crainte fut de la voir en « situation » peu confortable, pas à son avantage… Et, soyons francs, au bout du compte, avec un risque de voir ses organes génitaux abîmés. Vous allez me dire que je suis un vrai macho, comme on n'en fait plus. Mais je me demandais si, après, nos rapports sexuels allaient vraiment être les mêmes… Aurai-je toujours envie d'elle de la même façon après avoir partagé cette expérience-là avec elle ? J'ai voulu en quelque sorte préserver notre intimité. Je lui en avais bien sûr parlé avant. Elle était d'accord avec moi… Par gentillesse ou par sincérité. Par sincérité, je pense !

Des réactions contrastées

Il peut exister un très grand contraste entre ce que l'entourage vous dit, ou ce qu'on lit dans certains magazines « c'est un moment fabuleux », « quel bonheur », et ce que vous ressentez au fond de vous. La réalité est tout autre, et elle est bien plus profonde ! En salle de naissance, certaines mères peuvent se sentir envahies par un premier sentiment d'épuisement, d'étrangeté, de distance, d'indisponibilité, voire d'hostilité à l'égard du nouveau-né. Ces sentiments « inavouables » suscitent parfois une grande culpabilité, avec quelquefois un certain effroi produit par la vision de ce petit être étrange, couvert de vernix, distant de l'image de l'enfant idéalisé de la grossesse.

Certaines mamans ont parfois envie de se replier sur elles-mêmes et de se reposer. Il n'y a pas de gêne à avoir, un temps d'adaptation est nécessaire entre une mère et son enfant ! Ce mouvement d'adaptation est d'ailleurs sain et parfois nécessaire.

Encore une fois, tous ces sentiments contradictoires sont normaux et naturels. Il faut, avec votre compagnon, vous adapter à cette nouvelle vie, à ce bébé qui vient s'installer dans votre histoire. Tout se passe la plupart du temps très bien, entouré que vous êtes par le père de l'enfant, votre famille, vos amis, les soignants. Si vous avez du mal à surmonter tous ces événements, si c'est une souffrance, n'hésitez pas à en parler, les soignants sont là pour vous aider.

La présence du père dans la salle d'accouchement

Encouragée, la présence du père est rassurante pour la future maman.

Il est un interlocuteur privilégié pour l'équipe, car après vous, c'est la personne qui vous connaît le mieux, il est la « personne de confiance », il participe à la prise de décisions relative à votre santé et à celle de votre enfant.

Certains pères sont réticents, ils ont peur de se trouver mal. En effet, l'accouchement est un moment de vérité pour le père, qui éprouve très intensément la double exigence de veiller sur la mère et de veiller sur l'enfant face à l'enjeu vital de la naissance. Témoigner de la souffrance de l'enfantement peut être vécu de manière très variable par l'homme, allant du regard admiratif envers sa compagne jusqu'à des angoisses de mort.

Il est important d'expliquer que même si la maternité est un service hospitalier, la grossesse n'est pas une maladie, et que l'accouchement reste un acte naturel.

L'implication du papa peut se traduire par sa présence physique – ce qui est déjà énorme –, et son soutien psychologique ou une participation plus active : il vous rafraîchit le visage avec un brumisateur, vous donne un peu d'eau à boire, vous tient la main, soutient la tête quand vous poussez et vous encourage de la voix et du geste.

Il est essentiel de ne pas le cantonner au rôle parfois frustrant de spectateur. Certaines techniques de préparation à la naissance le rendent acteur essentiel : digipuncture, massages, haptonomie, postures…

Bien évidemment, rien n'est obligatoire et c'est au couple de décider. Certaines mamans n'ont pas envie que leur compagnon soit là, car elles trouvent que l'expulsion n'est pas très esthétique… Les soignants proposent, et le papa et la maman doivent se sentir libres de faire comme ils le sentent.

Si l'accouchement se passe moins bien que prévu, les soignants peuvent demander au père de sortir, car en situation d'urgence, la sécurité de la maman prime : en effet, toute l'équipe sera mobilisée autour de la mère et de son bébé et n'aura pas le temps de s'occuper du père s'il se sent mal. En cas de césarienne, certaines équipes acceptent le père en salle d'opération, d'autres non.

Votre séjour à la maternité

Après la naissance, vous restez environ 2 heures en salle d'accouchement avec votre enfant, puis vous rejoindrez votre chambre : c'est la période des suites de couches qui commence. Selon votre maternité, le personnel qui va prendre en charge votre séjour et votre bébé peut varier, mais vous y retrouverez :

- la sage-femme qui suit votre évolution et celle de votre enfant, votre allaitement et qui vous donnera les conseils de sortie et de contraception ;
- la puéricultrice qui est une infirmière spécialisée, responsable de la santé de votre bébé. Elle effectue les prélèvements nécessaires, donne les traitements prescrits et vous conseillera aussi pour l'allaitement ;
- l'auxiliaire de puériculture qui s'occupe des soins d'hygiène de bébé. Elle effectuera avec vous les changes, les bains, et suit la courbe de poids.

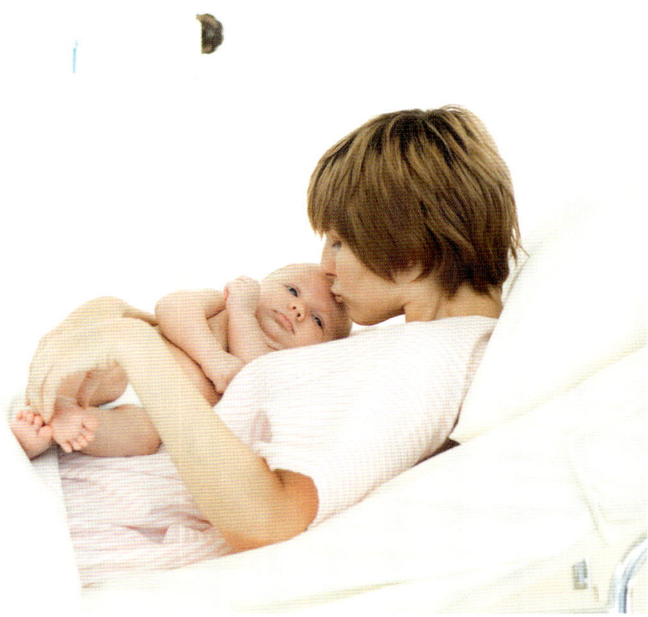

Le pédiatre sera votre interlocuteur tout au long de votre séjour. Il procède à l'examen médical de bébé, à son arrivée, il signe le premier examen de santé et prescrira les traitements éventuels. Vous aurez aussi la visite quotidienne de l'obstétricien.
Le séjour en suites de couches varie d'une maternité à l'autre, il peut même être très court si vous le souhaitez (24 heures) : des maternités organisent un retour précoce à domicile avec un suivi par une sage-femme libérale (c'est, le plus souvent, celle qui vous a suivie en prénatal ou avec laquelle vous avez suivi la préparation à l'accouchement) ou une sage-femme en HAD (hospitalisation à domicile). C'est une période importante, qui marque vos premiers pas de maman, une période de découverte mutuelle entre vous et votre enfant, mais aussi un temps parfois difficile : vous êtes fatiguée et très sollicitée et vous devez vous adapter au rythme de votre enfant. Chaque nouveau-né est différent, et le développement commencé dans votre ventre va maintenant se poursuivre dans vos bras.

1 • Les premiers jours avec votre bébé

Vous êtes son premier repère

Bébé voit encore flou, régler sa vision (par l'accommodation fine) va lui prendre plusieurs mois, mais il distingue votre visage dès la naissance, surtout à une distance de 25 à 30 cm.
Son odorat est très développé : il reconnaît votre odeur, celle de votre peau et de votre lait.
Le sens le plus développé est le toucher : bébé est très sensible aux caresses et aux massages. Vous le constatez en stimulant la zone située autour de sa bouche : cela provoque des mouvements de succion.
Il entend, même s'il ne distingue pas tous les sons dès sa naissance. Il est capable de distinguer des sons déjà connus : votre voix bien sûr, mais aussi celle de son père.
À la naissance, bébé ne régule pas bien sa température, il faut donc être vigilante à bien le couvrir, mais pas trop, selon sa température, qui sera vérifiée régulièrement les premières heures, puis chaque jour.
Les premiers jours de bébé sont une suite d'adaptations à un nouveau monde. Après l'épreuve physique de sa naissance, il doit apprendre à vivre par lui-même : respirer, maintenir sa température, s'alimenter et digérer, communiquer avec vous et votre entourage ! C'est un vaste programme pour un être tout neuf ! Vous êtes son principal repère, il est rassuré par votre présence, votre odeur, le son de votre voix. Son principal moyen d'expression passe par les pleurs, dès qu'il est mal à l'aise ou qu'il a faim. Parfois, il va aussi pleurer sans raison particulière, exprimant un moment de tension, il semble alors inconsolable : patience, avec le temps, vous arriverez à décoder ses messages.

Il dort beaucoup

Le nouveau-né dort beaucoup, en moyenne 16 heures sur 24, par cycles de trois à cinq heures. Il y a bien sûr des variations individuelles : des gros et des petits dormeurs, sans que cela puisse présager de l'avenir ! Le bébé ne connaît pas le rythme jour/nuit, ses éveils sont principalement dictés par la faim, mais pas seulement. La majorité des maternités adaptent leur rythme de travail sur celui des enfants, évitant, dans la mesure du possible, de les réveiller pour un soin.

Les soins quotidiens du bébé

Le bain

Le bain est important pour bébé et pour vous, c'est un moment d'échange et de plaisir, ainsi qu'une étape importante dans l'hygiène quotidienne. Le papa est convié à y participer quand il est disponible.
Il a lieu dans votre chambre, avec l'auxiliaire de puériculture, ou dans une nurserie centrale : c'est alors aussi l'occasion de rencontrer d'autres jeunes mères et d'échanger avec elles.
L'auxiliaire vérifie d'abord que l'ensemble du matériel nécessaire est à portée de main. Si c'est votre premier enfant, elle fera le bain le premier jour devant vous, puis vous pourrez vous en charger, avec son aide. La gestuelle est importante : bébé doit reposer sur votre bras (gauche si vous êtes droitière), avec la nuque bien maintenue, et il doit se sentir en sécurité. Vous serez peut-être maladroite au début, mais vous allez gagner en assurance au fil du temps : toutes les jeunes mères sont passées par cette étape !

Les soins du cordon

Le cordon ombilical va sécher et tomber vers le 15e jour (ce n'est pas douloureux pour votre bébé). Pour l'y aider, il faut, lors de la toilette ou lors du change s'il a été mouillé, le nettoyer doucement avec une compresse et un désinfectant, puis tamponner de l'éosine à la base du cordon pour qu'il sèche plus vite. L'auxiliaire de puériculture enlèvera le clamp de Barr posé en salle d'accouchement dès le 2e jour. Le cordon peut être protégé des frottements avec la couche ou les vêtements par une compresse, ou laissé à l'air libre, pour qu'il sèche plus vite. C'est un soin qui fait souvent peur aux mamans, mais il faut savoir que ce reliquat du cordon ombilical ne contient pas de nerf, mais trois vaisseaux (deux artères et une veine) enveloppés dans la gelée de Wharton. Toucher le cordon ne fait pas de mal à l'enfant, et il n'y a pas de risque de saignement ou d'infection, si on respecte bien les règles d'hygiène de base.
Si le cordon n'est pas tombé vers le 15e jour, continuez les soins tels qu'ils vous ont été montrés dans votre maternité. Le cordon tombera plus tard. Après sa chute, il est recommandé de poursuivre encore quelques jours les soins afin de finir la cicatrisation. Si vous remarquez une rougeur autour du nombril de votre bébé, ou un écoulement, consultez votre sage-femme, un médecin ou un soignant dans un centre de PMI, afin de vérifier s'il n'y a pas une infection. Si un saignement se produit lors de la chute, il faut également consulter pour s'assurer que votre enfant a une coagulation correcte.
Si votre bébé a une bosse sur le crâne, à la suite de l'accouchement ou de l'utilisation de la ventouse, ne vous inquiétez pas. Son cerveau est bien protégé par les os du crâne. La bosse disparaîtra mais cela peut prendre un ou deux mois.

2• Le suivi de la maman à la maternité

Votre corps s'est beaucoup modifié pendant la grossesse et lors de l'accouchement, sous l'influence de vos hormones, de la grossesse et de la naissance de bébé. Environ six semaines vont être nécessaires pour retrouver votre physique… ou presque.
Si vous n'avez pas souhaité allaiter votre enfant, un traitement pour prévenir la montée laiteuse vous sera administré. En cas d'allaitement maternel, la mise au sein est précoce, dès l'accouchement. La montée laiteuse interviendra dans les jours qui suivent. L'équipe qui vous a prise en charge vous aidera pour la mise en route de votre allaitement.
Durant les premiers jours après l'accouchement, la sage-femme surveillera plus étroitement votre température : une élévation peut être le témoin d'une infection au niveau de l'utérus (endométrite) ou d'une infection urinaire.
L'examen clinique quotidien comportera, en plus de la prise des constantes (tension artérielle, pouls), les points suivants :

- les seins : montée de lait et état des mamelons, surtout si vous allaitez ;
- l'utérus : de la taille d'un pamplemousse bien dur, on le sent à mi-distance entre l'ombilic et le pubis, et il doit régresser régulièrement en restant bien ferme, sous l'influence des contractions appelées « tranchées ». Celles-ci sont en général indolores, mais elles sont plus douloureusement ressenties après plusieurs grossesses, vous pouvez avoir recours à des antalgiques si vous en avez besoin ;
- le périnée et sa cicatrisation, en cas de déchirure ou d'épisiotomie. C'est une région particulièrement sensible après l'accouchement, qui peut être le siège d'un œdème. Les fils sont parfois douloureux, mais cette gêne va diminuer avec le dégonflement des tissus et la cicatrisation. Les fils sont en général

UNE BOUÉE DANS VOTRE VALISE

En cas d'épisiotomie, glissez dans votre valise une bouée d'enfant sur laquelle vous pourrez vous asseoir sans avoir à souffrir. Il est parfois difficile de trouver une bouée en plein hiver… Afin d'éviter au papa de faire le tour de la ville, prévoyez-la, elle pourra vous être utile ! En cas d'oubli, on peut trouver des bouées chez les marchands d'articles médicaux.

résorbables spontanément, mais il peut arriver que l'un d'eux soit trop serré et doive être ôté avant votre départ de la maternité ; il est nécessaire de faire des toilettes plusieurs fois par jour, sous la douche avec un savon doux, et de maintenir la cicatrice au propre et au sec. Il faudra également la sécher au sèche-cheveux. Les saignements (lochies) vont aller en diminuant dans la première semaine, en quantité et en aspect, devenant de moins en moins sanglants. Ils ne doivent pas dégager d'odeur particulière : le contraire peut être un signe d'endométrite (surtout s'il y a un peu de fièvre) ;
- les jambes, particulièrement les mollets, à la recherche de signes de phlébite. En cas de césarienne, un traitement par anticoagulant peut être prescrit durant quelques jours ;
- la coloration de la face interne de la paupière (conjonctive), dont la pâleur est témoin d'une anémie ;
- en cas de césarienne, l'état de la cicatrice et votre capacité à vite retrouver une mobilité autonome.

Selon les cas et les circonstances de l'accouchement, un bilan sanguin et/ou urinaire peut vous être prescrit, à la recherche de signes d'infection ou d'une anémie.

Si vous êtes séronégative pour la rubéole (donc non immunisée), on vous proposera de vous vacciner. Il en est de même pour la varicelle.

Si vous êtes de Rhésus sanguin négatif et que votre bébé se révèle de Rhésus positif, vous recevrez des immunoglobulines par voie intraveineuse dans les 48 heures. Elles sont destinées à empêcher votre immunisation contre le facteur Rhésus, qui pourrait se révéler lors d'une grossesse suivante, et mettre ainsi en danger votre prochain bébé.

Entre fatigue, joies et inquiétudes

La période des suites de couches est un espace de transition fondamental, et parsemé de grandes joies, mais aussi d'inquiétudes.

Vous avez pu connaître une fin de grossesse sereine, ou au contraire angoissée et fatigante à cause des insomnies fréquentes.

L'accouchement est une épreuve physique pour le corps, et même si la péridurale atténue les sensations douloureuses, le travail musculaire est néanmoins intense. Vous allez ressentir une réelle fatigue – très normale – dans les premiers jours.

La découverte de bébé, à la fois très dépendant de vous mais aussi étranger, est une période d'intense activité psychique. Chaque mère s'est demandé, au moins une fois, si elle parviendrait à être à la hauteur…

Le maître mot de votre séjour en suites de couches doit être le repos, afin d'être disponible pour votre enfant. Mais il est parfois compliqué de se reposer dans une maternité où le personnel entre régulièrement dans votre chambre pour des motifs variés, mais toujours légitimes ; ou encore, si vous ne pouvez pas bénéficier d'une chambre individuelle. Il faut essayer de suivre le rythme de bébé et de vous reposer quand il dort. Vous pouvez demander à votre compagnon de limiter les visites quand vous êtes fatiguée. De même, il existe fréquemment dans les services une affichette à poser sur la porte de votre chambre indiquant que vous souhaitez vous reposer, afin de limiter les intrusions.

Le baby blues

Les bouleversements hormonaux liés à la fin de la grossesse et au début de l'allaitement sont également des causes de fatigue et du baby blues des premiers jours. Vous vous sentez en décalage par rapport à votre entourage : tout le monde est gai et vous félicite, mais vous vous sentez vide et inquiète, vous avez brusquement envie de pleurer, vous êtes mélancolique et vous vous réveillez déjà fatiguée… Ces signes ressemblent à ceux de la dépression, mais dans un baby blues normal, ils sont transitoires et doivent s'atténuer dans les deux semaines. Dans le cas contraire il ne faut pas hésiter à consulter. Ces signes peuvent être partiellement présents, voire absents : chaque mère et chaque grossesse sont différentes !

Vais-je garder bébé près de moi la nuit ?

Les organisations peuvent être différentes d'une maternité à l'autre. Après une césarienne, il est fréquent de confier l'enfant au personnel de nuit, mais après un accouchement normal, surtout si vous souhaitez allaiter, il peut être préférable de commencer dès les premières nuits à garder bébé près de vous. Bien sûr, si vous vous sentez très fatiguée, vous demanderez l'aide des soignantes, sans culpabiliser : bébé sera bien pris en charge et retrouvera une maman reposée dès le lendemain…

La visite de sortie

Parfois précédée d'une réunion avec l'ensemble des mamans, elle est le moment de récapituler vos questions et d'exprimer vos doutes. Après l'examen clinique, vous recevrez vos ordonnances éventuelles (fer, antalgiques, traitement débuté en maternité), ainsi que celle pour votre bébé (vitamine D, éosine pour le cordon…). Vous serez conseillée pour votre contraception, ainsi que pour la rééducation périnéale.

3• Les démarches administratives

Déclarer le bébé

La déclaration de naissance est obligatoire pour tout enfant. Elle doit être effectuée dans les trois jours qui suivent la naissance dans la mairie du lieu d'accouchement.

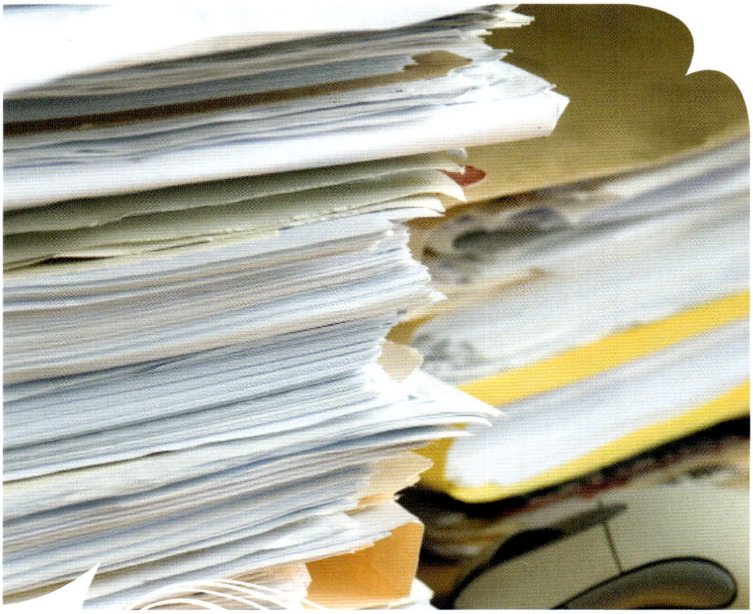

La naissance est déclarée par le père ou, à défaut, par toute personne ayant assisté à l'accouchement. L'acte de naissance est immédiatement rédigé par un officier d'état civil sur présentation des éléments suivants :

- le certificat d'accouchement établi par le médecin ou la sage-femme ;
- la déclaration de choix de nom(s) ;
- l'acte de reconnaissance si elle a été faite avant la naissance ;
- le livret de famille pour y inscrire l'enfant, si le(s) parent(s) en possède(nt) déjà un.

Cette formalité administrative est gratuite. Dans certaines maternités, un relais-mairie vous permet d'éviter le déplacement.

Le choix du nom de famille

Depuis 2005, les règles d'attribution du nom de famille permettent aux parents, lorsque la filiation est établie à l'égard de chacun d'entre eux à la date de la déclaration de naissance, de choisir quel(s) nom(s) porteront leurs enfants.

Ils peuvent porter le nom du père, le nom de la mère, leurs deux noms accolés dans un ordre choisi par eux et dans la limite d'un seul nom de famille pour chacun.

Le choix ne peut être fait qu'une fois et est irrévocable. C'est le nom que portera le premier enfant qui déterminera le nom porté par les autres enfants communs du couple.

En cas de désaccord entre les parents, l'enfant prendra le nom du père. En l'absence de choix, les premiers nés porteront le nom du père, en cas de filiation légitime établie à l'égard des deux parents.

En cas de filiation naturelle, ils porteront le nom du premier des deux parents qui les aura reconnus ou, en cas de reconnaissance simultanée, le nom du père. Le choix du nom de famille s'effectue par une déclaration conjointe au moment de la déclaration de naissance du premier enfant, par écrit, et transmise à l'officier d'état civil du lieu de naissance. Ces mesures ne sont applicables qu'aux enfants nés après le 1er janvier 2005.

Le choix des prénoms

Depuis la loi du 8 janvier 1993, les prénoms de l'enfant sont choisis librement par son père et sa mère. L'officier d'état civil ne dispose plus du pouvoir d'appréciation sur la recevabilité des prénoms.

La liberté de choix des parents connaît cependant des limites, la principale étant l'intérêt de l'enfant, comme une prononciation difficile, une consonance ridicule, péjorative ou vulgaire, une référence à des personnages de sinistre réputation. L'officier d'état civil est alors tenu d'en informer le procureur de la République, qui peut à son tour saisir le juge aux Affaires familiales.

Il n'y a pas de limite légale au nombre de prénoms que peut avoir un enfant. Quatre semble pourtant constituer un maximum « opportun », d'après l'instruction générale relative à l'état civil.

Sécurité sociale, CAF et mutuelle

La mairie fournit aux parents plusieurs copies de l'acte ou extrait d'acte de naissance. Un exemplaire doit être adressé aux différents organismes : CAF, CPAM, mutuelle, ainsi qu'aux employeurs des parents. Cela permet aux couples de bénéficier de leurs congés parentaux, des différentes primes de naissance et autres allocations.

Cela permet aussi de rattacher l'enfant au régime de Sécurité sociale des parents. Dès l'enregistrement de la déclaration de naissance auprès de la Sécurité sociale, vous recevrez un calendrier des examens médicaux de votre

À SAVOIR ! Tout prénom figurant dans l'acte de naissance peut être choisi comme prénom usuel. Ce n'est donc pas obligatoirement celui qui figure en premier sur l'acte de naissance.

« NOTRE CHOIX APRÈS LA NAISSANCE »

ZOETOUNETTE, FORUM aufeminin

Avant la naissance de notre bébé, nous avions deux listes de prénoms, mais impossible d'arrêter un choix. D'autant que nous n'avions pas voulu connaître son sexe. J'ai accouché par césarienne d'une petite fille. Pendant que je me faisais recoudre, la sage-femme me dit : « il faudrait lui trouver un prénom à cette petite, quand même. Mademoiselle n'a que son nom de famille sur son bracelet de naissance… »

Toute l'équipe rigolait à l'idée que l'on n'avait pas encore choisi de nom. Au bloc, chacun y allait de ses préférences. Le gynéco me disait : « si ce n'est pas Untel ou Unetelle, j'arrête de vous soigner ! » ; l'anesthésiste avait les mêmes préférences que moi, d'autres pensaient comme mon compagnon, enfin c'était folklorique ! Quand on m'a ramené ma fille pour la première tétée, c'est là qu'on a choisi : Zoé. L'équipe médicale a eu l'air soulagé !

enfant jusqu'à 6 ans et un guide pratique dans lequel vous trouverez des conseils pour prendre soin de votre bébé et de vous-même. Il est par ailleurs conseillé d'avertir l'assureur du foyer de l'agrandissement de la famille.

La sortie précoce de la maternité

On entend par sortie précoce toute sortie de la maternité qui intervient avant la date normale prévue par la maternité. Plus la sortie s'effectue tôt, plus il est nécessaire qu'elle soit anticipée et préparée par le couple et l'équipe soignante qui a suivi la grossesse. La sortie précoce ne s'adresse qu'aux familles à bas risque médical, social et psychologique. Les parents acceptent par écrit le contrat proposé ; la surveillance est sous la responsabilité d'une structure de suivi à domicile travaillant en partenariat avec le pôle de naissance dont ils dépendent. Le succès de la sortie précoce repose sur la coexistence de plusieurs conditions :

- le libre choix des parents doit être respecté. Une sortie précoce ne saurait leur être imposée. En revanche, les parents doivent savoir que des motifs médicaux ou psychosociaux peuvent imposer à tout moment de renoncer à ce projet ;
- la sortie doit être travaillée lors des cours de préparation à l'accouchement et des consultations de suivi de grossesse. Un processus d'apprentissage visant à soutenir les compétences parentales est particulièrement nécessaire. La mère et/ou le père doivent acquérir l'autonomie nécessaire pour l'alimentation du nouveau-né, les soins quotidiens et la reconnaissance des signes d'alerte pour la mère ou pour l'enfant (infection, déshydratation, ictère…) ;
- le suivi médical, social et psychologique doit être débuté dès le retour à domicile par une organisation compétente et fiable. Suivant les organisations, ce suivi peut être assuré par des équipes de sages-femmes, de puéricultrices, libérales ou détachées d'un établissement de santé, ou appartenant aux équipes de la Protection maternelle et infantile (PMI). Ce suivi peut aussi se faire dans le cadre d'une hospitalisation à domicile (HAD). Le retour à domicile ne doit pas être autorisé avant que l'équipe responsable du suivi ait été prévenue, ait donné son accord et organisé le premier rendez-vous à domicile ;
- l'enfant quittant la maternité avant 72 heures de vie, il est impératif que la réalisation des tests de dépistage (systématiques et nécessaires) soit assurée dans les délais habituels. Par ailleurs, le premier rendez-vous chez un médecin généraliste ou un pédiatre doit être programmé dans les huit premiers jours de vie de l'enfant ;
- la mère doit veiller à prendre son rendez-vous pour l'examen postnatal.

LE PROGRAMME D'ACCOMPAGNEMENT DE RETOUR À DOMICILE (PRADO)

C'est un dispositif d'accompagnement personnalisé de la mère et de son enfant mis en place par les caisses d'assurance maladie. Pris en charge à 100 % jusqu'au 12e jour après la naissance, il permet de bénéficier d'un suivi à domicile par une sage-femme libérale, sous réserve de remplir les conditions suivantes :
- avoir plus de 18 ans et ne pas avoir eu de complications pendant l'accouchement ;
- avoir accouché par voie basse d'un enfant unique ;
- l'enfant doit être né à terme avec un poids en rapport avec l'âge gestationnel ;
- l'enfant ne nécessite pas un maintien en milieu hospitalier, ni un régime alimentaire particulier.

En pratique : un conseiller de l'Assurance maladie vient à la maternité vous proposer de vous mettre en relation avec une sage-femme libérale qui pourra vous suivre lors de votre retour à la maison. Si vous en êtes d'accord, vous choisissez une sage-femme sur la liste de celles qui sont proches de votre domicile et le conseiller de l'Assurance maladie organisera lui-même la première visite pour le lendemain de votre sortie. Une seconde visite interviendra 24 à 48 heures après la première. Votre sage-femme s'assure du bon état de santé du bébé et du vôtre et vous accompagne pour les premiers soins du nouveau-né. Il est recommandé que votre bébé soit vu par le pédiatre avant la sortie. Un deuxième examen devra être fait entre le 6e et le 10e jour après la naissance, soit par votre médecin de famille, soit votre pédiatre.

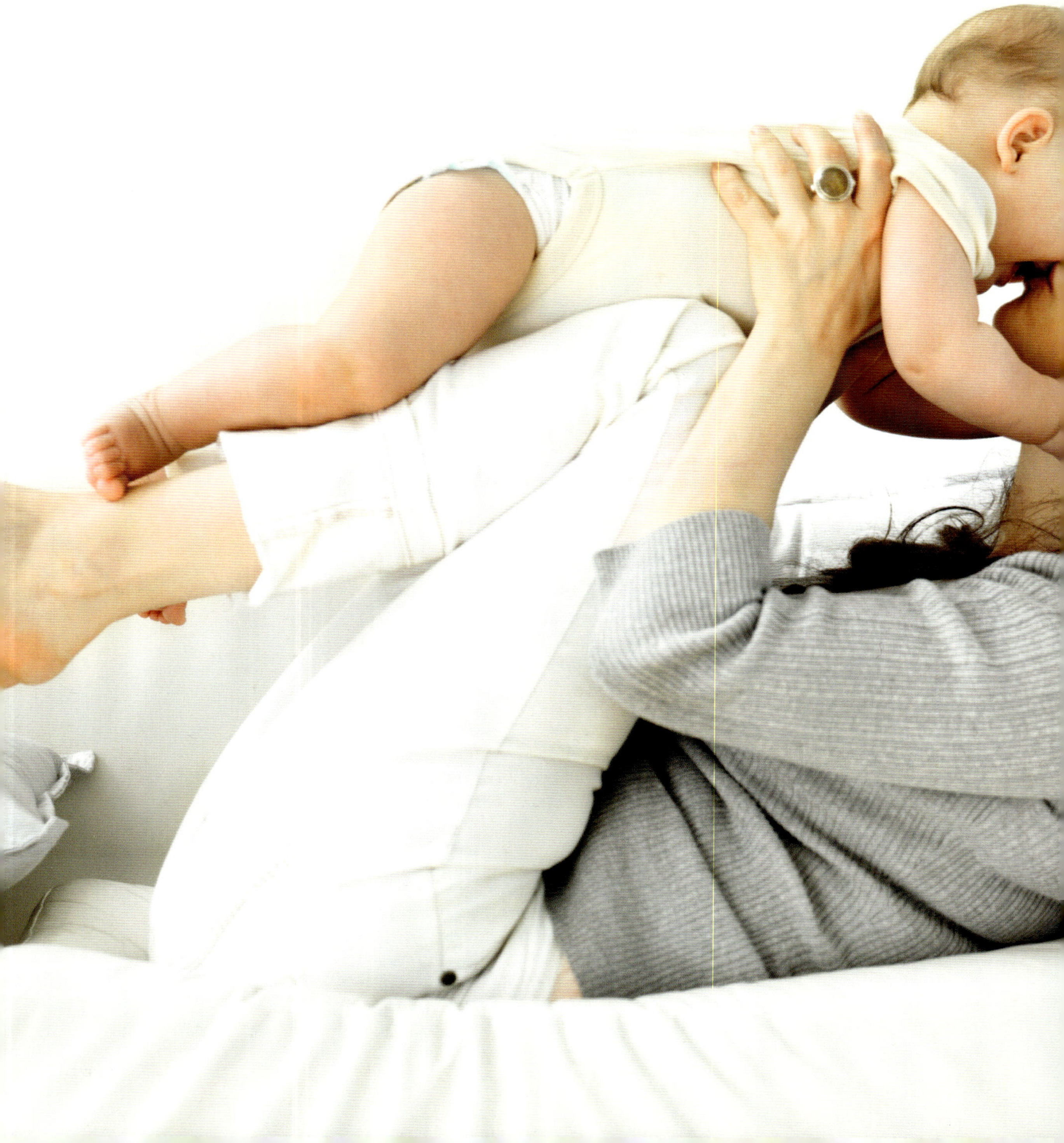

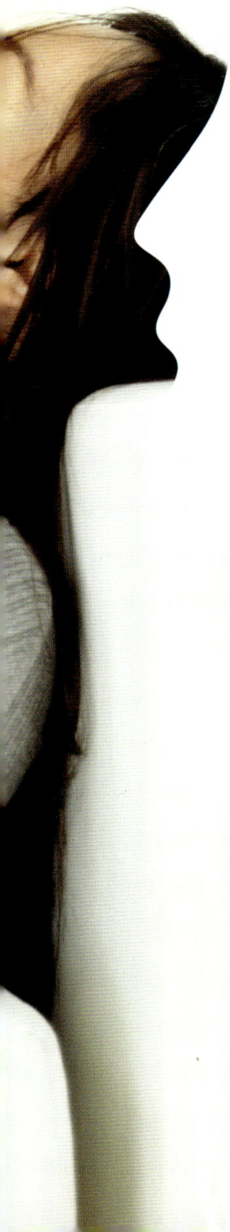

De retour à la maison

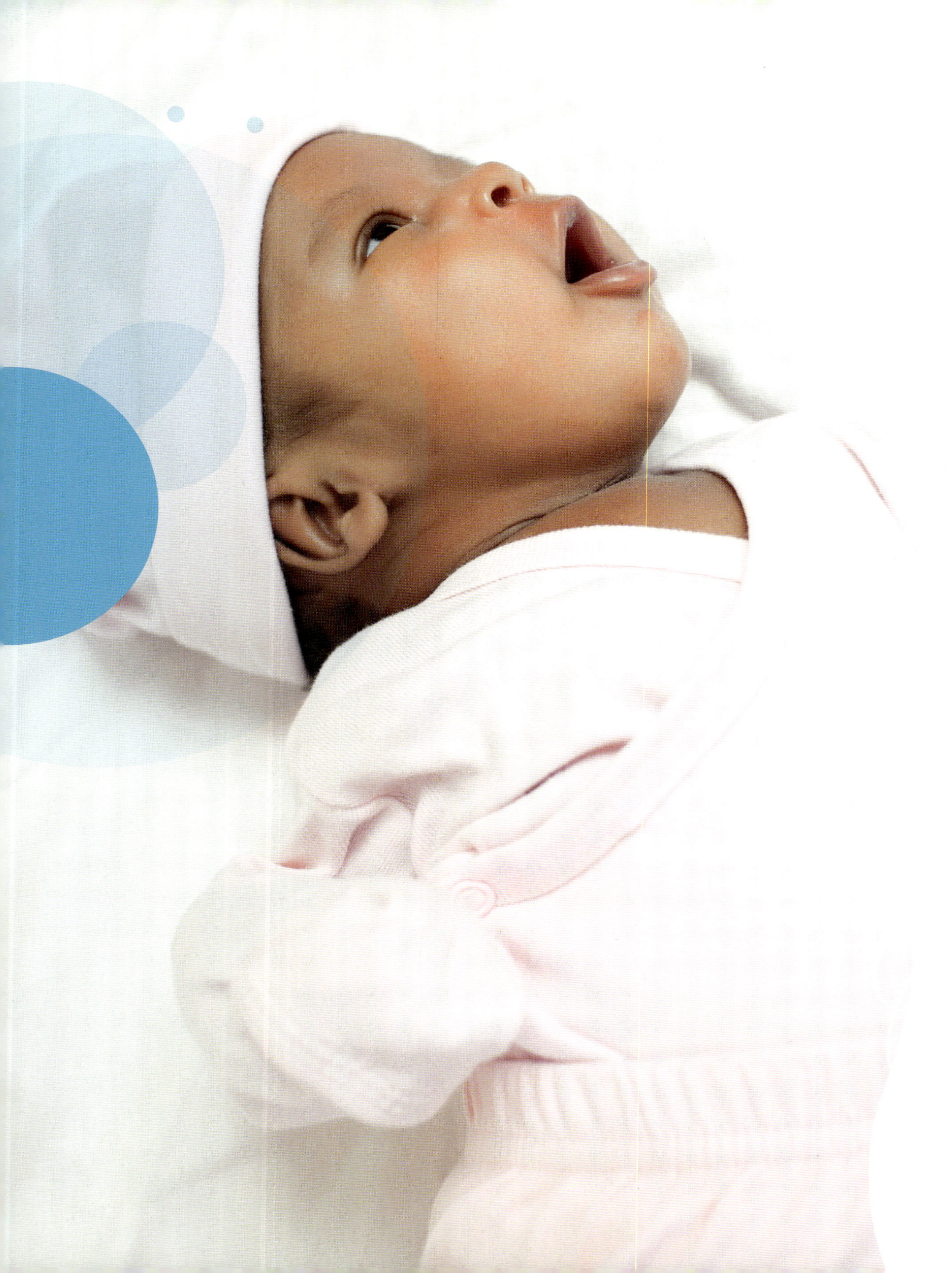

Les premiers jours dans la vie de bébé

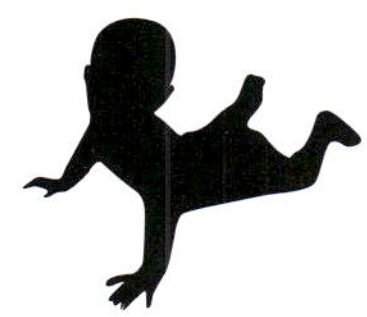

Le temps des découvertes

Après votre accouchement, votre bébé dans les bras, vous avez découvert tranquillement, avec son papa, votre nouveau-né. Ce temps de contact, en peau à peau, est important pour vous et votre enfant. Votre nouveau-né est alors dans une phase d'éveil alerte, attentif à votre voix, à votre odeur et il vous fixe intensément, scellant une relation forte et durable. Le merveilleux voyage de la parentalité a commencé.
Les premiers jours à la maternité vous ont permis de vous familiariser avec votre bébé, d'apprendre les soins à lui prodiguer chaque jour, d'obtenir des réponses pour bien démarrer l'alimentation, au sein ou au biberon. Profitez au maximum du séjour à la maternité pour poser vos questions et n'hésitez pas à participer aux réunions de sortie.
Vient ensuite le moment de la découverte, pour le bébé, de sa maison et, de sa famille…

Anticiper et organiser

Le retour à domicile est toujours une aventure ! Pour le vivre le plus sereinement possible, il faut l'avoir anticipé au maximum.
Lorsque vous serez de retour à la maison, vous n'aurez aucune envie de sortir faire une course, car vous serez accaparée par votre bébé, dont le rythme est encore irrégulier. Il vaut mieux préparer, avant votre départ pour la maternité si cela vous est possible, l'ensemble du matériel dont vous aurez besoin à votre retour (couches, produits de toilette, poussette, siège auto…).
Ne craignez pas de solliciter vos proches (mari, compagnon, mère, amies…) pour leur demander de faire quelques courses : la venue d'un bébé est un événement exceptionnel qui touche un grand nombre de personnes ; vous aider sera pour eux une façon de vous témoigner leur affection.

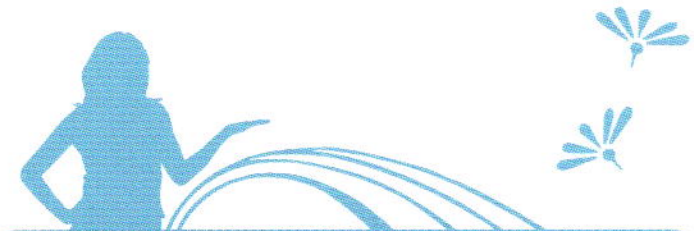

« ÊTRE ZEN, C'EST AUSSI SAVOIR S'ORGANISER… »

ANNE, 29 ANS

Lorsqu'on attend son premier bébé, on ne se rend pas toujours compte à quel point le retour à la maison peut être délicat si on n'a pas tout prévu. Pour ma fille, je suis partie à la maternité sans penser du tout à ce moment crucial. Lorsque je suis rentrée, ce fut très dur : le réfrigérateur était vide, le ménage n'était pas fait, il y avait une semaine de linge en retard dans la panière… il a fallu que je sorte en vitesse chercher des couches, que je passe à la pharmacie, puis à la supérette, la petite avait faim, j'étais submergée, j'avais l'impression que je ne réussirais jamais à tout gérer ! Pour la naissance de mon fils, je me suis organisée tout à fait différemment : j'avais prévu une baby-sitter pour l'aînée, j'avais fait livrer les courses, et j'avais laissé une liste ultra-précise de choses à faire à mon mari afin que je puisse me consacrer entièrement à mon bébé dès mon arrivée à la maison. Quelle différence ! J'étais détendue, le bébé aussi, un vrai bonheur !

À l'écoute du rythme de bébé

1 • L'alternance des phases d'éveil et de sommeil

Comme il le faisait *in utero*, le nouveau-né alterne des phases d'éveil et de sommeil.
Lorsqu'il s'éveille, il cherche à entrer en contact avec son environnement en s'agitant, puis cherche à téter. S'il ne trouve pas de réponse à son besoin de contact (bras, sein ou biberon…), il va alors pleurer pour attirer l'attention.
Durant les premières semaines de vie, les journées vont donc alterner entre des phases d'éveil, où bébé mange, et des phases de sommeil.
Chaque cycle dure en moyenne deux à trois heures. Les phases d'éveil sont plus fréquentes le soir (après 17 heures) et la nuit, alors que les phases de sommeil sont plus importantes dans la matinée, entre 8 heures et 12 heures.
Après quelques mois, les phases d'éveil s'allongent, se structurent. Le nourrisson s'intéresse de plus en plus à ce qui l'entoure, communique par des gazouillis et des sourires, ses pleurs sont plus faciles à comprendre.
Les journées sont composées de deux à trois siestes, une le matin, une l'après-midi, et une le soir, 6 à 8 repas et une grande plage de sommeil nocturne.

QUAND FERA-T-IL SES NUITS ?

Il est difficile de répondre à cette question, car chaque enfant est différent et évolue à son propre rythme. La grande majorité des nourrissons font leur nuit à 6 mois. Après l'âge de 1 an, le rythme de l'enfant devient presque identique à celui de son entourage.

2 • Les pleurs de votre nouveau-né

Les comprendre

À leur naissance et dans les premiers mois de vie, tous les bébés pleurent – ils pleurent même souvent beaucoup. Le niveau sonore des pleurs est élevé, avec des cris stridents parfois difficiles à supporter.
Il est normal que vous et votre conjoint vous sentiez désarmés et inquiets, surtout lorsque vous n'arrivez pas à calmer votre bébé. Voici quelques pistes pour vous aider à traverser ces périodes difficiles, sans culpabiliser.
Les pleurs sont vraiment le mode d'expression privilégié de votre bébé, ils lui permettent de vous faire venir et donc de fournir une réponse à sa demande, quelle qu'elle soit (angoisse, coliques, faim…).
Lorsque le nouveau-né s'éveille, il recherche un contact. Si sa demande n'est pas satisfaite, il commence à appeler par de petits cris, puis s'énerve et pleure plus fort.
Au fil du temps, les pleurs se différencient et deviendront plus faciles à interpréter.

VOTRE CHECK-LIST

Pour que votre retour à la maison se passe bien, il faut savoir être prévoyante avant votre départ pour la maternité :

- Remplir le réfrigérateur et le congélateur.
- Avoir un nombre suffisant de bouteilles d'eau minérale si vous donnez le biberon.
- Avoir un paquet de couches d'avance, ou un nombre suffisant de couches lavables.
- Tester le babyphone, si votre bébé ne dort pas dans votre chambre ou dans un espace mitoyen.
- Prévoir un nombre suffisant de serviettes hygiéniques pour vous.
- Tester l'écharpe de portage ou le porte-bébé afin de ne pas vous agacer lorsque vous voudrez porter pour la première fois votre bébé.
- Vérifier que vous savez attacher correctement le siège auto dans la voiture, et demander au papa de l'apprendre aussi pour votre sortie de la maternité.
- Prévoir suffisamment de draps-housses et de turbulettes (au moins trois, au cas où bébé régurgite).
- Prévoir suffisamment de bavoirs. Bon à savoir : les scratches sont plus faciles à attacher sur un tout-petit que les liens.
- Prévoir la présence d'une baby-sitter, des grands-parents ou d'un(e) ami(e) afin de s'occuper des grands pendant que vous vous installez avec votre tout-petit.
- Passez chez le coiffeur avant la maternité : vous risquez de manquer de temps ensuite, et vous vous sentirez mieux si votre coiffure vous plaît dans les deux mois à venir!

Les calmer

Durant les trois premiers mois, la réponse doit être rapide. N'ayez pas peur de prendre votre enfant dans vos bras, il en a besoin, sauf s'il pleure tout en dormant. Dans ce cas, ne le réveillez pas. Vous pouvez, par exemple, poser une main sur son ventre pour le rassurer.
S'il n'a pas faim, il se peut qu'il souffre de coliques, car ces maux de ventre sont courants chez le nourrisson. Pour le savoir, posez votre bébé à plat ventre sur votre avant-bras et votre avant-bras sur vos genoux. Si ses pleurs s'apaisent, c'est le signe que bébé avait mal au ventre. Parlez-en à votre médecin.
Le soir est également une période difficile, angoissante et de très nombreux bébés sont inconsolables. Si les câlins ne marchent pas, qu'il a mangé, qu'il est propre… et qu'il pleure tout de même, essayez de mettre votre bébé dans une pièce, avec peu de lumière ou une petite musique douce. Enfin, le fait de porter votre bébé contre vous dans l'écharpe, tout en vaquant à vos occupations, peut lui permettre de s'apaiser.

QUE FAIRE SI JE N'EN PEUX PLUS ?

Si vous êtes seule chez vous et que vous sentez monter en vous un énervement impossible à refréner, posez délicatement votre bébé dans son lit, parlez-lui, dites-lui que vous n'en pouvez plus, que vous avez besoin d'un temps de pause. Puis changez de pièce, cherchez un moment calme et n'hésitez pas à appeler une personne susceptible de vous aider.

3• Le couchage de votre bébé

La chambre

Durant ses premières années, un enfant passe de très nombreuses heures dans sa chambre – et surtout dans son lit. Si durant les premiers mois, votre bébé peut partager votre chambre, ce qui facilite l'alimentation et le sécurise par votre présence, il est préférable qu'il ait sa propre chambre au-delà de 6 mois.
La température idéale de la pièce doit être de 18 à 20 °C. Si l'atmosphère est trop sèche, vous pouvez placer dans la pièce, hors de portée immédiate de l'enfant et sur un plan stable, un humidificateur.
La pièce doit être régulièrement aérée, mais évitez les courants d'air.
Vous choisirez l'orientation du lit de façon à ce que la lumière du jour ne puisse l'éblouir. Dans la journée, laissez les volets ouverts, même lorsque votre enfant dort. Vous ne fermerez les rideaux que la nuit, afin de l'aider à trouver le bon rythme jour/nuit.

QUELQUES ASTUCES POUR CALMER VOTRE BÉBÉ

- La musique, de préférence douce ou celle que vous écoutiez enceinte.
- Les promenades.
- La radio en bruit de fond : un appartement trop silencieux peut être angoissant.
- Passer l'aspirateur dans une pièce voisine… ce bruit de fond peut faciliter l'endormissement.
- L'emmaillotage « à l'ancienne », un peu serré et donc très « contenant », peut s'avérer rassurant.
- Le coucher sur une peau de mouton, chaude et douce, peut aider à calmer votre enfant.
- Les massages.

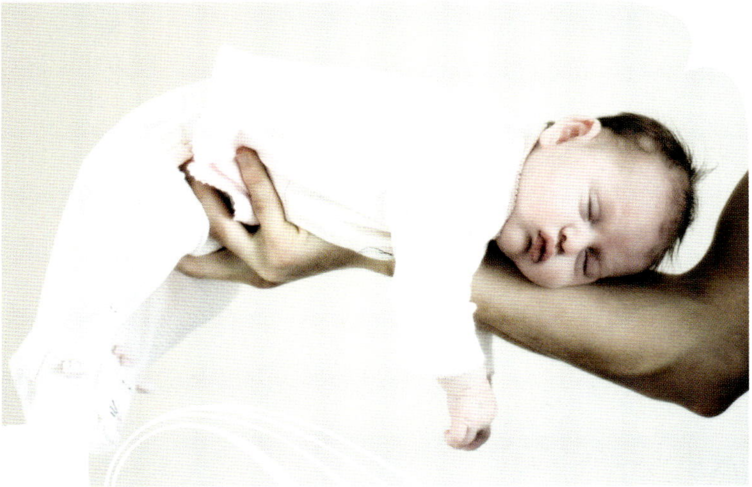

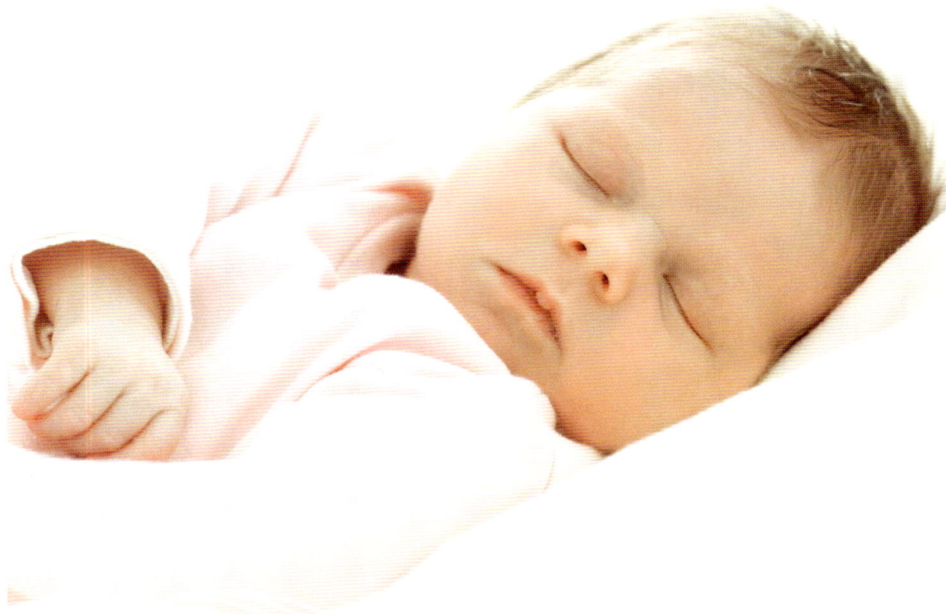

« LA CHAMBRE DE MON BÉBÉ ÉTAIT ENVAHIE D'ARTICLES DE PUÉRICULTURE... »

AUDE, 32 ANS

Pour notre premier bébé, j'ai acheté une foule de choses complètement inutiles : on se laisse convaincre par le vendeur que bébé va manquer de tout s'il n'a pas le transat dernier cri. Pour mon troisième, je peux vous dire que j'ai vraiment simplifié les choses. Dans sa chambre il y a : un lit à barreaux, un fauteuil et un petit tabouret pour l'allaiter ou lui donner le biberon, une commode avec un plan à langer, et une grande malle en osier pour ses premiers jouets. Et c'est tout! Le confort d'un bébé, à sa naissance, c'est avant tout les bras tendres de sa maman...

ATTENTION ! Pour éviter les polluants dans la chambre :
- préférez des meubles en bois massif, plutôt qu'en l'aggloméré. En effet, les meubles en panneaux de particules dégagent dans l'environnement des formaldéhydes qui sont des substances toxiques. Aérez très régulièrement la chambre de votre enfant ;
- si vous avez déjà fait l'acquisition d'une chambre en panneaux de particules, ouvrez rapidement les paquets d'emballage, et placez-les dans un endroit ventilé plusieurs semaines avant la naissance ;
- les meubles en bois plein sont effectivement plus chers, mais peuvent être achetés d'occasion ;
- évitez la moquette, préférez-lui un parquet ou du carrelage. Les moquettes contiennent également des substances qui peuvent être nocives (notamment pour les ignifuger) et favorisent les acariens ;
- pour les murs, optez pour une peinture sans odeur.

Le lit

Le matelas doit être ferme et parfaitement adapté aux dimensions du lit. Jusqu'à ses 2 ans, on ne mettra aucun drap, couverture, couette ou oreiller sous lequel votre bébé peut s'enfouir.

Votre bébé sera couché à plat sur le dos. Ne le mettez en aucun cas sur le ventre.

Couchez votre enfant sur le dos, dans une turbulette ou gigoteuse adaptée à sa taille, pour qu'il ne puisse pas glisser à l'intérieur. Vous pouvez également choisir un surpyjama.

Aspirez régulièrement le lit et le matelas pour éliminer les acariens. Si vous souhaitez installer un mobile, choisissez-le dans des couleurs contrastées (la vision, floue à cet âge, fait que l'enfant est plus attiré par les contrastes) et accrochez-le solidement de façon que votre bébé ne puisse l'atteindre.

Comment coucher bébé

vidéo aufeminin

L'arrivée dans la famille

1 • La place du père

Il peut être très proche de bébé

Les pères prennent une part de plus en plus importante dans la grossesse. Ils assistent aux échographies, aux séances de préparation à la naissance, à la naissance – parfois activement en coupant le cordon.

Une fois le bébé né, le rôle du père prend toute son importance. De plus en plus de pères participent au bain, aux changes ou donnent le biberon.

Le père peut aussi porter son enfant en peau à peau, ce qui lui permet de connaître ce contact intime avec son enfant et de partager le portage. Le fait d'accueillir ainsi son enfant dès la naissance va le conforter dans son rôle.

C'est par la voix, par les gestes, que votre bébé différencie peu à peu ses deux parents, qui prennent chacun leur place. Laissez les pères faire les choses à leur manière, c'est important pour votre bébé. Le père, par des jeux, des attitudes, des attentions différentes, va aider son enfant à se dissocier, se séparer de sa mère, à découvrir qu'il est un être à part et accéder doucement à son autonomie.

Il peut vous soutenir

Le père a aussi un rôle de soutien pour sa compagne. Les premiers mois sont épuisants, les nuits courtes, les journées consacrées quasi exclusivement au nouveau-né. Les pères pourront soulager leur compagne en participant aux tâches ménagères, aux repas, mais aussi en prêtant une oreille attentive.

Là encore, le père peut aider la mère à se séparer de son nouveau-né en organisant un dîner à l'extérieur ou en gardant l'enfant pendant que la maman se détend ou sort. Il renforce sa confiance en la confortant dans ses capacités de mère. Il est donc important qu'il règne une bonne entente entre les parents : n'hésitez pas à échanger fréquemment sur vos principes d'éducation, avant et après la naissance.

2• L'accueil dans la fratrie

Ce petit être qui arrive vient agrandir une famille parfois déjà constituée. La réaction de vos aînés sera différente en fonction de leur âge et de leur place dans la famille. Il n'existe pas d'écart idéal entre les enfants. La jalousie est un sentiment normal au sein d'une fratrie et les bouderies, disputes s'entrecoupent de bons moments de jeux et de complicité.

Il est normal que vos précédents enfants s'interrogent sur leur place avec l'arrivée de ce bébé, qui est au centre de toutes les attentions. Pendant la grossesse, parlez-leur du bébé. Il n'est pas nécessaire de les faire assister aux échographies, mais vous pouvez les faire participer aux préparatifs, leur aménager un espace personnel, s'ils doivent partager leur chambre avec le bébé.

Organisez à l'avance leur garde lorsque vous serez à la maternité et préparez-les, notamment s'ils doivent être gardés en dehors du domicile de façon à ce qu'ils ne se sentent pas rejetés.

Rassurez-les sur votre amour. Vous pouvez emmener à la maternité des petits cadeaux que vous mettrez dans le lit du bébé, comme un cadeau de sa part à ses frères et sœurs. Après la naissance, ménagez-leur un temps de rencontre. Faites-leur découvrir votre bébé, laissez les aînés le toucher, le porter. Apprenez-leur à faire les câlins et les bisous sur les petits pieds et la tête du bébé.

En fonction de leur âge, vous pouvez faire participer vos enfants aux soins de votre nouveau-né. Essayez de vous ménager des moments en tête-à-tête avec vos enfants.

Une régression chez l'un de vos enfants peut survenir, elle est fréquente. Soyez patiente, en régressant, votre enfant cherche à retrouver sa place, vous interpelle. Ne le punissez pas mais valorisez-le dans son rôle d'aîné, en encourageant ses nouvelles acquisitions.

3• Si plusieurs enfants arrivent en même temps

L'arrivée de jumeaux ou de triplés fait partie des surprises que la vie nous réserve parfois. Profitez de la grossesse pour contacter des associations de parents de jumeaux. Ces associations organisent des prêts de matériel ou l'achat de couches en gros, qui permettent d'alléger le budget.

Le congé maternité est augmenté à 34 semaines pour des jumeaux, et à 46 pour des triplés. L'organisation à votre retour à la maison va vous demander du temps et de l'énergie. La CAF prend en charge – dans la limite de 200 heures pour des jumeaux et de 400 heures pour des triplés – le salaire et les charges sociales liés à l'emploi d'une aide à domicile. Profitez-en pour vous décharger des tâches ménagères et vous aménager des pauses pour vous.

N'hésitez pas à faire participer vos proches.

Si vos enfants sont du même sexe, il est important de différencier vos enfants dès leur plus jeune âge. Donc, à chacun ses vêtements, ses jeux, son espace personnel.

Au retour à la maison, il va falloir s'organiser. Si vos enfants prennent le biberon, vous pouvez préparer chaque jour les doses de lait des vingt-quatre heures à venir dans de petites boîtes compartimentées. Il n'y aura plus qu'à verser la dose toute prête dans le biberon au dernier moment.

Utilisez un tableau pour noter les médicaments et les soins particuliers à donner à chacun.

Les forums ou groupes de parents de jumeaux fourmillent d'astuces, qu'il est difficile de résumer. Donc n'hésitez pas à les contacter.

Il est tout aussi difficile de donner des recettes toutes faites. Chaque famille finit par trouver son rythme, à sa façon et tranquillement.

L'alimentation des premiers jours

1 • Sein ou biberon ?

Ce choix ne peut être fait que par vous et votre compagnon, dont le soutien sera important. Plus que sur les qualités nutritionnelles et les avantages du lait maternel, votre choix doit être basé sur votre ressenti et doit obéir à un réel désir.

Ne vous laissez pas influencer par les discours radicaux, les expériences plus ou moins réussies de vos connaissances. Chaque couple maman/bébé est unique, et vous devez opter pour ce qui vous convient et vous rend sereine et détendue. Il est important que vous y réfléchissiez dès le début de votre grossesse, de façon à pouvoir l'aborder en consultation avec votre médecin ou votre sage-femme pendant l'entretien prénatal du 4e mois ou durant les séances de préparation à l'accouchement.

Sachez que l'allaitement ne fatigue pas plus que l'alimentation au biberon, qu'il n'abîme pas les seins, que la taille de votre poitrine n'a rien à voir avec les capacités de stockage et de fabrication du lait, que celui-ci est toujours suffisamment bon et riche et que vous pouvez faire participer le papa en tirant votre lait et en le donnant au biberon.

Si votre enfant est alimenté au biberon, vous pourrez néanmoins trouver le contact intime qu'apporte l'allaitement par des moments de peau à peau.

« J'AI TESTÉ LES DEUX »

NOE22102, FORUM aufeminin

À la naissance de mon premier enfant, je n'ai pas allaité : j'avais toujours entendu les femmes de ma famille se plaindre de leur manque de lait ; je pensais que je n'étais « génétiquement » pas faite pour avoir du lait, j'ai d'ailleurs une petite poitrine. À la naissance de mon second enfant, j'ai testé l'allaitement et ai finalement été conquise par son côté pratique !

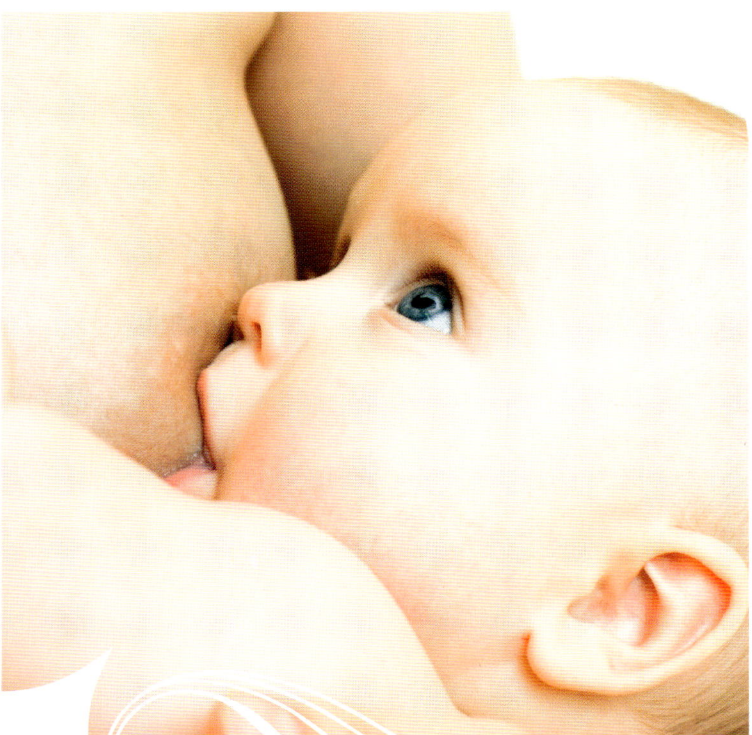

2• Comment va manger votre enfant ?

De la naissance à 4 mois

Le lait est le seul aliment dont votre bébé a besoin. L'alimentation est donc exclusivement lactée et se fait à la demande.

Au sein, le nombre de tétées est fonction des capacités de « stockage » maternelles et il n'existe pas de règles strictes concernant le nombre de repas, qui sera variable d'un enfant à l'autre.

Au biberon, il passe de 6-8 repas le 1er mois à 4-5 au 4e mois.

De 5 à 12 mois

La diversification, c'est-à-dire l'apport d'aliments non lactés, démarre progressivement. S'il existe dans votre famille des personnes allergiques à certains aliments ou si votre enfant lui-même est allergique aux protéines de lait, la diversification démarrera plus tard, vers 6 mois.

Dans tous les cas, le lait reste un aliment majoritaire et privilégié.

Par quels aliments débuter la diversification ?

Introduisez en premier les fruits, les légumes (sous forme de purée) et parfois un peu de farine diastasée (soumise à un processus enzymatique qui la rend plus facile à digérer).

Les protéines animales (viande, poisson, œufs…) sont proposées 1 à 2 mois plus tard.

Les laitages peuvent être introduits également vers l'âge de 6 mois.

Les féculents peuvent être introduits vers l'âge de 1 an, sous forme de petites pâtes à potage ou riz très cuit.

Comment proposer les aliments ?

Ne diversifiez qu'une fois par jour, soit le midi, soit au goûter.

Démarrez la diversification en proposant un seul légume ou un seul fruit à la fois et gardez le même plusieurs jours.

Donnez au départ quelques cuillerées, à la petite cuillère ou mélangées au biberon. Ces goûts et textures nouveaux peuvent dérouter le bébé. S'il refuse de manger, recommencez quelques jours plus tard. Une fois que votre enfant accepte bien la cuillère, augmentez la quantité en diminuant d'autant le lait, jusqu'à le supprimer pour ce repas-là.

Dois-je utiliser des farines ?

Les farines ne sont pas obligatoires. Chez les nourrissons « gloutons », en ajouter une à deux cuillères à café dans le biberon du soir et/ou du matin peut permettre d'espacer les repas.

Elles peuvent aussi aider à l'introduction des légumes en préparant l'enfant aux saveurs, et en rendant les biberons moins acides.

Plus tard, elles aident l'enfant à tenir la matinée en apportant des sucres d'assimilation lente.

N'introduisez pas les farines avant l'âge de 3 mois et choisissez avant 6 mois des farines sans gluten ou des farines diastasées.

Puis-je donner du pain ou des biscuits ?

Les biscuits adaptés pour bébé peuvent être donnés vers l'âge de 8 mois, dès que votre enfant tient bien assis. Ils doivent toujours être mangés sous votre surveillance.

Attendez que votre enfant accepte bien les aliments en petits morceaux pour lui donner du pain.

Comment préparer les aliments ?

Les aliments sont d'abord proposés cuits, mixés finement. Puis, vers 8 mois, ils le seront plus grossièrement.

Vous pouvez introduire des très petits morceaux vers l'âge de 1 an.

Que penser des petits pots ?

Outre leur côté pratique, ils sont parfaitement adaptés à bébé. Les aliments pour enfants répondent à des normes de culture et de préparation très strictes. Les aliments proviennent de cultures contrôlées, sans nitrates, sans pesticides, sans OGM (le terme amidon « transformé » signifie qu'il est rendu plus digestible).

Les nouveaux modes de préparation, avec cuisson séparée de chaque aliment à la vapeur, préservent le goût propre à chaque aliment et permettent de retrouver le goût des préparations maison. Aucun sel n'est ajouté, ce qui permet de respecter la physiologie du nourrisson.

De même, pour ne pas habituer l'enfant à manger trop sucré, aucun sucre n'est ajouté. Si vous le préférez, vous pouvez acheter des marques « bio », mais sachez qu'il existe peu de différences avec les petits pots classiques.

L'inconvénient de ces préparations reste la présentation, qui n'est pas adaptée à la prise de très petites quantités.

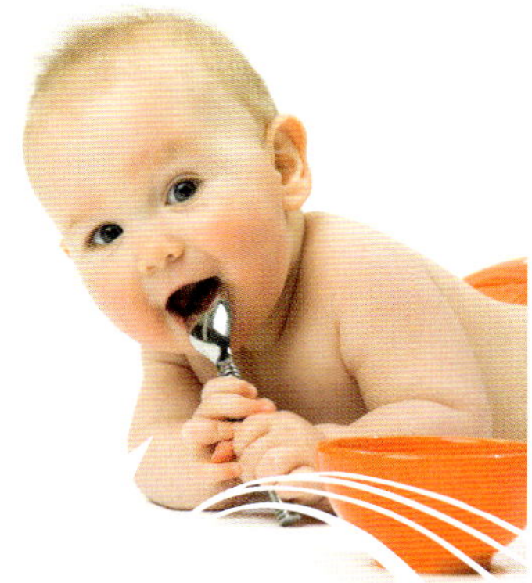

Produits surgelés ou produits frais ?

Vous pouvez les utiliser indifféremment pour préparer vous-même les repas de votre enfant.

Choisissez toujours les aliments bruts. Ils ont l'avantage de conserver leurs vitamines, d'être prêts à l'emploi et vous permettent de préparer de petites portions adaptées. Cuisinez-les à la vapeur, sans sel ni sucre.

Le choix de produits labellisés « biologiques » vous garantit une culture sans nitrates, ni pesticides.

L'ALIMENTATION DE VOTRE ENFANT LA PREMIÈRE ANNÉE	
1 mois	6 à 8 x 90 ml de lait ou sein à la demande + apport quotidien de vitamine D
2 mois	6 x 120 ml de lait ou sein
3 mois	5 x 150 ml de lait ou sein
4 mois	5 x 180 ml de lait ou sein ou 4 x 210 ml 1 à 2 cuillères à café de farine le matin
5 à 6 mois	Début des légumes le midi ou des fruits au goûter 3 à 4 x 210 ml de lait ou sein 2 à 3 cuillères à café de farine le matin 12 heures : purée et compote Goûter : compote
7 à 9 mois	2 x 250 ml de lait ou sein 3 à 4 cuillères à café de farine le matin 12 heures : purée + 10 g de viande ou poisson ou ½ jaune œuf cuit et compote Goûter : compote ± lait Soir : soupe à la cuillère ou au biberon et laitage
9 mois à 1 an	2 x 250 ml de lait, sein ou laitage 1 cuillère à soupe de farine le matin 12 heures : purée ou légumes en très petits morceaux + 20 g de viande ou poisson ou 1 jaune d'œuf cuit et compote Goûter : compote Soir : soupe avec des petites pâtes à potage et laitage

Les quantités données sont indicatives et à adapter en fonction de votre enfant.

La toilette de bébé

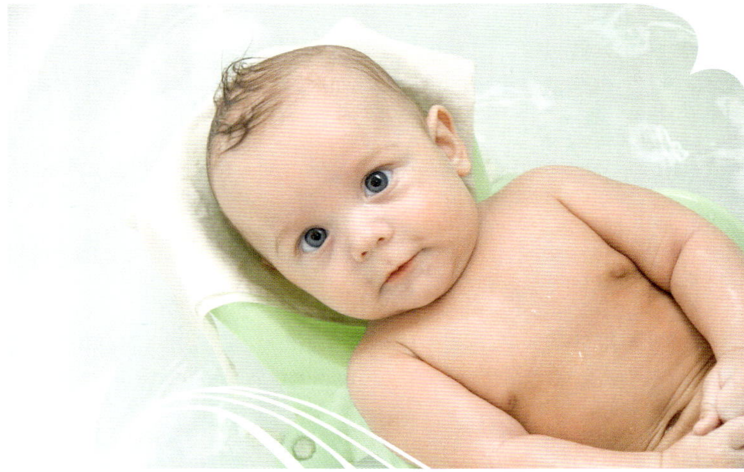

ATTENTION ! Les parabènes sont des composants chimiques utilisés comme conservateurs depuis de très nombreuses années dans la majorité des cosmétiques. Récemment, des études ont incriminé cette substance et ses dérivés (éthyl-, méthyl- et butyl-parabène) comme facteur cancérigène et perturbateur du fonctionnement des glandes endocrines. Si aucune relation de cause à effet directe n'a pu être réellement établie, l'innocuité de ces substances est remise en cause. Le principe de précaution s'impose et conduit à vous encourager à bien lire les étiquettes afin de vérifier l'absence de parabène ou de ses dérivés. Il faut savoir toutefois que de nombreux autres conservateurs sont présents, dont les conséquences sont à ce jour inconnues.

De plus en plus de maternités ne donnent plus de bain immédiatement après la naissance, de façon à bien maintenir la température corporelle du nouveau-né et à ne pas le refroidir. L'enduit blanchâtre (le *vernix*) qui recouvre la peau de votre bébé la protège du dessèchement et doit être préservée.
Durant le séjour à la maternité, un bain est ensuite donné quotidiennement.

1 • Quels produits utiliser ?

Pour la santé de votre bébé, mais aussi pour celle de votre porte-monnaie, faites simple : du coton et une bouteille d'eau peuvent être largement suffisants.
Vous pouvez éventuellement compléter avec un lait nettoyant adapté. Il est indispensable d'utiliser des produits spécifiques pour bébé, qui répondent à des normes strictes. Vous trouverez dans le commerce de très nombreuses marques de produits pour bébé, et pourrez choisir selon le parfum ou la texture. Lisez les étiquettes, certains comportent encore bien malheureusement des parabènes ainsi que divers dérivés du pétrole.
Si la peau de votre bébé est très sèche ou qu'il existe des antécédents d'allergie ou d'eczéma dans la famille, choisissez de préférence des produits sans parfum, enrichis en zinc ou spécifiques pour peau atopique.
Pour les soins, prévoyez des compresses stériles, du sérum physiologique, une brosse à cheveux à poils souples, une paire de ciseaux à bouts ronds.

2 • Comment s'équiper ?

Une petite baignoire ou une grande bassine suffisent. Vous devez pouvoir y tenir bébé confortablement au creux de votre bras. Posez-la sur un plan stable à votre hauteur. Pour avoir tout votre matériel à portée de main, des boîtes contenant les différents produits (coton, produit lavant, sérum physiologique, couches…) sont utiles.

Une table à langer n'est pas indispensable, mais prévoyez un matelas à langer, que vous placerez sur une table pour faire les soins et habiller votre enfant. Si votre salle de bains est toute petite, équipez-vous simplement d'un matelas de change en mousse recouvert de plastique, et posez-le sur le sol. Apportez dans la salle de bains un panier ou une boîte à chaussures dans laquelle vous aurez placé tous les produits de soins. Vous déshabillerez votre bébé en toute sécurité, puisqu'il sera installé à même le sol, et non pas en hauteur.
N'oubliez jamais que vous ne devez en aucun cas laisser votre enfant seul dans le bain ou sur un plan élevé. Les noyades ou chutes, y compris chez des nouveau-nés, existent encore.

3• Comment laver bébé ?

Le bain

Pour éviter que votre enfant ne se refroidisse trop vite, la température de la pièce doit être comprise entre 20 °C et 24 °C. Il faut préparer tout le matériel et l'avoir à portée de main avant de commencer à déshabiller votre enfant.
Selon votre habitude, vous pouvez nettoyer votre bébé directement dans le bain ou sur une table à langer puis le rincer.

Le bain de votre nourrisson

vidéo aufeminin

On commence toujours par la tête pour descendre ensuite jusqu'aux organes génitaux et aux fesses, qui seront nettoyés en dernier. Après avoir rincé votre bébé, vous pouvez le bercer quelques minutes dans l'eau. Ces mouvements lui rappellent son environnement intra-utérin et lui permettent de se détendre et de s'apaiser. Une fois sorti de l'eau, séchez-le soigneusement, surtout dans les plis.
Un bain par jour est suffisant, et ce rythme quotidien n'est pas une obligation : vous pouvez baigner votre enfant moins souvent, mais en n'oubliant pas de faire une toilette du siège et du visage. Le nez et les yeux doivent être lavés tous les jours avec du sérum physiologique et des compresses.
Le bain a lieu indifféremment le matin ou le soir, sachant que son effet relaxant peut faciliter l'endormissement.

Les soins du cordon

L'ombilic est nettoyé tous les jours avec un produit antiseptique, jusqu'à sa chute, qui survient dans les 15 jours après la naissance. Il arrive que le cordon saigne un peu ou que des croûtes se forment. Dans ce cas, n'hésitez pas à le nettoyer lors des changes. Il n'est pas nécessaire de mettre des compresses ou un bandage. Une fois le cordon tombé, continuez à nettoyer la cicatrice pendant 3 à 4 jours pour bien la sécher. Si vous constatez un ombilic rouge ou suintant, il faut consulter votre médecin.

Les soins du cordon

vidéo aufeminin

La toilette du visage

Pour nettoyer le visage de votre bébé, lavez-vous précautionneusement les mains. Prévoyez du sérum physiologique, des carrés de coton et une petite brosse souple.

- Pour les oreilles : déchirez un morceau de coton, roulez-le dans vos doigts, de façon à ce qu'il forme un petit cône de quelques centimètres. Insérez-le délicatement et peu profondément dans les oreilles de votre bébé, de façon à en décoller le surplus cireux. Nettoyez également derrière l'oreille. Prenez un autre morceau de coton pour l'autre oreille.
- Pour les yeux : sur le reste du coton, videz la dose de sérum physiologique, et passez le carré de coton sur l'œil fermé, du coin intérieur (le plus proche du nez) à l'extérieur.
- Pour le nez : formez le même cône que pour les oreilles, imbibez-le de sérum physiologique, puis insérez-le dans une narine de votre bébé ; prenez un deuxième coton pour l'autre narine.

À l'aide d'un nouveau morceau de coton, nettoyez le reste du visage de votre bébé.

La toilette du visage

vidéo aufeminin

Faut-il décalotter les garçons ?

Non ! Le décalottage consiste à dégager le gland du prépuce, la peau fine qui le recouvre. Le prépuce est adhérent au gland les premiers mois et en le tirant, vous risqueriez de blesser votre petit garçon.
Les petits garçons ont régulièrement de petites érections qui vont faire lâcher les adhérences. Ils se décalotteront d'eux-mêmes en grandissant.
Si à la puberté, le prépuce reste serré et adhérent, une circoncision peut être envisagée.

Quand peut-on couper les ongles ?

Certains bébés ont les ongles longs et se griffent facilement. Si l'extrémité de l'ongle n'est pas adhérente à la peau, vous pouvez le couper ou le limer avec une lime en carton. Puis désinfectez le bout du doigt avec un coton imprégné d'antiseptique.

4• Le change

Des changes fréquents représentent la meilleure prévention contre les rougeurs. L'emploi de talc n'est pas indiqué, il favorise la macération. Une crème pour le siège n'est nécessaire qu'en cas de rougeurs.
L'usage pluriquotidien des lingettes nettoyantes est à proscrire. Si elles présentent un côté pratique, elles sont souvent à l'origine d'irritations et peu respectueuses de l'environnement par le nombre important de déchets qu'elles génèrent. L'utilisation de liniment oléocalcaire (à base d'huile d'olive) sur du coton est une bonne alternative. Sans rinçage, il laisse en outre un film lipidique protecteur.

Changer une couche

vidéo aufeminin

COUCHES LAVABLES : CE QU'IL FAUT SAVOIR

Les couches lavables redeviennent à la mode. Elles permettent une réduction notable des déchets, sont moins irritantes et plus respectueuses de la peau fragile de bébé. Elles sont très intéressantes en cas d'irritation fréquente du siège. Vous pouvez commencer par acquérir un kit de découverte afin de les tester et voir si cela vous convient.
Après un investissement de départ de l'ordre de 150 à 200 euros, elles deviennent par la suite plus économiques (600 euros sur trois ans contre 2 000 euros pour les couches jetables). Ces couches sont faites d'une culotte plastifiée, de changes lavables en coton et de voiles hygiéniques jetables à mettre par-dessus. Commencez par acheter 20 à 24 changes lavables pour un bon roulement de lavage. Il existe de nombreuses marques, coloris, formes. Vous les trouverez sur Internet ou dans les magasins de puériculture.

5• Comment habiller bébé ?

Habiller bébé

vidéo aufeminin

Une astuce simple : habillez votre bébé avec une couche de plus que vous.
En hiver : body, vêtement habituel, gilet, chaussettes et combinaison pilote. N'oubliez pas de lui mettre un bonnet et éventuellement des moufles.
En cas de chaleur importante, un body peut suffire, avec éventuellement une tenue légère. En cas de soleil, pensez au chapeau, aux lunettes de protection 3 et à la crème solaire, même en ville. Une ombrelle accrochée à la poussette est aussi très utile pour le protéger du soleil, mais pas suffisante. Ne laissez jamais votre bébé exposé en plein soleil.

Le suivi médical de votre bébé

Durant votre séjour à la maternité, votre bébé est examiné au moins une fois par un pédiatre. Celui-ci s'assure de la bonne adaptation de votre nouveau-né à sa nouvelle vie extra-utérine et de l'absence d'anomalies à l'examen clinique. À cette occasion, le certificat de santé de la première année de vie est établi. Par la suite, un suivi médical régulier permet de suivre l'évolution du développement de l'enfant, sur le plan de sa croissance et de ses nombreuses acquisitions.

1 • Son carnet de santé

Lors de votre sortie de maternité, un carnet de santé au nom de votre enfant vous est remis. Gardez-le précieusement car il contiendra toutes les données médicales concernant votre enfant. Ce document est régi par le secret médical.
La première partie comporte les annotations sur l'état de santé de votre enfant et les examens correspondant à des âges-clés du développement. En deuxième partie se trouvent les courbes de croissance et de corpulence, les comptes rendus de consultations et d'éventuelles hospitalisations, le suivi de vaccination et le suivi dentaire, qui doivent être remplis par votre médecin.
Pensez à l'emporter avec vous, ou éventuellement effectuer des photocopies, lors de vos voyages.

2 • Qui va suivre votre bébé ?

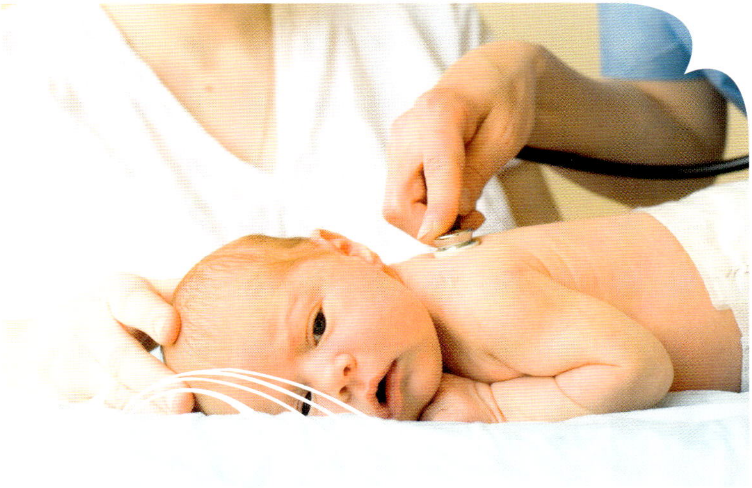

L'idéal est de choisir un pédiatre ou un médecin généraliste ayant l'habitude des enfants. Vous pouvez les consulter dans un cabinet libéral ou vous adresser au centre de PMI (protection maternelle et infantile) qui regroupe différents professionnels de la petite enfance tels que médecin, puéricultrice et auxiliaire de puériculture, souvent un psychologue. Adressez-vous à la mairie de votre domicile pour connaître les coordonnées du centre le plus proche de chez vous.

À quel rythme s'effectue le suivi ?

À la sortie de la maternité, il vous est conseillé de faire peser votre bébé une à deux fois par semaine pendant le premier mois, et de continuer ces pesées rapprochées si votre bébé ne mange pas bien.
Des examens cliniques sont obligatoires et réalisés à des âges-clés.

LES DIFFÉRENTS EXAMENS OBLIGATOIRES	
1re année	1, 2, 3, 4, 5, 6, 9 et 12 mois
2e année	16, 20 et 24 mois
De la 3e à la 6e année	2 fois par an

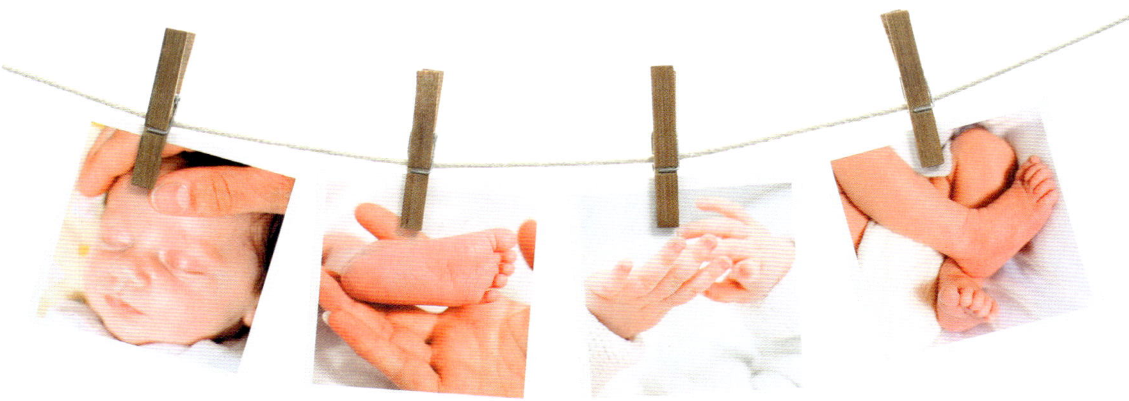

CALENDRIER VACCINAL SIMPLIFIÉ : RECOMMANDATIONS GÉNÉRALES DE 0 À 2 ANS

	Naissance	2 mois	4 mois	11 mois	12 mois	16/18 mois
BCG	●*					
DIPHTÉRIE/TÉTANOS/POLIOMYÉLITE		●	●	●		
COQUELUCHE		●	●	●		
HAEMOPHILUS INFLUENZAE B		●	●	●		
HÉPATITE B		●	●	●		
PNEUMOCOQUE		●	●	●		
MÉNINGOCOQUE C					●	
ROUGEOLE/OREILLONS/RUBÉOLE					●	●

D'après ministère de la Santé, mars 2016.
* 1 dose recommandée dès la naissance si l'enfant présente un risque élevé de tuberculose.
Certains vaccins existent sous forme combinée et peuvent être co-administrés.
Pour de plus amples informations, rendez-vous sur le site Internet du ministère de la Santé, rubrique Calendrier vaccinal.

Votre centre de Sécurité sociale vous adresse en général un calendrier vous rappelant les dates auxquelles doivent être effectués les examens.
À chaque visite, le médecin vérifie la croissance (poids et taille), mesure le tour de tête et effectue un examen complet de votre enfant. Il vérifie également les acquisitions motrices (tenue de la tête, retournement, station assise…).
Chaque enfant grandit à son rythme et il peut exister des variations importantes dans les dates d'acquisition. Seul votre médecin peut apprécier l'existence ou non d'un retard et vous orienter le cas échéant vers un spécialiste, pour un avis.
Ces consultations sont aussi le moment d'aborder des points importants, tels que le sommeil, l'alimentation, les pleurs et toutes les questions que vous pouvez vous poser. N'hésitez pas à confier vos inquiétudes ou vos difficultés, il n'y a pas de remarques idiotes.
Il est indispensable que les parents quittent le cabinet du médecin rassurés, confortés et confiants dans leurs capacités.

Les vaccins

Le médecin effectuera des vaccinations selon le calendrier en vigueur. Certaines vaccinations sont obligatoires, d'autres fortement conseillées en raison de la gravité potentielle de la bactérie ou parfois du virus, comme dans le cas des infections à pneumocoques, de la rougeole ou de la rubéole. Votre médecin vous donnera tous les renseignements nécessaires.
Le BCG n'est plus une vaccination obligatoire. Il reste cependant très fortement conseillé pour les habitants d'Île-de-France ou originaires de zones d'endémie. Il est pratiqué idéalement dès la maternité. Demandez conseil à votre médecin.

ATTENTION ! La coqueluche peut être une maladie grave.
Les contaminateurs sont les adultes en contact avec l'enfant, avant que la vaccination ne soit efficace. Cette maladie est redoutable chez le nouveau-né et le nourrisson de moins de 6 mois.
Vous pouvez être vaccinée dès la fin de la grossesse, y compris si vous allaitez. Demandez-le à votre médecin ou votre sage-femme, et profitez de la grossesse pour faire remettre à jour la vaccination anti-coqueluche de vos proches ou de vos aînés.

3• Les petits bobos des premiers jours

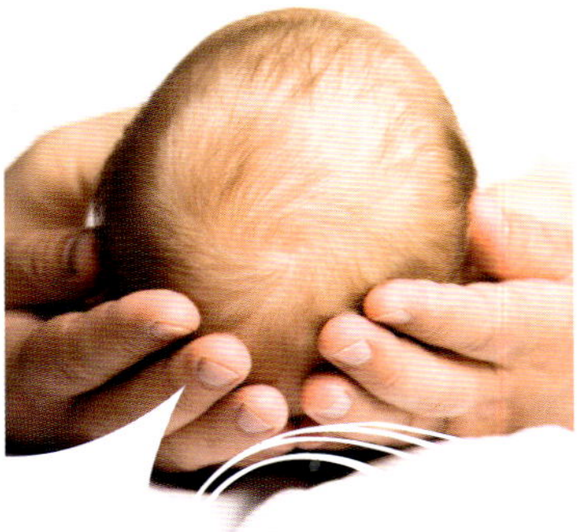

LES RÉGURGITATIONS

Les rejets physiologiques sont fréquents, surtout lors du rot. Ils témoignent d'un trop-plein, sont généralement non douloureux, ne gênent pas la prise du biberon ou la tétée et n'empêchent pas la prise de poids. Ils sont à distinguer des vomissements, qui sont des rejets alimentaires, plus ou moins avec efforts, et nécessitent un avis médical. Pour les traiter, vous pouvez avoir recours à ces positions :

- Gardez votre bébé dans les bras environ quinze minutes après la tétée.
- Couchez-le sur le dos.
- Si vous donnez le biberon, un lait épaissi peut être efficace. Ne faites jamais le choix de changement de lait sans avis d'un médecin.
- Si les régurgitations sont douloureuses, votre médecin pourra mettre en place un traitement médical (par un anti-acide).

Consultez votre médecin si les régurgitations augmentent en abondance, s'accompagnent de douleurs, d'une mauvaise prise des biberons, d'une prise de poids insuffisante ou si votre bébé ne vous semble pas comme d'habitude.

Votre bébé est parfait et magnifique… mais vous pouvez vous interroger sur les points suivants, qui arrivent fréquemment et sont sans gravité.

- Le **crâne est déformé** : les os du crâne ne sont pas soudés et sont malléables. Cela permet, entre autres, un modelage du crâne afin de faciliter le passage intravaginal et périnéal. Les bosses qui se forment vont se résorber en quelques jours.
- **Les éternuements** : ils permettent à bébé de se moucher et de se débarrasser des petites mucosités. Il ne s'agit en aucun cas d'un signe de rhume.
- **Le hoquet** : il survient souvent après les repas, en raison de spasmes du diaphragme sur lequel appuie l'estomac. Il est en général bien toléré par les enfants, et ne doit pas vous empêcher de coucher votre bébé.
- **Une respiration bruyante** avec un ronflement d'origine nasal : c'est lié à la sécheresse du nez. Lavez plus souvent le nez avec du sérum physiologique. En cas d'inefficacité, le pédiatre de la maternité peut prescrire du sérum adrénaliné.
- **Les croûtes de lait** : ce sont des squames épaisses qui siègent sur le cuir chevelu du nourrisson. Ces croûtes, de couleur blanche ou jaunâtre, sont fréquentes, n'entraînent pas de démangeaisons et sont indolores. Contrairement à leur nom, elles n'ont aucun rapport avec le lait. Elles sont liées à un excès de produit gras sécrété par la peau : le sébum. Pour les prévenir, il est recommandé de laver la tête de son bébé tous les jours avec un shampoing doux, spécifique pour le nouveau-né. En cas de croûtes, appliquez de la vaseline sur le cuir chevelu, en massant bien, puis lavez la tête une heure plus tard. Ne grattez pas les croûtes « à sec », cela créerait des irritations du cuir chevelu et entretiendrait le phénomène.
- **Le larmoiement** : le canal lacrymal, qui permet l'écoulement des larmes, est de très petit calibre et peut facilement s'obstruer. Cela donne un larmoiement clair d'un ou des deux yeux. Nettoyez dans ce cas les yeux trois à quatre fois par jour au sérum physiologique après avoir massé le coin interne de l'œil par des petits mouvements circulaires.
- **Les lèvres cloquées** : les lèvres peuvent présenter des petites cloques qui sont des bulles de succion. Ces cloques peuvent aussi se retrouver sur les doigts ou la main.
- **Des taches rosées ou rouges sur le visage ou la nuque** : situées sur les parties médianes du visage (front, paupières, nez, lèvres) ou la nuque, et prédominantes chez les bébés à peau claire, ce sont des angiomes plans qui vont disparaître dans les mois qui suivent.
- **L'acné du nourrisson** : c'est une éruption de petits boutons jaunes entourés par un halo rouge. Très fréquente, elle disparaît en quelques jours. Si elle est importante, ne touchez surtout pas les boutons, mais appliquez le même désinfectant que celui utilisé pour les soins du cordon.
- **Une ou plusieurs tache(s) bleutée(s) dans le bas du dos** : elles peuvent également siéger sur le haut du dos, les bras, les jambes. Il s'agit de taches ethniques, fréquentes dans les populations africaines et asiatiques et chez les enfants issus d'un métissage. Discrètes, elles persistent le plus souvent mais peuvent disparaître lorsque l'enfant grandit.
- **Les selles noires ou méconium** : ce sont les premières selles de bébé ; elles durent deux à trois jours, puis sont remplacées par des selles molles ou liquides, jaune d'or.

- **La constipation** : on parle de constipation lorsqu'il y a moins d'une selle par semaine pour un allaitement maternel, et moins d'une selle par jour en cas d'allaitement artificiel. Les selles sont dures et difficiles à évacuer. Pour y remédier, si vous allaitez, augmentez vos apports en eau, en fibres, mangez des légumes et des fruits frais (évitez la banane et diminuez les féculents). Si vous donnez le biberon, sur avis médical, changez l'eau minérale habituelle par de l'eau d'Hépar pour reconstituer le lait. Votre médecin peut également vous prescrire un lait riche en lactose.
- **Les diarrhées** : toute diarrhée nécessite de faire examiner le bébé par un médecin car chez le nourrisson, la déshydratation peut être très rapide. Si vous allaitez, les selles de votre nourrisson peuvent aller jusqu'à 8/10 par jour en cas de diarrhée. Ayez toujours chez vous des solutés de réhydratation qui s'achètent en pharmacie. Les solutés de réhydratation sont composés d'eau, de sucre et de sels minéraux permettant de compenser les pertes liées à la diarrhée. Un sachet est à dissoudre dans 200 ml d'eau. Cette dilution est essentielle. Le soluté se donne dès le début de la diarrhée, par toutes petites quantités, 5 à 10 ml toutes les dix minutes.
- **Un gonflement des organes génitaux** ou des seins chez la petite fille : il est lié à la présence d'une grande quantité d'hormones féminines. Ce gonflement persiste environ une semaine et disparaît lorsque le taux d'hormones revient à la normale.
- **Un hydrocèle** : il s'agit d'un gonflement des bourses, lié à la présence d'une sérosité dans l'enveloppe qui sépare les bourses des testicules.
- **Une malposition des pieds** : elle est liée à la position du bébé dans le ventre. En fin de grossesse, le bébé a moins de place pour bouger. Ces contraintes sont à l'origine de pieds tournés vers l'intérieur ou très fléchis sur les jambes. Le plus souvent, une fois né, les pieds retrouvent une position normale. Si ce n'est pas le cas, le pédiatre vous prescrira des séances de kinésithérapie.

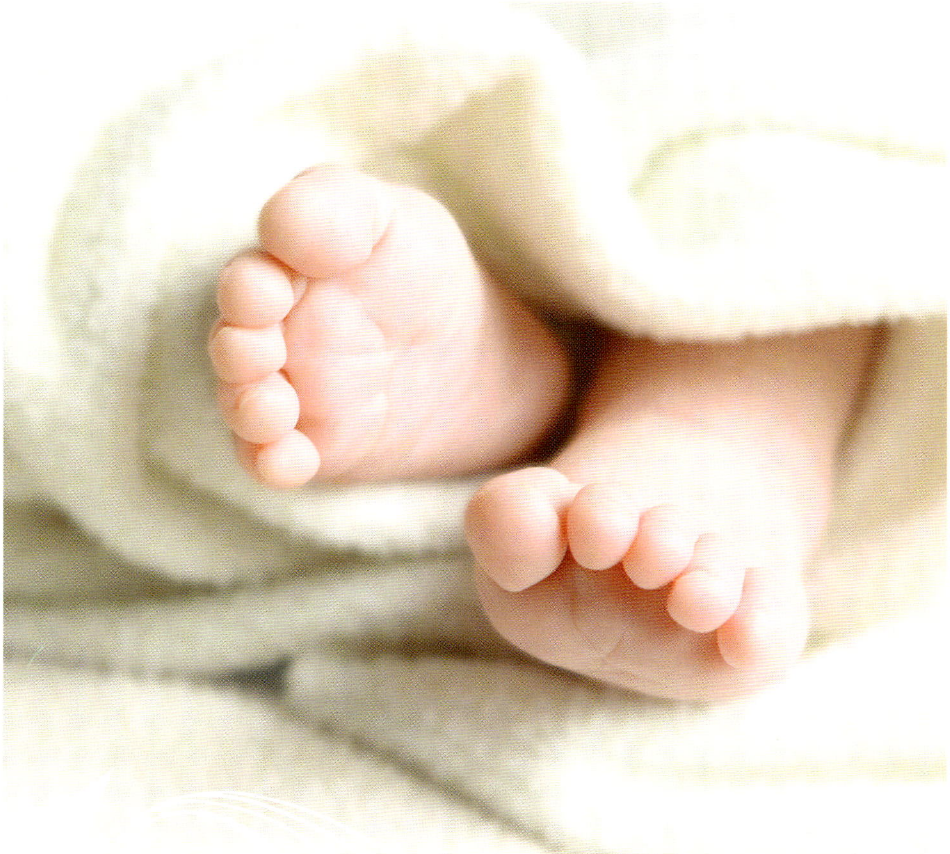

Les sorties avec bébé

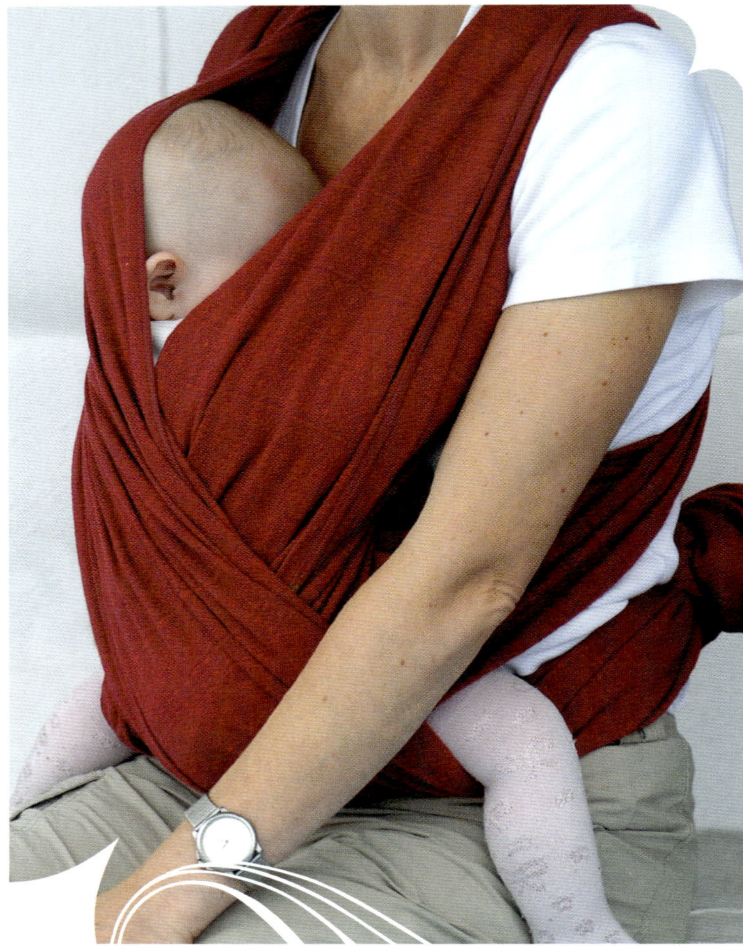

« LA POUSSETTE LE BERÇAIT »

KYOKO, 33 ANS

J'ai eu mon fils au printemps et j'ai dû passer tout l'été à Paris pour la fin de mon congé maternité. Comme mon appartement est tout petit, je sortais tout le temps à l'heure de sa sieste. Je me suis rendue compte que, bercé par la poussette, il s'endormait plus facilement, et moi, je découvrais tous les jardins de Paris !

Dès que vous aurez quitté la maternité, vous pourrez sortir votre enfant. Les heures de sortie sont évidemment adaptées en fonction des contraintes familiales, telles que les sorties d'école.

En dehors de ces sorties obligatoires, privilégiez en hiver les promenades lors de la mi-journée (11 heures – 15 heures) et en été les heures plus fraîches (avant 11 heures ou après 16 heures).

Évitez bien sûr les moments de fortes intempéries (pluie, neige), de brouillard ou de pics de pollution. De même, préférez si possible les parcs et jardins aux promenades en ville, pour limiter un contact trop proche avec les pots d'échappement.

Ces sorties aident à l'éveil de votre bébé, facilitent son sommeil et contribuent souvent à calmer des pleurs inconsolables. Elles sont également bénéfiques pour votre moral.

1 • Quel matériel choisir ?

Tant que votre bébé ne tient pas assis seul, un landau est plus confortable et a l'avantage d'être plus haut que les pots d'échappement des voitures. En général, à partir de 5/6 mois, votre bébé n'y est plus très à l'aise et préfère une poussette légèrement inclinée, puis ensuite la position assise, qui lui permet d'observer à loisir et de s'éveiller au monde qui l'entoure.

2 • Et pour les voyages ?

Vous pouvez voyager dès les 3 semaines de votre bébé.

En voiture

Choisissez, pour les premiers mois, une nacelle dans laquelle votre bébé peut voyager allongé. Vérifiez bien les zones d'attache au siège de la voiture et n'oubliez pas d'attacher votre bébé dans la nacelle.
Plus grand, votre bébé pourra voyager dans un siège inclinable, d'abord dos à la route, puis ensuite de face. Assurez-vous toujours de bien attacher votre bébé dans son siège. Si votre bébé voyage dans un siège, dos à la route, installé à la place du passager avant, pensez à désactiver l'airbag.
Il faut prévoir des pauses toutes les deux heures, au cours desquelles vous sortirez votre enfant de son siège, vous le ferez boire et pourrez vous détendre. De nombreuses aires d'autoroute possèdent des relais bébé qui vous permettent de le changer ou de le nourrir en toute sécurité, et vous proposent des kits d'alimentation spécifiques.

Le train

Ce mode de transport est conseillé en cas de déplacement sur de longues distances. Les voyages en train sont bien supportés par les bébés. Prévoyez de quoi le couvrir pour le protéger de la climatisation, souvent forte, de quoi le nourrir et lui donner à boire. Enfin, pour plus de confort, pensez à réserver une place pour lui.

L'avion

C'est aussi un mode de transport bien supporté par les bébés.
Pensez à consulter votre médecin avant votre départ pour vérifier les tympans de l'enfant et ausculter le cœur de l'enfant. Dans tous les cas, faites-le boire ou téter lors des décollages et atterrissages pour éviter des douleurs aux oreilles.
Votre bébé voyagera dans vos bras jusqu'à l'âge de 2 ans.
Comme pour le train, prévoyez de quoi le couvrir et le nourrir. Les aliments pour bébé sont autorisés en cabine.

Les jouets

Respectez bien les limites d'âge indiquées sur l'emballage, notamment pour les bébés, et pensez à vérifier la solidité du jouet avant de le donner à l'enfant. Pour débarrasser le jouet d'éventuelles substances chimiques potentiellement dangereuses, même à l'état de trace, il est conseillé :

- de l'aérer avant de le donner à l'enfant ;
- de laver si possible les jouets textiles ;
- de privilégier la qualité sur la quantité (des produits labellisés de manière indépendante comme Oeko-Tex, Spiel gut sont à privilégier) ;
- d'éviter certaines matières comme le PVC.

L'organisation Women in Europe for a Common Future (WECF) a édité un guide jouets sur le sujet. Cf. : http://www.wecf.eu/francais/publications/2011/publications-toysguide.php.

« J'AI OPTÉ POUR L'ÉCHARPE DE PORTAGE »

JULIE, 32 ANS

J'ai découvert l'écharpe de portage à la naissance de ma fille. Elle m'avait été offerte par une copine « bio addict ». Au début j'étais sceptique, je ne parvenais pas à l'attacher. J'ai regardé sur Internet pour savoir comment faire et après m'être entraînée avec une poupée, j'ai fini par l'adopter. Depuis, je ne peux plus m'en passer. Maintenant que ma fille va avoir 1 an, j'essaie même la version « portage sur le dos » ! (voir le chapitre « 5e mois »).

QUELLES FORMALITÉS EN CAS DE SÉJOUR À L'ÉTRANGER ?

Renseignez-vous sur les vaccins à pratiquer avant votre départ.
Pour l'Europe, votre bébé doit être muni d'une carte d'identité. S'il voyage avec d'autres personnes que ses parents, il doit posséder une autorisation de sortie du territoire et sa carte d'identité ou un passeport.
Pour les autres pays, un passeport au nom de l'enfant est indispensable. Il ne peut plus être inscrit sur votre passeport.
Pensez à emporter une photocopie de votre livret de famille pour prouver votre filiation ainsi que le carnet de santé de votre enfant et demandez une carte de prise en charge à votre caisse d'assurance maladie.

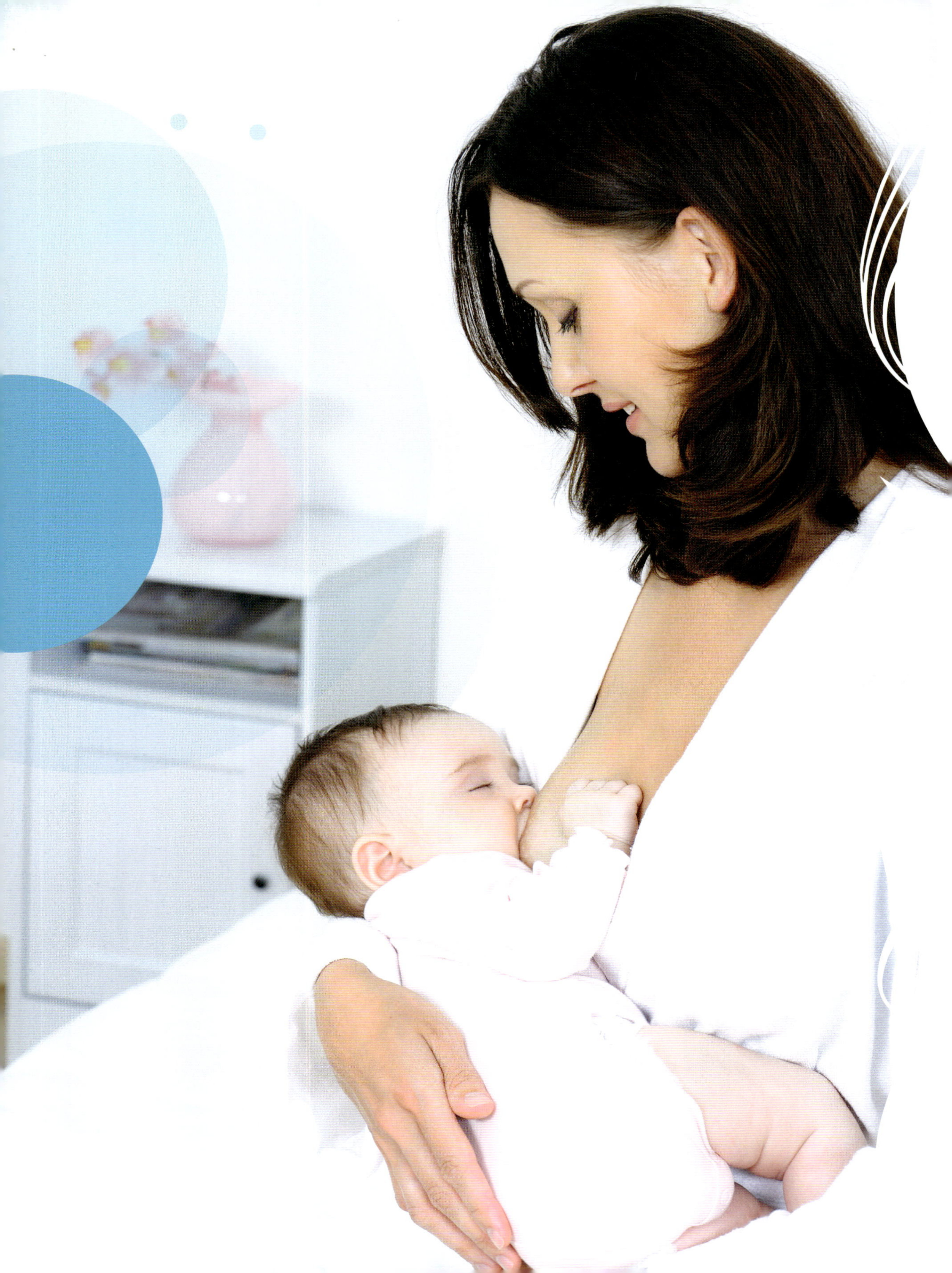

Choisir d'allaiter

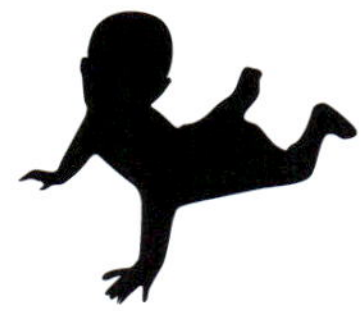

Les bienfaits de l'allaitement

1 • Le lait maternel : l'aliment idéal pour votre enfant

Le lait maternel est un aliment parfaitement adapté aux besoins du nouveau-né : la production de lait étant déclenchée par la succion du mamelon, elle s'ajuste en permanence aux besoins de votre bébé. Sa composition s'adapte au cours de la tétée et d'une tétée à l'autre, pour apporter tous les nutriments nécessaires.

QUE RECOMMANDE L'OMS ?

L'OMS, comme le Collège national des gynécologues et obstétriciens français, celui des sages-femmes, les sociétés de pédiatrie et la Haute autorité de santé, recommandent l'allaitement au sein prolongé, si possible, la première année. L'OMS et l'Unicef font les recommandations suivantes :

- informer toutes les femmes enceintes des avantages de la pratique de l'allaitement ;
- aider les mères à commencer à allaiter leur enfant dans la demi-heure suivant la naissance ;
- indiquer aux mères comment pratiquer l'allaitement au sein et comment entretenir la lactation même si elles se trouvent séparées de leur nourrisson ;
- préférer ne donner aux nouveau-nés aucun aliment ni aucune boisson autre que le lait maternel, sauf indication médicale ;
- laisser l'enfant avec sa mère 24 heures sur 24 ;
- encourager l'allaitement au sein à la demande de l'enfant ;
- ne donner aux enfants nourris au sein ni tétine artificielle, ni sucette.

« CELA A ÉTÉ UNE DÉCOUVERTE »

NATACHA, 28 ANS

Je ne comptais absolument pas allaiter avant la naissance de mon fils. Cela me semblait même « animal ». Pourtant, quand il est né et que la sage-femme l'a posé contre moi, je l'ai vu qui cherchait quelque chose et se dirigeait maladroitement vers mon sein… Je lui ai donné un peu de colostrum, puis ai tout naturellement continué les jours suivants. Il semblait bien, l'allaitement l'apaisait et finalement, ça ne m'a pas déplu. Cela m'a même permis de nouer avec lui un autre lien, un peu comme si je prolongeais la grossesse…

ATTENTION ! Au cours des premiers jours, laisser téter votre bébé ne signifie pas pour autant qu'il doit continuer à téter sans se nourrir tout en dormant. C'est agréable pour lui, vous pouvez le laisser faire quelques minutes, puis mettez votre sein au repos. Vous éviterez ainsi l'apparition de gerçures sur le bout des seins.

Contrairement au lait maternisé, la composition du lait maternel varie au jour le jour. De plus, le lait maternel apporte, outre les aliments essentiels, un certain nombre d'enzymes qui vont aider à la digestion du lait, ainsi que des vitamines (A, B, C, D) et des sels minéraux (sodium, potassium, calcium, phosphore). Par sa richesse en anticorps, il protège contre les infections virales (grippe, varicelle…) ou bactériennes (staphylocoque, streptocoque…). Il diminue également les risques d'allergie et d'obésité.

Toutes les mamans sont capables de produire ce dont leur bébé a besoin, et ce, quelles que soient la taille ou la forme de leurs seins. La péridurale n'a pas d'impact sur l'allaitement.

2 • L'allaitement est aussi bénéfique pour vous

L'ocytocine, l'hormone responsable de l'éjection du lait, agit également sur l'utérus en favorisant sa contraction et son retour à un volume normal après l'accouchement. Cela permet de limiter les saignements.

L'allaitement vous aide aussi à perdre du poids. Votre corps va trouver dans les réserves de graisses accumulées durant la grossesse l'énergie nécessaire à la fabrication du lait. Vous retrouverez ainsi plus vite votre ligne.

Des études montrent également un effet protecteur de l'allaitement prolongé dans la prévention du cancer du sein : plus l'allaitement est long, plus vous êtes protégée.

3 • L'allaitement permet de tisser des liens profonds avec votre bébé

Allaiter constitue également un moment privilégié de contacts et d'échanges avec votre bébé, un prolongement de la grossesse.

Cependant, l'allaitement s'inscrit dans l'histoire de votre couple et doit rester un choix personnel. Il faut avoir envie d'allaiter, mais aussi y prendre plaisir. À vous de décider !

Vous devez tenir compte de vos émotions, de votre désir. N'hésitez pas à en parler avec votre compagnon, car son soutien est important. Il ne faut pas que le papa se sente exclu de la relation que vous nouez avec votre bébé. Rassurez-le en le faisant participer aux autres soins.

Enfin, chaque allaitement est unique. Les bébés ne tètent pas tous de la même manière et la lactation est différente d'une femme à l'autre. Chaque couple a donc sa propre expérience de l'allaitement.

C'est pourquoi ce qui va suivre ne tient pas lieu de recettes, ce sont plutôt des repères pour vous guider et vous soutenir dans votre allaitement.

LES CONTRE-INDICATIONS À L'ALLAITEMENT

Elles sont rares. Il s'agit du risque de contamination en cas de tuberculose pulmonaire évolutive, du sida car le virus passe dans le lait, de l'herpès en cas de vésicules sur le sein.

D'autres contre-indications peuvent venir d'une insuffisance cardiaque de la maman, de la prise de certains médicaments qui passent dans le lait.

Pour l'enfant, il n'existe qu'une contre-indication : l'intolérance au sucre du lait (lactose), aussi appelée « galactosémie ».

Les secrets de la lactation

Juste après sa naissance, votre nouveau-né, posé sur vous, vous fixe intensément, s'imprégnant de votre odeur et de votre chaleur. Cette intimité va permettre à votre bébé de bien s'adapter à son nouvel environnement et un lien étroit va doucement se tisser. Dès qu'il se sent prêt, attiré par l'odeur des aréoles, votre nouveau-né est capable de ramper seul vers l'un de vos seins, de le saisir en ouvrant grand la bouche et de se mettre à téter.

Les tétées à la demande, lorsque votre bébé commence à s'éveiller et à chercher à téter, permettent d'établir d'une lactation suffisante. Plus votre bébé tétera, plus vous aurez de lait.

Sachez cependant que, dans tous les cas, il faut quelques jours, voire quelques semaines, avant que la lactation soit bien mise en place. Soyez patiente, ne perdez pas confiance dans vos capacités et restez à l'écoute de votre ressenti. Après quelques tâtonnements, votre bébé et vous trouverez votre rythme. N'oubliez pas que l'allaitement doit rester un plaisir partagé avec votre bébé.

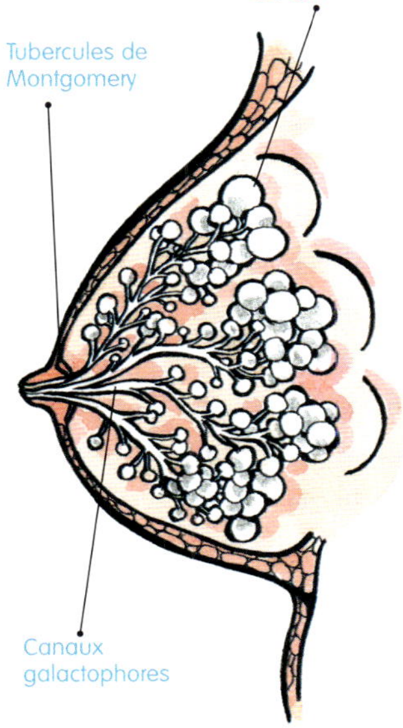

Les tubercules de Montgomery sont de petites glandes qui sécrètent une substance hydratante pour le mamelon, et dont l'odeur, spécifique à chaque maman, sert de repère au nouveau-né.

1 • Comment se fabrique le lait ?

Dès le début de la grossesse, vos seins se modifient sous l'influence de toute une série d'hormones. L'aréole s'élargit et change de couleur. La glande mammaire se développe à mesure que le nombre des cellules sécrétrices de lait augmente. Ces cellules sont groupées dans des alvéoles dont le nombre varie d'une femme à l'autre, les alvéoles sont le lieu de stockage du lait entre les tétées. Les alvéoles s'ouvrent sur les canaux lactifères, qui vont conduire le lait jusqu'à l'aréole vers laquelle ils convergent. L'ensemble est entouré par du tissu graisseux, en quantité variable d'une femme à l'autre. Toutes les femmes peuvent donc allaiter, quelle que soit la taille de leurs seins.

Après la naissance, vos seins produisent d'abord du colostrum. C'est une substance très nutritive dont les faibles quantités produites sont adaptées aux capacités digestives de votre bébé. Elles sont tout à fait suffisantes dans les heures qui suivent la naissance. Après deux à quatre jours, le colostrum est remplacé par un lait de transition. C'est alors que se produit la montée laiteuse, vos seins sont plus tendus et gonflés.

Le mécanisme de la lactation dépend de deux hormones : la prolactine et l'ocytocine. C'est la succion qui déclenche leur production.

La prolactine déclenche la fabrication de lait au niveau des alvéoles, en réponse à la stimulation de l'aréole par la succion du bébé. Les taux de prolactine sont plus élevés la nuit, la production de lait est donc stimulée et permet les tétées nocturnes.

En même temps, la succion entraîne la libération d'ocytocine, responsable de l'éjection du lait. Lorsque vous entendez votre bébé déglutir, peut-être ressentez-vous des picotements dans le mamelon, un écoulement au niveau de l'autre sein et des contractions utérines douloureuses (que l'on appelle aussi tranchées), car l'ocytocine fait aussi contracter l'utérus. La production d'ocytocine est sensible au stress, à la fatigue intense, à la douleur : elle diminue. Mais ne vous inquiétez pas, car s'il est alors important de vous reposer et de vous détendre, chaque tétée va aussi stimuler la sécrétion de lait.

À chaque tétée, le cycle se reproduit, s'adaptant sans cesse aux besoins de votre bébé. Plus il tétera, y compris la nuit, plus vous aurez de lait.

QUAND SE PRODUIT LA MONTÉE DE LAIT ?

Après l'accouchement et la sortie du placenta, le taux d'hormones sécrétées par le placenta (œstrogènes et progestérone) s'effondre. Cela entraîne la sécrétion de prolactine, et la montée de lait se produit au 2e ou 3e jour.

2• Votre bébé et ses tétées

Le rythme

Le rythme de votre bébé va s'établir selon un cycle éveil-sommeil (sachant qu'un nouveau-né dort en moyenne vingt heures par jour). Chaque enfant a son rythme et ses besoins propres. Lors des phases d'éveil spontané, votre nouveau-né recherche une présence, un contact. Ses réflexes de succion-déglutition sont très présents et il cherche activement à téter. L'allaitement suit le rythme de votre bébé et ses phases d'éveil. C'est pourquoi il est plus confortable de garder votre bébé auprès de vous jour et nuit. Cette proximité va vous permettre de percevoir ses signes d'éveil : apparition d'une agitation, mouvement de la tête d'un côté et de l'autre, ouverture de la bouche et parfois des yeux, succion de la langue, du poing, des doigts. Vous pouvez alors lui proposer le sein sans attendre qu'il pleure.

Les deux premiers jours, les tétées peuvent être peu nombreuses, votre bébé dormant beaucoup ; puis elles augmentent en fréquence (jusqu'à 8-12 tétées par jour). Elles sont souvent plus fréquentes en fin de journée et la nuit.

Les tétées de nuit sont très importantes. Durant cette période, nous l'avons vu, le taux de prolactine est plus élevé : la production de lait augmente donc la nuit. N'hésitez pas à garder votre bébé près de vous dans son berceau pour faciliter ses tétées. Ne vous inquiétez pas, vous réussirez à dormir : la sécrétion d'endorphines favorisée par les tétées vous aidera à retrouver le sommeil.

ATTENTION ! Au cours des premières semaines, il est important de laisser votre bébé téter quand il le souhaite afin que vos seins produisent du lait. Plus il tètera, plus vous aurez de lait. Si vous souhaitez alterner biberon et tétées (allaitement mixte), patientez quelques semaines afin de laisser à la lactation le temps de bien s'installer.

La durée

Laissez téter votre bébé aussi longtemps qu'il le souhaite. Il faut quelques minutes pour que le colostrum ou le lait commence à s'écouler. La tétée doit pouvoir durer jusqu'à ce qu'il soit rassasié.

La durée de la tétée peut varier d'une tétée à l'autre au cours de la journée. Vers la fin de la tétée, les mouvements de succion sont moins rythmés, puis votre bébé s'endort, repu, détendu, le corps relâché et les mains ouvertes.

Alternez les deux seins

À partir de la montée laiteuse, la composition du lait change en cours de tétée, s'enrichissant progressivement en graisses. Il faut donc laisser votre bébé « vider » le sein et recevoir les graisses de fin de tétée qui permettent la prise de poids et le rassasient. Si votre tout-petit a tété de façon efficace et semble repu, un seul sein suffit. Sinon, proposez-lui le second. Vous pouvez aussi lui proposer un sein différent à la tétée suivante.

Vers 3 semaines, 3 mois, 6 mois, votre bébé peut se mettre à réclamer plus souvent. Il entre dans une période d'adaptation liée à l'augmentation de ses besoins. Suivez son rythme et donnez-lui le sein aussi souvent qu'il le réclame. Votre lactation s'adaptera en quelques jours, et vous reprendrez tous les deux un nouveau rythme.

« J'AI FAILLI ABANDONNER L'ALLAITEMENT »

CORO131, FORUM aufeminin

Les deux premiers jours d'allaitement ont été galère. On m'a dit que c'est parce qu'au début, le bébé n'absorbe pas de lait proprement dit, mais du colostrum… En tout cas, c'était compliqué, j'avais l'impression que mon bébé n'arrivait pas à se nourrir. Il pleurait tout le temps. Cela me stressait. D'ailleurs, à la maternité, on lui a donné un complément par biberon. Puis au bout de 48 heures, l'allaitement s'est mis en place… Juste au moment où j'allais abandonner !

COMMENT AUGMENTER LA SÉCRÉTION DU LAIT ?

Mettre le bébé au sein dès qu'il en a besoin est la meilleure façon d'y parvenir. Essayez de vous détendre, faites téter le bébé le plus souvent possible, videz soigneusement vos seins ensuite, pour stimuler la sécrétion de prolactine. Vous pouvez aussi prendre du galactogil, une association de plantes, de phosphate de calcium et de malt, à raison de trois cuillerées à soupe par jour. Aucun médicament ne peut être prescrit pour augmenter la sécrétion de lait, car ils peuvent être dangereux pour le bébé. L'acupuncture peut être proposée.

Comment donner le sein ?

1 • Installez-vous confortablement

Bien s'installer et être détendue est important pour réussir l'allaitement. C'est un moment intime, privilégié. Faites le calme autour de vous, décrochez le téléphone, éteignez votre portable. Vous pouvez mettre de la musique pour vous aider à vous détendre. Une position correcte est essentielle pour une bonne mise en route de l'allaitement, afin d'éviter des contractures musculaires, ainsi que des crevasses.

Plusieurs positions peuvent vous être proposées. Vous choisirez celle dans laquelle vous vous sentez le plus à l'aise. Quelle qu'elle soit, il faut bien caler votre dos, en vous aidant de coussins ou en posant vos pieds sur un tabouret bas. Vous pouvez aussi surélever votre bébé en le positionnant sur un coussin d'allaitement.

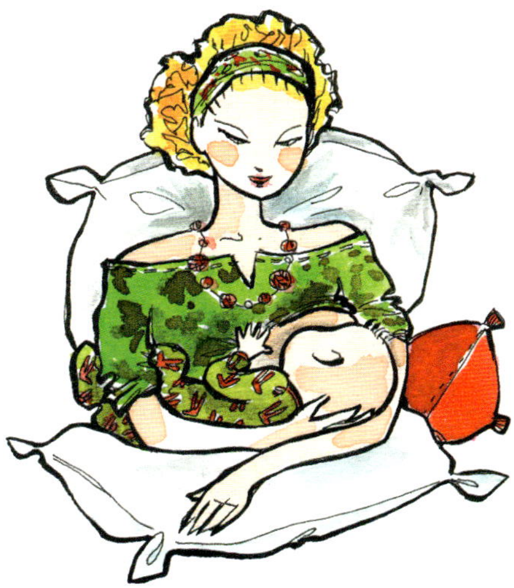

Position « madone ». Dans la position « madone », le dos doit être bien droit, en se calant si besoin avec un coussin. Le ventre de votre enfant est positionné contre le vôtre, tout son corps est tourné vers vous. Il est soutenu par votre bras, sa tête dans le creux de votre coude. C'est la position la plus fréquemment adoptée.

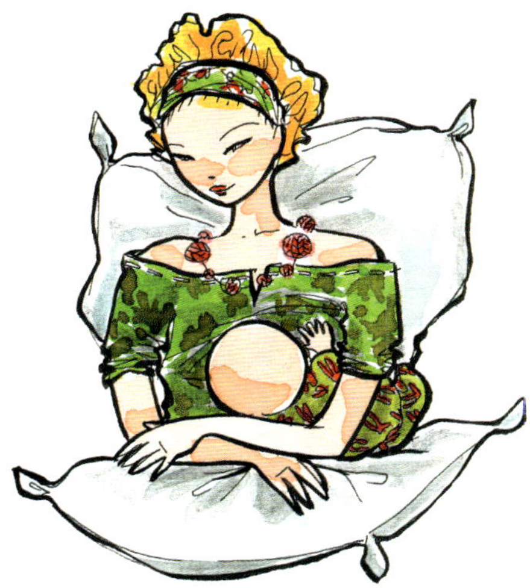

Position « ballon de rugby ». En cas de douleurs, de crevasses, la position « en ballon de rugby » peut être conseillée. Votre bébé est alors installé sur le côté, ses pieds vers l'arrière et son corps sous votre bras. Cette position peut être aussi utilisée pour allaiter simultanément des jumeaux, si vous avez des seins volumineux ou si vous avez eu une césarienne.

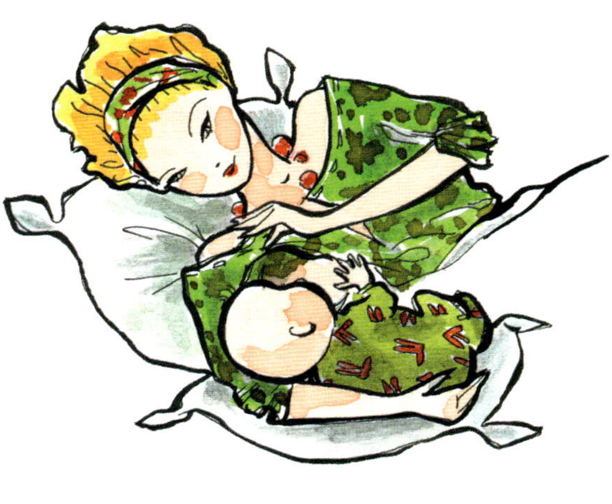

Position allongée. La position allongée est pratique après une césarienne ou si la position assise est inconfortable. Elle permet aussi de se reposer tout en allaitant. Dans cette position, vous êtes tournée sur le côté, les jambes repliées, un coussin éventuellement placé derrière votre dos. Votre bébé est allongé sur le côté, face à vous.

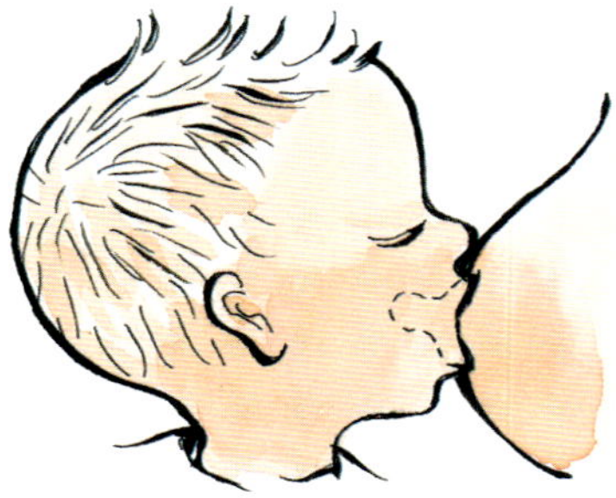

Votre bébé doit prendre en bouche une grande partie de l'aréole et ne pas seulement sucer le bout du sein. Ses lèvres doivent être retroussées, le menton et le nez collés au sein.

2• La prise du sein

À l'approche du sein, votre bébé est attiré par la forme arrondie et foncée de l'aréole ; il est aussi guidé par votre odeur et va ouvrir la bouche pour chercher à téter. Il n'est pas nécessaire d'essayer de dégager son nez en appuyant sur votre sein, votre bébé peut respirer suffisamment.

Les premiers jours, il est fréquent de ressentir des douleurs lorsque votre enfant commence à téter. Ces douleurs disparaissent après quelques succions et s'estompent au cours de la première semaine. Elles sont dues à la sensibilité de l'aréole sous l'effet des hormones.

La tétée n'est pas continue. Votre bébé effectue plusieurs mouvements de succion puis déglutit. Entre ces mouvements, il fait des pauses pour respirer. Lorsque la succion est efficace, on observe des mouvements amples de l'ensemble de la mâchoire, allant jusqu'à l'oreille. Il se peut que vous entendiez votre enfant déglutir. Peut-être ressentez-vous des picotements plus ou moins forts dans le sein, ceux-ci correspondent à l'éjection du lait. Un écoulement de lait au niveau de l'autre sein est possible en cours de tétée.

En fin de tétée, les succions sont moins fréquentes et moins fortes, votre bébé peut s'endormir, repu, lâchant souvent le sein. Si vous devez le retirer du sein, il est préférable d'introduire votre petit doigt dans sa bouche plutôt que de tirer sur le sein.

Tirer son lait

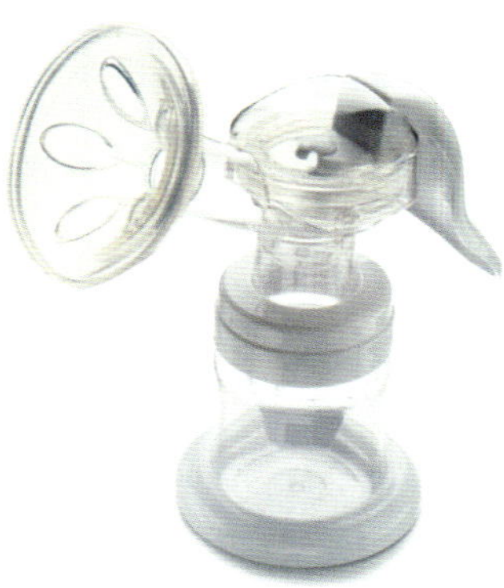

Tire-lait manuel.

En cas d'absence, de séparation ou dans toute autre situation où vous ne pouvez donner le sein à votre bébé et que vous ne désirez pas arrêter l'allaitement, vous pouvez tirer votre lait. Le fait de tirer votre lait entretient la lactation et évite l'engorgement mammaire.

Les sensations étant différentes lorsqu'on utilise un tire-lait, il se peut que la quantité recueillie soit peu importante. Dans ce cas, installez-vous confortablement et essayez de vous détendre, par exemple en pensant à votre bébé lorsqu'il tête et au plaisir que vous éprouvez.

Le recueil de lait se fait à l'aide d'un tire-lait (électrique ou manuel) ou par expression manuelle grâce à des massages de l'aréole. Vous pouvez louer un tire-lait électrique auprès de votre pharmacien ou dans des boutiques spécialisées. Préférer les modèles électriques récents avec double pompage qui présentent le grand intérêt de drainer en peu de temps les deux seins. En cas de prescription médicale, la location du tire-lait est prise en charge par l'assurance maladie et la plupart des mutuelles.

Les biberons et le système de recueil doivent être préalablement stérilisés, idéalement en les faisant bouillir à l'eau chaude. Vous pouvez également utiliser des comprimés de stérilisation à froid, à condition de rincer soigneusement le matériel avant utilisation. Ces comprimés ont, en outre, une odeur chlorée très forte.

Pour le choix des biberons, vous pouvez utiliser des biberons de préférence en verre (voir chapitre « Donner le biberon »).

Une fois le lait recueilli, conservez-le au réfrigérateur ou au congélateur.

Lieu de conservation	Durée
Température ambiante	4 heures maximum
Dans le réfrigérateur (0 à 4 °C)	3 jours
Dans le congélateur (– 18 °C)	3 mois

Le lait se réchauffe sous un filet d'eau chaude ou au chauffe-biberon, en veillant toujours à vérifier la température avant de le donner à votre bébé. Prévoyez de répartir votre lait en petites quantités, car une fois réchauffé, il se conserve une heure seulement.
Pour le décongeler, vous pouvez le placer au réfrigérateur, où il se conserve 24 heures. Ne le recongelez pas.
Au-delà des dates de conservation, le lait doit être jeté.

Comment se nourrir quand on allaite?

1 • Quelle alimentation?

La période d'allaitement n'est pas le moment idéal pour commencer un régime. De plus, en utilisant les graisses accumulées pendant la grossesse, allaiter permet souvent de perdre du poids. L'alimentation doit donc rester variée et équilibrée, riche en calcium, en suivant vos goûts :

- fruits et légumes : au moins cinq par jour;
- pains, produits céréaliers, pâtes, riz, pommes de terre : à chaque repas selon l'appétit;
- fromages, yaourts, lait : trois à quatre fois par jour;
- viandes, œufs, poissons : une à deux fois par jour. Privilégiez les poissons dits gras (saumon, sardine, maquereau);
- produits sucrés et sel : à limiter.

Il n'y a pas d'aliments interdits. Certains aliments (chou, ail...) donnent un goût particulier au lait, ce qui permet à votre bébé de s'habituer précocement à la variété des saveurs! Enfin, la verveine, le fenouil, l'anis, les lentilles, etc., peuvent vous être conseillés pour leur effet stimulant sur la lactation.
Si vous êtes végétalienne, vous devez recevoir un apport en vitamine B12.

2 • Quelles boissons?

La soif se déclenche souvent quand votre enfant est au sein. Chaque mère boit selon ses besoins sans attendre d'avoir soif. Si vous ne buvez pas suffisamment, votre soif sera importante et vos urines peu abondantes et foncées. Buvez de l'eau, celle du robinet dans nos pays est parfaitement adaptée.
Le thé, le café et les boissons à base de cola sont à boire avec modération. Évidemment, ne buvez pas de boissons même faiblement alcoolisées (vin, bière, cidre...).

3 • Le repos est primordial

Pour toutes les mères, qu'elles allaitent ou non, l'arrivée du bébé est source de fatigue : disponibilité importante, nuits perturbées... N'hésitez pas, pendant cette période, à faire la sieste, à vous allonger un moment pendant la journée. Suivez le rythme de votre bébé. Faites-vous aider par votre conjoint (il peut prendre un congé paternité de 11 jours) ou vos proches pour les tâches ménagères. Une aide familiale (TISF, pour «technicien(ne) de l'intervention sociale et familiale») ou une aide ménagère peuvent aussi intervenir. Des prises en charge existent en fonction des revenus (renseignez-vous auprès des mairies, CCAS, PMI).
Il n'y a pas de congé spécial pour l'allaitement au sein. Lorsque vous reprendrez le travail, vous devrez avoir la possibilité de nourrir votre enfant ou de tirer votre lait dans un local approprié de votre entre-

ATTENTION ! Évitez la cigarette. La fumée va pénétrer dans les poumons de votre bébé et lui piquer les yeux. En outre, la nicotine passe dans le lait, ce qui va engendrer des coliques chez votre bébé. Lorsque vous arrêterez de le nourrir, il aura un problème de manque de nicotine, il sera nerveux, grognon et aura du mal à dormir. Attention, le tabagisme pendant et après la grossesse augmente les risques de mort subite du nourrisson. L'allaitement peut être l'occasion d'arrêter de fumer. Parlez-en à votre sage-femme ou au médecin, ils pourront vous aider à arrêter avec votre conjoint s'il est fumeur. Des gommes à mâcher à prendre après les tétées et remboursées jusqu'à un plafond de 150 € vous seront peut-être prescrites. Vous devez en revanche éviter les produits de substitution par voie transcutanée.
Mais, si vous n'arrivez pas à arrêter de fumer, vous pouvez quand même allaiter. Dans ce cas, ne fumez pas dans la pièce où se trouve votre bébé, et faites-le après la tétée, jamais avant. Si votre compagnon fume aussi, dites-lui de fumer dehors ou sur le balcon !

prise. Les horaires de travail peuvent être aménagés avec des pauses adaptées au rythme des tétées, à concurrence de 1 heure de pause par jour pendant un an. Parlez-en avec votre employeur ou le service de médecine du travail.

4• Évitez de prendre des médicaments

Très souvent, ils passent dans le lait, même si les contre-indications à l'allaitement sont rares. Ne prenez pas de médicaments sans l'avis de la sage-femme ou de votre médecin, qui jugera de la nécessité, de la dose et de la durée du traitement, et du risque pour votre enfant. Il est souvent possible de trouver un médicament compatible avec l'allaitement. Quoi qu'il en soit, il vaut mieux prendre le médicament prescrit après la tétée.
Si, pendant votre grossesse, vous suivez un traitement médical qui sera poursuivi après l'accouchement, la question de l'allaitement devra être abordée avec votre médecin traitant et l'équipe qui suit votre grossesse.
Dans tous les cas, il faut éviter l'automédication.
Les médicaments contre-indiqués les plus connus sont les tranquillisants, les somnifères et les anti-inflammatoires. Ne prenez pas de médicaments sans prescription ! Rappelons que les Français sont les champions d'Europe de la consommation de médicaments !

5• Allaitement : questions/réponses

Que faire si j'ai des crevasses ?

Le plus souvent liées à une mauvaise position, les crevasses sont des lésions au niveau du mamelon, plus ou moins profondes. La tétée est douloureuse et cette douleur peut persister entre les tétées.
La meilleure prévention repose sur un positionnement correct de votre bébé, en évitant d'appuyer sur votre sein pour dégager son nez. Vous pouvez hydrater votre mamelon en le massant avec une goutte de lait après la tétée. N'hésitez pas à faire appel au personnel de la maternité si vous ressentez des douleurs au niveau des mamelons ou si ceux-ci deviennent irrités.
En cas de crevasses installées, le traitement consiste à corriger la position, éventuellement à la changer, pour éviter les frottements de la langue de votre bébé sur les crevasses. Le personnel soignant vous conseillera l'application de crème cicatrisante (à base de lanoline, par exemple) après chaque tétée, ou l'utilisation d'embouts en silicone pour le sein jusqu'à cicatrisation. Vous pouvez également utiliser des coussinets d'allaitement. Dans de très rares cas, vous pouvez être amenée à arrêter les mises au sein du côté douloureux, et à tirer votre lait.

Et si mes seins sont engorgés ?

En cas d'engorgement, vous ressentez une tension importante dans les seins. Ils sont chauds, douloureux, durs, et votre bébé peut avoir du mal à téter. Vous devez continuer à allaiter en mettant votre bébé au sein aussi souvent qu'il le réclame. La tétée doit être suffisamment longue pour que le bébé vide bien le sein (le sein doit être mou après la tétée). Pour faciliter la prise du sein, vous pouvez masser tout votre sein sous l'eau chaude avant la tétée. Le tire-lait peut aussi vous aider à vider un peu le sein avant la tétée. Attention cependant, le tire-lait stimule également la production de lait.

En cas d'apparition de fièvre, d'une zone rouge sur le sein (lymphangite), vous pouvez continuer à allaiter. Le traitement est le même que pour l'engorgement. Il est cependant préférable de consulter votre médecin ou sage-femme.

Faut-il nettoyer les seins à chaque tétée ?

Une douche quotidienne suffit. Il n'est pas nécessaire de nettoyer les mamelons avant chaque tétée. Cela risque au contraire de trop assécher la peau et de favoriser les irritations, voire les crevasses. Votre odeur est familière à votre bébé dès la naissance, il est donc important de ne pas modifier vos produits de soin, ni votre parfum après la naissance.
En revanche, lavez-vous soigneusement les mains avant chaque tétée.

Quels soutiens-gorge d'allaitement choisir ?

Votre poitrine, qui s'est modifiée durant toute la grossesse, va encore évoluer lors de l'allaitement. Lors de la montée laiteuse, son volume augmente. Pour votre confort, il est donc important de choisir un bon soutien-gorge d'allaitement. Votre soutien-gorge doit vous maintenir sans serrer. Il ne doit laisser de trace ni sur vos seins, ni sur votre dos. Vous pouvez le choisir avec ou sans armatures selon vos envies.
Vous pouvez investir dans un soutien-gorge d'allaitement dès le 8ᵉ mois de grossesse. Pour savoir quelle taille choisir, il est conseillé de choisir une taille de bonnet en plus par rapport à votre soutien-gorge de fin de grossesse.

Comment se passe l'allaitement chez un bébé prématuré ?

Si votre bébé est né à plus de 34 SA, il peut parfaitement téter, même s'il est un peu lent.
Entre 32 et 34 SA, il faut le mettre au sein pour qu'il s'habitue à ce contact, à l'odeur, même s'il ne s'alimente pas vraiment. Il vous faudra tirer le lait et nourrir votre bébé avec une seringue.
En dessous de 32 SA, votre enfant est trop jeune pour téter, il faudra tirer votre lait et votre bébé sera nourri avec une sonde.

Combien de temps allaiter ?

La durée idéale est celle que vous désirez. Tant que votre bébé et vous y prendrez plaisir, rien ne vous empêche de continuer. Il est possible de reprendre le travail tout en continuant à allaiter. Vous pouvez, par exemple, donner le sein lorsque vous êtes présente et, sinon, tirer votre lait, qui sera donné par la personne qui garde votre enfant. Vous pouvez aussi opter pour un allaitement mixte.
À l'inverse, si vous n'êtes pas ou plus satisfaite par l'allaitement, il est préférable le plus souvent de passer à une alimentation au biberon. N'oubliez pas que ce qui vous réconforte fait du bien à votre bébé et qu'il est important avant tout d'être épanouie !

Mon bébé mange-t-il assez ?

Beaucoup de femmes se posent cette question au cours de l'allaitement. Face à un nouveau-né qui pleure, les mamans se sentent désarmées et ont peur de ne pas donner assez à leur enfant.
Les pleurs sont le mode d'expression de votre bébé. Ils peuvent être liés à la faim, mais expriment aussi le besoin de contact, de câlins ou un inconfort. Dans vos bras, votre bébé trouve du réconfort, la succion est une source de plaisir autant qu'un mode d'alimentation. Portez-le, câlinez-le. Et ayez confiance en vous. Votre lait maternel est toujours suffisamment nourrissant pour votre bébé. Observez-le : ses joues sont toutes roses, il paraît en bonne santé, il est tonique. Ses selles, plus ou moins fréquentes, sont liquides, jaune d'or, il mouille ses couches cinq à six fois par jour. Après la tétée, il s'endort, détendu, mains ouvertes. Dans ce cas, votre bébé reçoit suffisamment de lait.
Une prise de poids régulière achèvera de vous rassurer. Une pesée trois à quatre jours après votre sortie de la maternité, puis une fois par semaine pendant le 1ᵉʳ mois, est suffisante. Si la courbe de poids est ascendante, il n'y a aucun doute, il est bien nourri !

Puis-je compléter l'alimentation au biberon ?

L'apport de compléments est inutile pour un enfant né à terme et de poids normal. Cela pourrait perturber l'apprentissage de la succion, augmenter les risques de crevasses et favoriser l'engorgement des seins. À plus long terme, on observe une diminution de la durée de l'allaitement.

En revanche, si votre bébé est né prématurément ou après terme, s'il est trop gros ou trop petit pour son terme, ou si vous êtes diabétique ou avez eu un diabète durant la grossesse, vous pouvez être amenée à compléter son alimentation. Dans ces situations, les réserves du nouveau-né sont peu importantes ou mal utilisées et des compléments sont souvent nécessaires jusqu'à la montée laiteuse. Le complément doit toujours être donné après la tétée.

Vous pouvez également être amenée à compléter par du lait maternisé si votre bébé perd du poids, ou s'il hurle de faim, ou encore si vous êtes temporairement dans l'impossibilité d'allaiter.

Dans tous les cas, le complément sera donné à la seringue ou dans une tasse spéciale (également appelée *soft cup*, en vente en pharmacie) pour ne pas perturber l'apprentissage de la succion. Vous utiliserez soit une formule pour nourrisson ou, chaque fois que cela est possible, du lait maternel tiré avec un tire-lait ou exprimé manuellement.

J'ai beaucoup de lait, est-ce que je peux en donner ?

Le lait maternel est indispensable pour les enfants prématurés et ceux qui présentent certaines maladies digestives ou une allergie aux laits industriels. Un don de 180 à 200 ml par jour est possible pendant un mois, voire plus si vous avez beaucoup de lait ou qu'il faut le tirer en raison d'un engorgement.

Si vous acceptez de donner, il n'y a pas de rétribution. On vous fera une prise de sang pour s'assurer que vous n'êtes porteuse ni du virus des hépatites B et C, ni du VIH. Votre lait sera analysé pour vérifier qu'il ne contient pas de microbes. La mise en place de la collecte – tire-lait, transport – est faite par le lactarium de votre région.

La liste des lactariums (Association des lactariums de France) se trouve sur le site Internet de la Société française de pédiatrie (www.sfpediatrie.com).

Comment sevrer mon bébé ?

Le meilleur moment pour démarrer le sevrage, c'est lorsque vous vous sentez prête. Il est très important que vous soyez à l'écoute de vos émotions. Afin qu'il se fasse dans de bonnes conditions, le sevrage doit être choisi et non subi. Si vous devez reprendre le travail et que vous ne vous sentez pas prête à arrêter d'allaiter, votre médecin, les professionnels de la PMI ou une sage-femme peuvent vous guider. Afin de ne pas vous stresser et de ne pas bousculer votre bébé, prenez votre temps : prévoyez le sevrage suffisamment à l'avance par rapport à la date de reprise du travail.

Le sevrage se fait toujours de façon lente et progressive pour éviter un engorgement des seins. Vous allez commencer par remplacer une tétée par un biberon de lait. Vous attendrez ensuite trois à quatre jours avant de remplacer une deuxième tétée. On commence en général par remplacer une tétée de la journée et on termine par celles du soir, puis du matin. Lorsqu'il ne reste plus qu'une seule tétée par jour, on continue un jour sur deux, puis un sur trois, et ainsi de suite… Dans la mesure où vous diminuez progressivement le nombre des tétées, la sécrétion du lait baisse naturellement. Après la dernière tétée, il est possible que vos seins soient un peu tendus et douloureux. Vous pouvez alors prendre un peu de paracétamol pour calmer ces douleurs. Il n'est pas nécessaire de prendre un médicament pour couper la montée du lait.

« JE SUIS PASSÉE À L'ALLAITEMENT MIXTE EN REPRENANT LE TRAVAIL »

TRYPHON66, FORUM
aufeminin

Après presque cinq mois d'allaitement exclusif, il a fallu reprendre le chemin du travail, et donc passer à un allaitement mixte. Zoé, ma fille, avait déjà testé le biberon à une ou deux occasions et elle a facilement accepté la tétine, ainsi que le lait maternisé. Je continue à l'allaiter matin et soir, et je tire mon lait au bureau une fois dans la journée. Les éventuels réveils nocturnes sont l'occasion de câlins, avec une petite tétée. Cela entretient ma lactation !

Depuis peu, nous avons commencé la diversification alimentaire en introduisant des purées de légumes, et tout se passe bien !

Il est possible que votre bébé, habitué à votre odeur et à celle de votre lait, s'oppose à la prise du biberon. Dans ce cas, faites donner celui-ci par une personne de votre entourage en vous éloignant de la pièce. Vous pouvez également l'habituer au biberon en lui proposant votre lait avant de le remplacer par une préparation pour nourrisson.

Pourquoi donner de la vitamine K aux bébés qui sont allaités ?

Le lait maternel ne contient pas de vitamine K, indispensable pour la coagulation du sang. Si votre bébé n'en a pas assez, il risque de faire des hémorragies, en particulier digestives.
Suivez la prescription médicale, avec généralement : une ampoule de 2 mg à la naissance, puis on continue à en donner une fois par semaine pendant la période d'allaitement maternel.

On dit que l'allaitement est un bon moyen de contraception. Est-ce vrai ?

Pendant l'allaitement, la prolactine élevée empêche l'ovulation. Mais après le 15e jour, la prolactine baisse (même si elle remonte à chaque tétée). Si le nombre de tétées diminue (moins de six), le taux de prolactine peut être insuffisant et une ovulation est possible avec survenue d'une grossesse si vous avez des rapports sexuels. Si vous ne souhaitez pas être enceinte trop vite après l'accouchement, il faut prendre une contraception par un micro-progestatif en continu, par exemple. On peut conseiller de prendre ce contraceptif oral dès le 10e jour après l'accouchement. Vous pouvez aussi utiliser une contraception de type barrière : préservatif ou diaphragme. Parlez-en à votre sage-femme ou à votre médecin.

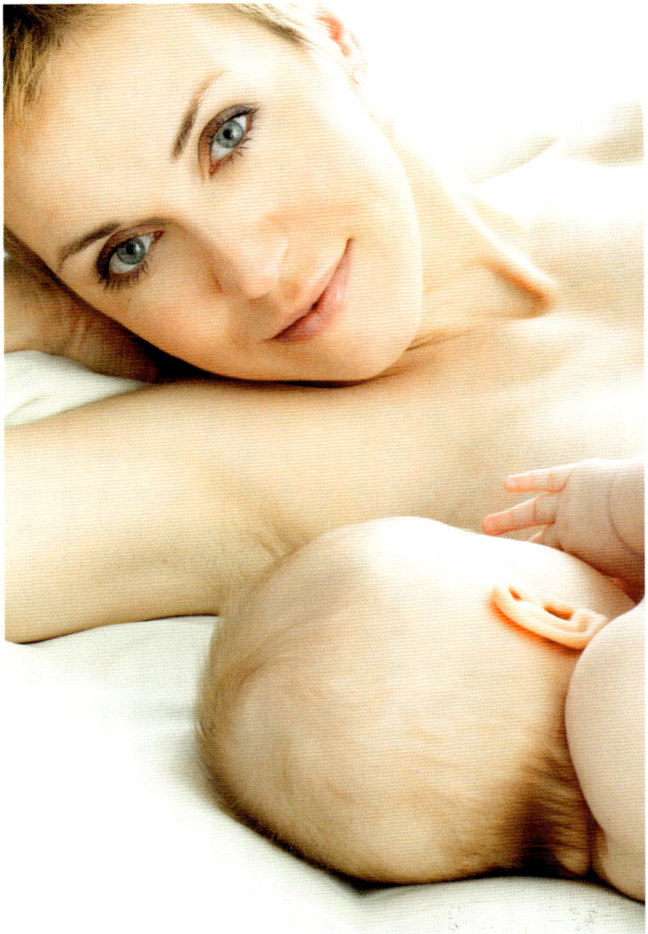

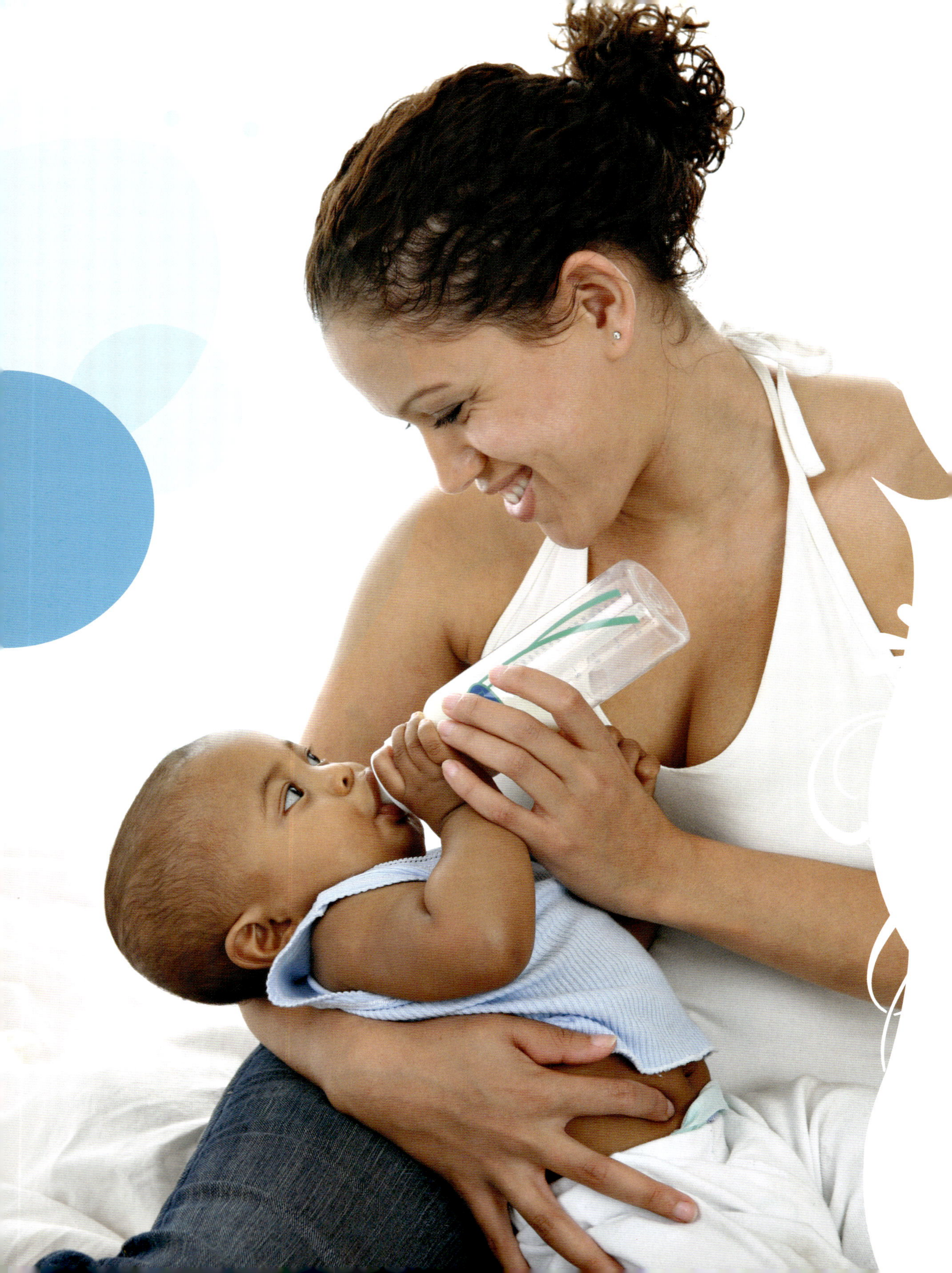

Donner le biberon

Choisir le mode d'alimentation

Il est important d'avoir réfléchi au mode d'alimentation que vous allez proposer à votre enfant et de vous y être préparée afin d'assurer votre retour à domicile en toute quiétude.
Comme pour l'allaitement maternel, le choix de l'alimentation au biberon doit être votre choix. Ce mode d'alimentation ne doit pas vous être imposé (sauf si une pathologie ou une prise de médicament contre-indiquent l'allaitement).
Si c'est votre premier enfant, et que vous hésitez, sachez qu'il est tout à fait possible de vous décider au dernier moment, mais en étant préparée aux deux possibilités.
Certaines mamans optent pour la «tétée de bienvenue», c'est-à-dire qu'elles donnent le sein au moment de la naissance de leur petit bout, puis poursuivent au biberon.
Dans tous les cas, le fait de nourrir votre enfant doit être un moment de bonheur et de réconfort, à la fois pour vous et pour lui. La chaleur de vos bras, les regards échangés sont tout aussi importants que le lait qu'il absorbe.

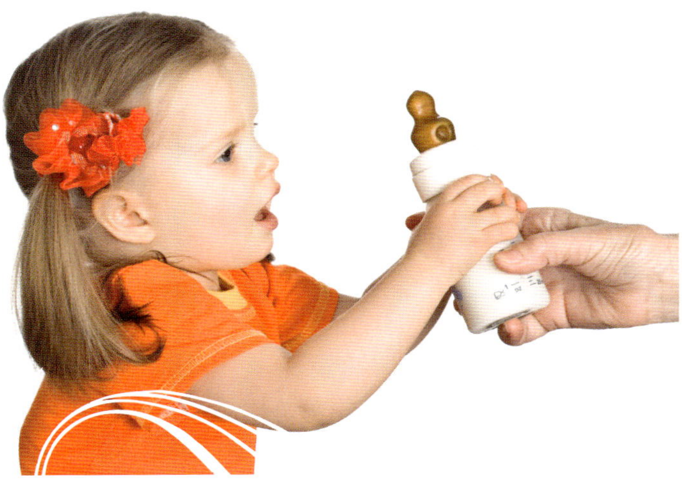

« PORTAGE EN PEAU À PEAU ET BIBERON, C'EST VRAIMENT CE QUI ME CONVIENT »

SOPHIE, 38 ANS

Pour mes deux aînées, j'ai donné le biberon parce que je n'avais aucune envie de donner le sein en public. Aujourd'hui, les articles et les informations sur l'cllaitement sont plus nombreux ; j'ai donc réfléchi et remis en question ma façon de voir les choses pour mon troisième enfant, qui vient de naître. Cependant, au fond de moi, j'avais toujours les mêmes réticences, et j'ai donc continué au biberon. Mais on m'a aussi parlé du peau à peau et du portage : il s'agit d'une façon un peu ancestrale de porter son bébé très près de soi, dans une écharpe en coton tout doux. Il y a dix ans, on ne parlait pas de l'importance de ce contact. Et là, ça a été pour moi une évidence : j'avais envie de rester au plus près de mon enfant, bien plus que je n'avais pu le faire pour mes deux filles aînées. J'ai testé chez moi l'écharpe, et dès la maternité, ça a été magique !

Choisir le biberon, la tétine et le lait

1 • Quel biberon faut-il acheter ?

Il existe sur le marché de très nombreuses marques de biberon, vendues en pharmacies ou en grandes surfaces. Si pour la couleur ou les dessins, vos préférences sont seules guides, les conseils suivants vous aideront dans le choix des tailles ou des composants.
Il est préférable d'investir d'emblée dans des biberons de grande contenance, jusqu'à 300 ml. Vous pouvez acheter un ou deux biberons de plus petite contenance (120 ml) pour donner de l'eau ou administrer d'éventuels médicaments. Un jeu de 6 à 8 biberons est suffisant, car il est déconseillé de laisser traîner longtemps un biberon sans le laver. Il n'est donc pas nécessaire d'en avoir plus.

ALLAITEMENT/BIBERON : POUR OU CONTRE ?

	Pour	Contre
Allaitement	• Le lait maternel est adapté au nourrisson • Le côté pratique : où que vous soyez, vous n'avez rien à prévoir • L'allaitement permet d'établir un contact particulier avec votre bébé	• Il existe des contre-indications (médicaments, alcool…) • Vous pouvez être gênée d'allaiter en public • La montée laiteuse peut être douloureuse • Les seins étant également un organe de plaisir, l'allaitement peut tout simplement vous rebuter
Biberon	• Le papa peut plus facilement s'impliquer • Vous pouvez plus aisément confier votre enfant à un proche (surtout la nuit) • Vous ne connaîtrez pas la période, parfois difficile, du sevrage	• Même s'il tend à se rapprocher du lait maternel, le lait reste celui de la vache • Vous devrez veiller à toujours avoir biberon, lait et eau à portée de main, durant vos déplacements • Il nécessite un temps de préparation

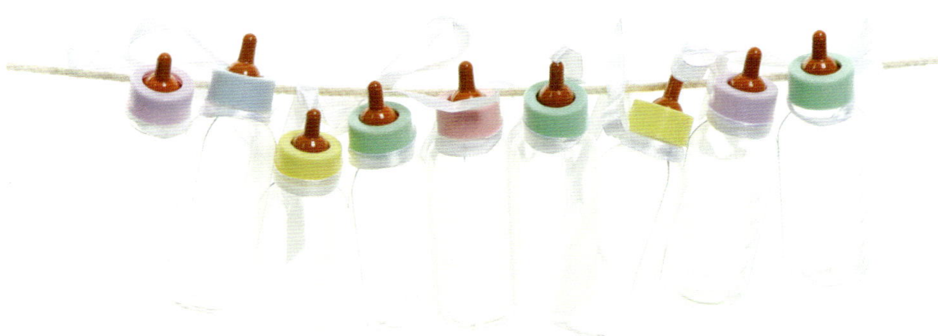

Dans la mesure où l'on ignore, à l'heure actuelle, si d'autres types de matières plastiques sont capables de se modifier et de migrer dans la nourriture, il vaut mieux opter pour le verre et conserver un biberon en plastique pour l'eau que l'on ne chauffera pas, ou pour les voyages et les déplacements.

2• S'y retrouver dans la jungle des tétines

Le choix de la tétine va largement dépendre de votre bébé : certains tout-petits ont une succion très forte et dans ce cas, une tétine en silicone est préférable. D'autres nourrissons tètent de façon plus lente et plus douce : une tétine en caoutchouc naturel sera plus adaptée. La tétine en caoutchouc naturel est moins résistante aux lavages. Il faut en changer régulièrement, dès que vous sentez qu'elle reste collante, même après avoir séché.
Les tétines à débit variable (en général trois vitesses) peuvent être recommandées, elles permettent d'adapter le débit à la force de succion ou favorisent la prise d'un lait épaissi. Dans tous les cas, il est indispensable d'acheter les tétines correspondantes à la marque du biberon, afin d'être sûr de leur bonne adaptation à la bague et d'éviter ainsi les fuites.
Il existe des tétines premier âge pour les bébés de la naissance à 6 mois, puis deuxième âge, qui conviennent à des liquides plus épais.

3• Le choix du lait

Les laits maternisés sont classés en fonction de l'âge et des besoins spécifiques de votre enfant : les laits premier âge sont destinés aux enfants de 0 à 6 mois. Les laits deuxième âge, dits aussi «laits de suite» s'utilisent entre 6 et 12 mois, puis les laits de croissance prennent le relais jusqu'à l'âge de 3 ans.
Pour chaque âge, il existe plusieurs catégories de laits, et vous pourrez en changer en suivant les conseils du médecin traitant ou du pédiatre.
Au sein d'une même catégorie, les différences de composition entre les marques sont minimes et vous pouvez choisir une marque différente de celle de la maternité. Mais ne changez jamais de catégorie de lait sans l'avis de votre médecin, qui s'assurera au préalable de l'absence de pathologies.

CERTAINS LAITS « À LA MODE » SONT À ÉVITER

Le lait de chèvre, trop riche en protéines est inadapté pour les bébés. Il expose en outre à une carence en fer et en vitamines A, C, D, B9 et B12. Le lait de brebis est trop gras et également trop riche en protéines. Quant au lait d'ânesse, il peut présenter des risques infectieux.
Les jus végétaux appelés à tort « lait », qu'ils soient d'amande ou de soja, sont dangereux et peu nourrissants car pauvres en calcium, minéraux (fer), acides gras, protéines et calories.
Méfiez-vous de ce qui est conseillé sur certains sites ou blogs Internet ou par des personnes sans formation médicale. L'alimentation de votre bébé n'est pas une affaire de mode. Avant de changer de lait demandez conseil à votre médecin ! Il y va de la santé de votre bébé.

« LES TÉTINES DE LA MATERNITÉ ÉTAIENT TROP SOUPLES... »

LUCILE, 32 ANS

Pour mon premier bébé, on m'avait expliqué qu'à la maternité, il y aurait des biberons de 90 ml, et que je n'avais aucun matériel à apporter. Je suis donc arrivée les mains vides. Mon premier bébé était un gourmand, et il avait une succion extrêmement forte. Les biberons qu'on m'a fournis étaient munis d'une tétine très souple, en caoutchouc. Mon bébé prenait donc son biberon beaucoup trop vite, et il régurgitait énormément. À la maison, tout est rentré dans l'ordre lorsque je lui ai proposé un biberon avec une tétine en silicone, beaucoup plus rigide. Pour mon deuxième enfant, j'ai glissé dans mon sac pour la maternité deux biberons en verre, et deux sortes de tétines !

Types de laits	Âge de l'enfant
Premier âge	0 à 6 mois
Deuxième âge (lait de suite)	6 à 12 mois
Lait de croissance	1 à 3 ans

La composition des laits infantiles

Les laits infantiles sont fabriqués à partir de lait de vache, transformé pour s'adapter à la physiologie des nourrissons. Les graisses animales sont remplacées par des graisses végétales riches en acides gras essentiels, indispensables au bon développement cérébral. Les taux de sels sont diminués pour s'adapter aux capacités d'élimination des reins. Enfin, les laits sont enrichis en fer, oligo-éléments et vitamines. La vitamine D, présente dans les laits, est insuffisamment absorbée et un complément doit être donné à votre bébé. Les laits sont de plus en plus souvent enrichis en probiotique ou prébiotique, modifiant ainsi la flore intestinale pour se rapprocher de celle induite par l'allaitement maternel. Ils ont pour bénéfice de réduire les épisodes de gastro-entérite et d'améliorer le confort intestinal en diminuant les coliques et les ballonnements.
La composition des laits premier âge tend à se rapprocher de celle du lait maternel, notamment par une teneur basse en protéines (1,2 g/100 ml).
La composition des laits deuxième âge, puis de croissance, s'adapte également aux besoins physiologiques des enfants. Il est donc important de respecter l'utilisation des laits de croissance et de ne pas donner de lait de vache classique trop tôt. Il n'est pas enrichi en vitamines et en fer, source de carence chez le jeune enfant.

Lait biologique ou pas?

La fabrication des laits infantiles obéit à une réglementation stricte en termes d'élevage, de traçabilité et de sélection des différents composants. Les laits infantiles porteurs de l'indication « bio » sont fabriqués à partir de vaches issues de l'agriculture biologique. Ils sont fabriqués selon les mêmes exigences de sécurité. Vous avez donc le choix entre lait classique et lait bio, selon vos convictions. En revanche, il est fortement déconseillé d'utiliser des laits végétaux (soja, riz, amande), de chèvre ou d'ânesse, car leur composition ne couvre pas tous les besoins nutritionnels du nouveau-né.

Quel lait pour quel enfant?

- Si votre enfant est né à terme (entre 37 et 41 SA) après une grossesse normale, un lait premier âge « classique » lui sera au départ proposé. Un changement de lait pourra intervenir selon les signes observés (constipation, coliques, etc.).
- S'il existe dans la famille des antécédents d'allergies (eczéma, asthme, rhinite saisonnière), un lait « hypoallergénique » vous sera proposé. Il s'agit de lait dont les protéines sont partiellement hydrolysées (c'est-à-dire cassées en plus petites molécules), ce qui diminue leur pouvoir allergisant.
- Les laits « sans protéines de lait de vache » ont subi une hydrolyse plus importante. Ils sont réservés aux enfants allergiques aux protéines de lait ou en cas d'allergie de ce type dans la fratrie ou chez les parents. Il est donc important de signaler au pédiatre l'existence éventuelle de ces pathologies dans votre famille.

- Les laits « confort » (ou « digest ») sont enrichis en amidon de pomme de terre ou de maïs. Ils sont donnés dans le cadre de petites remontées de lait, ou encore si votre enfant a du mal à être rassasié. Mais ces laits peuvent constiper certains bébés.
- Les laits « anti-régurgitation » sont indiqués en cas de reflux gastro-œsophagien avéré. Enrichis en caroube, ils sont plus épais ce qui empêche les régurgitations.
- Les laits « pré » sont enrichis en protéines, en acides gras essentiels et en triglycérides. Ils sont adaptés aux enfants de faible poids pour leur âge ou nés prématurément.
- Les laits « sans lactose » sont réservés aux enfants présentant une intolérance au lactose ou donnés parfois lors d'un épisode de gastro-entérite. On les recommande aussi en cas de coliques du nourrisson.
- Les laits « acidifiés » sont enrichis en ferments lactiques, qui augmentent la digestibilité des aliments, en particulier celle du lactose, et contribuent ainsi à diminuer les ballonnements et les coliques. Ils sont aussi indiqués en cas de constipation – une fois que le médecin s'est assuré de l'absence de cause organique.

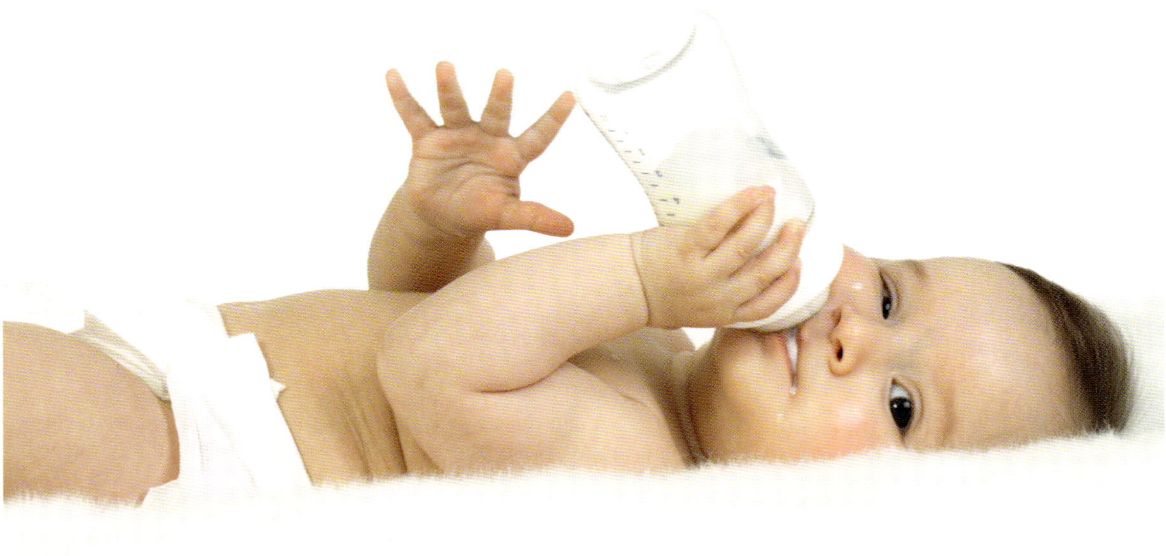

Préparer les biberons

Il est indispensable que tout le matériel soit prêt pour votre retour à domicile : biberons, tétines adaptées, goupillon, ainsi qu'une place réservée sur le plan de travail de la cuisine pour faire sécher le matériel. Ne manipulez pas les biberons sans avoir les mains parfaitement propres. Il faut les laver avant chaque préparation.

1 • Le nettoyage

Avant la première utilisation, il faut nettoyer soigneusement à l'eau chaude et au liquide vaisselle l'ensemble du biberon, en utilisant un goupillon. Vous devrez insister sur l'insertion de la bague, la bague et la tétine. Vous pouvez également les mettre au lave-vaisselle. Vous les ferez ensuite sécher sur un linge propre, sans les essuyer.
Juste après usage, videz et rincez tout de suite le biberon et la tétine. Vous devrez ensuite les laver.

2 • La stérilisation

La stérilisation n'est plus une étape obligatoire. Il est préférable d'effectuer un nettoyage très soigneux des biberons plutôt que de stériliser un biberon sommairement lavé. En revanche, elle reste conseillée en cas d'épisodes infectieux, notamment en cas de gastro-entérite.

La stérilisation à froid

Il s'agit de comprimés chlorés, à dissoudre dans de l'eau. Puis il suffit de faire tremper l'ensemble du biberon dedans pendant 30 minutes. Jetez ensuite la solution.

La stérilisation à chaud

Faites tremper les biberons dans un grand récipient d'eau que vous ferez bouillir pendant 20 minutes. Vous pouvez également opter pour des appareils à vapeur ou à placer au micro-ondes. Ces appareils stérilisent six à huit biberons en un temps assez court, mais ils sont plus onéreux.

3 • Le choix de l'eau

Vous utiliserez, pour diluer le lait, une eau minérale non pétillante pauvre en nitrates et peu salée. Vous trouverez sur les bouteilles un dessin représentant soit un nourrisson, soit un biberon avec la mention « convient à l'alimentation des nourrissons ». Les bouteilles, une fois ouvertes, doivent être utilisées dans les 24 heures et conservées au réfrigérateur.
En cas de constipation, on peut utiliser de l'eau Hépar, en versant un tiers ou la moitié d'Hépar dans le biberon et en complétant avec l'eau habituelle. Il faudra ensuite adapter la dose en fonction de l'effet produit.

PEUT-ON UTILISER L'EAU DU ROBINET ?

L'eau du robinet non adoucie et non filtrée peut être utilisée, à condition de n'utiliser que de l'eau froide (au-delà de 25 °C, l'eau contient en effet des micro-organismes) et de laisser couler le robinet pendant 1 à 2 minutes.
Il n'est pas recommandé d'utiliser de l'eau ayant subi une filtration (carafe filtrante) ou un adoucissement, car la charge microbienne peut être excessive. Faire bouillir l'eau ne se justifie qu'en l'absence d'eau potable ou d'eau en bouteille (recommandation de l'Agence nationale chargée de la sécurité sanitaire de l'alimentation, de l'environnement et du travail [ANSES], 2006).

4• La reconstitution

Pour préparer un biberon, respectez les cinq étapes présentées ci-dessous. Une mauvaise reconstitution (trop d'eau ou trop de poudre) est dangereuse et source de troubles digestifs chez votre nourrisson. En période de canicule, proposez des biberons d'eau en plus à votre enfant.

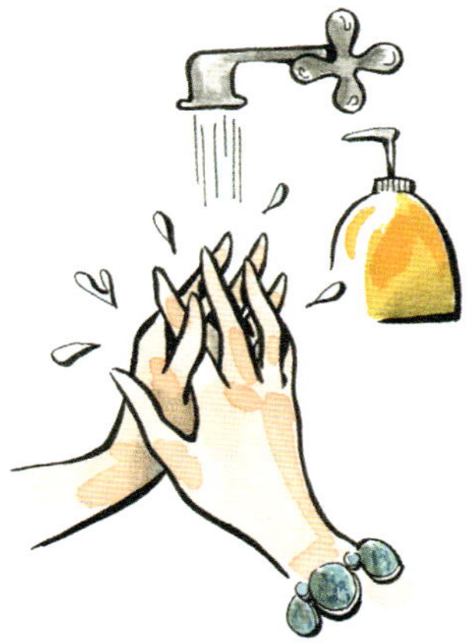

Avant toute manipulation, il faut vous laver les mains.

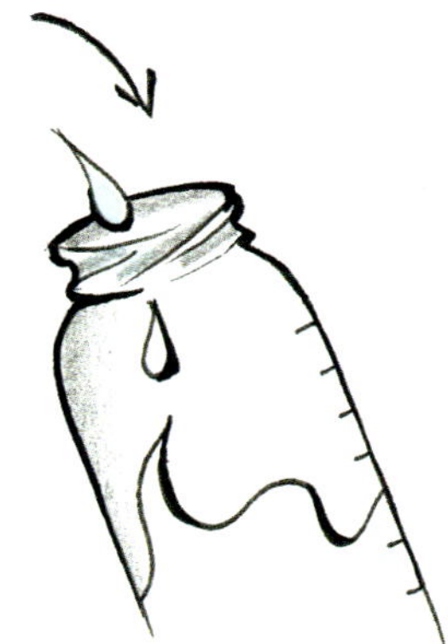

L'eau se met toujours en premier, puis vous ajoutez la poudre.

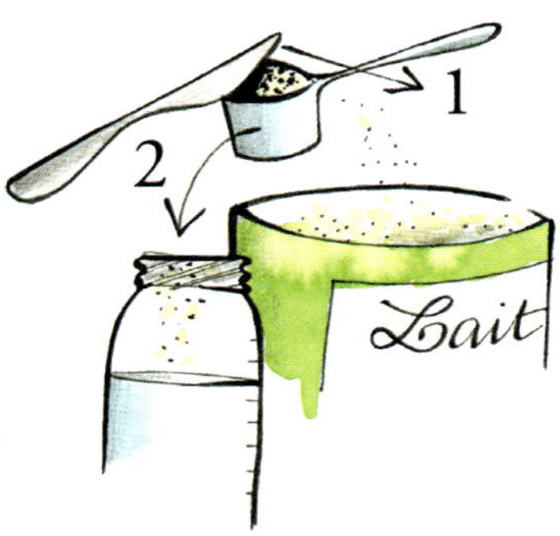

La règle est d'une cuillère mesure de lait pour 30 ml d'eau. N'utilisez que la mesurette fournie avec le lait. La mesurette doit être pleine à ras bord : pour cela, utilisez soit la lame d'un couteau, soit le rebord de la boîte.

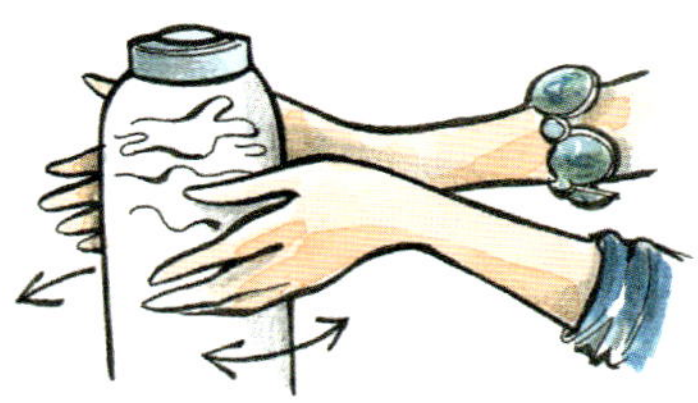

Puis, mélangez bien en faisant tourner le biberon entre vos mains et non de haut en bas, la poudre pouvant alors boucher la tétine. Le biberon peut être donné au bébé à température ambiante.

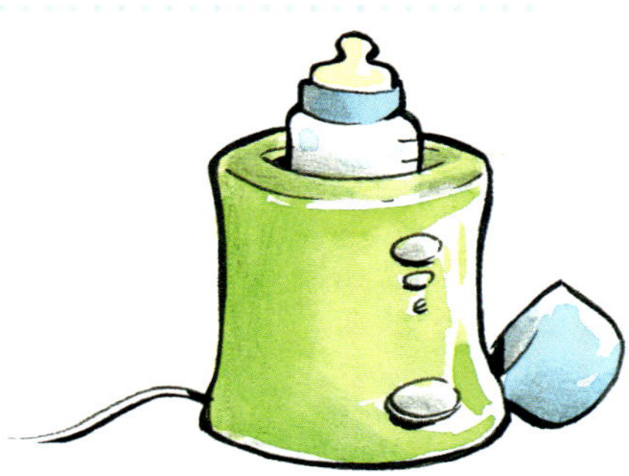

Vous pouvez tiédir le biberon au bain-marie, au chauffe-biberon ou au micro-ondes, mais méfiez-vous du micro-ondes : la chaleur du lait peut être mal répartie. Agitez bien le lait avant d'apprécier la température. Dans tous les cas, vérifiez bien la température en faisant couler une goutte à l'intérieur de votre poignet. Si le biberon est trop chaud, passez-le quelques instants sous un jet d'eau froide.

QUELLE QUANTITÉ DE LAIT POUR QUEL VOLUME D'EAU ?

Liquide	Poudre de lait
90 ml	3 cuillères mesures
120 ml	4 cuillères mesures
150 ml	5 cuillères mesures
180 ml	6 cuillères mesures
210 ml	7 cuillères mesures
240 ml	8 cuillères mesures

PRÉPARATION DU BIBERON : LES PRÉCAUTIONS À PRENDRE

On doit toujours utiliser la dosette de la boîte de lait en cours d'utilisation et la jeter avec la boîte vide. Il est préférable de préparer le biberon juste avant sa consommation. Il n'est pas recommandé de le préparer et de le laisser au réfrigérateur toute la nuit. Tout biberon non terminé dans un délai d'une heure doit être jeté. Un biberon préparé avec du lait maternel décongelé peut être conservé 30 heures au frigidaire à 4 °C (recommandations de l'ANSES, 2006).

SI VOUS DEVEZ VOUS DÉPLACER

Remplissez les biberons d'eau et préparez-la ou les doses de lait dont vous aurez besoin dans de petites boîtes compartimentées. L'usage de ces boîtes est aussi très pratique pour simplifier la préparation dans la journée ou la nuit. Vous n'avez plus alors qu'à remplir le biberon d'eau et verser la totalité du compartiment dans le biberon.

5• Les formules liquides prêtes à l'emploi

Avant ouverture de la bouteille, le lait se conserve à température ambiante.
Pour préparer le biberon, agitez bien la bouteille, puis remplissez le biberon jusqu'à la mesure souhaitée, juste au moment de le donner. Pour tiédir le lait, utilisez le chauffe-biberon, le bain-marie ou le micro-ondes, en étant dans ce dernier cas extrêmement vigilante à la répartition de la température. Agitez bien le biberon avant de contrôler la température.
La bouteille est gardée au réfrigérateur et doit être consommée dans les 24 heures pour le lait premier âge, et 48 heures maximum pour le lait deuxième âge ou le lait de croissance.
Le prix de revient étant sensiblement le même, il est conseillé d'utiliser des laits prêts à l'emploi uniquement lorsque l'enfant prend de grandes quantités journalières pour éviter le gaspillage.
Les règles concernant le nettoyage du matériel sont les mêmes.

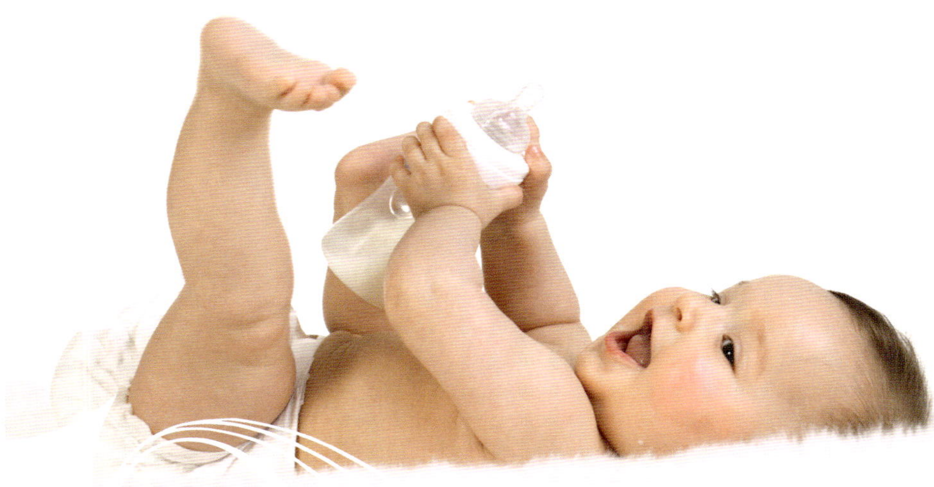

ATTENTION ! Une fois ouverte, la boîte de lait en poudre doit être soigneusement refermée, conservée à température ambiante dans un endroit sec et consommée dans les trois semaines qui suivent. Notez au feutre sur le couvercle la date d'ouverture pour ne pas dépasser ce délai.

L'art du biberon

Votre bébé est blotti au creux de votre bras, lové contre vous, les yeux dans les yeux. Donner le biberon est un moment riche d'échanges avec votre enfant. Respectez-le en ne vous laissant pas distraire par le téléphone.

Installez-vous confortablement, le dos bien calé, si besoin les jambes surélevées. Vous pouvez utiliser un coussin ou un accoudoir pour soutenir votre bras. Votre bébé doit être en position semi-assise. Stimulez ses lèvres avec le biberon pour faciliter l'ouverture de la bouche.

Le biberon est tenu par le milieu et incliné de façon à ce que la tétine soit remplie. Des bulles d'air apparaissent lorsque bébé commence à téter. Elles indiquent que le lait s'écoule correctement.

Pour réguler le débit selon la force de succion de votre bébé ou si vous utilisez un lait épaissi, vous pouvez serrer plus ou moins la bague de maintien de la tétine, ou utiliser une tétine à débit variable.

Après la tétée, maintenez votre bébé contre vous verticalement, et gardez cette position 10 à 20 minutes, de façon à faciliter le rot. Celui-ci survient le plus souvent rapidement. Après ce laps de temps, vous pouvez coucher votre bébé – même s'il n'a pas fait son rot.

L'alimentation au biberon se fait selon le rythme de votre nouveau-né (un bébé ne fait pas ses nuits plus vite au biberon !). Respectez un intervalle d'au moins deux heures entre les biberons.

Si ces quantités sont respectées et que votre bébé ne se réveille pas la nuit, laissez-le dormir.

Ces données sont bien entendu à adapter selon l'appétit de votre enfant et les conseils de votre médecin. On ne doit jamais forcer un enfant à finir son biberon. Son appétit peut varier d'un jour à l'autre et d'un moment de la journée à un autre, aussi les quantités sont normalement fluctuantes.

Lorsque votre enfant finit tous ses biberons pendant deux à trois jours de suite, proposez-lui 30 ml de plus, en le laissant boire ce qu'il veut.

Le lait est un élément essentiel au développement de l'enfant. C'est même le seul aliment indispensable durant les quatre à six premiers mois. N'ajoutez pas de farine sans l'avis de votre médecin et ne démarrez pas trop tôt l'introduction des aliments solides.

Au-delà de 9 mois et jusqu'aux 3 ans de l'enfant, les apports lactés doivent être d'au moins 500 ml par jour. Ces apports peuvent se faire sous forme de petits-suisses et de yaourts, si votre enfant refuse le biberon, selon les équivalences suivantes : 250 ml de lait = 2 yaourts = 3 petits-suisses.

COMBIEN DE BIBERONS PAR 24 HEURES ?

Âge	Quantité	Nombre de biberons par 24 heures
1 mois	90 ml	6 à 8
2 mois	120 ml	6
3 mois	150 ml	5
4 mois	180 ml	4 à 5
5 à 6 mois	210 ml	4 + autres aliments (diversification alimentaire)
À partir de 7 mois	250 ml	2 à 3 + autres aliments

« LE LAIT ÉTAIT TROP LIQUIDE ! »

JLAMBER, FORUM aufeminin

On s'est aperçu très vite qu'Emma ne tolérait pas le lait maternisé classique. Les coliques étaient incessantes et elle refusait tous ses biberons. Le pédiatre nous a donc indiqué un lait hypoallergénique, dont les protéines de lait de vache sont cassées, et donc « prédigérées ». C'était parfait, à un détail près : ce type de lait (uniquement vendu en pharmacie) est extrêmement liquide. Emma toussait beaucoup en le buvant, et j'avais peur qu'elle ne s'étouffe. Mon pharmacien et mon pédiatre m'ont conseillé d'y ajouter une dose d'épaississant à base de graine de caroube, très bien toléré. Nous avons enfin trouvé le mélange adapté pour Emma : elle digère parfaitement, et ne régurgite plus.

ATTENTION ! Les biberons doivent être consommés dans l'heure qui suit la reconstitution, sinon ils doivent être jetés.

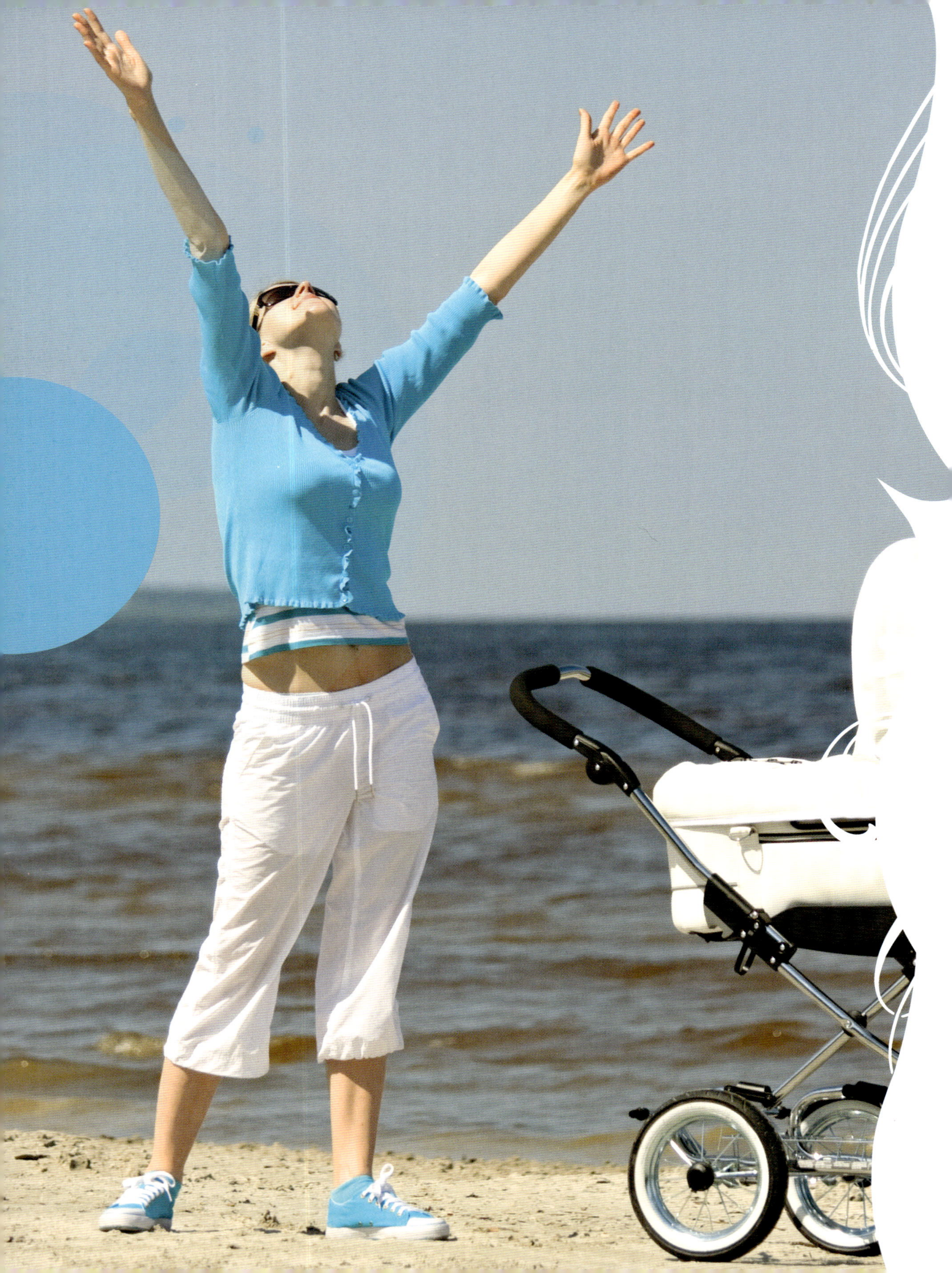

Retrouver la forme

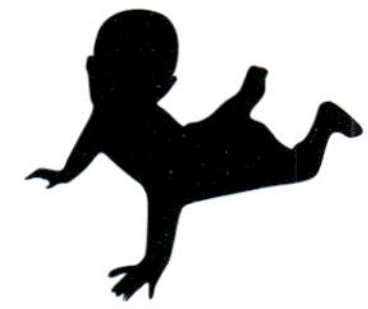

Durant neuf mois, vous vous êtes préparée à l'accouchement, mais n'avez peut-être pas anticipé l'après-accouchement, la période que l'on appelle « postpartum ». Celle-ci peut être vécue de diverses manières par les jeunes mamans. Mais rares sont celles qui échappent à de nombreuses interrogations :

- quand vais-je retrouver ma ligne ?
- puis-je avoir une sexualité normale ?
- quand ces sensations physiques que j'éprouve disparaîtront-elles ?
- ma suite de couches se déroule-t-elle normalement ?
- pourquoi une foule de questions m'envahit-elle ?

Si c'est votre premier enfant, vous pouvez être déboussolée par ces changements imprévus. Un conseil : prenez votre temps ! Vous avez à présent de longues semaines pour découvrir et vous adapter à votre bébé et à votre nouvelle vie.

Mais n'oubliez pas : vous n'êtes pas livrée à vous-même ! Une équipe est là durant votre séjour à la maternité pour vous aider et répondre à vos questions. Lorsque vous serez rentrée chez vous, vous pouvez toujours contacter la maternité, votre médecin ou votre sage-femme… On pourra éventuellement vous conseiller de consulter un pédiatre.

ET APRÈS ?

Même si vous ne vous plaignez de rien et ne désirez plus d'enfants, revoyez votre médecin une fois par an pour un examen de santé, vérifier votre carnet de vaccination et faire un frottis de dépistage du cancer du col (tous les trois ans). Ceci, même après la ménopause ! Prévenir vaut mieux que guérir.

« AU DÉBUT, PAS FACILE DE BIEN DORMIR »

DEJADIJON, FORUM
aufeminin

En revenant de la maternité, on est crevée ! Et le plus dur est de s'adapter aux nombreuses demandes de bb. On dit qu'il faut aller se reposer quand lui il dort… voilà pour la théorie. Parce que les premières semaines, les rythmes de sommeil de mon bb, c'était n'importe quoi ! On ne sait pas trop quand il va vraiment s'endormir et surtout pour combien de temps… Quand je croyais pouvoir vraiment coincer ma bulle, bb se réveillait au bout de 20 minutes. C'est dans ces moments-là que l'on regrette d'être seule chez soi sans quelqu'un qui puisse prendre le relais !

Votre corps après l'accouchement…

LES SUITES DE COUCHES

La période des suites de couches commence deux heures après l'accouchement et se termine lorsque les organes génitaux de la mère ont retrouvé leur état antérieur à la grossesse. Cette période dure en moyenne de 4 à 10 semaines et se termine par la réapparition des règles (si vous n'allaitez pas). Si vous allaitez, votre cycle menstruel redeviendra régulier à l'arrêt complet de l'allaitement. Le retour des règles signe le rétablissement de la fonction ovarienne.

Après l'accouchement, le corps reprend peu à peu les fonctions que la grossesse avait «désactivées»; parmi elles, le cycle menstruel (les règles) revient, après des mois de mise en sommeil. Cette phase de retour à la normale est appelée «retour de couches».

1 • L'utérus

Juste après l'accouchement, le fond de l'utérus arrive sous le nombril. Petit à petit, il va retrouver son volume d'avant la grossesse. C'est ce que l'on nomme l'involution utérine.

Durant les 48 heures qui suivent l'accouchement, l'utérus se rétracte sous l'effet de contractions, également appelées «tranchées». Celles-ci peuvent être indolores, notamment pour un premier enfant. Si vous avez connu plusieurs grossesses, elles seront probablement plus intenses. Si vous allaitez, elles augmentent avec les tétées, car la succion du mamelon stimule la sécrétion d'ocytocine, l'hormone qui favorise l'éjection du lait et le retour de l'utérus à sa taille normale, en provoquant tant les contractions des petits muscles qui entourent les glandes lactées du sein que celles du muscle utérin.

Votre utérus reprend alors une consistance extrêmement ferme. C'est ce que l'on appelle le «globe utérin de sécurité», «de sécurité» signifiant qu'il n'y aura pas d'hémorragie. Si l'utérus restait mou, l'hémorragie risquerait de se produire, car la contraction de l'utérus ferme les vaisseaux.

L'involution utérine s'accompagne de saignements ou «lochies» qui constituent l'un des éléments de surveillance postpartum. Les lochies correspondent à un écoulement d'origine utérine, mélange de débris de la muqueuse de l'endomètre, de caillots de sang et de sécrétions provenant de la cicatrisation de l'endomètre dont l'utérus se débarrasse au cours de ses contractions. Les lochies permettent donc à l'utérus de se nettoyer. Sanglantes les deux ou trois premiers jours, elles s'éclaircissent, petit à petit, pour redevenir sanglantes et plus abondantes vers le 12e jour après la naissance : on appelle ce phénomène le «petit retour de couches». Puis les lochies s'éclaircissent en quelques jours et leur volume décroît régulièrement, pour finir par s'assécher. En tout, ces pertes, plus ou moins sanglantes, plus ou moins abondantes (cela dépend des femmes), peuvent durer de 3 à 6 semaines, le temps pour l'utérus de retrouver sa taille initiale.

Juste après l'accouchement, votre utérus ressemble à celui que vous aviez lorsque vous étiez enceinte de 4 mois et demi. Il pèse entre 1 500 et 1 700 g et mesure 20 à 30 cm. Au bout de deux jours, votre utérus aura la taille d'un pamplemousse. Il évoluera très rapidement pendant les deux premières semaines, puis plus lentement, pour ne retrouver l'état d'avant la grossesse (70 g, 7 à 8 cm de long) qu'au bout de 2 mois.

Vous devrez donc attendre généralement un délai minimal de 2 mois pour envisager une contraception par dispositif intra-utérin (stérilet).

Le mode d'accouchement, le nombre d'enfants nés, le poids de l'enfant n'ont pas d'influence sur cette involution.

2• Les ovaires

La date de reprise de l'activité ovarienne dépend de l'existence ou non d'un allaitement maternel.

- Si vous allaitez, chaque tétée provoque la sécrétion de prolactine (hormone de la lactation) qui agit en bloquant les hormones indispensables à l'activité génitale de la femme (les gonadotrophines hypophysaires LH et FSH). Vos ovaires ne reprendront donc, en principe, leur activité qu'au sevrage de votre enfant.
- Si vous n'allaitez pas, la sécrétion d'œstrogènes redémarre vers la fin du 1er mois. Une ovulation, et donc une grossesse, est possible dès le début du 2e mois, c'est-à-dire avant le retour de couches.

L'OVULATION EN QUELQUES CHIFFRES

Environ 90 % des femmes n'ovulent pas avant le retour de couches, surtout si elles allaitent. Chez les 10 % restantes va se produire une ovulation, vers la 4e, voire la 3e semaine qui suit l'accouchement.

3• Le vagin

Il met plusieurs semaines à retrouver sa forme initiale. Après l'accouchement, il s'atrophie rapidement et ne reprend sa tonicité qu'à partir de la stimulation hormonale du 25e jour, bien entendu en l'absence d'allaitement.

Il retrouvera tout son tonus au cours de la rééducation périnéale. Ayant été largement irrigué en œstrogènes pendant la grossesse, il se retrouve carencé après la naissance de votre enfant ; aussi pourrez-vous peut-être éprouver une sécheresse vaginale ou des sensations de brûlures.

4• La poitrine

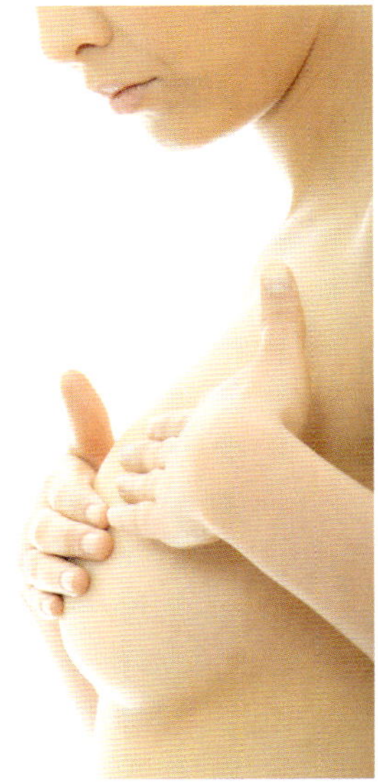

Pendant votre grossesse, les sécrétions d'œstrogènes et de progestérone du placenta préparent le sein à la lactation (augmentation de volume des glandes) sans cependant sécréter le lait. Après votre accouchement, la chute brutale des taux d'œstrogènes et de progestérone stimule la sécrétion de l'hormone de la lactation, la prolactine. En deux à trois jours, vous aurez une montée laiteuse. Vos seins gonflent, deviennent tendus et sensibles, vous pouvez présenter une fièvre passagère à 38 °C.

Cette augmentation du volume de la poitrine tend à se maintenir tant que vous allaiterez. D'où la recommandation d'utiliser des soutiens-gorge adaptés à la taille de vos seins.

Les vergetures vont s'estomper mais malheureusement rester visibles. Il n'y a pas de traitement. Le masque de grossesse ou la ligne brune de l'abdomen disparaîtront en deux ou trois mois.

5• Sur le plan hormonal

Les œstrogènes

Le lendemain de l'accouchement, la sécrétion des œstrogènes s'effondre, puisque le placenta qui les produisait a quitté l'utérus.

Leur taux va ensuite augmenter progressivement sous l'influence de la FSH, hormone sécrétée par l'hypophyse (glande à la base du cerveau) et qui stimule la sécrétion œstrogénique de l'ovaire :

- à partir du 25e jour si vous n'allaitez pas ;
- vers le 35e à 45e jour, si vous allaitez.

La progestérone

Également fabriquée par le placenta durant votre grossesse, elle baisse aussi après votre accouchement. Elle ne réapparaît au plus tôt qu'après le 40e jour, au moment où la LH, autre hormone de l'hypophyse agissant sur l'ovaire, apparaît et provoque une ovulation.

La prolactine

Cette hormone engendre la montée de lait. Elle augmente aussitôt après l'accouchement. Sa sécrétion est provoquée par la chute brutale des œstrogènes et de la progestérone qui suit la disparition du placenta. Sa sécrétion est plus importante si vous allaitez. En effet, la succion du mamelon provoque des pics de sécrétion de prolactine, dont l'amplitude décroît avec le temps. Que vous allaitiez ou non, la prolactine commence à diminuer vers le 15e jour après l'accouchement et se normalise en 4 à 6 semaines.

6• Après une épisiotomie

Poursuivez les soins locaux jusqu'à la cicatrisation complète. Effectuez votre toilette après chaque selle, à l'eau et au savon liquide. Le séchage de la plaie avec un sèche-cheveux est recommandé. Ne mettez pas de pommades, qui n'aident pas la cicatrisation. Après chaque soin, disposez dans votre culotte une garniture propre. Si la cicatrice devient douloureuse ou si elle vous lance, consultez votre médecin ou votre sage-femme : il y a peut être un point de suture trop serré qu'il faut enlever, ou une petite infection. Si des fils non résorbables ou des agrafes ont été posés, il faudra les faire enlever par la sage-femme vers le 4e ou 5e jour.

LES RAPPORTS SEXUELS

Vous pouvez avoir des rapports quand vous le désirez et dès que votre vulve et votre périnée ne sont plus douloureux.
La reprise des rapports sexuels vaginaux se fait généralement 6 à 8 semaines après l'accouchement. La moyenne est de 6 semaines quand le périnée est intact (avec des écarts de 2 à 30 semaines), de 8 semaines après déchirure ou épisiotomie réparée chirurgicalement (avec des écarts de 2 à 50 semaines).

7• Après une césarienne

Les douleurs dues à la césarienne sont minimes, et se caractérisent par un certain inconfort :

- les douleurs dues aux contractions de l'utérus qui se rétracte après l'accouchement : après une césarienne, votre utérus est particulièrement sensible, surtout lors des deux premiers jours de l'allaitement, car la succion stimule les contractions. L'administration de médicaments contre la douleur (analgésiques) par perfusion évite de les ressentir ;
- les éventuelles nausées justes après l'opération sont souvent très douloureuses. En pareil cas, prévenez votre infirmière ou votre médecin. Il vous administrera un médicament qui empêche les vomissements.

Levez-vous au bout de 24 heures afin d'éviter tout risque de phlébite ou d'embolie. Ce lever sera probablement douloureux, mais nécessaire.
Vous lever reste pénible tant que les fils n'ont pas été enlevés : en général, ils le sont vers le 7e jour mais dans certains cas, ils sont retirés le 5e ou le 10e jour.

LES SOINS DE LA CICATRICE

À la maternité, une infirmière ou une sage-femme se chargera du pansement de votre cicatrice une fois par jour.
La cicatrice peut s'infecter : devenir rouge, gonflée, avec du pus qui suinte… Vous pouvez également avoir une poussée de fièvre. Des antibiotiques vous seront immédiatement prescrits.
Suivez à la lettre les recommandations du médecin qui vous enlèvera les fils, et ne prenez pas de douche avant le 3e jour (les bains ne sont pas autorisés avant la 3e semaine).
Évitez de porter des pantalons ou des jupes avec une fermeture risquant d'irriter la cicatrice.

ATTENTION ! Durant les quelques jours après une césarienne, ne vous levez jamais seule : une aide est absolument nécessaire (une à deux infirmières seront présentes pour vous aider et vous soutenir).

8• Le retour de couches

Le retour de couches correspond aux premières règles, semblables à des règles normales, après l'accouchement. Il marque la fin des suites de couches ; c'est le retour à la normale.
Si vous n'allaitez pas, elles surviendront 6 à 8 semaines après votre accouchement. On peut attendre jusqu'à 3 mois sans que cela soit pathologique.
Si vous allaitez, votre retour de couches est souvent retardé. Il peut se faire avant ou après l'arrêt de l'allaitement. Il est rare cependant, même en cas d'allaitement prolongé, qu'il dépasse le 5e mois.
Dans les deux cas, les pertes seront plus longues et plus abondantes que d'habitude et les deux premiers cycles sont souvent perturbés : le retour à un cycle régulier demande un peu de temps. En effet, c'est la prolactine qui détermine le moment du retour de couches. Or cette hormone, responsable de la lactation, est aussi celle qui interrompt le cycle des femmes qui allaitent. Après l'accouchement, on observe un pic de sécrétion de prolactine au moment de chaque tétée : ce n'est donc normalement qu'après le sevrage qu'aura lieu le retour d'un cycle régulier et des règles. Il faut savoir que si vous ne prenez pas de moyen contraceptif, vous pouvez à nouveau être enceinte, même si vous allaitez.

ATTENTION ! Si, entre l'accouchement et le retour de couches, vos règles ne sont pas encore revenues, cela ne veut pas dire pour autant que vous n'êtes pas fertile. Il peut quand même arriver qu'il y ait une ovulation dès le 45e jour après l'accouchement. Si vous ne souhaitez pas mettre tout de suite un autre bébé en route, pensez à utiliser un moyen de contraception dès la reprise d'une activité sexuelle.
Une idée reçue veut qu'une femme qui allaite ne peut pas être enceinte : en réalité, chaque cas est différent et beaucoup de facteurs entrent en jeu, particulièrement le fait que vous allaitiez complètement ou seulement partiellement votre bébé. Pour plus de sécurité, la plupart des maternités proposent aux femmes une pilule très faiblement dosée en progestérone, compatible avec l'allaitement, ou des moyens de contraception locaux.

Si des problèmes surviennent

1 • Les petits maux

L'élimination de l'eau

Le corps d'une femme enceinte contient beaucoup plus d'eau qu'en temps normal. Certaines font même de la rétention d'eau : les chevilles, les doigts, les poignets et le visage sont particulièrement gonflés.
Dans les 10 jours après l'accouchement, le corps «dégonfle»; vers le 2e ou 3e jour qui suivra votre accouchement, vous ressentirez probablement un besoin accru d'uriner et transpirerez excessivement (les draps seront même parfois complètement trempés). Prévoyez de grandes serviettes-éponges et plusieurs chemises de nuit. Ce phénomène ne doit surtout pas vous empêcher de boire : buvez au moins 2 litres d'eau dans les premiers jours.

ATTENTION ! Si vous êtes constipée, n'attendez pas trop, car plus l'attente est longue, plus cette constipation vous fera mal. Parlez de ce problème à la sage-femme ou au médecin.

La constipation

Il faut plusieurs mois après l'accouchement pour que le tube digestif reprenne son volume initial. Attendez-vous à ne pas aller à la selle dans les trois jours qui suivent votre accouchement. La constipation est souvent également due à l'épisiotomie : certaines femmes ont peur de rompre les points de suture ou de souffrir d'hémorroïdes.

Les hémorroïdes

Elles sont souvent la conséquence de la constipation. Elles durent entre 24 heures et 10 jours. Si elles perdurent, n'hésitez surtout pas à en parler à votre médecin.

APPELEZ VOTRE MÉDECIN SI :

- les saignements augmentent dans les deux semaines qui suivent l'accouchement, plusieurs garnitures sont imbibées en quelques heures, vous avez des pertes abondantes et très rouges, vous avez de gros caillots (de la taille d'un œuf). Cette hémorragie est le plus souvent due au fait qu'un morceau de placenta est resté dans l'utérus ;
- en cas d'infection urinaire : vous ressentez un besoin fréquent d'uriner, éprouvez des sensations de brûlure, votre urine est de couleur très foncée, voire rouge, vous avez des douleurs dans le bas de l'abdomen ou dans le dos ou une fièvre supérieure à 38 °C ;
- en cas d'infection vaginale : vous avez des démangeaisons, des brûlures, des pertes blanches ressemblant à du lait caillé, ou des pertes jaune-vert mousseuses qui sentent mauvais, ou des pertes qui sentent mauvais mais sans démangeaisons.

2• Les complications plus sévères

L'endométrite

C'est la première cause de fièvre des suites de couches.
Les facteurs la favorisant sont la rupture prématurée des membranes, l'accouchement difficile ayant nécessité une ventouse, un forceps ou des manœuvres pour dégager l'enfant, ainsi que des manœuvres endo-utérines (délivrance artificielle, révision utérine...).
Les premiers signes apparaissent de façon précoce, 3 ou 5 jours après l'accouchement : fièvre modérée à 38 °C, douleurs pelviennes peu intenses, lochies abondantes et malodorantes, gros utérus, mal rétracté, mal involué, toujours à la même hauteur, col béant, douleurs lorsque votre médecin fait bouger votre utérus.
Un prélèvement bactériologique vaginal aura pour but d'identifier le germe en cause pour adapter, si besoin, un traitement antibiotique.

ATTENTION ! La fièvre peut être le signe d'une infection. Si l'allaitement est artificiel, les principales causes d'une fièvre sont une endométrite, une infection urinaire ou une phlébite.

L'infection urinaire

Les premiers signes sont l'envie fréquente d'uriner, des brûlures quand vous urinez, des douleurs lombaires, des urines troubles...
L'analyse des urines en laboratoire confirme le diagnostic et permet de retrouver le germe en cause. Votre médecin vous prescrira un traitement par antibiotique et vous conseillera de boire suffisamment.

Être
de nouveau enceinte
après l'accouchement

vidéo aufeminin

L'hémorragie génitale

Il existe deux types d'hémorragie :
- l'hémorragie précoce, due soit à la rétention du placenta dans l'utérus, soit au fait que l'utérus ne se contracte pas (inertie utérine), soit à l'infection de l'endomètre (endométrite) ;
- l'hémorragie tardive, au moment du retour de couches.

L'inertie utérine isolée

Elle peut avoir lieu directement après l'accouchement ou dans les trois jours qui le suivent.
Les facteurs qui la favorisent sont le fait d'avoir eu plusieurs enfants, un accouchement difficile avec forceps, une rupture prématurée des membranes ou tout autre facteur lié au grossissement très important de l'utérus (grossesse multiple, gros bébé...).
Dans le cas d'une inertie utérine isolée, votre utérus est gros, mou, ne se rétracte pas. Il s'étend au-dessus de votre nombril, mais aucun signe d'infection n'est présent. Vous n'avez pas de fièvre et vos lochies ne sentent pas mauvais. Vous ne ressentez pas de douleurs pelviennes lorsque votre utérus bouge.
Pour vous soigner, votre médecin vous prescrira des médicaments permettant de contracter l'utérus.

L'endométrite hémorragique

Elle peut avoir lieu jusqu'à trois jours après l'accouchement.
Les facteurs qui la favorisent sont l'accouchement difficile avec forceps, la rupture prématurée des membranes, les manœuvres endo-utérines (césarienne, révision utérine...).
Dans le cas d'endométrite hémorragique, vous avez de la fièvre (38 °C à 38,5 °C), votre utérus est gros et mou. Vous avez des pertes sanguines malodorantes et des douleurs pelviennes lorsque votre médecin touche votre utérus.
Pour vous soigner, votre médecin vous prescrira des médicaments permettant de contracter l'utérus, ainsi que des médicaments à base d'ocytocine.

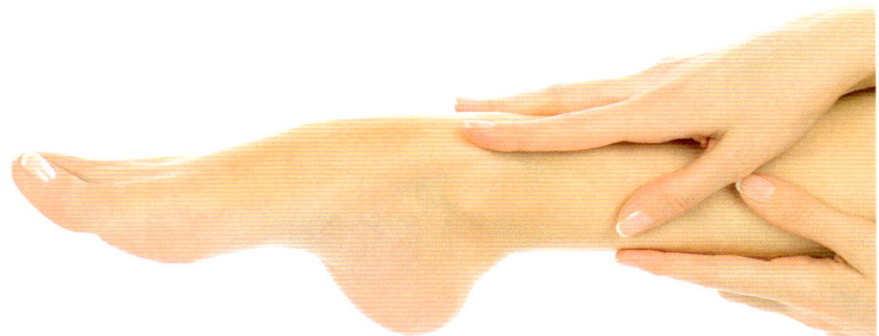

ATTENTION ! La survenue d'une phlébite après l'accouchement contre-indique l'utilisation de la contraception par œstrogènes et progestatifs (pilule classique, anneaux ou patchs). Les seules pilules autorisées sont des microprogestatifs à prendre en continu.

La rétention placentaire

Dans le cas d'une rétention placentaire, une partie de votre placenta est retenue dans votre utérus. Elle peut être suivie d'une inertie utérine ou d'une endométrite.
Cette rétention provoque des saignements ou des pertes sanglantes malodorantes. Après une courte anesthésie, votre médecin retirera ces débris, au moyen de son doigt ou d'une curette. Il vous prescrira par la suite un traitement antibiotique.

Retour de couches hémorragique

Cette hémorragie peut survenir plusieurs semaines après l'accouchement. Vous ne ressentez généralement pas de douleurs pelviennes, n'avez pas de fièvre et vos pertes ne sont pas malodorantes.
Consultez votre médecin le plus rapidement possible.

La phlébite ou la thrombose veineuse du postpartum

Les suites de couches sont une période à haut risque de phlébite (ou thrombose veineuse). On distingue :
- la phlébite des veines superficielles ;
- la phlébite des veines profondes des jambes et des cuisses ;
- la phlébite des veines du bassin, ou phlébite pelvienne.

Les facteurs qui la favorisent sont l'âge (si vous avez plus de 40 ans), le fait d'avoir déjà eu une ou plusieurs grossesses, l'obésité, la présence de varices avant l'accouchement, les accouchements difficiles ou par césarienne, les affections cardiaques ou un antécédent de phlébite.

La phlébite des veines superficielles

Visible sous la peau, elle suit le trajet d'une veine de la jambe. Souvent sans danger, elle peut néanmoins être associée à une phlébite des veines profondes. Un échodoppler permet d'étudier le débit du sang dans les veines et de s'informer de la présence ou non de caillots. Pour la soigner, votre médecin vous prescrira des anti-inflammatoires locaux (crème ou gel) et le port de bas de contention.

La phlébite des veines profondes des jambes et des cuisses

Un ou plusieurs caillots se sont formés dans une veine profonde et peuvent partir dans la circulation. Ils peuvent aller jusqu'au cœur et au poumon et provoquer une embolie pulmonaire qui peut engager le pronostic vital. Elle apparaît le plus souvent au cours de la 2e semaine qui suit l'accouchement.

Elle se manifeste par une fièvre modérée (37,5 °C-38 °C) et inconstante, une accélération du pouls, des douleurs du mollet (d'un seul côté), du pli de l'aine, la sensation de jambe lourde. Un œdème discret peut être observé, ainsi qu'une chaleur au niveau du mollet. Vous avez mal au mollet (surtout lorsque votre médecin le touche ou ramène votre pied vers votre jambe).

Au moindre doute, il importe de passer un échodoppler des membres inférieurs pour repérer où se sont formés les caillots, leur taille et leur nombre. Pour vous soigner, votre médecin vous prescrira des anticoagulants de type héparine pour éviter que d'autres caillots ne se forment ou que leur volume augmente. Des bas de contention sont aussi indispensables. Après l'héparine, le traitement sera poursuivi par des anticoagulants type anti-vitamines K par voie orale pendant plusieurs mois. Ce traitement nécessitera une surveillance régulière du bilan de coagulation du sang par des prises de sang.

COMMENT PRÉVENIR LES PHLÉBITES ?

Pour éviter les phlébites, levez-vous très rapidement après l'accouchement (attention néanmoins, si vous avez eu une péridurale, à attendre que ses effets se soient dissipés) et portez des bas à varices, si vous avez une circulation difficile. Si vous multipliez les facteurs de risque, votre médecin peut également vous prescrire des anticoagulants (de type héparine), en prévention.

La phlébite pelvienne

Elle fait suite à une forte endométrite, rebelle au traitement antibiotique.

Les symptômes sont peu évocateurs : signes urinaires (brûlures, envie fréquente d'uriner, rétention d'urine), intestinaux (ballonnements), douleur au toucher vaginal… Seule leur association à l'endométrite est évocatrice.

Pour vous soigner, votre médecin vous prescrira de l'héparine et des antibiotiques.

3• Si vous allaitez

L'engorgement mammaire

Il peut survenir rapidement, dès le 2e ou 3e jour après la montée de lait.

Les premiers signes sont un peu de fièvre à 38 °C, des douleurs mammaires dans un sein ou les deux : les seins sont durs, tendus, et douloureux… La solution consiste à vider le sein de son lait par un massage mammaire, parfois sous un jet de douche chaude, par l'utilisation d'un tire-lait.

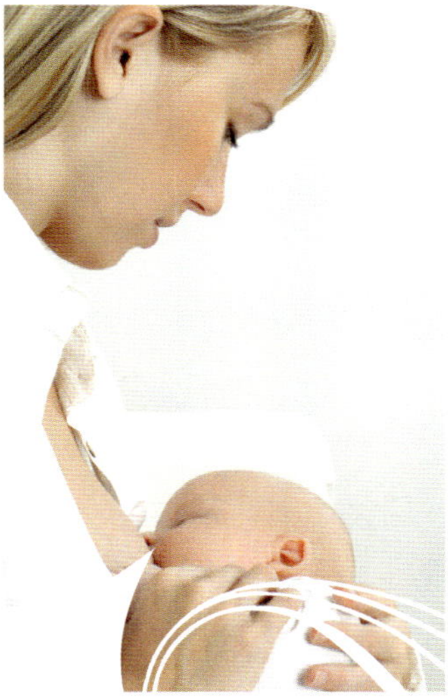

La lymphangite

Elle peut survenir brutalement, d'un jour à l'autre, souvent 5 à 10 jours après l'accouchement, parfois plus tardivement.

Les premiers signes sont de la fièvre élevée à 39-40 °C, des frissons, des douleurs mammaires d'un seul côté, une plaque rouge, chaude et douloureuse sur la face externe du sein avec des traînées rosâtres vers l'aisselle, des ganglions douloureux…

Le lait recueilli sur un coton est propre, sans trace de pus.

Pour traiter cet engorgement ou la lymphangite, il faut essayer de vider le sein car l'enfant est incapable de prendre le sein ou de téter de façon efficace. Il faut donc masser le sein ou le vider pour ensuite mettre bébé au sein.

Peuvent également vous être proposés :

- des cataplasmes tièdes sur les seins (Antiphlogistine, Osmogel) ;
- un massage mammaire ;
- et localement des douches chaudes.

Votre médecin peut également vous prescrire de l'ocytocine (2 unités IM, deux fois par jour, 10 minutes avant la tétée). La restriction d'eau ou le bandage des seins sont à proscrire : ils aggraveront votre inconfort.

La galactophorite

Elle peut survenir plus tardivement, au moins 10 à 15 jours après votre accouchement, parfois après une lymphangite incomplètement guérie.
Elle apparaît progressivement, sur plusieurs jours.
Les premiers signes sont une fièvre modérée de 38-38,5 °C, des douleurs mammaires d'un seul côté, un sein plus ferme que l'autre.
Une hospitalisation peut être nécessaire pour pratiquer différents examens (prélèvement de lait…) et apporter les soins nécessaires.
Sauf consigne contraire de l'équipe médicale, vous devrez :

- rester allongée, au repos ;
- appliquer un cataplasme humide et chaud alcoolisé ou avec Antiphlogistine ou Osmogel et prendre de l'aspirine (2 à 4 g/24 heures) ;
- mettre votre enfant au sein le plus souvent possible, 10 à 12 fois par 24 heures ;
- vider votre sein au maximum après la tétée par un massage manuel, 2 fois par jour, et vider le sein au tire-lait le reste du temps ;
- si la tétée est trop douloureuse, tirer votre lait à l'aide d'un tire-lait. Le lait peut être donné à votre enfant : il n'y a aucun risque.

Les symptômes doivent disparaître sous 48 heures, sinon votre médecin pourra vous prescrire des antibiotiques.

Votre consultation médicale après l'accouchement

Elle est prévue dans le courant du 2e mois qui suit l'accouchement. Cet examen peut être réalisé par la sage-femme ou le médecin qui vous a suivi pendant votre grossesse ou lors de l'accouchement.

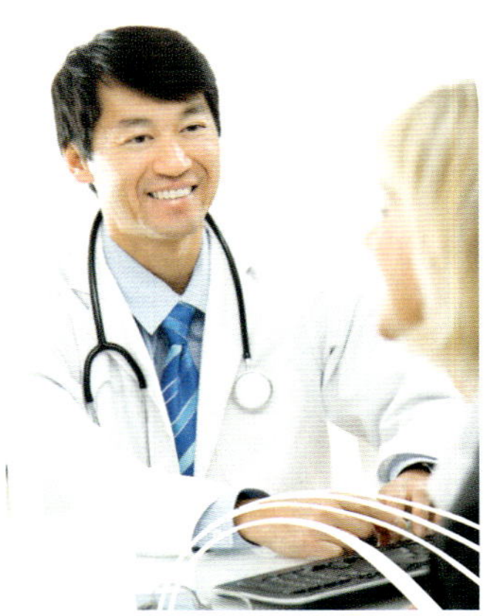

Elle permettra de :

- s'assurer du caractère physiologique des suites de couches ;
- vérifier le retour à la normale de l'appareil génital (vulve, vagin, utérus) ;
- vérifier le retour à la normale de la musculature abdominopelvienne ;
- vérifier la disparition de pathologies éventuellement apparues pendant la grossesse : hypertension, diabète, phlébite… ;
- discuter avec vous de la contraception souhaitée (elle dépendra également de l'allaitement et des éventuelles complications survenues) ;
- tirer les enseignements des complications qui ont pu survenir pendant votre grossesse ou lors de votre accouchement, pour une prochaine grossesse…

Votre médecin ou votre sage-femme s'assurera que vous n'avez ni douleurs, ni fièvre, ni saignements persistants, et vérifiera que vous n'êtes pas trop fatiguée et ne présentez pas de troubles évoquant une dépression.
Il ou elle vous interrogera sur d'éventuelles fuites d'urine spontanées ou à l'effort, pertes de matière ou difficultés à retenir les gaz. Ces symptômes peuvent en effet révéler une fragilité de votre périnée, qu'il conviendra alors de tonifier.

Il ou elle effectuera un examen comportant :
- la mesure de votre poids, de votre tension artérielle ;
- un examen de vos seins ;
- un examen de votre paroi abdominale : les muscles grands droits de l'abdomen peuvent être encore un peu mous et écartés ;
- si vous avez a eu une césarienne : votre cicatrice, sa qualité et sa solidité.

Sur le plan gynécologique, seront vérifiés :
- l'état de votre vulve et de votre périnée (la qualité de ses muscles sera appréciée lorsqu'on vous demandera de les contracter), la cicatrisation des déchirures ou de l'épisiotomie ;
- l'intégrité ou la bonne cicatrisation du vagin, l'absence de pertes anormales, le retour du col à la normale (à nouveau long et fermé) ;
- le volume de votre utérus, qui doit être le même que celui d'avant votre grossesse.

Un frottis de dépistage du cancer du col peut, en outre, vous être fait, s'il n'a pas été réalisé depuis trois ans ou plus.

Des examens peuvent être prescrits, si vous avez rencontré des problèmes durant votre grossesse :
- un examen d'urine pour vérifier qu'il n'y a plus d'infection, de sucre ou d'albumine ;
- une prise de sang pour doser le sucre, faire un bilan rénal, une sérologie de la toxoplasmose pour vérifier qu'elle est toujours négative…

Une vaccination peut être proposée contre :
- la rubéole, si les tests faits pendant la grossesse ont montré que vous n'êtes pas immunisée ;
- la coqueluche, la varicelle, la rougeole et les oreillons si vous ne les avez pas eues et n'êtes pas vaccinée. Il peut être nécessaire de vacciner aussi le père si, comme vous, il ne les a pas eues, afin de protéger le nourrisson avant qu'il ne soit à son tour vacciné.

Et dans votre tête, comment ça se passe ?

Aujourd'hui, les équipes médicales des maternités ont pour mission d'aider les parents à se familiariser avec leur nouveau-né.

1 • Situation inédite

Les premiers jours du postpartum sont un moment de transition intense et éprouvant. Le déclin du régime hormonal, physiologique et psychologique de la grossesse s'accompagne de l'entrée dans celui des couches, de l'allaitement et de l'exercice de la fonction parentale. Votre corps endolori sollicite encore vos ressources physiques et psychiques maintenant que le bébé est là et qu'il a besoin de votre présence constante.

L'expérience inédite de la douleur des contractions utérines d'involution, des désagréments de la suture de l'épisiotomie ou de la césarienne et de la montée de lait majorent le sentiment d'endommagement et de limitation corporels. La fatigue est intense et la possibilité de la soulager se négocie avec le rythme des soins, des visites mais surtout avec les besoins d'un bébé qui ne peut pas attendre.

Cette période est donc un moment charnière où l'on passe du statut de fille, de compagne, à celui de mère. La rapidité de ce changement de statut fait émerger un sentiment de perte de repères, de questionnement des certitudes. Ce sentiment peut être intense et surprendre les soignants, le compagnon…

2• Votre compagnon devient père

Le mystère de la transmission de la vie prenant corps à l'intérieur de sa compagne, le futur père vit souvent la grossesse dans un sentiment de distance que seule la rencontre avec l'enfant pourra dissiper. Pour devenir père, l'homme se nourrit des échanges qu'il engage avec sa compagne, déjà mère, et avec l'inconnu à apprivoiser qu'est le bébé. De ce fait, la crise identitaire qu'il traverse se décline différemment : le fils, l'amant, le géniteur, le rival, le compagnon… se disputent et se partagent la place qui revient au père. L'homme porte aussi un enfant de rêves qu'il devra concilier avec le nouveau-né. L'émotion chez lui aussi peut être intense.

À la naissance, votre compagnon est soumis à une double exigence, celle de vous protéger et celle de préserver l'enfant de sa fragilité. Dans ce contexte, il contribue grandement à l'ajustement de la distance entre vous et l'enfant.

3• Que ressent votre bébé ?

Le bébé naît riche d'un équipement neurologique et psychologique qui fait de lui un être de communication tourné d'emblée vers l'adulte. Néanmoins, sa naissance le confronte à une situation inédite qui dépasse ses capacités d'adaptation et épuise ses ressources. Il a donc besoin d'un adulte pour subvenir à ses besoins, stabiliser progressivement ses fonctions vitales, avant d'organiser ses émotions et, enfin, ses pensées. Ainsi, pendant ses premiers jours de vie, l'enfant doit découvrir et apprivoiser ses propres émotions et compétences. Il découvre en même temps tellement dans son nouvel environnement.

Dans ce contexte, une relative désorganisation de votre vie psychique s'installe rapidement après l'accouchement. C'est ce qui vous permet de vous mettre en phase avec l'inorganisation de votre bébé et avec les transformations de votre corps. Cet état, plus connu sous l'appellation de baby blues, fait partie de la normalité des accouchées puisque près de 60 % à 70 % d'entre elles le traversent autour de la 72e heure du postpartum, pendant une dizaine de jours. Les équipes médicales viennent même à s'inquiéter de celles qui ne le font pas.

4• Le baby blues

Le baby blues est très différent de la dépression postnatale (ou dépression du postpartum). Il s'agit d'un orage hormonal, émotionnel et existentiel, survenant au troisième jour des couches. Il marque un tournant de la crise maturative de la grossesse et de la rencontre avec l'enfant. La dépression, plus grave et plus longue, est abordée au chapitre « Quand ça se passe mal ».

Le baby blues se traduit de la manière suivante :

- une grande intensité et mobilité des émotions, fluctuant de la joie au désespoir, de la nostalgie à l'excitation, du sentiment de facilité à la tristesse, de la tendresse maternelle au sentiment d'incapacité à assumer le bébé. Ces émotions peuvent s'accompagner de pensées en lien avec des événements marquants du passé ;
- une grande angoisse et ambivalence quant à la pertinence de cette nouvelle étape de la vie et sa compatibilité avec les autres impératifs existentiels (liens unissant la mère à son compagnon, au bébé, à ses propres parents et enfin, à sa propre capacité à être mère) ;

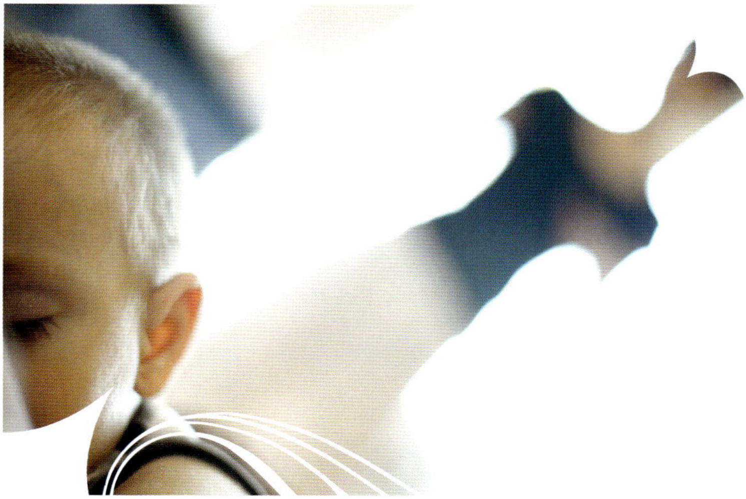

- une grande sensibilité aux signaux émis par le bébé et une préoccupation de son bien-être, pouvant aller jusqu'aux angoisses de mort. Tout autre centre d'intérêt paraît alors dévalué par rapport à ce souci maternel. Les pleurs du bébé deviennent un puissant appel, pouvant susciter la détresse de certaines mères, voire des sentiments de disqualification, d'insupportable et d'hostilité ;
- un sentiment d'épuisement, de fatigue qui contraste avec une certaine difficulté à dormir, créant un état d'excitation et de « qui-vive » parfois difficile à endurer.

La jeune accouchée apprend à devenir mère en harmonisant ses propres besoins à ceux de son bébé. Elle invente ainsi une nouvelle manière d'être ensemble, unique pour chaque bébé.

Votre sexualité après l'accouchement

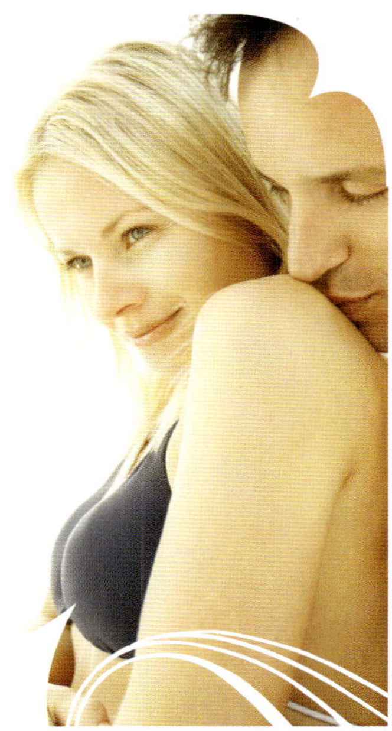

Après les bouleversements physiques et psychiques de la grossesse et de l'accouchement, dans un climat un peu incertain, comment aborder votre vie sexuelle ?

Dans cette période qui suit l'accouchement, la libido est souvent inexistante. Votre intérêt pour la sexualité est amoindri et désinvesti pour des raisons multiples :

- votre corps a été malmené, ce qui entraîne une fatigue et une modification de l'image que vous avez de votre propre corps ;
- des variations de l'humeur, avec le classique baby blues, viennent perturber la vie psychique et vous rendent moins réceptive à la sexualité ;
- des modifications sensorielles apparaissent. Vous allez orienter vos préoccupations vers votre nouveau-né et vous vous posez un grand nombre de questions sur vos capacités maternelles. Si vous êtes de nature anxieuse, cela peut être un motif d'angoisse supplémentaire, lié à une peur de l'échec. Des pensées obsédantes peuvent surgir à tout moment. Là encore, il y a peu d'espace pour redonner vie à la libido.

LES SÉANCES « SUITES DE COUCHES »

Vous pouvez suivre, avec votre compagnon, des séances « suites de couches » auprès d'une sage-femme. Elle vous proposera quelques gestes simples et doux qui vous permettront de vous détendre. Elle encouragera votre compagnon à vous « toucher », à vous bercer plutôt qu'à vous masser, d'autant plus si vous êtes déprimée et ressentez un vide intérieur.
La sage-femme vous accompagnera en rappelant simplement que l'échange, la complicité et surtout le dialogue transforment la grossesse en une expérience plus riche, plus épanouissante pour le couple. Elle insistera sur la patience, en particulier de la part du compagnon, pour que la sexualité reprenne son cour. Quelques semaines après pourra débuter la rééducation périnéale, quand vous vous sentirez prête. Il est primordial que vous soyez motivée.

LA SEXUALITÉ APRÈS UNE CÉSARIENNE

Après une césarienne, les rapports sexuels peuvent être repris, dès lors que les pertes de sang sont terminées, que la cicatrice abdominale est sèche et ne fait plus mal, et surtout… que vous en avez envie ! Dans la mesure où l'accouchement ne s'est pas fait par voie vaginale, il n'y a pas de problèmes liés à la cicatrisation d'une déchirure du périnée ou d'une épisiotomie.

De plus, après la naissance de votre bébé, vos biorythmes maternels sont inévitablement transformés : votre sommeil est perturbé, votre alimentation modifiée (surtout si vous allaitez).
À côté des changements maternels, votre couple subit également des bouleversements. Si c'est votre premier enfant, la relation de couple se transforme en trio où la relation duelle privilégie le plus souvent « la mère et l'enfant » plutôt que « le père et l'enfant » ou « le père et la mère ». Le résultat : la libido est au point bas.
Votre sage-femme ou votre médecin ont un rôle important à jouer car ils sont les interlocuteurs privilégiés de cette période. Ils s'efforceront d'aborder le sujet de la sexualité et de rassurer votre couple.
La plupart du temps, les femmes ont peur de reprendre les rapports sexuels. Elles attendent l'autorisation du médecin ou de la sage-femme lors de la visite postnatale (2 mois après l'accouchement).
De leur côté, les pères ont souvent le sentiment mitigé d'impuissance et d'inutilité. Même s'ils se sont beaucoup impliqués pendant la grossesse, accompagnant leur femme aux consultations obstétricales, aux échographies, aux cours de préparation à l'accouchement, ils peuvent néanmoins ne pas trouver leur place en salle d'accouchement et se sentir déçus et frustrés. Durant les suites de couches, ils peuvent être maladroits et ne pas oser prendre d'initiative.
La sexualité des suites de couches dépend étroitement de la sexualité qui a existé avant et pendant la grossesse, mais aussi, parfois, de certains conseils donnés par des proches ou des copines…
Si vous aviez une vie sexuelle équilibrée avant la grossesse, vous la retrouverez. Mais passer du couple au trio ou au quatuor va changer votre vie… et votre vie sexuelle ! Chaque parent doit trouver sa place.

1 • Votre contraception

La sage-femme ou votre médecin pourra vous prescrire différentes méthodes de contraception à utiliser très rapidement, afin d'éviter une seconde grossesse.

Si vous allaitez

La contraception orale microprogestative

C'est la contraception la plus prescrite.
Votre médecin vous donnera par exemple du lévonorgestrel, remboursé à 65 % par la Sécurité sociale, ou du désogestrel, non remboursé.
On vous prescrira, dès le 10e jour suivant l'accouchement, de prendre un comprimé par jour, sans interruption, même durant vos règles et à heure fixe (tous les soirs au coucher ou tous les matins).
Avec cette contraception, vous pouvez ne plus avoir de règles (aménorrhée), ou des petits saignements irréguliers (spottings). Il n'y a pratiquement pas de contre-indications mis à part certaines maladies du foie sévères.

La contraception locale

Le préservatif masculin

Vous pouvez bien sûr utiliser un préservatif. Son efficacité dépend de ses conditions d'utilisation et de la motivation des couples qui l'utilisent. Conseillez à votre compagnon de se retirer de votre vagin avant la fin de l'érection pour éviter les fuites de sperme. Pour éviter d'irriter la paroi vaginale encore sensible, utilisez de préférence des préservatifs lubrifiés. Ne l'utilisez pas avec un préservatif féminin, le frottement des deux plastiques risquant de déloger ce dernier.

Le préservatif ne doit jamais être mis au contact d'un lubrifiant huileux (vaseline, crème…) qui détériore le latex. Utilisez plutôt un gel aqueux, si nécessaire. Demandez conseil à votre pharmacien.

Le préservatif féminin

Il s'agit d'une gaine en matière plastique (polyuréthane) fermée à une extrémité et ouverte à l'autre. Une fois appliqué, il tapisse la paroi vaginale, recouvre les organes génitaux externes et empêche le passage du sperme. Il se pose comme un tampon sans applicateur. Il peut être mis plusieurs heures avant un rapport sexuel et retiré plusieurs heures après. Le préservatif féminin est prélubrifié. Il peut être utilisé avec n'importe quel type de lubrifiant.
À l'instar du préservatif masculin, il est à usage unique et protège des infections sexuellement transmissibles. Correctement utilisé, son taux d'efficacité est de l'ordre de 95 %.
Ne l'utilisez pas avec un préservatif masculin car le frottement des deux plastiques risque de le déloger.
Il est en vente sans prescription médicale, mais toutes les pharmacies n'en possèdent pas. Dans ce cas, les pharmaciens doivent le commander.
Les deux types de préservatifs ne sont pas remboursés par la Sécurité sociale.

Les spermicides

Ce sont des substances chimiques (gelées, crèmes, mousses, ovules, éponges, tampons…) à introduire dans le vagin quelques minutes avant chaque rapport sexuel et qui détruisent les spermatozoïdes. Ils peuvent être utilisés seuls mais sont plus souvent associés à une autre méthode contraceptive (préservatif, diaphragme…). Ils ne passent pas dans le lait maternel et sont donc compatibles avec l'allaitement.
En vente dans les pharmacies sans prescription médicale, ils ne sont pas remboursés par la Sécurité sociale. Leur efficacité dépend du respect des instructions du produit utilisé figurant sur la notice d'utilisation (modalités différentes selon qu'il s'agit d'ovules, qui doivent être posés avant le rapport sexuel ou des crèmes, efficaces plus rapidement). Renouvelez l'application de la crème ou d'ovules avant chaque rapport.
Du fait de leur faible efficacité, leur emploi est réservé à certaines situations particulières.
Lors de grossesses survenues malgré l'utilisation de ces spermicides, aucune anomalie de l'enfant à naître n'a été constatée.

ATTENTION ! Tout usage de savon pour la toilette intime de l'un des partenaires fait disparaître l'effet contraceptif de la crème spermicide. Il est alors nécessaire de rincer soigneusement le vagin ou le pénis et de renouveler l'application de crème ou d'ovules avant de nouveaux rapports sexuels.

La contraception œstroprogestative

Elle n'est pas recommandée, mais possible en cas d'allaitement, car le passage dans le lait maternel est minime et sans conséquence pour le nouveau-né, surtout si vous prenez soin de prendre le comprimé contraceptif après la tétée.
Prescrite à partir du 2e jour, elle ne réduit pas la production de lait maternel.
En l'absence de contre-indication (phlébite, hypertension), il vaut mieux prendre une pilule de 1re génération contenant de la noréthistérone ou de 2e génération contenant du norgestrel ou du lévonorgestrel. Elles sont moins susceptibles d'entraîner des accidents thrombo-emboliques (phlébites) et sont remboursées par l'assurance maladie, contrairement aux pilules de 3e ou 4e génération.

Si vous n'allaitez pas

Si vous n'allaitez pas, vous pouvez commencer la pilule au 21e jour après l'accouchement ou lors de l'arrêt du médicament que l'on vous a éventuellement prescrit pour couper la montée du lait (lisuride ou cabergoline). Le recours à la bromocriptine est déconseillé.

Les autres contraceptifs

L'anneau contraceptif

C'est un anneau flexible et transparent que vous placez dans votre vagin et qui reste en place 3 semaines. Il délivre des hormones (œstrogène et progestérone, comme la pilule). À l'issue de ces 3 semaines, vous le retirez (simplement avec votre doigt). Les règles apparaîtront quelques jours après.

Un nouvel anneau sera inséré 7 jours après le retrait du précédent, même si vous avez toujours vos règles. Il est aussi efficace que la pilule. En cas d'expulsion accidentelle, vous pouvez le rincer à l'eau tiède et le remettre en place s'il a été hors du vagin moins de trois heures. Passé ce délai, mettez-en un neuf et utilisez un préservatif en cas de rapport les huit jours suivants.

Si vous avez oublié de l'enlever au bout de 3 semaines, il reste encore actif 1 semaine mais passé ce délai, la contraception n'est plus assurée. Prescrit par votre médecin, il n'est pas pris en charge par l'assurance maladie.

ATTENTION ! Ne jetez pas un anneau usagé dans les toilettes, mais remettez-le dans sa boîte d'origine et apportez-le à votre pharmacien, pour élimination des déchets.

Le dispositif transdermique hormonal (timbre ou patch)

Il se colle sur la peau et délivre des hormones (œstrogène et progestérone, comme les pilules) pendant une semaine. Renouvelé chaque semaine pendant 3 semaines, il sera arrêté pendant 7 jours. Pendant la période sans timbre, vos règles viennent. À l'issue de cette semaine, un nouveau timbre (ou patch) est posé, même si vos règles ne sont pas finies. Méfiez-vous du décollement du patch, surtout s'il fait chaud ou que vous transpirez. Si vous ne vous en apercevez pas, cela peut être une cause d'échec de la contraception et de survenue de grossesse. Si vous vous en rendez compte, recollez-le si le décollement date de moins de 24 heures, sinon, mettez-en un autre et utilisez un préservatif en cas de rapport les huit jours suivants. Si vous oubliez de changer le patch au bout de 3 semaines, changez-le le plus tôt possible car au-delà de 4 semaines, la contraception n'est plus assurée. Il est aussi efficace que la pilule, sauf en cas d'obésité (si vous pesez plus de 90 kg). Il peut s'obtenir par prescription, il n'est pas pris en charge par la Sécurité sociale.

ATTENTION ! Les patchs contraceptifs usagés doivent être remis dans leur boîte et rapportés à votre pharmacien pour une élimination correcte de ce déchet (contenant des hormones). Ils ne doivent pas être jetés à la poubelle.

Un implant

Il peut être utile si vous avez tendance à oublier votre pilule.

Il se présente sous forme d'un bâtonnet de 4 cm de long et de 2 mm de diamètre. Il contient un progestatif (l'étonogestrel) qui est libéré régulièrement, en faible quantité. Il ne contient pas d'œstrogènes.

L'implant est posé et retiré par un médecin, après une anesthésie locale. Il est implanté sous la peau du bras non dominant (le gauche si vous êtes droitière et inversement), à quelques centimètres au-dessus du coude. Il est efficace pendant trois ans. Une visite de contrôle est recommandée environ 3 mois après la pose.

Comme pour les microprogestatifs, il peut y avoir une aménorrhée (absence de règles) ou des petits saignements (spottings). .

Dans la mesure où l'étonogestrel passe en dose très faible dans le lait maternel, la pose de cet implant pendant l'allaitement ne se justifie que si aucune autre contraception locale n'est possible. Le retour de l'ovulation après ablation de l'implant est de trois semaines. Vous pouvez le faire retirer avant trois ans, si vous le souhaitez ou ne le supportez pas. Son taux d'efficacité est de 99,9 %. Cependant, son efficacité contraceptive peut être diminuée dans la 3e année pour les femmes présentant un surpoids (indice de masse corporelle [IMC] supérieur à 25). Dans ce cas, il devra être remplacé après 30 mois. Il est remboursé par la Sécurité sociale à 65 %.

Il peut être mis en place lors de l'hospitalisation en suites de couches.

Un dispositif intra-utérin (stérilet)

Le stérilet au cuivre n'est pas, classiquement, une contraception du postpartum, car il est normalement posé après le retour de couches.
Cependant, l'insertion à 1 mois du postpartum est possible, après avoir vérifié l'absence d'infection et la bonne involution utérine par l'examen gynécologique.
Le stérilet peut vous être proposé si vous comptez allaiter longtemps et risquez de ne pas suivre correctement une contraception hormonale.
Le stérilet à la progestérone et non au cuivre, est déconseillé, en première intention, en cas d'allaitement maternel. Il peut être placé après le retour de couches, si vous n'allaitez pas.

La contraception d'urgence (la « pilule du lendemain »)

Ce n'est pas une méthode de contraception régulière.
C'est une méthode de rattrapage à utiliser en cas de rapports sexuels non ou mal protégés : absence de contraception, accident (oubli d'une pilule, rupture d'un préservatif…). La contraception d'urgence vise à éviter l'ovulation ou l'implantation d'un œuf fécondé.
La contraception d'urgence est délivrée en pharmacie avec ou sans prescription médicale. Elle doit être prise le plus rapidement possible après un rapport non protégé et au plus tard dans les 3 à 5 jours suivant (selon le type de pilule utilisé).

Les méthodes naturelles

Les méthodes dites « naturelles » (étude de la glaire/prise de température) ne sont pas réalisables dans le postpartum, car il faut que le cycle soit revenu régulièrement pour pouvoir les appliquer.
La méthode de l'allaitement maternel et de l'aménorrhée (MAMA) est la méthode contraceptive la plus utilisée dans le monde.
Pour être efficace, elle doit répondre à des conditions très précises. Si elles sont toutes bien réunies, il y aurait 98 % d'efficacité. Si l'une des conditions est absente, le risque de grossesse s'accroît, et il est donc nécessaire de débuter une autre contraception.
Les conditions d'efficacité de la MAMA sont :

- l'allaitement exclusif, sans complément : au moins 6 tétées/24 heures, jour et nuit (moins de six heures entre 2 tétées), durée longue (au moins 65 min/24 heures) ;
- l'absence de règles (aménorrhée persistante) ;
- être dans les six premiers mois après l'accouchement.

L'incontinence urinaire après l'accouchement

vidéo aufeminin

2• Votre rééducation postnatale

Le périnée

Le périnée est l'ensemble des muscles qui entourent l'anus et les organes génitaux. Il soutient l'ensemble de vos organes (génitaux et intestinaux) ; c'est aussi grâce à sa tonicité que vous ressentez du plaisir lors de vos rapports sexuels.
Dès votre 4e mois de grossesse, comme il a supporté le poids de votre bébé, du placenta et du liquide amniotique, il a été mis à rude épreuve. Et l'accouchement l'a également fait souffrir.

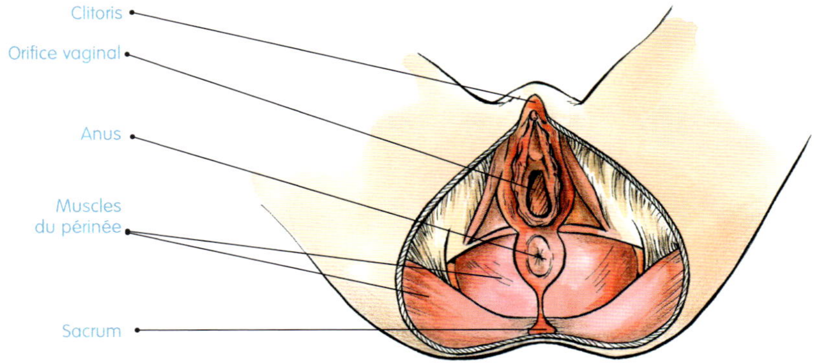

La rééducation du périnée : obligatoire ?

vidéo aufeminin

Les troubles du périnée

L'affaiblissement des muscles du périnée peut être à l'origine des troubles suivants :

- difficulté à vous retenir d'uriner ;
- fuites urinaires surtout lors des efforts (toux, éternuement, marche…) ;
- difficulté à retenir vos gaz ou vos selles ;
- diminution des sensations pendant les relations sexuelles ;
- dans les cas les plus graves, descente d'organes (vessie, utérus, rectum) encore appelée « prolapsus ».

Se faire prescrire des séances de rééducation

Bien que cela ne soit pas systématique après un accouchement, votre médecin peut vous prescrire quelques séances pour « rééduquer » le périnée, c'est-à-dire pour retrouver un périnée indolore et un tonus musculaire permettant de le verrouiller (par contraction anticipée) efficacement lors des efforts, afin d'éviter les fuites urinaires.

La prescription d'une rééducation du périnée (effectuée par une sage-femme ou un kinésithérapeute) découle des symptômes dont vous vous plaignez ou de signes constatés par vous ou votre médecin, (avec par exemple, écartement des muscles grands droits de l'abdomen, muscles relâchés ou se contractant mal).

La rééducation postnatale, outre la rééducation périnéale, comprend, selon les cas, des exercices rachidiens et abdominaux.

Le nombre de séances proposé tiendra compte de l'importance des symptômes et de la qualité de la récupération musculaire. Dix séances sont généralement prescrites pour commencer. Si les objectifs ne sont pas atteints au terme de ces 10 séances, 5 à 10 séances supplémentaires peuvent être réalisées. En revanche, il est inutile, dans la majorité des cas, de faire plus de 20 séances au total. Si aucune amélioration n'est notée après 20 séances, il pourra être nécessaire de demander un avis auprès de votre gynécologue ou éventuellement d'un gynécologue spécialisé dans les pathologies du périnée (périnéologie).

La rééducation périnéale est remboursée à 70 % lorsqu'elle est pratiquée par une sage-femme et à 65 % lorsqu'elle est pratiquée par un kinésithérapeute. La sonde vaginale, accessoire médical, est remboursée à 65 % dans tous les cas. La rééducation rachidienne et abdominale ne peut être réalisée que par un kinésithérapeute.

Comment se passent les séances de rééducation ?

Que vous ayez ou non réalisé des exercices de contractions du périnée pendant votre grossesse, vous devez les reprendre dès les premiers jours qui suivent votre accouchement (même en cas de césarienne) et les poursuivre pendant les six premières semaines.

Lors de votre consultation postnatale, votre médecin vérifiera l'état de votre périnée. Signalez-lui tout problème urinaire, digestif ou de reprise des relations sexuelles. Il vous indiquera alors si vous devez faire une rééducation du périnée avec une sage-femme ou un kinésithérapeute spécialisé, si vous pouvez faire une rééducation abdominale et si vous pouvez reprendre vos activités sportives. Si vous suivez une rééducation périnéale, vous allez commencer par des exercices de contraction du périnée sur les doigts de la sage-femme ou du kinésithérapeute. Puis on vous posera une sonde dans votre vagin afin de visualiser vos contractions sur un écran. En l'absence de troubles de la sensibilité de la peau et des muqueuses, on pourra utiliser l'électrostimulation vaginale (mise en place d'une sonde dans votre vagin qui délivre un léger courant électrique) : rassurez-vous, cette technique n'est pas douloureuse ! Elle permet uniquement une prise de conscience des différents éléments de votre musculature périnéale, par une stimulation *via* des courants d'intensité croissante.
Quelle que soit la technique employée, la présence constante du rééducateur à vos côtés pendant les séances est indispensable pour optimiser les résultats. Par ailleurs, quelle que soit la qualité de votre rééducation, il est très important de réaliser un travail personnel de contraction du périnée à la maison entre les séances de rééducation. C'est la seule solution pour essayer d'obtenir une efficacité durable.
L'acupuncture se révèle intéressante en complément de la rééducation classique si vous constatez des fuites urinaires ou si vous avez eu une large épisiotomie. Les sages-femmes diplômées d'acupuncture ont intégré ces cas de figure dans leur protocole de rééducation du périnée.

EXERCICES DU PÉRINÉE

Lorsque vous portez votre enfant ou une charge lourde, contractez systématiquement votre périnée.
Allongée, détendue, contractez votre périnée à plusieurs reprises : faites des séries de 10 contractions la première semaine ; la semaine suivante, effectuez deux fois cette série de 10 contractions et continuez à augmenter le nombre de séries les semaines suivantes.

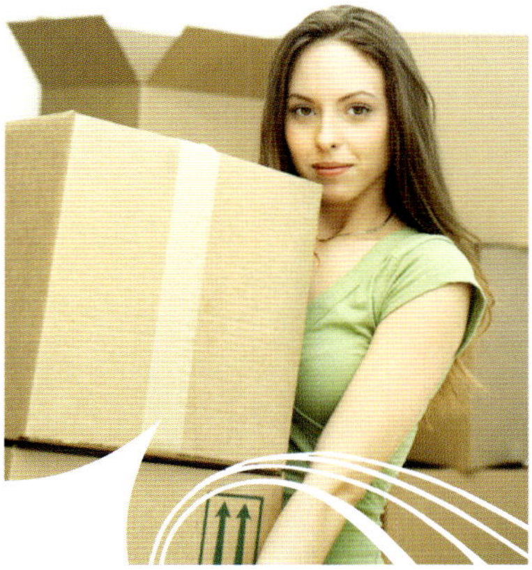

ATTENTION ! Ne pratiquez pas l'exercice couramment appelé « stop pipi ». Ce n'est en rien un exercice de rééducation. Il peut même être néfaste.

ET VOTRE PÉRINÉE DANS L'AVENIR ?

Une bonne proportion des troubles urinaires, digestifs et sexuels consécutifs à une grossesse et un accouchement guériront spontanément entre 12 et 18 mois après l'accouchement.
Mais comme chaque grossesse peut entraîner des troubles, il est conseillé de faire le nécessaire pour protéger et tonifier votre périnée à chaque grossesse ou à l'apparition du moindre trouble.
Il n'est jamais trop tard pour en parler, et pour entreprendre une rééducation…

UN ACCOUCHEMENT PAR VOIE BASSE EST-IL POSSIBLE APRÈS UNE CÉSARIENNE ?

Après une césarienne, il vaut mieux attendre 9 mois avant une nouvelle grossesse. Si la cause de la césarienne n'est pas permanente (bassin trop étroit) et que la première césarienne s'est déroulée normalement, on peut envisager un accouchement vaginal après césarienne (AVAC) pour le deuxième bébé. Dans ce cas, la grossesse doit être sans complications, le bébé de poids normal et en position tête en bas. En principe, plus de 60 % des femmes ayant eu recours à une césarienne accouchent ensuite par voie vaginale. S'il y a eu deux césariennes ou plus, une nouvelle césarienne sera en revanche nécessaire.

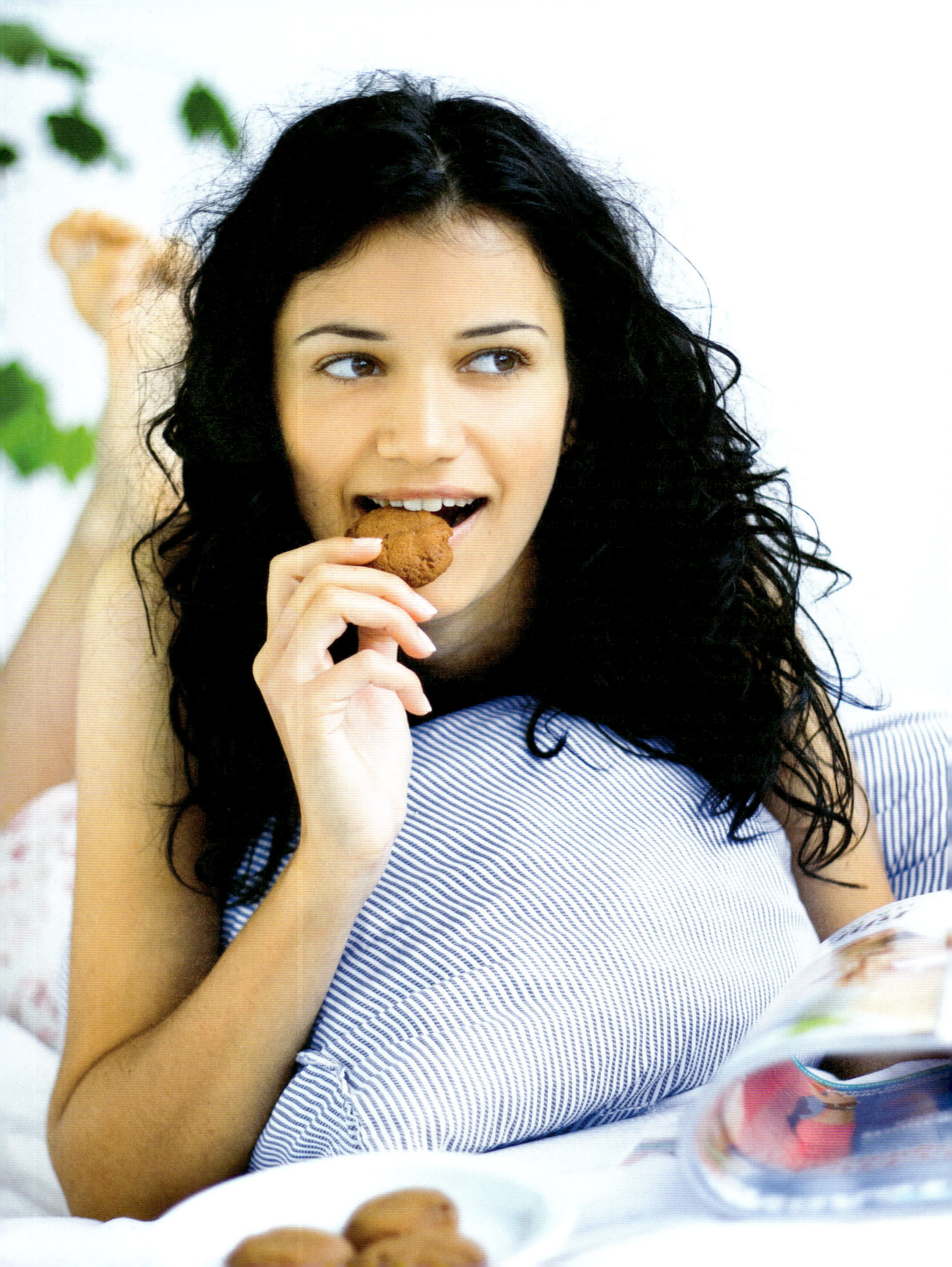

Votre alimentation après l'accouchement

1 • Si vous allaitez

Pendant l'allaitement, vous êtes submergée de conseils nutritionnels. Certains vous disent que vous avez besoin de tels aliments pour produire suffisamment de lait, d'autres vous avertissent des aliments déconseillés.
Des années d'expérience auprès de mères allaitantes dans le monde entier ont montré que le meilleur régime pendant l'allaitement n'est ni complexe, ni onéreux. Il ne nécessite pas de longue préparation, n'exige pas de renoncer à ses aliments préférés, ni de recourir à des aliments inhabituels. Il peut également varier d'une personne à l'autre, en fonction de ses préférences.
Il faut surtout vous simplifier la vie, et vous rassurer.

Est-ce que vous devez manger plus ?

On a longtemps utilisé la formule : « quand on allaite, il faut manger pour deux ! ». Cela s'explique par le fait que le corps d'une femme allaitante privilégie la production de lait, quitte à puiser dans ses réserves. Même si son alimentation est déséquilibrée ou carencée, elle produira le lait qui aidera son bébé à bien grandir.
Aujourd'hui, cette conception reste très discutée. Il vaut mieux manger de tout en quantité raisonnable, en ciblant vos aliments, en fractionnant vos repas et en prenant une petite collation après chaque tétée.
Ne vous inquiétez pas pour la qualité de votre lait, votre bébé est bien nourri. C'est vous qui risquez d'être fatiguée. Votre alimentation doit donc être équilibrée et diversifiée pour vous éviter des carences et une perte d'énergie.

Quels aliments choisir ?

Ayez soin d'intégrer dans votre régime quotidien ces groupes d'aliments :

- des légumes et des fruits frais (de préférence ceux de saison) de tout type, crus ou cuits. Attention néanmoins, n'abusez pas des crudités ;
- des céréales (blé, riz, maïs, orge, millet), de préférence entières, sous formes diverses : graines entières ou concassées, semoule, farine, et leurs produits dérivés comme le pain et les pâtes ;
- des protéines animales (produits laitiers, œufs, viande, poisson) et/ou végétales (lentilles, haricots, soja) ;
- des graisses en petites quantités, de préférence des huiles végétales pressées à froid et non chauffées.

Un régime équilibré consiste à manger divers aliments de chacun de ces groupes.

Quels apports privilégier ?

- Le fer (voir le chapitre « Votre bien-être pendant la grossesse » pour la liste des aliments riches en fer).
- Les oméga 3. Vous les trouvez dans les poissons gras, les huiles de colza et de noix… Ils sont indispensables à l'équilibre nerveux et au développement du cerveau de votre bébé.

QUE MANGER POUR AVOIR PLUS DE LAIT ?

Une mère allaitante n'a pas besoin d'aliments particuliers pour assurer ou augmenter sa production de lait. C'est la succion du bébé qui détermine la quantité produite.

LES ALIMENTS À CONSOMMER AVEC MODÉRATION

- Le chou et ses dérivés (chou de Bruxelles, brocoli…).
- Les épices.
- L'ail, les oignons, les asperges.

Ces aliments, si vous n'avez pas eu l'habitude de les consommer régulièrement enceinte, peuvent favoriser les troubles digestifs ou les ballonnements de votre bébé.

LES BOISSONS À CONSOMMER AVEC MODÉRATION

– Le café.
– Le thé.
– Les boissons à base de cola. Les éléments stimulants de ces boissons passent dans le lait maternel et sont absorbés par le bébé. En revanche, les tisanes et les autres boissons décaféinées ne posent aucun problème.
Et bien sûr, ne buvez aucune boisson alcoolisée.

– Le calcium. Consommez au moins quatre à cinq produits laitiers par jour. (voir le chapitre « Votre bien-être pendant la grossesse » pour la liste des aliments riches en calcium).
– La vitamine A. Elle joue un rôle essentiel dans le système de défense immunitaire du bébé. Vous la trouvez dans le foie principalement (huile de foie de morue, foie gras…), mais aussi le beurre, le jaune d'œuf, le thon…

Faut-il boire plus ?

En général, il est bon de boire en fonction de sa soif. De nombreuses mamans ont soif lorsqu'elles allaitent, surtout dans les premiers temps. C'est une bonne idée d'avoir un verre d'eau à portée de main lors de l'allaitement. Mais ne pensez pas que cela augmente la production de lait, car le fait de boire beaucoup n'a aucune incidence sur votre sécrétion de lait.
La meilleure boisson est l'eau peu minéralisée (entre 1,5 à 2 litres par jour).

2• Pour retrouver la ligne

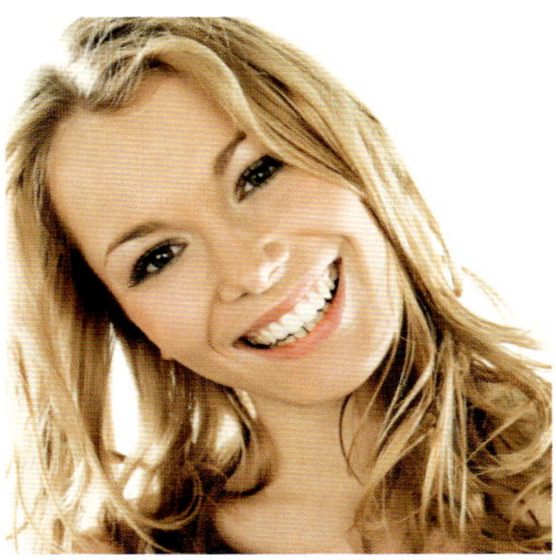

La plupart des femmes désirent retrouver leur poids d'avant la grossesse dès que possible après l'accouchement. Cela peut nécessiter plusieurs mois, voire un an.
Une partie du poids gagné pendant la grossesse est une réserve d'énergie en vue de répondre à l'allaitement. Si vous allaitez, vous perdrez donc du poids sans réaliser d'effort particulier.
Pour vous aider, voici quelques règles d'or pour perdre du poids progressivement, que vous allaitiez ou non :
– Soyez patiente. Attendez 2 à 3 mois après l'accouchement, que votre organisme ait bien récupéré après votre grossesse et que l'allaitement ait bien démarré.
– Évitez les régimes stricts. Préférez un régime équilibré, avec réduction des graisses et des sucres rapides, et une bonne ration de fruits et légumes. N'hésitez pas à consulter un diététicien, qui pourra mettre au point un régime adapté en fonction de vos habitudes alimentaires, de votre rythme de vie et de votre état physique.
– Respectez la pyramide alimentaire :
  - eau à volonté ;
  - fruits et légumes : 5 portions par jour ;
  - produits céréaliers : 4 à 6 portions par jour ;
  - produits laitiers : 3 à 4 portions par jour ;
  - protéines (viande, poisson, œuf) : 1 à 2 portion(s) par jour ;
  - matières grasses : avec modération.
– Ne cherchez pas à perdre plus de 2 à 3 kg par mois.
– Faites deux ou trois fois par semaine de l'exercice physique modéré (une bonne marche à pied, une séance de gymnastique douce ou de natation…) avec une séance initiale de 10 à 20 minutes. Attention néanmoins : ne commencez jamais un sport avant la consultation postnatale et veillez à ce que cet exercice soit compatible avec vos suites de couches (demandez l'avis de votre médecin, de votre sage-femme ou du kinésithérapeute, si vous suivez des séances de rééducation périnéale).

N'OUBLIEZ PAS VOTRE SOURIRE !

Si vous avez eu des problèmes dentaires, n'oubliez pas après la visite du postpartum d'aller voir votre dentiste.

Le sport après l'accouchement

La reprise de l'activité physique en postpartum doit tenir compte du mode de votre accouchement (voie basse, césarienne), de ses éventuelles complications, de l'allaitement ou non, de votre état physique…

1 • L'agenda de reprise d'activités

Pour vous aider, voici un petit agenda qui vous permettra de reprendre une activité physique en toute sécurité :

- dès la fin des saignements : marche, natation douce ;
- au bout de 6 semaines et après avis de votre médecin suite à la consultation postnatale : rééducation périnéale ;
- une fois le périnée tonifié : exercices abdominaux doux ;
- au bout de 4 mois (et si votre sage-femme ou votre kinésithérapeute vous l'autorise) : exercices cardiovasculaires en salle ou en plein air (natation sportive, cyclisme), à l'exclusion de la course à pied (pas avant un an).

ATTENTION ! Il est impératif de fortifier d'abord le périnée avant d'entreprendre tout exercice abdominal. Le périnée, dont le rôle est de soutenir le vagin, la vessie et le rectum, a besoin de retrouver toute sa tonicité pour éviter notamment les incontinences urinaires et/ou un problème de prolapsus (descente d'organes).

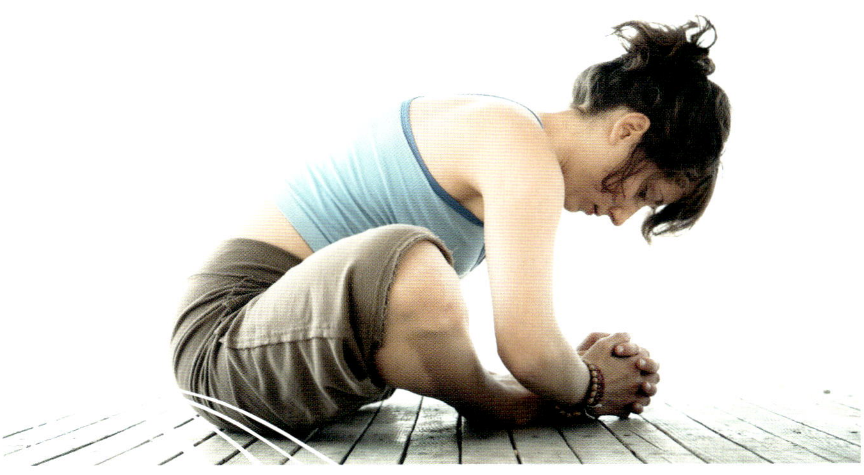

2• Les exercices abdominaux

Une fois le périnée bien musclé, il est possible de réaliser quelques séries d'abdominaux qui ne sont pas violentes. Veillez à toujours les réaliser en contractant votre périnée.
Commencez par de petits exercices qui sollicitent peu les muscles abdominaux, puis progressivement, augmentez la difficulté. Vous pouvez ainsi faire une première série de 10 exercices (premier schéma) la première semaine, puis ajoutez une série de 10 exercices (deuxième schéma) la semaine suivante, et ainsi de suite…

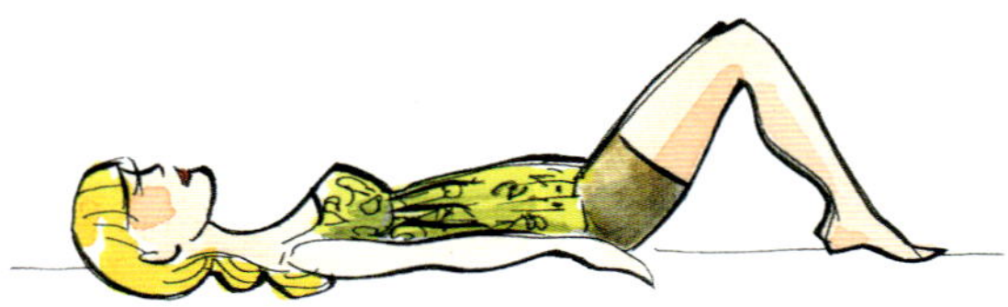

Allongée au sol, pliez les jambes, inspirez puis expirez en vidant vos poumons. Durant l'expiration, basculez le bassin et serrez le ventre et le périnée (sans vous cambrer).

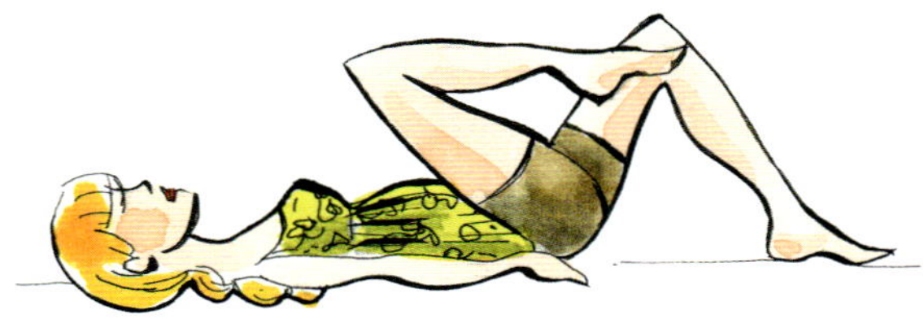

Dans la même position et durant l'expiration, ramenez votre genou vers votre menton (le droit puis le gauche), sans décoller les épaules.

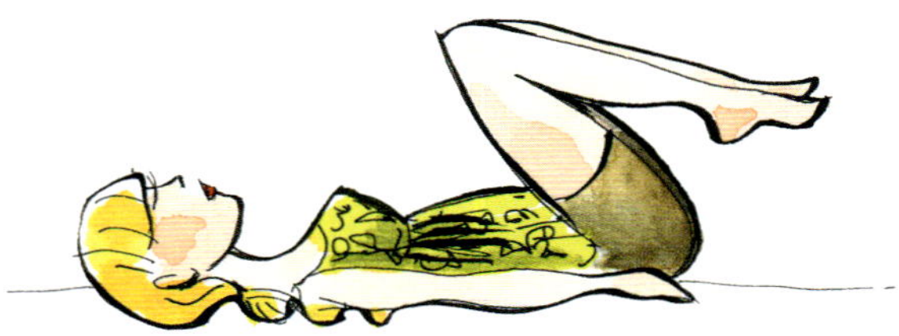

(a)

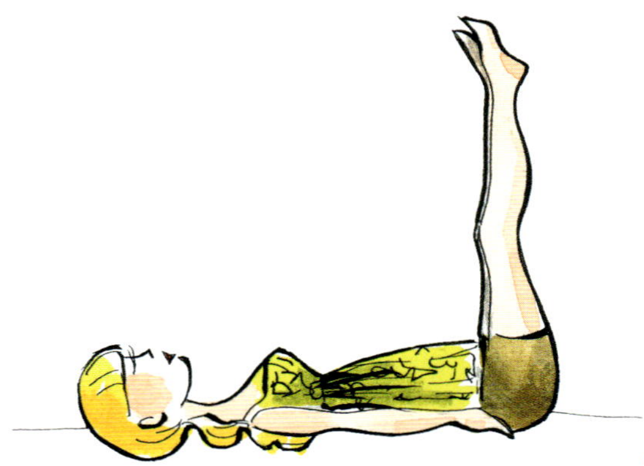

(b)

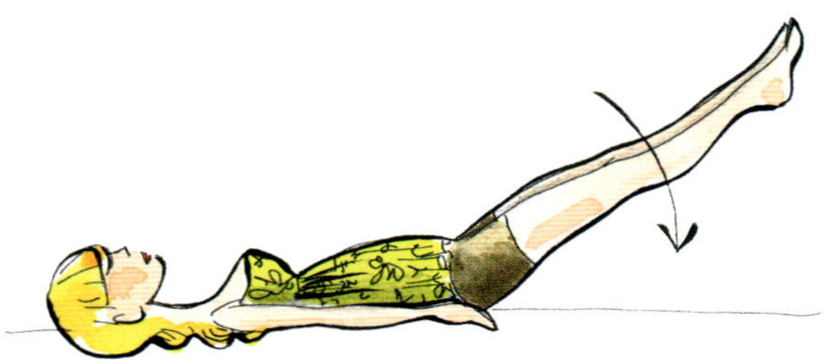

(c)

Toujours allongée au sol, jambes pliées, inspirez (a) puis durant l'expiration, relevez les jambes à la verticale (b) et descendez-les lentement (c).

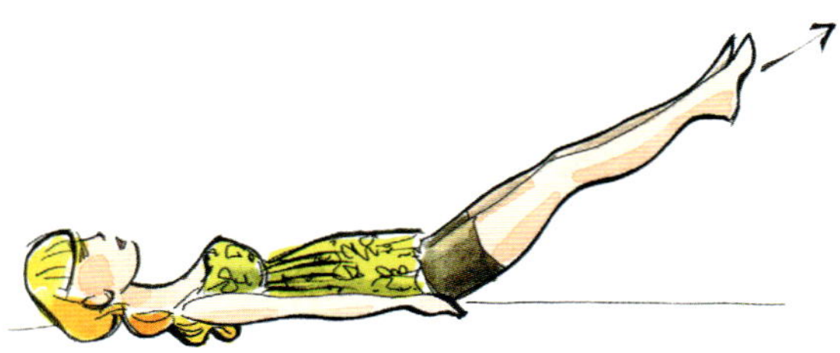

Reprenez l'exercice, mais au cours de la descente des jambes, tenez la position durant 6 secondes.

3• Les premières activités physiques

La marche et la natation douce sont les activités les plus simples et le plus souvent indiquées après un accouchement.
Si vous avez subi une épisiotomie, attendez qu'elle ait bien cicatrisé (au moins 6 semaines) avant de pratiquer la natation. Et si vous préférez le vélo, attendez également une parfaite cicatrisation et vérifiez que vous êtes à l'aise une fois installée sur la selle.

4• Les activités à éviter

Mieux vaut éviter, durant plusieurs semaines après votre accouchement, toutes les activités où l'on saute et où l'on court : tennis, jogging, volley, basket… Elles peuvent endommager votre périnée. La pratique d'activités telles que la Power Plate® est ainsi totalement contre-indiquée.
Après votre accouchement, bannissez également les exercices abdominaux classiques.
Vous ne pourrez reprendre toutes ces activités qu'après avoir bien musclé votre périnée.

5• Sport et allaitement

L'exercice physique modéré pendant l'allaitement n'affecte ni la quantité ni la composition de votre lait, ni la croissance de votre bébé.
Après la grossesse et après l'allaitement, la poitrine est un sujet de préoccupation des jeunes mamans. Des conseils de bon sens sont indispensables pour vous aider à préserver votre poitrine : évitez d'exposer vos seins au soleil, portez toujours un soutien-gorge qui englobe votre poitrine, surtout durant l'allaitement.
Les exercices suivants peuvent vous aider à agir sur les muscles qui soutiennent les glandes mammaires :

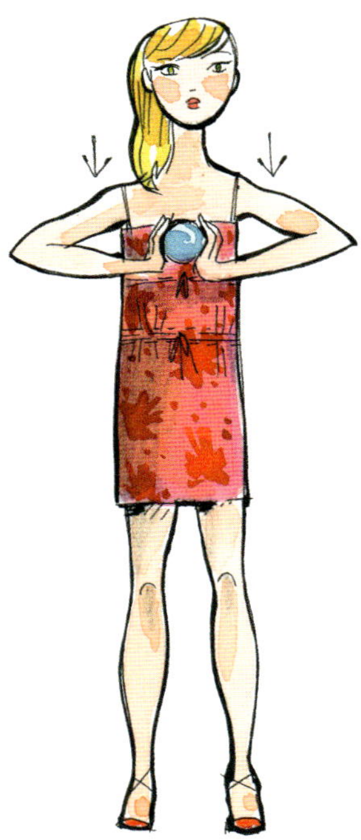

Debout, les jambes légèrement écartées, le dos bien droit, les épaules bien abaissées, pliez les coudes pour avoir les mains vers le haut, à hauteur des épaules. Prenez une balle pas trop molle et pressez-la.

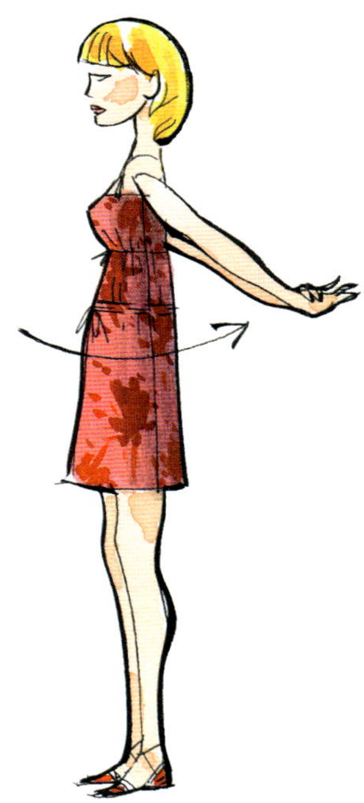

Debout, les épaules bien abaissées et le dos droit, les fesses serrées et fermes, projetez vos deux bras tendus derrière vous, et attrapez-vous les mains.

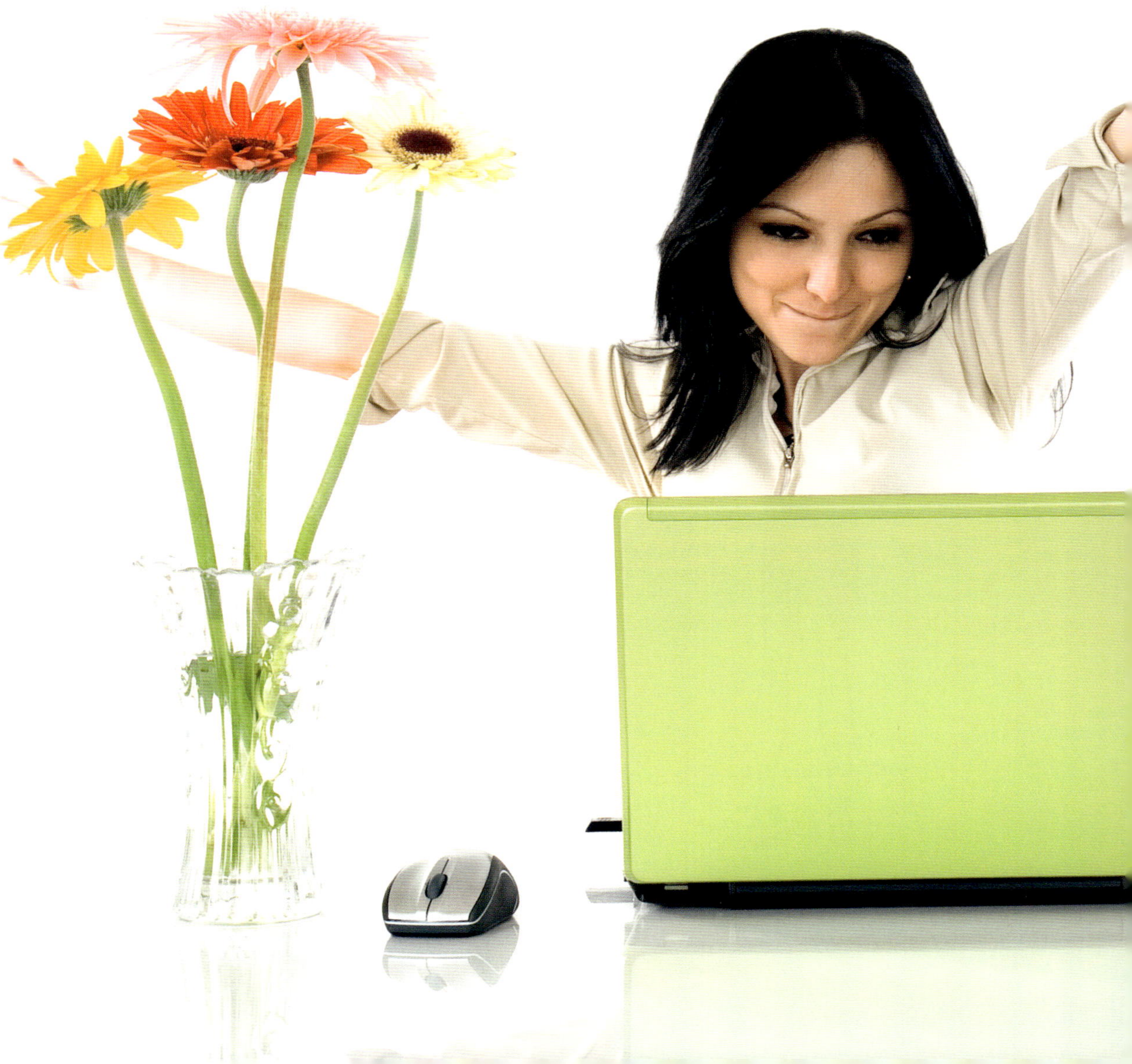

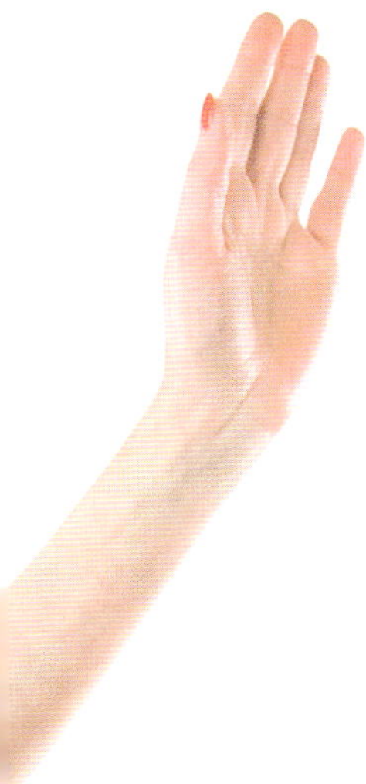

Les questions que vous vous posez

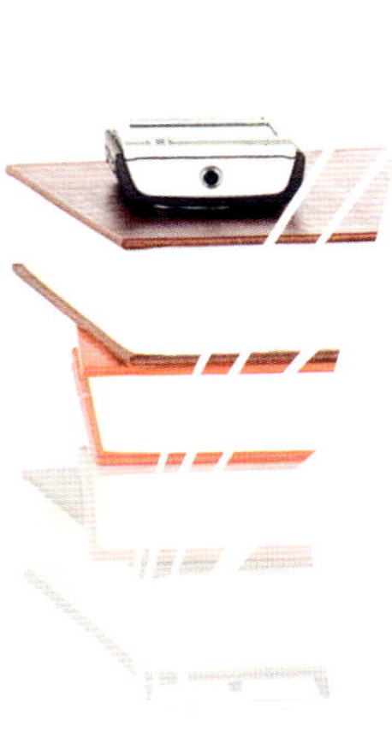

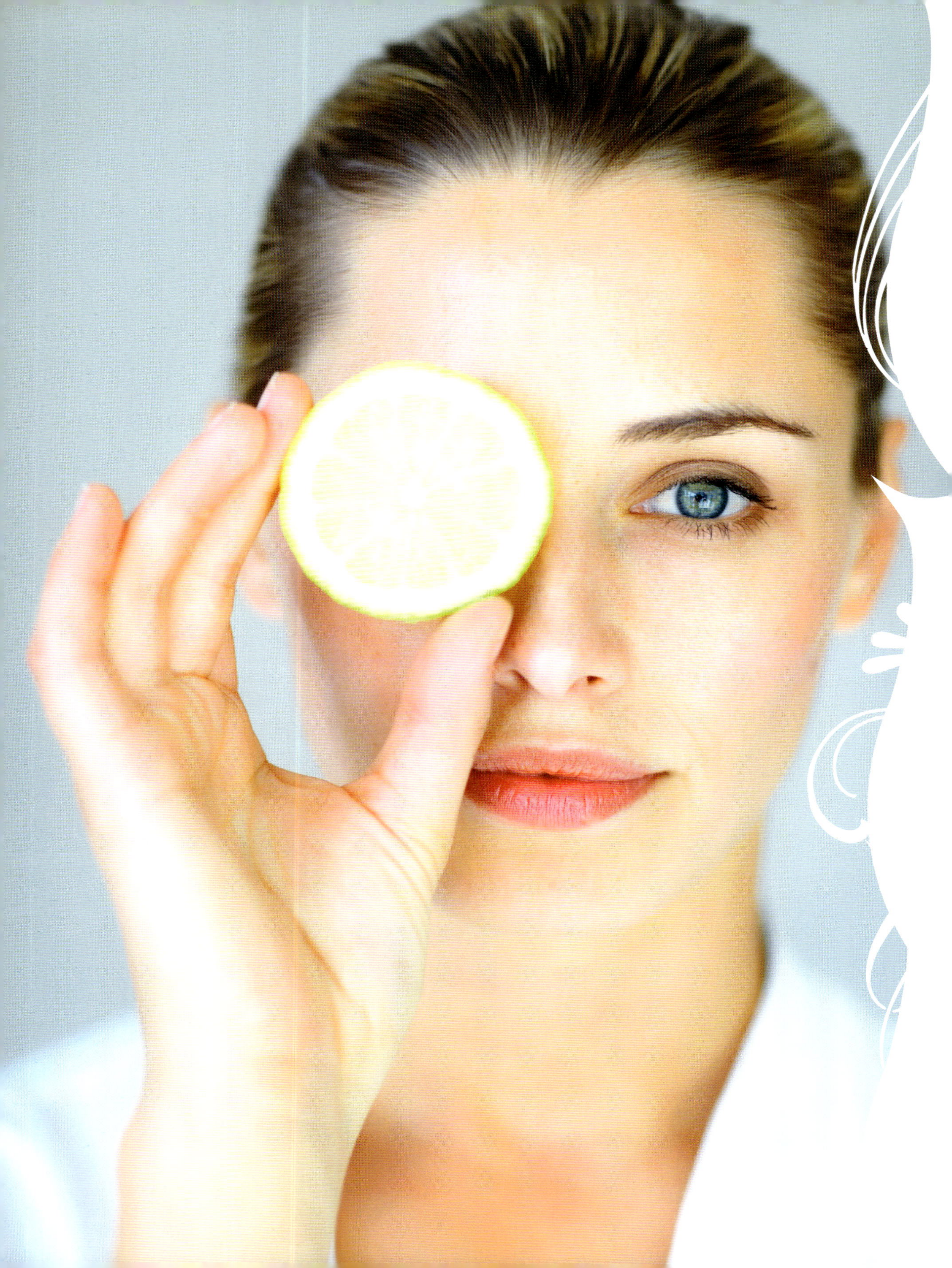

Votre bien-être pendant la grossesse

Peur de prendre du poids et de ne pas retrouver sa ligne, sensation désagréable d'avoir les jambes lourdes et gonflées, crainte du masque de grossesse… Les modifications de votre corps pendant la grossesse sont importantes et il va falloir vous y adapter afin de vous sentir en forme et bien dans votre nouveau corps.
Les conseils prodigués ci-après tiennent compte à la fois de votre bien-être, de votre santé, ainsi que de la santé de votre futur bébé. En effet, au cours de ces neuf mois, il est indispensable de savoir vous préserver tout en protégeant votre enfant.
Il est important de souligner qu'il existe des règles, par exemple celles concernant l'alimentation : elles sont strictes et incontournables.

« ÊTRE BIEN DANS SA PEAU, C'EST PRIMORDIAL »

MARIE-CLAIRE, 30 ANS

Autrefois, nos grand-mères pensaient qu'on enfantait dans la douleur. Le corps se déformait, mais c'était une fatalité, le destin des femmes. Aujourd'hui, ce n'est plus du tout pareil ! Il est possible de vivre une grossesse épanouie tout en restant femme. Pour ma grossesse, j'ai trouvé que les médecins sont à présent très à l'écoute de la femme, et pas seulement de la future mère : je me suis plainte de rétention d'eau importante, j'avais réellement peur de devenir une vraie baleine. Mon médecin m'a prescrit des massages drainants pour les jambes, auprès d'un kinésithérapeute spécialisé. Il ne faut pas hésiter à parler de nos petits problèmes personnels, même s'il ne s'agit pas d'une pathologie grave. On n'est plus au Moyen Âge !

Votre alimentation

1 • Évitez la listériose, la toxoplasmose et la salmonellose

Ces maladies peuvent avoir des conséquences graves : reportez-vous au chapitre « 2e mois » pour les recommandations.
Les recommandations concernant la listériose et la salmonellose concernent toutes les femmes enceintes : il n'est pas possible, comme pour la toxoplasmose, d'être éventuellement immunisée.
En ce qui concerne la toxoplasmose, dès que vous avez su que vous étiez enceinte, votre médecin vous a prescrit une prise de sang pour savoir si vous étiez immunisée ou non. Si vous ne l'êtes pas, vous devez suivre des recommandations précises (voir chapitre « 2e mois »).

2• Évitez excitants et toxiques

Les boissons à base de caféine

Il est prudent de modérer votre consommation en caféine, en particulier, le café, le thé, certains sodas et boissons énergisantes qui en contiennent. Ne dépassez pas, par exemple, 3 tasses de café par jour. Il est possible qu'au-delà, votre futur bébé souffre d'une accélération du rythme cardiaque.

L'alcool

Quel qu'il soit (vin, bière, cidre, alcool fort, liqueur…), il vous faut bannir l'alcool car, sous toutes ses formes, il représente un danger pour votre enfant. Pour plus d'informations à ce sujet, voir le chapitre « À savoir avant de faire un bébé ».

La cigarette

La consommation de tabac ou de cannabis peut avoir des conséquences sur le bon déroulement de votre grossesse : complications placentaires, menace d'accouchement prématuré, retard de croissance. L'utilisation de la cigarette électronique (e-cigarette) n'est pas recommandée par les experts. Pour plus d'informations, voir le chapitre « Être prête dans votre corps ».

Le bisphénol A ou BPA

C'est une substance chimique à activité hormonale qui peut interférer avec le système endocrinien, même à faible dose. On le classe comme perturbateur endocrinien, car chez l'animal en contact avec cette substance, on observe des problèmes de reproduction, de diabète et de maladies cardiovasculaires. Il suscite depuis les années 2000 une inquiétude croissante, car il est très utilisé dans des matériaux de contact avec nos aliments (intérieur des boîtes de conserve, bouteilles, boîtes de conservation des aliments).
L'exposition des fœtus et des nouveau-nés a surtout été étudiée chez les rongeurs. Plusieurs études ont démontré que le bisphénol traversait la barrière placentaire.
Malgré les incertitudes sur la toxicité du bisphénol chez l'homme, l'Agence nationale de sécurité sanitaire de l'alimentation (Anses) estime que « les femmes enceintes, les fœtus et les nouveau-nés peuvent être considérés comme des populations sensibles ». Par précaution, il est donc recommandé aux femmes enceintes de consommer des produits frais à la place des conserves et d'éviter les conditionnements en plastique pour la conservation et le réchauffage des aliments et boissons.

3• Prévenez les carences

Le fer

La carence en fer est très fréquente chez la femme enceinte. Elle entraîne une fatigue physique et psychique et une moins bonne résistance aux infections.
Le besoin est évalué à environ 20 mg de fer journalier : une portion par jour de viande ou équivalent (poisson, œuf…) est indispensable. Pour que l'apport en fer soit suffisant, il est recommandé de consommer aussi des légumes et des légumes secs (lentilles, pois cassés, haricots…). La vitamine C permet une meilleure absorption du fer, tandis que la caféine présente dans le café, le thé et le soda à base de cola, la freine. Il est donc conseillé d'accompagner la prise de fer par une consommation importante d'aliments riches en vitamine C.

POUR L'ANNIVERSAIRE DE MON AMI, J'AI BU UNE COUPE DE CHAMPAGNE. EST-CE GRAVE POUR MON BÉBÉ ? DOIT-ON INTERROMPRE LA GROSSESSE ?

L'alcool est mauvais pour le cerveau du bébé. La recommandation est de ne pas boire d'alcool pendant la grossesse. Si vous n'avez bu qu'une coupe de champagne, ce n'est pas grave. C'est surtout l'alcoolisation répétée ou l'ivresse aiguë qui sont dangereuses. Dans votre cas, il n'y a pas lieu d'interrompre la grossesse, bien sûr.

UNE JOURNÉE RICHE EN FER

Petit déjeuner : chocolat noir, pain complet aux raisins/noix, jus d'abricot.
Déjeuner : steak, lentilles vertes, yaourt, pomme.
Collation : mousse au chocolat noir.
Dîner : soupe de pois cassés, foies de volaille et salade de feuille de chêne, abricots.

OÙ TROUVER LE CALCIUM ?

Un bol de lait (1/4 l) apporte 300 mg de calcium, soit autant que :
- 2 yaourts ;
- 1 petit-suisse à 20 % ou 2 petits-suisses à 0 % de matières grasses ;
- 300 g de fromage blanc ;
- 30 g d'emmental ;
- 80 g de camembert ;
- 1 chou vert ;
- 1 kg d'oranges.

Les aliments riches en fer sont :

- de 5 à 15 mg/100 g : les abats, le cacao, les lentilles, les haricots blancs, le jaune d'œuf, les fruits secs et les pois secs ;
- de 2 à 5 mg/100 g : la viande, les épinards, le persil et le pain complet.

Quelques exemples de plats riches en fer :

- 2 sardines avec 50 g de salade de mâche ;
- 200 g de lentilles avec une tranche de rôti de porc ;
- un boudin noir antillais avec une salade de feuille de chêne ;
- une omelette (2 œufs) avec 50 g de foies de volaille.

Le calcium

L'apport en calcium conseillé est de 1,5 à 2 g par jour.
Il est largement couvert par l'apport d'un produit laitier à chaque repas, soit 3 à 4 fois par jour.
Le fait de connaître les équivalences d'apport en calcium des différents produits permet facilement de varier l'alimentation et d'assurer une consommation suffisante de calcium.

La vitamine D

La vitamine D joue un rôle essentiel dans l'absorption intestinale du calcium ainsi que dans la minéralisation du squelette. L'apport conseillé est de 5 µg de vitamine D par jour.
Chez certaines femmes enceintes, il paraît souhaitable de proposer un complément en vitamine D systématiquement vers le 6e mois de grossesse. On trouve principalement la vitamine D dans les aliments issus de la mer.

La vitamine B9 (acide folique)

La vitamine B9, également appelée « acide folique » ou « folates », est un composé synthétisé par les plantes. L'organisme humain ne sait pas la fabriquer et doit donc la trouver dans l'alimentation. Les apports recommandés en folates sont de 300 µg par jour, pour la population en général.
Les apports en vitamine B9 pendant la grossesse doivent être augmentés, ainsi qu'en cas de fausses couches à répétition, de grossesses rapprochées, de grossesse multiple ou d'allaitement prolongé. Les besoins sont alors estimés à 500 µg de vitamine B9 par jour.
La carence en vitamine B9 peut entraîner, entre autres, des anomalies neurologiques fœtales, une anomalie du placenta favorisant un retard de croissance du fœtus, une augmentation du risque de prématurité, un risque d'hypertension maternelle (pré-éclampsie) et une anémie maternelle. Votre médecin vous proposera un complément en vitamine B9 avant la conception et au tout début de votre grossesse.
La consommation d'alcool et de tabac, un régime alimentaire pauvre en légumes vert et la prise de certains médicaments favorisent une carence en vitamine B9.

L'iode

L'iode est un oligo-élément qui entre dans la composition des hormones thyroïdiennes.
Votre futur bébé, dès le stade fœtal, a un besoin important d'iode pour assurer le développement de son cerveau. Or pendant les premiers mois de sa vie, il est incapable de fabriquer lui-même ses propres hormones. C'est vous qui les lui fournissez.

OÙ TROUVER LA VITAMINE D ?

(En µg pour 100 g)

Anguille fumée	16
Saumon	16
Sardine	15
Hareng	20
Œuf	5
Huile de foie de morue	213
Beurre	1
Germe de blé	0,7

OÙ TROUVER LA VITAMINE B9 ?

(En µg pour 100 g)

- Plus de 200 µg : levure, foie, abats de volaille, chou, épinards ;
- 100 à 200 µg : betterave, carotte, salade verte, mâche, maïs, châtaigne, noix, avocat, amande ;
- 50 à 100 µg : légumes verts, haricots verts, melon, pois chiche, lentilles, œuf, fromage fermenté.

OÙ TROUVER L'IODE ?

(En µg pour 100 g)
Les aliments riches en iode sont principalement les aliments d'origine marine :

- les algues : 20 à 50 ;
- les poissons : 25 à 75 ;
- l'œuf : 5.

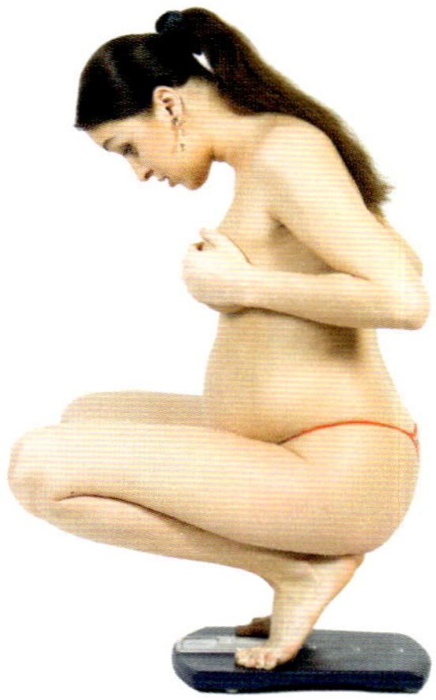

Les besoins d'une femme enceinte ou allaitante sont de 200 μg d'iode par jour. Il est possible de compenser les déficits en iode pendant la grossesse par une supplémentation, afin de prévenir une hypothyroïdie néonatale.
Afin de renforcer le capital iodé, vous pouvez commencer avant la grossesse.
Les produits laitiers et les œufs constituent une excellente source d'iode. La viande, les fruits et les légumes sont pauvres en iode. Certains aliments peuvent modifier l'absorption de l'iode, tels que le chou, le chou-fleur, les navets, le soja, le manioc et le millet.

4• Contrôlez votre poids

La grossesse est parfois le prétexte d'une certaine démesure diététique, tant par excès que par défaut : vous pouvez avoir peur de grossir, ou au contraire, vous autoriser tous les plaisirs. Pour votre bien-être ainsi que pour la santé de votre enfant, il est préférable de rester raisonnable.
Il n'est pas nécessaire de bouleverser vos habitudes alimentaires, mais simplement d'être attentive à certains besoins spécifiques à cette période. Ainsi, il est inutile de manger plus, sous prétexte de manger pour deux, mais il est primordial de manger mieux.
Un gain de poids entre 9 et 12 kg est tout à fait acceptable, vous pouvez même prendre un peu plus si vous êtes très mince.
Pendant le 1er trimestre, il se peut que vous ne preniez pas de poids. Le 2e trimestre, vous allez prendre en moyenne 4-5 kg.
Ensuite, la prise de poids est plus importante, car elle correspond à la croissance du bébé.
Alors que les besoins énergétiques sont pratiquement inchangés pendant le 1er trimestre, ils augmentent de 200 kcal par jour (ce qui équivaut à une collation : un yaourt et un fruit) au cours du 2e trimestre et de 40 kcal par jour pendant le 3e trimestre.
Votre alimentation doit être équilibrée, suffisante et variée.
Veillez à consommer en proportions harmonieuses des aliments protéiques (viande, poisson, œuf, produits laitiers), énergétiques (féculents, céréales complètes), riches en fibres et oligo-éléments (fruits, légumes), et pensez à boire suffisamment.

UNE JOURNÉE TYPE

Petit-déjeuner :
- laitage ;
- pain complet, beurre ;
- fruit ou confiture.

Collation :
- laitage ;
- fruit.

Déjeuner ou dîner :
- crudités ou légumes ;
- viande ou poisson ou œuf ;
- légumes verts ;
- féculents ;
- fromage ou yaourt (alterné avec le dîner) ;
- fruit.

5• Organisez vos repas

L'apport alimentaire est généralement constitué par trois repas avec une ou deux collations. Ce n'est pas une obligation. Le plus important est l'apport énergétique et nutritionnel adéquat au cours d'une journée. Si vous fractionnez vos repas parce que vous avez constaté que la digestion est plus facile, vous pouvez noter ce que vous mangez sur un carnet : on ne se rend pas toujours compte des quantités…
Manger équilibré, c'est manger idéalement, dans la journée :
- au moins un produit laitier à chaque repas (petit-déjeuner, déjeuner, goûter, dîner) ;
- de la viande, du poisson ou des œufs une à deux fois par jour ;
- des fruits à chaque repas, soit trois à quatre fois par jour ;
- des légumes à chaque repas ;
- des féculents (pain complet, pâtes complètes, riz complet, semoule complète…) à tous les repas ;
- une boisson, essentiellement de l'eau ou des tisanes, au moins 1,5 litre par jour.
- si vous préférez, à la place du sucre mettre un édulcorant ; l'aspartam est sans danger (avis de l'Agence européenne de sécurité alimentaire).

ATTENTION ! Pensez à boire suffisamment.
Les eaux riches en calcium sont Hépar, Contrex, Vitel, Quézac, Badoit, Courmayer, San Pellegrino.
Les eaux riches en magnésium sont Hépar, Contrex, Quézac, San Pellegrino, Badoit.
Les eaux riches en sel sont Vichy St-Yorre et Vichy Célestin.

6 • Votre poids : questions/réponses

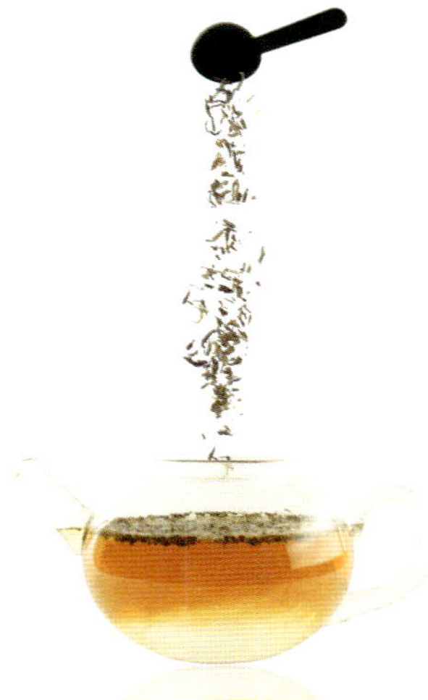

J'ai peur de grossir, puis-je sauter le petit-déjeuner ?

Que vous ne mangiez pas le matin, par crainte de prendre du poids, est une erreur. Le petit-déjeuner favorise une répartition équilibrée des aliments sur l'ensemble de la journée. De plus, il contribue à une diminution des petites fringales de la matinée qui incitent à grignoter n'importe quoi. Il a été observé que sauter le petit-déjeuner entraînait une prise énergétique calorique globale plus importante sur l'ensemble de la journée. Vous connaissez le dicton : « manger comme un roi le matin, comme un prince le midi et comme un pauvre le soir ».
Le petit-déjeuner est un repas primordial, non seulement pour l'équilibre alimentaire, mais aussi pour votre ligne !

Et si je n'ai pas faim le matin ?

Le réveil est parfois difficile lorsqu'on est enceinte : nausées, aigreurs, fatigue, font que l'on n'a pas du tout envie de prendre un petit-déjeuner. Il est cependant important de manger, d'autant plus que les nausées sont accentuées par le fait d'être totalement à jeun.
Si vous n'avez pas faim le matin, prenez un verre d'eau ou un jus de fruits frais en vous levant. Cela ouvre l'appétit et permet d'apprécier le premier repas de la journée. Vous pourrez sinon avoir un petit coup de fatigue dans la matinée avec une sensation de faim insupportable. Votre concentration intellectuelle risque de s'affaiblir. Si vous n'avez pas le temps d'attendre chez vous que votre appétit se réveille, glissez dans votre sac une tranche de pain complet et quelques fruits secs. Vous les consommerez dès votre arrivée au bureau.

Votre beauté

La grossesse peut entraîner de petits désagréments d'ordre esthétique pour la maman, sans que ceux-ci n'influencent le bon développement du bébé. Comme ils peuvent avoir un impact sur le moral de la future maman, il est important de ne pas les négliger sous prétexte qu'ils ne sont que d'ordre secondaire.

1 • Le masque de grossesse

Le masque de grossesse est une hyperpigmentation de la peau (taches brunes ou grisâtres), localisée au niveau du front, du menton, des joues et du pourtour de la bouche. Ces taches forment un masque, d'où son nom. Il touche 50 à 75 % des femmes enceintes. Il est lié à une surproduction de mélanine sous l'action combinée du soleil et du milieu hormonal de la grossesse. Il se peut également que vous voyiez apparaître une ligne brune sur votre ventre et autour du nombril. Pas d'inquiétude, si vous ne l'exposez pas au soleil, cette ligne disparaîtra naturellement (en deux à trois mois) après votre accouchement.
L'exposition solaire augmente considérablement le risque de survenue du masque de grossesse. Toutes les femmes ne sont pas égales devant ce phénomène, mais comme on ne peut pas anticiper les réactions de la peau, il est important de se protéger. Le masque peut apparaître dès la fin du 1er trimestre,

il peut disparaître progressivement quelques mois après l'accouchement. L'imprégnation hormonale s'installant dès les premiers jours de grossesse, il est préférable d'adopter d'emblée une attitude de protection.
Pour prévenir l'apparition de ce masque, une seule règle : évitez le soleil, protégez-vous, même pour de très courtes expositions. Adoptez le réflexe crème solaire et chapeau à larges bords. Renouvelez l'application de votre crème toutes les deux heures.
D'autres facteurs peuvent aggraver ce phénomène et notamment une irritation de la peau. Par exemple, un démaquillage trop « appuyé » pourrait stimuler les cellules impliquées dans la production de mélanine. Procédez à un démaquillage doux et sans friction énergétique.
À noter qu'une alimentation riche en vitamine C et vitamine B9 pourrait permettre de prévenir l'apparition d'un masque de grossesse. La vitamine C inhibe la formation de mélanine. L'apport alimentaire de vitamine C n'a pas encore été étudié sur la prévention d'apparition du masque de grossesse. Face aux propriétés dermatologiques de la vitamine C, il semble préférable de ne pas sous-estimer ses besoins pendant la grossesse. Les besoins quotidiens sont estimés à 120-130 mg. Les apports sont à augmenter en cas de tabagisme. Il est recommandé de consommer 5 à 10 légumes et fruits par jour. Une orange apporte 50 mg de vitamine C, un kiwi 80 mg.

2• Les vergetures

Toutes les femmes ne sont pas égales face aux vergetures ! Les principaux facteurs responsables de l'apparition des vergetures sont :

- un facteur hormonal : la sécrétion de cortisol provoque la diminution de synthèse de collagène. La peau perd de son élasticité ;
- le poids : une prise de poids rapide et excessive entraîne une distension de la peau ;
- les grossesses multiples : la distension de la peau est importante ;
- le développement d'un très gros bébé (macrosomie).

Les vergetures témoignent d'une perte d'élasticité de la peau par défaut de synthèse de collagène. Les endroits les plus exposés sont le ventre, mais aussi les seins, les fesses et les cuisses. Au départ, les vergetures sont légèrement en relief, de couleur rouge-violacée, puis prennent un aspect blanchâtre. Ces stries cutanées commencent à se développer à partir du 4e mois jusqu'au 8e mois, chez à peu près trois quarts des femmes enceintes.

ATTENTION ! Les crèmes dites antivergetures sont souvent onéreuses et n'ont jamais fait vraiment la preuve de leur efficacité.

Massez, hydratez

Afin de prévenir l'apparition des vergetures, il est important de masser sa peau chaque jour avec une crème hydratante au moins deux fois par jour (matin et soir). Vous pouvez utiliser une crème hydratante normale ou de l'huile d'amande douce ou de beurre de karité. Ainsi, la peau relaxée s'assouplit et se détend. Moins étirée, elle risque moins de se fissurer.
L'huile de rose musquée vierge est également assez efficace pour préserver l'élasticité de la peau. Massez le ventre, les cuisses et les seins.

Privilégiez les vitamines E et A

La vitamine E aide à améliorer l'élasticité de la peau. Les besoins quotidiens au cours de la grossesse sont de 12 mg. Les principales sources sont les huiles végétales, l'amande, la noisette, la noix, le jaune d'œuf, le beurre, le lait entier, l'épinard et le chou.

Il est aussi possible d'appliquer de l'huile de vitamine E pure, localement, pour prévenir ou réduire les vergetures.
La vitamine A permettrait d'estomper les vergetures. Elle favorise la cicatrisation de la peau et la synthèse de collagène. Les besoins quotidiens chez les femmes enceintes et allaitantes sont de 600 à 800 µg. Les principaux aliments riches en vitamine A sont l'huile de foie de morue, les abats, le beurre, l'œuf, et les fruits et légumes colorés tels la carotte, la mangue, l'abricot, les épinards…

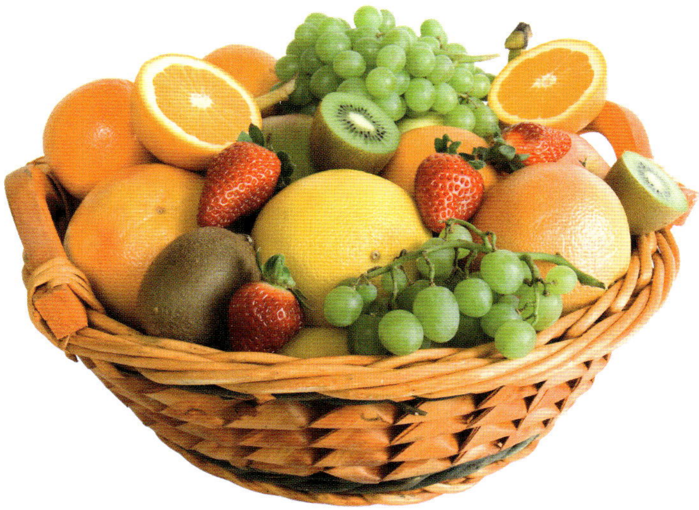

POUR LUTTER CONTRE LES VERGETURES

Les aliments à privilégier seront l'orange, le kiwi, les fruits rouges, les épinards, l'avocat, les œufs, le chou, le beurre, l'huile d'olive, les produits laitiers.
Le menu beauté est, par exemple :
- Petit-déjeuner : pain complet, beurre, kiwi, fromage blanc.
- Déjeuner : carottes râpées, lapin à la basquaise, mâche, yaourt, orange.
- Collation : yaourt, compote d'abricot.
- Dîner : avocat, omelette, salade d'épinards, fromage de chèvre, mangue.

3• L'acné

Vous pensiez en avoir terminé avec l'acné ? Eh bien non ! Rien ne permet de présager l'apparition de ces boutons disgracieux pendant la grossesse.
Les solutions envisageables sont hélas un peu limitées, car les traitements hormonaux et antibiotiques habituellement efficaces sont interdits pendant la grossesse ou l'allaitement. La prise de médicaments dérivés de la vitamine A est également à proscrire.

Les mesures d'hygiène de la peau

Rincez la peau à l'eau claire et séchez-la délicatement. Évitez les crèmes trop grasses, celles à base de zinc sont autorisées. Fuyez le soleil. Entre acné et masque de grossesse, vous ne feriez qu'empirer la situation.

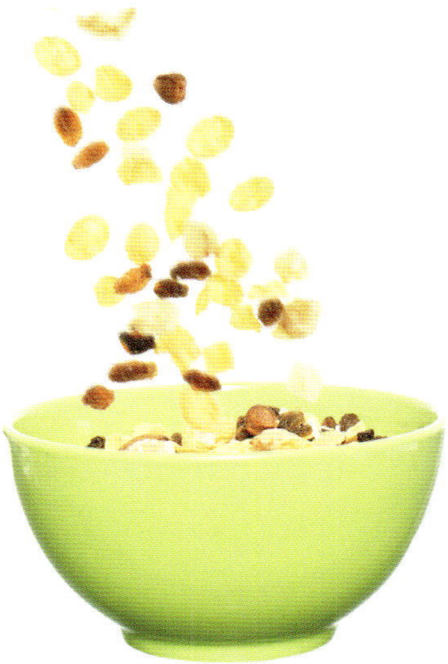

L'alimentation

Le zinc

Il s'agit d'un oligo-élément qui agit sur la cicatrisation cellulaire et sur la composante inflammatoire. Il aide à réduire l'inflammation des lésions d'acné. Les besoins conseillés quotidiens chez les femmes enceintes ou allaitantes sont de 15 à 20 mg. Les principales sources du zinc sont la viande de bœuf, les poissons, les fromages comme le comté (évitez les produits laitiers au lait cru) et le jaune d'œuf. Hormis les choux, les fruits et les légumes sont une piètre source. Les produits céréaliers complets, ainsi que les graines oléagineuses, contiennent quant à eux un taux très satisfaisant de zinc.

POUR AVOIR UNE BELLE PEAU

Les aliments à privilégier sont les flageolets, la truite, les champignons, les céréales complètes, les œufs.
Le menu beauté est, par exemple :
- Petit-déjeuner : muesli, lait et jus de pamplemousse.
- Déjeuner : truite aux amandes, flageolets, comté, prunes.
- Collation : yaourt, compote.
- Dîner : velouté aux champignons, tortilla aux maïs, faisselle et poire.

La vitamine B5

La prise combinée de vitamine B5, de zinc et de vitamine C permettrait de lutter contre l'acné. Le besoin quotidien en vitamine B5 est de 10 mg. Les aliments à haute teneur en vitamine B5 sont :
- le foie, les abats de volailles, les œufs, la morue ;
- les céréales et les graines de tournesol ;
- les champignons, le chou-fleur, le maïs ;
- les amandes, noisettes et noix.

La vitamine B6

Elle pourrait soulager et atténuer les poussées d'acné car elle limite la sécrétion de sébum. Les besoins journaliers en vitamine B6 chez les femmes enceintes et celles qui allaitent est de 1,9 à 2 mg. Les abats, la viande, le poisson, la levure de bière et les céréales complètes sont de bonnes sources de vitamine B6, ainsi que le germe de blé et les légumineuses. Le raffinage des céréales leur fait perdre la majorité de leurs micronutriments et, notamment, les vitamines du groupe B.

4• La mauvaise mine

L'insuffisance de sommeil, le stress, le surmenage peuvent être responsables de l'aspect « grisâtre » de votre peau. Le premier conseil de bon sens est donc de se reposer beaucoup. Il est essentiel de respecter le cycle du sommeil. Lorsque vous êtes enceinte, les besoins de votre peau en anti-oxydants et en protéines sont augmentés. Orientez votre alimentation vers des fruits et des légumes frais, des produits laitiers.
L'organisme n'a pas de réserves en magnésium. Le magnésium jouerait un rôle dans la lutte contre l'anxiété. Les besoins sont de 300 à 380 mg par jour. Il est donc important de consommer au quotidien une assiette de féculents et 5 fruits et légumes. Rajoutez dans la semaine quelques morceaux de chocolat noir et une portion de légumes secs.

OÙ TROUVER LE MAGNÉSIUM ?

Les aliments riches en magnésium sont le cacao, le chocolat noir, les graines de tournesol, les noix, pistaches et cacahuètes, le pain complet et les céréales complètes, les fruits secs, la banane, les légumes secs cuits, le tofu, l'eau minérale (Hépar, Contrex, Badoit).

5• Les cheveux

Pendant la grossesse, beaucoup de femmes disent avoir des cheveux souples, brillants et volumineux. Alors que d'autres, au contraire, se plaignent de leur chevelure, avec parfois une chute de cheveux.
La perte de cheveux est plus fréquente après l'accouchement. Elle concerne environ la moitié des femmes. Fatigue, stress, manque de sommeil, « coups de blues », baisse hormonale ont une influence nocive sur la chevelure. Ne paniquez pas, car normalement, la chute de cheveux est réversible en quelques mois. Prenez rendez-vous avec votre coiffeur avant la naissance. Vous n'aurez plus vraiment le temps ensuite, et une petite coupe pourra redonner un coup de fouet à vos cheveux.
Une alimentation saine et équilibrée favorise le renouvellement des cheveux. Orientez-vous vers :
- un apport en vitamines du groupe B (en particulier B5, B6, B8) ;
- un apport en zinc ;
- un apport en soufre, les principaux aliments sont : crevettes, poulet, viande, poisson, huîtres, jaune d'œuf, soja, lentilles, pois, brocolis, avoine, blé ; l'apport conseillé est de 1 g par jour ;

- un apport suffisant en protéines ;
- un apport en magnésium (en cas de stress) ;
- un apport en fer (en cas de carence).

Les protéines, le zinc et le soufre sont indispensables pour la fabrication de la kératine. Le fer permet l'apport d'oxygène aux racines des cheveux. Les vitamines du groupe B favorisent le renouvellement des cellules du follicule pileux. Et si plusieurs semaines après l'accouchement vos cheveux vous paraissent encore trop clairsemés, prenez un avis médical.
Il n'y a pas lieu de prendre de compléments alimentaires : une alimentation équilibrée variée, riche en fruits et légumes, est suffisante.

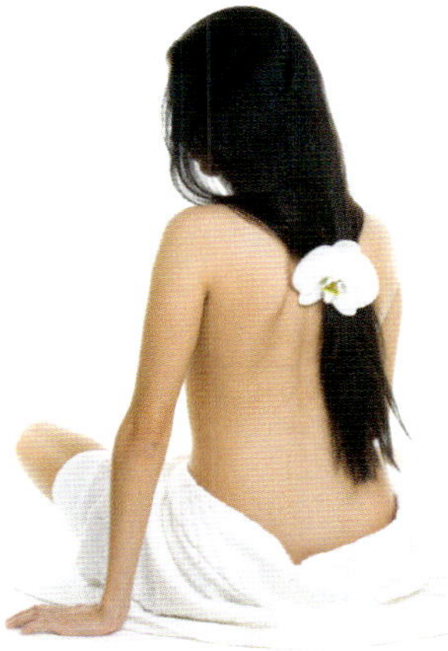

Sport et grossesse

Il est possible de pratiquer une activité sportive modérée pendant la grossesse. Seulement, des précautions sont à prendre. Avant tout, si vous ne pratiquiez pas de sport avant votre grossesse, ce n'est pas la période idéale pour vous imposer une activité physique intense. Elle doit être douce et progressive. Votre activité doit respecter votre rythme et vos capacités. Ce n'est pas le moment des performances !
Si vous étiez sportive, le bon sens s'impose : réduisez la durée, écoutez votre corps ; respectez vos limites, évitez les sports violents.

1 • Les précautions à prendre

- Demandez l'avis de votre médecin ou de votre sage-femme avant la pratique d'un sport.
- Adaptez votre activité selon le terme de votre grossesse.
- Pratiquez une activité physique d'entretien, non de performance.
- N'oubliez pas de pratiquer un échauffement avant toute activité physique.
- Évitez toute activité physique qui sollicite vos abdominaux.

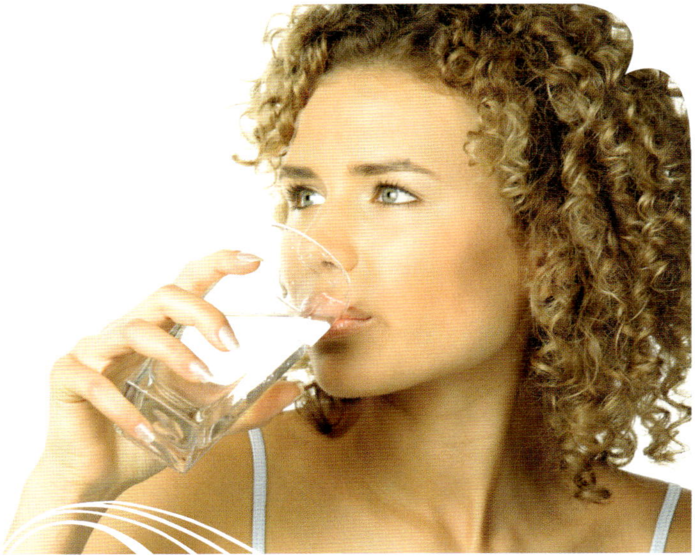

- Proscrivez tout effort intense et long.
- Limitez-vous à 30 minutes, 2 à 3 fois par semaine.
- Pensez à vous hydrater.
- Apportez une collation : fruits, fruits secs, produits céréaliers.
- Ayez une alimentation équilibrée et adaptée à la pratique du sport.
- Portez des vêtements de sport adaptés (anti-transpirant, soutien-gorge…).
- Écoutez-vous : si vous avez trop chaud, soif, si vous vous sentez essoufflée, sachez vous arrêter.

2• Les sports conseillés

Le hit des sports autorisés : la marche, la natation, la gymnastique douce et le yoga.

La marche

C'est une activité physique accessible à toutes les femmes. Préférez une marche «au vert» plutôt qu'en ville, si vous le pouvez. Ne piétinez pas, marchez lentement, mais régulièrement.
Investissez dans des chaussures de sport, avec maintien des chevilles.
Ainsi, la marche peut être pratiquée à tout moment de la grossesse, en respectant votre rythme et votre état physique.

La natation

La natation est un vrai moment de détente. Vous vous sentirez «légère».
Adoptez la nage sur le dos. L'aquagym est également indiquée durant la grossesse. Le risque de blessure est quasiment nul.

La gymnastique douce

Pas question de faire de la gymnastique douce sans un encadrement professionnel.
Optez pour la gymnastique douce au sol. Le stretching (étirement doux) est vivement conseillé.
Dans certains établissements hospitaliers, la gymnastique douce peut être associée à une préparation à l'accouchement.
Les séances de musculation ou d'aérobic sont à proscrire.

Le yoga

La pratique du yoga doit être faite sous la conduite d'un professionnel, car certaines postures ne sont pas recommandées. Le yoga apporte relaxation, souplesse, maîtrise de soi et gestion de la respiration. C'est une bonne préparation à l'accouchement.

3• Les sports à éviter

C'est une question de bon sens : les sports à éviter sont ceux qui peuvent vous mettre en danger (par une chute, un choc, qui peuvent entraîner des contractions…). Les sports inadaptés pour la bonne évolution du bébé (manque d'oxygène, par exemple…) sont également à proscrire. Ne pratiquez pas :
- les sports collectifs (basket, volley-ball, hand-ball, hockey…) ;
- les sports de combat (judo, karaté…) ;
- le tennis, le jogging, l'aérobic ;
- le VTT, l'équitation, le roller, le ski ;
- la plongée sous-marine, l'alpinisme, le ski nautique.

4• Les bienfaits du sport

L'intérêt de la pratique du sport pour notre santé n'est plus à démontrer. Cela reste vrai pendant la grossesse. Lorsqu'on pratique en douceur et régulièrement un sport, la préparation à l'accouchement est facilitée.
Le sport favorise pendant la grossesse :

- une relaxation ;
- une maîtrise de soi ;
- un contrôle de sa respiration ;
- une bonne circulation sanguine ;
- un entretien du tonus musculaire ;
- un contrôle du poids ;
- une souplesse corporelle ;
- une amélioration du transit digestif.

Les massages

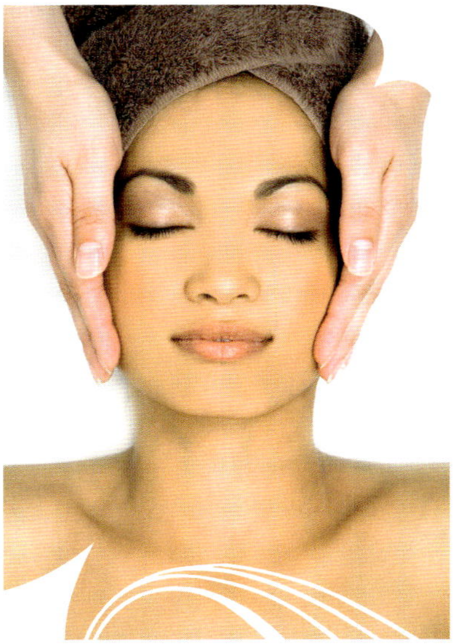

La grossesse est un moment où votre corps se modifie considérablement et où vous avez besoin d'être chouchoutée. Le toucher induit par le massage vous permet non seulement de soulager certains petits maux (crampes, douleurs lombaires, stress, courbatures…), mais également d'apprendre à vous réapproprier votre corps, en évolution constante.
Le mieux est un massage dans le calme, réalisé par un professionnel de santé habilité, avec douceur et sans pression excessive. L'huile utilisée doit être compatible avec votre état. Attention aux huiles essentielles, généralement à éviter lorsque vous êtes enceinte.
Vous devez être couchée, sur le côté gauche (un oreiller prévu à cet effet sera alors glissé sous votre ventre).
L'effet relaxant du massage peut aussi vous aider dans le cadre d'une préparation à l'accouchement.

HUILES POUR LE MASSAGE

- L'huile de calendula, idéale pour les peaux très réactives (eczéma).
- L'huile de noyau d'abricot ou d'amande douce, pour les peaux très sèches.
- L'huile de pépins de raisin, dont l'odeur est assez neutre.
- L'huile de jojoba, très hydratante (permet de renforcer le capital en eau de la peau).
- L'huile de sésame, pour tous les types de peaux.
- L'huile de rose musquée, qui aide également à lutter contre les vergetures.

Sexualité et grossesse

De nos jours, la sexualité de la femme enceinte reste encore un sujet tabou. Peu de femmes osent en parler lors des consultations de suivi de grossesse.
Pourtant, la vie sexuelle du couple peut se poursuivre sans crainte. La peur de nuire à l'enfant est souvent encore présente dans l'esprit de la future maman, qui préfère alors l'abstinence sexuelle.
Il est vrai que l'activité et le comportement sexuels se modifient lors de la grossesse : pour certaines femmes, la grossesse est placée sous le signe de la sensualité, l'apogée de leur féminité. Pour d'autres, du fait de la fatigue, des nausées, des craintes psychiques… la libido est en baisse.
S'il est plutôt recommandé de poursuivre des rapports sexuels lors d'une grossesse « normale », il n'y a pas à culpabiliser si vous éprouvez une baisse de désir ou de plaisir.
En fait, il n'y a pas de règle : la libido varie selon le terme de la grossesse, l'environnement, les incidents médicaux, le couple…

1 • Quelques conseils pratiques

- Discutez de votre sexualité avec votre conjoint.
- N'ayez aucune crainte : n'interrompez pas vos rapports sexuels lors de votre grossesse.
- Respectez les contre-indications médicales (voir plus loin dans ce chapitre).
- Si jamais les rapports avec pénétration étaient interdits, les caresses mutuelles sont toujours autorisées.
- Évitez les positions où vous vous sentez « écrasée ». Privilégiez celles qui sont « à califourchon » ou latérales, elles sont plus confortables.
- Utilisez un lubrifiant vendu en pharmacie en cas de sécheresse vaginale.

2 • Votre sexualité au fil de la grossesse

1er trimestre

Ne restez pas seule avec vos craintes, vos incertitudes… Osez en parler : avec votre conjoint, votre entourage, votre médecin ou votre sage-femme. Le désir sexuel varie. En l'absence de contre-indications médicales, les rapports sexuels peuvent se poursuivre.

2e trimestre

Physiquement, vous vous sentez en forme, épanouie, vous avez moins de nausées, moins de fatigue.
Vous commencez à vous adapter à votre transformation corporelle. Le risque de fausse couche s'éloigne de plus en plus. C'est parfois la libido du futur papa qui se modifie. Il est important de le rassurer, et de lui montrer que, malgré la naissance à venir, il occupe toujours une place importante.

3e trimestre

Vos rondeurs ne vous permettent pas certaines positions sexuelles. Les rapports peuvent devenir inconfortables. Sachez réinventer votre sexualité. Faites preuve d'imagination avec votre partenaire. Privilégiez les caresses, les moments d'intimité et de douceur.
Sachez qu'un orgasme peut déclencher des contractions utérines (sans retentissement pour la femme et le futur bébé), aussi un sentiment de peur et de culpabilité risque d'entraîner une perte de désir sexuel.
De plus, l'apparition d'une sécheresse vaginale rend les rapports plus difficiles et douloureux. N'hésitez pas à utiliser un lubrifiant acheté en pharmacie.

3• Les contre-indications médicales

- L'orgasme peut provoquer des contractions qui modifient le col de l'utérus : vous devez être attentive s'il existe une menace d'accouchement prématuré (diagnostiqué par le médecin ou la sage-femme).
- Le risque de saignement est important s'il y a un placenta *praevia.*
- Si vous avez des saignements, vous devez consulter votre médecin.
- Il existe un risque infectieux en cas de fissure de la poche des eaux.
- Si vous avez une poussée d'herpès ou si vous êtes porteur(se) d'herpès génital, utilisez un préservatif, surtout au 3e trimestre.

4• Votre sexualité : questions/réponses

Y a-t-il un risque de fausse couche plus grand en cas de rapports ?

Les rapports sexuels n'augmentent pas le risque de fausse couche. La durée de la grossesse n'est pas corrélée à la fréquence ni à l'intensité des rapports. L'activité sexuelle peut être poursuivie normalement, sans crainte, ni culpabilité.

Les rapports sexuels peuvent-ils gêner le futur bébé ?

La crainte de blesser le bébé n'est absolument pas fondée. Le bébé est protégé par le sac amniotique qui l'entoure. Le bouchon de mucus du col utérin est une barrière contre tous les facteurs infectieux. Les orgasmes peuvent provoquer des contractions utérines, mais celles-ci sont sans conséquence sur le bon déroulement de votre grossesse et le développement de votre bébé.

Et si mon conjoint ne me manifeste plus de désir ?

Pour votre conjoint, la grossesse est aussi un bouleversement psychique important. En plus de son statut de futur père, il doit également apprivoiser votre corps, qui est en évolution constante. Il peut craindre de vous brusquer, de vous faire mal ou encore de blesser le bébé. Dans tous les cas, vous devez privilégier la discussion à deux, les échanges et la complicité. Et si de votre côté, vous ressentez du désir, alors pourquoi ne pas « prendre les devants » ? Vous rassurerez ainsi votre compagnon quant à l'importance qu'il a pour vous. Mais en aucun cas, vous ne devez vous forcer. Là encore, la discussion et l'écoute seront primordiales.

Y a-t-il des positions à déconseiller ?

Plus votre ventre s'arrondit, et plus certaines positions seront d'elles-mêmes moins confortables, même si, en l'absence de contre-indication médicale, aucune n'est « interdite ». Mais rassurez-vous, il existe beaucoup de variantes possibles, selon vos envies et celles de votre partenaire (voir encadré). N'hésitez surtout pas à poser des questions à votre gynécologue ou à la sage-femme lors de vos visites.

QUELQUES POSITIONS QUE L'ON PEUT CONSEILLER

- La position des petites cuillères où les deux partenaires sont allongés sur le même côté, et le dos de la femme est contre le ventre de l'homme.
- La position de l'andromaque où la femme est assise ou accroupie sur son partenaire.
- La position dite « levrette » où la femme est à quatre pattes et le partenaire à genoux derrière elle.

Vous pouvez aussi bien entendu laisser aller votre désir et votre imagination…

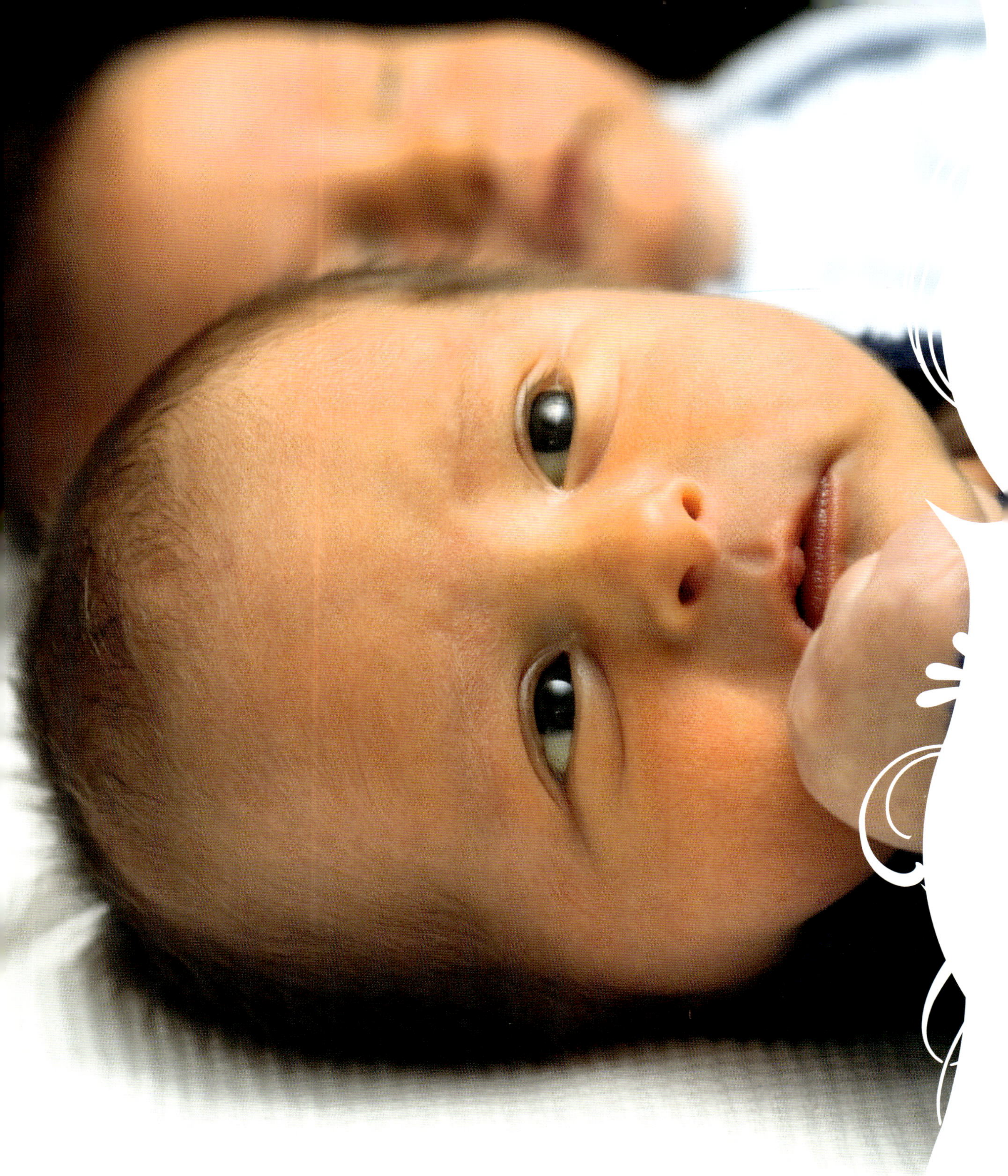

En cas de grossesse multiple

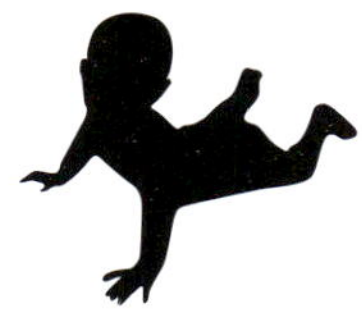

Surprise ! Des jumeaux… Vous vous y attendiez un peu si vous avez suivi des traitements contre l'infertilité, si vous avez eu recours à une méthode de procréation médicalement assistée (induction d'ovulation ou fécondation in vitro) ou si, dans votre famille ou dans celle du papa, les jumeaux sont nombreux. Vous ne vous y attendiez vraiment pas si votre grossesse est « spontanée » et qu'il n'y a de jumeaux ni dans votre famille, ni dans celle de votre conjoint.

La grossesse gémellaire est un peu différente des grossesses habituelles :

- au 6e mois, votre utérus a la même taille que celui d'une femme qui est à terme et va accoucher d'un seul bébé ! Votre ventre est donc beaucoup plus proéminent ;
- vos seins sont plus volumineux ;
- vous prenez plus de poids ;
- vous éprouvez une plus grande fatigue ;
- les risques de nausées ou de malaises sont accrus ;
- les contractions utérines sont plus fréquentes.

Certaines complications sont également plus fréquentes lorsque vous attendez des jumeaux. Ainsi, les risques d'accouchement prématuré, de toxémie gravidique (hypertension artérielle liée à la grossesse) et de retard de croissance intra-utérin (petits bébés) sont plus importants.
Quoi qu'il en soit, votre entourage et toute l'équipe médicale qui s'occupe de vous sont là pour vous soutenir et vous aider à mener votre grossesse à bien.
Pour vos bébés, tout est également différent. On sait que les jumeaux naissent plus tôt que les enfants uniques. Sur le plan respiratoire, ils sont matures précocement. Leur maturité est atteinte deux semaines plus tôt par rapport à une grossesse unique. Mais de nombreux mystères demeurent quant à l'impact psychologique de cette période extraordinaire durant laquelle deux êtres sont en contact permanent l'un avec l'autre dans l'utérus maternel.

DES JUMEAUX, TOUT VA PLUS VITE !

- Votre utérus atteint la taille de celui d'une femme à terme dès le 6e mois.
- Les poumons de vos bébés sont prêts, matures 15 jours plus tôt que dans le cas d'une grossesse « classique » unique.

Les différents types de grossesses gémellaires

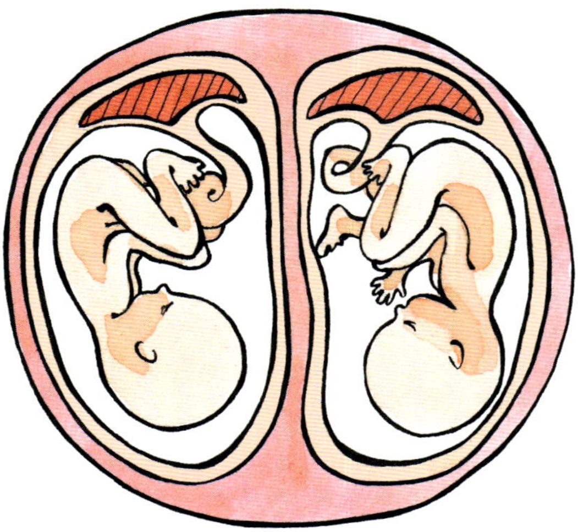

Grossesse gémellaire bichoriale biamniotique (nidation distante).

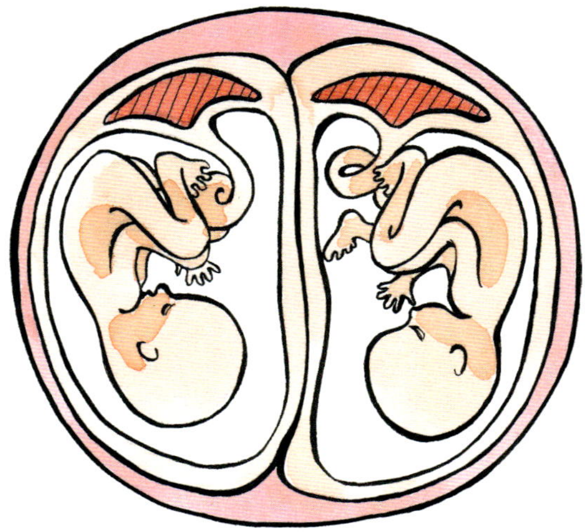

Grossesse gémellaire bichoriale biamniotique (nidation rapprochée).

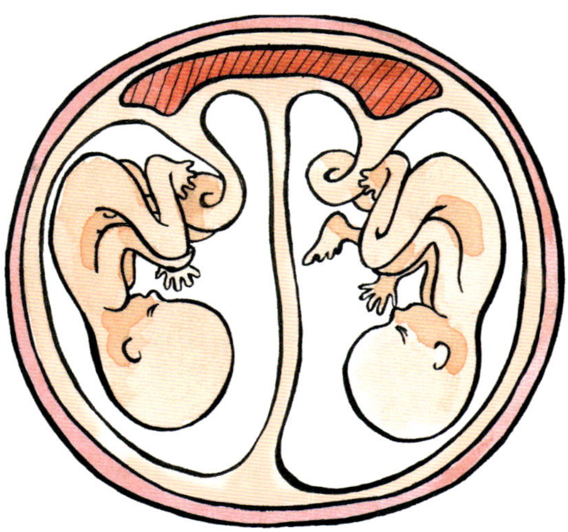

Grossesse gémellaire monochoriale biamniotique.

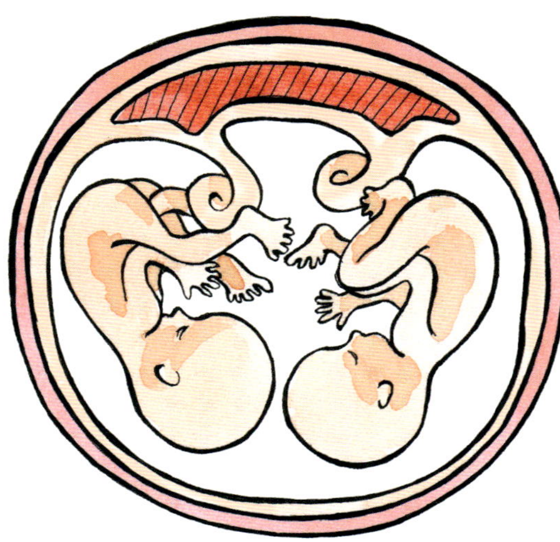

Grossesse gémellaire monochoriale monoamniotique.

PEUT-ON SAVOIR PENDANT LA GROSSESSE SI L'ON ATTEND DE VRAIS JUMEAUX ?

Pour le savoir, il faut effectuer une échographie.

- Ce sont des vrais jumeaux si l'on n'observe à l'échographie qu'un seul placenta et une seule poche amniotique (monochoriale et monoamniotique). Ou un seul placenta et deux poches amniotiques (monochoriale et biamniotique). Les deux bébés seront bien sûr de même sexe.
- Ce sont de faux jumeaux si l'on observe à l'échographie deux placentas et deux poches amniotiques (grossesse bichoriale et biamniotique) et que les enfants sont de sexe différent. Mais, s'ils sont de même sexe, seul un examen des enfants à la naissance permettra de déterminer si ce sont de vrais ou de faux jumeaux.

« HEUREUSEMENT QU'ON PEUT ÉCHANGER DES INFOS »

NEWPORT5, FORUM aufeminin

Pour ma part, cela a été un vrai bonheur d'avoir des jumeaux, mais que de travail, c'est vrai… Au début, je les ai allaités, mais très vite, je n'ai plus eu de lait, alors je me suis mise à préparer biberons sur biberons… Puis j'ai vite été débordée. Les forums sur internet permettent d'échanger plein d'infos entre les parents concernés. Tout le monde se refile des astuces, car il en faut ! Il y aurait même des familles avec des jumeaux qui se retrouvent entre elles, après avoir fait connaissance sur les forums. Ce n'est pas mon cas.

1 • Les faux jumeaux

Deux ovules ont été fécondés par deux spermatozoïdes différents. Le patrimoine génétique des deux œufs est différent. Il y a deux placentas et deux poches amniotiques (on parle de grossesse bichoriale biamniotique). Les deux enfants peuvent être de même sexe ou de sexe différent. Ils se ressembleront plus ou moins comme frères ou sœurs.

2 • Les vrais jumeaux

Un seul œuf a été fécondé par un seul spermatozoïde mais, à la première division cellulaire, chacune des deux premières cellules va donner un enfant. Ces deux enfants ont le même patrimoine génétique et sont donc de même sexe. Dans ce cas, trois dispositions sont possibles :

- il y a deux placentas et deux poches amniotiques (grossesse bichoriale biamniotique) ;
- il y a un seul placenta et deux poches amniotiques (grossesse monochoriale biamniotique), ou un seul placenta et une seule poche amniotique (grossesse monochoriale monoamniotique). On est alors sûr qu'il s'agit de « vrais jumeaux » puisqu'ils ont le même placenta.

Pour l'ensemble de ces grossesses, les plus fréquentes sont les grossesses bichoriales, qui représentent environ 70 % des grossesses gémellaires ; les grossesses monochoriales correspondent aux 30 % restants.

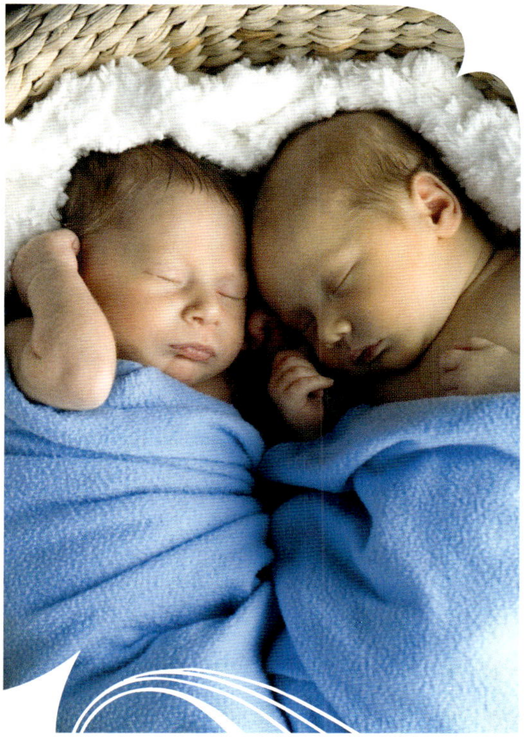

Le suivi d'une grossesse multiple

Le moment le plus important du suivi de la grossesse gémellaire, ou multiple, est l'échographie réalisée au 1er trimestre, entre 11 et 12 SA.
Cette échographie est essentielle : non seulement vous y découvrirez que vous attendez des jumeaux, mais elle donnera également un renseignement extraordinairement précieux, qui conditionnera la prise en charge ultérieure de votre grossesse. En effet, un diagnostic de chorionicité sera établi au cours de l'échographie. Pour bien comprendre le terme – un peu barbare – de chorionicité, on peut le traduire par « type placentaire ».

1 • En cas de grossesse gémellaire bichoriale

Comme nous l'avons vu, en cas de grossesse bichoriale, les enfants que vous portez peuvent être de faux ou de vrais jumeaux.
Le suivi est réalisé une fois par mois par votre gynécologue-obstétricien dans une structure adaptée (hôpital ou clinique).
Comme pour toutes les grossesses, la consultation comporte : pesée, prise de tension artérielle, de pouls, mesure de la hauteur utérine, palpation de l'utérus afin de vérifier sa souplesse, vérification de la position de la tête de votre bébé le plus bas en fin de grossesse, auscultation des bruits du cœur. Les examens sanguins sont également identiques (sérologies de la rubéole, de la toxoplasmose, etc., voir le chapitre « 2e mois »).

Une prise de poids plus importante

Les grossesses gémellaires bichoriales présentent toutefois certaines particularités par rapport aux grossesses uniques : la tolérance à la prise de poids est beaucoup plus importante en cas de grossesse gémellaire. Par exemple, si vous êtes de corpulence « normale », la prise de poids totale recommandée au cours de votre grossesse est de 16 à 24 kg.
Il n'est pas recommandé de réaliser systématiquement un dépistage du diabète gestationnel en cas de grossesse gémellaire.

Des échographies plus nombreuses

Une surveillance échographique plus rapprochée est conseillée, surtout s'il existe une différence de taille des deux fœtus. On propose de faire une échographie par mois et, à partir du 3e trimestre, la surveillance sera plus rapprochée. Enfin, il est recommandé, si par chance l'accouchement ne survient pas prématurément, de ne pas aller trop loin dans la poursuite de votre grossesse. En cas de grossesse bichoriale non compliquée, si vous n'accouchez pas avant, il est prudent de programmer votre accouchement à partir de 38 SA et avant 40 SA.

2 • En cas de grossesse gémellaire monochoriale

Les grossesses gémellaires monochoriales biamniotiques sont beaucoup plus rares, mais elles peuvent présenter des complications particulières, c'est pourquoi il est recommandé d'adopter, pour ces grossesses, une surveillance clinique et échographique beaucoup plus soutenue que dans le cas des grossesses bichoriales.
Il est important que la surveillance de la grossesse soit assurée par un praticien expérimenté à la prise en charge des grossesses monochoriales et de leurs principales complications.
En cas de doute ou de complication, il est recommandé de prendre l'avis d'un centre pluridisciplinaire de diagnostic prénatal (CPDPN).

Des consultations plus fréquentes

Une surveillance mensuelle en consultation et une surveillance bimensuelle en échographie sont recommandées. On peut compléter par une surveillance à domicile grâce à une sage-femme qui sera là pour vous suivre ainsi que vos bébés, et surtout pour vous donner toutes les explications et vous rassurer.

Un terme plus précoce

Le meilleur terme pour accoucher d'une grossesse monochoriale non compliquée est inférieur à celui conseillé pour une grossesse bichoriale. Il est raisonnable d'envisager l'accouchement à partir de 36 SA et de ne pas dépasser 38 SA et 6 jours, avec une surveillance rapprochée qui peut être réalisée à domicile par votre sage-femme si elle a la possibilité de réaliser les enregistrements du rythme cardiaque fœtal.

3• Les complications

La principale complication des grossesses gémellaires est le risque d'accouchement prématuré. Un bon suivi est donc nécessaire. Se reposer est par ailleurs indispensable. Si vous travaillez, prévoyez d'arrêter avant la date prévue, afin d'accoucher si possible à 37 SA. L'hypertension est 4 fois plus fréquente dans ce cas que dans les grossesses unifœtales et peut entraîner un retard de croissance de l'un des fœtus ou des deux. La croissance des deux fœtus peut être inégale, surtout dans les grossesses monochoriales. Une surveillance particulière sera mise en place dans un établissement habitué à suivre ce type de grossesse.

Il arrive qu'au cours de l'échographie du premier trimestre, vers 7 semaines, deux fœtus soient détectés et que, quelques semaines plus tard, lors d'une nouvelle échographie, on ne retrouve plus qu'un seul fœtus ou qu'un seul cœur actif. Parfois, la maman a eu un petit saignement qui a fait pratiquer l'échographie.

Il faut savoir qu'il y a plus de grossesses gémellaires que de naissances de jumeaux. C'est par la pratique de l'échographie que l'on peut visualiser la perte d'un des jumeaux. Autrefois, elle était parfois détectée lors de l'accouchement quand au niveau des membranes, on découvrait un petit fœtus desséché qui ne s'était pas développé.

Au cours d'une grossesse gémellaire, un des deux fœtus peut donc cesser de se développer, et ce quel qu'en soit le terme. Il n'existe pas de traitement. Il convient de suivre par des échographies régulières le développement du fœtus survivant. Si la perte d'un jumeau survient au premier trimestre, la grossesse se poursuit en général normalement. Si la disparition d'un des jumeaux survient tardivement, au 2e ou 3e trimestre, deux cas de figure peuvent se présenter : soit il y a deux œufs, donc deux placentas au départ (grossesse bichoriale), et dans ce cas il n'y a rien à craindre pour le survivant ; soit il n'y a qu'un seul placenta (grossesse monochoriale), un avis spécialisé devra alors être demandé car il peut y avoir des complications pour le bébé survivant. Dans tous les cas, il peut être utile de se faire aider psychologiquement pour faire le deuil du jumeau perdu.

4• En cas de grossesse triple ou plus

La difficulté de ces grossesses multiples est proportionnelle au nombre de fœtus. Beaucoup de grossesses multiples de haut rang sont la conséquence des traitements de l'infertilité. Ainsi, on a assisté, depuis l'éclosion de ces traitements à la fin des années 1970, à une véritable «épidémie» de grossesses multiples.

DÉPISTAGE DE LA TRISOMIE 21

Dans le cas des grossesses multiples, le dosage des marqueurs sériques du premier trimestre n'est pas utilisable pour le dépistage de la trisomie 21. On calculera le risque en combinant l'âge maternel et la mesure de la clarté nucale faite entre 11 et 14 SA pour chacun des jumeaux. En l'absence d'échographie du 1er trimestre, le dépistage reposera en deuxième intention sur l'utilisation des marqueurs sériques du 2e trimestre et/ou une échographie orientée.
Le dépistage par étude de l'ADN fœtal dans le sang maternel est possible mais comporte un taux d'erreur (5,6 %) supérieur à celui des grossesses uniques (0,8 %).

LE CAS DES VRAIS JUMEAUX DANS UNE MÊME POCHE AMNIOTIQUE

La surveillance des grossesses dites gémellaires monochoriales monoamniotiques est particulière. Dans ce type de grossesse, il n'existe pas de cloison entre les deux bébés, et les cordons, en cas de grande mobilité des enfants, risquent de s'enrouler. Préparez-vous à un accouchement prématuré, car il est recommandé de faire naître ces jumeaux encore plus tôt, vers 34 SA.

Les médecins ont appris à mieux utiliser leurs techniques, et les grossesses triples, quadruples et plus, sont depuis quelques années en diminution.
Le problème majeur en cas de grossesse triple ou quadruple est celui du risque d'accouchement prématuré. Les précautions prises sont plus draconiennes qu'en cas de grossesse gémellaire et basées sur le repos et la surveillance intensive en essayant de garder la future maman à domicile le plus longtemps possible.
Des régimes hypercaloriques et hyperprotéinés, des apports en vitamines et en fer vous seront proposés.
Les échographies sont réalisées tous les mois, et il faut vous attendre à être hospitalisée à tout moment. Il est exceptionnel que soient atteintes 35 SA sans hospitalisation de la future maman.

5• Les arrêts de travail pour éviter la prématurité

La durée d'une grossesse gémellaire est donc plus courte de 15 jours environ que celle d'une grossesse unique, du fait de la maturation des bébés. Néanmoins, le risque principal est d'accoucher trop tôt. Votre gynécologue-obstétricien aura à cœur de vous accompagner afin que votre grossesse dure le plus longtemps possible.
Pour cela, en fonction de votre activité et du type placentaire de la grossesse, il pourra vous prescrire un arrêt de travail supplémentaire, car les congés maternité, même s'ils sont plus longs en cas de grossesse gémellaire, ne sont pas toujours suffisants. Il ne faut donc pas hésiter à avoir recours à un arrêt de travail en cas de besoin. L'enjeu est essentiel : éviter une naissance avant 33 SA, date limite de la prématurité grave, puis avant 37 SA, date limite de la prématurité. Après 37 SA, on considère que le terme est atteint. Toutefois, compte tenu de leur avance maturative de 15 jours, vos jumeaux ne sont pas en danger si vous accouchez à 36 SA. À partir de 6 mois, vous serez examinée plus souvent : toutes les deux semaines environ par votre médecin ou par la sage-femme qui éventuellement vous suit en alternance avec l'obstétricien. En cas de contractions, une échographie du col de l'utérus permettra de déterminer une éventuelle modification de celui-ci.
Attention, l'arrêt de travail ne fait pas tout, et l'importance du repos ne doit pas être négligée. Mais il n'est pas question de rester couchée au lit sans bouger jusqu'à la fin de la grossesse ! Des périodes de réduction d'activité au cours de la journée sont cependant indispensables, et elles doivent augmenter au fur et à mesure que votre grossesse avance.
Chaque femme est différente et la réduction d'activité doit être adaptée à chacune. En cas de menace d'accouchement prématuré, c'est-à-dire de survenue de contractions utérines qui entraînent une modification du col, vous pouvez être hospitalisée pendant quelques jours afin qu'un traitement permettant d'arrêter les contractions vous soit prescrit.

Type de grossesse	Repos prénatal	Repos postnatal
Gémellaire	12 semaines	22 semaines
Triple	24 semaines	22 semaines

L'accouchement

1• Où accoucher ?

L'accouchement d'une grossesse gémellaire doit être assuré par un praticien ayant une bonne connaissance de ce type de grossesse, tout particulièrement en cas de grossesse monochoriale.

En cas de grossesse bichoriale, l'accouchement aura lieu dans la maternité où exerce votre gynécologue-obstétricien. Si l'accouchement est trop prématuré, votre médecin vous dirigera alors vers une maternité à laquelle est associée une unité de néonatologie.
En cas de grossesse monochoriale, votre médecin vous suivra, en étroite collaboration avec une structure expérimentée, dans la prise en charge de votre grossesse et des complications liées.
À l'extrême, le suivi d'une grossesse monoamniotique (vrais jumeaux dans une même poche de liquide amniotique) doit se faire en étroite collaboration avec une maternité de type III, c'est-à-dire disposant d'une unité de réanimation néonatale.
L'accouchement des jumeaux comporte quelques particularités, ce qui rend plus fréquentes les interventions des médecins, telles que la césarienne, le forceps ou les manœuvres obstétricales. Aussi, le centre dans lequel vous accoucherez doit disposer d'un médecin gynécologue-obstétricien sur place de permanence ayant une bonne expérience de l'accouchement des jumeaux par voie basse.
Il est important également que vous accouchiez dans un centre où un anesthésiste est présent en permanence, afin qu'il soit là au moment de l'arrivée de vos bébés et au moment de la délivrance, le risque de saignement après l'accouchement, du fait de la distension de votre utérus, étant un peu plus élevé si vous attendez des jumeaux.
De la même façon, s'ils naissent vers 37-38 SA, vos bébés seront très certainement en pleine forme. En revanche, s'ils arrivent un peu prématurément, il est important que la maternité dans laquelle vous accouchez dispose d'une équipe pédiatrique dont l'effectif et la compétence en réanimation sont adaptés au nombre de nouveau-nés et à leur degré de prématurité.

2 • L'accouchement des jumeaux

Bien sûr, il faut tout faire pour éviter d'accoucher prématurément, mais il ne s'agit pas non plus de dépasser les termes précédemment indiqués selon les types de grossesses.
Il est important que vous ayez reçu, pendant votre grossesse, une information précise sur l'accouchement par voie naturelle et sur la césarienne.

La péridurale est recommandée

Il est médicalement souhaitable qu'en cas d'accouchement de jumeaux, du fait du pourcentage plus élevé de césariennes, d'utilisation de forceps et de manœuvres obstétricales, vous puissiez bénéficier d'une péridurale. Dans tous les cas, l'accouchement doit être effectué par un médecin ayant l'habitude des accouchements de jumeaux.
En ce qui concerne la voie d'accouchement, il n'existe pas actuellement de démonstration scientifique permettant de recommander une voie plutôt qu'une autre. Cette discussion doit avoir lieu au cas par cas, toujours avec votre gynécologue-obstétricien.

Une césarienne en cas de jumeaux ?

vidéo aufeminin

L'accouchement par voie basse

Par les voies naturelles, la naissance du premier jumeau est pratiquement la même que s'il s'agissait d'un enfant unique. Immédiatement après la naissance du premier jumeau, le médecin vérifie que la tête du deuxième est bien en bas, il rompt la poche des eaux et vous demande de pousser encore. Le plus souvent, le deuxième bébé naît rapidement après le premier. En revanche, en cas de difficulté ou de présentation transversale, le gynécologue-obstétricien pratique des manœuvres obstétricales intra-utérines, d'où l'intérêt de l'anesthésie péridurale. Il fait aisément tourner le bébé dans une bonne position pour qu'il puisse à son tour venir au monde.

Préparez-vous à les accueillir en même temps… et en présence d'une équipe médicale importante

Vous devez être avertie de deux points très importants :
- d'une part, le délai entre la naissance du premier et du deuxième jumeau est faible. Vous n'aurez pas le temps de faire connaissance avec le premier que le deuxième sera déjà là ! Cet intervalle très court entre la naissance du premier et du deuxième jumeau fait partie de la méthode d'accouchement ;

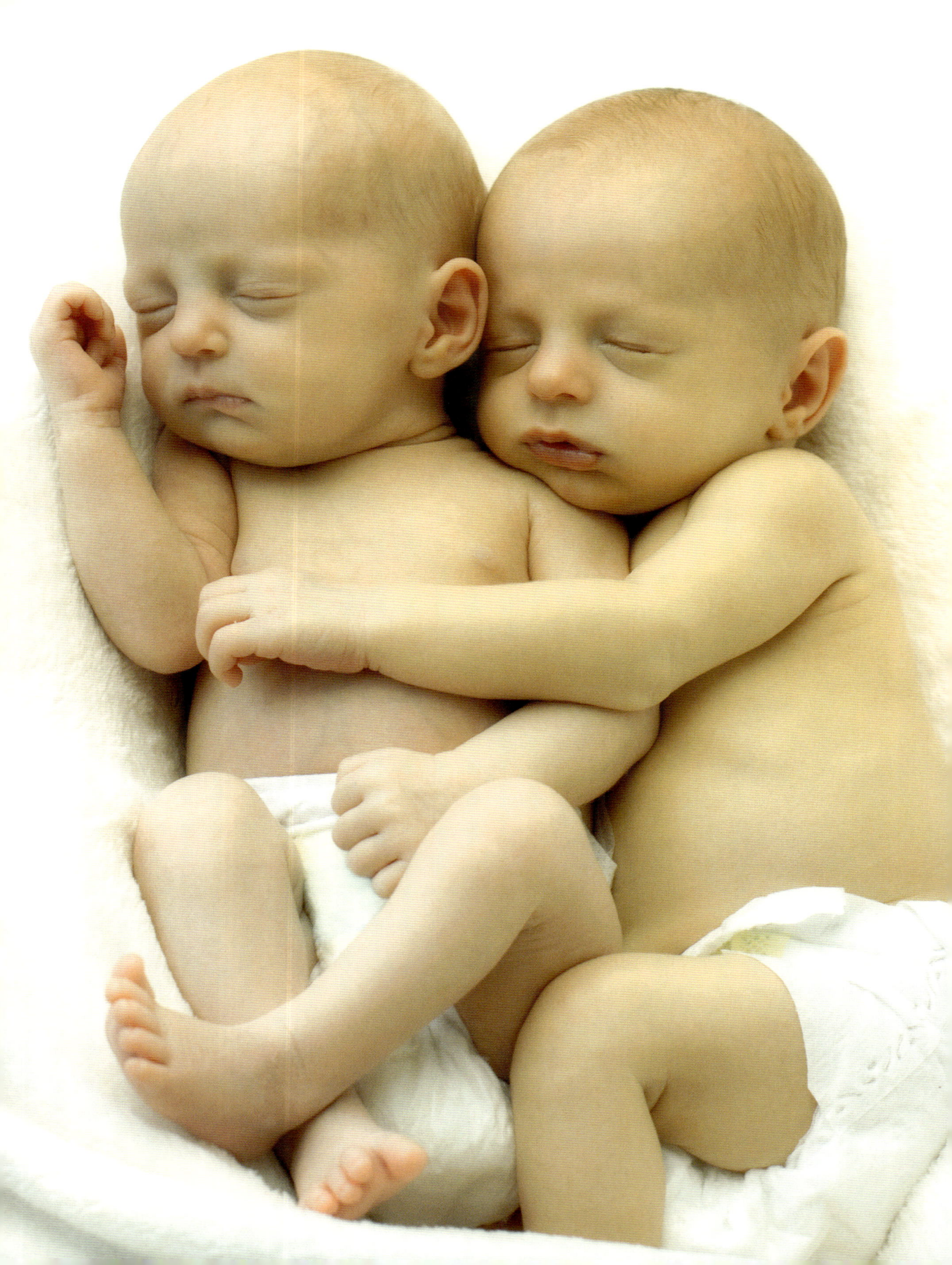

– d'autre part, vous serez peut-être surprise de constater qu'une équipe médicale importante assistera à votre accouchement, beaucoup plus que pour la naissance d'un enfant unique où, généralement, tout se passe avec la mère, le père, la sage-femme et une aide-soignante. En cas de naissance de jumeaux (pas pendant tout le travail, mais au moment de la naissance) seront présents dans la salle d'accouchement : l'obstétricien senior – généralement assisté d'un interne –, deux sages-femmes – chacune devant s'occuper d'un des bébés, et souvent assistées d'une élève sage-femme –, l'anesthésiste ; et, selon les circonstances, un ou deux pédiatres à la porte de la salle. Toutes ces personnes seront là pour jouer un rôle précis et disparaîtront assez vite après la naissance de vos enfants. Vous resterez dès lors sous la surveillance de la sage-femme.

Puis juste après l'accouchement des jumeaux…

On appelle « délivrance » le moment où votre corps expulse le placenta après l'accouchement proprement dit. La délivrance survient en général assez rapidement après la naissance de votre deuxième bébé, car elle est provoquée par l'injection d'un médicament ocytocique, pour faire contracter l'utérus. Cela s'appelle la « délivrance dirigée ». Elle permet d'éviter les saignements, plus fréquents lorsqu'on laisse le placenta se décoller spontanément. En l'absence de délivrance normale ou de bonne rétraction de l'utérus, ou en cas de délivrance incomplète, le gynécologue-obstétricien pratique une délivrance artificielle ou une révision utérine (examen manuel de l'intérieur de l'utérus pour s'assurer qu'aucune partie du placenta ou des membranes n'est restée dans l'utérus).

Après la naissance, vous resterez pendant deux heures sous surveillance en salle d'accouchement, puis vous pourrez monter dans votre chambre avec vos bébés s'ils sont nés à un terme normal.

POUR PLUS D'INFOS SUR LES GROSSESSES MULTIPLES

Les grossesses multiples sont parfois des expériences physiques et psychologiques difficiles pour les parents, mais elles comportent des aspects extrêmement positifs. Nous vous recommandons de vous adresser, dès le début de la grossesse, aux associations de votre département.

Les associations départementales sont regroupées en une fédération nationale :

Jumeaux et plus
28, place Saint-Georges
75009 Paris
Tél. : 01 44 53 06 03
www.jumeaux-et-plus.fr

Vous y trouverez, outre une centrale d'achat et des conseils pratiques, des soutiens de toutes sortes – y compris psychologiques – et pourrez partager votre expérience de futurs parents de jumeaux avec des familles d'enfants multiples de tous âges.

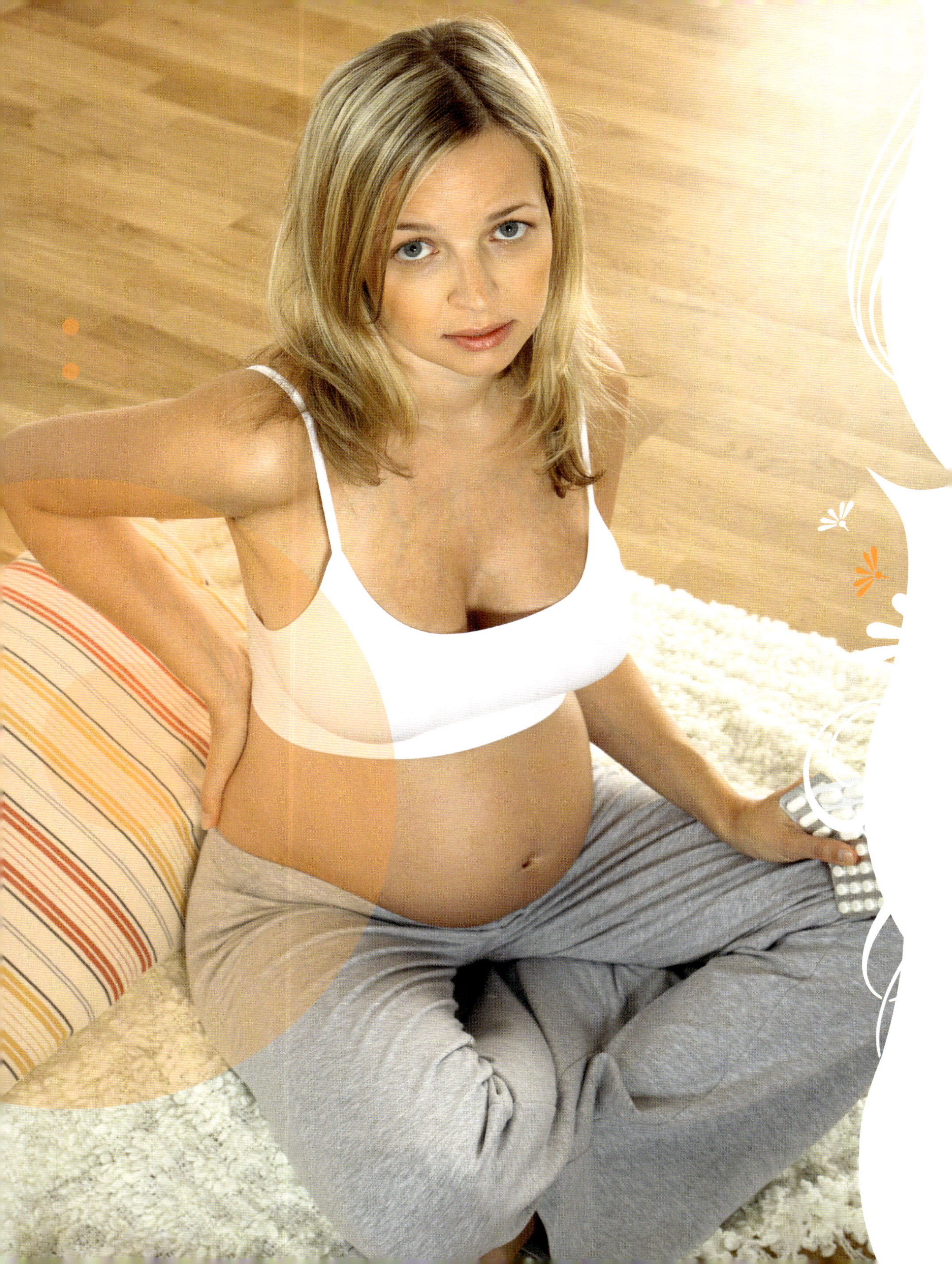

Les petits maux de la grossesse

L'adaptation à la grossesse s'accompagne fréquemment de manifestations qui peuvent être inconfortables, voire désagréables. Elles sont en général sans gravité, mais les solutions thérapeutiques sont délicates à mettre en œuvre, du fait de la présence du fœtus.
C'est pourquoi le recours à d'autres disciplines (homéopathie, acupuncture ou ostéopathie) peut être intéressant et soulager votre quotidien.
Le médecin ou la sage-femme vous proposeront des solutions pour soulager vos différents maux. Conseils alimentaires ou d'hygiène de vie, recommandations de certains exercices… Vous serez accompagnée durant 9 mois. Parfois, des traitements médicamenteux vous seront proposés. Attention surtout à l'automédication.

SE SOIGNER AVEC L'HOMÉOPATHIE

Le principe de l'homéopathie est de soigner « le mal par le mal », « le semblable par le semblable ». Il s'agit d'utiliser une dose infinitésimale, qui ne sera plus toxique parce qu'elle aura été diluée à l'extrême. Contrairement à la médecine classique, qui utilise des doses fortes, l'homéopathie agit mieux quand le médicament est fortement dilué, car son mode d'action est différent : les remèdes classiques ont un mode d'action et une activité très spécifiques contre les symptômes, l'homéopathie, quant à elle, aide l'organisme du patient à se guérir lui-même.
Pendant la grossesse, certains médicaments classiques sont interdits parce qu'ils sont néfastes pour le bébé ; ce n'est pas le cas de l'homéopathie, qui n'est pas toxique et qui agit dans un grand nombre de situations.
Vous pourrez vous soigner activement, sans effets secondaires, ni pour vous, ni pour votre bébé. L'automédication en homéopathie est autorisée, si les produits ne contiennent que des substances homéopathiques.
Pour soigner vos petits malaises, choisissez, dans les médicaments proposés, celui qui se rapproche le plus de vos symptômes. Vous constaterez rapidement les résultats. Les médicaments le plus souvent utilisés se présentent en tube de 80 granules, à prendre en dehors des repas et à garder sous la langue.

SE SOIGNER AVEC L'ACUPUNCTURE

L'acupuncture est une médecine millénaire chinoise pratiquée aussi bien dans son berceau d'origine qu'ailleurs dans le monde. Longtemps qualifiée de médecine « douce » ou de « placebo », elle est désormais pratiquée en milieu hospitalier, et depuis cette dernière décennie en obstétrique (domaine dans lequel elle a d'ailleurs fait l'objet de nombreuses publications médicales). La Haute autorité de santé (HAS) la recommande désormais en maternité.
Son originalité est d'être un raisonnement médical qui a intégré le concept d'énergie dans nos fonctionnements physiologiques. Elle a également la particularité d'être une médecine holistique. Cela signifie que le raisonnement du médecin ou de la sage-femme prendra en compte la patiente dans sa globalité et reliera, parfois en une seule causalité, différents symptômes apparemment sans relation. Ils choisiront la poncture de points qui sont des zones d'action thérapeutique spécifiques. Ces points ont une situation anatomique définie, basée sur une nomenclature internationale reconnue par l'Organisation mondiale de la santé (OMS) et des fonctions précises. Une séance peut comporter la poncture de deux ou plusieurs points et parfois leur moxibustion (c'est-à-dire la chauffe douce du point, le plus souvent par armoise en bâton ou par moxateur électrique).
En France, l'acupuncture chez la femme enceinte doit être exclusivement pratiquée par des médecins acupuncteurs diplômés ou par des sages-femmes titulaires du Diplôme inter-universitaire d'acupuncture obstétricale enseigné dans cinq facultés (Paris, Lille, Strasbourg, Rouen, Montpellier).
De plus en plus de maternités françaises proposent l'acupuncture en consultations prénatales ou en salle de naissance.

Les problèmes digestifs

Les modifications de l'état hormonal sont importantes pendant la grossesse : l'augmentation du taux des hormones, en particulier des œstrogènes et de l'hormone gonadotrophine chorionique (HCG, celle que l'on dose dans les tests de grossesse) est la cause de vos nausées et vomissements. Rassurez-vous : la nausée et les remontées acides ne sont pas liées à votre état psychologique ! Des solutions existent pour vous soulager.

1 • Les vomissements et nausées

Ce sont les plus fréquents des petits maux rencontrés au cours de la grossesse. Ils sont présents dans presqu'une grossesse sur deux, et surviennent peu après le retard de règles (dès 4 SA). Ils s'arrêtent entre 12 et 24 SA.
Les nausées sont souvent matinales et se calment avec la première prise alimentaire. C'est pourquoi il arrive que certaines femmes enceintes prennent du poids tout en ayant des nausées, car celles-ci sont apaisées lorsque l'estomac est plein ! Pour d'autres, au contraire, les vomissements sont si importants qu'une légère perte de poids est constatée. Les nausées s'accompagnent parfois d'une augmentation gênante de la salivation, qu'on appelle hypersialorrhée ou ptyalisme. Il peut aussi y avoir une intolérance à certains aliments qui peuvent déclencher des vomissements. L'aversion pour certains aliments est retrouvée chez 40 à 80 % des femmes. Elle porte sur divers aliments : viande, poisson, ou d'autres aliments tels que le thé, le café, et bien souvent elle induit un dégoût du tabac. Il peut y avoir en revanche une appétence pour d'autres aliments : envies de citron, de viande rouge…
Les nausées ou les vomissements simples ne retentissent pas généralement sur l'état de santé général. L'examen clinique est normal : le ventre est souple, il n'y a pas d'autres troubles digestifs, ni de signes neurologiques.

SE SOIGNER AVEC L'OSTÉOPATHIE

L'ostéopathie prend en compte votre organisme dans son ensemble : les os interagissent sur les organes, et réciproquement. C'est particulièrement vrai au cours d'une grossesse, car c'est l'intégralité de votre corps qui se transforme. L'ostéopathie est donc un système diagnostique et thérapeutique basé sur la qualité du mouvement dans le corps. Le traitement est exclusivement manuel, considérant l'individu dans sa globalité, intégré à son environnement.
De nombreux maux de la grossesse ont une origine mécanique ou fonctionnelle. L'ostéopathe peut aider la personne qui souffre. Le soulagement peut être partiel ou complet.

Toute persistance des vomissements doit faire consulter immédiatement, afin d'éviter un état de déshydratation. De même, toute persistance de ces symptômes après 15-17 SA doit faire suspecter une anomalie digestive sous-jacente et entraîner une consultation, voire des examens complémentaires.

Quelques astuces pour éviter la nausée

- Évitez les aliments et les odeurs qui provoquent les troubles.
- Fractionnez vos repas pour avoir toujours l'estomac un peu plein.
- Buvez de l'eau à bulles en petites quantités.
- Un bouillon très poivré calme parfois les nausées.
- En cas de vomissements importants, préférez les aliments « secs » : pain sec, viande sans sauce. À l'inverse, le yaourt, la compote, les légumes verts peuvent parfois « remonter » plus facilement.
- Le jus de citron apaise les nausées de certaines femmes enceintes.

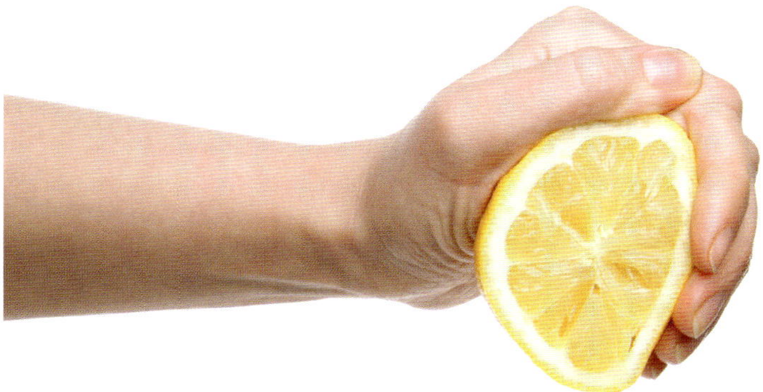

QUELQUES CONSEILS

Un arrêt du travail est parfois nécessaire, si le déclenchement des nausées et des vomissements est provoqué par l'environnement professionnel. Si l'intolérance alimentaire est quasi totale le matin, on peut substituer au petit-déjeuner classique des aliments semi-liquides à base de yaourt, jus de citron, banane, œufs et lait aromatisé par un peu de miel. Leur absorption digestive est rapide et n'entraîne pas de diminution de la motricité de l'estomac, en permettant une bonne absorption alimentaire.

Les médicaments classiques

Lorsque vos vomissements sont importants, le médecin pourra vous prescrire un traitement antivomitif. Les médicaments les plus utilisés sont le métoclopramide, le sulpiride, le métopimazine. Ces traitements sont légèrement sédatifs et ont pour effet secondaire une somnolence.
La vitamine B6 (chlorhydrate de pyridoxine, 10 à 25 mg, trois à quatre fois par jour) améliore les vomissements et les nausées. L'association de doxylamine (15 mg, trois à quatre fois par jour) à la pyridoxine peut également être proposée. Quoi qu'il en soit, demandez toujours conseil à votre médecin.

L'homéopathie

Choisissez, parmi ces trois médicaments, celui qui vous correspond le mieux :

- Ipeca 5CH : si vous avez des nausées persistantes non soulagées par les vomissements ;
- Symphoricarpus 5CH : si le moindre mouvement déclenche un vomissement et que vos symptômes diminuent lorsque vous êtes couchée sur le dos ;
- Colchicum 5CH : si la vue ou l'odeur de certains aliments provoquent les nausées.

Prenez 3 granules du médicament choisi, trois fois par jour. Dès que vous ressentez une amélioration, passez à 3 granules matin et soir, un jour sur deux. Si, après trois jours, le résultat est insuffisant, arrêtez le médicament et remplacez-le par Tabacum composé, 3 granules trois fois par jour, et espacez dès l'amélioration. Ce médicament, qui couvre beaucoup plus de symptômes, doit donner de bons résultats.

Les nausées et les vomissements sont souvent aggravés par l'altération de l'état général et par l'« état nerveux ». L'ajout d'un médicament de fond est donc nécessaire pour soigner certains symptômes. Choisissez, parmi ces trois médicaments, celui qui vous correspond le mieux :

- Sepia 9CH : si vous êtes fatiguée ;
- Ignatia amara 9CH : si vous êtes nerveuse ;
- Nux moschata 9CH : si vous êtes endormie, de jour comme de nuit.

Prenez 10 granules du médicament choisi, une fois par semaine, pendant huit semaines.

L'ostéopathie

Elle peut être une aide dans les troubles digestifs. L'ostéopathe va travailler sur l'équilibre entre les deux systèmes nerveux : le parasympathique et l'orthosympathique. Le but essentiel est de rééquilibrer les tensions tissulaires à différents niveaux : améliorer la mobilité articulaire, le glissement des structures entre elles (peau, fascias, muscles, tendons, ligaments, mais aussi foie, estomac, intestin…).

2• L'hypersalivation (hypersialorrhée ou ptyalisme)

Il s'agit d'une manifestation qui peut devenir extrêmement gênante et obliger à s'essuyer la bouche constamment. L'hypersalivation peut apparaître au 1er trimestre et dure parfois jusqu'à l'accouchement. Elle retentit sur le psychisme et peut entraîner des vomissements provoqués par la déglutition de la salive. Elle cesse en général la nuit. Les traitements médicamenteux classiques ne sont pas efficaces ou ont trop d'effets secondaires.

L'homéopathie

L'homéopathie propose trois médicaments à choisir suivant vos symptômes personnels pour soigner l'hypersalivation :

- Jaborandi 5CH : si vous avez des transpirations très abondantes ;
- Ipeca 5CH : si vous avez de fortes nausées avec des transpirations ;
- Lobelia 5CH : si vous avez une oppression et des nausées.

Prenez 3 granules du médicament choisi, trois fois par jour. Dès que vous ressentez une amélioration, passez à 3 granules matin et soir, un jour sur deux.

Un médicament de fond est également nécessaire ; deux sont à choisir :

- Luesinum 9CH : si vous salivez beaucoup la nuit ;
- Ignatia 9CH : dans tous les autres cas.

Prenez 10 granules du médicament choisi, une fois par semaine, pendant quatre semaines.

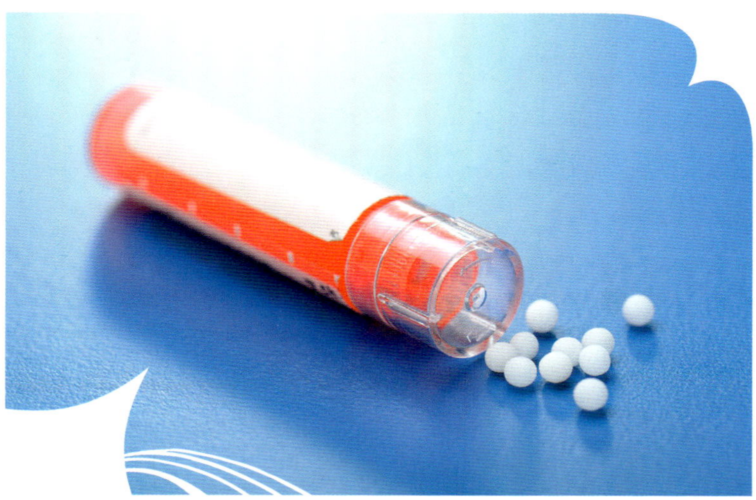

L'acupuncture

Concernant les nausées et l'hypersalivation, la médecine traditionnelle chinoise a un raisonnement très différent par rapport à la médecine occidentale. La présence du fœtus bouleverse le flux de circulation physiologique du corps de la future maman.
Le rôle de l'acupuncteur est de rétablir le sens physiologique de cette circulation perturbée. La poncture de différents points, et parfois la pratique de moxas (points chauffés avec un bâton d'armoise), aide à soulager cette symptomatologie.
L'effet est rapide, dans les jours qui suivent la première séance. Celle-ci devra être répétée à une fréquence et en nombre variables ; deux séances seulement suffisent en moyenne, mais tout dépend de l'importance des symptômes.

L'ostéopathie

L'ostéopathe, après avoir vérifié l'équilibre global du corps, se focalisera sur la sphère crânienne en vue de découvrir toute source d'irritation sur le trajet des nerfs parasympathiques mis en cause. Il n'est pas rare de constater après traitement (parfois plusieurs jours après la séance) que non seulement le symptôme de salivation a disparu ou diminué, mais que d'autres symptômes digestifs, se sont eux aussi améliorés.

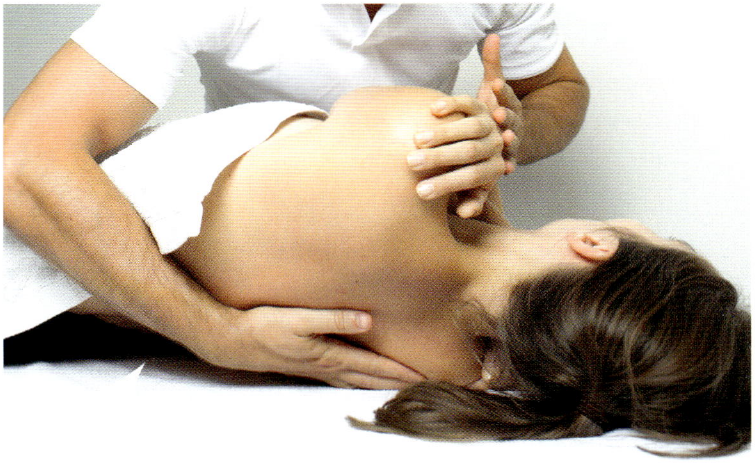

3 • Le mal des transports

Cette manifestation n'est pas spécifique, mais elle peut venir se surajouter à un contexte nauséeux. Elle demande alors un traitement préventif.

Les médicaments classiques

Les antihistaminiques sont efficaces : diphénhydramine (Nautamine), dimenhydrinate (Nausicalm), prométhazine (Phénergan).

L'homéopathie

Le traitement préconisé est Tabacum composé. Prenez 3 granules la veille au soir, puis le lendemain matin juste avant de partir, et ensuite toutes les deux heures pendant le trajet.

QUELQUES CONSEILS DIÉTÉTIQUES

- Supprimez (si cela n'a pas déjà été fait) les boissons alcoolisées.
- Évitez les épices, sauces, condiments, glucides, fritures.
- Proscrivez le café et le thé.
- Évitez les aliments favorisant la distension abdominale (haricots, lentilles, boissons gazeuses).
- Les repas doivent être peu abondants et fractionnés.
- Évitez la position couchée sur le dos, surtout après le repas. Adoptez plutôt la position demi-assise. Une marche après le repas peut améliorer la digestion.
- Évitez les facteurs pouvant créer une hyperpression abdominale, comme la ceinture de grossesse.

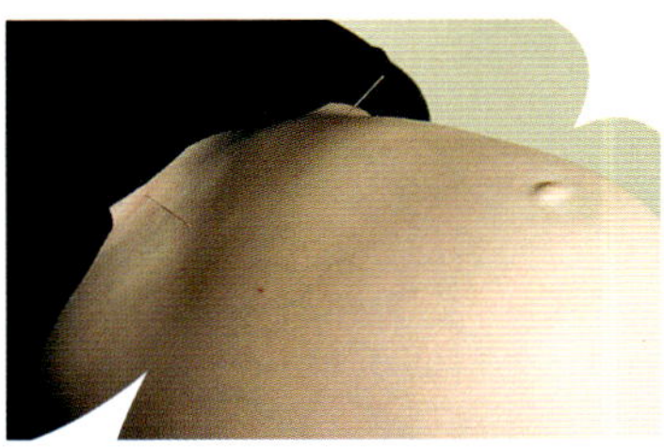

4• Les brûlures digestives, le pyrosis

Il s'agit d'une sensation de brûlures qui traduit le reflux de liquide gastrique dans l'œsophage. Ces brûlures sont très fréquentes, surtout dans le dernier trimestre de la grossesse, du fait de la compression de l'estomac par l'utérus.
Les remontées acides sont accentuées par l'ingestion d'aliments acides, épicés, de sucreries, de boissons alcoolisées (qui sont proscrites). Elles surviennent habituellement après le repas, le plus souvent en position couchée, sur le dos, après le dîner ou la nuit. Dans la grande majorité des cas, le pyrosis disparaît en 24 heures après l'accouchement.

Les médicaments classiques

Il s'agit de pansements anti-acides : alginates associés au bicarbonate de sodium ou à l'hydroxyde d'aluminium. L'association à un anesthésique de contact améliore encore les résultats. Les médicaments sont nombreux :

- hydroxyde d'aluminium et de magnésium (Maalox®) : 1 cuillère à soupe par prise ;
- phosphate d'aluminium (Phosphalugel®) : 1 sachet ;
- alumine hydratée (Gelusil®) : 2 comprimés ;
- gel d'hydroxyde d'aluminium et de carbonate de magnésium (Gastropulgite®).

Ces médications doivent être prises après la fin du repas pour être efficaces.

L'homéopathie

Nux vomica composé peut être proposé : 3 granules, une à trois fois par jour ; espacez dès l'amélioration des symptômes.

L'acupuncture

Elle va combattre l'acidité et les spasmes œsophagiens. Puisque le pyrosis apparaît plutôt au dernier trimestre, l'acupuncteur tirera profit de tels motifs de consultation pour contrôler, lors de son examen clinique, l'évolution harmonieuse de la grossesse et, selon le délai du terme, préparer à l'accouchement.

5• La constipation

Au cours de la grossesse, près d'une femme sur deux présentera une constipation. Cela correspond, chez une femme sur trois, à la persistance ou l'aggravation d'une constipation préalable, et chez une femme sur cinq à l'apparition de cette anomalie fonctionnelle ; dans ce dernier cas, le trouble disparaîtra après l'accouchement.
Le transit gastro-intestinal est le plus souvent ralenti par les hormones – en particulier par la progestérone, et par la diminution de l'activité physique au 3e trimestre.

Les médicaments classiques

Les prescriptions médicamenteuses ne seront faites que si le régime n'est pas suffisant.
L'huile de paraffine sera prescrite le soir, 1 à 2 cuillerées à soupe au cours du dîner. Elle est vendue en pharmacie sous forme liquide ou plus épaisse (Lansoÿl®, Laxamalt®, Lubentyl® simple, Transitol®).
Les laxatifs doux, qui n'irritent pas l'intestin, peuvent être utilisés. Les mucilages améliorent l'hydratation des selles. Le lactulose et le lactitol sont bien tolérés. En cas de constipation opiniâtre, les suppositoires à base de glycé-

rine (Rectopanbiline) ou les microlavements (Microlax) sont les plus efficaces. Attention, ils ne peuvent être utilisés à long terme. Quoi qu'il en soit, demandez toujours conseil à votre médecin.

L'homéopathie

Trois médicaments principaux sont à choisir :
- Collinsonia 5CH ;
- Sepia officinalis 5CH ;
- Hydrastis 5CH.

Prenez 3 granules du médicament choisi, trois fois par jour, pour débuter. Puis poursuivez un traitement d'entretien : 3 granules, une fois par jour, trois jours par semaine, devraient suffire par la suite.

L'acupuncture

Elle a recours à des points différents selon que la femme enceinte souffre d'une constipation atone, c'est-à-dire sans besoin, ou au contraire avec une gêne abdominale ou des maux de tête.
La constipation ne doit jamais être négligée, elle peut favoriser, par les efforts de poussée, l'apparition d'hémorroïdes, source de douleurs ou d'inconfort dont on se passerait bien.

6 • Les hémorroïdes

Elles sont favorisées à la fois par la constipation et par la modification du retour veineux. L'anus est douloureux lors de la selle, et parfois il y peut y avoir un saignement rouge après la selle.
- Traitez la constipation par les mesures hygiéno-diététiques (voir encadré ci-contre). Des traitements non irritants (huile de paraffine, son, mucilage, à l'exclusion des laxatifs) peuvent aussi être efficaces.
- Réduisez (voire supprimez) votre consommation de café, thé, chocolat, épices, tabac et les boissons alcoolisées (y compris la bière), qui, de toute façon, sont contre-indiquées pendant la grossesse.
- Prenez des bains de siège, frais de préférence (additionnés de Dakin, 1 cuillère à soupe pour 5 litres d'eau) après la selle, et attention à l'irritation provoquée par le papier.
- Vous pouvez également vous rendre chez un médecin acupuncteur. L'acupuncture est en effet d'une efficacité rapide et reconnue pour le traitement des hémorroïdes. Cependant, en cas de saignements importants ou de thrombose résistant aux traitements, votre médecin traitant ou le médecin acupuncteur vous feront consulter un proctologue.

7 • La diarrhée

Elle est fréquente en début de grossesse.
Le traitement commence par appliquer certaines règles diététiques que vous indiqueront le médecin ou la sage-femme : consommez des carottes cuites, évitez les aliments riches en fibres. On pourra vous proposer des médicaments qui agissent par leurs propriétés absorbantes comme de l'actapulgite (Mucipulgite) ou de l'oxyde de magnésium léger et du sulfate de magnésium. Si cela ne s'améliore pas, l'avis d'un médecin est nécessaire. Après vous avoir examinée, peut-être vous prescrira-t-il du diphénoxylate ou du lopéramide.

QUELQUES CONSEILS DIÉTÉTIQUES

- Privilégiez les fibres : les fibres tendres des légumes et fruits frais, non irritantes, favorisent le transit intestinal. Une consommation quotidienne de 400 à 600 g de légumes précuits et de 300 à 400 g de légumes et fruits crus peut suffire à retrouver un transit intestinal normal.
- Le son des céréales est à employer avec circonspection – voire à déconseiller – pendant la grossesse, en raison du risque de colite et de déminéralisation. En revanche, n'hésitez pas à consommer des céréales complètes : riz complet, pâtes complètes.
- Hydratez-vous : buvez beaucoup pendant et entre les repas, au moins 1,5 litre à 2 litres par jour (eau, jus de fruits frais, lait, tisane…). Buvez aussi un verre d'eau froide le matin au lever. L'eau froide, en stimulant la muqueuse gastrique, favorise le réflexe estomac/côlon et provoque une accélération du transit.

Les manifestations bucco-dentaires

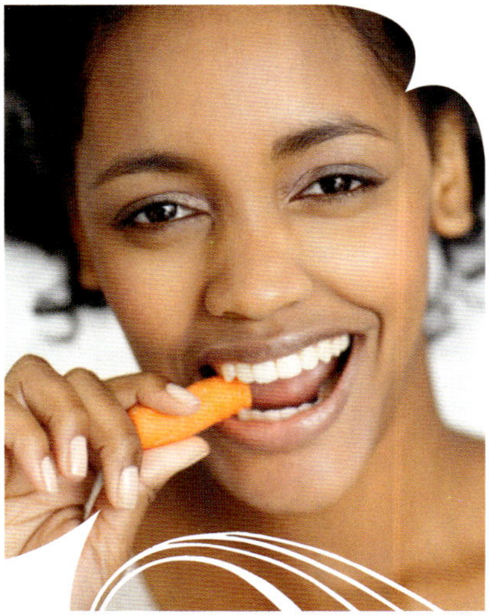

La grossesse est une période à haut risque, qui doit motiver une bonne hygiène dentaire et une surveillance accrue de la dentition. Le temps où chaque enfant «coûtait une dent à sa mère» est bel et bien révolu.

1• Les aphtes

Ils sont souvent la conséquence de l'hypersalivation. Vous pouvez les traiter localement par l'apithérapie : la propolis (antiseptique naturel sécrété par les abeilles) est souvent très efficace contre les aphtes. Elle existe en pastilles ou en gouttes.

2• Les caries

Si vous envisagez une grossesse, il est préférable de consulter votre dentiste avant de mettre un bébé en route. Pendant la grossesse, il faut privilégier une bonne hygiène dentaire comportant une restriction des apports en sucres, un brossage soigneux des dents après chaque repas et l'utilisation d'un jet dentaire. En cas de douleurs, il faut consulter rapidement le dentiste.

La survenue de caries en cours de grossesse doit être prise en charge rapidement, et toute attente est d'autant plus dangereuse que l'évolution de la carie est accélérée pendant la grossesse. Un traitement précoce doit être effectué pour prévenir les complications. Il sera pratiqué selon la technique habituelle, lors de séances qui ne doivent être ni trop longues, ni trop douloureuses, associant un nettoyage de la cavité, la pose de pansement pulpaire, l'obturation par des matériaux classiques à base de ciment pierre. La période la plus propice aux soins bucco-dentaires se situe entre le 4ᵉ et le 8ᵉ mois de grossesse.

En fin de grossesse, les soins se feront en position semi-assise, la patiente étant légèrement inclinée vers la gauche en soulevant la hanche droite avec un coussin pour éviter la compression de la veine cave inférieure par l'utérus.

En cas de nécessité, les radiographies dentaires sont possibles avec une protection de l'abdomen par un tablier de plomb. Les anesthésies locales sont également possibles sans adrénaline, de même que les anesthésies générales. Si un traitement antalgique est utile, on préférera le paracétamol à l'aspirine. Si un traitement antibiotique est nécessaire, on utilisera de préférence les ampicillines ou des macrolides. On évitera les tétracyclines qui colorent les futures dents du bébé. Les anti-inflammatoires non stéroïdiens sont contre-indiqués pendant la grossesse.

Les douleurs et tiraillements au ventre

1 • Les contractions

Elles sont fréquentes, en particulier en fin de grossesse.
L'abdomen devient dur pendant une minute ou deux. Après 3 ou 4 contractions espacées de cinq ou dix minutes, tout rentre dans l'ordre. En cas de doute, contactez votre médecin ou votre sage-femme.

QUELQUES CONSEILS PRATIQUES

– Allongez-vous sur le côté gauche, jambes repliées, respirez doucement et détendez-vous.
– Si les contractions se prolongent ou deviennent plus intenses, ou douloureuses, si elles sont rapprochées et durent plus de 3 minutes, consultez votre médecin, surtout si vous n'êtes pas à terme, car il peut s'agir d'une menace d'accouchement prématuré.
– Si vous êtes à terme, il s'agit peut-être du début du travail. Ne vous pressez pas pour aller à l'hôpital ou à la clinique, surtout si c'est un premier bébé. Attendez au moins qu'une bonne dizaine de contractions se succèdent régulièrement toutes les 5 minutes avant de partir. S'il y a des contractions irrégulières, une de temps en temps sans rythme régulier ou que tout s'arrête pendant une demi-heure, ce n'est pas encore le moment. Attendez que les contractions soient régulières, rythmées, d'intensité croissante.

2 • Les douleurs du pubis

Elles sont liées au relâchement douloureux de la symphyse pubienne (articulation antérieure du bassin des deux os iliaques, située en bas du ventre). Habituellement, les deux os iliaques au niveau du pubis ne sont pas mobiles, les ligaments sont très serrés. Au cours de la grossesse, les ligaments de cette articulation se relâchent sous l'influence des hormones : au moment de l'accouchement, ce relâchement ligamentaire aidera le bébé à traverser le bassin en donnant un peu de « jeu » – gagner 1 ou 2 mm, ce n'est pas négligeable !
Mais ce qui est bon pour l'accouchement peut ne pas être agréable pendant la grossesse... En effet, de nombreuses femmes présentent des blocages anciens de cette articulation ; non douloureux habituellement, ils font souffrir lorsque l'articulation bouge un peu.
Cette douleur est accentuée par la station debout prolongée et la marche.

Les médicaments classiques

En dehors du paracétamol, les médicaments s'avèrent peu efficaces.

L'homéopathie

L'homéopathie peut rendre service pour calmer ce type de douleurs.
Pour une douleur pubienne, prenez Murex purpurea 7CH, 3 à 5 granules une fois par jour, puis espacez dès amélioration.

Pour une douleur pubienne, vous avez le choix entre trois autres médicaments suivant vos symptômes :

- Lac caninum 7CH si la douleur est située alternativement à gauche ou à droite ;
- Ruta graveolens 7CH si la douleur est aggravée par le repos, que vous êtes obligée de changer constamment de position ;
- Aesculus hippocastanum 7CH si vous avez une sensation de dislocation de l'articulation.

Prenez 3 à 5 granules du médicament choisi, une fois par jour. Dès que vous ressentez une amélioration, vous pouvez espacer les prises.

L'acupuncture

Ces douleurs ligamentaires sont bien soulagées par acupuncture. Souvent, 4 points suffisent, à répéter parfois toutes les 3 à 4 semaines, selon le délai de récidive de la douleur à la marche.

LE PARACÉTAMOL PENDANT LA GROSSESSE EST SANS DANGER POUR L'ENFANT

Depuis le début des années 2000, plusieurs études épidémiologiques ont contesté l'innocuité du paracétamol pris pendant la grossesse : une augmentation du risque de cryptorchidie chez le garçon (défaut de descente des testicules) et le développement d'un asthme au cours de l'enfance ont notamment été évoqués. Cependant, des études récentes portant sur 50 000 garçons n'ont pas montré d'augmentation des malformations ni de développement d'asthme chez les enfants exposés *in utero* au paracétamol qui reste donc le médicament antalgique (pour réduire la douleur) et antipyrétique (pour combattre la fièvre) à utiliser chez les femmes enceintes lorsque les méthodes non médicamenteuses ne suffisent pas (Revue *Prescrire*, 2012).

Le mal au dos (lombalgies)

L'équilibre de la femme enceinte est modifié du fait du poids de l'utérus, surtout en fin de grossesse. Le rétablissement du centre de gravité déporté en avant se fait par une bascule en arrière du tronc avec une augmentation de la cambrure du dos, qui entraîne les lombalgies.
Vous pouvez corriger cette posture à l'aide d'exercices d'étirements au sol. Couchée sur le dos, les jambes légèrement pliées, vous corrigez la position en essayant de sentir l'appui de chaque vertèbre sur un plan dur.

1 • Comment prévenir la douleur ?

- Reposez-vous le plus possible : faites une sieste en milieu de journée, dormez suffisamment. Allongez-vous de préférence sur le côté gauche pour soulager la circulation sanguine et diminuer les problèmes de jambes lourdes ou de gonflement des jambes.
- Évitez de prendre trop de poids.
- Attention au passage de la position couchée à la position assise : tournez le bassin et les épaules en même temps pour arriver sur le côté.
- Évitez les trop longs trajets (plus de 2 heures) en voiture.
- Faites de l'exercice physique pendant toute votre grossesse, des activités sportives « légères » (marche, natation) surtout durant la fin de la grossesse. Pour la natation, nagez plutôt sur le dos afin de ne pas trop vous cambrer. Cependant, il est tout de même préférable de nager la brasse… plutôt que de ne pas nager du tout.
- Ne portez pas de charge lourde.

2 • Comment se traiter si cela persiste ?

Les médicaments classiques

Des décontracturants ou antalgiques peuvent vous être prescrits mais ils sont peu efficaces. Le traitement par l'uridine (Uteplex) peut être aussi proposé.

L'homéopathie

L'homéopathie peut apporter un soulagement en calmant la douleur. En fonction de vos symptômes, choisissez parmi cette liste :

- Dioscorea villosa 7CH si vous vous sentez mieux en hyper-extension, en vous étirant très fort vers le haut ;
- Sepia officinalis 5CH si la douleur est basse (lombo-sacrée), que vous êtes fatiguée, mais que vous vous sentez mieux dès que vous pratiquez un mouvement violent : danse ou marche rapide ;
- Kalium carbonicum 5CH si la douleur est dorso-lombaire, avec des muscles contractés.

Prenez trois granules du remède choisi, une fois par jour, et espacez dès amélioration.

L'acupuncture

Elle peut être proposée pour soulager des douleurs à différents niveaux : cervicales, dorsales, lombaires, sciatiques. Son efficacité en ce domaine est reconnue depuis longtemps, ce qui en fait une alternative thérapeutique intéressante, les traitements anti-inflammatoires – en comprimés ou en gel – étant contre-indiqués durant la grossesse.

La sciatique

Elle se manifeste par une douleur qui irradie vers la région fessière et une jambe. Il convient de consulter. Vous consulterez votre médecin pour vérifier que la grossesse est bien seule en cause. Pour prévenir les problèmes de mal de dos, des exercices peuvent être conseillés par l'équipe médicale.

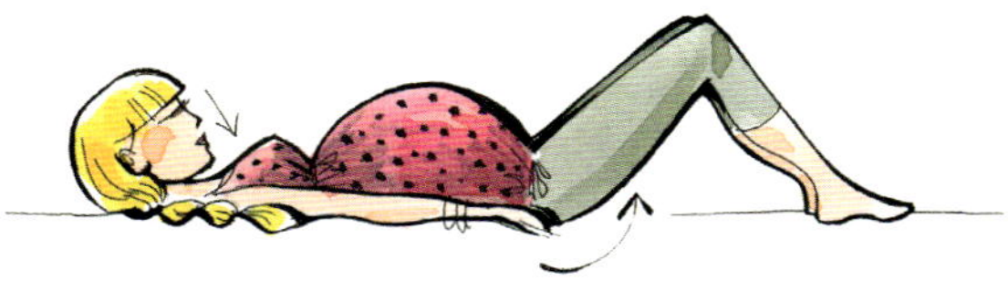

À plat dos, bascule du bassin en expirant et relâchez en inspirant.

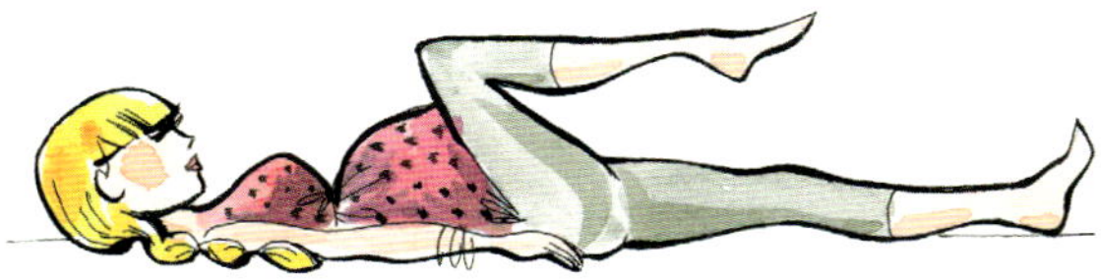

Flexion de la cuisse sur le bassin en soufflant. Restez ainsi 30 secondes puis changez de jambe., sans décoller la tête ni les épaules.

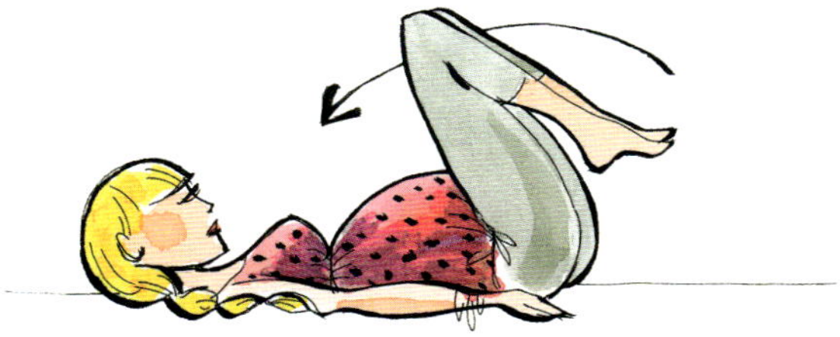

Enroulez les deux jambes jointes vers la poitrine. Gardez la posture.

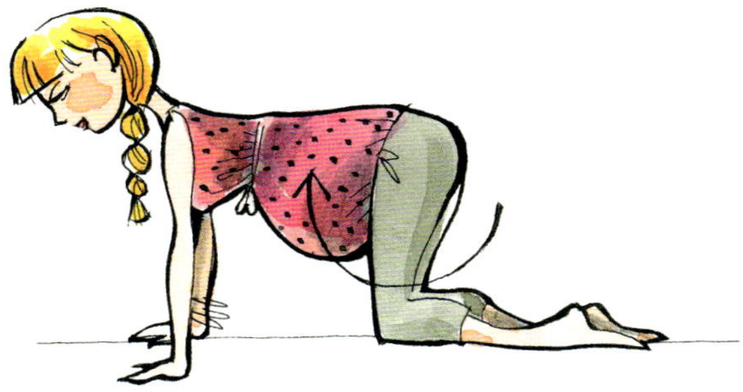

Bascule du bassin à quatre pattes, cuisses fléchies à 90° sur le bassin, bras à hauteur et écartez les épaules. Soufflez en venant «coller» le ventre au dos, «en avalant» le nombril, en serrant les fesses et en tirant le coccyx vers le bas. Attention : le dos ne bouge pas.

CONSEILS PRATIQUES

- Évitez de vous tenir le ventre en avant et le dos creusé (trop cambré).
- Lorsque vous faites la cuisine ou la vaisselle, ayez le plan de travail à une bonne hauteur, au besoin, montez sur un petit marchepied.

Les crampes, les fourmis dans les membres

1 • Les crampes

Il s'agit de contractions musculaires involontaires essentiellement ressenties dans les membres inférieurs. Leur caractère nocturne est habituel. Elles durent de 30 secondes à 1 minute et sont souvent extrêmement douloureuses. Leur fréquence d'apparition est variable. Elles peuvent être déclenchées par un mouvement ou une position anormale de la jambe ou par un étirement. Elles surviennent habituellement dans les trois derniers mois de la grossesse. La cause de leur apparition est pratiquement inconnue, elle relève de facteurs variés, et leur traitement est très empirique.

QUELQUES CONSEILS DIÉTÉTIQUES

- Buvez 1,5 litre d'eau par jour.
- Des apports suffisants en calcium et en magnésium peuvent en partie vous aider à prévenir la survenue de crampes. L'apport quotidien recommandé en calcium est presque doublé pendant la grossesse, avec plus de 1 g par jour. Il est aisément couvert si la ration de produits laitiers est suffisante, soit 1/2 litre de lait, associé à 30 g de fromage à pâte cuite, 400 g de légumes verts et 400 g de fruits.
  En l'absence de produits laitiers, il faudrait plusieurs kilos de légumes et de fruits pour couvrir les besoins quotidiens en calcium de la femme enceinte.
- Le yaourt constitue une source de calcium mieux absorbée. Consommez du yaourt nature plutôt que des fromages frais ordinaires.
- Pour une assimilation optimale du calcium, fractionnez la consommation des produits laitiers en plusieurs prises.
- Vous devez consommer près de 400 mg de magnésium chaque jour. Les pruneaux, dates, figues, raisins secs, amandes, noisettes, bananes, flocons de céréales, riches en magnésium, sont donc à privilégier.
- Il vous est également nécessaire d'avoir des apports suffisants en potassium. Les bananes, les fruits secs et le chocolat en sont richement pourvus.

Les médicaments classiques

Le traitement de fond consiste à prescrire de la vitamine B associée au magnésium. Par ailleurs, des exercices physiques peuvent être conseillés (voir page suivante).

L'homéopathie

Trois médicaments principaux sont à choisir :

- Cuprum metallicum 15CH si les crampes commencent et s'arrêtent brutalement. On retrouve souvent certaines localisations de crampes : mollet, plante du pied, utérus (contractions utérines) ;
- Nux vomica 5CH si vous êtes active, que vous avez un gros appétit, et que votre repas de midi se termine très souvent par une courte sieste réparatrice ;
- Magnesia phosphorica 5CH si vous vous sentez mieux lorsqu'il fait chaud.

Prenez 5 granules matin et soir du médicament choisi pendant trois jours après avoir eu une crampe.

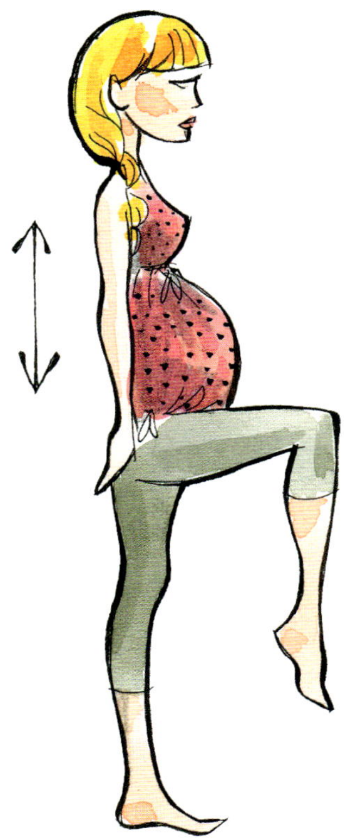

.Pour lutter contre les crampes, on peut effectuer cet exercice d'échauffement et d'étirement des mollets. Debout, ascension sur un pied (10 fois), puis l'autre (10 fois), puis les deux (10 fois).

2• Des fourmis dans les mains

Elles sont généralement liées à la survenue d'un syndrome du canal carpien. Ce syndrome est dû à la compression du nerf médian au niveau du poignet (canal carpien). Il se manifeste par des fourmillements, des difficultés à saisir un objet qu'on laisse tomber. Il peut parfois vous réveiller la nuit. Vous pouvez alors dormir la main surélevée par un coussin. En cas de douleurs très importantes, une infiltration de corticoïdes pourra vous soulager.

3• Le syndrome des jambes sans repos

Vous pouvez être atteinte, surtout en fin de grossesse, d'un syndrome des jambes sans repos (SJSR) : cela se manifeste par une agitation des jambes difficile à calmer; les crises se produisent souvent lorsque vous êtes fatiguée, généralement la nuit. Ces problèmes sont peut-être dus à une carence en fer qui lui est souvent associée, mais l'origine de ce syndrome reste encore inconnue. À l'heure actuelle, on sait simplement qu'il est la conséquence d'un trouble du métabolisme de la dopamine. Les traitements médicamenteux entrepris en dehors de la grossesse sont trop lourds pour être prescrits, ils sont d'ailleurs interdits pendant la grossesse.

Les problèmes de circulation, les varices et les troubles veineux

Vous pouvez connaître des lourdeurs – voire de véritables douleurs – aux jambes. Il se peut même que vous souffriez de varicosités, d'œdème aux chevilles ou encore de varices.

1 • Les jambes lourdes

L'homéopathie

Un seul médicament vous est proposé : Hamamélis composé. Prenez 3 à 5 granules, trois fois de suite, à cinq minutes d'intervalle, chaque fois que vous ressentez des douleurs.

Quelques exercices

Les exercices suivants seront toujours faits en respirant profondément et en gardant un angle cuisse/bassin ouvert.

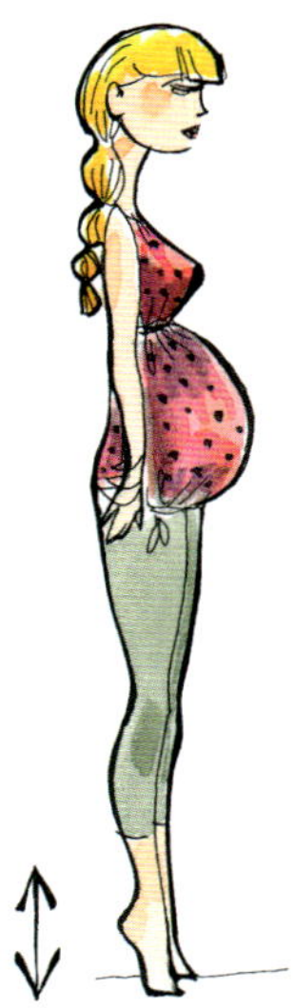

Talons-pointe : 10 fois.

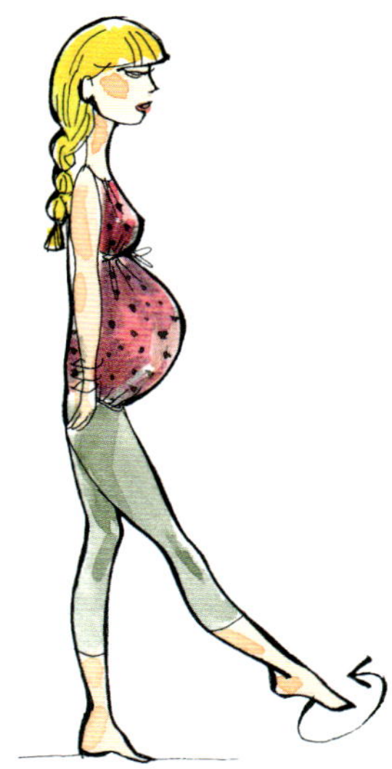

Cercles dans les deux sens : 10 fois chaque.

QUELQUES CONSEILS PRATIQUES

- Portez des bas de contention pendant la journée.
- Inclinez très légèrement votre lit en le surélevant avec des calles de 5 cm côté « pieds ».
- Portez des chaussures avec des talons de 2 à 3 cm.
- Portez des vêtements amples, évitez l'exposition au soleil, les bains chauds, les épilations à la cire chaude.
- Évitez les piétinements, marchez, et pratiquez la natation.

2• Des varices sur les jambes

Les varices des membres inférieurs sont des troubles fréquents. La grossesse aggrave les lésions déjà existantes chez 15 à 20 % des femmes, ou révèle des lésions jusque-là inexistantes. L'apparition de varices fait peser un risque de phlébite dans les suites de couches.
Les varices apparaissent ou s'aggravent pendant la grossesse du fait des modifications de la circulation veineuse. Ces modifications sont :

- mécaniques : votre utérus comprime la veine cave inférieure lorsque vous êtes couchée sur le dos ;
- hémodynamiques : comme votre volume sanguin circulant et votre débit cardiaque augmentent, et que votre activité physique diminue notablement en fin de grossesse, vos veines se dilatent. Vient s'ajouter à cela l'abaissement du tonus des parois veineuses, provoqué par les hormones de la grossesse.

Plus vous avez eu de grossesses, plus votre risque de contracter des varices augmente. Les varices se développent principalement sur les jambes.
Les varices vulvaires peuvent survenir, parfois associées aux varices des membres inférieurs.
Outre leur aspect inesthétique, les varices s'associent souvent à des lourdeurs des membres inférieurs et une fatigabilité inhabituelle. Elles peuvent entraîner des complications :

- des ruptures spontanées, dans de rares cas. Si la varice saigne, il faut s'allonger sur le dos, la jambe à la verticale ; l'hémorragie s'arrête. Mettez un pansement compressif en place et laissez la jambe surélevée sur un coussin. Appelez votre médecin ;
- les thromboses ou phlébites sont plus fréquentes. Elles se traduisent par une douleur dans le mollet, une chaleur locale. Consultez très rapidement votre médecin pour établir un diagnostic précis et bénéficier du traitement approprié.

Quelles solutions ?

En cas d'insuffisance veineuse, le port de bas de contention ou collants de type Finela ou Varisma est indiqué si vous aviez des varices avant la grossesse, ou si vous devez vous tenir debout durant votre activité professionnelle. Ils soulagent les douleurs et évitent que les varices ne s'aggravent.

Si les varices apparaissent pour la première fois ou se reproduisent lors d'une deuxième grossesse, adoptez ces règles hygiéno-diététiques :

- pratiquez une activité physique (une petite marche plusieurs fois dans la journée) ;
- faites de la gymnastique matin et soir, des mouvements de bicyclette, de flexion-extension et de rotation des chevilles, couchée sur le dos ;
- faites-vous vous-même des massages, en position allongée, partout, du pied vers le haut ;
- prenez des douches froides : debout dans votre baignoire, passez sur votre cuisse une éponge imbibée d'eau froide à plusieurs reprises ;
- surélevez vos jambes au repos.

Si ces solutions ne sont pas suffisantes, on peut vous prescrire ou vous conseiller :

- des toniques veineux : la vitamine P et ses dérivés, des fluidifiants (Cyclo 3, Esberiven) à doses modérées jusqu'au terme ;
- des bas de contention : le bas esthétique ne suffit plus, vous devez porter un bas plus fort, de catégorie 3, voire 4, s'il y a un œdème. Mettez ce bas le matin avant de vous lever ;
- des bandes élastiques : de type Biflex forte, une bande Thuasne n°4 en cas d'œdème important ;
- la contention élective avec un élastoplaste, qui est très commode et peut se modeler en fonction des besoins, si la douleur est localisée.

En cas de veinite superficielle, votre médecin proposera des soins locaux, avec en particulier une contention locale par élastoplaste.

À FAIRE APRÈS L'ACCOUCHEMENT

Consultez un phlébologue qui vous proposera un traitement médical sclérosant ou chirurgical qui ne peut avoir lieu au cours de la grossesse.
Notez également que c'est en fonction des lésions résiduelles que l'on choisira une méthode contraceptive adaptée.

Les maladies bénignes du nez, de la gorge et des oreilles

Votre acuité olfactive augmente jusqu'au 5e mois. C'est ce qui joue un rôle dans vos nausées, vos vomissements et vos modifications du goût.

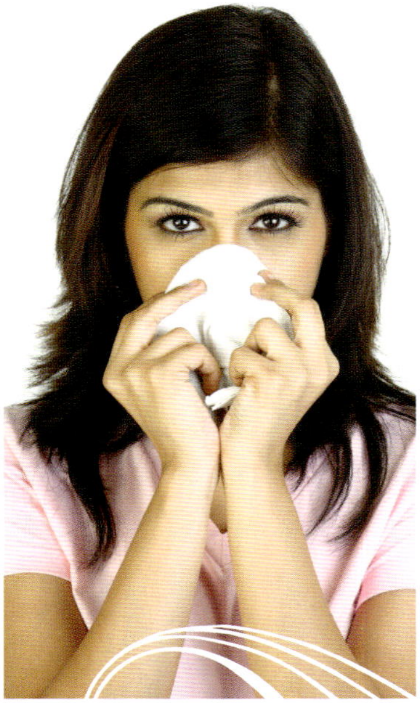

1 • La «rhinite hormonale»

Elle survient surtout en deuxième partie de grossesse. Votre nez se bouche (obstruction nasale) et vous pouvez même constater des phénomènes allergiques. Cela peut entraîner des ronflements pendant le sommeil.

Les médicaments classiques

Les corticoïdes locaux prescrits par votre médecin pourront donner de bons résultats. Il faut en revanche éviter les vasoconstricteurs qui peuvent provoquer des contractions.

L'homéopathie

L'homéopathie peut être conseillée, avec Allium cepa composé. Prenez 3 à 5 granules, trois fois par jour au début, puis espacez les prises dès amélioration. Ce médicament pourra agir aussi bien dans la rhinite allergique que dans la rhinite hormonale.

2 • Les bourdonnements d'oreille

Votre trompe d'Eustache s'ouvre, ce qui peut provoquer des sensations auditives désagréables au cours du dernier trimestre : bourdonnements, autophonies (vous entendez votre voix résonner dans vos oreilles), ronflements.

Les effets de la grossesse sur l'audition

En outre, on observe pendant la grossesse une sécrétion accrue du cérumen au cours des 6e et 9e mois. Ces symptômes ne nécessitent pas de traitement médicamenteux particulier.
Notez que si les problèmes d'audition peuvent être aggravés par la grossesse, ils ne la contre-indiquent pas. Une oreille opérée n'est pas modifiée par les grossesses ultérieures. En cas de problème, l'avis d'un ORL peut être nécessaire.

L'homéopathie

Deux médicaments conjugués sont conseillés en cas de bourdonnements d'oreille :

- Ferrum phosphoricum 7CH ;
- Kalium muriaticum 7CH.

Ils sont à prendre en alternance, 3 granules de l'un un jour, 3 granules de l'autre le suivant.

3• Les troubles vocaux

Il peut y avoir une modification du timbre de la voix autour du 6ᵉ ou 7ᵉ mois, par congestion. Le repos vocal est conseillé. Cette dysphonie disparaîtra après l'accouchement.

4• Les troubles oculaires

Les œstrogènes (hormones) entraînent une rétention d'eau dans la cornée, ce qui a pour conséquence l'apparition d'une myopie modérée (entre 31 et 41 SA) et d'un astigmatisme. Il peut aussi se produire une légère aggravation de votre myopie ou astigmatisme préexistant : les lunettes et les lentilles ne sont plus adaptées.
Vous pouvez également développer une presbytie gravidique, qui peut être parfois aggravée par l'accentuation de troubles latents de la vision. Une rééducation orthoptique peut être utile.
Si vous avez eu plusieurs grossesses, vous pouvez souffrir d'une baisse d'acuité visuelle au 2ᵉ trimestre. Elle disparaîtra après l'accouchement. Elle peut récidiver de façon plus importante et plus prolongée lors de vos futures grossesses.
Toute myopie forte, *a fortiori* s'il existe des antécédents de décollement de rétine, impose une surveillance et un traitement adapté. Lors de l'accouchement, il faudra éviter de pousser trop fort ou trop longtemps, et une aide par ventouse ou forceps sera parfois nécessaire.

ATTENTION ! Vos lentilles peuvent être provisoirement contre-indiquées, du fait de la diminution de la sensibilité de votre cornée et de certaines modifications (sécrétion des larmes, forme de la cornée). Ces troubles étant transitoires, ne vous inquiétez pas. Votre ophtalmologiste saura vous aider si vous êtes trop gênée.

Les problèmes cutanés

La grossesse est une période marquée par de nombreuses modifications, dont celle des hormones sexuelles, en particulier les œstrogènes, ce qui a des répercussions sur la peau.
Vous pouvez constater de nombreux changements de pigmentation de votre peau ; certains sont normaux, d'autres moins.
Ces modifications cutanées sont le plus souvent bénignes. Elles disparaîtront après la grossesse et ne demandent pas de traitement spécifique.

1• L'hyperpigmentation

L'hyperpigmentation, qui concerne 90% des femmes enceintes, est liée au fait que les hormones stimulent la production de mélanine (le pigment qui confère la couleur brune à la peau). Elle survient dès le 1ᵉʳ trimestre et disparaît plus ou moins rapidement après l'accouchement. Les localisations les plus fréquentes de cette hyperpigmentation sont : les aisselles, les aréoles mamelonnaires, la face interne des cuisses, la région ano-génitale et la ligne dite « blanche », qui va du pubis au sternum.

« MON MASQUE DE GROSSESSE EST APPARU SANS EXPOSITION ! »

SOPHIE, 24 ANS

Je roulais tranquillement en voiture, par une belle journée de printemps. Je suis restée une heure sur la route, les vitres fermées. Lorsque je suis arrivée chez moi, ma peau avait pris une couleur plus foncée au niveau du front et des joues. Cette pigmentation a mis des mois à partir après mon accouchement. Si je devais donner un conseil, ce serait de se protéger pour éviter ce type de désagrément, même lorsqu'on ne va pas au soleil !

2• Le masque de grossesse

Le masque de grossesse est fréquent (50 à 75 %) surtout chez les femmes brunes à peau mate. Il consiste en l'apparition de pigmentations en nappes sur les zones exposées du visage (nez, joues, front) lors de l'exposition au soleil. Le « bronzage » fait apparaître les taches brunes.

Il apparaît le plus souvent dès la fin du 1er trimestre de grossesse et régresse en un à deux mois après l'accouchement, mais sa régression peut être incomplète ou persister, en particulier lors de la reprise de la contraception orale par des œstroprogestatifs (pilule classique). Il est donc très important de vous protéger du soleil pendant votre grossesse : portez des vêtements couvrants, un chapeau, des lunettes et, bien entendu, utilisez des crèmes solaires d'indice de protection élevée.

« DES VERGETURES, SURTOUT LORS DE MA DEUXIÈME GROSSESSE »

CAROLINE, 29 ANS

Lors de ma première grossesse, j'ai pris 18 kg et j'ai eu quelques petites vergetures autour du nombril. Mais à ma deuxième grossesse, j'ai gagné 21 kg et surtout de grosses vergetures sont apparues sur mon ventre. Je les ai toujours… C'est horrible. Il m'arrive de pleurer quand je regarde mon abdomen.

3• Les vergetures

Le tissu situé sous la peau, quand il est trop distendu sous l'effet de la prise de poids et de l'imprégnation hormonale, se « déchire », formant des vergetures. Si le poids de l'enfant ne joue pas de rôle, il existe en revanche un facteur familial prédisposant. Les vergetures apparaissent au niveau de l'abdomen, des cuisses, des fesses et des seins.

L'apparition des vergetures est principalement due à la qualité de la peau et à sa teneur en collagène et en élastine. Elles apparaissent le plus souvent lors de la première grossesse. La plupart du temps, elles diminuent spontanément trois ou quatre mois après l'accouchement, sans totalement disparaître. Les vergetures qui persistent sont malheureusement définitives.

Des produits cosmétiques sont proposés à titre préventif, mais ils sont peu efficaces. Il n'existe pas de traitement miracle pour les éviter ou les faire disparaître après l'accouchement. Méfiez-vous par conséquent des propositions commerciales. Après l'accouchement, un traitement par le laser Excimer peut vous être proposé pour diminuer les vergetures dépigmentées, mais les résultats ne sont pas garantis.

« J'AI PASSÉ L'ÉTÉ À L'OMBRE »

JULIETTE, 26 ANS

Comme je suis tombée enceinte en avril, j'ai passé l'été à me protéger du soleil. Chapeau, lunettes et crème haute protection : j'ai dû investir ! Mais aujourd'hui, je le regrette d'autant moins que j'ai conservé ma belle peau.

4• Les démangeaisons

Elles compliquent 0,1 à 3 % des grossesses. Elles débutent en général entre 28 et 32 SA. Il s'agit de démangeaisons intenses, responsables de stries de grattage. Vous pouvez aussi observer des petits boutons sur votre peau, qui prend une couleur jaune, tout comme le blanc de votre œil ; vos urines sont foncées.

Attention, c'est un problème grave, lié à une rétention de la bile dans le foie (cholestase gravidique intra-hépatique). Consultez rapidement votre médecin, qui vous fera faire une prise de sang pour doser les sels biliaires. S'ils sont élevés, confirmant ainsi le diagnostic, vous démarrerez rapidement un traitement. Ces démangeaisons sont sans danger pour vous, mais l'augmentation des sels biliaires dans le sang peut être dangereuse pour votre bébé.

Le déclenchement de l'accouchement peut être nécessaire si les démangeaisons deviennent insupportables et en cas de souffrance fœtale.

5• Les autres problèmes dermatologiques

D'autres lésions cutanées sont possibles. Elles peuvent ressembler à de l'herpès, de l'impétigo ou de l'urticaire. Dans tous ces cas, consultez votre médecin : ces lésions cutanées d'apparence banale peuvent être l'expression d'une maladie plus importante qui pourrait avoir des conséquences pour votre bébé.

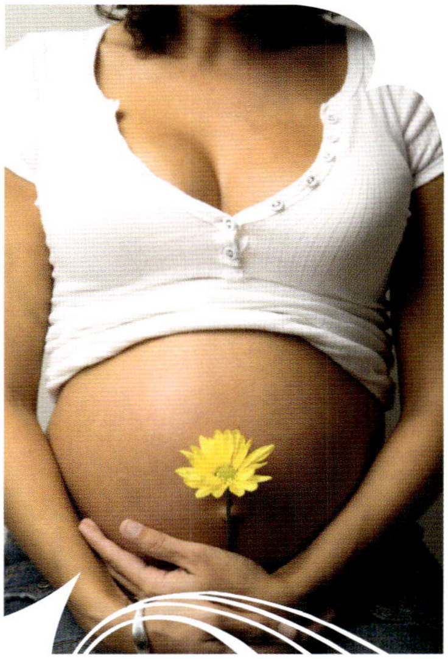

Les troubles génitaux et urinaires

1 • Les pertes blanches

Vous pouvez observer une congestion des muqueuses de la vulve, qui est plus volumineuse et hypersensible avec, parfois, des démangeaisons. Vos sécrétions vaginales sont plus importantes.
Ces modifications physiologiques sont liées à l'élévation de vos taux d'hormones (œstrogènes et progestérone) pendant la grossesse. Faites une toilette intime avec des savons alcalins et doux (à la glycérine).
Si les démangeaisons sont importantes et les pertes colorées et/ou malodorantes, consultez pour rechercher une mycose nécessitant un traitement spécifique.

2• Les douleurs des seins

Il est normal que vos seins augmentent de volume et soient un peu sensibles. Ne vous inquiétez pas, c'est un bon signe de grossesse. Si cela devient très gênant, prenez une douche et massez-les sous l'eau, puis avec une crème hydratante. Si la douleur est trop importante, on pourra vous conseiller de prendre un peu de paracétamol.

3• L'envie fréquente d'uriner

Pendant la grossesse, l'utérus grossit et appuie sur la vessie, et ce d'autant plus que la grossesse avance. La vessie se remplit, et la pression de l'utérus l'empêche de se dilater. Pas étonnant que l'envie d'uriner arrive plus rapidement! Dans ce cas, la miction est normale, il n'y a pas de brûlures et les urines sont claires. Donc tout est normal…
Si, en revanche, cette envie fréquente d'uriner s'accompagne de brûlures, si vos urines vous paraissent troubles ou distillent une drôle d'odeur, consultez votre sage-femme ou votre médecin pour vous assurer qu'il n'y a pas d'infection urinaire. C'est très important, car l'infection des urines peut être une cause d'accouchement prématuré si on ne la traite pas.

Les vertiges, la fatigue

1 • Les vertiges

Ils peuvent être liés à une chute de la tension artérielle en position debout. Allongez-vous alors sur le côté gauche, les jambes un peu surélevées par un coussin.
Si le vertige est associé à des sueurs et que vous êtes loin d'un repas, vous êtes peut-être en hypoglycémie. Allongez-vous et faites-vous porter une boisson bien sucrée (tisane ou jus de fruits), prenez une collation. Si cela se produit régulièrement, alors que vous mangez régulièrement et de manière équilibrée, parlez-en à votre médecin.

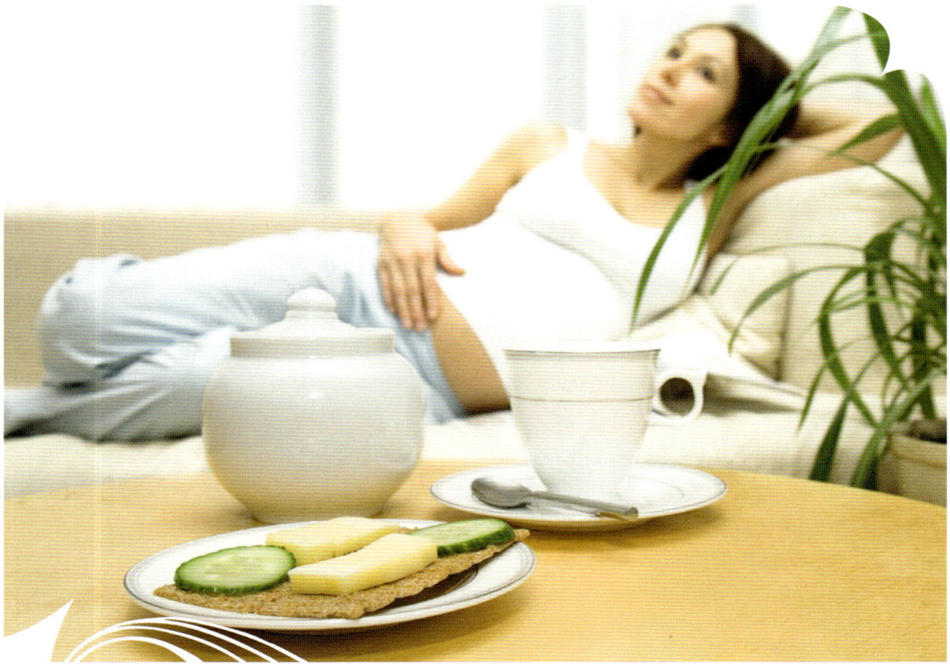

Si vous avez des vertiges, l'impression que des mouches volent devant vos yeux, et que vous éprouvez des douleurs à l'estomac, consultez rapidement votre sage-femme ou votre médecin pour contrôler votre tension, qui est peut-être trop élevée.

2 • La fatigue

Une fatigue importante est fréquente au 1er trimestre, du fait des modifications hormonales, des nausées et des vomissements, qui réduisent les apports alimentaires. C'est aussi possible en fin de grossesse, surtout si vous dormez mal, attendez des jumeaux, avez déjà un ou plusieurs enfants à la maison…
Essayez de vous reposer au maximum en vous faisant aider pour les tâches ménagères et les courses par votre compagnon, votre famille, vos voisins…
Voyez votre sage-femme ou votre médecin pour qu'ils vous examinent et vérifient que tout va bien – et en particulier que vous ne souffrez pas d'un manque de globules rouges (anémie), ce qui est possible, surtout si vous attendez des jumeaux ou avez eu plusieurs grossesses coup sur coup.

Votre traitement repose sur des conseils diététiques et une prescription de fer si nécessaire.
Compte tenu de ces besoins, un apport médicamenteux en fer est fréquemment conseillé pendant les deux derniers trimestres de la grossesse, particulièrement lorsque les grossesses sont rapprochées ou si vous attendez des jumeaux. Pour la prescription, voyez votre sage-femme ou votre médecin. Il faut savoir que ces produits donnent des selles noires et plus fréquentes que d'habitude.

Les malaises

Les malaises de la femme enceinte sont fréquents, ils sont le plus souvent bénins, mais peuvent cependant être le signe précoce d'une pathologie grave qu'il convient de traiter.
Si vous ne vous sentez pas bien ou avez fait un malaise, allongez-vous en vous mettant sur le côté gauche, de façon à ce que l'utérus ne comprime pas le retour du sang dans la veine cave inférieure. Demandez que l'on vous mette un coussin sous les jambes pour les soulever un peu et pour faciliter le retour du sang des jambes vers le cœur. Il ne faut surtout pas vous coucher sur le dos. Dégrafez vos vêtements : col, ceinture, soutien-gorge.

1 • Les malaises au 1er trimestre

Les malaises survenant au cours du 1er trimestre peuvent être dus à :

- Une simple hypotension transitoire. Si le malaise ne s'accompagne ni de douleurs abdominales, ou de l'épaule, ni de saignements vaginaux, vous vous sentirez très vite mieux. Ce retour rapide à la normale doit vous rassurer.
- Une fausse couche spontanée (en cas de saignements vaginaux).
- Une grossesse extra-utérine si vous êtes très pâle et avez mal au ventre ou à l'épaule.

Si, après avoir reçu les premiers soins, vous ne vous sentez pas bien, que vous saignez ou souffrez du ventre, il faut appeler le Samu pour vous rendre aux urgences les plus proches.

2 • Les malaises au 2e trimestre

Les malaises survenant au cours du 2e trimestre peuvent être dus à :

- Une chute de tension artérielle liée à la station debout (hypotension orthostatique), que la grossesse favorise par l'accumulation du sang dans les veines des membres inférieurs. Allongez-vous sur le côté gauche en surélevant les jambes, tout va rapidement rentrer dans l'ordre.
- Une anémie, le plus souvent liée à un manque de fer, est fréquente au cours de la grossesse et favorisée par les grossesses rapprochées, le jeûne du ramadan et des carences alimentaires. On constate, en cas d'anémie, une pâleur, en particulier du blanc de l'œil, une grande fatigue, un pouls rapide, un essoufflement à l'effort. Consultez pour faire une prise de sang et connaître l'importance de l'anémie.
- Une hypoglycémie, qui est assez fréquente. Les malaises hypoglycémiques surviennent à distance d'un repas et s'accompagnent de sueurs. Vous vous sentez mieux après avoir bu une boisson bien sucrée. Pour éviter que ces

QUELQUES CONSEILS DIÉTÉTIQUES

Un apport suffisant en fer est indispensable pendant la grossesse pour la santé de la femme et le bon développement du fœtus.
Chez la femme enceinte, des carences en fer risquent d'engendrer une fatigue, mais aussi des infections.
Les besoins en fer pendant la grossesse sont estimés à environ 20 mg par jour, voire plus pendant les six derniers mois de la grossesse.
Ces importants besoins sont difficilement couverts par l'alimentation et nécessitent un apport régulier de pain et de légumes verts, viande, œufs, poisson. Par exemple, 20 mg de fer sont contenus dans une ration alimentaire composée de 150 g de viande, associée à 2 œufs, un demi-litre de lait, 200 g de pain blanc ou 100 g de pain complet, 500 g de légumes verts, 400 g de fruits frais et 3 pruneaux.
À noter encore qu'une alimentation purement végétalienne, c'est-à-dire excluant toute protéine animale (viandes, poissons y compris le lait et les œufs), est pauvre en acides aminés (lysine et en tryptophane), n'apporte que des protéines de très bas rendement et favorise d'autres déséquilibres (carences en fer et en calcium). Ce régime est déconseillé pendant la grossesse et l'allaitement.

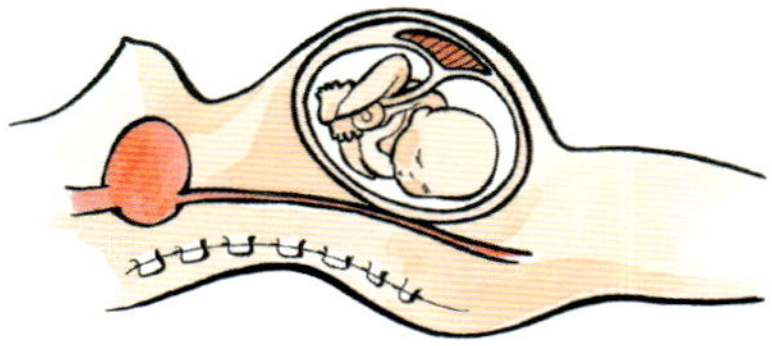

Compression de la veine cave inférieure par l'utérus et le bébé.

malaises ne se reproduisent, faites des repas réguliers trois fois par jour avec des collations à 10 heures et 17 heures, même en période de ramadan, par exemple.

3• Les malaises au 3e trimestre

Les malaises survenant au cours du 3e trimestre peuvent être dus à :

- des causes identiques aux malaises du 2e trimestre ;
- un malaise dû à la compression des gros vaisseaux maternels (veine cave inférieure et aorte) par l'utérus, très volumineux à ce stade de la grossesse. Le malaise survient quand vous êtes couchée sur le dos. Le traitement est très simple, il consiste à vous tourner sur le côté gauche, jambes légèrement repliées. Les troubles disparaissent alors, le pouls et la tension reviennent à la normale.

ATTENTION ! Au 3e trimestre de la grossesse, si le malaise s'accompagne de saignements ou de douleurs abdominales, il faut appeler le Samu pour une hospitalisation urgente, car il peut s'agir d'un placenta *prævia*, ou d'un décollement du placenta, pouvant dans les deux cas nécessiter une césarienne d'extrême urgence.

L'essoufflement

Si vous êtes essoufflée au cours du 1er ou du 2e trimestre, parlez-en à votre médecin. Le volume de l'utérus n'est pas suffisant pour expliquer cet essoufflement. On doit vous prendre la tension et écouter votre cœur.
En fin de grossesse, il est normal d'être un peu essoufflée après avoir fait un effort (monter les escaliers, marcher un peu vite ou après avoir fait les courses). Votre utérus est volumineux surtout si votre bébé est gros ou si vous attendez des jumeaux, et gêne votre respiration. Reposez-vous après l'effort, toujours en vous allongeant sur le côté gauche, la tête surélevée par des oreillers. Tout doit rentrer rapidement dans l'ordre au repos.
Si vous êtes essoufflée en dehors d'un effort (par exemple, la nuit), si vous avez les jambes ou les doigts enflés et si l'essoufflement s'accompagne de maux de tête, il faut consulter d'urgence, car vous avez peut-être un problème particulier, comme une élévation de la tension artérielle.
Enfin, si vous êtes essoufflée, toussez et avez de la fièvre, voyez votre médecin, car vous avez peut-être une grippe ou une bronchite.

Les insomnies

Elles sont fréquentes, surtout en fin de grossesse. Vous dormez moins bien avec votre gros ventre et votre enfant qui bouge. Vous êtes aussi un peu anxieuse en pensant à votre accouchement : comment va-t-il se passer ? Faudra-t-il une césarienne, une épisiotomie ? Mon bébé ira-t-il bien ?
C'est normal, et ce n'est pas grave. Pour favoriser l'endormissement, essayez de faire l'après-midi (ou le soir à la fraîche, durant l'été) de grandes promenades ou de la natation, et prenez une douche avant de vous coucher. Votre sage-femme avec qui vous préparez l'accouchement peut vous conseiller des exercices de relaxation. Vous pouvez aussi envisager quelques séances d'acupuncture.
Avant de vous coucher, vous pouvez aussi boire une tisane à base de tilleul, de fleur d'oranger, de valériane… l'inconvénient étant la nécessité d'aller uriner – ce qui n'est peut-être pas idéal, la grossesse conduisant déjà à se lever fréquemment la nuit pour cela !

Une prise de poids trop importante

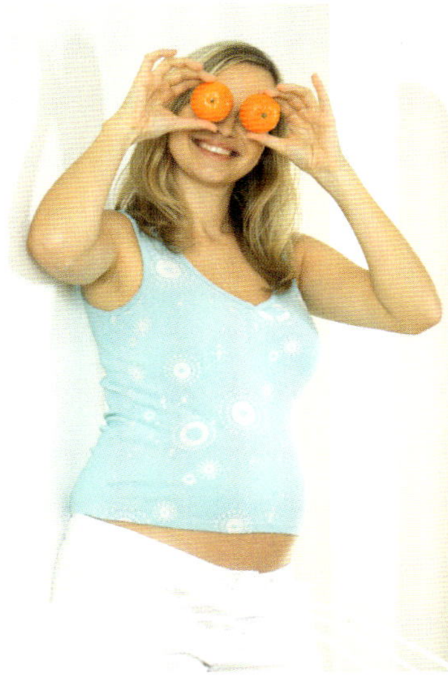

1 • Veillez à votre équilibre alimentaire

Une femme enceinte prend du poids, c'est un phénomène normal. La crainte de prendre trop de poids peut inciter une future mère à se sous-alimenter, ce qui est préjudiciable à l'équilibre des apports nécessaires. Ne diminuez pas votre ration alimentaire en début de grossesse sous prétexte qu'elle était trop élevée avant.

Conservez des rations énergétiques suffisantes et équilibrées afin que 20 % de vos besoins énergétiques soient couverts par les protéines, 25 à 30 % par les lipides (graisses) et 50 à 60 % par les glucides (sucres).

Tout est question d'équilibre, car une prise de poids trop importante durant votre grossesse peut provoquer des problèmes graves, comme un diabète gestationnel ou une hypertension artérielle. Contrôler la prise de poids permet d'éviter ce type de pathologies, mais aussi de mieux vivre les dernières semaines de grossesse (moins de douleurs articulaires, moins de difficultés respiratoires…).

2 • Comment éviter un surpoids ?

N'abusez pas des sucres simples

Les sucres simples (sucres rapides) ne doivent pas excéder 10 % de la ration énergétique totale, soit un maximum de 50 g de saccharose, ce qui correspond à dix morceaux de sucre. La consommation abusive de fruits, en raison de leurs apports en vitamines, est relativement fréquente chez la femme enceinte et peut entraîner une prise de poids exagérée par consommation excessive de fructose.

Attention également bien sûr aux boissons sucrées !

Privilégiez les sucres lents

Les amidons des féculents, des céréales et de leurs dérivés sont de digestion plus lente que les sucres simples, ils contribuent à limiter la consommation d'aliments plus caloriques.

VOS BESOINS EN CALORIES

Pour une femme enceinte en activité moyenne, les besoins caloriques sont de 2 000 calories par jour pendant le 1er trimestre, 2 100 calories pendant le 2e trimestre et 2 250 calories pendant le 3e trimestre. La prise en compte de son poids, de sa taille et de ses habitudes alimentaires doit conduire à moduler ces chiffres. En règle générale, une augmentation du poids de 9 à 12 kg en fin de grossesse est considérée comme normale.

Un plat de féculents par jour (riz, pâtes, pommes de terre, légumes secs) et une consommation raisonnable de pain (150 à 200 g par jour) sont des gages de bon équilibre alimentaire.
Un apport correct de céréales et de féculents permet également de couvrir 50 % des besoins en protéines.

Contrôlez les apports de matières grasses

La quantité maximale nécessaire de matières grasses par jour est de 80 g.
La répartition idéale est un tiers de beurre, un tiers d'huiles ou graisses végétales (2 cuillères à soupe par jour ou 1 cuillerée d'huile et 1 cuillerée de margarine végétale) et un tiers de matières grasses de constitution des aliments (lait, viande, charcuterie).

Faites attention à bien maintenir une répartition équilibrée de ces apports :

- privilégiez les viandes maigres (poulet, lapin) et remplacez-les, le plus souvent possible, par du poisson cuisiné sans matières grasses ;
- supprimez les charcuteries, les fritures ;
- choisissez des pâtisseries sèches sans crème au beurre, chantilly ou chocolat ;
- utilisez du lait demi-écrémé, des fromages avec moins de 50 % de matières grasses.

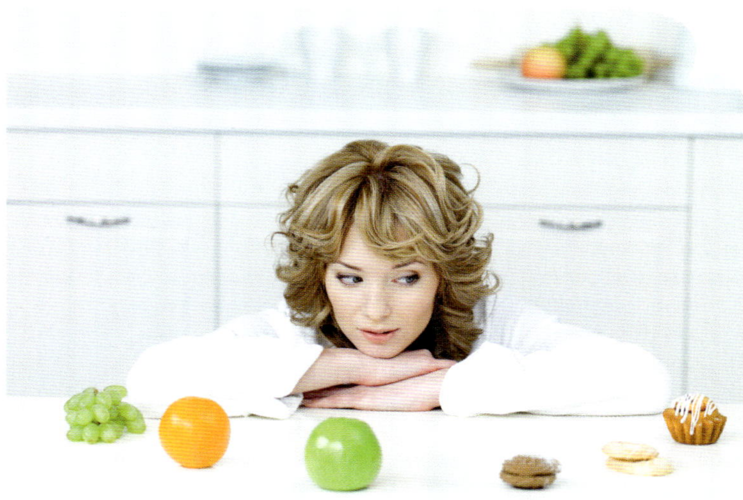

ATTENTION ! Il ne faut jamais entreprendre de régime par soi-même sans en parler à votre sage-femme ou votre médecin. Eux seuls, pendant la grossesse, peuvent vous aider à trouver des solutions pour contrôler votre poids.

Faites plusieurs repas équilibrés dans la journée

L'assimilation et la mise en réserve lipidique est plus faible lorsque la ration est fractionnée en plusieurs petits repas dans la journée. La répartition de la ration énergétique doit donc se faire sur trois repas d'apports caloriques sensiblement égaux, auxquels on ajoute une ou deux collations.
En dehors de ces quatre à cinq prises alimentaires, il faut éliminer tout grignotage.

Le petit-déjeuner doit être copieux, équilibré et complet. Il comprend :
- un quart de litre de lait ou de yaourt non sucré;
- du pain;
- des céréales;
- un peu de beurre;
- de la confiture ou de la compote;
- un fruit.

Le repas de midi comprend :
- une crudité, apportant vitamine C et carotène;
- un légume cuit;
- un plat de viande, œuf ou poisson;
- un féculent : riz, pomme de terre;
- du fromage ou une préparation au lait, sucrée ou non;
- du pain.

Le repas du soir doit comporter :
- un potage de légumes, de préférence remplacé par un consommé froid, ou une salade l'été;
- un plat de légumes et/ou de céréales éventuellement enrichies de protéines animales;
- des produits laitiers;
- du fromage ou un entremets;
- un fruit.

Les collations sont constituées de ce qui a le plus manqué au cours des principaux repas. Elles sont légères.

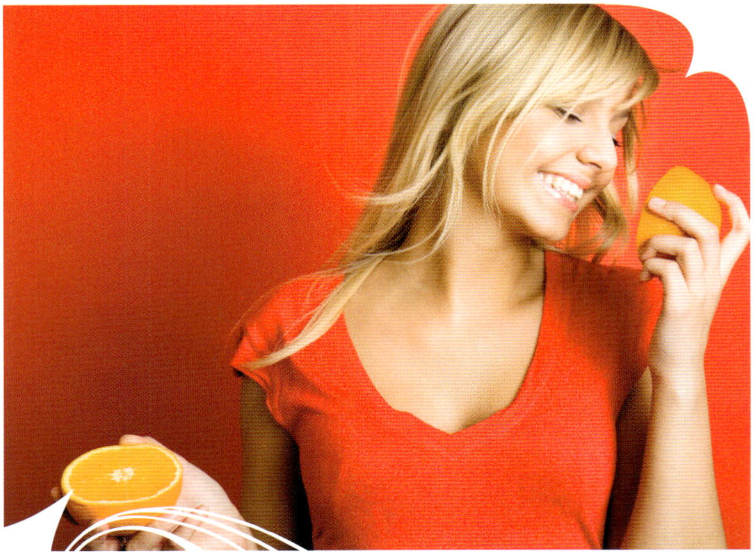

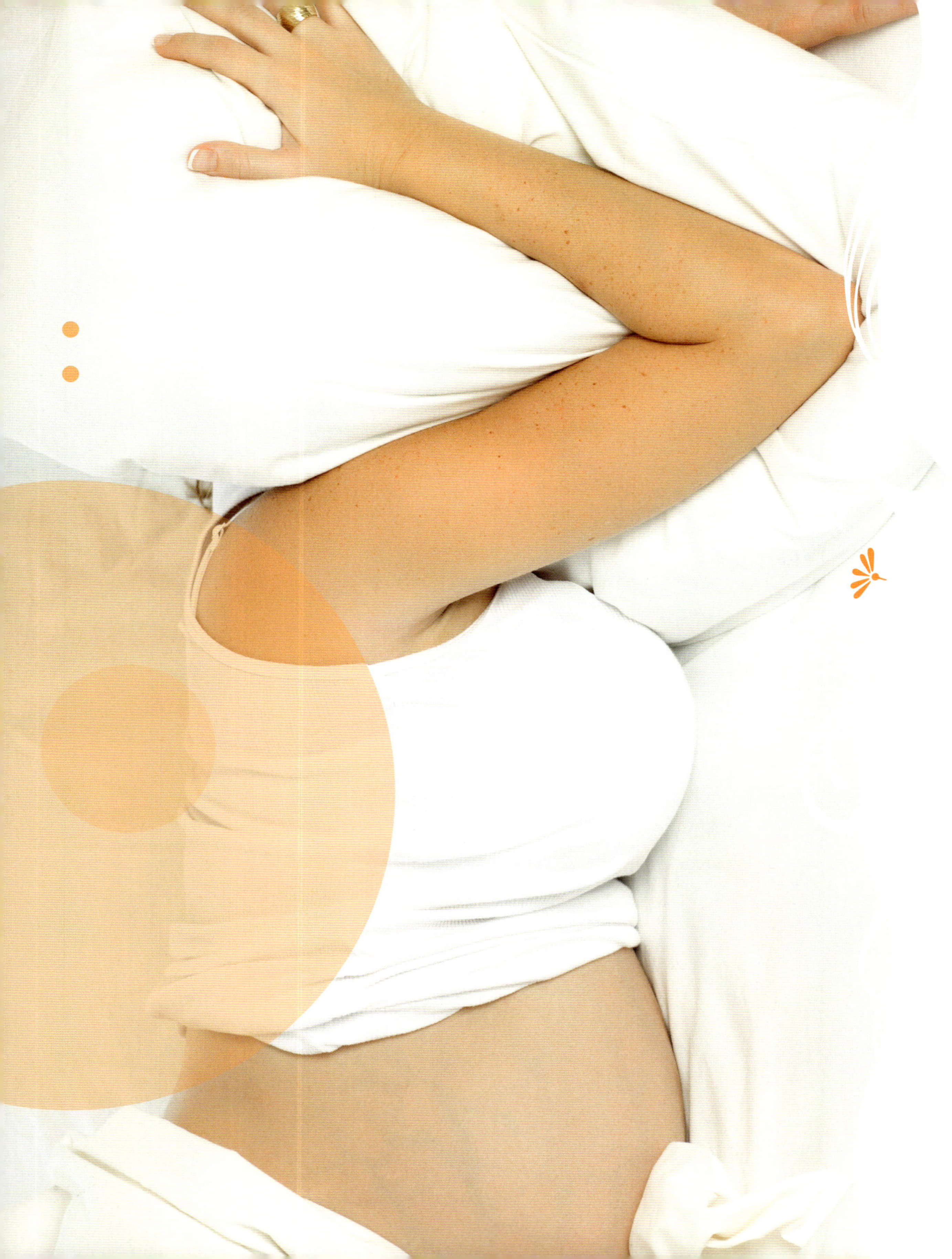

Les problèmes plus graves

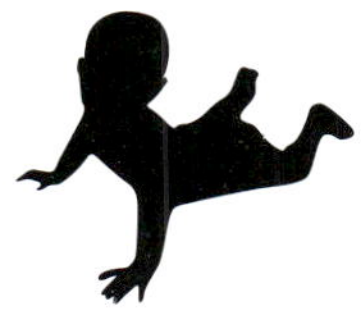

La survenue de problèmes graves est heureusement rare pendant la grossesse. Néanmoins, cette situation est souvent perturbante et difficile à accepter dans le contexte de l'attente du futur bébé. Il peut s'agir de problèmes spécifiques à la grossesse (diabète gestationnel, hypertension artérielle de la grossesse…) ou de problèmes non spécifiques qui peuvent retentir sur la santé de la maman ou du bébé (comme une infection). Il est important de souligner que le médecin ou la sage-femme qui suit la grossesse seront les plus à même de répondre à vos questions car ils ont une parfaite connaissance de vos antécédents et du déroulement de la grossesse.

1 • Le diabète gestationnel

Le diabète gestationnel (DG) se définit comme un diabète survenant pendant la grossesse, le plus souvent à partir du 2e trimestre. Chez toutes les femmes enceintes, les hormones de la grossesse réduisent l'action de l'insuline (insulinorésistance) dont la production par le pancréas est alors plus importante. Chez certaines femmes, la sécrétion d'insuline est insuffisante, ce qui ne permet pas une utilisation adéquate du sucre par les cellules et entraîne l'augmentation des taux sanguins de glucose (hyperglycémie).

Certains facteurs de risque prédisposent au DG :

- antécédents familiaux de diabète ;
- antécédent de DG lors d'une grossesse précédente ;
- âge supérieur à 35 ans ;
- obésité.

Néanmoins, près d'une fois sur deux, le DG survient chez des femmes n'ayant aucun facteur de risque particulier. La recherche d'un DG est proposée entre le 5e et le 6e mois de grossesse (24-28 SA) par un examen appelé « hyperglycémie provoquée » : on mesure le taux de sucre après ingestion d'une quantité définie de glucose (de 50 à 100 g selon les tests). Lorsqu'il existe des facteurs de risque de DG, le dosage de la glycémie à jeun au cours du 1er trimestre peut permettre de dépister un diabète plus tôt.

Les maladies spécifiques de la femme enceinte

vidéo aufeminin

En cas de découverte d'un DG, l'élément primordial est une alimentation équilibrée. L'aide d'une diététicienne peut être nécessaire. Il est conseillé de maintenir une activité physique régulière telle que la marche ou la natation. L'efficacité de ces mesures sera vérifiée par autosurveillance des glycémies capillaires (prélèvement d'une goutte de sang au bout du doigt) avant et après chaque repas. Si malgré cela, les glycémies restent élevées, le diabétologue peut proposer d'ajouter un traitement par injection d'insuline (insulinothérapie). Ces injections sont réalisées par la patiente elle-même. Elles sont indolores mais nécessitent un court apprentissage.
La majorité des femmes avec un diabète gestationnel accoucheront d'un bébé en bonne santé. Néanmoins, des complications peuvent exister en particulier lorsque le diabète n'est pas pris en charge : gros enfant de poids supérieur à 4 kg (ou macrosomie) qui augmente le risque d'accouchement par césarienne, hypoglycémie néonatale (glycémie trop basse) et ictère (jaunisse). Le diabète gestationnel disparaît généralement après l'accouchement, mais un tiers des femmes vont ultérieurement développer un diabète de type II (diabète de la cinquantaine). Favoriser l'allaitement, la perte de poids en cas de surpoids et le maintien d'une activité physique peut éviter l'évolution vers ce type de diabète.

2• L'hypertension artérielle gravidique et ses complications

ATTENTION ! Bien que l'insuffisance placentaire peut survenir dès le 1er trimestre, il n'existe pas de moyen de dépister cette pathologie avant l'apparition des signes cliniques. Le seul moyen est la surveillance de la tension artérielle, du poids et de la protéinurie lors des consultations. Car en cas d'hypertension ou de protéinurie, il y a souvent une insuffisance placentaire et donc un risque de retard de croissance du bébé.

L'hypertension artérielle (HTA) gravidique survient principalement au 3e trimestre de la grossesse. La pré-éclampsie associe à l'hypertension la présence de protéines (albumine) dans les urines (> 0,5 g/24 h). Bien qu'il s'agisse d'une maladie fréquente (5 à 10 % des grossesses), la cause en est inconnue. Une tension artérielle supérieure à 14/9 au repos définit l'HTA gravidique. Des œdèmes généralisés (gonflement des doigts, des pieds, du visage), une prise de poids rapide, des maux de tête (céphalées), des mouches volantes devant les yeux (phosphènes), des bourdonnements d'oreille (acouphènes) sont des signes qui doivent alerter.
L'HTA gravidique et la pré-éclampsie ne sont en réalité que des symptômes d'une anomalie du placenta appelée « insuffisance placentaire ». D'autres complications maternelles et fœtales sévères sont également possibles (lire ci-dessous). Elles peuvent mettre en danger la vie de la mère et du bébé.

LES COMPLICATIONS SÉVÈRES DE L'HTA

Les complications maternelles :
- Syndrome HELLP : hémolyse (destruction des globules rouges), élévation des enzymes du foie et thrombopénie (taux de plaquettes bas).
- Éclampsie : crises convulsives généralisées.
- Coagulation intravasculaire disséminée : troubles de la coagulation.
- Insuffisance rénale, voire diminution du volume des urines (anurie).
- Œdème aigu pulmonaire.

Les complications fœtales :
- Retard de croissance intra-utérin.
- Anomalie du rythme cardiaque.
- Hématome rétroplacentaire.
- Prématurité (provoquée).

Le premier traitement de l'HTA gravidique est le repos avec arrêt de travail. Un régime sans sel n'est pas nécessaire. Lorsque le repos est insuffisant, des médicaments anti-hypertenseurs peuvent être prescrits. En cas de complications, la prise en charge se fait en milieu spécialisé avec une hospitalisation. Une césarienne avant terme peut être nécessaire dans l'intérêt de l'enfant ou de sa maman et éviter des complications graves. En cas d'antécédent de prééclampsie, un traitement par aspirine à faible dose (75 à 160 mg/j) peut être prescrit lors de la grossesse suivante.

3• L'anémie

L'apparition d'une anémie (diminution du nombre des globules rouges) est fréquente au cours de la grossesse, car le bébé va consommer beaucoup de fer pour développer sa circulation sanguine. La maman va donc souvent manquer du fer nécessaire au renouvellement de ses propres globules rouges. L'anémie peut être due à une carence en vitamine B12, à une mauvaise alimentation ou à un jeûne, comme par exemple celui du ramadan chez les musulmans.
Si le médecin ou la sage-femme vous trouve pâle en examinant votre conjonctive (en écartant la paupière de l'œil), il ou elle vous fera faire une numération des globules rouges, parfois au premier trimestre et toujours au sixième mois. Si le nombre des globules rouges est insuffisant, cela signifie qu'il y a une anémie. Il faut alors la traiter, car des saignements importants peuvent se produire lors de l'accouchement et il est indispensable que vous soyez dans de bonnes conditions physiques pour pouvoir aborder cet événement. En effet, si vous accouchez avec une anémie, vous serez fatiguée et aurez du mal à supporter le travail et à pousser. De même, si l'accouchement est hémorragique, vous risquez de présenter une anémie sévère nécessitant une transfusion de sang.
Le traitement de l'anémie requiert une alimentation riche en fer (viandes rouges, lentilles, haricots verts) ainsi que la prise de comprimés de fer et d'acide folique. Attention, ce traitement va colorer vos selles en noir et peut aggraver la constipation !

4• La toxoplasmose

La toxoplasmose est une infection transmise par *toxoplasma gondii*. Ce parasite se trouve dans les intestins du chat ou d'autres espèces animales, dans les muscles des bovins et des ovins, mais aussi dans la terre. La toxoplasmose peut donc être contractée en portant ses mains à la bouche après avoir jardiné ou changé la litière du chat, ou encore en mangeant de la viande contaminée mal cuite ou des légumes mal lavés. Après une première contamination, vous êtes immunisée à vie grâce à la présence d'anticorps spécifiques dans le sang.
Pour plus d'informations, voir le chapitre « 2e mois ».

5• La rubéole

La rubéole est une affection virale relativement bénigne survenant le plus souvent dans l'enfance ; 95 % des femmes enceintes sont immunisées soit parce qu'elles ont contracté le virus durant leur enfance, soit parce qu'elles ont été vaccinées.
Une recherche d'anticorps sera réalisée systématiquement en début de grossesse (bilan de déclaration). En cas de négativité, la recherche sera répétée une fois par mois jusqu'au 4e mois.
L'infection passe le plus souvent inaperçue. Elle peut donner de la fièvre, une éruption cutanée ou encore une augmentation de volume des ganglions lymphatiques (adénopathie) au niveau du cou ou de la nuque. Si la rubéole survient pendant la grossesse, le virus peut atteindre le bébé. Les conséquences peuvent être variables selon le terme. Le moment le plus problématique se situe entre 8 et 11 SA, avec un risque de malformations multiples (cérébrales, oculaires, de l'oreille et du cœur). Le risque devient minime après 18 SA.

La vaccination est la seule prévention qui soit efficace. Elle est actuellement recommandée dans l'enfance à 12 mois pour la première injection. Le vaccin est contre-indiqué pendant la grossesse mais doit être fait après la naissance du bébé aux femmes qui n'avaient pas d'anticorps.
Pour plus d'informations, voir le chapitre « 2e mois ».

6• La listériose

La listériose est une maladie due à une bactérie qui se transmet par l'alimentation, en particulier les viandes crues, les fruits de mer, le lait cru et certains fromages au lait cru. Alors que chez la mère, l'infection est le plus souvent bénigne ou se réduit à de la fièvre avec des courbatures, les conséquences pour le bébé peuvent être dramatiques. La listériose peut induire un accouchement prématuré, un décès *in utero* ou une infection néonatale grave (troubles respiratoires, méningite, septicémie). La présence de la bactérie sera recherchée dans le sang (hémocultures) et dans les urines.
Le traitement contre la listériose utilise un antibiotique de la classe des pénicillines (amoxicilline). Il s'agit d'un traitement simple et efficace surtout lorsqu'il est débuté tôt après le début des signes. Pour plus d'informations, voir le chapitre « 2e mois ».

MESURES DE PRÉVENTION

- Évitez de consommer du lait cru et des produits à base de lait cru. Pour les autres fromages, il est recommandé d'enlever la croûte.
- Évitez de consommer des produits de charcuterie en gelée, les rillettes, le pâté, le foie gras, les poissons fumés, les coquillages crus, le surimi, le tarama. Préférez la charcuterie préemballée à la charcuterie à la coupe. Une fois l'emballage ouvert, consommez les produits rapidement.
- Cuisez bien les aliments crus d'origine animale (viandes, poissons, charcuterie crue telle que les lardons…) et réchauffez toujours les restes alimentaires et les plats cuisinés (le germe est détruit à 100 °C). Après avoir manipulé les aliments crus ou fait la cuisine, lavez-vous bien les mains et nettoyez le matériel de cuisine qui a été en contact avec les aliments.
- Nettoyez tous les 15 jours votre réfrigérateur et désinfectez-le à l'eau javellisée. Veillez à ce que la température à l'intérieur reste autour de 4 °C. Disposez les aliments dans des emballages séparés.

ATTENTION ! Comme le cytomégalovirus est souvent transmis par les enfants, si vous vivez au contact d'enfants en bas âge soit par votre activité professionnelle, soit parce que vous avez déjà des enfants, il faut éviter le contact avec les sécrétions des nourrissons (baiser sur la bouche, partage de la cuillère) et vous laver soigneusement les mains, particulièrement après chaque change.

7• L'infection à cytomégalovirus

Le cytomégalovirus donne un syndrome viral qui peut ressembler à la grippe (fièvre, maux de tête, ganglions). Il survient le plus souvent dans l'enfance, ce qui explique qu'une majorité des femmes enceintes n'ont rien à craindre de ce virus. Si l'infection survient pour la première fois pendant la grossesse, elle est le plus souvent sans danger pour le bébé. Néanmoins, elle peut rarement donner un retard de développement, des malformations du cerveau ou une surdité.
Pour plus d'informations, voir le chapitre « 3e mois ».

8• La varicelle

La varicelle est une infection virale due au virus *varicelle zona*. 95 % des femmes enceintes sont protégées pendant leur grossesse car elles ont déjà présenté l'infection durant leur enfance. La survenue de la varicelle au cours de la grossesse comporte des risques à la fois maternels et fœtaux. Les complications maternelles sont celles liées à la survenue de la varicelle chez l'adulte, avec un risque plus fréquent de complications pulmonaires. La survenue de difficultés respiratoires en cas de varicelle doit donc amener à consulter rapidement.
Pour le bébé, les risques dépendent du moment d'exposition. La varicelle congénitale est due à une infection qui survient entre 8 et 24 SA. La transmission fœtale est estimée entre 6 et 8 % avec un risque d'atteinte fœtale faible (1 à 2 %). Le virus peut être à l'origine d'une atteinte des membres, de cicatrices au niveau de la peau, d'anomalies cérébrales ou d'un retard de croissance. Au-delà de 24 SA, il n'y a plus de risque fœtal sauf lorsque la varicelle survient à proximité de l'accouchement. En effet, lorsque l'éruption survient 5 jours avant et 2 jours après la naissance, elle peut entraîner une varicelle néonatale (éruption cutanée, infection pulmonaire, méningite ou encéphalite) dans 25 à 50 % des cas. Si vous n'avez pas eu la varicelle dans l'enfance, il vaut mieux vous faire vacciner avant la grossesse ou juste après l'accouchement.

ATTENTION ! En cas de contact avec un enfant qui a la varicelle, il est recommandé de prendre contact avec votre médecin qui prescrira une simple prise de sang permettant de vérifier la présence d'anticorps et ainsi la protection contre l'infection. En l'absence d'anticorps, il sera important de surveiller sa température (fièvre) et l'aspect de sa peau (éruption survenant dans les 15 jours).

9• L'herpès

Il existe deux types d'herpès : l'herpès génital et l'herpès labial (autour des lèvres). L'herpès génital se traduit par une sensation de brûlure suivie par une éruption vésiculaire. Le virus peut être également excrété au niveau vaginal sans aucun signe. Le virus peut se transmettre au cours de l'accouchement et induire un herpès néonatal chez le bébé (fièvre, éruption et méningite).
En cas de première infection (primo-infection) survenant dans le mois qui précède l'accouchement ou en cas de poussée 7 jours avant l'accouchement, le risque de transmission au bébé est important. Toute symptomatologie évocatrice d'un herpès doit être signalée au médecin, qui prescrira un traitement antiviral et prendra toutes les précautions nécessaires pour éviter la contamination.
La prévention passe par le signalement au médecin des antécédents d'herpès génital. Il est conseillé d'avoir des rapports protégés en fin de grossesse en cas d'antécédent d'herpès chez l'un ou l'autre des partenaires. Un traitement antiviral pourra être prescrit en fin de grossesse de façon systématique pour éviter l'excrétion du virus au niveau vaginal. En fonction des symptômes survenant trop près de l'accouchement, une césarienne pourra être réalisée.
À la naissance, il sera recommandé de se laver soigneusement les mains avant de prendre l'enfant et de séparer les serviettes et gants de toilette de la mère de ceux du bébé et enfin, d'éviter absolument d'embrasser l'enfant si un bouton de fièvre apparaît (même si le virus est différent, il existe également un risque de transmission en cas d'herpès labial). Le pédiatre recherchera des signes d'herpès chez le nouveau-né et préviendra les parents sur les éventuels symptômes devant les amener à consulter à la maternité :

- éruption cutanée (petites vésicules transparentes sur la peau) ;
- conjonctivite (œil rouge qui pleure en permanence) ;
- fièvre ;
- changement de comportement (refus de prendre le biberon, endormissement pendant la toilette ou les repas, irritabilité excessive) ;
- voire des convulsions.

10 • Les infections urinaires

Les infections urinaires (IU) correspondent à la présence de bactéries dans les urines, elles sont également appelées « cystites ». Elles sont plus fréquentes pendant la grossesse car elles sont favorisées par les hormones de la grossesse et la dilatation des uretères (canaux qui vont du rein à la vessie), comprimés par l'utérus volumineux.
Le plus souvent, l'IU ne donne aucun signe. Néanmoins, elle peut se révéler par des brûlures urinaires, une plus grande fréquence des mictions, des urines troubles ou une pesanteur au niveau du pelvis. Elle peut donner des contractions utérines et être à l'origine d'une menace d'accouchement prématuré. Une fièvre associée à des douleurs dans le dos peut faire craindre une infection du rein (pyélonéphrite). L'IU est facilement dépistée par la réalisation d'une bandelette urinaire en consultation prénatale. Un examen cytobactériologique des urines (ECBU) permet de confirmer l'infection et de déterminer le germe en cause et sa sensibilité aux antibiotiques.
L'IU sera prise en charge par un traitement antibiotique qui peut être « minute » (une journée de traitement) ou plus prolongé (7 à 10 jours).

PRÉVENIR LA CYSTITE

Pour prévenir ces infections, il est conseillé de boire au moins 1,5 litre d'eau par jour et d'éviter le port de sous-vêtements synthétiques. Le jus de cranberry est utile si vous avez des infections à répétition.

11 • La grippe saisonnière

ATTENTION ! En France, la vaccination antigrippale est recommandée aux femmes enceintes et surtout chez celles présentant un risque de complications : maladie respiratoire chronique (asthme, mucoviscidose), maladie cardiaque mal tolérée, maladie rénale chronique, anomalies héréditaires de l'hémoglobine (drépanocytose, thalassémie), diabète de type I ou II mal équilibré...

Elle est due aux *virus influenzae* de type A, B ou C. Elle frappe tous les ans en France 2,5 millions de personnes, entre novembre et avril.
Une grippe saisonnière débute généralement brutalement, 2 à 3 jours après un contact avec une personne grippée, par un malaise général avec des maux de tête, des frissons, de la fièvre, des courbatures, de la fatigue…
En plus de ces symptômes, des signes respiratoires apparaissent rapidement : toux sèche, douleurs pharyngées, congestion nasale, écoulement nasal, éternuements, larmoiements.
La toux est le symptôme le plus fréquent. Parfois importante, elle est douloureuse et s'accompagne après quelques jours d'une expectoration qui peut être purulente (toux grasse).
Des signes digestifs (nausées, vomissements, diarrhée) sont parfois observés.
La grippe se transmet d'une personne à une autre par les petites gouttelettes de salive projetées comme un fin brouillard quand on tousse ou éternue.
Chez la femme enceinte, elle peut entraîner des complications pulmonaires (pneumonie) ou cardiaques. Elle peut également entraîner des fausses couches ou des accouchements prématurés. Cependant, aucune malformation fœtale particulière liée au virus de la grippe n'a été décrite.

PRÉVENIR LA GRIPPE PENDANT VOTRE GROSSESSE

La prévention est importante. Il faut éviter au maximum les contacts rapprochés avec les personnes grippées. Si elles vivent sous votre toit, évitez de les embrasser, demandez-leur de porter un masque si elles toussent, de se moucher dans des mouchoirs en papier à jeter et de se laver les mains. La vaccination de toutes les femmes enceintes contre la grippe est recommandée au cours du 2e trimestre. Une seule injection est nécessaire. En cas de problèmes pulmonaires (asthme sévère, dilatation des bronches, insuffisance respiratoire), la vaccination doit être faite au 1er trimestre.

ATTENTION ! Au début de la maladie, 24 heures avant l'apparition des symptômes, la personne contaminée est contagieuse sans le savoir, et sans présenter les signes de la grippe. Il sera donc important de rester très prudente dans vos contacts pour ne pas contaminer les autres, ni être vous-même contaminée.

Si vous avez de la fièvre et des douleurs musculaires, allez consulter votre médecin ou la sage-femme, car ces symptômes ne sont pas forcément liés à la grippe et peuvent être causés par une autre pathologie : infection urinaire, listériose, paludisme (en cas de région endémique, ou de retour de vacances d'un pays à risque).

Le médecin, s'il confirme le diagnostic de grippe, vous donnera le plus souvent du paracétamol pour faire baisser la fièvre et vous conseillera de boire abondamment (eau, bouillon, tisane), surtout si vous transpirez beaucoup. La grippe guérit toute seule mais il faut savoir qu'après une première montée de fièvre, celle-ci descend puis remonte une journée avant la guérison. On parle de température en V.

Le traitement par oseltamivir peut être prescrit chez la femme enceinte à risque de complications, vaccinée ou non ; il convient de le mettre en place le plus rapidement possible et au maximum dans les 48 heures après un contact avec une personne ayant présenté un syndrome grippal.

ATTENTION ! En cas de grippe, il faut savoir qu'une personne infectée est contagieuse 1 jour avant et 6 jours après le début des symptômes.

12 • Le parvovirus B19

Fréquent chez l'enfant, il associe de la fièvre et une éruption cutanée sous forme de plaques rouges sur le visage, le cou et le thorax. Cette affection virale dite aussi « 5e maladie » est contagieuse, elle peut toucher la femme enceinte et se transmettre au fœtus dans 30 % des cas, ce qui peut entraîner une anémie sévère du fœtus. En cas d'apparition d'une éruption cutannée chez la femme enceinte, il faut suspecter cette affection, surtout si un enfant de la famille en a été atteint. Il convient ensuite de consulter le médecin qui fera faire une prise de sang afin de rechercher des anticorps spécifiques de ce virus. Le diagnostic affirmé, on surveillera le fœtus par échographie tous les 15 jours pour rechercher des signes d'anémie. Si des signes sévères apparaissent, il peut être proposé une transfusion au fœtus par ponction du cordon.

Il n'existe ni traitement antiviral ni vaccin contre le parvovirus B19. Le dépistage des personnes ayant eu cette infection dans l'enfance n'est pas recommandé. Si un enfant de la famille est atteint par cette infection, la maman enceinte doit, par des mesures d'hygiène simples (soins à l'enfant prodigués par le père, lavage fréquent des mains, port d'un masque), essayer de ne pas l'attraper.

13 • Le chikungunya

Ce virus se transmet par les piqûres de moustiques. Il est fréquent en Afrique subsaharienne, à La Réunion, à Mayotte, mais aussi aux Antilles, en Guyane, en Inde et en Asie.
Cette affection se traduit par de la fièvre élevée (39 à 40 °C) avec des maux de tête, des douleurs articulaires, une éruption cutanée. L'évolution est le plus souvent favorable, mais il peut persister des douleurs articulaires pendant plusieurs semaines. Il existe des formes graves avec réactions méningées, péricardite.
Pour le diagnostic, une prise de sang à la recherche d'anticorps viraux est nécessaire. L'immunité acquise est durable, c'est donc une maladie que l'on n'a qu'une seule fois. Dans 90 % des cas, la femme enceinte ne transmet pas le virus à son enfant si la contamination a lieu bien avant l'accouchement.

14 • Le virus Zika

Le virus Zika (ZIKV) est un flavivirus de la même famille que les virus de la dengue et de la fièvre jaune. Transmis par les moustiques du genre Aedes, ZIKV est connu depuis 1947. Il a été responsable jusqu'en 2013 de cas sporadiques ou de petites épidémies. Après son émergence en Polynésie française en octobre 2013, il s'est propagé dans le Pacifique, dans les Amériques en 2015 et dans les Caraïbes fin 2015. Il existe un risque non négligeable que le ZIKV arrive en Europe.
La durée d'incubation varie de 3 à 12 jours. L'infection par le ZIKV ne provoque aucun symptôme chez les adultes dans les trois quarts des cas. Les formes symptomatiques sont caractérisées par un syndrome pseudo-grippal et une éruption cutanée diffuse. Il n'y a pas de formes graves rapportées chez l'adulte ni chez l'enfant. Cependant cette infection peut provoquer des syndromes de Guillain-Barré.
Récemment, les médecins brésiliens ont observé une augmentation de l'incidence de microcéphalies (tête de petite taille) chez les fœtus de femmes enceintes ayant contracté le virus Zika. Le risque est faible : 0,5 % des naissances. Le risque est quasi nul en France métropolitaine, mais plus élevé pour les voyageuses qui reviennent d'Amérique du Sud (Brésil), d'Amérique centrale, des Caraïbes, de Polynésie, du Cap-Vert.
Dès lors, il est justifié que tout professionnel de la périnatalité interroge les femmes enceintes sur un éventuel voyage récent en zone d'endémie afin de leur proposer :

- une prise de sang pour vérifier si elles ont contracté ou non la maladie ;
- en cas de positivité, une surveillance échographique mensuelle avec des mesures du tour de tête de leur fœtus.

En cas de voyage impératif d'une femme enceinte, ou en âge de procréer, en zone d'endémie, il faut appliquer les mesures de prévention contre les piqûres de moustiques : port de vêtements longs couvrant les bras et les jambes jusqu'aux chevilles, si possible imprégnés de répulsif, moustiquaires imprégnées dans l'habitat…, et proposer une contraception aux femmes en âge de procréer.
Il n'y a pas de transmission interhumaine par contact simple (serrer la main, embrasser sur la joue). En revanche, la transmission du virus par voie sexuelle serait possible, l'emploi du préservatif est donc recommandé pour les femmes enceintes ou en âge de procréer en zones d'endémie, ou dont le compagnon est suspecté d'être infecté.

15 • Le virus de l'immunodéficience humaine (VIH)

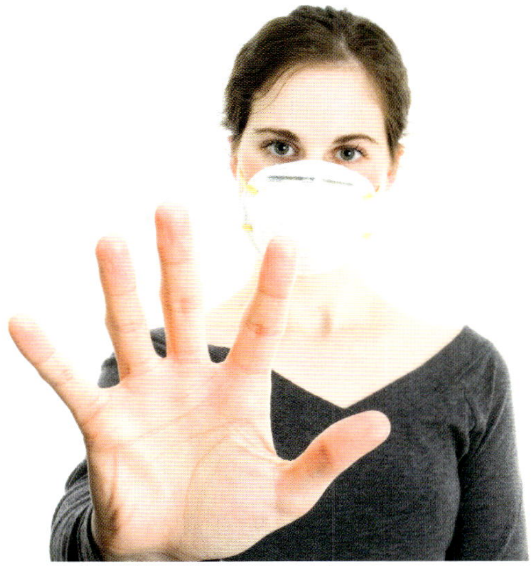

Le virus de l'immunodéficience humaine est un virus qui touche le système immunitaire. Le stade le plus avancé de la maladie est le syndrome d'immunodéficience acquise (SIDA). L'infection par le virus de l'immunodéficience humaine (VIH) n'empêche plus aujourd'hui de mener à bien une grossesse. Les progrès thérapeutiques effectués ces dernières années ont amélioré la prise en charge de la future mère et de son bébé.
Le risque majeur est la transmission du virus principalement en fin de grossesse, au cours du travail et de l'accouchement. La prévention de la transmission materno-fœtale repose sur le dépistage précoce chez la mère, un suivi spécialisé et une prise en charge médicale des mères avec un traitement antirétroviral pendant la grossesse. Une perfusion d'AZT (un des antirétroviraux) sera réalisée pendant le travail. Un accouchement par voie naturelle est possible lorsque le virus n'est pas détectable en fin de grossesse. Dans les autres cas, une césarienne sera programmée. L'infection par le VIH est, en France, une contre-indication formelle à l'allaitement maternel. Le nouveau-né sera traité de façon préventive pendant 6 semaines. Ces mesures ont permis de réduire de façon importante le risque de transmission du virus de la mère à l'enfant (moins de 1 % actuellement dans les pays occidentaux).
La séropositivité est souvent découverte lors de la déclaration de grossesse. Acceptez que l'on vous fasse le test de dépistage, c'est important pour vous et pour le bébé.

16 • Les problèmes liés au facteur Rhésus

Les globules rouges portent à leur surface des protéines appelées « antigènes », les groupes sanguins A, B, O et Rhésus qui caractérisent un individu ; 85 % de la population est Rhésus-D positif car les globules rouges portent le facteur Rhésus-D. Quand une femme Rhésus-D négatif est enceinte d'un bébé qui a hérité du groupe Rhésus-D positif de son père, le passage du sang du bébé dans la circulation maternelle peut conduire à la production d'anticorps. C'est ce que l'on appelle une allo-immunisation fœto-maternelle Rh-D. Lors d'une première grossesse, cela est sans grande conséquence pour l'enfant, car les anticorps anti-D sont habituellement produits en fin de grossesse ou au moment de l'accouchement, trop tard pour affecter le bébé. En revanche, lors d'une grossesse suivante, le système immunitaire de la maman, qui a conservé en mémoire les informations, va réagir rapidement au contact des globules rouges Rh-D et produire une grande quantité d'anticorps anti-D. Il y a alors un risque d'anémie pour ce futur bébé. En revanche, ces anticorps anti-D sont sans risque pour la maman.
Pour éviter une iso-immunisation Rh-D, il est possible d'injecter des immunoglobulines anti-D à la maman. Ce traitement est proposé à une femme Rh-D négatif en cas d'événement qui a pu favoriser un passage de globules rouges du bébé vers la mère (fausse couche, amniocentèse, version, accouchement...) ou de façon systématique au début du 3e trimestre car il existe un passage spontané de globules rouges en fin de grossesse.

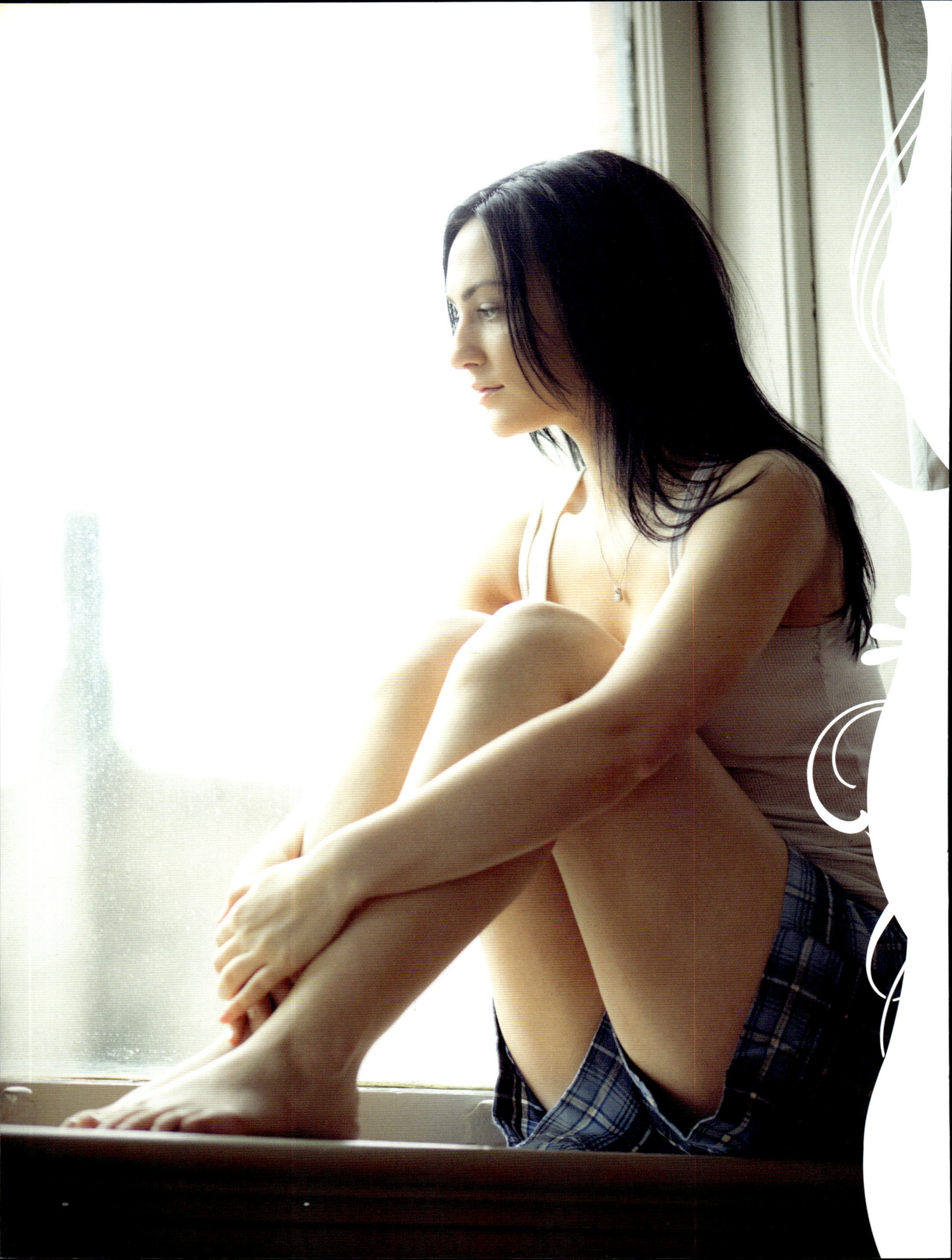

Quand ça se passe mal

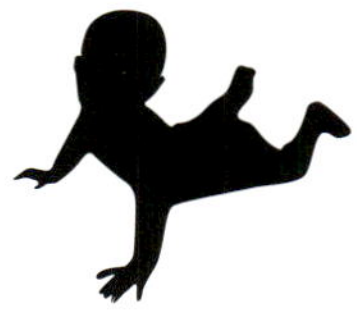

La plupart des accouchements se déroulent sans problème, et c'est un enfant bien portant qui est déposé dans les bras de sa maman. Les pages qui vont suivre décrivent certains problèmes qui peuvent survenir au cours de la grossesse. Ces pages sont là pour vous informer. Nous vous conseillons de les lire sans vous inquiéter, en gardant bien à l'esprit que, dans la très grande majorité des cas, tout se passe bien. Une femme enceinte est particulièrement sensible aux événements malheureux qui peuvent se dérouler autour d'elle : une de vos amies fait une fausse couche, vous vous sentez très affectée, un film vu à la télé peut également vous émouvoir plus que d'habitude. Sachez vous protéger en essayant de privilégier les pensées positives et les moments calmes. Si vous savez préserver votre bébé en respectant une hygiène de vie adaptée, dites-vous que vous faites tout ce qui est en votre pouvoir pour le bien-être de votre petit bout. Et lâchez prise. Laissez la nature faire son travail car, en général, elle le fait bien.
Faites également confiance à l'équipe médicale et à votre échographiste : 80 % des pathologies graves sont décelées à l'échographie.

Lorsque la grossesse s'interrompt

1 • La grossesse extra-utérine

Qu'est-ce qu'une grossesse extra-utérine ?

Une grossesse normale se développe dans l'utérus : l'œuf progresse dans les trompes pendant les 7 premiers jours de gestation, puis il s'installe à l'intérieur de l'utérus.
Il arrive parfois que la grossesse ne débute pas au bon endroit. On parle alors de grossesse « extra-utérine » (GEU), car l'œuf reste dans les trompes et ne s'implante pas à l'intérieur de l'utérus. La grossesse n'est pas viable, et si le corps ne la stoppe pas spontanément, le développement de l'œuf peut être

« MON INQUIÉTUDE PROVOQUAIT DES CONTRACTIONS »

NATHALIE, 35 ANS

Ma sœur et moi, nous sommes tombées enceintes en même temps. Nous étions donc sur un petit nuage lorsque le pire est arrivé : l'enfant de ma sœur n'était pas viable.
Ce qui est arrivé à ma sœur est un fait extrêmement rare.
Mais j'ai été très affectée par cet événement. Lorsque je suis entrée dans le 6e mois de grossesse, de très fortes contractions sont apparues : ma gynécologue m'a ordonné d'arrêter le travail, et surtout, de partir en vacances. Elle avait raison : je suis donc partie et les contractions se sont aussitôt arrêtées.
Mais même si, sur le papier « tout allait bien », dans ma tête, ce n'était pas le cas.

dangereux pour la maman. En effet, la trompe dans laquelle l'œuf séjourne et grossit peut se rompre, ce qui peut être grave pour la santé de la mère.
Aujourd'hui, les grossesses extra-utérines représentent 0,5 % des grossesses.
Il est important de les diagnostiquer précocement pour pouvoir réaliser un traitement médical ou chirurgical avant que la trompe ne se rompe, ce qui nécessiterait une intervention en urgence.

Quelles sont les principales causes d'une grossesse extra-utérine ?

La fécondation d'un ovule est réalisée dans le tiers externe d'une des trompes utérines. En temps normal, l'œuf fécondé migre de la trompe utérine vers la cavité utérine où il s'implante au 6e jour environ.
Dans le cas de la grossesse extra-utérine, il y a un défaut d'implantation de l'embryon dans le fond utérin. Cela peut résulter de deux mécanismes : un trouble de la migration ou un trouble de la nidation.

- Le trouble de la migration est essentiellement lié à une anomalie des trompes, à une diminution de leur mobilité, qui peut être due à une infection (salpingite) ou à ses séquelles : dilatation (hydrosalpinx), lésions du pavillon (phimosis). Ce type de grossesse extra-utérine est également plus fréquent chez les fumeuses.
- Le trouble de la nidation dans la cavité utérine est lié à des anomalies de l'utérus, notamment des antécédents de traumatismes ou des malformations : agénésie utérine, utérus uni- ou bicorne.

ATTENTION ! Si vous êtes Rhésus négatif, les saignements provoqués par la grossesse extra-utérine imposent des précautions, surtout si votre conjoint est de groupe Rhésus positif. Afin d'éviter une complication pour les grossesses suivantes, une injection d'immunoglobulines (appelées « anti-D ») est effectuée dans les trois jours qui suivent les premiers saignements ou le traitement de la grossesse extra-utérine. Cette injection empêche que l'organisme maternel fabrique des anticorps contre un futur embryon de Rhésus positif.

Lorsqu'on cherche les raisons d'une grossesse extra-utérine, on trouve généralement :

- des antécédents d'infections sexuellement transmissibles : *Chlamydiae trachomatis, Mycoplasme hominis, Neisseria gonorrhoeae* ;
- le tabagisme ;
- un antécédent de grossesse extra-utérine (si vous avez déjà eu une grossesse de ce type, il est donc indispensable d'être suivie de façon précoce) ;
- des antécédents de chirurgie des trompes : plastie, adhérences ;
- un traitement de l'infertilité : stimulation de l'ovulation, fécondations *in vitro* ;
- l'usage de pilules microprogestatives : ces pilules modifient la texture de la paroi utérine ;
- un antécédent d'endométriose (ovarienne, péritonéale, utérine…), car cette maladie modifie notamment la paroi utérine ;
- un antécédent de chirurgie pelvienne : curetage endo-utérin, par exemple, à la suite d'une IVG ou d'une fausse couche ;
- une exposition *in utero* au Distilbène (DES).

Contrairement aux idées reçues, le stérilet n'augmente pas le risque de grossesse extra-utérine.

Comment évolue une grossesse extra-utérine ?

La grossesse extra-utérine peut évoluer vers une expulsion spontanée, une stagnation ou une croissance provoquant la rupture du sac gestationnel et notamment de la trompe.
Dans tous les cas, le diagnostic de grossesse extra-utérine nécessite une surveillance régulière jusqu'à ce que l'on constate la baisse de l'hormone de grossesse. Votre traitement sera fonction de votre état clinique et de l'évolution de la situation. En cas d'expulsion en cours, une surveillance clinique, biologique et échographique est suffisante. En cas de stagnation à un stade précoce et sans signe de complication, un traitement médical consistera en

COMMENT DÉTECTE-T-ON UNE GROSSESSE EXTRA-UTÉRINE ?

Au départ, les signes sont identiques à ceux d'une grossesse : vous n'avez plus vos règles, le test acheté en pharmacie est positif. Cependant, d'autres symptômes peuvent alerter et doivent vous conduire à consulter un médecin :

- saignements, le plus souvent sépia, après un retard de règles ;
- douleurs latéralisées du bas-ventre ;
- une hémorragie plus importante peut être le signe de complications de la grossesse extra-utérine : la rupture d'une trompe peut être très douloureuse ou hémorragique. L'échographie pelvienne par voie abdominale et endovaginale (par une sonde désinfectée et protégée) confirmera l'absence de nidation dans la cavité utérine.

Parfois, la découverte peut être fortuite lors de la première échographie de suivi de grossesse.

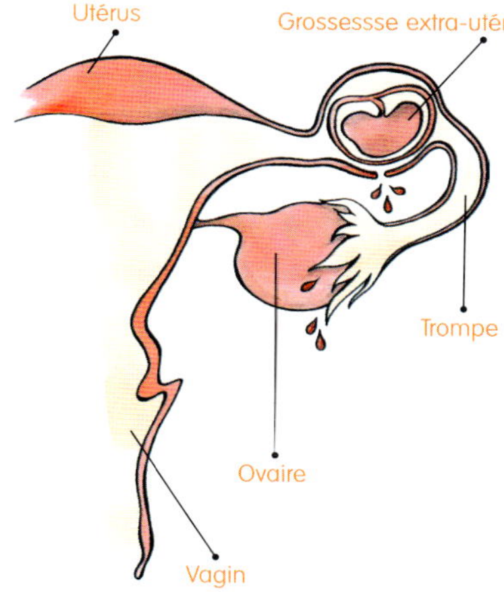

La grossesse extra-utérine

l'injection d'un produit (méthotrexate) qui entraînera l'expulsion du sac gestationnel. L'injection peut être répétée en cas d'échec de la première tentative.
Si vous présentez des complications ou que la grossesse est trop avancée et est évolutive, il vous sera proposé un traitement chirurgical par cœlioscopie (trois petits orifices abdominaux évitant de larges incisions) ou par laparotomie (incision abdominale transversale ou médiane) en fonction de l'importance du saignement et de la masse du sac gestationnel. Ce traitement peut être conservateur (salpingotomie) ou radical, avec ablation de la trompe malade (salpingectomie).

ATTENTION ! Si vous avez déjà vécu une grossesse extra-utérine, et quel que soit le traitement institué, il existe un risque de récidive d'environ 10 à 20 %. C'est pourquoi les grossesses survenant après une grossesse extra-utérine doivent être précocement surveillées. Il est important de ne pas démarrer de nouvelle grossesse trop précocement, et donc d'utiliser un moyen de contraception adapté.
Il est souvent proposé une contraception par pilule œstro-progestative afin de régénérer la muqueuse utérine (la pilule progestative sera évitée car elle modifie la paroi utérine).

ATTENTION ! Une hémorragie au 1er trimestre ne veut pas toujours dire un arrêt d'évolution de la grossesse. Cela peut correspondre seulement à un décollement de l'œuf (décollement du trophoblaste). L'échographie permet de faire le diagnostic en vérifiant la preuve d'un œuf dans la cavité utérine, dont une partie n'adhère pas à la paroi utérine, avec la présence d'un embryon vivant. Le repos et les contrôles échographiques vérifieront la résorption progressive de ce défaut d'accolement sans autre préjudice pour votre bébé.

2• La fausse couche spontanée

La fausse couche spontanée, ou avortement spontané, est un arrêt accidentel de grossesse précoce. Ce type de fausse couche survient dans environ 15 % à 20 % des grossesses. Ces arrêts spontanés de grossesses se manifestent majoritairement avant 12 SA (10 semaines de grossesse).

N'HÉSITEZ PAS À CONSULTER UN PSYCHOLOGUE

La fausse couche est le plus souvent sans conséquence pour les grossesses à venir. Mais elle n'est pas anodine pour les futurs bébés : deuil à accomplir avant d'entamer une nouvelle grossesse, peur de perdre à nouveau son enfant… Ce n'est pas parce que votre ventre ne s'est pas arrondi que vous n'avez pas été enceinte. Si une sensation de tristesse ou de lassitude se prolonge pendant plusieurs semaines, n'hésitez pas à consulter un psychologue qui pourra vous aider à passer le cap. Demandez conseil dans l'hôpital ou la clinique où vous avez été suivie.

Dans la très grande majorité des cas, les causes de la fausse couche ne sont pas connues. Cependant, après deux fausses couches consécutives, votre médecin pourra rechercher une cause.
La plupart du temps, c'est en raison de saignements, noirâtres ou rouge vif, que le diagnostic de grossesse arrêté est réalisé. On peut présenter des douleurs du bas-ventre (pelviennes) ressemblant à des contractions.

Quelles sont les causes de la fausse couche ?

Dans la très grande majorité des cas, la fausse couche fait partie des phénomènes naturels. Il s'agit d'un œuf « inadéquat » qui ne peut pas se développer. Dans certains cas, il ne comporte pas d'embryon. C'est ce qu'on appelle un « œuf clair ». Cela ne préjuge en rien de grossesses normales ultérieures. Mais certains facteurs de risque existent :

- un âge maternel supérieur à 40 ans ;
- des maladies génétiques parentales ;
- des antécédents d'avortements spontanés répétés (plusieurs fausses couches à la suite) ;
- des pathologies maternelles générales : troubles de la coagulation, maladies immunitaires, infections ;
- une anomalie dans le caryotype d'un des deux parents ;
- des pathologies maternelles utérines : fibromes, malformations, infections.

Quand il n'y a pas de symptômes…

Parfois, on ne ressent aucun signe avant-coureur de la fausse couche. La découverte d'une fausse couche spontanée sera alors fortuite : on s'aperçoit, lors de la première échographie du suivi de grossesse, que l'œuf a cessé de se développer. Une échographie pelvienne par voie abdominale et endovaginale (par une sonde désinfectée et protégée) confirmera l'arrêt de la grossesse. On constate alors l'absence d'activité cardiaque de l'embryon, des mensurations trop petites pour le terme de la grossesse estimé, ou une absence de sac gestationnel dans l'utérus.
Le diagnostic peut aussi être établi après un contrôle qui permet d'affirmer la non-évolutivité de la grossesse.

« J'AI MIS DU TEMPS À M'EN REMETTRE »

MARIE-AGNÈS, 33 ANS

J'ai vécu deux épisodes de fausse couche avant d'avoir ma fille, qui a aujourd'hui 9 mois. Je ne pensais pas que je serais autant affectée. Je savais que cela pouvait arriver, je savais que, dans la majorité des cas, ce n'est pas grave, que c'est la loi de la nature. J'avais moi-même consolé des amies qui avaient vécu une fausse couche en leur disant : « Ce n'est pas grave, la prochaine fois sera la bonne. » Je ne savais pas que ces mots pouvaient faire très mal, au lieu de réconforter. Pour la première fausse couche, j'ai accusé le coup, j'ai encaissé, comme on dit. Pour la seconde, ce fut plus compliqué, car je suis restée enceinte deux mois. Et en deux mois, c'est fou ce qu'on se fait comme film : on envisage la chambre du bébé, on se voit déjà maman… j'ai beaucoup pleuré, j'ai mis plusieurs mois à faire mon deuil de cet enfant qui ne grandissait plus, mais qui avait grandi dans ma tête.

Comment se déroule une fausse couche ?

L'évolution d'une fausse couche spontanée peut être marquée par :

- une évacuation spontanée complète du sac gestationnel de la cavité utérine ;
- une évacuation spontanée incomplète de la cavité utérine ;
- des saignements plus ou moins abondants entretenus par l'évacuation incomplète ;
- des signes de choc hypovolémique : perte de sang très abondante entraînant des problèmes cardiaques, un malaise, voire une perte de connaissance ;
- une rétention du sac gestationnel dans la cavité utérine.

Dans tous les cas, une surveillance de l'expulsion complète du sac gestationnel est réalisée par des échographies de contrôle régulières.

En cas d'expulsion spontanée, votre médecin vérifiera par une échographie qu'elle a été complète, pour éliminer la rétention utérine avec des risques de saignements ultérieurs.

L'expulsion peut être provoquée *via* la prise de médicaments prescrits par le médecin (un traitement qui peut être pris à domicile) favorisant les contractions utérines, et donc le décollement complet de l'embryon.

En cas de persistance de l'embryon malgré le traitement médical, ou de complications hémorragiques, un traitement chirurgical par aspiration (ou curetage) intra-utérin permettra l'évacuation complète de la grossesse arrêtée.

Le produit du curetage peut être conservé et analysé à la recherche d'une cause. Il est cependant rare qu'une cause soit formellement identifiée à ce terme. Après l'évacuation complète, un saignement minime peut persister quelques jours. Les complications après un curetage sont rares.

Que faire après une fausse couche ?

Après une fausse couche spontanée précoce, un œstroprogestatif peut être prescrit afin d'espacer la survenue d'une prochaine grossesse.

Il s'agit également de ne pas initier de nouvelle grossesse trop précocement. En effet, le vécu d'une fausse couche nécessite parfois un certain recul et une prise en charge psychologique même si certains couples souhaitent, avec raison, remettre en route rapidement une grossesse.

Dans la majorité des cas, la fertilité n'est pas altérée après une fausse couche. Des examens complémentaires ne sont engagés qu'après des épisodes répétés de fausses couches (plus de trois consécutives).

ATTENTION ! Si vous êtes Rhésus négatif, les saignements provoqués par la fausse couche spontanée imposent des précautions, surtout si votre compagnon est de groupe Rhésus positif. Une injection d'immunoglobulines (appelées « anti-D ») est effectuée dans les trois jours qui suivent les premiers saignements ou l'expulsion, afin d'empêcher que l'organisme maternel fabrique des anticorps contre un futur embryon de Rhésus positif.

UN ŒUF CLAIR, C'EST QUOI ?

Un œuf clair est un œuf qui comporte les membranes (amnios) et le futur placenta (chorion) mais qui est sans embryon. À l'échographie l'utérus présente bien un œuf, mais celui-ci est vide. On dit alors que l'œuf est « clair ». Dans ce cas, la grossesse ne peut se développer. Il se produit alors une « fausse couche ». L'œuf peut se résorber spontanément, avec éventuellement un saignement comparable à des règles. Les règles reviendront 45 jours après. Si l'œuf clair ne disparaît pas seul, on peut soit administrer des prostaglandines pour provoquer sa disparition, soit l'aspirer.

« UNE SALE EXPÉRIENCE ! »

ALYON4, FORUM
aufeminin

J'ai fait une fausse couche à 7 semaines. Cela a débuté par des douleurs, comme des règles fortes. Les douleurs partaient vers le haut des jambes. Un jour, il y eut des pertes sanguinolentes sombres. Le lendemain soir, j'ai eu une perte plus importante et j'ai expulsé un gros caillot de sang. J'ai foncé aux Urgences… Cette fausse couche s'est produite il y a 3 mois, et j'y pense tout le temps. Aujourd'hui, je n'ai plus envie de tomber enceinte. Je ne sais si j'y arriverai un jour. Mon gynéco ne m'a pas tellement rassurée. Je trouve qu'on ne parle pas assez de ce problème de fausse couche et des conséquences que cela entraîne.

Une naissance prématurée

1 • L'accouchement prématuré

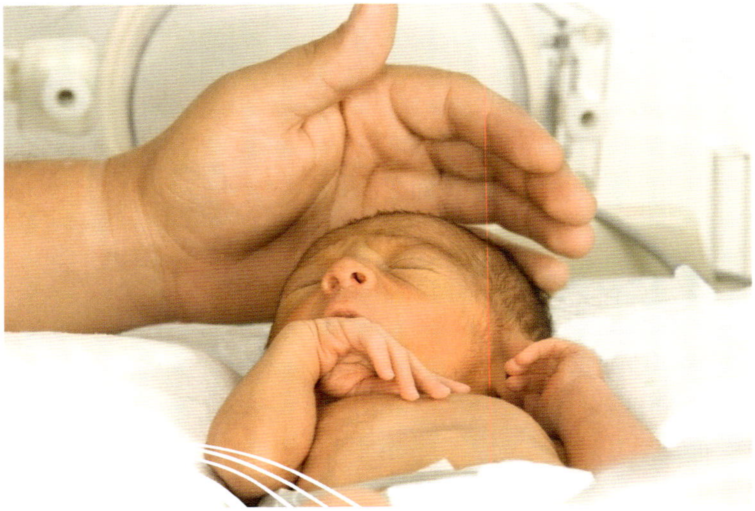

UN SAIGNEMENT AU 3e TRIMESTRE

Attention, cela peut être le signe d'une anomalie d'insertion du placenta qui, au lieu d'être inséré dans le fond utérin, est inséré vers le col, voire le recouvre, ou un décollement prématuré d'un placenta normalement inséré. Un saignement au 3e trimestre doit nécessiter une hospitalisation en urgence. Une césarienne de toute urgence peut être nécessaire pour sauver l'enfant et la mère.

La prématurité représente 5 à 7 % des accouchements en France.
La naissance prématurée d'un enfant est toujours un événement bouleversant pour les parents : ils n'y sont pas préparés, et les inquiétudes sont nombreuses, les principales étant : comment va évoluer la santé de l'enfant ? Présentera-t-il des séquelles ?
À la prématurité vient s'ajouter la séparation précoce, qui est bien sûr difficile à vivre : les parents ressentent un sentiment d'impuissance face à la situation de leur enfant. En couveuse ou en soins intensifs, il est plus difficile de créer un lien avec le tout-petit. L'éloignement lié au lieu d'hospitalisation accentue encore ce sentiment. Même après le retour du bébé à la maison, les angoisses peuvent perdurer.

Quand parle-t-on d'accouchement prématuré ?

La prématurité se définit par un accouchement avant 37 SA. La grande prématurité est évoquée entre 28 SA et 32 SA, la très grande prématurité entre 26 SA et 27 SA et enfin, on parle d'extrême prématurité pour les naissances survenant avant 26 SA.
Il est important de faire la différence entre la prématurité spontanée, qui est la conséquence d'un accouchement inopiné, et la prématurité induite ou provoquée par l'interruption de la grossesse avant le terme, qui relève d'une décision médicale prise dans le cas où le pronostic vital de la mère ou du bébé sont en jeu, en particulier en cas d'hypertension pendant la grossesse (toxémie gravidique).

LA PRÉMATURITÉ

En France, la prématurité concerne près de 55 000 enfants par an.

Quelles sont les causes d'un accouchement prématuré ?

Les causes de l'accouchement prématuré sont multiples. Elles peuvent être aussi bien fœtales que maternelles, et elles sont parfois inconnues. On retrouve cependant de manière récurrente certaines situations :

- la mère est porteuse d'un fibrome utérin surtout s'il se développe dans la cavité utérine ;
- la mère souffre d'une malformation utérine ;
- un traumatisme abdominal est survenu au cours de la grossesse ;
- le col reste ouvert : béance cervico-isthmique (ouverture du col utérin en dehors de la grossesse) ;
- les infections vaginales ou urinaires ;
- le liquide amniotique s'est infecté (chorioamniotite) ;
- un retard de croissance et/ou des malformations du fœtus ;
- un excès de liquide amniotique, peut-être lié au fait que le bébé est très gros, ou associé à certaines malformations ;
- des grossesses multiples (jumeaux, triplés…).

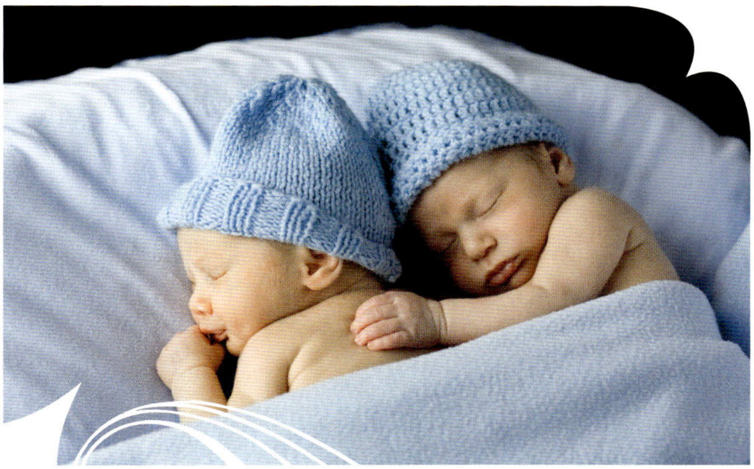

ATTENTION ! Les grossesses multiples, qui sont en augmentation constante avec la procréation médicale assistée, peuvent être responsables d'un accouchement prématuré. Il est à noter que 25 % des jumeaux naissent prématurés.

Quels sont les facteurs favorisant un accouchement prématuré ?

- L'antécédent d'accouchement prématuré ou de fausses couches tardives.
- Les conditions difficiles de travail avec des trajets longs.
- Le contexte socio-économique défavorable.
- La mauvaise surveillance de la grossesse.
- La prise de toxiques (tabac, stupéfiants, alcool…).

Dans quels cas réaliser un accouchement prématuré programmé ?

Concernant la prématurité induite (accouchement prématuré programmé), il est important de souligner que, même si à l'heure actuelle, d'énormes progrès sont faits dans la prise en charge des tout-petits, la décision de vous faire accoucher avant terme n'est jamais prise à la légère. Elle fait toujours suite à un examen approfondi des bénéfices et des risques pour vous et votre bébé.

Les principales indications sont :

- l'hypertension artérielle de la grossesse rebelle au traitement (pré-éclampsie) ;

ATTENTION ! Le diabète gestationnel (diabète de la grossesse) ou l'hypertension artérielle mal contrôlés peuvent nécessiter un accouchement prématuré décidé par le médecin.

- un retard de croissance intra-utérin ;
- un hématome rétroplacentaire (complication de la pré-éclampsie) ;
- une incompatibilité Rhésus ;
- des signes de souffrance fœtale ;
- un diabète maternel déséquilibré.

Avez-vous un risque d'accoucher prématurément ?

On ne peut pas parler de prématurité sans aborder la menace d'accouchement prématuré (MAP), qui se caractérise par une modification du col accompagnée ou non de contractions utérines ressenties.
Certains signes doivent vous alerter : douleurs pelviennes, contractions, fièvre, perte de liquide amniotique, ou saignements.
Le diagnostic de raccourcissement du col est fait par échographie vaginale, examen plus performant que le toucher vaginal par sa précision dans l'évaluation de la longueur cervicale. Si le col fait plus de 25 mm de long, rien de grave : avec le repos à la maison et le traitement, la grossesse va se poursuivre normalement. En revanche, si le col est plus court (inférieur à 25 mm), le risque d'accouchement prématuré est accru et une hospitalisation sera nécessaire.
Quand le diagnostic de MAP est posé, une hospitalisation dans un centre adapté en fonction de l'âge de la grossesse peut s'avérer nécessaire. Un traitement est mis en place, à savoir une tocolyse pour arrêter les contractions utérines et/ou une antibiothérapie s'il est trouvé une infection du vagin ou du col.
Si l'accouchement est inéluctable, votre médecin vous prescrira un traitement par corticoïdes, dont les bénéfices sur la maturation pulmonaire du bébé sont clairement établis. Cela permettra à votre enfant d'avoir un système respiratoire un peu plus mature à sa naissance.

Quels sont les risques pour votre enfant ?

Le développement rapide et constant de la néonatalogie n'a cessé d'abaisser les limites de la viabilité. Dans les cas d'extrême prématurité – heureusement très rares –, la prise en charge est discutée conjointement entre les parents et l'équipe soignante. Les décisions seront prises d'un commun accord et dans l'intérêt de l'enfant.
Il est important que les parents se familiarisent avec les différentes étapes des soins dispensés à leur bébé, afin de les vivre au mieux. En effet, c'est de la qualité de la prise en charge en termes d'efficacité et de précocité que va dépendre le pronostic de vie de l'enfant. Il en est de même pour la prise en charge obstétricale.
Le bébé prématuré a besoin d'une prise en charge spécifique dans une structure pédiatrique adaptée, en fonction du terme auquel il naît (maternités de type II ou III). Plus il naît prématurément, plus il fait l'objet d'une surveillance intensive et de soins spécialisés (type III).
Un ensemble de critères morphologiques et neurologiques permettent d'évaluer le degré de sa prématurité. Les problèmes découlant de la naissance prématurée sont dus à l'immaturité des organes aussi bien dans leur anatomie que dans leur fonction biochimique.

Les problèmes de poids

À la naissance, l'enfant prématuré est bien proportionné, sa peau est fine, rouge, le lanugo (duvet) recouvre ses épaules et son dos. Mais ses réserves sous-cutanées de graisse sont faibles, et il existe parfois un œdème des extrémités. Plus le bébé est prématuré, plus ces signes sont présents.
Le tonus étant fonction de son âge gestationnel, un enfant prématuré sera donc moins tonique qu'un bébé à terme.

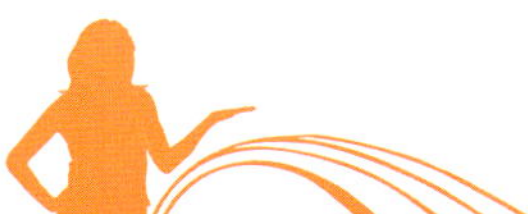

« J'AI ALLAITÉ MA FILLE PRÉMATURÉE »

SAFIA, 27 ANS

Ma fille est née trop tôt et ça a été très difficile pour moi de me séparer d'elle. Heureusement, l'équipe médicale m'a beaucoup soutenue dans mon choix de l'allaiter et malgré les sondes nasales, cela ne lui a jamais posé de problèmes. Comme elle était petite et s'affaiblissait vite, je stimulais la lactation au moyen d'un tire-lait.

Les problèmes de respiration

Le problème majeur et immédiat des nouveau-nés prématurés est l'adaptation à la respiration. Bien que complètement formés, les poumons sont immatures dans leur fonction par un déficit ou une absence de sécrétion d'une substance appelée le « surfactant ».
Le surfactant est fabriqué par les alvéoles pulmonaires en fin de grossesse. Il les tapisse et les empêche de se fermer totalement lors de l'expiration. L'absence ou le déficit de surfactant est à l'origine d'une affection appelée «maladie des membranes hyalines», qui touche surtout les nouveau-nés prématurés, et qui est responsable d'une insuffisance respiratoire aiguë. Les membranes peuvent se résorber spontanément vers le 4e ou 5e jour, le temps de synthétiser du surfactant, et l'enfant retrouve une respiration normale. Mais plus l'enfant est prématuré, plus la détresse respiratoire est sévère et une prise en charge rapide s'impose. Dans un premier temps, l'intubation (passage d'un petit tube par les narines jusqu'à la trachée) est nécessaire pour permettre l'oxygénation du bébé, de même que l'instillation de surfactant sous forme liquide par la sonde d'intubation.
Grâce au matériel d'oxygénation, très performant, et à l'efficacité du surfactant, les problèmes respiratoires du bébé vont régresser rapidement.

Le problème de l'hypothermie

Dans le même temps, ses difficultés à réguler sa température corporelle l'exposent à l'hypothermie, et rendent indispensable un environnement thermique adapté. C'est pourquoi, à la naissance, après l'avoir séché soigneusement et délicatement et lui avoir prodigué les soins nécessaires à une bonne oxygénation, il est placé en incubateur (couveuse).
Cet espace chaud et clos permet également de le protéger des risques infectieux potentiels, son système immunitaire ne lui permettant pas de lutter efficacement contre les infections.

Les problèmes de digestion

À l'instar des autres organes, le tube digestif du nouveau-né prématuré est immature et nécessite une alimentation progressive par de petites quantités de lait maternel administrées par une sonde arrivant directement dans l'estomac. Il reçoit également des nutriments par perfusion sanguine. En même temps que le lait passe dans la sonde, on donne une tétine adaptée au bébé de façon à favoriser la succion et lui apporter une sensation de satiété. Au fur et à mesure que la tolérance digestive de l'enfant s'améliore, on augmente l'alimentation par voie gastrique jusqu'à supprimer la voie sanguine.
L'alimentation idéale de l'enfant prématuré est le lait maternel, de préférence par don direct de la mère.
Les problèmes digestifs sont les plus longs à régresser. L'adaptation à l'alimentation est progressive et parfois lente, et il ne faut pas exclure le risque d'entérocolite (ballonnements, vomissements, altération de la muqueuse intestinale).

Les problèmes hépatiques

L'ictère, ou «jaunisse», est assez fréquent et peut apparaître rapidement, il est dû à une immaturité du foie qui provoque une concentration élevée de bilirubine (pigment jaune présent dans la bile).
Cette pigmentation jaune de la peau et des muqueuses résulte de l'accumulation de la bilirubine, qui est normalement épurée par le foie et éliminée dans les urines et les selles. Si le foie ne remplit pas cette fonction, la bilirubine persiste dans l'organisme et donne à la peau cette coloration jaune.

BÉBÉ A BIEN PLUS DE RESSOURCES QU'ON NE LE CROIT !

En raison de son immaturité et de sa fragilité, l'enfant prématuré a besoin d'une surveillance continue. Mais il possède déjà des ressources qui lui permettent de se développer. Il s'agit donc de l'y aider en restant attentif aux signes discrets qui témoignent de ses besoins. La surveillance de ces signes est importante, afin d'éviter autant que possible une prise en charge trop invasive.
Les problèmes liés à la prématurité sont dépendants du terme auquel naît le bébé et de son état à la naissance. À l'heure actuelle, les progrès spectaculaires dans le domaine de la néonatalogie donnent aux enfants prématurés toutes les chances de grandir et d'évoluer normalement.
Précisons que la durée d'hospitalisation dans ces unités est très variable.
Quand, à la date du terme où il aurait dû naître, le bébé peut s'alimenter normalement (6 repas par jour) sans présenter de troubles digestifs, que sa courbe de croissance est ascendante, qu'il respire normalement, et que l'ictère est résorbé, une sortie peut être envisagée : il pourra alors mener la vie normale d'un tout-petit de son âge. Même si le lait maternel reste le lait le plus adapté à ses besoins, il est possible de lui donner du lait maternisé. On vous conseillera à la sortie de maternité sur le lait adapté.

La plupart du temps, cet ictère régresse spontanément, mais, chez le prématuré, un traitement par photothérapie (exposition à une lumière bleue) peut s'avérer nécessaire. La vision de votre bébé, nu avec un masque sur les yeux sous cette lumière vive, vous impressionnera sûrement, mais soyez confiante dans l'efficacité de ce traitement. Plus la surface de peau exposée au rayonnement est grande, plus la résorption de l'ictère est rapide.

Les problèmes de développement cérébral

Le développement cérébral et l'activité cérébrale sont évalués respectivement par l'échographie transfontanellaire, qui est un examen parfaitement indolore, l'électroencéphalogramme voire l'IRM.

Quel est le rôle des parents ?

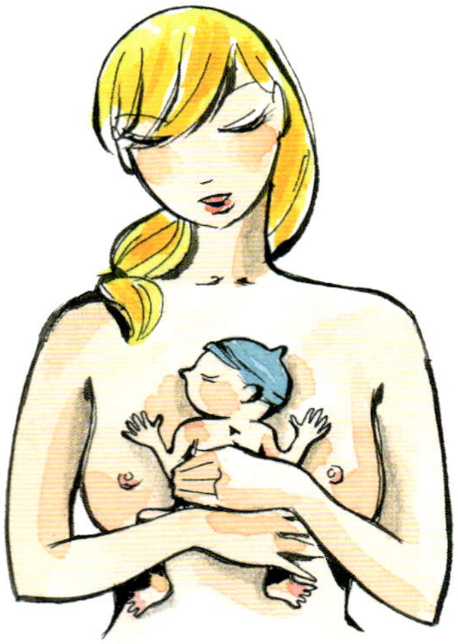

Le portage d'un prématuré.
Pour porter votre bébé, mettez-le précautionneusement contre vous et nouez autour de vous la pièce de tissu, qui doit se trouver juste en dessous de l'oreille de votre bébé.

Il est difficile d'imaginer le stress provoqué par une naissance prématurée : votre enfant est en détresse aussi bien corporelle qu'affective, et vous vivez une déception, un arrachement, vous ressentez peut-être de la culpabilité. Votre enfant est arrivé, et c'est naturel, comme pour toute mère séparée de son bébé à la naissance, vous avez des difficultés à identifier ses besoins et parfois des réticences à faire les soins, parfois même à le prendre dans vos bras.
Les signes d'attachement se manifesteront plus tardivement ou de manière moins évidente. Le discours des mères sur leur enfant traduit l'anxiété, la crainte de ne pouvoir s'en occuper efficacement. De telles inquiétudes peuvent croître au fur et à mesure que la date de la sortie du service de néonatalogie approche.
L'environnement hypermédicalisé des services de néonatalogie permet cependant aux parents de prendre leur place et de trouver leurs marques : vous faites partie intégrante de la prise en charge et êtes des acteurs de soins, au même titre que les soignants. Cette mise en confiance dès la période d'hospitalisation vous permettra de prendre le relais de retour à la maison. Votre implication dans les soins, votre présence, et le contact corporel avec votre bébé ne peuvent que renforcer le lien fragile qui vous unit.
Pour rétablir le contact physique avec votre bébé, dont vous êtes privée par la barrière de l'incubateur, il existe une méthode appelée « peau à peau » qui est un soin à part entière et qui favorise le développement du tout-petit. Le bébé, enveloppé d'un linge pour qu'il se sente maintenu et plus en sécurité à la sortie de la couveuse, est déposé ensuite délicatement contre vous, en peau à peau. Pour utiliser l'écharpe de portage, demandez conseil à l'équipe médicale car un prématuré ne se porte pas comme un bébé à terme.

LA MAISON DES PARENTS

Si vous habitez loin du service de néonatalogie et que vous souhaitez rester près de votre bébé, renseignez-vous auprès du cadre infirmier du service ou du médecin sur l'existence d'une maison des parents proche de l'hôpital, où vous pourrez être hébergée, voire nourrie selon un tarif adapté à vos revenus et bien meilleur marché qu'à l'hôtel.
Fédération des maisons d'accueil hospitalières (FMAH) – 4, rue de l'Arsenal, 75004 Paris. Consultez leur site Internet pour en savoir plus.

Le « peau à peau » est bénéfique à plus d'un titre : c'est un moyen de renforcer le lien qui relie la mère et l'enfant ; il apporte des bénéfices cliniques et comportementaux en développant le contact et l'éveil des sens du nouveau-né, le papa peut d'ailleurs lui aussi pratiquer ce soin. Il est effectué en toute sécurité pour l'enfant, sans générer de stress, tant pour le parent que pour le soignant. Il n'existe pas de contre-indication majeure à cette relation intime et privilégiée. Les seuls impératifs sont la stabilité de l'état de l'enfant et la disponibilité du soignant.
L'enfant doit être mis en peau à peau le plus tôt possible, car cette méthode développe le sentiment de compétence maternelle, favorise la montée laiteuse, diminue les réactions de stress, améliore l'oxygénation, favorise l'endormissement du bébé et la relation parent/bébé/soignant. Vous ne vous sentirez plus dépossédée de votre bébé et aurez un sentiment de plénitude.

2 • L'organisation familiale

Parce que l'arrivée d'un bébé prématuré perturbe toute la famille, y compris la fratrie, les services de néonatalogie organisent un accompagnement des frères et sœurs lors de la présentation du bébé. Cela permet de répondre à leurs questions et de leur expliquer les soins qui sont prodigués.
La naissance d'un prématuré est généralement mal vécue par la mère. Aussi, malgré le bonheur que procure une première naissance, le retour à la maison est source d'angoisse. L'environnement du domicile semble hostile, moins sécurisé et aseptisé qu'à l'hôpital. Mais si votre enfant est rentré à la maison, c'est que les médecins ont jugé qu'il était capable d'affronter cette sortie.
Des indications et des conseils précieux vous sont donnés quelques jours avant la sortie : conseils de couchage, conduite à tenir en cas d'hyperthermie (fièvre), mesures de prévention de la bronchiolite, conseils de jeux et de posture. C'est au cours de cet entretien que les soignants insisteront sur l'importance du suivi à long terme, et vous donneront la liste des contacts en cas de problèmes ou de questions. C'est également au cours de cette mise au point que l'on pourra s'assurer que tout est prêt à la maison pour recevoir le nourrisson.

VOTRE CONGÉ MATERNITÉ

Quelle que soit la date de naissance de votre enfant prématuré, votre congé maternité n'est pas modifié : la Sécurité sociale ne prend en compte que la date de début de grossesse et le nombre d'enfants. Les congés prénataux non pris sont reportés en postnatal.

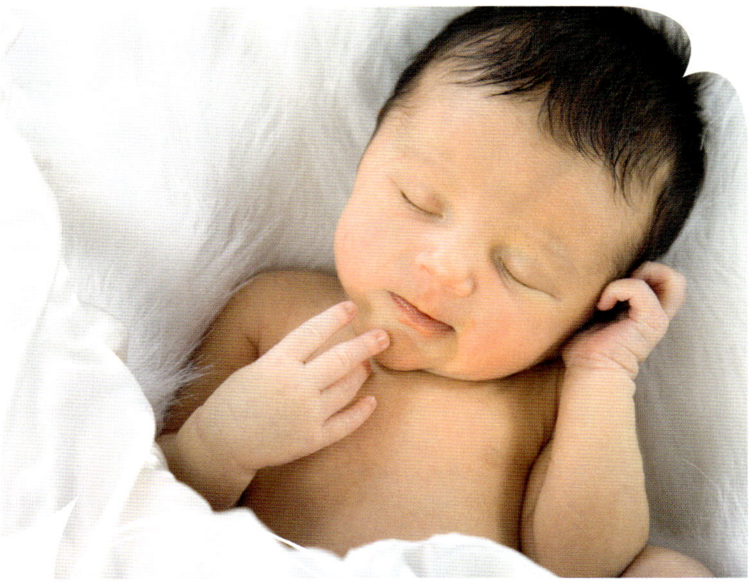

Mais ne vous inquiétez pas, malgré un démarrage difficile, votre bébé est sur le bon chemin. Laissez-vous guider par votre bon sens de parents.
Évitez de surprotéger votre bébé et n'essayez surtout pas de recréer chez vous l'univers aseptisé et médicalisé de la maternité, mais appliquez simplement des règles de base, et surtout, faites le point régulièrement avec votre médecin traitant ou votre pédiatre sur sa croissance. Cette attention médicale permet d'équilibrer les carences et de contrôler le poids, le périmètre crânien, la mobilité, la vision, l'audition… Suivre de près le développement de votre enfant est le meilleur moyen de dépister les troubles, les retards éventuels et d'agir en conséquence.
L'arrivée de votre bébé dans son nouvel environnement doit se faire progressivement, en douceur. Certes, un enfant prématuré a besoin de soins, mais il a surtout besoin d'affection et d'attention.
En rentrant à la maison, faites-lui faire le tour de la maison pour lui présenter son nouveau cadre de vie, cette visite le rassurera. Pour le prématuré comme pour tous les bébés, le lien charnel avec les parents est essentiel, aussi ne soyez pas avare de câlins, de massages et de marques de tendresse.
Les prématurés connaissent davantage de troubles du sommeil et de l'alimentation, ils pleurent davantage et ont plus de difficultés à s'adapter aux changements. Mais ne vous inquiétez pas, tout rentre dans l'ordre avec le temps.
Ne vous culpabilisez pas si vous ne l'allaitez pas, il vaut mieux donner un biberon avec amour que le sein à contrecœur.
Pensez à vous laver les mains, en particulier avant et après les changes et avant les repas. Mieux vaut aussi tenir à distance les animaux… sans pour autant qu'ils se sentent tout à coup délaissés. Ces règles sont simples et s'appliquent à tous les nouveau-nés.
N'oubliez pas également que même si votre bébé est en bonne santé, il est vulnérable en cas d'infection respiratoire, surtout s'il a un faible poids. Pour éviter toute complication, il convient donc de l'éloigner des personnes malades, de bannir les transports en commun et d'éviter les grands magasins !
En appliquant ces règles simples et en lui apportant amour et attention, vous permettrez à votre bébé de grandir et de s'épanouir au sein de votre famille.

Les anomalies fœtales

1 • Le dépistage d'une anomalie fœtale

La surveillance d'une grossesse consiste en des examens cliniques, biologiques et échographiques pour s'assurer de la bonne tolérance de la mère et du bon développement du fœtus. Au cours des examens, il est possible de mettre en évidence des perturbations biologiques ou échographiques témoignant d'anomalies fœtales.

PONCTION DU SANG FŒTAL, BIOPSIE OU AMNIOCENTÈSE ?

Si on décèle, lors de la première échographie (12 SA), une anomalie sévère, on peut pratiquer très tôt une biopsie pour connaître le caryotype fœtal et en savoir plus. La biopsie est également indiquée en cas d'antécédents ou d'anomalies biologiques décelées au cours de grossesses précédentes. La biopsie, c'est un prélèvement effectué sur le trophoblaste (à partir de 10 semaines d'aménorrhée). Le trophoblaste est ce qui est en place avant l'installation du placenta.
On peut aussi effectuer une amniocentèse : à partir de 17 SA, ou une analyse de sang fœtal prélevé sur le cordon ombilical, à partir de 19-20 SA pour déterminer le nombre et la structure des chromosomes. L'amniocentèse pose le diagnostic d'anomalies chromosomiques ou génétiques (potentiellement transmissibles par les parents) et les signes d'infection par un virus ou un parasite comme le toxoplasme. Elle peut être réalisée à tout moment au cours de la grossesse.

Des anomalies peuvent être découvertes au cours de la grossesse ou à la naissance. En France, trois échographies sont proposées : à 12, 22 et 32 SA. D'autres échographies peuvent être réalisées, en raison de signes cliniques évoquant une pathologie : excès ou, au contraire, faible quantité de liquide amniotique, infection (rubéole, toxoplasmose, varicelle…), faible croissance du bébé, etc. Des prélèvements de liquide amniotique, de trophoblaste (futur placenta) ou de sang fœtal peuvent être faits pour affiner le diagnostic et déterminer la conduite à tenir.
Le dépistage de la trisomie 21 (maladie improprement appelée « mongolisme ») vous sera proposé, mais vous êtes libre de vous y soumettre ou non. Il repose sur la mesure échographique de l'épaisseur de la nuque du fœtus entre 11 SA et 13 SA et 6 jours, et sur le dosage dans le sang maternel de la protéine PAPP-A et de l'hormone bêta-HCG. La combinaison de la valeur de ces mesures et de l'âge maternel permet de calculer le risque d'avoir ou non un enfant ayant une anomalie chromosomique. Si ce risque est supérieur à 1/250 (par exemple 1/50), il est considéré comme élevé et il vous sera alors proposé de faire un prélèvement de liquide amniotique ou de trophoblaste pour pouvoir établir le diagnostic, car seul un prélèvement de cellules fœtales permet de savoir s'il y a véritablement une anomalie. Si, au contraire, le risque calculé est inférieur à 1/250 (par exemple 1/1 000), on ne vous proposera pas de faire un prélèvement ovulaire, car on estime dans ce cas que le risque de fausse couche lié au prélèvement (1 %) est trop important par rapport au risque d'anomalie (1/1 000). Cela ne veut pas dire pour autant que votre enfant sera à « 100 % normal » à la naissance (voir chapitre « 3e mois »).
Le dépistage des anomalies chromosomiques 13, 18, 21, X, Y, voire d'autres chromosomes, peut aussi se faire par une simple prise sang. Ces tests ne remplacent pas le dépistage par échographie et prise de sang, car, malgré un test sanguin normal, il peut y avoir des anomalies visibles seulement à l'échographie. (Voir chapitre « 3e mois ».)

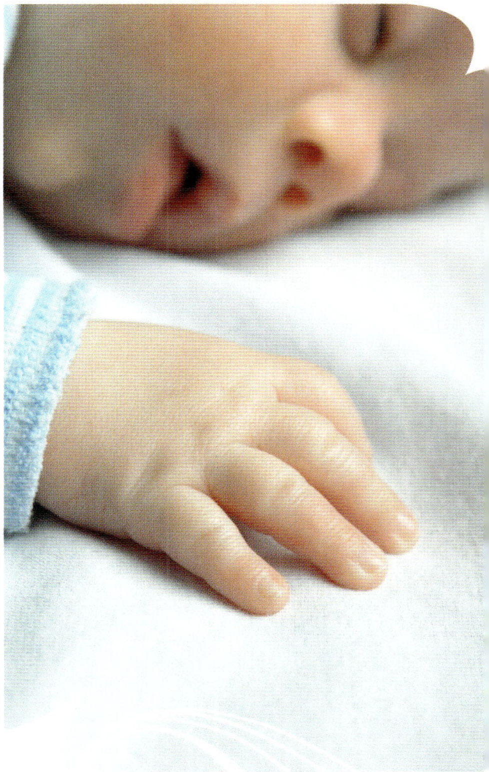

2• Que se passe-t-il lorsqu'une anomalie est détectée ?

Votre échographiste a suspecté ou diagnostiqué une malformation chez votre bébé. Cette annonce est toujours source de beaucoup d'angoisses et d'inquiétudes : va-t-il pouvoir vivre ? Est-ce que c'est grave ? Que faire ?
Il existe en France une cinquantaine de centres pluridisciplinaires de diagnostic prénatal (CPDPN), au moins un par région. Ces centres, agréés par l'Agence de la biomédecine, mettent en commun les compétences de plusieurs professionnels spécialisés dans la médecine prénatale : de l'échographie aux analyses biologiques et des chromosomes, en passant par l'IRM, la radiologie, la psychologie et, bien sûr, les pédiatres médecins ou chirurgiens.
Votre échographiste prendra donc rapidement un rendez-vous pour vous, ou ira lui-même présenter votre dossier dans un CPDPN. Ces spécialistes feront le point sur la malformation ou la maladie du futur bébé, ils vous rencontreront pour vous expliquer les différentes possibilités thérapeutiques et évaluer la meilleure prise en charge de votre enfant à sa naissance.
Selon les cas, il peut vous être conseillé d'accoucher dans une maternité qui sera en mesure de soigner ou d'opérer votre bébé dès sa naissance : c'est ce que l'on appelle le « transfert *in utero* ». Si l'intervention n'est pas urgente, vous pourrez accoucher dans la maternité de votre choix, votre nouveau-né sera transféré secondairement, et vous pourrez bien sûr l'accompagner.

« NOUS AVONS CHOISI DE FAIRE UNE BIOPSIE »

MARIE, 37 ANS

Lorsque je suis tombée enceinte de mon premier enfant, nous avions déjà réfléchi au « pire », mon mari et moi. J'ai une tante handicapée (atteinte de trisomie 21), je ne pouvais donc pas éluder cette éventualité. Je pense qu'il est important d'avoir réfléchi à tout cela avant de décider d'avoir un enfant, car c'est un choix très personnel, parfois religieux, souvent intime. À la première échographie, on a tout de suite vu qu'il y avait un problème : l'épaisseur de la nuque et la clarté nucale n'étaient pas normales. Mon médecin m'a conseillé de faire une biopsie pour en savoir plus. Je n'ai pas hésité. Nous étions très informés sur les risques éventuels de fausse couche, mais ma décision était prise. Après la biopsie, ce fut très dur : le diagnostic a été confirmé, mon enfant était porteur d'une trisomie 22, assez rare. J'ai choisi l'interruption médicale de grossesse ; même si je n'ai jamais douté de mon choix qui était absolument réfléchi, ce fut un moment très difficile. L'IMG se déroule comme un accouchement, ce n'est pas un avortement. Les femmes qui prennent cette décision doivent en être informées.

Quelle que soit la pathologie, il est primordial que vous ayez un contact avec l'équipe pédiatrique et/ou chirurgicale avant la naissance. Cela vous permettra de pouvoir poser toutes les questions que vous souhaitez, et l'équipe pourra constituer le dossier bien avant la naissance et être ainsi préparée à accueillir et soigner votre enfant.
Il n'est pas possible de dresser le catalogue des spécialités chirurgicales et pédiatriques des services hospitaliers : chaque centre de diagnostic prénatal travaille avec son propre réseau, constitué des équipes médicales les plus performantes dans telle ou telle spécialité, c'est pourquoi il est important que vous puissiez entrer en contact avec celle qu'on vous propose le plus tôt possible avant la naissance.
Un rendez-vous vous sera systématiquement proposé avec le psychologue ou le psychiatre de l'équipe. Cette rencontre vous sera d'une grande aide pour verbaliser les angoisses très légitimes liées à cette grossesse difficile.

3• Quels sont les principaux types d'anomalies ?

Les différentes anomalies retrouvées peuvent être :

- chromosomiques : de nombre ou de structure (la trisomie 21, par exemple) ;
- génétiques : transmissibles (comme la mucoviscidose) ;
- morphologiques : digestives, cérébrales, génito-urologiques, cardiaques ;
- liées à une infection : rubéole, toxoplasmose, cytomégalovirus.

Plusieurs anomalies peuvent être associées et constituer ce que les médecins appellent un « syndrome polymalformatif ». Cela peut être la conséquence d'une maladie génétique ou encore d'une maladie infectieuse contractée lors de la grossesse. Afin de permettre un avis éclairé sur les risques de handicap et l'indication d'une prise en charge prénatale (interruption médicale de grossesse ou intervention *in utero*), un conseil génétique est proposé aux familles.
En cas de confirmation d'anomalies fœtales, les solutions proposées seront fonction du terme de la grossesse, de la cause et du pronostic de cette pathologie après évaluation par l'équipe médicale des bénéfices et des risques des techniques utilisées.
La prise en charge peut donc consister en :

- un traitement médical maternel et/ou du fœtus *in utero* et du nouveau-né ;
- un traitement chirurgical *in utero* ou à la naissance ;
- éventuellement, une interruption médicale de la grossesse en cours.

Une prise en charge psychologique est toujours proposée aux familles subissant l'annonce d'anomalies fœtales. Des adresses d'associations peuvent être communiquées au couple pour certaines pathologies.

L'interruption médicale de grossesse (IMG)

1 • La prise de décision

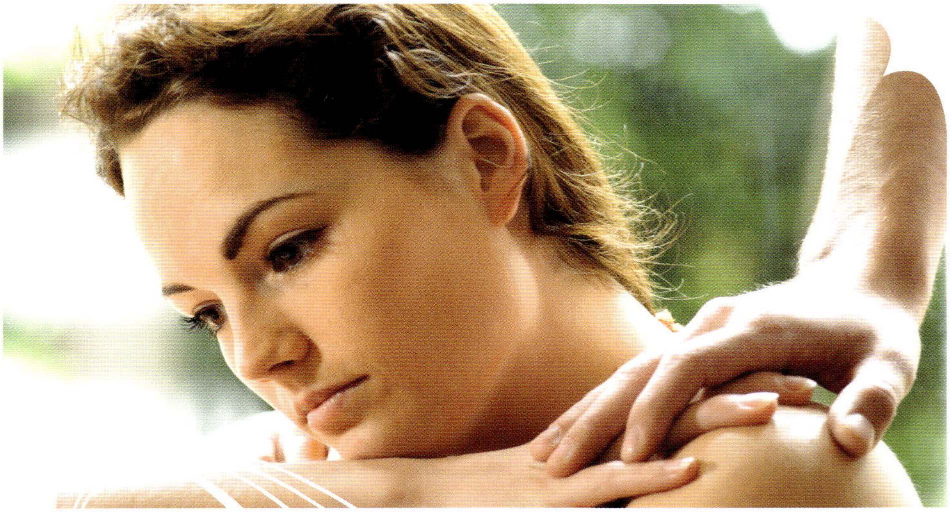

Il ne faut pas confondre IVG et IMG : l'IVG est une interruption volontaire de grossesse avant 3 mois, légale en France, et qui se déroule soit par aspiration, soit par prise de médicaments. L'interruption médicale de grossesse (IMG) ou interruption thérapeutique de grossesse (ITG) est une interruption de grossesse demandée par le couple et acceptée par les médecins d'un centre pluridisciplinaire prénatal en raison de la gravité de la pathologie de la maman ou de son bébé. En France, environ 5 000 IMG sont réalisées chaque année. Il n'y a pas de délais pour les IMG, qui peuvent être réalisées au 2e voire au 3e trimestre.

Lorsqu'une anomalie maternelle ou fœtale est découverte en cours de grossesse, le pronostic vital de la mère et le handicap de l'enfant à naître sont évalués au cours de réunions de concertation par les spécialistes référents du CPDPN. Actuellement, il est rare que l'IMG soit envisagée en raison de l'état de santé de la maman (maladie de cœur très grave, cancer, problème psychiatrique), sauf si la poursuite de la grossesse met sa vie en jeu. Le plus souvent, on l'envisage en raison d'une maladie grave du fœtus, sans solutions thérapeutiques. Il peut s'agir d'anomalies si graves que l'enfant ne pourrait pas vivre (anomalies majeures du cerveau, du cœur, absence de rein, malformations multiples, etc.) ou d'anomalies très graves elles aussi pouvant cette fois entraîner la mort dans les premières années de vie (grosses malformations cardiaques nécessitant de nombreuses interventions, insuffisance rénale imposant le recours au rein artificiel, etc.).

Dans d'autres cas, l'IMG peut être discutée, les parents ne souhaitant pas appeler à la vie un enfant qui vivra avec un lourd handicap physique ou intellectuel. C'est, bien entendu, une décision très difficile à prendre pour le couple qui sera informé de manière précise du diagnostic, des solutions thérapeutiques (si elles existent) et des résultats possibles. Un entretien avec un ou des spécialistes de la pathologie concernée sera organisé ; et la mise en contact avec des familles qui élèvent un enfant ayant le même handicap ou une association de parents d'enfants handicapés ainsi qu'un suivi psychologique pourront également être proposés. L'IMG peut être refusée par le couple, même si l'enfant risque de mourir en fin de grossesse ou immédiatement après sa naissance. Si l'enfant peut vivre et si le couple ne se sent pas le courage de l'élever, il peut être confié dès sa naissance à l'Aide sociale à l'enfance (ASE), en vue d'une éventuelle adoption.

2• Les méthodes d'IMG

La méthode d'IMG dépend essentiellement de votre état clinique et du terme de votre grossesse. Elle peut être médicale ou chirurgicale.
Lorsque le fœtus est vivant *in utero*, et pour éviter toute souffrance fœtale, un fœticide est réalisé avant l'IMG, par injection de soluté intracardiaque ou dans le cordon ombilical.
La méthode médicamenteuse se déroule en deux étapes :

- La première phase consiste en la prise d'un anti-progestérone. Ce traitement bloque l'action de la progestérone, hormone sécrétée à des taux élevés pour maintenir la grossesse. Cette première étape ne nécessite pas d'hospitalisation, sauf si des complications surviennent (hémorragies, douleurs ou infections), ou si votre état de santé doit être surveillé.
- La deuxième étape est réalisée 48 heures après, le plus souvent au cours d'une hospitalisation. Il s'agit de la phase de déclenchement du travail par l'administration de prostaglandine. Ce traitement va permettre la survenue des contractions utérines et la dilatation du col de l'utérus. Vous bénéficiez systématiquement de traitements anti-douleur par perfusion ou par anesthésie péridurale. Les contractions efficaces, parfois potentialisées par des médicaments (ocytociques), entraînent alors l'expulsion du fœtus, préférentiellement par voie basse.

En cas d'IMG urgente ou de contre-indications à un traitement médical, une césarienne peut être réalisée dans les mêmes conditions que pour l'accouchement d'un fœtus sain.
Une prévention des infections est réalisée si besoin au cours du travail, comme pour un accouchement spontané.
De même, des précautions sont prises chez les femmes de groupe sanguin Rhésus négatif, surtout lorsque le conjoint est de groupe Rhésus positif. Afin d'éviter une complication pour les grossesses suivantes, une injection d'immunoglobulines (appelées « anti-D ») est effectuée. Ces gammaglobulines administrées à la mère ont pour finalité d'empêcher un éventuel problème d'immunisation fœto-maternelle dans le cas d'une prochaine grossesse.

LE TRAVAIL DE DEUIL

Les équipes médicales peuvent conseiller au couple de voir le fœtus afin de faciliter le processus de deuil. De plus, un entretien avec un psychologue est systématiquement proposé aux membres de la famille.

3• Après une IMG

Après une IMG, il est systématiquement proposé des examens pour rechercher ou confirmer les causes d'anomalies fœtales. Des analyses sur le placenta et le fœtus par le biais d'une autopsie sont réalisées, toujours avec l'accord des parents. Les familles peuvent, si elles le souhaitent, organiser des obsèques ou laisser le soin à la structure hospitalière de se charger de la crémation du corps.
Au cours de l'hospitalisation, une consultation de contrôle est organisée avec votre gynécologue-obstétricien. Elle permet de s'assurer de votre bon rétablissement physique et psychologique, et de compléter si besoin le bilan médical pour rechercher les causes de l'anomalie. C'est souvent lors de ce rendez-vous que les résultats des examens réalisés vous sont transmis. Ils peuvent orienter la suite de la prise en charge et les grossesses ultérieures. Après une IMG, il est souvent proposé une contraception par pilule œstroprogestative afin de ne pas initier une grossesse trop précocement.

Le deuil périnatal

1 • Un violent traumatisme

La mort d'un bébé pendant la grossesse (mort fœtale *in utero*, IMG, fausse couche, réduction embryonnaire), à la naissance ou dans les premiers temps de la vie, est un traumatisme d'une extrême violence.

Sans doute, en raison même de cet événement impensable, l'entourage et la société ont tendance à gommer très vite ce « non-avènement » en le transformant en « non-événement ». Alors que le bébé occupe une place centrale dans notre société, sa mort avant terme reste, paradoxalement, un sujet tabou. Les couples concernés se retrouvent alors souvent seuls et incompris. Ils ne se sentent pas reconnus comme parents et leur statut devient incertain. Les mots eux-mêmes ne rendent pas compte de leur douleur. En effet, il s'agit d'un deuil bien particulier, contraignant les couples, au-delà de leur douleur indicible, à entreprendre un voyage psychique effrayant et totalement inédit.

Peut-on vraiment parler de deuil, au sens habituel qui lui est donné, lorsqu'il s'agit du décès d'un enfant potentiel surpris par la mort avant même d'avoir vu le jour, disparaissant sans laisser de traces et laissant ses parents à leurs rêves brisés ? Le chaos dans l'ordre naturel des choses – l'enfant meurt avant ses parents –, l'entrée fracassante de la mort au moment même du surgissement de la vie, rendent ce deuil si singulier.

2 • La vie « après »

Les couples vont devoir puiser en eux-mêmes des ressources qui leur étaient inconnues jusqu'alors. Certains couples referont un enfant très vite pour se sentir encore vivants, d'autres vont dénier l'enfant, la mort. La place occupée par le fœtus mort dans le psychisme des parents ne sera pas la même pour tous. Certains parents vont continuer à « faire vivre » l'enfant sous la forme d'un souvenir nostalgique. D'autres vont lui créer une histoire et lui constituer des souvenirs qu'ils utiliseront pour affronter sa perte. Plus rarement, l'évolution se fait vers un deuil pathologique avec parfois la survenue d'une souffrance dans les générations ultérieures. Le plus souvent, cependant, la vie se poursuit avec une partie de soi endeuillée et une autre tournée vers la vie, avec la venue d'autres enfants ou la mise en place de nouveaux projets.

Les parents ne sont pas les seuls à être touchés au plus profond d'eux-mêmes lorsqu'un bébé meurt. C'est aussi le cas de toute la famille (fratrie, grands-parents et enfants à venir).

Parfois, au sein même du couple, les réactions sont différentes, l'homme souhaitant vite reprendre ses activités et refaire des projets, la femme ayant besoin de sa douleur pour rester en lien avec son bébé disparu. Ces décalages dans l'expression de la souffrance peuvent entraîner des malentendus ou des conflits, même si souvent, les couples se soudent davantage dans ces circonstances.

La reprise du travail est fréquemment une épreuve difficile, notamment pour les femmes qui se sentent « évitées » par leurs collègues. Les enfants aînés ont bien compris que quelque chose de grave avait brisé l'harmonie de la maison. Ils peuvent s'empêcher d'exprimer leurs émotions par crainte de faire souffrir davantage leurs parents. C'est pourquoi, informer les enfants qu'il y a eu un bébé et qu'il est décédé semble indispensable. Bien sûr, les explications données devront être compatibles avec l'âge de l'enfant et les représentations de la mort dans sa famille.

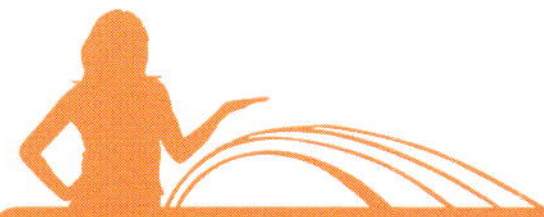

« LE CŒUR DE NOTRE PETITE NASTIA S'EST ARRÊTÉ DE BATTRE »

CLAUDIA, 32 ANS

Quinze jours avant la date du terme, le cœur de notre petite Nastia s'est arrêté de battre. Rien ne laissait présager cette issue fatale. Tout allait bien, ma grossesse s'était déroulée comme dans un rêve. L'annonce du décès de notre fille fut un coup de tonnerre dans un ciel bleu limpide. Je crois que ce fut le moment le plus difficile de toute ma vie. Nous avons souhaité répandre les cendres de notre fille sur la mer du lieu où nous vivons. Je me dis que Nastia a vécu huit mois avec moi, sans souffrir, dans le bonheur le plus complet. Malgré l'autopsie, nous n'avons jamais su pourquoi elle était partie. Je suis à nouveau enceinte, au moment où j'écris ces lignes tout va bien, mais j'ai demandé à être hospitalisée au moment de la date anniversaire du décès de ma fille. Je ne peux pas m'empêcher d'être inquiète. L'équipe médicale le comprend et m'aide énormément. Il a été décidé (à ma demande) que l'accouchement sera déclenché quinze jours avant le terme.
Si j'avais un conseil à donner, je dirais qu'il ne faut pas hésiter à en parler. Je sais que c'est un sujet très difficile à aborder, et qui fait peur aux gens. Mais rien n'est pire que l'indifférence.

Si une nouvelle grossesse apporte une lueur d'espoir dans un monde devenu hostile, elle peut aussi se révéler un véritable parcours du combattant, chaque examen, chaque date anniversaire étant source d'angoisses. Cependant, elle permet souvent de trouver une juste place à chacun des enfants, celui qui n'est plus et celui qui sera. L'enfant d'après prend une place particulière, qui n'est pas forcément celle d'un enfant de remplacement, même si les destins restent toujours intimement mêlés. Accompagner cet événement traumatique, soutenir les parents et leur permettre de se reconstruire est l'une des tâches premières de tous les professionnels en lien avec eux.
Bien entendu, les couples peuvent trouver des aides auprès des psychologues et des pédopsychiatres. Il existe également des groupes de parole. Certains font appel à des associations de parents. D'autres dialoguent sur des forums Internet car il n'est pas toujours facile de trouver un lieu pour parler.

3• Faire le deuil : informations utiles

Les dispositions énoncées ci-dessous ont pour but de faciliter le processus de deuil quand un couple perd un enfant *in utero* ou à la suite d'une IMG au cours des deux derniers trimestres de la grossesse.

- Si l'enfant est mort avant l'accouchement, il est délivré un acte dit « d'enfant sans vie », inscrit sur les registres de décès, énonçant le jour et l'heure de l'accouchement. Ce certificat n'est plus fondé sur le seuil de viabilité défini par l'OMS (soit 22 SA ou 500 g), il implique seulement le recueil d'un corps formé et sexué, ce qui exclut de cette déclaration les grossesses de moins de 15 SA, ou les cas où l'on n'observe que des masses tissulaires sans aspect morphologique.
- La déclaration à l'état civil de l'enfant sans vie n'est pas obligatoire. Cette démarche volontaire du couple n'est contrainte par aucun délai. Un ou deux prénoms peuvent être donnés à l'enfant sans vie si les parents le demandent, mais il ne peut lui être conféré ni nom de famille, ni lien de filiation. En effet, la filiation et le nom de famille constituent les attributs de la personnalité juridique et celle-ci ne résulte que du fait d'être né vivant et viable.
- L'enfant sans vie ne compte donc pas dans le nombre d'enfants du couple pouvant donner droit à des avantages sociaux comme la retraite. Les prénoms de l'enfant peuvent figurer à la demande des parents sur le livret de famille. Si cet enfant est le premier d'un couple non marié, le couple peut demander la remise d'un livret de famille.
- Si les parents d'un enfant sans vie demandent des funérailles pour leur enfant, les communes doivent accéder à leur demande. Les funérailles de l'enfant sont à leur charge, la commune gardant la possibilité d'aider les familles en difficulté. Si la famille n'a pas d'acte d'enfant sans vie, mais demande l'organisation de funérailles, les communes peuvent accompagner cette volonté en autorisant l'inhumation ou la crémation.
- Si le corps de l'enfant n'est pas réclamé par la famille dans les 10 jours après l'accouchement, c'est l'établissement de santé qui fait procéder à l'inhumation ou à la crémation du corps.
- Si l'enfant est né vivant et viable, mais est décédé parce qu'on n'a pas pu le réanimer, il est établi un acte de naissance, comme pour tous les enfants, suivi d'un acte de décès. L'inhumation ou la crémation sont obligatoires dans les 6 jours qui suivent la remise du corps à la famille et sont à la charge de celle-ci. La commune est tenue de prendre en charge les frais d'obsèques des personnes dépourvues de ressources ou peut aider les familles en difficulté.

VOS DROITS

Suite à la naissance d'un enfant sans vie, vous bénéficiez des droits suivants :
- indemnités journalières de repos au titre de l'assurance maternité (art. L. 331-3 et R. 331-5 du Code de Sécurité sociale) ;
- protection contre le licenciement durant la période du congé maternité ;
- indemnités journalières de congé paternité pour les accouchements survenus après le 12 janvier 2008.

Les problèmes de santé à la naissance

Plusieurs situations peuvent nécessiter une prise en charge adaptée et plus ou moins lourde à la naissance de votre enfant : la prématurité, la souffrance néonatale et la malformation.
La prématurité a été traitée plus haut. Selon son terme et les pathologies éventuelles, le nouveau-né sera hospitalisé dans une unité de médecine néonatale, où il sera pris en charge par une équipe spécialisée dans les soins du prématuré.

1 • Les services de néonatalogie

- La réanimation néonatale traite les bébés qui ont besoin d'une assistance respiratoire. L'enfant respire grâce à l'aide d'une machine, par le biais d'une sonde, et il est nourri par perfusion. Son cœur et ses constantes (saturation en oxygène, tension artérielle) sont surveillés par un scope.
- Les soins intensifs concernent les enfants prématurés ou malades, mais autonomes au niveau respiratoire.
- La médecine néonatale prend en charge les bébés dont le risque vital est écarté, mais qui nécessitent encore une surveillance et des soins rapprochés, ainsi qu'une aide alimentaire.

L'entrée en service de néonatalogie est toujours un choc important pour les parents : le nouveau-né est en couveuse, juste vêtu de sa couche et entouré d'un nombre plus ou moins important de machines, d'écrans de surveillance et d'alarmes sonores. Il est parfois très petit et lové dans son cocon : un boudin souple qui entoure et soutient son corps en position fœtale dans son incubateur.

LES UNITÉS KANGOUROU

De très nombreuses maternités de type II ou III disposent maintenant d'une unité mère-bébé appelée « unité kangourou ». Administrativement, ce sont des lits de médecine néonatale délocalisés en maternité et permettant à l'enfant d'être hospitalisé auprès de sa mère. Les chambres sont adaptées à la présence et aux soins du nouveau-né prématuré ou de petit poids : à partir de 34 semaines et généralement 1,8 à 2 kg. La pratique du « peau à peau » est proposée : l'enfant, nu, juste avec sa couche, est placé contre le thorax de la mère dénudée (ou du père) et maintenu dans un bandeau de coton. Cette pratique, qui donne beaucoup de confort et de plaisir à l'enfant et au parent, facilite aussi l'éveil et la digestion du bébé, « massé » en permanence par les mouvements respiratoires du parent.
L'hospitalisation en unité kangourou peut être plus ou moins longue, de quelques jours à quelques semaines. Cela nécessite donc de prévoir une absence prolongée du domicile, qu'il faut expliquer aux aînés. La mère participe aux soins de l'enfant, elle reste proche de lui et apprend ainsi à connaître son nouveau-né prématuré. L'enfant reçoit les mêmes soins que s'il était hospitalisé en service de médecine néonatale : gavage, perfusion d'antibiotiques, suivi de la saturation (oxygénation) et des constantes, notamment de sa température, par du personnel spécialisé : pédiatres, puéricultrices.

LES STRUCTURES DE SUIVI DES ENFANTS HANDICAPÉS

Des structures existent pour le suivi des enfants handicapés, par exemple les CAMSP (centres d'action médico-sociale précoce). Ces centres suivent, de la naissance à 6 ans, les enfants présentant ou susceptibles de présenter des retards psychomoteurs, des troubles sensoriels, neuromoteurs ou intellectuels, avec ou sans difficultés relationnelles associées. Certains CAMSP assurent le suivi spécifique annuel des anciens prématurés.
Les CAMSP peuvent dépendre d'une structure publique (Conseil général...) ou privée (associations). Des équipes pluridisciplinaires, formées de pédiatres, pédopsychiatres, psychomotriciens, kinésithérapeutes, ergothérapeutes, orthophonistes, psychologues, assistantes sociales, travaillent avec les parents pour :
- le dépistage des déficits ou handicaps ;
- la prévention de leur aggravation ;
- la rééducation en ambulatoire : l'enfant reste dans sa famille et vient au centre une ou plusieurs fois par semaine ;
- l'accompagnement des familles (parents et fratries) ;
- le lien avec les écoles et les établissements spécialisés ;
- l'aide à l'intégration dans les structures d'accueil de la petite enfance (crèche, halte-garderie, école maternelle).

Les règles d'hygiène sont très strictes pour ne pas ajouter une infection à ces bébés très fragiles. Pour épargner du stress à l'enfant, on évite les lumières trop vives et les bruits inutiles.
Ces services ont développé ces dernières années une réelle politique d'accueil du nouveau-né et de ses parents. Les pédiatres néonatalogistes et les puéricultrices qui prennent en charge les prématurés suivent des protocoles de lutte contre la douleur de l'enfant, par des moyens médicamenteux et aussi en adaptant leurs gestes de soin. Ils veillent au confort des nouveau-nés. Les parents sont partenaires des soins, le service leur est ouvert jour et nuit.
L'allaitement maternel est toujours encouragé : il faut alors commencer par tirer le lait à l'aide d'une machine, dans le service d'hospitalisation puis au domicile. Le lait maternel sera donné au bébé dès que possible (selon la distance du domicile et la fréquence des visites, les modes de conservation du lait maternel seront envisagés avec la mère), d'abord par sonde puis au biberon, et bébé sera mis au sein dès qu'il aura acquis une bonne succion.
L'hospitalisation en service de médecine néonatale peut être longue, en fonction de la prématurité et de la santé du nouveau-né ; la mère peut se sentir dépossédée de son bébé, avoir l'impression d'avoir été incapable de mener sa grossesse à terme ou d'avoir été incapable d'assurer une naissance sans risque à son enfant. Il faut alors ne pas hésiter à discuter avec le personnel médical et paramédical, et accepter de rencontrer le psychologue du service pour dépasser ce sentiment de frustration et de culpabilité.
Les équipes soignantes sont présentes 24 heures sur 24 auprès de l'enfant, elles renseignent les parents sur les soins et son évolution. Dès que l'état de l'enfant le permet, il pourra être mis en peau à peau avec sa mère ou son père – même avec sa sonde et son cathéter. C'est un très bon moyen pour les parents et l'enfant de nouer un contact charnel rompu trop tôt.

2• L'accueil d'un nouveau-né malade ou handicapé

Il naît, par an, entre 1,5 et 3 % d'enfants porteurs d'un handicap, d'une sévérité plus ou moins marquée. Certaines pathologies seront dépistées à l'échographie, d'autres pas. Le handicap est toujours une blessure profonde pour les parents et la famille.
Si l'anomalie est connue avant la naissance, cela permet de préparer l'accueil du nouveau-né. Des contacts avec les équipes médicales qui prendront l'enfant en charge sont organisés et planifiés avant et après l'accouchement, et la prise en charge sociale envisagée.
S'il n'y a pas d'urgence, par exemple dans le cas d'un enfant présentant une fente labio-palatine (« bec-de-lièvre »), le nouveau-né reste près de sa mère. Il sera rapidement vu par le pédiatre qui répondra aux questions des parents et reverra avec eux le calendrier prévu pour la prise en charge chirurgicale. Les équipes soignantes seront attentives quant à l'aide apportée à la mère pour qu'elle puisse alimenter son enfant.
Si la prise en charge est urgente, par exemple dans le cas d'un enfant présentant une anomalie cardiaque, le nouveau-né peut être rapidement transféré dans un service spécialisé. Les coordonnées de l'équipe qui s'occupera de l'enfant seront transmises à la famille et la visite des parents peut être organisée dans un délai très court après l'accouchement.
Dans tous les cas, une aide psychologique est utile aux parents. La rencontre avec le psychologue ou le pédopsychiatre du service peut avoir lieu avant la naissance, si la pathologie est déjà connue, ou ensuite. Il ne s'agit pas ici,

pour les parents, de commencer une thérapie, mais plutôt de bénéficier de l'aide d'un professionnel pour verbaliser toutes les pensées qui se bousculent dans la tête de la mère et du père : colère, angoisse, anxiété face à l'avenir, culpabilité… le bébé est là, porteur d'une anomalie ou d'une pathologie qui complique ses débuts dans la vie. Il aura besoin de l'aide et de l'amour de ses parents, il est donc important que ceux-ci soient forts pour le soutenir.

Les traumatismes au cours de la grossesse

Les traumatismes pendant la grossesse (chute, accident…) sont un stress pour les futurs parents, car le bien-être du fœtus peut être mis en jeu, immédiatement ou ultérieurement.
Six pour cent des femmes enceintes subissent un traumatisme abdominal durant leur grossesse. Celui-ci peut être responsable de plusieurs complications obstétricales, de gravité variable : menace d'accouchement prématuré, rupture de la poche des eaux, hématome rétroplacentaire, rupture utérine, immunisation fœto-maternelle, traumatisme fœtal, mort fœtale *in utero* lors des accidents de voie publique graves.

ATTENTION ! D'après plusieurs études scientifiques, une femme enceinte qui porte une ceinture de sécurité réduit très fortement le risque que son bébé décède *in utero* ou soit gravement traumatisé lors d'un accident de voiture. Il faut mettre fin aux fausses idées selon lesquelles les ceintures de sécurité sont dangereuses pour les fœtus. La modération de la vitesse et la ceinture sont formellement recommandées en voiture, y compris sur les places arrière trop souvent considérées – à tort – comme moins dangereuses.

1 • La prise en charge

Les femmes enceintes subissant un traumatisme abdominal pendant leur grossesse sont classiquement hospitalisées 48 heures pour surveillance – l'hospitalisation n'est pas systématique, elle est fonction de la nature et de la violence du traumatisme. Après différentes questions posées à la femme enceinte, et un examen clinique – et selon le terme de la grossesse –, sont pratiqués un enregistrement du rythme cardiaque fœtal (ERCF), une échographie obstétricale (fœtus, placenta, liquide amniotique, étude du débit sanguin dans les vaisseaux du bébé avec le doppler) et un examen de sang pour rechercher un passage de sang fœtal dans la circulation maternelle. Les femmes dont le Rhésus D est négatif doivent bénéficier à la maternité d'une prophylaxie par anticorps anti-D injectés sans retard dans les 48 heures qui suivent le traumatisme pour prévenir tout risque d'allo-immunisation, si le conjoint est Rhésus D positif.
Dans certains cas de traumatisme sévère, en particulier en cas de décélérations brutales, l'équipe médicale pourra prescrire une imagerie cérébrale fœtale par IRM. Un examen descriptif initial sera souvent nécessaire et parfois demandé par les assurances lors des procédures judiciaires éventuelles. Il faudra penser à le demander aux médecins si vous voulez en faire état en cas d'implication avec un tiers.
La sortie du service se fait au bout de 48 heures si les différents bilans (clinique, biologique, échographique et ERCF) sont sans anomalies. Une échographie peut être proposée plus tard dans le cadre de la surveillance cérébrale des éventuelles lésions ischémiques chez le fœtus.

2• Les risques

L'intensité et le mécanisme du traumatisme abdominal pour les accidents de la voie publique sont les éléments importants à prendre en compte. Plus le traumatisme est important, plus les risques de complications périnatales sont importants. Cependant, plus que l'intensité, c'est peut-être le mécanisme du choc qui est l'élément prédominant.

Les accidents de la voie publique, notamment ceux à grande vitesse et en absence de ceinture de sécurité, entraînent, par le mécanisme de décélération rapide et brutale, 1,3 fois plus de complications que les chutes ou les agressions. L'hématome rétroplacentaire et la rupture utérine sont les complications les plus redoutables pour le fœtus.

Les accidents bénins sont le plus souvent dénués d'effets secondaires, mais des complications graves peuvent survenir même avec des traumatismes modérés – ou perçus comme tels – justifiant une surveillance, des réserves et la prudence médicale habituelles.

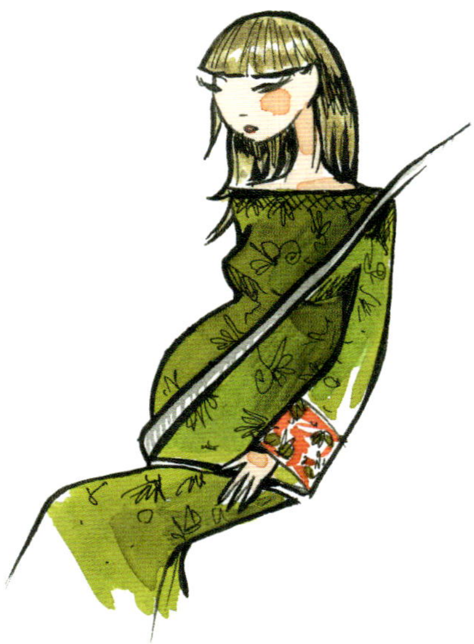

Mauvaise disposition de la ceinture de sécurité.

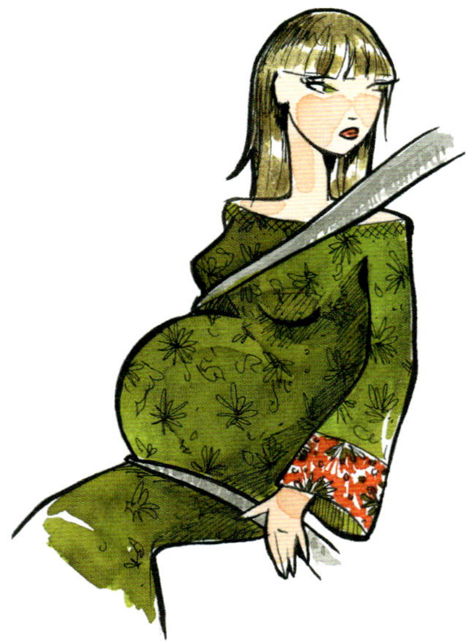

Bonne disposition de la ceinture de sécurité.

LES POINTS-CLÉS À GARDER EN TÊTE

- Un accident de voiture ou un traumatisme est d'autant plus grave que le choc est violent et que la décélération est brutale.
- Les risques peuvent être immédiats ou différés : un examen normal immédiat n'implique pas l'absence de séquelles différées ultérieures, mais permet d'être rassuré de façon légitime.
- Un certificat initial descriptif des lésions nécessitant une consultation systématique aux urgences est indispensable : il faudra penser à le demander en cas d'implication avec un tiers.
- La limitation de la vitesse est formellement recommandée ainsi que le port de la ceinture de sécurité aux places avant et arrière.
- Les véhicules à deux roues exposent aussi à des traumatismes sévères, même à petite vitesse.
- En cas de Rhésus D négatif, une injection d'anti-D est nécessaire si le conjoint est Rhésus D positif.

La dépression postnatale

Statistiquement, la dépression postnatale (DPN), dite aussi dépression du postpartum, est la complication la plus fréquente de la grossesse. Elle touche jusqu'à environ 10 % de toutes les femmes qui accouchent, chiffre constant à l'échelle de la planète, au-delà des différences culturelles ou socio-économiques.

Malheureusement, les tutelles sanitaires et sociales n'ont pas encore pris la mesure de l'enjeu de santé publique que représente cette dépression et de ses conséquences sur le développement des enfants et sur le bien-être des familles. Pourtant, des mesures de bon sens en termes de prévention, de dépistage et d'accompagnement des soignants et des familles, pourraient, à peu de frais pour la communauté, transformer cette réalité quotidienne qui assombrit la rencontre d'un nombre considérable de mères avec leurs bébés.

1 • Dépression et baby blues, quelle différence ?

Le baby blues, qui touche près de 60 % des femmes qui accouchent, est un épisode classique et tout à fait normal. Il s'agit d'un « orage » hormonal, émotionnel et existentiel, survenant environ au 3e jour des couches, et qui marque le tournant de la crise maturative de la grossesse et de la rencontre avec l'enfant. C'est une phase d'exacerbation des sentiments et de modifications de la psychologie, limitée à une dizaine de jours. Le baby blues est à l'origine d'une certaine désorganisation du vécu de la mère, qui est nécessaire à la mise en phase des besoins maternels avec ceux du bébé.

La dépression postnatale fait appel à une réalité d'une autre nature. Elle ne correspond pas à une véritable dépression, étant liée, d'une part, aux puissantes modifications corporelles et psychologiques de la fin de la grossesse et de l'accouchement et, d'autre part, à la rencontre avec la précarité du bébé. Ainsi, le cortège dépressif classique est masqué par une fatigue permanente, une insomnie, une irritabilité… mais avant tout par des sentiments d'incapacité maternelle et de faute vis-à-vis du bébé.

L'angoisse remplace le plaisir des échanges avec l'enfant et le quotidien se transforme en une longue épreuve contraignante, vécue dans la solitude. Certaines femmes se retrouvent aux prises avec les phobies d'impulsion, c'est-à-dire des pensées et des images, s'imposant à la conscience, autour de scénarios catastrophiques où la mère imagine son bébé périr dans des conditions tragiques. Ces phobies d'impulsion produisent une très grande souffrance, souvent inavouable. Ce sentiment d'incapacité maternelle enferme les mères dans la honte et le secret. La DPN est donc un malaise silencieux, durable, insidieux, méconnu des mères elles-mêmes, de l'entourage et des soignants.

Enjeu de santé publique, cette dépression peut survenir, tout au long de la première année de vie du bébé, avec un pic entre les 6e et 9e semaines. Elle disparaît spontanément avant la première année, mais elle marque profondément la qualité des liens entre la mère et le bébé. Environ un quart de ces enfants présentera des troubles précoces du développement, du fait de la solitude dans laquelle ils ont évolué avec leur mère.

« HEUREUSEMENT, ON M'A BIEN AIDÉE »
FLOKICOUR, FORUM
aufeminin

J'ai deux filles. Après chacun de mes accouchements, j'ai connu une sorte de « nuit noire » qui a duré relativement longtemps. Seule à la maternité, la nuit, je n'osais pas prendre mes filles, hurlantes, dans mes bras, je n'avais plus goût à rien et ne cessais de leur trouver des défauts… J'avais tellement honte de ces sentiments que je n'osais même pas en parler…
Pour ma deuxième fille, c'est sorti : j'ai avoué à mon compagnon que j'étais totalement déprimée. Sa réaction m'a surprise : il m'a avoué qu'il s'en doutait depuis longtemps mais ne voulait pas m'en parler. Il a alors pris les choses en main avec brio : organisé des visites surprises de gens qui comptaient pour moi et que je n'avais pas vus depuis longtemps, pris une femme de ménage, s'est occupé de notre petite dernière et a même trouvé plus de temps pour moi !

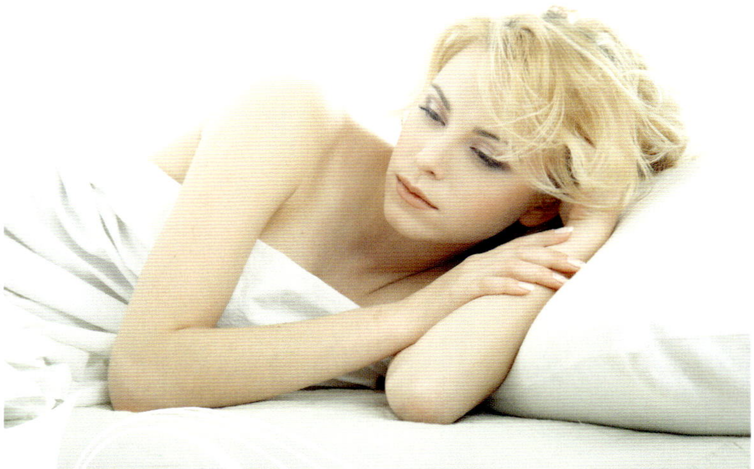

FAITES-VOUS AIDER

Les obstétriciens, les sages-femmes et les pédiatres sont les mieux placés dans notre système de santé pour soutenir les mères fragiles et identifier celles qui sont déjà en difficulté. Lorsque la DPN s'est installée, la mère, l'enfant et la famille ont besoin que des prises en charge multidisciplinaires soient mises à leur disposition dans de brefs délais. Un abord de la relation mère-bébé et parents-bébé dans le quotidien est assumé par le pédopsychiatre, qui peut proposer aussi la participation à des groupes, ou un travail à domicile.
La sollicitation de la PMI est bien souvent utile pour conforter la mère dans ses compétences et veiller sur le bébé. Enfin, des soins pour la mère sont parfois nécessaires, associant un suivi psychologique et un traitement antidépressif et anxiolytique.

2• Face à la dépression, quelles sont les réactions du bébé ?

Le bébé éprouve au quotidien une inadéquation entre les échanges engagés avec sa mère et un certain nombre de ses besoins, situation le confinant dans la détresse et confirmant la mère dans son sentiment d'incompétence.
Dans ce contexte, une communication insatisfaisante s'installe rapidement, verrouillant des pans entiers de la vie commune dans des scénarios répétitifs où la souffrance de la mère empiète sur ses bonnes capacités à reconnaître les besoins de son bébé, lui proposant des échanges et des soins mécaniques, dépourvus de créativité et de plaisir partagé. Ainsi, la réponse à tous les pleurs peut se réduire à la tétine ou au nourrissage, toute interaction devient utilitaire, sans plaisir, les moments de jeu s'amenuisent et la détresse du bébé fige la mère dans un sentiment d'impuissance.
Les premiers signes d'alerte du côté du bébé sont l'inconsolabilité et l'irritabilité, suivis de troubles du sommeil et de désordres gastro-intestinaux. Si le malaise perdure, un eczéma et des infections respiratoires à répétition peuvent être les signes d'une véritable dépression du bébé.

3• Ne culpabilisez pas

Il serait abusif de faire peser la responsabilité du malaise du bébé aux seules difficultés de la mère, au moins pour trois raisons :

- il existe une réciprocité qui rend difficile leur lien de cause à effet direct : les états de l'enfant ont une influence sur les états de la mère ;
- la dépression postnatale n'éclipse pas tous les échanges et tous les moments partagés par la mère avec son enfant. Les femmes qui réussissent à garantir le quotidien pour leur bébé, en dépit des effets de la DPN, font la preuve de capacités à être mère qui devraient les requalifier aux yeux de tous ;
- la souffrance silencieuse qu'est la DPN pour la mère et pour l'enfant ne déploie généralement ses effets néfastes que lorsqu'ils sont seuls. Ainsi, la dépression postnatale doit poser la question du rôle du conjoint, de la famille, des soignants et acteurs sociaux qui n'ont pas aidé la mère dans son sentiment de solitude.

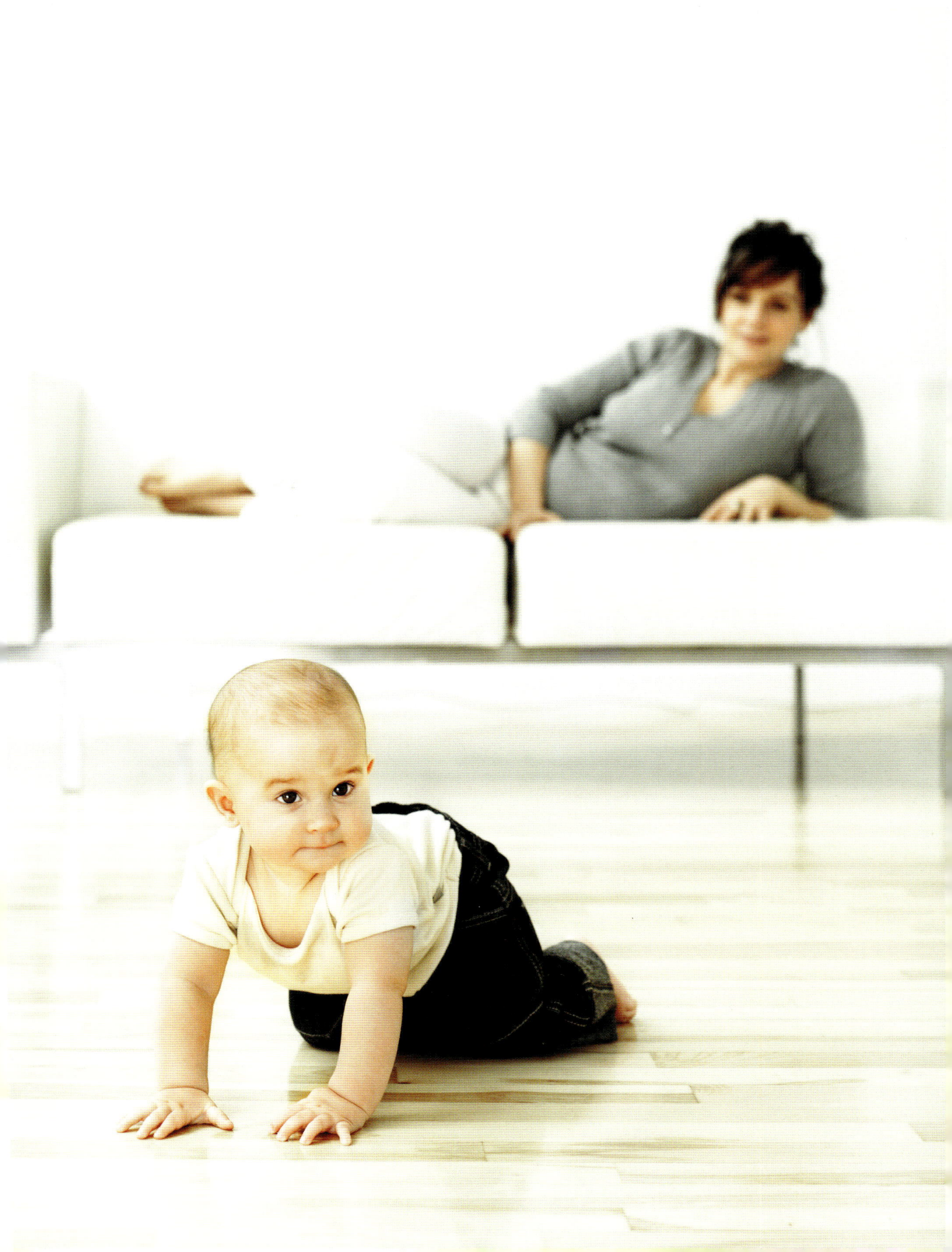

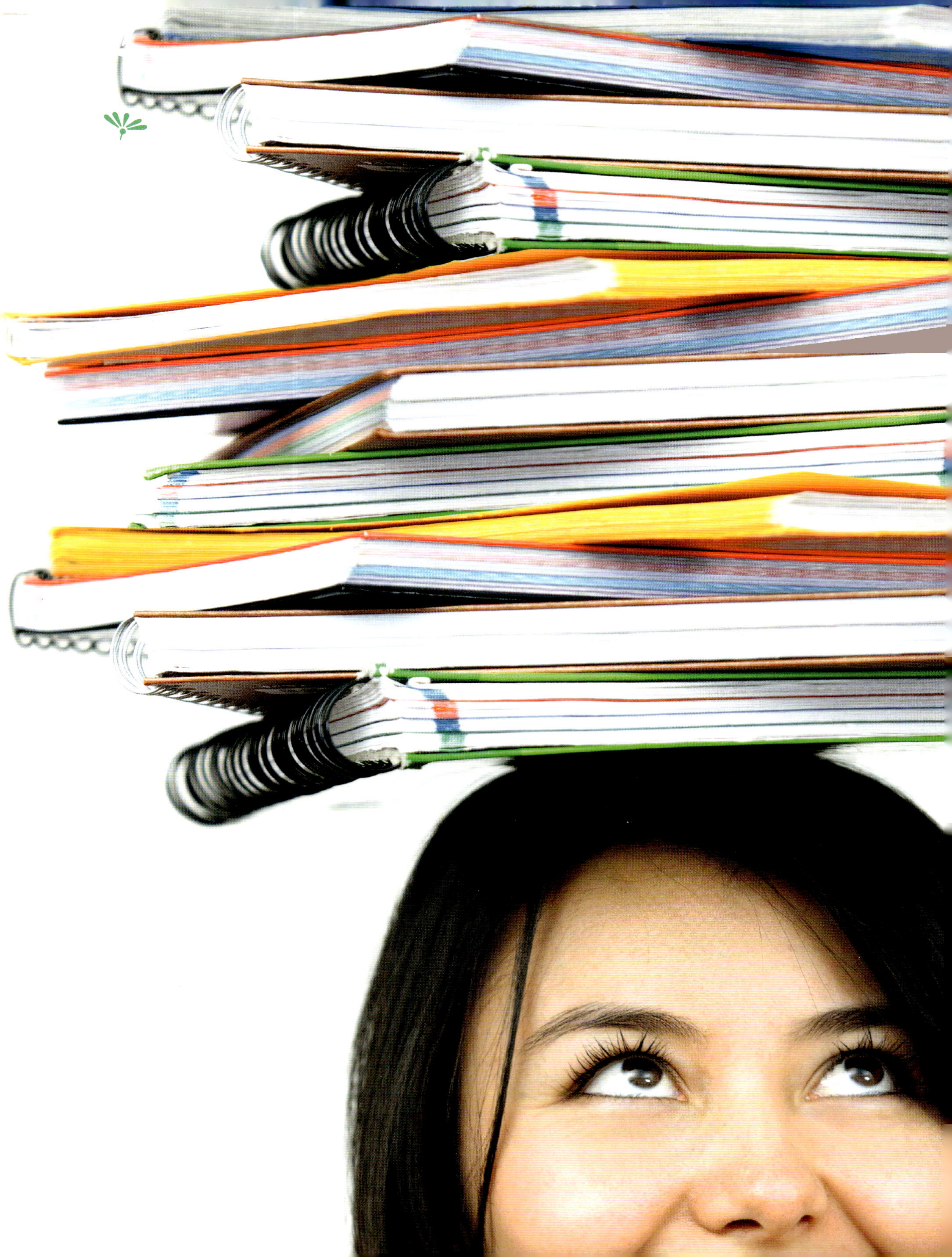

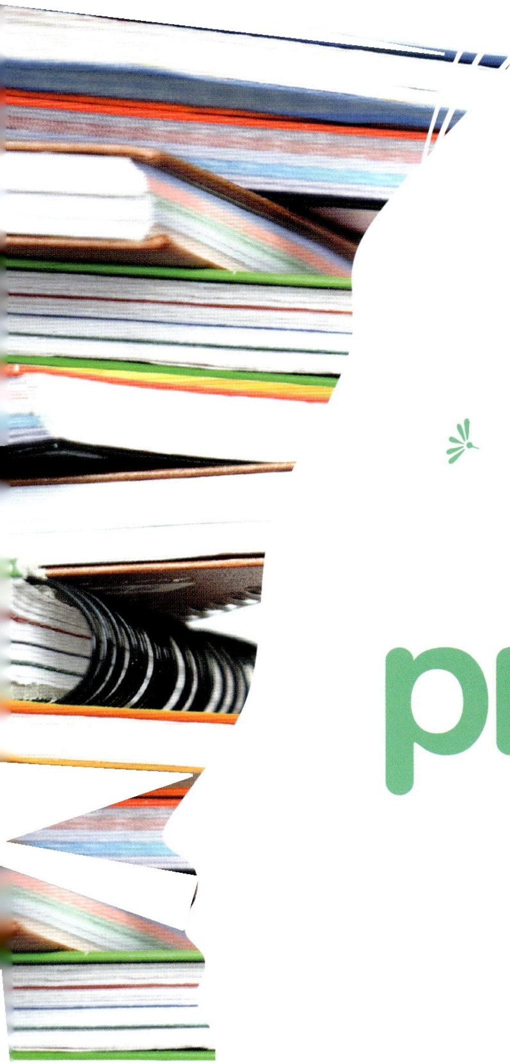

En pratique

Comprendre le compte rendu d'échographie fœtale

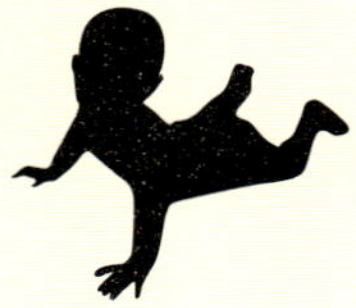

Rappel des principales abréviations que vous trouverez sur votre compte rendu d'échographie fœtale :

Abréviation	Signification
BIP	Diamètre bipariétal
CN	Clarté nucale (épaisseur de la nuque)
DAT	Diamètre abdominal transverse
DDR	Date des dernières règles
DPG	Date du début présumé de grossesse
LF	Longueur fémorale
LCC (ou DCC)	Longueur cranio-caudale
PA	Périmètre abdominal
PC	Périmètre crânien

Au 1er trimestre

1 • Les données principales

L'échographie du premier trimestre est réalisée entre 11 et 13 semaines d'aménorrhée (SA) + 5 jours. L'échographiste est très vigilant sur ces dates, en raison de la mesure de la clarté nucale, qui n'a de valeur que dans cet intervalle de temps.

Sur le compte rendu d'échographie du premier trimestre apparaîtront les dates suivantes :

- la date des dernières règles (DDR), qui correspond au premier jour des dernières règles. La fécondation a lieu théoriquement au 14e jour après cette date pour un cycle de 28 jours, mais il arrive fréquemment que l'ovulation soit décalée de quelques jours. Ainsi, l'échographiste peut-il, à l'issue de ces mesures, corriger la date du début de la grossesse ;

– la date du début présumé de grossesse (DPG), qui correspond à la date calculée après la réalisation des mesures de l'embryon. C'est cette date qu'il faut retenir pour calculer la date d'accouchement.

Les mesures effectuées lors de cette première échographie concernent :

– la longueur cranio-caudale de l'embryon (LCC ou DCC) qui correspond à la mesure de l'embryon de la tête aux fesses (cette mesure n'inclut pas les membres inférieurs). Cette mesure est ensuite reportée sur des tables de croissance et permet de déterminer l'âge de la grossesse ou âge gestationnel ;

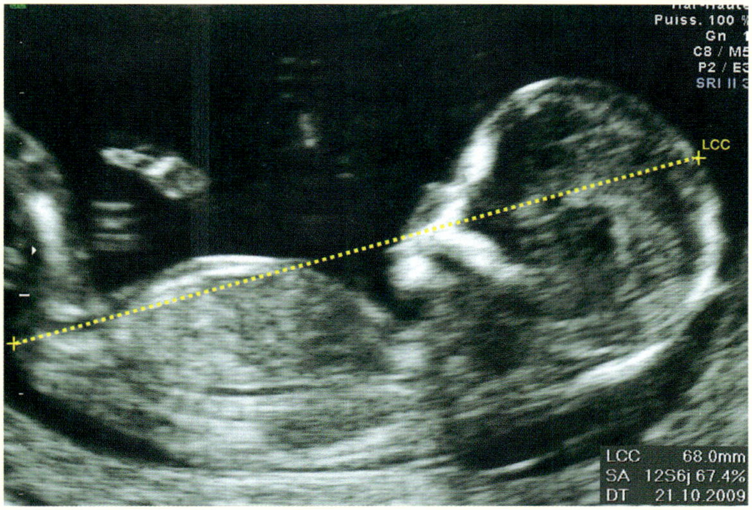

Longueur cranio-caudale (LCC)

– l'épaisseur de la nuque ou clarté nucale (CN). Il s'agit du décollement de la peau en regard de la nuque. Il est normal à ce terme et disparaît ensuite. Cette clarté nucale est exprimée en dixièmes de millimètres sur le compte rendu. Cette mesure est particulièrement importante pour le dépistage de certaines anomalies chromosomiques comme la trisomie 21. Il est donc indispensable que cette mesure apparaisse sur le compte rendu de l'échographie du premier trimestre. Parfois, il peut arriver que le médecin soit confronté à de mauvaises conditions techniques. Dans ce cas, il demandera à la patiente de revenir plusieurs fois pour pouvoir réaliser correctement cette mesure.

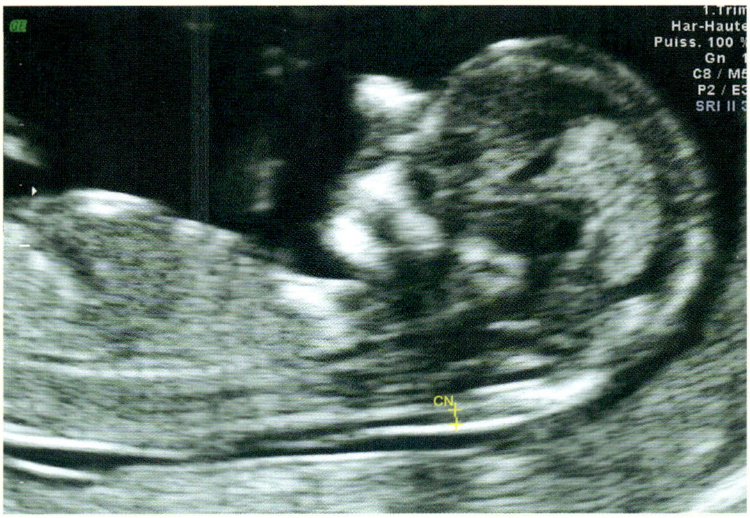

Clarté nucale (CN)

2• Les autres données

Le compte rendu comporte également l'analyse du premier examen morphologique et précise l'intégrité de la tête (pôle céphalique), de la paroi abdominale et des quatre membres.
La conclusion de cette analyse permet de donner la DPG et l'âge de la grossesse en SA. En fonction de ces dates, la surveillance échographique sera programmée.
Dans le cas d'une grossesse gémellaire, l'échographiste devra préciser s'il existe un ou deux placentas (grossesse mono ou bichoriale) et une ou deux poches (grossesse mono ou biamniotique). Il peut également préciser l'existence du signe du lambda (flèche rouge sur l'image) qui correspond à la présence de placenta entre les deux poches et qui témoigne d'une grossesse bichoriale.

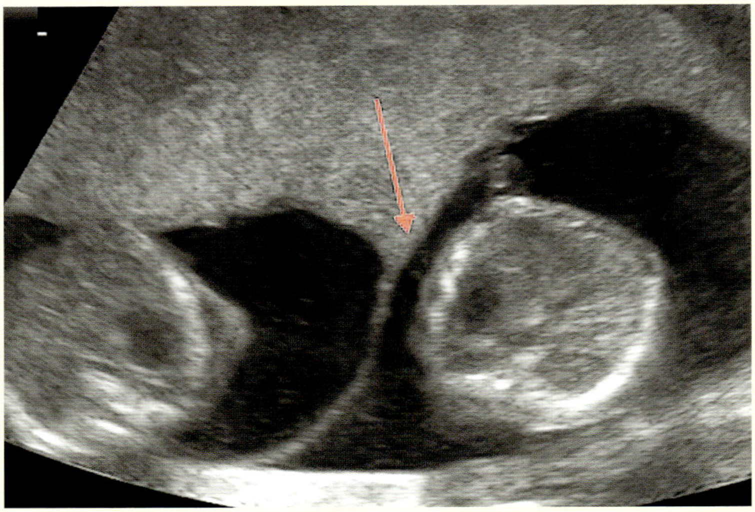

Grossesse gémellaire

Aux 2e et 3e trimestres

1 • Les données principales

La biométrie

L'examen est réalisé entre 21 et 23 SA et vers 32 SA. Le compte rendu reprend les différentes dates (DDR et DPG) et le terme exact. Les mesures sont reportées sur le compte rendu, sous la dénomination commune de « biométrie ». Celle-ci comporte au minimum :

- la mesure de la tête sur une coupe horizontale. Cette mesure est effectuée d'un os pariétal à l'autre, sur les faces latérales de la tête du fœtus. Il s'agit du diamètre bipariétal (BIP). Sur cette même coupe sera mesuré le périmètre crânien (PC) ;

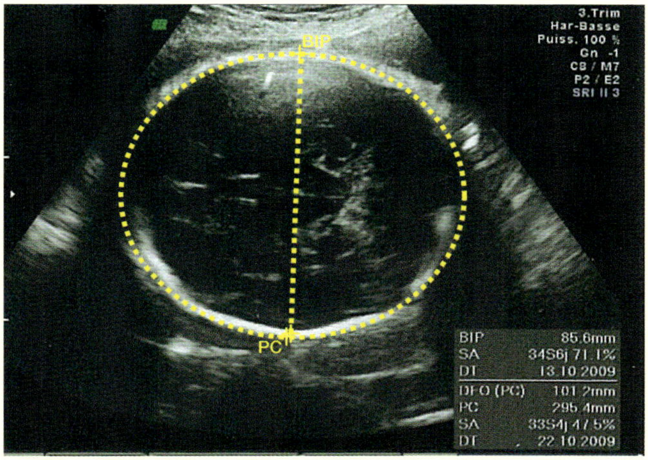

Diamètre bipariétal (BIP)
Périmètre crânien (PC)

– la mesure de l'abdomen effectuée sur une coupe horizontale d'un bord à l'autre de l'abdomen, appelée « diamètre abdominal transverse » (DAT). On mesure également le périmètre abdominal (PA) ;

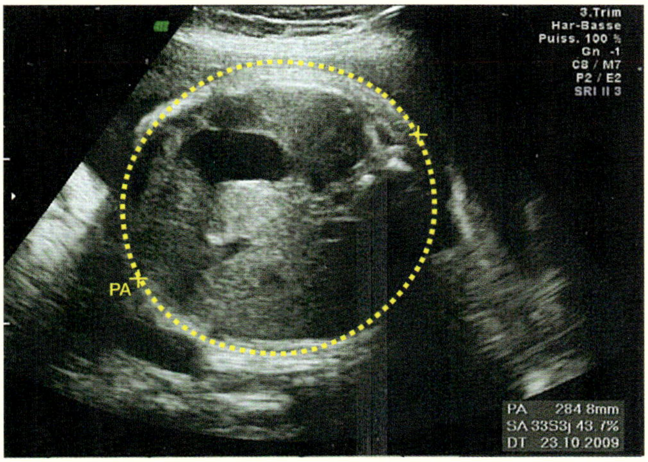

Périmètre abdominal (PA)

– la mesure de la longueur fémorale (LF). Il s'agit de la longueur du fémur.

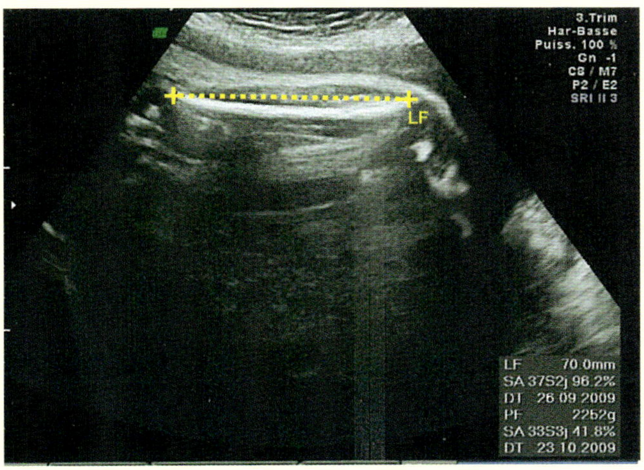

Longueur fémorale (LF)

Les courbes de croissance

Retrouvez les différentes courbes de croissance aux pages 440-443. Elles figurent généralement dans un seul graphique, mais nous les avons dissociées pour vous en faciliter la lecture.

Ces cinq mesures sont ensuite reportées sur les courbes de croissance et comparées à la moyenne représentée par le trait vert.

Pour établir des normes de croissance, les médecins ont mesuré ces différentes valeurs provenant de plusieurs centaines de fœtus. Les valeurs obtenues ont été classées et divisées en 99 parts égales entre la plus grande taille et la plus petite : ce sont les centiles (sur le compte rendu, vous trouverez plus souvent le mot « percentile »). La taille moyenne de tous ces enfants est le 50e percentile (courbe verte).

On considère que la croissance du bébé est correcte lorsque les mesures sont comprises entre le 3e et le 97e percentile, ce qui correspond aux mesures de 94 % de la population générale. Ce sont les mesures comprises entre les deux courbes bleues.

Si les mensurations du fœtus sont situées au-dessus des valeurs du 97e percentile (courbe bleue du haut), on estimera que l'enfant sera gros (poids supérieur à 4 kg). Si les dimensions sont petites, c'est-à-dire situées en dessous du 3e percentile (courbe bleue du bas), on estimera alors que l'enfant sera de petit poids. Ces données doivent être interprétées en fonction de :

- la taille des parents. Par exemple, si les deux parents sont petits, il n'est pas très étonnant que les mesures soient situées dans le bas de la courbe ;
- l'évolution des mensurations sur plusieurs échographies séparées d'au moins une semaine. Si le bébé grossit régulièrement et que sa courbe de croissance est parallèle à la courbe théorique, cela signifie qu'il va bien, même s'il est de petite taille. Si par contre il ne grossit pas et que la courbe des mesures est plate, cela signifie qu'il ne grandit plus et il faudra peut-être le faire naître avant le terme.

On procède également à l'examen des différents organes tels que le cœur, le cerveau et l'abdomen. Sur le compte rendu, une mention de type « structure d'aspect habituel » signifie que cette structure (ou organe) a été vue et a paru normale à l'échographiste. Dans la majorité des cas, il y a concordance entre le résultat du dépistage échographique et la santé de l'enfant. Cependant, comme pour tout dépistage, une structure considérée comme vue et normale à l'échographie peut s'avérer en réalité absente ou anormale (on parle alors de « faux négatif ») et une structure considérée comme non vue ou anormale à l'échographie peut s'avérer en réalité présente ou normale (on parle alors de « faux positif »). Enfin, certaines anomalies ne sont pas visibles à l'échographie et peuvent se révéler uniquement après la naissance de l'enfant. Malgré tous ses progrès, l'échographie ne peut donc jamais garantir à 100 % l'absence d'anomalie.

2• Les autres données

L'estimation du poids fœtal peut être faite par la machine et reportée sur le compte rendu. Il ne s'agit là que d'une estimation et en aucun cas d'une mesure précise et formelle, la marge d'erreur par rapport au poids réel de l'enfant étant environ de 10 % en plus ou en moins. Par exemple un enfant dont le poids est estimé à 3 kg pèsera à la naissance entre 2,700 et 3,300 kg.

Les annexes sont par ailleurs examinées. Il s'agit des structures qui « entourent » le fœtus : le liquide amniotique, le placenta, le cordon ombilical et dans certaines circonstances, le col de l'utérus.

Le liquide amniotique est ensuite quantifié, plus par appréciation visuelle que par mesure précise. S'il est trop abondant on parle d'« hydramnios », dans le cas contraire, on parle d'« oligo-amnios ».

Le placenta est localisé dans la cavité amniotique. Il peut être antérieur, postérieur, fundique ou latéral. Son niveau d'insertion est précisé par rapport au col, surtout au troisième trimestre. Un placenta est dit « prævia » s'il recouvre totalement le col.

Le cordon ombilical est examiné, afin de vérifier le nombre de vaisseaux. Un cordon normal comporte trois vaisseaux, deux artères et une veine. Il peut arriver qu'il n'existe que deux vaisseaux, une artère et une veine. Cette particularité est notifiée sur le compte rendu par la mention « artère ombilicale unique », qui peut être droite ou gauche.

Si la patiente présente des contractions, le col de l'utérus peut être examiné au cours de l'échographie.

Enfin, l'enregistrement de la circulation sanguine du fœtus et de la mère peut être effectué, dans le cas où la patiente présenterait des antécédents d'hypertension ou si les mesures du fœtus sont inférieures à la moyenne. Il s'agit de l'examen doppler effectué au niveau du cordon ombilical et des artères utérines. Ces enregistrements permettent d'apprécier la qualité des échanges sanguins entre la mère et le fœtus.

Le doppler fœtal

Le doppler fœtal est un autre outil d'imagerie médicale permettant de surveiller de manière plus approfondie le développement du bébé et sa vitalité à l'intérieur de l'utérus. Il n'est pratiqué que dans des situations bien précises.

1 • Définition

Tout comme l'échographie, le doppler est un examen qui a recours aux ultrasons, à la différence près qu'il permet d'étudier le débit du sang dans les artères, alors que l'échographie, elle, permet de visualiser les organes et les différentes parties du corps. Concrètement, en mesurant la vitesse de débit du flux sanguin, le doppler renseigne sur la bonne irrigation des organes du bébé, et donc sur son développement et sa vitalité.

2 • En pratique

Cet examen n'est pratiqué qu'en cas de signe de complication se manifestant du côté de la maman ou du bébé (diabète gestationnel, hypertension [pré-éclampsie], retard de croissance *in utero*, anomalie du liquide amniotique) ou dans le cas d'une grossesse à risque (comme par exemple au cours d'une grossesse gémellaire). Le doppler va alors permettre de diagnostiquer ce qui ne va pas et de surveiller la bonne croissance du bébé.
Plusieurs types d'examen doppler peuvent être réalisés, selon la situation :

Le doppler ombilical

Il renseigne sur la qualité des échanges entre le placenta et le fœtus, essentielle à la bonne croissance du bébé, en mesurant le flux sanguin de l'une des artères du cordon ombilical. Il permet, avec la biométrie, de suivre la bonne croissance du fœtus. En effet, si la qualité du flux sanguin est mauvaise, cela peut avoir des conséquences néfastes sur le développement du bébé.

Le doppler utérin

Il mesure le flux sanguin dans les artères utérines et s'avère très utile si la maman présente une hypertension. Il permet en outre de rechercher les raisons d'un retard de croissance chez le bébé.

Le doppler cérébral

En étudiant le débit sanguin dans les artères cérébrales du fœtus, le doppler délivre une information précise sur l'état fœtal. Par exemple, si le flux se modifie au niveau de l'artère cérébrale, cela peut signifier que le fœtus protège son cerveau en dilatant ses artères, en cas d'anémie ou de manque d'oxygène.

LE POINT SUR LES DOPPLER FŒTAUX À LA MAISON

Des appareils appelés « doppler fœtaux » sont désormais disponibles sur le marché et peuvent être achetés par les futurs parents. Mais attention, en dépit de leur nom, ils n'ont rien à voir avec les examens doppler effectués par un spécialiste ; tout juste permettent-ils d'écouter le cœur du bébé si sa position le permet… Ces appareils n'ont rien d'anodin, notamment parce que l'impact des ultrasons sur le fœtus reste aujourd'hui méconnu. En outre, leur utilisation peut être facteur d'angoisse chez les futurs parents.

Les courbes de croissance

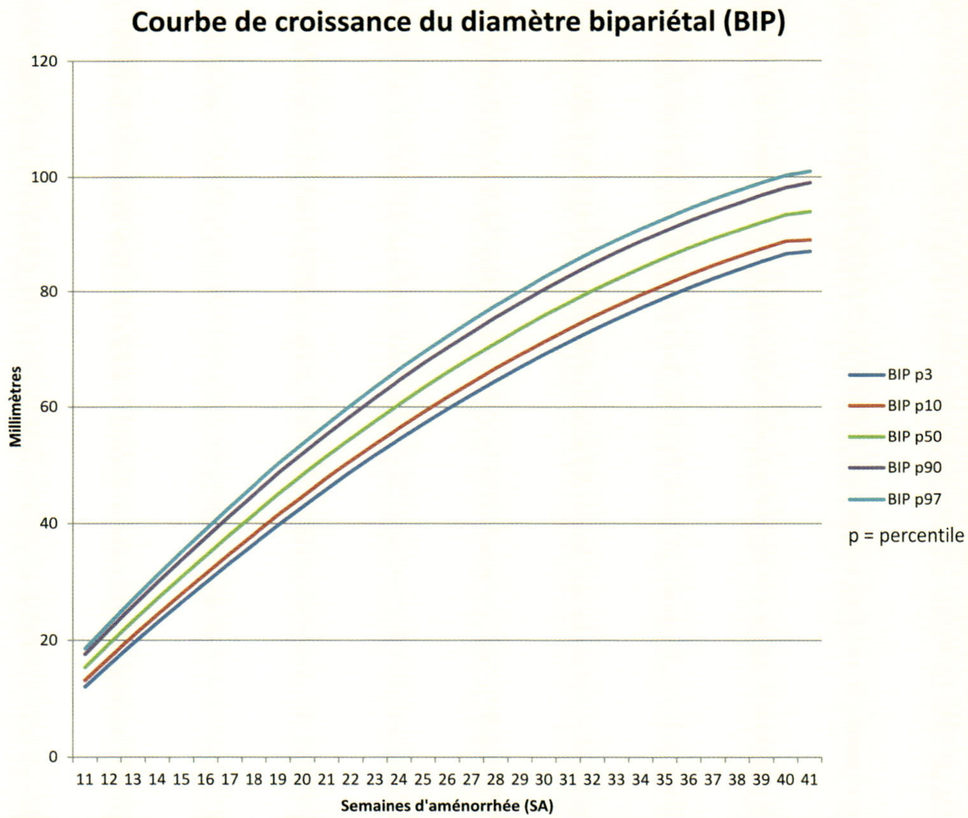

La mensuration moyenne est le 50e percentile (p50). Il s'agit ici de la courbe verte. On considère que la croissance du bébé est normale lorsque les mesures sont comprises entre le 10e (p10) et le 90e percentile (p90) – c'est-à-dire entre les courbes rouges et violettes – ou entre le 3e (p3) et le 97e percentile (p97), c'est-à-dire entre les deux courbes bleues.

Courbe de croissance du périmètre crânien (PC)

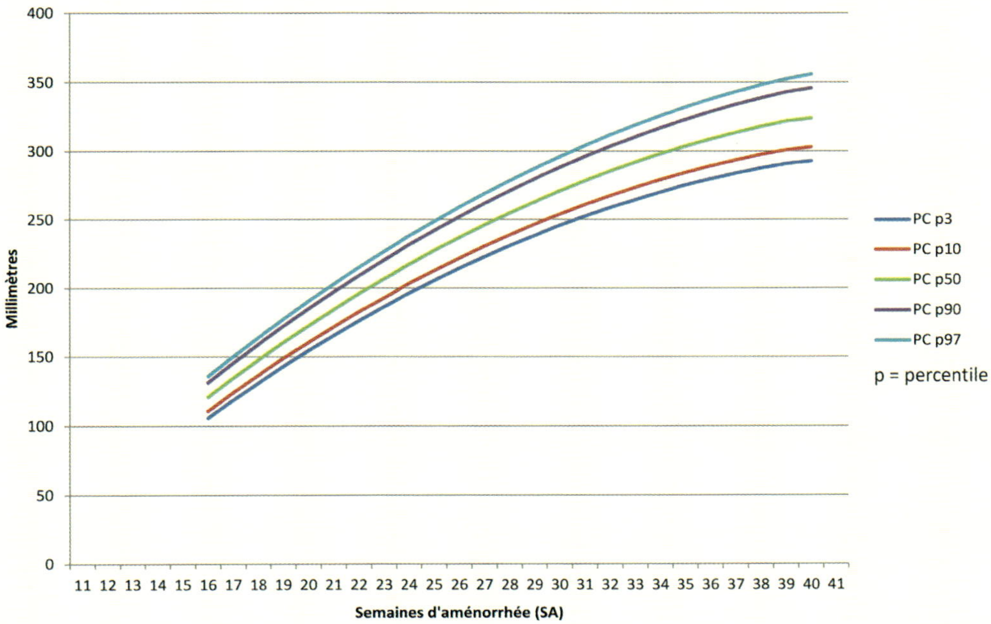

Courbe de croissance du diamètre abdominal transverse (DAT)

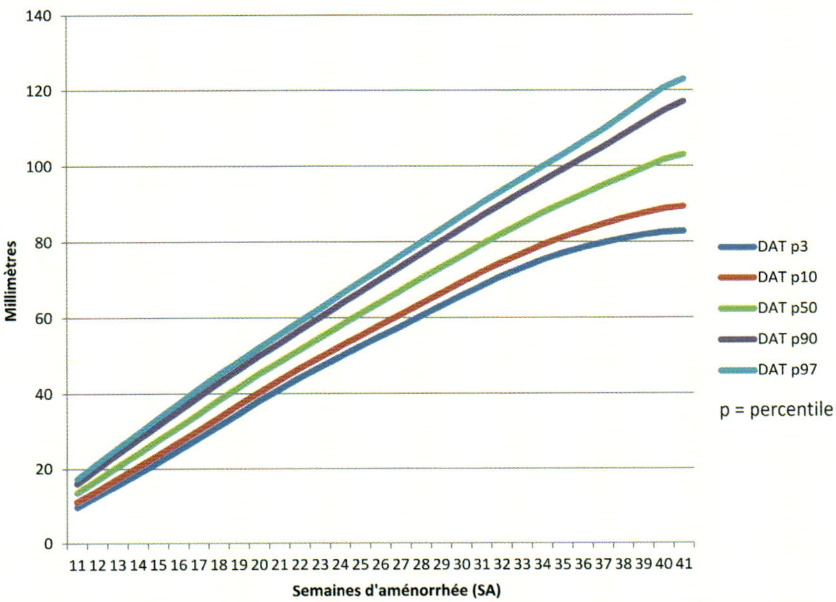

Courbe de croissance du périmètre abdominal (PA)

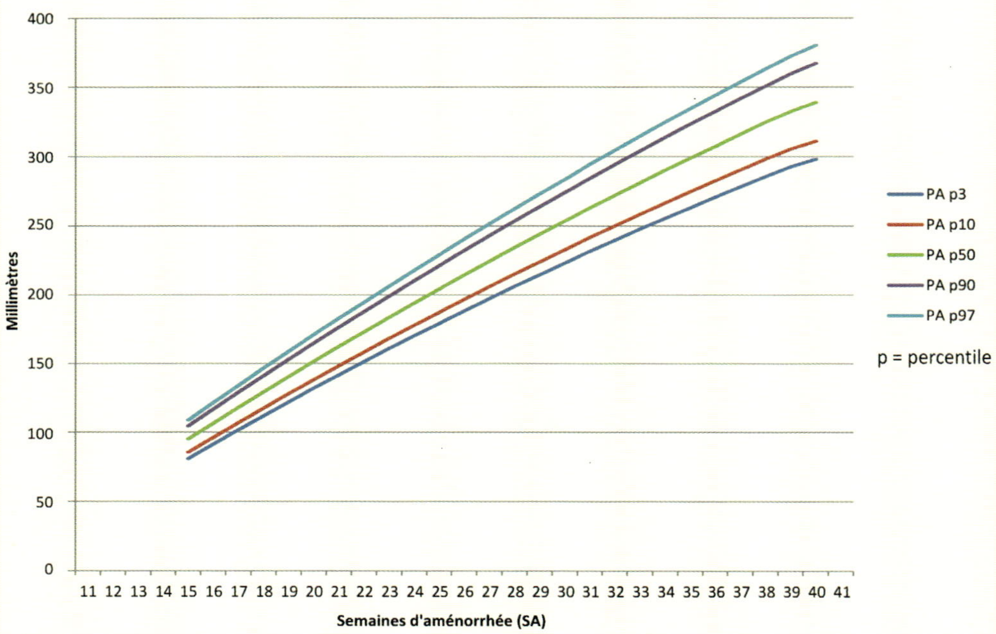

Courbe de croissance de la longueur fémorale (LF)

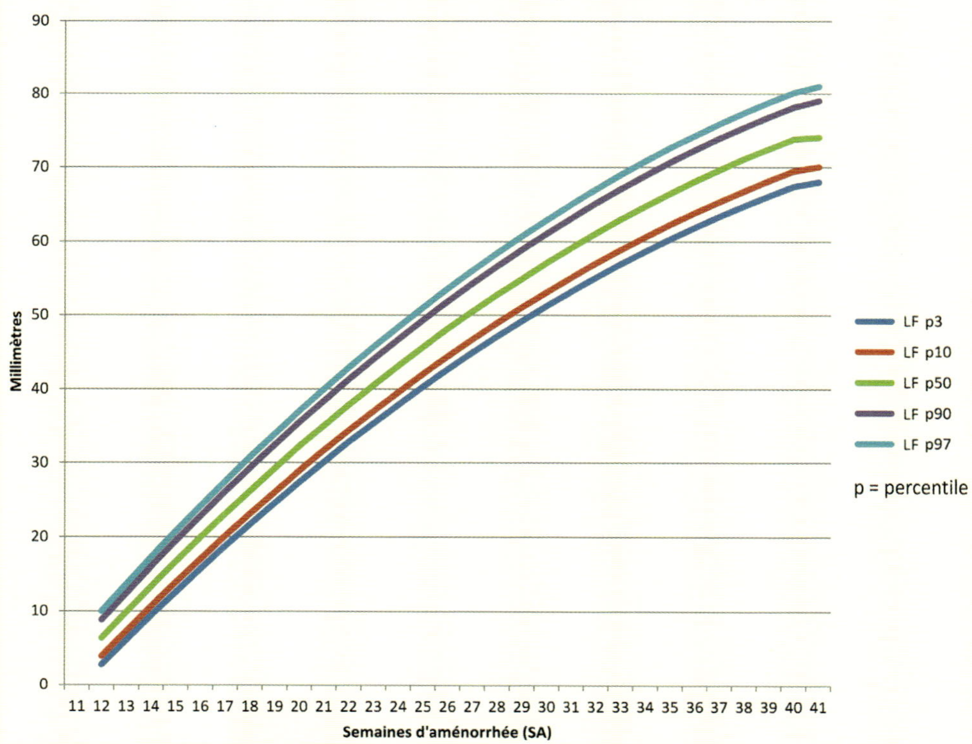

Votre prise de poids pendant la grossesse

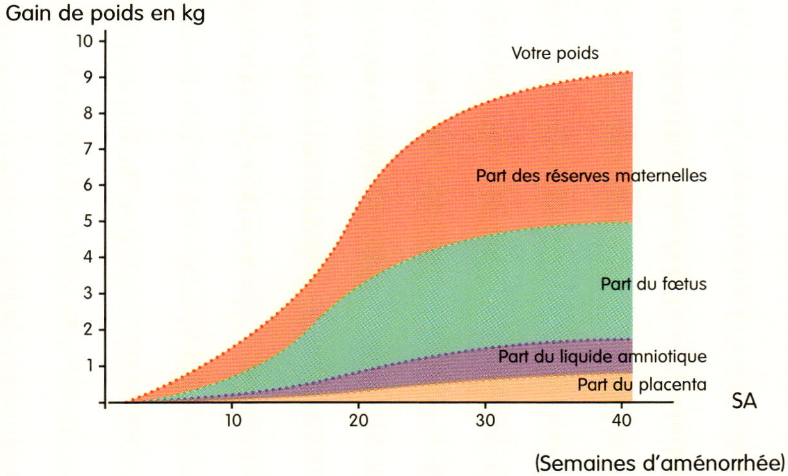

La courbe de poids de votre bébé

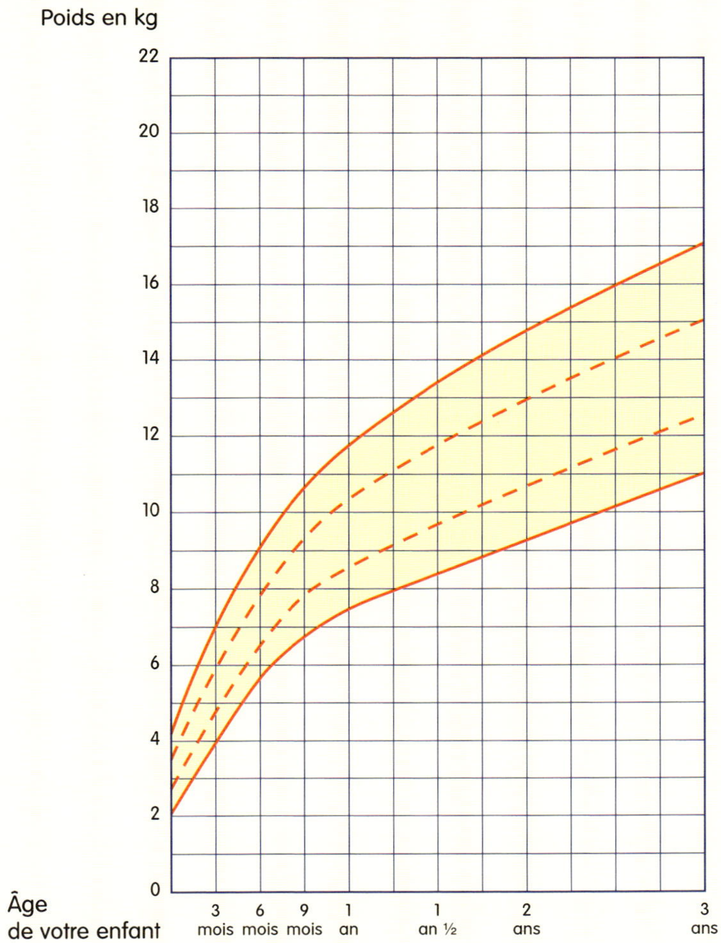

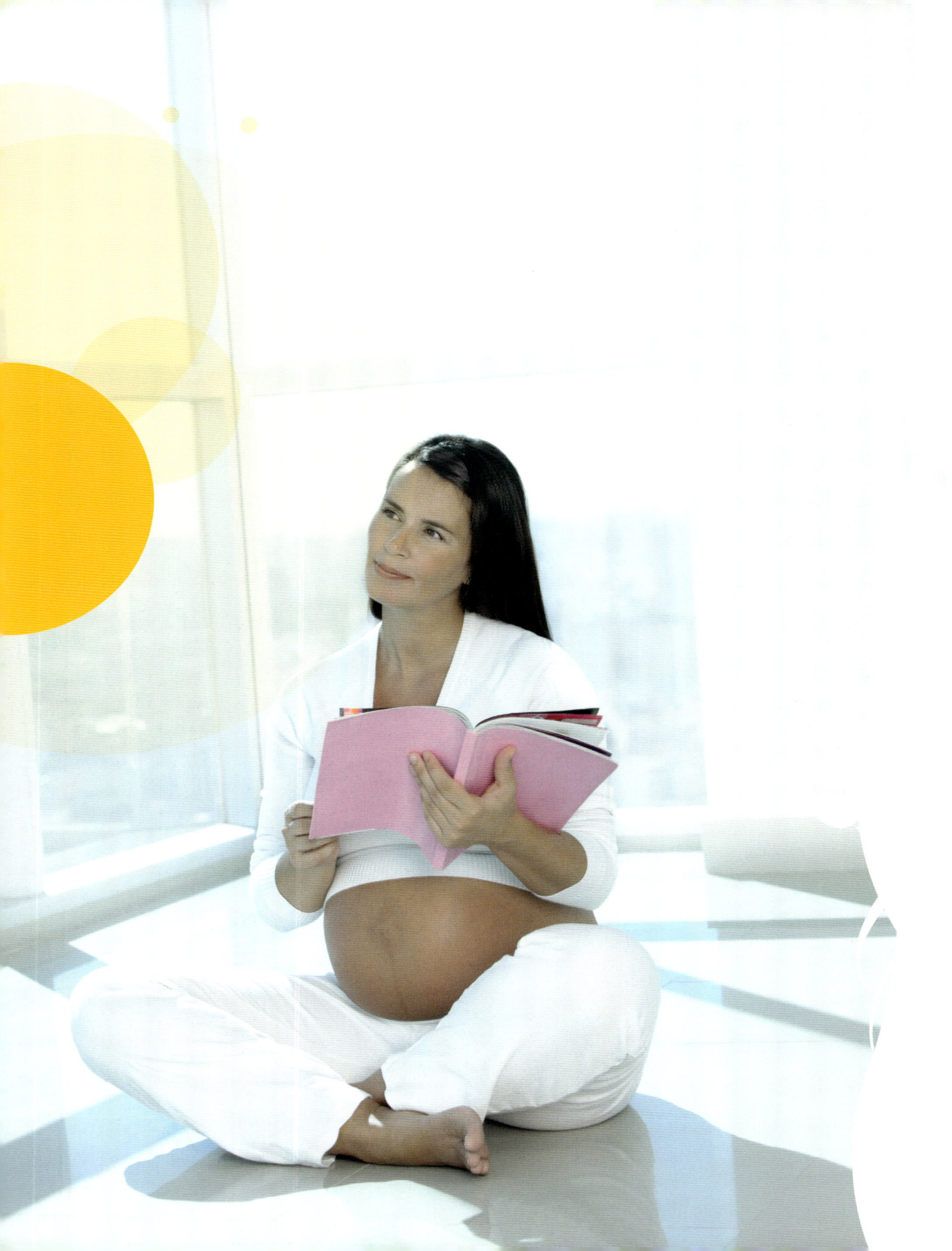

Glossaire médical

A

ABM : Agence de la biomédecine. Établissement public d'État créé par la loi de bioéthique de 2004. Elle exerce ses missions dans les domaines de la procréation, de l'embryologie et de la génétique humaines, du diagnostic prénatal, ainsi que dans les domaines du prélèvement et de la greffe d'organes, de tissus et de cellules.

Acide folique : vitamine B9, indispensable pour le bon développement de l'embryon (en particulier de son système nerveux).

ADN : acide désoxyribonucléique. Molécule porteuse du code génétique et présente dans les chromosomes, dans le noyau des cellules.

Albuminurie : présence anormale d'albumine (protéine) dans les urines.

Anémie : baisse du taux d'hémoglobine dans le sang.

Aménorrhée : absence de règles.

Amniocentèse : ponction à travers la paroi abdominale de l'utérus et de l'œuf dans le but de prélever du liquide amniotique. Ce prélèvement est souvent fait pour étudier les chromosomes des cellules du fœtus qui sont dans ce liquide.

AMP ou PMA : assistance médicale à la procréation. Différentes techniques sont possibles : stimulation ovarienne, insémination artificielle, fécondation *in vitro*, injection de spermatozoïdes dans l'ovocyte (ICSI)…

Anastomose chirurgicale : rétablissement par une opération chirurgicale de la communication entre deux vaisseaux et, par extension, entre deux conduits de même nature comme, par exemple, les trompes après ligature.

Anticorps : substances produites par le système de défense immunitaire de l'organisme, dirigées contre un antigène.

AVAC : Accouchement vaginal après césarienne.

B

Bêta-HCG : hormone chorionique. Hormone secrétée par le placenta dont la présence signe l'existence d'une grossesse. Une baisse de cette hormone peut être le signe d'une fausse couche, d'une grossesse extra-utérine.

Biamniotique : se dit d'une grossesse gémellaire pour laquelle il y a deux poches amniotiques, une pour chaque fœtus.

Bichoriale : se dit d'une grossesse gémellaire caractérisée par l'existence de deux placentas.

Bilan urodynamique : examen qui a pour but d'étudier la façon dont un patient urine, sa capacité à se retenir… Ce bilan analyse le fonctionnement de la vessie et des sphincters de l'urètre (canal reliant la vessie à l'extérieur). Il comporte plusieurs types d'exploration :

- la débitmétrie est la mesure du volume des urines émises et de la puissance du jet ;
- la cystomanométrie est la mesure des variations de pression dans la vessie lors de son remplissage et de sa vidange ;
- la sphinctérométrie est la mesure des variations de pression tout au long de l'urètre. Elle permet notamment d'évaluer l'activité du sphincter, le muscle qui permet de retenir les urines.

Ce bilan peut être effectué chez les femmes qui souffrent d'une incontinence, ou de fuites urinaires, après la grossesse. Cette incontinence urinaire est parfois associée à une descente d'organe (prolapsus).

Biopsie : prélèvement d'un fragment de tissu envoyé ensuite en laboratoire pour être analysé. Par exemple, biopsie du col de l'utérus ou biopsie du sein.
Dans le cadre d'une grossesse, on appelle biopsie le prélèvement effectué dès le troisième mois sur le futur placenta lorsque l'on suspecte une malformation très importante. Cette intervention s'appelle la biopsie du trophoblaste.

BMI : *body mass index* voir IMC.

C

Céphalée : maux de tête et migraine. À partir du 6e mois, si les céphalées deviennent persistantes, n'hésitez pas à consulter, elles peuvent être le signe d'une hypertension.

Cœlioscopie (ou laparoscopie) : technique chirurgicale mini-invasive. On introduit au niveau du nombril une optique couplée à une mini-caméra (appelée « cœlioscope ») qui permet de voir dans l'abdomen : l'utérus, les trompes, les ovaires mais aussi l'intestin, le foie, la vésicule biliaire. On peut aussi introduire, grâce à de petites incisions, des instruments de chirurgie : pinces, ciseaux, bistouri pour réaliser des interventions sans ouvrir le ventre.

Chorionicité : se dit de l'étude d'une grossesse gémellaire pour savoir s'il y a un ou plusieurs chorion ou placenta.

Choriocentèse (ou biopsie du trophoblaste) : consiste à prélever des cellules chorioniques (cellules du futur placenta) par aspiration du tissu trophoblastique du fœtus. On parle également de prélèvement des villosités choriales. La choriocentèse est utilisée pour réaliser l'étude des chromosomes du fœtus, comme on peut le faire aussi par l'étude du liquide amniotique (voir Amniocentèse).

Chromosome : élément du noyau de la cellule qui contient les gènes. Toutes les cellules de l'organisme contiennent 46 chromosomes (23 paires), sauf les ovules ou les spermatozoïdes qui n'en contiennent que 23. De cette façon, à la fécondation, la première cellule (l'œuf) possède 46 chromosomes dont 23 viennent du père, et 23 viennent de la mère.

Clampage : pose d'un clamp (pince à mors longs et souples) permettant d'interrompre temporairement la circulation du sang dans un vaisseau (on parle de clampage du cordon ombilical).

Clarté nucale : petite poche de liquide située sous la peau de la nuque de l'embryon. La largeur de la clarté augmente au cours de la grossesse. Elle mesure habituellement moins de 3 millimètres. Si elle est au-dessus de 3 mm, cette mesure anormale est alors un signe à prendre en compte avec les marqueurs biologiques, et l'âge de la maman pour le calcul du risque dans le dépistage de la trisomie 21. La clarté nucale est mesurée grâce à une échographie effectuée vers 12 semaines d'aménorrhée.

Colostrum : liquide sécrété par le sein en fin de grossesse et juste après l'accouchement, et avant la montée de lait. Il possède une bonne valeur nutritionnelle, car il est riche en graisses, en sucre et en protéines. Il contient des immunoglobulines qui protègent l'enfant contre les infections.

Corps jaune : les cellules du follicule après l'ovulation (émission de l'ovule) se transforment en corps jaune qui fabrique l'hormone progestérone.

CPDPN : Centre pluridisciplinaire de diagnostic prénatal. Lieu de réunion où les médecins de différentes disciplines peuvent échanger : gynécologues-obstétriciens, généticiens-pédiatres, chirurgiens-pédiatres se retrouvent pour discuter des problèmes de femmes enceintes chez qui on a découvert une malformation du fœtus. Lors de cette réunion sera établie la conduite à tenir et à proposer au couple, compte tenu du type de malformation diagnostiqué. Il faut la signature de deux médecins de ces centres pour décider d'une interruption médicale de grossesse. Sans l'accord du CPDPN, l'interruption de grossesse ne peut avoir lieu. Il existe, en France, 48 centres autorisés qui rendent compte, tous les ans de leur activité, à l'Agence de la biomédecine.

Curetage : intervention chirurgicale qui consiste à enlever des débris ovulaires (fausse couche) ou des polypes dans l'utérus.

Cystite : inflammation de la vessie liée à une infection des urines. Les signes sont la sensation de brûlures à la miction et des mictions très fréquentes. Les urines sont troubles.

Cytomégalovirus : virus qui peut atteindre le fœtus et provoquer une malformation au premier trimestre de la grossesse, et une maladie fœtale aux deux derniers trimestres.

D

Déficit en Acetyl-CoA déshydrogénase des acides gras à chaîne moyenne (MCAD) : maladie métabolique héréditaire rare caractérisée par une incapacité de l'organisme à assimiler les graisses. Les enfants qui présentent ce déficit n'ont pas de symptôme à la naissance mais peuvent développer une crise métabolique en période de jeûne (lors d'une infection banale par exemple) pouvant rapidement entraîner un coma suivi de séquelles neurologiques (10 % des cas) ou la mort (20 % des cas). La prise en charge des enfants atteints de ce déficit consiste en des mesures diététiques pour accroître l'apport en hydrates de carbone (pâtes, pommes de terre) lorsque l'enfant se trouve en situation où ses besoins énergétiques sont augmentés.

Délivrance : moment où le placenta est expulsé de l'utérus après l'accouchement. C'est un moment délicat car il peut se produire une hémorragie lorsque le placenta se décolle de l'utérus. Si le placenta ne se détache pas spontanément de l'utérus dans la demi-heure qui suit l'accouchement, la sage-femme ou le médecin peuvent introduire la main dans l'utérus par le vagin pour aller le retirer, on parle alors de délivrance artificielle.

Délivrance dirigée : elle consiste à injecter cinq unités d'ocytocine à la maman lors de l'accouchement pour faciliter la délivrance. L'ocytocine est une hormone qui fait contracter l'utérus, et donc provoque, après l'accouchement, l'expulsion du placenta.

Don de cordon ou don de sang de cordon : le sang du cordon peut être recueilli à la naissance pour en conserver les cellules souches sanguines. Ces cellules souches peuvent être utilisées à la place de cellules de moelle osseuse, dans le traitement d'une leucémie d'une autre personne (allogreffe), par exemple. Il existe, en France, un réseau de banques de sang placentaire organisé par l'Agence de la biomédecine. Le don de sang placentaire est anonyme et gratuit.

Don d'ovocytes : le don d'ovules (ou d'ovocytes) par une femme qui a des ovaires normaux à une femme qui n'a pas d'ovocytes dans ses ovaires. Ce don est anonyme et gratuit, il est en France organisé par certains centres de PMA autorisés par l'Agence de la biomédecine. Les Cecos (Centre d'étude et de conservation des œufs et du sperme) sont des centres situés dans des hôpitaux publics qui sont agréés pour conserver les spermatozoïdes, les fragments d'ovaire, les embryons congelés.

Don de sperme : don de sperme par un homme qui a la chance d'avoir un ou des enfants à un homme qui n'en a pas. Ce don est anonyme et gratuit, il est organisé par certains centres de PMA autorisés par l'Agence de la biomédecine.

Doppler : le doppler est un examen qui utilise les ultrasons. Il permet l'étude de la vascularisation et du débit du sang dans les artères et les veines, et donne ainsi des renseignements sur ses conditions d'écoulement et la bonne irrigation des organes. Couplé à l'échographie, il renseigne sur la vascularisation de l'utérus et du fœtus. L'effet doppler est le décalage de fréquence d'une onde acoustique (ici les ultrasons) entre la mesure à l'émission et la mesure à la réception. Il permet, après amplification, d'entendre les bruits du cœur de votre bébé pendant la grossesse et l'accouchement.

Dossier médical personnel (DMP) : dossier informatique personnel accessible *via* Internet à tous les professionnels de santé autorisés par le patient.

DPI : diagnostic préimplantatoire. Lors d'une fécondation *in vitro*, on prélève une cellule de l'embryon pour en étudier les chromosomes ou les gènes à la recherche d'une anomalie qui provoque une maladie héréditaire.

DPN : diagnostic d'une maladie du fœtus avant la naissance (prénatal). Pour établir ce diagnostic, on utilise l'échographie, l'IRM, mais aussi l'étude des chromosomes du fœtus.

Drépanocytose : pathologie génétique récessive qui altère l'hémoglobine contenue dans les globules rouges (elle concerne surtout les populations d'origine africaine subsaharienne, des Antilles, d'Inde, du Moyen-Orient et du bassin méditerranéen).

Dysplasie de la hanche : malformation congénitale de la hanche.

E

Échographie : appareil d'imagerie utilisant les ultrasons. Il est très utilisé en gynécologie obstétrique puisque sans danger pour le fœtus.

Échodoppler : appareil utilisant l'effet doppler des ultrasons (voir Doppler).

Éclampsie : complication grave de la grossesse qui se traduit par des convulsions.

Embryon : après la fécondation de l'ovocyte par le spermatozoïde, la multiplication des cellules qui passent de une à deux, puis à quatre cellules, forme l'embryon. Le stade embryonnaire dure huit semaines (soit dix semaines d'aménorrhée). Cette période correspond à la formation des parties du corps et des organes. Au-delà et jusqu'au terme de la grossesse, on parle de fœtus.

Embryogénèse : développement de l'embryon.

Endomètre : tissu de revêtement de la cavité utérine qui se développe au cours du cycle, disparaît en partie lors des règles, et se crée à nouveau au cycle suivant. C'est dans l'endomètre que l'embryon fait son nid et s'accroche à l'utérus.

Endométrite : inflammation provoquée par l'infection de l'endomètre.

Endométriose : maladie caractérisée par la présence d'endomètre en dehors de la cavité utérine habituellement sur les ovaires, l'intestin, le péritoine. Cette maladie bénigne entraîne souvent des douleurs, des difficultés pour être enceinte. Elle guérit seule à la ménopause.

Épisiotomie : acte chirurgical consistant à ouvrir en partie le périnée au moment de l'accouchement afin de réduire le risque de déchirure de la vulve et de faciliter le passage de l'enfant. Cette incision sectionne les muscles superficiels du périnée, dans le but d'éviter une déchirure complexe pouvant léser le sphincter anal ou le rectum.

F

Fécondabilité : probabilité de concevoir un enfant au cours d'un cycle.

Fécondité : fait d'avoir un enfant. L'infécondité est le fait de n'avoir pas eu d'enfant. L'indice de fécondité est le nombre d'enfants par femme en âge de procréer.

Fertilité : être apte physiologiquement à concevoir un enfant.

Fibrome : tuméfaction bénigne développée au dépend du muscle de l'utérus.

FIV : fécondation *in vitro*.

Fœtus : enfant dans le ventre de sa mère après le premier trimestre.

Follicule : ensemble de cellules de l'ovaire qui entourent l'ovule avant l'ovulation.

Fontanelle : espace membraneux compris entre les os du crâne du nouveau-né. Ce petit espace est fragile, plus mou que le reste du crâne. Avec l'âge, la membrane s'ossifiera.

G

Gonades : organes destinés à la reproduction, c'est-à-dire les ovaires chez la femme, et les testicules chez l'homme.

Gonadotrope : se dit d'une hormone, en général secrétée par l'hypophyse, qui fait fonctionner les gonades (ovaires ou testicules).

H

Hémoglobine : molécule présente dans le globule rouge qui transporte l'oxygène dans le sang et lui donne sa couleur rouge vif.

Hétérozygote : se dit d'une personne chez laquelle les deux chromosomes d'une même paire portent au même emplacement, deux gènes dissemblables. L'un est normal et l'autre pathologique. La personne est porteuse du gène pathologique (dit récessif), mais non malade, la maladie n'apparaissant que lorsque le gène pathologique est porté par les deux chromosomes de la même paire. C'est le cas pour la mucoviscidose : le gène est porté par une personne sur 25, mais la maladie n'apparaît que chez les personnes qui ont le gène sur les deux chromosomes.
Concernant les jumeaux hétérozygotes, ils sont issus de deux œufs différents et ont des gènes différents. Ils peuvent être du même sexe, ou de sexes différents selon qu'ils ont deux chromosomes X (fille), ou un chromosome X et un Y (garçon).

Homozygote : se dit d'une personne chez laquelle les deux chromosomes d'une même paire portent au même emplacement, deux gènes semblables, soit normaux, soit tous les deux pathologiques, expliquant alors l'apparition de la maladie. C'est le cas pour la mucoviscidose : le gène est porté par une personne sur 25, mais la maladie n'apparaît que chez les personnes qui ont le gêne sur les deux chromosomes (1 sur 2 500 naissances).
Concernant les jumeaux homozygotes, ils sont issus du même œuf, et ont les mêmes chromosomes qui portent les mêmes gènes. Ils sont toujours de même sexe.

Hormone bêta-HCG : hormone sécrétée par le placenta dès le sixième jour après la fécondation. Cette hormone est utilisée pour diagnostiquer la grossesse. Elle est utilisée avec la protéine PAPP-A pour le dépistage prénatal de la trisomie 21.

Hypertension artérielle : augmentation de la tension artérielle, chez la femme enceinte, au-dessus de 14/9.

Hydramnios : abondance anormale du liquide amniotique.

Hyperstimulation : les traitements inducteurs de l'ovulation ont pour but d'augmenter les chances de grossesse chez des couples infertiles. En fécondation *in vitro*, la stimulation de l'ovulation permet d'assurer le développement de plusieurs follicules ovariens (au lieu d'un seul), ce qui permet d'obtenir plusieurs ovocytes, puis plusieurs embryons à transférer dans l'utérus. L'hyperstimulation ovarienne (HSO) constitue une complication des traitements stimulants de l'ovulation. Il s'agit d'une complication totalement iatrogène (liée au traitement), parfois imprévisible ou inévitable. L'HSO complique environ 3 à 4 % des fécondations *in vitro*.

Hypofertile : fertilité d'une personne ou d'un couple inférieure à la moyenne. Ces personnes ne sont pas stériles, même si elles n'ont pas d'enfants, mais il leur faudra plus de temps pour concevoir.

Hypophyse : glande endocrine située à la base du cerveau. Elle secrète différentes hormones, dont celles qui font fonctionner les ovaires (ovulation et fabrication des hormones féminines), et les testicules (fabrication des spermatozoïdes et des hormones masculines).

Hypothalamus : zone du cerveau qui sécrète des neurohormones qui stimulent le fonctionnement de l'hypophyse. Le fonctionnement de l'hypophyse étant indispensable au bon fonctionnement des hormones sexuelles, on comprend ainsi que des difficultés psychologiques (anxiété, dépression) puissent retentir sur le rythme des règles.

Hypotrophie ou retard de croissance : état du nouveau-né dont le poids de naissance est anormalement bas pour l'âge gestationnel. Par exemple, il pèse moins de 2,5 kg à terme alors que le poids normal d'un enfant à terme est de 3,2 kg. Plusieurs maladies de la maman (hypertension artérielle, anémie…), l'usage du tabac peuvent être la cause de l'hypotrophie.

Hypovolémie : diminution du volume sanguin total circulant. Une hémorragie entraîne une diminution du volume de sang et donc une hypovolémie. Cela peut se voir chez la femme enceinte qui saigne, ou chez le fœtus, si un vaisseau du cordon est déchiré lors de la rupture des membranes.

I

Infertile : impossibilité d'avoir un enfant sans le secours de la médecine.

Infécondité : fait de ne pas pouvoir avoir un enfant.

ICSI : injection intra-cytoplasmique d'un spermatozoïde. Procédé qui, au cours d'une fécondation *in vitro,* permet d'introduire un seul spermatozoïde pour féconder l'ovocyte. Il permet, par exemple, à des hommes qui ont très peu de spermatozoïdes d'avoir des enfants alors qu'ils ne le peuvent pas par procréation naturelle.

Insuline : hormone provenant du pancréas et régulant le taux de sucre dans le sang. La sécrétion insuffisante d'insuline provoque le diabète. Une sécrétion insuffisante d'insuline pendant la grossesse entraîne un diabète que l'on appelle diabète gestationnel, qui disparaît dans la plupart des cas après l'accouchement.

Interruption médicale de grossesse (IMG) : interruption volontaire de la grossesse ou avortement pratiqué par un médecin pour un motif médical : maladie de la maman (cancer, grave affection cardiaque), ou du fœtus (malformation majeure).

Interruption volontaire de grossesse (IVG) : interruption de la grossesse ou avortement pratiqué par un médecin pour un motif non médical, à la demande de la femme. L'interruption est faite par aspiration de l'œuf ou expulsion par des médicaments.

IMC : indice de masse corporelle. C'est une manière médicale de quantifier le surpoids et l'obésité. Il se calcule en divisant le poids exprimé en kilo par la taille exprimée en mètres au carré = P/T^2. Un BMI (*body mass index*) ou IMC entre 18 et 25 est normal pour un adulte. Au-delà, il indique un surpoids. Supérieur à 30, il signe une obésité avec risque de diabète, de maladies du cœur ou des vaisseaux, etc. Inférieur à 18,5, on parle de minceur (voire de maigreur). En fonction de votre IMC, votre médecin calculera le poids que vous pourrez prendre au cours de votre grossesse sans mettre en danger votre santé ni celle du bébé.

L

Leucorrhée : écoulement blanchâtre se faisant par la vulve, ou pertes blanches.

Listériose : infection due à un microbe nommé *listeria monocytogenes* qui peut se trouver dans le lait ou fromage cru, poisson cru, la charcuterie. Au cours de la grossesse, la listériose, si elle n'est pas traitée par des antibiotiques, peut entraîner un avortement ou la mort du fœtus.

M

Marqueurs sériques : le dosage des marqueurs sériques est un test sanguin effectué entre la 14 SA et la 18 SA, dans le cadre du dépistage de la trisomie 21 chez le fœtus. Il s'agit de doser, dans le sang, certaines substances spécifiques. Si les résultats affichent un risque éventuel, il sera conseillé à la future maman de réaliser une amniocentèse.

Méconium : nom donné aux matières brunâtres ou verdâtres que l'enfant expulse par l'anus peu après la naissance. Cette expulsion de méconium peut avoir lieu pendant le travail : le méconium teinte en vert plus ou moins foncé le liquide amniotique. On dit alors que le liquide est méconial. Cela peut traduire une souffrance fœtale.

Méiose : il s'agit de la division cellulaire qui aboutit à la production des cellules sexuelles ou gamètes (ovules et spermatozoïdes). Les 23 paires de chromosomes de la cellule mère se séparent en deux, de telle manière que dans l'ovule ou dans le spermatozoïde, il n'y ait que 23 chromosomes au lieu de 46 (23 paires).

Mesure de la LCC : mesure de la longueur crânio-caudale de l'embryon effectuée par échographie en début de grossesse. Cette mesure permet de dater le début de la grossesse avec une grande précision (± 3 jours).

MFIU ou mort fœtale *in utero* : état du fœtus qui meurt au cours de la grossesse. À l'échographie, il n'y a plus de battements cardiaques. Cela peut être dû à une maladie de la maman (hypertension artérielle, diabète…), ou du fœtus (malformation, infection…) ou encore du placenta qui est insuffisant ou qui se décolle.

Mitose : processus de division cellulaire qui aboutit à la naissance de deux cellules identiques à la « cellule mère ».

Monoamniotique : se dit d'une grossesse gémellaire caractérisée par l'existence d'une seule poche amniotique (amnios : membrane tapissant la face interne du placenta). Il s'agit de vrais jumeaux puisqu'il n'y a qu'un seul œuf.

Monochoriale : se dit d'une grossesse gémellaire caractérisée par l'existence d'un seul placenta. Il s'agit de vrais jumeaux puisqu'il n'y a qu'un seul œuf. Il peut y avoir une seule poche amniotique (gémellaire monochoriale monoamniotique), ou deux poches amniotiques (gémellaire monochoriale biamniotique).

Morbidité : état de maladie. On parle de morbidité maternelle pour évoquer toutes les maladies qui peuvent compliquer une grossesse, et de morbidité fœtale pour toutes les maladies qui peuvent atteindre le fœtus pendant la grossesse ou l'accouchement.

Morula : aspect de l'embryon entre 8 et 32 cellules, à ce stade, celui-ci ressemble à une mûre, d'où cette appellation.

Mucoviscidose : maladie génétique récessive qui modifie la composition des mucus et touche de nombreux organes, en particulier les poumons et le tube digestif. Le gène de la mucoviscidose est fréquent en France et concerne 1 personne sur 25. Il demeure rare chez les populations originaires d'Afrique subsaharienne.

Muqueuse : tissu qui tapisse une cavité ouverte vers l'extérieur. Par exemple, la muqueuse buccale tapisse l'intérieur de la bouche, la muqueuse vaginale tapisse l'intérieur du vagin.

Multipare : femme qui va accoucher ou accouche pour la deuxième, troisième fois ou plus.

Mycose : maladie due à un champignon. Par exemple, mycose vaginale.

N

Néonatalogie : partie de la pédiatrie correspondant à la médecine du nouveau-né.

Nidation : l'œuf fécondé va pénétrer dans l'endomètre (la muqueuse de l'utérus), vers le dixième jour après la fécondation. L'œuf fait son nid dans l'endomètre pour que l'embryon puisse se développer.

O

Occlusion funiculaire : si le cordon se noue et si le nœud se serre, il peut y avoir un arrêt de la circulation et la mort du fœtus.

Ocytocine : hormone qui provoque et augmente les contractions de l'utérus au moment de l'accouchement. Cette hormone active aussi la sécrétion des alvéoles du sein qui fabriquent le lait maternel.

Œstrogène : hormone sécrétée par l'ovaire à la puberté, provoquant le développement des seins, de l'utérus et l'apparition des règles. Le taux des œstrogènes augmente au cours du cycle jusqu'à l'ovulation, il baisse brusquement en fin de cycle, provoquant les règles. Les œstrogènes sont aussi sécrétés en grande quantité par le placenta pendant la grossesse. Les œstrogènes rentrent dans la composition des pilules contraceptives et des traitements hormonaux de la ménopause.

Œuf : nom donné à l'embryon avec le liquide amniotique et les enveloppes (amnios et chorion) en début de grossesse. S'il n'y a pas d'embryon, on dit que l'œuf est « clair ».

Oligoamnios : volume insuffisant du liquide amniotique.

Ovaire : glande sexuelle ou gonade chez la femme. Les deux ovaires contiennent des ovules.

Ovocyte : cellule appelée communément « ovule » ou « gamète femelle » permettant la reproduction. L'ovocyte qui possède les capacités d'être fécondé par le spermatozoïde, correspond au stade terminal de l'ovogenèse (fabrication et production de l'ovule par l'ovaire). L'ovocyte est logé dans la paroi du follicule ovarien (sorte de petite niche), lui-même à l'abri dans l'ovaire. Ce follicule ovarien, au quatorzième jour du cycle menstruel environ, se rompt. Ceci aboutit à l'ovulation à l'origine de la libération de l'ovocyte. Ensuite, l'ovocyte est transporté grâce aux mouvements de la trompe de Fallope à l'intérieur de celle-ci, en direction de l'utérus. L'ovocyte pourra être fécondé s'il y a un spermatozoïde dans la trompe. L'ovule ou ovocyte contrairement aux autres cellules du corps, ne contient que 23 chromosomes. Après la fécondation avec un spermatozoïde, la cellule unique, point de départ de l'enfant, comportera 46 chromosomes (23 paires) qui portent l'hérédité provenant donc pour moitié de la maman, et pour moitié du papa. Chaque paire de chromosomes est alors constituée d'un chromosome venant du papa, et d'un autre venant de la maman.

Ovule : synonyme d'ovocyte. Voir ovocyte.

P

Phénotype : ensemble des caractères apparents d'un individu. Avoir de la barbe sur le visage, par exemple, fait partie du phénotype masculin, les seins développés de celui des femmes.

Phlébite : inflammation aiguë d'une veine. Le risque majeur est la formation d'un caillot qui peut se déplacer dans les veines et entraîner une embolie. Dans ce cas, le caillot peut aller se loger dans le cœur ou le poumon, avec alors des conséquences risquant d'être particulièrement graves.

Placenta : organe unique qui apporte au fœtus, par le cordon, les éléments dont il a besoin pour se développer. Il s'agit des aliments, mais aussi de l'oxygène. Il évacue aussi les déchets : urée, gaz carbonique. On peut dire que le placenta est à la fois le tube digestif, les poumons et les reins du fœtus. Le placenta est fixé dans le fond de l'utérus et il permet les échanges entre le sang maternel et le sang fœtal sans que les deux sangs ne se mélangent. Les échanges d'aliments (sucres, protides, lipides, minéraux) et de gaz (oxygène, gaz carbonique) se font à travers la membrane des cellules des villosités placentaires.
C'est un organe éphémère qui se développe dès la nidation dans l'utérus, et qui est naturellement expulsé dans les 15 à 30 minutes qui suivent la naissance, lors de la délivrance.

Placenta *accreta* : placenta dont les villosités adhèrent au muscle utérin, ce qui rend l'expulsion du placenta impossible après l'accouchement. Cela peut provoquer une hémorragie très grave.

Placenta *prævia* : placenta inséré dans le bas de l'utérus vers – voire même – sur le col, gênant la sortie de l'enfant. Du fait de l'insertion vers le col du placenta *prævia*, il peut y avoir des hémorragies très graves en fin de grossesse ou lors de l'accouchement.

Poche des eaux : lors de l'accouchement, quand le col s'ouvre, les membranes qui entourent le bébé (amnios et chorion) forment une poche qui bombe à l'orifice du col. Cette poche, sous l'effet des contractions utérines, se rompt spontanément et le liquide amniotique s'écoule. C'est ce que l'on appelle la rupture spontanée de la poche des eaux. Si elle ne se rompt pas spontanément, la sage-femme peut le faire : c'est la rupture artificielle de la poche des eaux.

Pré-éclampsie : ensemble de signes qui précèdent la complication grave de la grossesse qui est l'éclampsie. Il s'agit le plus souvent d'hypertension artérielle et de la présence d'albumine dans les urines. On peut observer aussi dans les formes graves, des maux de tête, des mouches volantes, des douleurs à l'estomac, des gonflements des chevilles et des doigts. Tous ces signes doivent vous faire consulter d'extrême urgence votre médecin qui vous fera hospitaliser.

Primigeste : femme enceinte pour la première fois, quelle que soit l'issue de la grossesse (fausse couche, IVG, GEU, accouchement).

Primipare : femme qui va accoucher ou accouche pour la première fois.

Prophylactique : se dit de l'action préventive. Par exemple, il est recommandé de donner un traitement antibiotique prophylactique, pendant la césarienne, afin de diminuer les infections postopératoires.

Progestérone : hormone sécrétée par le corps jaune qui se forme dans l'ovaire dans la deuxième partie du cycle. La progestérone est aussi fabriquée en quantité par le placenta pendant la grossesse. Elle fait relâcher l'utérus et fermer le col. Elle permet aussi le développement complet de l'endomètre nécessaire à la nidation.

Prolactine : hormone sécrétée par la glande hypophyse située à la base du cerveau. Cette hormone sécrétée en grande quantité après la naissance provoque la montée de lait, et entretient la sécrétion lactée.

Prolapsus : descente d'un organe à travers un orifice naturel. La vessie, le col de l'utérus, le rectum peuvent alors apparaître à la vulve lors d'un effort de poussée.

Procidence du cordon : descente du cordon dans le vagin avant le fœtus. Le cordon peut alors être comprimé entre le bassin et la tête fœtale avec un risque d'asphyxie fœtale.
Protéine PAPP-A : protéine A plasmatique associée à la grossesse. Elle est aussi utilisée avec l'hormone bêta-HCG pour le dépistage prénatal de la trisomie 21.

R

Rachi-anesthésie : anesthésie locorégionale qui peut être faite pour les césariennes et qui permet à la maman de voir son bébé à la naissance puisque seule la partie inférieure du corps est endormie. Cette technique remplace la péridurale en cas de césarienne urgente.

Radiopelvimétrie : radiographie du bassin permettant la mesure de ses différents diamètres. Ces mesures peuvent être faites aussi avec un scanner.

Retard de croissance *in utero* : voir Hypotrophie.

Révision utérine : examen manuel de l'intérieur de l'utérus, effectué après l'accouchement et après la délivrance (expulsion du placenta) pour s'assurer qu'il ne demeure aucune partie du placenta ou de membranes dans l'utérus.

Rhésus négatif : personne dont le groupe sanguin Rhésus est négatif, c'est-à-dire dont les globules rouges n'ont pas à leur surface l'antigène D ou Rh. Le nom du système de groupe sanguin Rhésus vient du nom d'un petit singe macaque, le macaque rhésus ou *Macaca mulatta*. Ce groupe sanguin a été découvert par Karl Landsteiner et Alexander Wiener en 1939 en constatant que les globules rouges humains s'agglutinent, ou non, en présence du sérum de lapin immunisé par des globules rouges de singe rhésus. En France, 15 % des personnes sont Rhésus négatif, et en cas de transfusion ne doivent recevoir que du sang Rhésus négatif.

Rupture prématurée des membranes : si les membranes qui entourent le fœtus (amnios et chorion) se rompent avant la date de l'accouchement, on parle de rupture prématurée des membranes. Cette rupture peut entraîner un accouchement prématuré et aussi une infection du bébé, puisque l'œuf est ouvert, et que les microbes qui sont dans le vagin peuvent contaminer l'enfant.

S

Salpingite : inflammation d'une trompe utérine (ou des deux) d'origine infectieuse.

Score d'Apgar : le score d'Apgar (du nom de la pédiatre Virginia Apgar qui l'a mis au point) permet d'évaluer l'état de l'enfant à la naissance par l'appréciation de 5 critères notés de 0 à 2 :

	0	1	2
Fréquence cardiaque	absente	< 100	> 100
Respiration	absente	irrégulière	normale
Tonus musculaire	hypotonie globale	flexion des membres	mouvements actifs
Réactivité	aucune	grimace	vive
Coloration	cyanose globale	cyanose des extrémités	rose

L'addition des 5 notes donne le score, qui est mesuré à 1, 5 et 10 minutes de vie. L'état de l'enfant est d'autant meilleur que le score est plus près de 10.

Semaine d'aménorrhée (SA) : durée de la grossesse comptée à partir des dernières règles. Il y a donc deux semaines de plus par rapport aux semaines de grossesse puisque la fécondation a lieu 14 jours après les dernières règles (pour un cycle de 28 jours).

Siège : présentation du siège, c'est-à-dire le fœtus à terme présentant le siège au lieu de la tête, lors de l'accouchement. Le siège est dit complet (ou mode des pieds) si le fœtus est assis en tailleur.

Le siège est dit décomplété (ou mode des fesses) s'il présente les fesses en premier et les jambes relevées devant lui.

Sievert (Sv) : « Unité utilisée pour donner une évaluation de l'impact des rayonnements sur l'homme. » (source : Commissariat à l'énergie atomique [CEA]).

Singleton : désigne un fœtus unique (par opposition aux jumeaux).

Spermatozoïde : cellule sexuelle masculine fabriquée par le testicule. C'est elle qui féconde l'ovocyte ou ovule dans le tiers externe de la trompe utérine. Le spermatozoïde – contrairement aux autres cellules du corps, mais comme l'ovule –, ne contient que 23 chromosomes. Après la fécondation, la cellule unique (l'œuf), point de départ de l'enfant, comportera 46 chromosomes qui portent l'hérédité et proviennent donc pour moitié de la maman et pour moitié du papa. C'est le spermatozoïde qui détermine le sexe de l'enfant à naître, car l'homme a deux chromosomes sexuels différents XY, contrairement à la femme qui a deux chromosomes sexuels identiques X et X. Lors de la production du spermatozoïde, celui-ci n'aura donc qu'un chromosome sexuel qui sera X ou Y, alors que les ovules auront toujours le chromosome X. Si un spermatozoïde Y féconde un ovule X, on aura un garçon (XY). Si c'est un spermatozoïde X qui féconde un ovule X, ce sera une fille (XX).

Spermogramme : examen du sperme en laboratoire. On étudie le volume de l'éjaculat, le nombre des spermatozoïdes, leur mobilité, la qualité du liquide séminal. Examen demandé si le couple est confronté à des problèmes de stérilité.

Spéculum : instrument en métal ou en plastique que l'on introduit dans le vagin pour examiner le col de l'utérus et les parois du vagin.

Sperme : liquide qui contient les spermatozoïdes.

Stérilisation : procédé médical ou chirurgical qui empêche un homme ou une femme d'avoir un enfant, par exemple par la ligature des trompes, chez la femme.

Stérilisation iatrogénique : stérilisation du fait de l'effet indésirable d'un traitement nécessaire comme la chimiothérapie ou la radiothérapie qui peuvent rendre stérile un homme ou une femme.

T

Testostérone : hormone mâle sécrétée par le testicule chez le garçon.

Test O'Sullivan : test destiné à dépister le diabète chez la femme enceinte. Il consiste à doser le sucre dans le sang de la maman une heure après que celle-ci a absorbé 50 g de sucre. Si le taux de sucre est supérieur à deux grammes, il s'agit d'un diabète. Si le taux est supérieur ou égal à 1,30 g, il faut réaliser une hyperglycémie provoquée pour rechercher le diabète. Un autre test de dépistage, le test avec absorption de 75 g de sucre, est recommandé depuis 2010 et tend à remplacer le test O'Sullivan.

Thalassémie : pathologie génétique récessive qui altère l'hémoglobine contenue dans les globules rouges (elle concerne notamment les populations originaires du pourtour méditerranéen).

Tocographie : enregistrement graphique des contractions utérines grâce à un capteur qui est posé sur l'abdomen pendant l'accouchement (tocographie externe). On peut aussi enregistrer les contractions grâce à un capteur que l'on introduit dans la cavité amniotique après la rupture de la poche des eaux : tocographie interne.

Toxémie gravidique : survenue d'hypertension artérielle et d'albumine dans les urines au cours de la grossesse.

Translocation équilibrée : anomalie chromosomique au cours de laquelle un chromosome ou un fragment de chromosome vient se souder à un autre chromosome. La translocation est équilibrée lorsqu'il n'y a ni perte, ni gain de matériel génétique.

On parle de translocation robertsonienne quand deux chromosomes sont collés l'un sur l'autre, ce qui est une anomalie assez fréquente. On compte alors 45 chromosomes au lieu des 46 habituels, mais l'un d'entre eux en contient en fait deux.

Au total, il y a donc le bon nombre de gènes : rien ne manque, rien n'est en trop, rien n'est en double. Si cette anomalie est découverte au cours d'une amniocentèse, il faut bien comprendre que l'enfant sera normal. Il a un chromosome géant au lieu de deux petits chromosomes, voilà tout.

Les conséquences concerneront uniquement la descendance du sujet porteur de la translocation. En effet, le chromosome géant ne se comporte pas comme les autres pour la formation des gamètes (ovules ou spermatozoïdes). Certains seront normaux (c'est-à-dire qu'ils contiendront le bon nombre de chromosomes), d'autres pas.

Quatre conséquences possibles à cela :

- fausse couche précoce à cause d'une malformation non viable (trisomie 13 ou 14, monosomie 13 ou 14) ;
- un enfant en parfaite santé qui présente lui aussi une translocation ;
- un enfant en parfaite santé sans translocation ;
- de très rares cas de malformations viables mais importantes (la trisomie 13, exceptionnellement viable), avec alors un diagnostic prénatal, et très probablement une décision d'interruption médicale de grossesse.

Tri test : dépistage de la trisomie 21 par le dosage de trois marqueurs biologiques dans le sang de la future mère : l'HCG, l'alpha-fœtoprotéine, et l'œstriol sérique libre, dosés entre 14 et 18 SA.

Trompes de Fallope : trompes utérines qui ont été décrites pour la première fois par un médecin italien Gabriel Fallope, à Padoue au XVIe siècle.

U

Urétrite : inflammation généralement d'origine infectieuse de l'urètre, canal qui conduit les urines de la vessie vers l'extérieur.

V

Vaginite : inflammation généralement d'origine infectieuse du vagin.

Vaginose bactérienne : vaginite caractérisée par des écoulements fétides qui se produisent quand certains types de bactéries que l'on trouve normalement dans le vagin commencent à se multiplier en abondance.

Vernix : le *vernix caseosa* est une substance cireuse d'origine sébacée, blanchâtre et grasse recouvrant et protégeant la peau des nouveau-nés dans l'utérus et à la naissance.

Version par manœuvres externes : consiste à retourner un fœtus qui se présente par le siège (fesses en bas), ou en position transverse, pour lui amener la tête en bas, dans la position habituelle pour un accouchement normal.

Vitrification des ovocytes : technique utilisée lors d'un prélèvement d'ovocytes. Elle permet le passage direct des ovocytes prélevés de l'état frais à l'état « vitrifié » ou en « verre », sans passer par la phase de « cristallisation ». L'avantage est d'éviter la formation de cristal de glace intra et extracellulaire. Les ovocytes sont prélevés par ponction lors d'un cycle spontané ou plutôt lors d'un cycle stimulé, ce qui permet d'accroître leur nombre. Ils sont ensuite congelés ou vitrifiés. La vitrification peut s'appliquer à des ovocytes matures, ou bien à des ovocytes immatures, nécessitant d'abord le passage par une phase de maturation *in vitro* précédant la congélation.

POUR EN SAVOIR PLUS

Toutes les recommandations de bonnes pratiques et les fiches d'information grand public sont accessibles en ligne sur le site du Collège des gynécologues-obstétriciens français : http://www.cngof.asso.fr/D_PAGES/ACCUFRST.HTM

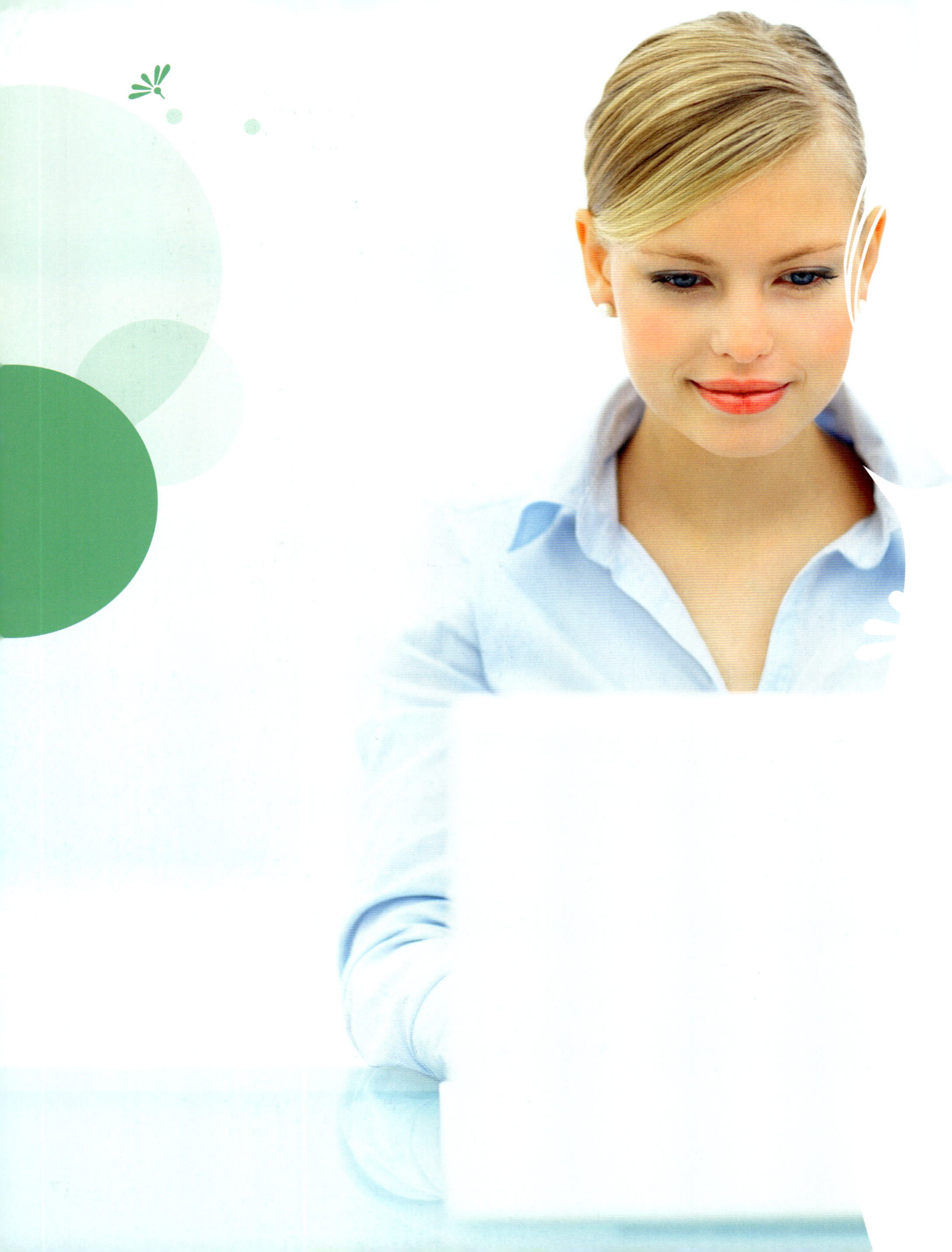

Les démarches administratives

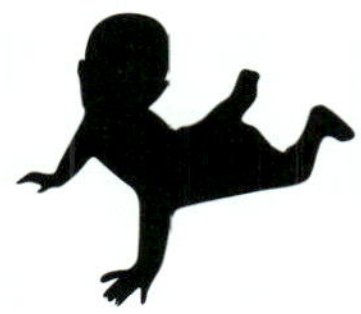

Le dossier médical personnel (DMP)

Le DMP contient les informations personnelles de santé nécessaires à votre suivi : antécédents médicaux, chirurgicaux, obstétricaux ; comptes rendus hospitaliers et de radiologie, analyses de laboratoire (groupe sanguin, sérologies, etc.). Avec votre accord, les professionnels de santé qui vous suivent peuvent accéder a ce dossier et y ajouter des documents comme les échographies, les résultats des examens sanguins ou urinaires et partager ainsi les informations utiles à la coordination de vos soins. Il est très précieux pour la surveillance de la grossesse, du fait de la multiplicité des intervenants : médecin généraliste, gynécologue, sage-femme, anesthésiste, etc. Ce dossier est uniquement accessible aux professionnels que vous avez autorisés.

Vous êtes libre de refuser d'ouvrir un tel dossier ou vous opposer à ce que certaines informations y figurent. Enfin vous pouvez à tout moment consulter votre dossier et en demander une copie, voire demander sa suppression. Pour plus d'informations sur le DMP, voir : http://www.dmp.gouv.fr.

Les congés

1 • Le congé maternité

Il comprend une période prénatale et une période postnatale. La durée dépend du nombre d'enfants que vous avez et du nombre d'enfants à naître. Il a une durée minimale de 8 semaines.

LE CONGÉ MATERNITÉ		
Votre grossesse	**Congé prénatal**	**Congé postnatal**
Premier ou deuxième enfant Vous n'attendez qu'un seul enfant	6 semaines	10 semaines
Troisième enfant ou plus Vous n'attendez qu'un seul enfant	8 semaines	18 semaines
Si vous attendez des jumeaux	12 semaines	22 semaines
Si vous attendez des triplés	24 semaines	22 semaines

Vous devez envoyer à votre employeur une lettre recommandée avec accusé de réception (ou remise en main propre contre récépissé), à laquelle il faut joindre le certificat médical qui atteste que vous êtes enceinte, précisant la date présumée d'accouchement. Cette lettre est généralement adressée au terme du 3e mois de la grossesse, bien que le Code du travail ne fixe aucune obligation en matière de délai pour prévenir son employeur.

MODÈLE DE LETTRE POUR UNE DEMANDE DE CONGÉ MATERNITÉ

Nom
Prénom
Lieu
Date

Madame, Monsieur,

En vertu des dispositions de l'article L. 1225-17 du Code du travail, j'ai l'honneur de vous informer que je cesserai mon activité le (date), en raison de mon état de grossesse comme il est indiqué sur le certificat médical ci-joint. Mon congé maternité prendra fin après une période de (nombre de semaines) après mon accouchement dont la date est prévue le (date).

Je vous prie d'agréer, Madame, Monsieur, l'expression de ma considération distinguée.

Signature.

Le congé prénatal

Ce congé prénatal peut être anticipé de 2 semaines si vous avez déjà deux enfants et attendez un enfant, ou de quatre semaines si vous attendez des jumeaux, quel que soit votre nombre d'enfants. Cette anticipation ne nécessite pas de justificatif, mais est déduite de votre congé postnatal.

Si votre grossesse est sans problème

Vous pouvez demander le report d'une partie de votre congé prénatal en postnatal, au maximum trois semaines, en une fois, ou, par exemple, une semaine renouvelable deux fois. La veille du congé prénatal au plus tard, vous devez faire une demande écrite à votre caisse d'assurance maladie accompagnée d'un certificat médical de votre médecin ou de la sage-femme attestant que votre état de santé est compatible avec la poursuite de votre activité professionnelle.

L'arrêt de travail

Il s'agit d'un arrêt de travail pour une ou plusieurs pathologies en rapport avec la grossesse.

L'accouchement prématuré

En cas d'accouchement prématuré, le congé prénatal est reporté intégralement à la fin du congé postnatal. Si la prématurité est supérieure à 6 semaines par rapport à la date d'accouchement prévue, et que votre enfant est hospitalisé dans une unité de réanimation néonatale ou de néonatalogie, une indemnisation supplémentaire est possible. Elle est égale au nombre de jours entre la date réelle d'accouchement et le début du congé initialement prévu. Pour cela, vous devez adresser un bulletin d'hospitalisation de votre enfant à votre caisse d'assurance maladie. Si la durée d'hospitalisation de votre enfant est supérieure à 6 semaines, vous pouvez reprendre votre travail et reporter le reliquat de votre congé postnatal à son retour à votre domicile. Si votre enfant décédait pendant cette période supplémentaire, vous bénéficiez de la totalité de l'indemnisation.

REPORT DE CONGÉ :
OUI, MAIS...

Cette disposition ne s'applique pas aux praticiennes, ni aux auxiliaires médicales.
Toute prescription d'arrêt de travail dans cette période annule le report au prorata du nombre de jours.
Les femmes dispensées de travail de nuit, les femmes au chômage et les femmes DES sont exclues du dispositif.

L'allaitement maternel

Il n'est pas prévu de congé spécifique postnatal pour l'allaitement maternel, sauf les cas particuliers liés à une convention collective, vous devez alors vous adresser à votre employeur.

2• Le congé parental d'éducation

Le congé parental d'éducation permet d'arrêter de travailler, ou de réduire son activité professionnelle, pour un temps déterminé. L'exercice d'une activité à temps partiel est fixé à un minimum de 16 heures par semaine. Le père et la mère peuvent bénéficier du congé parental d'éducation si il ou elle est salarié(e) depuis plus d'un an dans l'entreprise à la date de la naissance de l'enfant. La demande de congé parental peut être renouvelée deux fois, la demande initiale ne pouvant concerner une durée supérieure à un an. Le congé parental prend fin au plus tard au 3e anniversaire de l'enfant.
Le congé parental d'éducation n'est pas rémunéré sauf dispositions plus favorables contenues dans les accords collectifs appliqués dans l'entreprise. Mais sous certaines conditions, il est possible de recevoir une allocation de la CAF : PreParE (voir plus loin).
Pour en bénéficier, il faut envoyer une lettre recommandée avec accusé de réception (ou remise en main propre contre récépissé) à son employeur. Elle doit être adressée au moins un mois avant le terme du congé maternité, si le congé parental suit immédiatement le congé maternité, ou deux mois avant dans les autres cas.

MODÈLE DE LETTRE POUR UNE DEMANDE DE CONGÉ PARENTAL D'ÉDUCATION

Nom
Prénom
Lieu
Date

Madame, Monsieur,

Par la présente, je vous informe souhaiter bénéficier d'un congé parental d'éducation, comme le prévoient les dispositions de l'article L. 1225-47 du Code du travail. Mon congé débutera le (date de début) pour prendre fin le (date de fin).

En cas de demande de travail à temps partiel : Par la présente, je vous informe souhaiter effectuer un temps partiel de travail hebdomadaire de XX heures, dans la mesure du possible selon cet emploi du temps (détail des horaires). Ma demande de temps partiel débutera le (date de début) pour prendre fin le (date de fin).
Ci-joint, vous trouverez l'acte de naissance de mon enfant (nom et prénom).

Je vous prie d'agréer, Madame, Monsieur, l'expression de ma considération distinguée.

Signature.

3• Le congé de paternité et d'accueil de l'enfant

Lors de la naissance d'un enfant, le père ou la personne vivant avec la mère peut bénéficier, sous certaine conditions, d'un congé indemnisé, dans les mois qui suivent l'accouchement.

Vous êtes salarié

Ce congé est un droit ouvert à tout salarié quels que soient son contrat de travail et sa situation familiale. Par exemple, le père peut ne pas vivre avec la mère de son enfant.

Les formalités sont à effectuer auprès de l'employeur par lettre recommandée avec accusé de réception (ou remise en main propre contre récépissé) : vous devez aviser votre employeur de la date de début et de la durée, au moins 1 mois avant le début du congé. Vous devez joindre au courrier la photocopie du certificat médical de grossesse avec la date prévue d'accouchement, ou, si l'enfant est déjà né, une photocopie du livret de famille ou de l'extrait d'acte de naissance.

CONGÉ DE PATERNITÉ ET D'ACCUEIL DE L'ENFANT ET RSI

Quand vous relevez du RSI, vous pouvez en faire la demande auprès de votre organisme agréé pour une naissance ou une adoption.

Le montant de l'indemnité représente 1/60,84^{e} du plafond mensuel de la Sécurité sociale. La durée est de 11 ou 18 jours en fonction du nombre d'enfants, à prendre dans les 4 mois suivant la naissance (ou l'arrivée de l'enfant adopté).

Vous devez signer une déclaration sur l'honneur d'interruption d'activité et apporter un justificatif de filiation. Ce peut être, soit une copie intégrale de l'acte de naissance de votre enfant, soit une copie du livret de famille, soit une copie de l'acte de reconnaissance de l'enfant.

En cas d'adoption, le document est, soit remis par l'aide sociale à l'enfance, soit remis par l'œuvre autorisée attestant que l'enfant a été confié en vue d'adoption.

MODÈLE DE LETTRE POUR UNE DEMANDE DE CONGÉ DE PATERNITÉ ET D'ACCUEIL DE L'ENFANT

Nom
Prénom
Lieu
Date

Madame, Monsieur,

En vertu de l'article L. 1225-35 du Code du travail, je souhaite bénéficier d'un congé de paternité et d'accueil de l'enfant à l'occasion de la naissance prochaine de mon enfant qui est prévue (ou qui est né) le..., comme il est indiqué dans le certificat médical (ou extrait d'acte de naissance) joint à ce courrier.
Je souhaite bénéficier de ce congé à partir du (date du début du congé) jusqu'au (date de fin du congé).

Je vous prie d'agréer, Madame, Monsieur, l'expression de ma considération distinguée.

Signature.

Vous devez par ailleurs envoyer à votre caisse d'assurance maladie une copie intégrale de l'acte de naissance de votre enfant, ou une copie du livret de famille, ou une copie de l'acte de reconnaissance de l'enfant.
Si votre enfant est né décédé, vous adressez à votre caisse une copie de l'acte d'enfant né sans vie.

Les modalités

Ce congé doit être pris dans les 4 mois suivant la naissance. Il est de 11 jours maximum pour une naissance unique, et de 18 jours maximum pour une naissance multiple. Les samedi, dimanche et jours fériés sont compris. Il peut démarrer à la fin des trois jours d'absence autorisés par le Code du travail.
Si votre enfant est hospitalisé dès la naissance, le congé peut être reporté à la fin de l'hospitalisation.

Les conditions d'obtention des indemnités journalières

Au début du congé, vous devez avoir 10 mois d'immatriculation d'assuré social, avoir travaillé 150 heures dans les 3 mois précédents ou avoir cotisé sur un salaire au moins égal à 1 015 fois le montant du SMIC horaire au cours des 6 mois précédents.
Le salaire journalier de base, comme pour le congé maternité, est calculé sur la moyenne des salaires des 3 derniers mois travaillés. Les indemnités sont limitées par le plafond mensuel de la Sécurité sociale et sont soumises à l'impôt sur le revenu. Elles vous sont versées tous les quatorze jours.

Vous êtes praticien ou auxiliaire médical conventionné

Les formalités administratives sont identiques. L'indemnité journalière est égale à 1/60,84 du montant du plafond mensuel de la Sécurité sociale. Vous faites sur l'honneur une déclaration d'interruption de toute activité professionnelle.

Vous êtes conjoint collaborateur

Vous devez cesser toute activité et vous faire remplacer par du personnel salarié pour percevoir l'indemnité de remplacement qui est plafonnée. Vous avez à présenter le bulletin de salaire du remplaçant ou l'état de frais délivré par une entreprise de travail temporaire.

Vous êtes intérimaire, saisonnier ou intermittent du spectacle

Les conditions à remplir sont les suivantes : il faut avoir 10 mois d'immatriculation comme assuré social, au moins 800 heures de travail, ou avoir cotisé sur un salaire au moins égal à 2 030 fois le SMIC horaire dans l'année précédant le congé paternité.
Les caractéristiques de ces indemnités journalières sont les mêmes que pour un statut salarié. Elles sont calculées sur la moyenne des salaires sur une année, sauf si une activité continue de 3 mois au moins a précédé le congé paternité, et si le calcul de l'indemnité journalière est plus intéressant sur cette période.

Vous êtes sans emploi

Les conditions à remplir sont les suivantes : vous devez être bénéficiaire ou avoir bénéficié d'une allocation du Pôle emploi dans les 12 derniers mois ou avoir cessé votre activité professionnelle depuis moins de 12 mois.
L'indemnité journalière est calculée sur la moyenne des salaires bruts des 3 derniers mois de travail, ou 12 mois en cas d'activité discontinue. L'indemnité est limitée par le plafond mensuel de la Sécurité sociale.
Les documents à faire parvenir à l'assurance maladie sont le certificat de travail et les trois derniers bulletins de salaire, l'avis d'admission à l'allocation du Pôle emploi ou le dernier avis de versement.

4• Le congé d'adoption

La durée du congé dépend du nombre d'enfants du couple au préalable et du nombre d'enfants adoptés en même temps.

LE CONGÉ D'ADOPTION		
Enfants adoptés	Enfants en charge après adoption	Congés
1	Moins de 3	10 semaines
1	Au moins 3	18 semaines
2 et +	Quel que soit le nombre	22 semaines

Si les deux parents partagent le congé d'adoption, il est prolongé de 11 jours supplémentaires pour un enfant, et de 18 jours pour deux enfants et plus ; les périodes de temps doivent être au moins égales à 11 jours.
Il débute le jour de l'arrivée de l'enfant ou au plus tôt 7 jours avant.
En cas d'adoption en France, il faut fournir une attestation de mise en relation des services départementaux de l'adoption indiquant le début de la période d'adaptation ou une attestation de placement.
Si l'adoption est internationale, il faut fournir une photocopie du passeport de l'enfant ou tout autre document officiel sur lequel figure le visa accordé par la Mission pour l'adoption internationale (MAI). La date du visa équivaut à la date de placement de l'enfant.
Les conditions d'ouverture de droits sont les mêmes que pour le congé maternité ainsi que le calcul des indemnités journalières et le plafond d'indemnisation.

Vous êtes salariée dans le privé

Vous devez aviser votre employeur par lettre recommandée avec accusé de réception du motif de votre absence et de la date de début du congé.
Le contrat de travail est suspendu, mais vous retrouverez votre emploi ou un emploi similaire à rémunération identique.
Vous recevez des indemnités de la caisse de Sécurité sociale. Les conditions d'obtention, le montant de ces indemnités et les versements sont les mêmes que pour le congé maternité.

Vous êtes fonctionnaire ou agent non titulaire de l'État

Le fonctionnaire perçoit son traitement comme l'agent non titulaire de l'État s'il peut justifier de 6 mois de services. Sinon, il reçoit les indemnités de la Sécurité sociale.

Vous êtes artiste auteur

Vous êtes affiliée au régime des artistes auteurs depuis au moins 10 mois, vous pouvez prétendre à des indemnités journalières.

Vous êtes intérimaire, saisonnier ou artiste du spectacle

Pour bénéficier des indemnités journalières, vous devez avoir 10 mois d'immatriculation comme assurée social, au moins 800 heures de travail, ou avoir cotisé sur un salaire égal à 2 030 fois le SMIC horaire dans l'année précédant l'adoption.
Les indemnités journalières sont calculées sur la moyenne des salaires sur une année, sauf si une activité continue de 3 mois au moins a précédé le congé d'adoption et si le calcul de l'indemnité journalière est plus intéressant sur cette période.
Ces indemnités sont limitées par le plafond mensuel de la Sécurité sociale.

Vous êtes sans emploi

Vous devez être bénéficiaire ou avoir bénéficié d'une allocation du Pôle emploi dans les 12 derniers mois, ou avoir cessé votre activité professionnelle depuis moins de 12 mois.
L'indemnité journalière est calculée sur la moyenne des salaires bruts des 3 derniers mois de travail ou des 12 mois en cas d'activité discontinue; l'indemnité est limitée par le plafond mensuel de la Sécurité sociale. Les documents à faire parvenir à l'assurance maladie sont le certificat de travail et les trois derniers bulletins de salaire, l'avis d'admission à l'allocation du Pôle emploi ou le dernier avis de versement.

Les indemnités

Les montants indiqués dans les pages suivantes sont susceptibles d'être réévalués tous les ans. Pour plus de précision, consultez le site de la CAF (www.caf.fr).

1 • L'assurance maternité et les indemnités journalières

L'assurance maternité permet aux femmes enceintes de pouvoir bénéficier du remboursement des soins occasionnés par la grossesse, l'accouchement et ses suites. Elle donne aussi droit au versement d'indemnités journalières pendant le congé maternité.

Vous êtes salariée

Une femme enceinte salariée bénéficie d'indemnités journalières pendant le congé maternité : vous devez arrêter de travailler pendant 8 semaines et avoir eu une activité professionnelle suffisante avant la grossesse.

Il faut avoir travaillé ou cotisé suffisamment

Une activité professionnelle suffisante représente 150 heures de travail dans les 3 mois précédant le début de la grossesse ou le début du congé prénatal. Une cotisation suffisante équivaut à un salaire au moins égal à 1 015 fois le SMIC horaire dans les 6 mois précédant le début de la grossesse ou du congé prénatal.

Il faut avoir cotisé à la Sécurité sociale

La durée d'immatriculation nécessaire à un régime de Sécurité sociale est de 10 mois à la date présumée d'accouchement, tous régimes confondus, y compris en cas de changement de régime pendant cette période.
Le montant des indemnités journalières est équivalent à un salaire journalier de base calculé sur la moyenne des salaires des 3 derniers mois, ou des 12 derniers mois en cas d'activité saisonnière.
Ces indemnités sont limitées par le plafond mensuel de la Sécurité sociale. Elles sont soumises au prélèvement de la CSG (contribution sociale généralisée) et de la CRDS (contribution pour le remboursement de la dette sociale) et à l'impôt sur le revenu. Elles sont versées tous les quatorze jours sans délai de carence.
Pour en bénéficier, c'est l'employeur qui doit adresser, dès le début de votre repos prénatal, une attestation de salaire à l'assurance maladie.
Si vous travaillez la nuit ou si vous êtes exposée à certains risques avec suspension du contrat de travail et non-reclassement par l'employeur, vous pouvez bénéficier d'une garantie de rémunération composée d'allocation journalière de maternité versée par la Sécurité sociale et d'un complément de rémunération à la charge de l'employeur. La suspension du contrat de travail est effective jusqu'à la date de début du congé légal de maternité. L'allocation journalière de maternité est calculée dans les mêmes conditions que pour un arrêt de travail pour maladie.

Vous êtes au chômage

Si vous avez perçu des allocations du Pôle emploi dans les 12 mois précédents, ou si vous avez cessé votre activité depuis moins de 12 mois, vous bénéficiez des mêmes indemnités journalières calculées à partir des 3 derniers mois de salaire. Vous devez adresser à votre caisse d'assurance maladie votre certificat de travail et les bulletins de salaire des 3 derniers mois d'activité, l'avis d'admission à l'allocation du Pôle emploi et la dernière attestation de versement.

Vous êtes praticienne ou auxiliaire médicale

Vous percevez une allocation forfaitaire de repos maternel dont l'objectif est de compenser partiellement une diminution d'activité. Elle est égale au montant du plafond mensuel de la Sécurité sociale (soit 3 218 € au 1er janvier 2016) versée en deux fois à la fin du 7e mois et après l'accouchement. Si vous cessez votre activité pendant au moins 8 semaines dont 2 avant l'accouchement, une indemnité forfaitaire journalière vous est versée. Son montant représente 1/60,84e du plafond mensuel de la Sécurité sociale (soit 52,90 € au 1er janvier 2016).

Vous êtes conjointe collaboratrice d'un praticien ou auxiliaire médical conventionné

Vous percevez une allocation forfaitaire de repos maternel et une indemnité de remplacement.

ADOPTION
L'allocation forfaitaire de repos maternel et l'indemnité journalière forfaitaire d'interruption d'activité sont versées dès le premier jour de présence de l'enfant pour 56 jours, s'il s'agit d'une adoption simple, et pour 86 jours, s'il s'agit d'une adoption multiple. Elle concerne les femmes chefs d'entreprise.

GROSSESSE PATHOLOGIQUE
Si vous avez été exposée au Distilbène (DES) entre 1948 et 1981, vous présentez une grossesse pathologique et votre médecin spécialiste en gynécologie obstétrique établit le lien avec l'exposition antérieure. Vous bénéficiez d'indemnités journalières dès le premier jour d'arrêt de travail. Votre médecin remplit le formulaire spécifique S3117 « Avis d'arrêt de travail. Congé maternité exceptionnel pour grossesse pathologique ». Il indiquera, dans les rubriques correspondantes, les éléments médicaux qui justifient un arrêt de travail. La prolongation de l'arrêt de travail doit être faite par le même médecin, sauf incapacité de sa part, ce qui doit être notifié sur le formulaire de prolongation.

L'allocation forfaitaire de repos maternel est destinée à compenser partiellement la diminution de votre activité professionnelle. Elle est égale au montant du plafond mensuel de la Sécurité sociale en vigueur (soit 3 218 € au 1er janvier 2016).
L'indemnité de remplacement est versée si vous cessez votre activité et que vous vous faites remplacer par une personne salariée pendant une durée minimum d'une semaine, comprise dans la période commençant 6 semaines avant l'accouchement et se terminant 10 semaines après.
Votre conjoint doit déclarer sur l'honneur, lors de la déclaration de grossesse, « que vous lui apportez effectivement et habituellement votre concours pour l'exercice de sa propre activité professionnelle sans être rémunérée » et que « vous ne relevez pas à titre personnel d'un régime obligatoire d'assurance maladie et maternité ».
L'indemnité journalière de remplacement est versée pour la durée effective de votre remplacement, ou peut être doublée à votre demande (voir tableau ci-après).
Depuis le 1er mai 2015, le montant des prestations dépend désormais du montant moyen annuel des revenus d'activité des trois dernières années. L'indemnité journalière de remplacement est égale au coût réel du remplacement dans la limite d'un plafond journalier fixé à 52,38 €.

JOURS DE REMPLACEMENT INDEMNISÉS	
Un seul enfant attendu	28 j max.
	56 j (à votre demande)
Grossesse pathologique	42 j max.
	84 j (à votre demande)
Grossesse multiple	56 j max.
	112 j (à votre demande)
Grossesse pathologique et multiple (à partir de 2)	70 j max.
	140 j (à votre demande)
Adoption	14 j max.
	28 j (à votre demande)
Adoption multiple (à partir de 2)	28 j max.
	56 j (à votre demande)

Vous appartenez aux professions libérales

Les prestations maternités sont versées par l'organisme conventionné que vous avez choisi lors de la création de votre entreprise et le RSI (régime social des indépendants) : cet organisme verse les prestations alors que la gestion dépend du RSI (régime social des indépendants, régime de Sécurité sociale obligatoire des chefs d'entreprise, travailleurs indépendants, artisans… pour en savoir plus, consultez le site www.rsi.fr).
Les remboursements des soins dont vous bénéficiez se font aux mêmes taux et conditions que pour un salarié.

Les femmes enceintes perçoivent une allocation forfaitaire de repos maternel destinée à compenser une diminution d'activité ou une indemnité journalière forfaitaire d'interruption d'activité si elles suspendent leur activité.
L'allocation forfaitaire de repos maternel est versée en deux temps : une moitié à la fin du 7e mois et l'autre après l'accouchement
La suspension d'activité doit être au minimum de 44 jours consécutifs, dont 14 précédant l'accouchement. Deux périodes supplémentaires de 15 jours d'arrêt de travail peuvent être prescrites. En cas de grossesse pathologique, un congé de 30 jours supplémentaires est possible dès le début de la grossesse. En cas de grossesse multiple, 30 jours supplémentaires indemnisés sont possibles mais non cumulables avec un congé pathologique. En cas d'accouchement prématuré de plus de 44 jours avant la date prévue, le congé maternité peut être prolongé.

2• Votre organisme de Sécurité sociale est la MSA

Vous êtes salariée

Les prestations maternité, le congé maternité ou d'adoption, le congé paternité sont équivalents à ceux attribués par le régime général de la Sécurité sociale. Le report partiel du congé prénatal de maternité est possible mais il est au maximum de trois semaines avant l'accouchement.

Vous êtes exploitante agricole

En tant qu'affiliée à l'Amexa, vous pouvez bénéficier d'un congé de remplacement en cas de maternité, entre 6 semaines avant l'accouchement et 10 semaines après. Pour cela, vous devez cesser votre activité au moins 2 semaines, et faire appel à un service de remplacement ou, à défaut, recruter une personne à cet effet pour valoriser l'exploitation agricole (mais pas pour effectuer les travaux ménagers).

DURÉE D'ATTRIBUTION DE L'ALLOCATION DE REMPLACEMENT	
Premier ou deuxième enfant, grossesse simple	6 + 10 semaines
Troisième enfant ou plus, grossesse simple	8 + 18 semaines
Jumeaux	12 + 22 semaines
Triplés	24 + 22 semaines

La personne recrutée est indemnisée par l'allocation de remplacement maternel. La durée totale pré- et postnatale d'attribution dépend du nombre d'enfants attendus et déjà présents. Trois semaines prénatales peuvent éventuellement être reportées en postnatal. La demande doit être formulée par écrit 30 jours avant le début de l'interruption d'activité.
Un congé supplémentaire de 15 jours pour état pathologique est possible.
Le montant de l'indemnité de remplacement est égal au montant du prix de journée fixé par le service de remplacement, et multiplié par le nombre de jours de remplacement, ou au montant des salaires et charges de la personne embauchée, dans la limite du salaire conventionnel correspondant à la qualification de l'emploi.
La MSA versera l'allocation soit au service de remplacement concerné, soit à vous-même si vous avez embauché une personne.
En cas d'adoption, les durées d'attribution de l'indemnité de remplacement sont à partir du jour d'arrivée de l'enfant dans le foyer.

Le congé de paternité et d'accueil de l'enfant

Il est ouvert aux salariés comme aux exploitants. Il est de 11 à 18 jours à prendre dans les 4 mois suivant la naissance ou l'adoption. Le père doit apporter la preuve de la filiation en fournissant une copie du livret de famille ou de l'acte de reconnaissance.

3• Les allocations familiales

Comment en bénéficier ?

Pour bénéficier des allocations familiales, vous devez résider en France, avoir au moins 2 enfants de moins de 20 ans à charge. Un enfant n'est plus à charge s'il perçoit une rémunération supérieure à un plafond, ou s'il perçoit à titre personnel une allocation logement ou une prestation familiale.
Si vous êtes étranger, vous devez résider en France de façon régulière ; vos enfants doivent résider en France, être nés en France ou avoir bénéficié du regroupement familial.

Les conditions de ressources

Ces allocations ne sont pas soumises à conditions de ressources. Leur montant dépend du nombre d'enfants et de leur âge.
Une majoration est accordée à partir de 14 ans. Toutefois, si vous n'avez que deux enfants, seul le plus jeune en bénéficiera lorsqu'il remplira la condition d'âge ; à partir de trois enfants, elle sera attribuée à chacun d'entre eux. Il existe actuellement une disposition transitoire pour les enfants ayant atteint 11 ans avant le 1er mai 2008 ; ils bénéficient de l'ancien dispositif (montant différent) jusqu'à 16 ans, puis intègrent le dispositif actuel.
Les allocations familiales sont versées mensuellement à terme échu. Elles sont dues le mois suivant la naissance du second enfant. Elles sont revalorisées annuellement. Elles cessent le mois où les conditions ne sont plus remplies. Elles sont partagées entre les deux parents en cas de divorce et de garde alternée.
Pour les obtenir, soit vous êtes déjà allocataire de la CAF (ou autre) et il suffit de déclarer la naissance du nouvel enfant, soit vous ne l'êtes pas et il faut remplir le dossier « Déclaration de situation pour les prestations familiales et les aides au logement ».
Depuis le 1er juillet 2015, le montant des allocations varie selon vos ressources. Les ressources prises en compte sont celles perçues en 2014. Il est inutile de faire une nouvelle déclaration de ressources, la CAF ou la MSA dispose déjà des revenus concernés. Vos allocations sont donc automatiquement recalculées.

MONTANTS DES ALLOCATIONS FAMILIALES

Nombre d'enfants	Ressources	Montant perçu
2 enfants	Inférieures ou égales à 67 408 €	129,47 €
	Supérieures à 67 408 € et inférieures ou égales à 89 847 €	64,74 €
	Supérieures à 89 847 €	32,37 €
3 enfants	Inférieures ou égales à 73 025 €	295,35 €
	Supérieures à 73 025 € et inférieures ou égales à 95 464 €	147,68 €
	Supérieures à 95 464 €	73,84 €
4 enfants	Inférieures ou égales à 78 642 €	461,23 €
	Supérieures à 78 642 € et inférieures ou égales à 101 081 €	230,63 €
	Supérieures à 101 081 €	115,32 €

L'allocation forfaitaire

Si vous avez une famille d'au moins 3 enfants, que l'aîné atteint 20 ans, qu'il vit dans votre foyer, qu'il perçoit éventuellement des revenus d'activité inférieurs au plafond, vous percevez cette allocation jusqu'au mois précédant son 20e anniversaire.

Le complément familial

Il est versé aux familles d'au moins trois enfants, de plus de 3 ans et de moins de 21 ans, les enfants étant à charge. Ce complément est soumis à conditions de ressources. Le plafond diffère selon le nombre d'enfants à charge, la situation parentale (couple avec un ou deux revenus, parent isolé). Si les ressources sont faiblement supérieures au plafond, il existe une allocation différentielle. Le montant est fixe. L'allocataire n'a pas de demande à effectuer ; s'il remplit les conditions d'après sa déclaration de ressources, le complément familial est versé automatiquement.

4• La prestation d'accueil du jeune enfant (Paje)

Elle comprend plusieurs éléments : la prime à la naissance, la prime à l'adoption, une allocation de base, un complément de libre choix d'activité (CLCA) ou une prestation d'éducation partagée de l'enfant (PreParE), un complément de libre choix du mode de garde (CMG).

La prime à la naissance

Elle est versée pendant la grossesse et permet de préparer l'arrivée de l'enfant. Elle n'est versée que si les ressources du foyer sont inférieures à un certain plafond au 6e mois de grossesse. Ce plafond varie selon le nombre d'enfants et les revenus du foyer, chaque enfant à naître comptant pour un.

PLAFONDS DE RESSOURCES 2014 EN VIGUEUR DU 1er JANVIER AU 31 DÉCEMBRE 2016		
Enfants au foyer (nés ou à naître)	Couples avec un seul revenu d'activité	Parent isolé ou couple avec deux revenus d'activité
1 enfant	35 872 €	45 575 €
2 enfants	42 341 €	52 044 €
3 enfants	48 810 €	58 513 €
Par enfant en plus	6 469 €	6 469 €

Le montant de la prime s'élève à 923,08 €.
La demande s'effectue auprès de la CAF à l'aide des formulaires Cerfa « Déclaration de situation et déclaration de ressources », après avoir envoyé la déclaration de grossesse dans les 14 premières semaines de grossesse. Elle est versée au 7e mois. En cas d'enfant né décédé inscrit à l'état civil, la prime est due, quel que soit le mois de naissance ; s'il n'est pas inscrit à l'état civil, elle est versée si la naissance est postérieure au premier jour du mois civil suivant le 5e mois de grossesse.

La prime à l'adoption

Elle est destinée à accueillir un enfant de moins de 20 ans. Les conditions de ressources sont les mêmes que pour la prime à la naissance. Il faut avoir recours aux organismes suivants : aide sociale à l'enfance, organisme français autorisé pour l'adoption, autorité étrangère compétente.
Son montant s'élève à 1 846,15 €.

L'allocation de base

Elle permet de faire face à la naissance (ou à l'adoption) et à l'éducation d'un enfant de moins de 3 ans. Les conditions de ressources sont précisées dans le tableau de la page suivante. Pour en bénéficier, l'enfant doit faire les visites médicales obligatoires : 8e jour, 9e ou 10e mois, 24e ou 25e mois avec établissement du certificat de santé.

Les démarches se font auprès de la CAF avec envoi d'une photocopie d'un extrait d'acte de naissance ou du livret de famille. En cas d'adoption, le versement est automatique si les parents ont bénéficié de la prime d'adoption.
Le montant de l'allocation de base à taux plein est de 184,62 € par famille. À taux partiel, il s'élève à 92,31 €. Le versement est mensuel à partir de la naissance au prorata du nombre de jours restant dans le mois, et jusqu'au dernier jour du mois civil précédant celui des 3 ans de l'enfant, ou à partir du jour d'arrivée de l'enfant adopté pendant 12 mois minimum dans la limite du 20e anniversaire de l'enfant. Cette allocation est cumulable avec l'allocation journalière de présence parentale (AJPP) et l'allocation de soutien familial (ASF) pour les enfants adoptés ou en voie d'adoption, mais pas avec le complément familial (CF).
Si l'enfant est né décédé avec inscription à l'état civil, cette allocation est versée pendant 4 mois. Les démarches administratives sont l'envoi de l'acte de naissance et de décès ou de la photocopie du livret de famille.

PLAFONDS DE RESSOURCES 2014 EN VIGUEUR DU 1er JANVIER AU 31 DÉCEMBRE 2016

Enfants au foyer (nés ou à naître)	Montant à taux plein (184,62 €)		Montant à taux partiel (92,31 €)	
	Couple avec un seul revenu d'activité	Parent isolé ou couple avec deux revenus d'activité	Couple avec un seul revenu d'activité	Parent isolé ou couple avec deux revenus d'activité
1 enfant	30 027 €	38 148 €	35 872 €	45 575 €
2 enfants	35 442 €	43 563 €	42 341 €	52 044 €
3 enfants	40 857 €	48 978 €	48 810 €	58 513 €
Par enfant en plus	5 415 €	5 415 €	6 469 €	6 469 €

Le complément de libre choix d'activité (CLCA)

Il doit permettre à l'un des deux parents d'interrompre totalement ou partiellement son activité professionnelle pour s'occuper d'un enfant de moins de 3 ans, né, adopté ou en voie d'adoption, dans le cadre du congé parental d'éducation dans la fonction publique ou privée, du congé de présence parentale, ou du temps partiel de droit dans la fonction publique. Il concerne les enfants nés ou adoptés avant le 1er janvier 2015.

Les conditions d'obtention

Il faut avoir cotisé au moins 8 trimestres à l'assurance vieillesse dans les deux dernières années s'il n'y a qu'un enfant ; dans les quatre dernières années s'il s'agit d'un deuxième enfant et dans les cinq dernières années à partir du troisième enfant ou plus. Il faut remplir le formulaire Cerfa « Demande de complément de libre choix d'activité » et l'envoyer à la CAF.
Le montant mensuel dépend du temps de travail résiduel : 0 % (vous avez cessé totalement de travailler), inférieur à 50 %, compris entre 50 et 80 % de la durée du travail fixée dans l'entreprise, et de votre droit à l'allocation de base.
La durée de versement est fonction du nombre d'enfants à charge : elle est versée pendant 6 mois pour un enfant à charge, jusqu'au mois précédant le 3e anniversaire de l'enfant le plus jeune pour deux enfants à charge.

MONTANTS DU CLCA

Votre situation	Vous recevez l'allocation de base de la Paje	Vous ne recevez pas l'allocation de base de la Paje
Si vous ne travaillez plus, le montant mensuel du complément de libre choix d'activité sera de	390,92 €	576,83 €
Si vous travaillez à moins de 50 % de la durée de travail, le montant mensuel du complément de libre choix d'activité sera de	252,71 €	438,62 €
Si vous travaillez entre 50 et 80 % de la durée de travail, le montant mensuel du complément de libre choix d'activité sera de	145,78 €	331,69 €

Les cumuls

Le cumul avec l'indemnisation des congés maternité, paternité, d'adoption, maladie, accident du travail, l'avantage de vieillesse ou d'invalidité, l'allocation aux adultes handicapés n'est pas possible.
Le cumul avec les indemnités chômage n'est pas possible, sauf si le CLCA était versé avant la perte d'emploi, ou si l'allocataire demande au Pôle emploi de suspendre les indemnités chômage pendant la durée de versement des prestations d'accueil du jeune enfant. Les prestations en nature de l'assurance maladie ou maternité sont conservées.

Vous êtes VRP ou non-salarié

De la même manière, le CLCA vous sera versé en fonction de votre activité et de votre droit à l'allocation de base. Vous devez aussi remplir une condition de revenus.

La prestation partagée d'éducation de l'enfant (PreParE)

Elle permet à un ou aux deux parents de cesser ou de réduire leur activité professionnelle pour s'occuper de leur enfant.
Elle concerne les enfants nés ou adoptés après le 31 décembre 2014.
Les conditions d'obtention sont les mêmes que pour le CLCA.
La durée de versement dépend du nombre d'enfants à charge présents au foyer :

Nombre d'enfants à charge		Couple	Parent isolé
1er enfant		6 mois pour chaque parent dans la limite du 1er anniversaire de l'enfant.	Jusqu'au 1er anniversaire de l'enfant.
2 enfants		24 mois pour chaque parent jusqu'au 3e anniversaire du plus jeune de vos enfants. Les parents peuvent se partager la prestation.	Jusqu'au 3e anniversaire du plus jeune des enfants.
3 enfants et plus	PreParE simple	48 mois pour chaque parent jusqu'au 6e anniversaire du plus jeune des enfants. Les parents peuvent se partager la prestation.	Jusqu'au 6e anniversaire du plus jeune des enfants.
	PreParE majorée	8 mois maximum pour chaque parent dans la limite du 1er anniversaire de l'enfant le plus jeune.	Jusqu'au 1er anniversaire du plus jeune des enfants.

En cas de naissances de triplés ou plus, la durée de versement est fixée à 48 mois pour chaque membre du couple, jusqu'au 6e anniversaire des enfants. Lorsque la charge des enfants est assumée par une personne seule, la prestation est versée jusqu'aux 6 ans des enfants.
Dans le cas de l'adoption d'un enfant de moins de 20 ans, la durée de versement de la PreParE simple débute à partir de la date d'arrivée de l'enfant. Le versement peut durer jusqu'à 12 mois. Si passé ce délai l'enfant n'a pas atteint l'âge de 3 ans, le droit peut être prolongé jusqu'à cet âge.
La PreParE majorée est versée jusqu'au 1er anniversaire de l'enfant adopté.
Les montants sont les mêmes que vous perceviez l'allocation de base de la Paje ou non.

MONTANTS DE LA PreParE	
Votre situation	**Montant mensuel perçu**
Activité totalement interrompue	390,92 €
Temps partiel (50 % maximum)	252,71 €
Temps partiel (compris entre 50 % et 80 %)	145,78 €

Le montant de la PreParE majorée est de 638,96 € par mois.
Le cumul avec les indemnités de congé maternité, paternité, d'adoption, de maladie ou d'accident du travail est possible, mais seulement si vous avez un seul enfant et pendant un mois. Le cumul avec les allocations chômage est possible mais à condition de suspendre vos allocations, qui reprendront à la fin des droits à la PreParE. S'il n'y a pas de cumul possible, vous devrez choisir entre vos indemnités et la PreParE.

Le complément de libre choix du mode de garde (CMG)

Votre droit au CMG dépend de votre situation :
- soit vous employez une assistante maternelle ou une garde d'enfant à domicile;
- soit vous faites appel à une association ou une entreprise habilitée qui emploie des assistantes maternelles ou des gardes d'enfants à domicile.

Vous employez une assistante maternelle ou une garde d'enfant à domicile

Le CMG prend en charge une partie de la rémunération de la personne qui garde votre enfant ainsi qu'une partie des cotisations sociales.

Les conditions d'obtention

Elles sont au nombre de trois :
- avoir la garde d'un enfant de moins de 6 ans;
- employer une assistante maternelle agréée dont la rémunération ne doit pas excéder cinq fois le SMIC horaire et/ou employer une (ou plusieurs) garde à domicile pour laquelle vous n'êtes pas exonérée de cotisations sociales;
- vous devez pouvoir justifier d'un revenu minimum (399 € par mois si vous vivez seule, 798 € si vous vivez en couple) sauf si vous ou votre conjoint êtes étudiants, si vous ou votre conjoint bénéficiez de l'allocation aux adultes handicapés, de l'allocation d'attente ou de l'allocation de solidarité spécifique, si vous bénéficiez du revenu de solidarité active ou si vous êtes inscrite dans une démarche d'insertion professionnelle.

Elle est versée par enfant gardé pour l'emploi d'une assistante maternelle, et par famille pour l'emploi d'une garde à domicile.

La prise en charge partielle de la rémunération

Le montant de la prise en charge partielle de la rémunération varie selon vos ressources et l'âge de l'enfant.

PRISE EN CHARGE PARTIELLE DE LA RÉMUNÉRATION	
Ressources inférieures à	**Montant mensuel de la prise en charge de la rémunération**
Pour 1 enfant : 20 509 €	461,40 € pour un enfant de moins de 3 ans.
Pour 2 enfants : 23 420 €	
Pour 3 enfants : 26 331 €	230,70 € pour un enfant âgé de 3 à 6 ans.
Pour 4 enfants : 29 242 €	

Ressources comprises entre	Montant mensuel de la prise en charge partielle de la rémunération
Pour 1 enfant : 20 509 € et 45 575 €	290,94 € pour un enfant de moins de 3 ans.
Pour 2 enfants : 23 420 € et 52 044 €	
Pour 3 enfants : 26 331 € et 58 513 €	145,49 € pour un enfant âgé de 3 à 6 ans.
Pour 4 enfants : 29 242 € et 64 982 €	

Ressources supérieures à	Montant mensuel de la prise en charge partielle de la rémunération
Pour 1 enfant : 45 575 € Pour 2 enfants : 52 044 €	174,55 € pour un enfant de moins de 3 ans.
Pour 3 enfants : 58 513 € Pour 4 enfants : 64 982 €	87,28 € pour un enfant âgé de 3 à 6 ans.

Le plafond peut être majoré de 10 % si vous travaillez sur des horaires spécifiques et faites garder, pendant au moins 25 heures par mois, vos enfants de 22 heures à 6 heures, les dimanches et jours fériés. Attention, si vous êtes en couple, vous devez tous les deux exercer une activité professionnelle pendant ces heures d'accueil spécifiques. Quelle que soit l'aide, un minimum de 15 % du salaire versé restera à votre charge.

La prise en charge des cotisations sociales par la CAF

La CAF prend en charge la totalité des cotisations sociales pour une assistante maternelle, et la moitié des cotisations sociales pour une garde à domicile.

PRISE EN CHARGE DES COTISATIONS SOCIALES PAR LA CAF	
Assistante maternelle agréée	**Garde à domicile**
Prise en charge totale des charges sociales jusqu'au 6e anniversaire de l'enfant	50 % des cotisations sociales sont prises en charge dans la limite de : · 447 € par mois jusqu'au 3e anniversaire de l'enfant, · 224 € par mois jusqu'à ses 6 ans.

Le cumul des aides

Il est possible, sous certaines conditions, de cumuler différents compléments :

- en cas de recours à une assistante maternelle et à une garde d'enfants à domicile ;
- en cas d'activité à temps partiel (CLCA) et de recours à une garde rémunérée (CMG).

Si vous bénéficiez du CLCA à taux plein, c'est-à-dire que vous ne travaillez plus ou interrompez votre activité professionnelle, vous ne pouvez pas bénéficier du CMG.
En revanche, si vous bénéficiez du CLCA à taux partiel, c'est-à-dire que vous travaillez à 50 % ou moins de la durée du travail fixée dans l'entreprise, le montant des plafonds CMG est divisé par deux. Et si vous travaillez entre 50 et 80 % de la durée du travail fixée dans l'entreprise, vous cumulez intégralement le CLCA et le CMG.

Vous faites appel à une association ou une entreprise

Le CMG prend en charge une partie des frais engagés (aide forfaitaire).
Si vous vous adressez à une entreprise ou une association, elles doivent être agréées par le préfet (pour les gardes d'enfants à domicile) ou par le Conseil général (pour les assistantes maternelles).

Les conditions d'obtention

Elles sont au nombre de quatre :

- avoir la garde d'un enfant de moins de 6 ans ;
- faire appel à une association ou une entreprise qui emploie des assistantes maternelles (dans ce cas, la garde de l'enfant est assurée au domicile de l'assistante maternelle) ou des gardes d'enfants à domicile (dans ce cas, la garde de l'enfant est assurée au domicile des parents et dont la tarification horaire est inférieure ou égale à 12 € par enfant) ;
- faire garder votre enfant au moins 16 heures par mois ;
- avoir un revenu professionnel minimum (399 € par mois si vous vivez seule, 798 € si vous vivez en couple).

L'aide forfaitaire

L'aide forfaitaire varie selon vos ressources, l'âge de vos enfants et le statut de la personne employée par l'association ou l'entreprise.

Ressources inférieures à	Montant mensuel de l'aide forfaitaire pour une assistante maternelle
Pour 1 enfant : 20 509 €	698,20 € pour un enfant de moins de 3 ans.
Pour 2 enfants : 23 420 €	
Pour 3 enfants : 26 331 €	349,10 € pour un enfant âgé de 3 à 6 ans.
Pour 4 enfants : 29 242 €	

Ressources comprises entre	Montant mensuel de l'aide forfaitaire pour une assistante maternelle
Pour 1 enfant : 20 509 € et 45 575 €	581,84 € pour un enfant de moins de 3 ans.
Pour 2 enfants : 23 420 € et 52 044 €	
Pour 3 enfants : 26 331 € et 58 513 €	290,92 € pour un enfant âgé de 3 à 6 ans.
Pour 4 enfants : 29 242 € et 64 982 €	

Ressources supérieures à	Montant mensuel de l'aide forfaitaire pour une assistante maternelle
Pour 1 enfant : 45 575 €	465,49 € pour un enfant de moins de 3 ans.
Pour 2 enfants : 52 044 €	
Pour 3 enfants : 58 513 €	232,75 € pour un enfant âgé de 3 à 6 ans.
Pour 4 enfants : 64 982 €	

Ressources inférieures à	Montant mensuel de l'aide forfaitaire pour une garde à domicile
Pour 1 enfant : 21 332 €	461,40 € pour un enfant de moins de 3 ans.
Pour 2 enfants : 24 561 €	
Pour 3 enfants : 28 435 €	230,70 € pour un enfant âgé de 3 à 6 ans.
Pour 4 enfants : 32 309 €	

Ressources comprises entre	Montant mensuel de l'aide forfaitaire pour une garde à domicile
Pour 1 enfant : 21 332 € et 47 405 €	290,94 € pour un enfant de moins de 3 ans.
Pour 2 enfants : 24 561 € et 54 579 €	
Pour 3 enfants : 28 435 € et 63 188 €	145,49 € pour un enfant âgé de 3 à 6 ans.
Pour 4 enfants : 32 309 € et 71 797 €	

Ressources supérieures à	Montant mensuel de l'aide forfaitaire pour une garde à domicile
Pour 1 enfant : 47 405 €	174,55 € pour un enfant de moins de 3 ans.
Pour 2 enfants : 54 579 €	
Pour 3 enfants : 63 188 €	87,28 € pour un enfant âgé de 3 à 6 ans.
Pour 4 enfants : 71 797 €	

L'aide aux femmes seules

Vous vivez seule et vous avez un ou plusieurs enfants à charge. Renseignez-vous auprès de votre caisse d'allocations familiales (CAF) qui peut vous proposer des allocations spécifiques. Il s'agit de l'allocation de soutien familial (ASF) et du revenu de solidarité active (RSA) majoré pour isolement. La caisse d'allocations familiales tiendra compte de votre situation pour le calcul de vos ressources et de vos droits.

1 • L'allocation de soutien familial (ASF)

Pour en bénéficier, vous devez être seule, résider en France et avoir la charge effective et permanente d'un enfant. La demande s'effectue auprès de la CAF ou de la MSA.
Le montant de l'allocation est de 104,75 € par mois pour l'enfant privé de l'aide de l'un de ses parents, et de 139,58 € si l'enfant est privé de l'aide de ses deux parents.

2 • Le revenu de solidarité active (RSA)

Il remplace le revenu minimum d'insertion (RMI) et l'allocation de parent isolé (API) pour les personnes privées d'emploi. Il n'y a pas de conditions d'âge si vous êtes enceinte, et si vous avez déjà au moins un enfant à charge. Pour savoir si vous pouvez bénéficier du RSA, contactez votre CAF ou faites le test sur www.rsa.gouv.fr, complétez et retournez votre dossier.
Si vous exercez une activité professionnelle, complétez et signez le formulaire proposé à la fin du test, c'est la CAF qui étudiera votre demande. Si vous n'exercez aucune activité, la demande peut être déposée au centre communal d'action sociale (CCAS), aux services sociaux du département, aux associations ou organismes à but non lucratif autorisés par le département.

L'enfant handicapé

1 • L'allocation journalière de présence parentale (AJPP)

Cette allocation est allouée à toute personne adulte en charge d'un enfant de moins de 20 ans atteint d'une maladie, d'un handicap ou victime d'un accident d'une particulière gravité nécessitant une présence soutenue et des soins contraignants. Pour en bénéficier, l'allocataire doit interrompre son activité professionnelle ponctuellement ou être en congé de présence parentale. Sont concernés les salariés du public ou du privé, les représentants placiers, les non-salariés, les personnes en formation professionnelle, les demandeurs d'emploi indemnisés par l'assurance chômage.

Un certificat médical détaillé doit attester de la particulière gravité de la situation, de la nécessité d'une présence soutenue, de la contrainte des soins et mentionner la durée prévisible du traitement. Il doit être réalisé par le médecin qui suit l'enfant.

Le montant dépend de la situation de l'allocataire, en couple ou parent isolé. Un complément mensuel pour frais peut être versé ; il est soumis à condition de ressources.

310 allocations journalières sont versées sur trois ans, avec un maximum de 22 par mois, en fonction du nombre de jours d'absence. Le droit peut être rouvert au bout des trois ans en fonction de l'évolution de la maladie ou du handicap. Les deux parents peuvent bénéficier simultanément ou successivement de cette AJPP. Les droits à cette allocation sont examinés tous les six mois. Elle est versée le mois suivant la demande et s'arrête le mois suivant la fin d'ouverture des droits. Elle n'est pas cumulable avec d'autres prestations sociales.

Le montant de l'allocation journalière varie selon le foyer. Pour un couple, vous percevrez 42,97 €. Si vous vivez seul(e), vous percevrez 51,05 €. Un complément mensuel pour frais de 109,90 € peut vous être versé, pour vous aider dans les dépenses liées à l'état de santé de l'enfant. Le montant de ces dépenses doit être égal ou supérieur à 110,45 €. Ce complément peut être versé indépendamment de l'allocation journalière de présence.

PLAFONDS POUR PERCEVOIR L'AJPP		
Nombre d'enfants à charge	Foyer avec un seul revenu	Parents isolés ou foyer avec deux revenus
1 enfant	26 184 €	34 604 €
2 enfants	31 421 €	39 841 €
3 enfants	37 705 €	46 125 €
Par enfant en plus	6 284 €	6 284 €

2 • Le congé de présence parentale

Il concerne tout salarié du privé, fonctionnaire ou agent non titulaire de l'État ayant à s'occuper d'un enfant à charge de moins de 20 ans atteint d'une maladie, d'un handicap, ou victime d'un accident d'une particulière gravité nécessitant une présence soutenue et des soins contraignants. Le salarié est non rémunéré mais peut percevoir l'AJPP.

Le congé est de 310 jours ouvrés sur trois ans, pris en une ou plusieurs fois. La période initiale dépend du certificat médical initial attestant de la particulière gravité de la situation, de la nécessité d'une présence soutenue et de la contrainte des soins.

Vous êtes salariée du privé

Pour un salarié du privé, la demande est formulée par écrit, envoyée en recommandé avec accusé de réception ou remise contre récépissé, 15 jours avant la date prévue accompagnée du certificat médical.

Le salarié doit aviser son employeur 48 heures à l'avance de ses jours d'absence. Le contrat de travail est suspendu. Le salarié peut interrompre de façon anticipée son congé, et à la fin, il retrouve son emploi ou un emploi équivalent à rémunération égale.

La période d'absence du salarié est prise en compte pour le calcul des droits ouverts au titre du droit individuel à la formation (DIF) et il conserve ses droits aux prestations en nature de l'assurance maladie.

Vous êtes salariée de la fonction publique

Dans la fonction publique, le salarié fait une demande écrite 15 jours avant le début du congé sauf urgence. L'agent établit un calendrier prévisionnel mensuel écrit de ses jours de congé de présence parentale qu'il remet à son autorité administrative avant le 15e jour du mois. S'il ne respecte pas ce calendrier, il doit prévenir 48 heures à l'avance.

Dans la fonction publique hospitalière, l'agent et l'autorité administrative conviennent ensemble du calendrier des jours de congé de présence parentale. Les jours de congé sont assimilés à des jours d'activité temps plein et l'agent garde ses jours de congé annuel. Ce congé est pris en compte dans le calcul des droits à pension de retraite des fonctionnaires.

À la fin du congé, le fonctionnaire retourne soit dans son ancien emploi, soit dans un emploi le plus proche de son ancien lieu de travail ou, à sa demande, le plus près de son domicile.

L'agent de la fonction publique hospitalière est réaffecté dans son établissement d'origine, éventuellement en surnombre.

L'agent non titulaire de l'État retourne dans son emploi précédent, ou un emploi équivalent à rémunération égale.

L'employeur se réserve la possibilité de vérifier si le congé est bien consacré à donner des soins à un enfant.

3• L'allocation d'éducation de l'enfant handicapé (AEEH)

Cette prestation a pour objectif de compenser les frais de soins et d'éducation d'un enfant handicapé ; elle est versée par la Sécurité sociale.

Elle comprend une allocation de base et des compléments.

L'allocation de base

L'enfant doit avoir moins de 20 ans, et il doit résider en France ou dans un pays lié à la France par une convention de Sécurité sociale, tout comme le demandeur de l'allocation.

Pour bénéficier de l'allocation de base, le handicap doit être supérieur ou égal à 80 %, ou compris entre 50 et 79 % (à condition que l'enfant fréquente un établissement d'éducation adapté ou que son état exige le recours à un service d'éducation spéciale ou de soins à domicile).

Le montant de l'allocation de base est de 130,12 € par mois et par enfant. Ce montant peut être majoré par des compléments accordés par la CDAPH (Commission des droits et de l'autonomie des personnes handicapées).

Les compléments

Les compléments sont versés en fonction du coût du handicap de l'enfant, de l'interruption totale ou partielle de l'activité professionnelle de l'un ou des deux parents et de l'embauche d'une tierce personne pour s'occuper de l'enfant.

Une majoration est versée au parent isolé lorsqu'il cesse ou réduit son activité professionnelle ou lorsqu'il embauche une tierce personne rémunérée.

La demande, qui comprend un dossier et un certificat médical type Cerfa, est à adresser à la Maison départementale des personnes handicapées (MDPH) de son lieu de résidence. Elle est transmise d'une part à la CAF ou à la MSA, et d'autre part à la CDAPH. C'est cet organisme qui attribuera l'allocation pour une période comprise entre 1 et 5 ans, et qui classera l'incapacité dans une des 6 catégories.

SI VOUS PLACEZ VOTRE ENFANT

Si l'enfant est placé en internat avec prise en charge intégrale de ses frais de séjour, l'AEEH n'est due que pour les périodes pendant lesquelles l'enfant rentre chez lui. Si vous bénéficiez de l'allocation journalière de présence parentale, vous pourrez recevoir en même temps l'AEEH, mais ni son complément ni la majoration pour parent isolé.

En l'absence de réponse dans les 4 mois, c'est un refus. Un recours est possible dans les 2 mois auprès du tribunal du contentieux de l'incapacité.
Il existe six catégories de compléments et de majorations :

Compléments	Majorations parent isolé
1re catégorie : 97,59 €	1re catégorie : (pas de majoration)
2e catégorie : 264,30 €	2e catégorie : 52,86 €
3e catégorie : 374,09 €	3e catégorie : 73,19 €
4e catégorie : 579,72 €	4e catégorie : 231,77 €
5e catégorie : 740,90 €	5e catégorie : 296,83 €
6e catégorie : 1 104,18 €	6e catégorie : 435,08 €

4• La prestation de compensation du handicap (PCH)

Elle finance les besoins de compensation liés à la perte d'autonomie. Ils doivent être inscrits dans un plan personnalisé défini par l'équipe pluridisciplinaire de la Maison départementale des personnes handicapées (MDPH), sur la base du projet de vie exprimé par la personne ou la famille. Ce sont des aides humaines, techniques, liées à l'aménagement du domicile ou du véhicule, animalières, spécifiques ou exceptionnelles. Elle est ouverte aux enfants.

Les modes de garde

1• Les crèches et autres structures collectives

Les crèches accueillent les enfants de 2 mois à 3 ans. Les enfants doivent obligatoirement être vaccinés sauf contre-indication attestée par un certificat médical. Les enfants malades peuvent être acceptés en crèche si la directrice est d'accord.
Une participation financière vous sera demandée en fonction de vos ressources et de votre nombre d'enfants. Les repas sont compris dans le prix d'accueil.
Les enfants peuvent aller en crèche à temps complet (10 heures par jour maximum) ou partiel, mais de façon régulière. Les horaires types d'accueil des enfants sont de 7 h 30 à 19 heures du lundi au vendredi. Toutefois, il existe des structures atypiques ouvertes du lundi au samedi, de 6 heures à 20 heures ou 22 heures, voire parfois 24 heures sur 24 (ces structures sont réservées aux parents isolés ou aux couples dont l'activité professionnelle est à horaires décalés).
Les modalités de fonctionnement d'une crèche (fermeture, repas, activités, enfant malade, linge, couches…) sont inscrites dans son règlement intérieur qui est transmis aux parents. Certaines municipalités organisent des réunions d'information.
Attention : il faut entamer les démarches d'inscription bien avant la date prévisible d'entrée dans la crèche. Il existe plusieurs types de crèche.

Les crèches collectives

Elles sont agréées par le Conseil général et placées sous le contrôle de la PMI. La directrice est une puéricultrice, un médecin ou une éducatrice de jeunes enfants. La moitié du personnel est composée d'auxiliaires de puériculture. L'encadrement comprend un adulte pour cinq enfants qui ne marchent pas, ou huit enfants qui marchent.
Les horaires sont stricts. Les crèches d'entreprise ou interentreprises sont des crèches collectives. Les microcrèches accueillent moins d'enfants et ont le même mode de fonctionnement.

Les crèches parentales

La crèche parentale est une crèche collective gérée par les parents. Leur particularité est que les parents participent à l'accueil des enfants, selon des modalités propres à chaque crèche. L'accueil des enfants est régulier ou occasionnel. Le nombre d'enfants est limité à 20 ou 25.

Les crèches familiales

La crèche familiale, ou service d'accueil familial, est un regroupement d'assistantes maternelles qui gardent d'un à quatre enfants à leur domicile. Elle est dirigée par une puéricultrice, un médecin ou une éducatrice de jeunes enfants. Les assistantes maternelles se retrouvent plusieurs fois par semaine avec les enfants dans les locaux de la crèche familiale. L'autorisation de fonctionnement est délivrée par le président du Conseil général. La gestion est assurée par la commune, un centre d'action sociale, une mutuelle ou une entreprise… Les horaires sont plus souples, les enfants malades peuvent y être acceptés.

Les haltes-garderies

Elles accueillent les enfants de façon occasionnelle, quelques heures ou demi-journées par semaine. Les repas ne sont pas systématiquement assurés. C'est une forme d'accueil collectif.

Les jardins d'enfants

Structures d'éveil gérées par des éducateurs de jeunes enfants, les jardins d'enfants accueillent régulièrement les enfants de 2 à 6 ans, selon une amplitude horaire correspondante à celle d'une école maternelle ou d'une crèche collective.

Les accueils de loisirs

Adaptés pour les enfants scolarisés, les accueils de loisirs fonctionnent avant et après la classe, pendant la pause déjeuner, le mercredi et accueillent les enfants pendant les vacances scolaires.
Ils sont déclarés auprès de la Direction départementale de la jeunesse et des sports. L'encadrement est assuré par un directeur et des animateurs titulaires ou en formation. Les activités diversifiées dépendent du projet pédagogique et éducatif de l'équipe. Ces centres bénéficient de financements de la CAF et de la MSA. Le tarif fixé par le gestionnaire dépend des ressources de la famille et de sa composition.

LES AVANTAGES FISCAUX
Vous bénéficierez d'un crédit d'impôt égal à 50 % dans la limite d'un plafond de dépenses annuel par enfant gardé (2 300 €). Les dépenses sont la rémunération et les cotisations sociales effectivement payées. Pour un enfant en résidence alternée, le crédit d'impôt est partagé à égalité entre les deux parents.

2 • Les assistantes maternelles

L'assistante maternelle est une professionnelle de la petite enfance. Elle a bénéficié d'une formation de 120 heures dont 60 avant l'accueil du premier enfant, les autres dans les deux ans. Les assistants familiaux, les auxiliaires de puériculture, les titulaires du CAP petite enfance ou autres titulaires de diplômes relatifs à la petite enfance, sont dispensés de ces heures de formation. Elle est agréée par le président du Conseil général sur avis de la PMI.
Elle reçoit à son domicile jusqu'à quatre enfants de moins de 6 ans dans un logement salubre et assez vaste. Elle doit avoir une assurance en responsabilité civile professionnelle en cas de dommages dus aux enfants. Elle est soit salariée d'une crèche familiale, soit salariée du parent qui l'emploie. En tant que parent employeur, vous devez vérifier qu'elle est effectivement assurée, établir un contrat de travail, l'affilier à la CPAM si elle ne l'est pas. Vous devez appliquer la convention collective nationale des assistants maternels du particulier employeur.

Le contrat de travail, dont un exemple est consultable dans la convention collective, doit spécifier la durée de la période d'essai, les périodes d'accueil de l'enfant, les jours fériés travaillés, les congés payés, la rémunération de l'assistante maternelle, le montant de l'indemnité d'entretien. Les documents joints au contrat sont les modalités d'accompagnement à l'école, les modes de déplacement et les informations médicales utiles.
La rémunération comprend un salaire de base ne pouvant être inférieur au salaire horaire de base égal à 1/8 du salaire statutaire brut journalier (2,25 SMIC), des heures complémentaires qui sont en plus de celles prévues dans le contrat de travail, des heures majorées (au-delà de la 45e heure de garde) dont le taux de majoration est défini avec votre salariée. L'indemnité d'entretien que vous versez couvre les frais liés aux jeux, à l'eau, l'électricité... Il se peut aussi que vous ayez à verser une indemnité pour les repas ou pour les déplacements.
En cas d'absence de l'enfant, le salaire est dû ou une indemnité compensatrice est prévue. Si vous bénéficiez du complément de libre choix du mode de garde (CMG), de la prestation d'accueil du jeune enfant (Paje), vous devez déclarer mensuellement les salaires versés à Pajemploi. Les cotisations sociales sont prises en charge intégralement par la CAF ou la MSA.
Si vous ne bénéficiez pas de la Paje, vous devez vous immatriculer à l'Union de recouvrement des cotisations de Sécurité sociale et d'allocations familiales (Urssaf) dans les huit jours qui suivent l'embauche. Vous remplissez une déclaration de salaire trimestrielle et vous payez les cotisations sociales dues.
Pour trouver une assistante maternelle, adressez-vous à un relais assistante maternelle (RAM) ou un point « infos famille » près de chez vous.

Le regroupement d'assistantes maternelles

Jusqu'à quatre assistantes maternelles peuvent se regrouper pour garder des enfants mineurs dans un local dédié garantissant la sécurité et la santé des enfants. Chacune d'entre elles signe une convention avec la CAF ou la MSA et le Conseil général.

3• Les gardes d'enfant à domicile

Pour faire garder votre enfant à domicile, vous pouvez envisager de recourir aux services d'une personne dans le cadre d'un emploi familial. Vous pouvez être son employeur direct ou avoir recours aux services d'une association ou d'une entreprise agréée.
Si vous êtes employeur, vous devez vous déclarer en tant qu'employeur à l'Urssaf ou à la CAF, si c'est la première fois, dans les huit jours suivant l'embauche du salarié. Vous bénéficierez alors d'un numéro d'immatriculation qui devra figurer sur les bulletins de salaire de votre salarié. Vous devez vous assurer de l'immatriculation à la Sécurité sociale de votre salarié. Si celui-ci est étranger, non ressortissant de l'Union européenne, il faut joindre à la déclaration une copie d'une pièce d'identité ou d'état civil et son titre de séjour (carte de résident, de séjour, autorisation de travail en cours de validité).
Vous devez par ailleurs vous inscrire dans un service interentreprises de médecine du travail, dans le mois suivant s'il travaille à temps plein. La signature par les deux parties d'un contrat de travail est obligatoire, un exemplaire est remis au salarié. Il existe une convention collective nationale des salariés du particulier employeur que vous devez respecter comme le Code du travail.
Les cotisations sociales sont calculées par l'Urssaf sur la base d'une déclaration nominative simplifiée trimestrielle, soit à partir du salaire réel, soit à partir d'une base forfaitaire horaire égale au montant du SMIC horaire. L'Urssaf vous fournit trois bulletins de paie par trimestre à compléter. Si vous utilisez le mode de paiement par chèque emploi service universel (CESU), vous êtes dispensé de déclaration à l'Urssaf et le contrat de travail n'est pas obligatoire si le temps de travail est inférieur à 8 heures hebdomadaires ou à moins de 4 semaines consécutives par an.
Si vous embauchez un salarié à partir d'une entreprise ou d'une association agréée, celle-ci agit en tant que mandataire. Le mandataire met à votre disposition un salarié et assure les formalités administratives (bulletin de paie, déclaration Urssaf...). Le mandataire est l'employeur, et vous êtes un client qui paie une prestation. Ces organisations doivent être agréées par l'État.

Pour utiliser le CESU pour un emploi familial, vous devez faire une demande de complément de libre choix du mode de garde à la CAF ou à la MSA qui transmettra votre dossier au centre Pajemploi qui, lui, vous inscrira comme employeur et vous adressera votre premier carnet de chèques. Vous leur enverrez une autorisation de prélèvement automatique et un RIB. Vous devrez ensuite déclarer mensuellement le salaire versé à votre employé, soit par internet sur le site www.pajemploi.urssaf.fr, soit en adressant le volet papier au centre Pajemploi. Le centre calcule les cotisations sociales. Les cotisations prises en charge par la CAF sont réglées directement au centre, et vous recevez un avis de prélèvement pour les sommes restantes. Un bulletin de salaire est envoyé au salarié directement par le centre Pajemploi. Le salaire comprend la rémunération du salarié et une indemnité de congés payés égale à 10 % de la rémunération. Vous pouvez utiliser des CESU bancaires ou des CESU préfinancés. Dans ce cas, adressez-vous à votre employeur ou à votre comité d'entreprise.

4• Les stagiaires aides familiaux

Il s'agit de jeunes étrangers non européens, filles ou garçons, entre 17 et 30 ans, venant en France pour parfaire leur apprentissage du français. Ils sont placés au pair, c'est-à-dire accueillis dans une famille en échange de prestations familiales, le plus souvent pour s'occuper des enfants.

Un accord est signé, pour une période de 3 mois à 1 an avant l'arrivée sur le territoire français du stagiaire, entre la famille et le stagiaire, précisant les prestations demandées par la famille, les horaires, les conditions de logement et de nourriture, le repos hebdomadaire et le montant de l'argent de poche sont fixés d'un commun accord.

Un exemplaire doit être déposé auprès de la Direction départementale du travail, de l'emploi et de la formation professionnelle (DDTEFP) géographiquement compétente.

Le jeune étranger reçoit une carte de séjour temporaire portant la mention étudiant ; il doit présenter en préfecture un visa de long séjour, l'accord de placement visé par la DDTEFP et une inscription définitive à des cours de français.

Vous devez payer des charges Urssaf, prendre une assurance médicale et en responsabilité civile pour votre stagiaire.

Le montant minimal d'argent de poche est indexé sur un pourcentage lié aux minima sociaux ; le montant dépend de la région, du coût des cours de langue, des frais de transport et de la durée de travail.

Les agences permettant le recrutement de stagiaires aides familiaux sont sectorisées. Pour plus de renseignements, vous pouvez aussi vous adresser à l'Union française des agences au pair (Ufaap).

La PMI

La Protection maternelle et infantile (PMI) est aussi appelée « Prévention et promotion de la santé familiale » (PPSF).

La PMI relève de la compétence du département qui en assure l'organisation et le financement. Le service de PMI est sous la responsabilité d'un médecin chef départemental. Les professionnels qui exercent au sein de ce service sont médecins, sages-femmes et infirmières puéricultrices. Leurs activités s'articulent autour de :

- la prévention médico-sociale des femmes enceintes, des actions d'éducation pour la santé, la prévention et le dépistage des handicaps de l'enfant de moins de 6 ans ;
- la formation et agréments des assistantes maternelles, ainsi que le contrôle des structures d'accueil des enfants de moins de 6 ans ;
- l'édition et la diffusion de documents tels que le carnet de maternité, le carnet de santé, des guides présentant les différentes modalités d'accueil pour les jeunes enfants ;
- les études épidémiologiques de santé publique avec recueil, traitement et diffusion de données.

1 • La sage-femme de PMI

Le service de PMI organise des consultations prénatales, postnatales, de planification ou d'éducation familiale. La sage-femme salariée et employée par le département propose des interventions gratuites. Ses objectifs sont d'améliorer la santé périnatale par une diffusion d'informations utiles à toutes les femmes rendant possible un suivi de grossesse adapté à leurs besoins, un soutien et un suivi particulier des femmes et couples en situation de vulnérabilité (risque obstétrical ou psychosocial).
Elle intervient soit à domicile, soit dans les circonscriptions d'action sociale et de santé (CASS) de quartier, sur demande spontanée de la femme ou sur proposition de rendez-vous.
Elle intervient de façon préventive par son rôle d'information, de conseil et d'écoute : entretien prénatal précoce (dit du 4e mois), explications sur les signes qui doivent amener à consulter (contractions utérines, signes évocateurs d'infection urinaire, perturbations des mouvements fœtaux, fièvre…), explications sur les examens médicaux et leurs résultats, sur les traitements prescrits et leur posologie, conseils sur l'hygiène de vie (repos, diététique alimentaire, sexualité, sport, transport, risque tabac/alcool/drogues), information sur le déroulement d'une grossesse, incitation à suivre des cours de préparation à la naissance, promotion de l'allaitement maternel et préparation de cet allaitement, informations sur la contraception.
Elle assure le suivi médical de la grossesse en lien avec les médecins traitants, les gynécologues ou les maternités. Elle soutient psychologiquement dans des situations particulières, telles que les grossesses issues d'échecs de contraception, les difficultés ou violences conjugales, les problèmes de sexualité, la séparation du couple, la femme vivant seule ou isolée, la femme dépressive…
Elle veille aussi à la réalisation des démarches administratives liées à la grossesse : déclaration de grossesse, ouverture de droits à une couverture sociale et aux prestations familiales, pré-reconnaissance de l'enfant à naître, demande d'aide à domicile.
Elle peut également faire appel si nécessaire au service social, à l'aide sociale à l'enfance ou aux nombreuses institutions et associations. Elle participe de même aux actions de prévention relative à la maltraitance et à la prise en charge des mineurs en risque ou en danger.

2 • La puéricultrice de PMI

Infirmière spécialisée, elle propose ses services à la famille en vue de la promotion du bien-être de l'enfant jusqu'à ses 6 ans dans ses différents lieux de vie.
Elle est en relation d'écoute et d'échange avec l'enfant et sa famille, elle reste attentive aux besoins de l'enfant : éveil, rythmes de vie, conseils alimentaires, développements psychomoteur et psychoaffectif.
Elle apporte de même le soutien et l'accompagnement nécessaires autour de la naissance : soutien à l'allaitement maternel, soins du nouveau-né, organisation du retour à domicile, conseils sur les achats de puériculture…
Elle informe sur les différents modes de garde, et est en étroite collaboration avec les responsables de lieux d'accueil de l'enfance.
Ses rencontres sont soit à domicile, soit en permanence au sein de la circonscription d'action sociale et de santé de quartier.

3 • Le médecin de PMI

Le médecin de PMI assure les consultations médicales du jeune enfant de 0 à 6 ans.
Il est aussi en charge de la prévention médicale et médico-sociale des enfants porteurs de handicaps et de l'accompagnement des familles.
En collaboration avec les puéricultrices, il réalise en écoles maternelles, pour les enfants de trois à quatre ans, les bilans de santé. Ce bilan permet de faire le point sur le développement de l'enfant avec une attention toute particulière pour la vue, l'audition, le langage et son adaptation à l'école.

Au sein du Conseil général, il assure la gestion des agréments des assistantes maternelles et assistantes familiales, et participe à leur suivi.
En charge de la prévention médico-sociale précoce, il participe à l'évaluation de situations de mineurs en danger (protection de l'enfance).
Il joue un rôle de conseil technique auprès des acteurs locaux pour la mise en place des lieux d'accueil des enfants.
Le service de PMI se veut être un service pluri-professionnel de proximité pour accompagner au mieux les femmes enceintes et les couples dans leur future parentalité et dans le respect de leur demande. Il offre ainsi un service gratuit adapté aux besoins de la femme enceinte et de l'enfant jusqu'à 6 ans.

Le centre maternel

Il fonctionne comme un foyer destiné à apporter une aide matérielle, éducative et morale aux femmes seules attendant un enfant ou ayant un enfant à charge de moins de 3 ans. En règle générale, les femmes accueillies résident dans le département. Il est ouvert toute l'année. Les mineures peuvent y être éventuellement admises.
Il est souhaitable qu'une visite de pré-admission ait lieu pour permettre de connaître le centre, de préciser les objectifs du séjour, de définir l'aide à apporter ainsi que le cadre du séjour. Le rôle et les objectifs du centre maternel sont de préparer à assumer les responsabilités personnelles, familiales, l'insertion sociale et professionnelle et d'apprendre à mieux connaître son enfant pour favoriser son indépendance. L'aide est souvent proposée sous forme contractuelle avec une participation active, en y associant éventuellement les personnes proches (ami, père de l'enfant, parents). Les entretiens, démarches et accompagnements dans la vie peuvent être individualisés ou collectifs à travers des ateliers, des informations de groupe, des animations.

PARENTS NON MARIÉS
Pour les parents non mariés, la déclaration de naissance ne vaut pas reconnaissance, sauf pour la mère si elle est désignée dans l'acte de naissance. Ainsi, pour établir le lien de filiation, une démarche de reconnaissance volontaire doit être effectuée.

L'état civil et la déclaration de naissance

La déclaration de naissance est obligatoire pour tout enfant (art. 56 du Code civil).

1 • La déclaration de naissance

La déclaration a pour but de mentionner la naissance de votre enfant au bureau d'état civil de la mairie du lieu d'accouchement où sera rédigé l'acte de naissance. Cette déclaration doit être effectuée dans les trois jours suivant la naissance de votre enfant. Si le troisième jour est un jour férié ou chômé, le délai est prolongé jusqu'au premier jour ouvrable suivant. Ainsi, si l'enfant naît un mercredi, jeudi ou vendredi, vous avez jusqu'au lundi suivant pour faire la déclaration. Une naissance qui n'a pas été déclarée dans ce délai ne peut être inscrite sur les registres que sur présentation d'un jugement rendu par le Tribunal de grande instance.

En principe, la déclaration de naissance est faite par le père. À défaut, elle peut être réalisée par toute personne ayant assisté à l'accouchement (médecin, sage-femme ou autre personne…).
L'acte de naissance est immédiatement rédigé par l'officier d'état civil sur présentation :
- du « certificat d'accouchement », établi par le médecin ou la sage-femme ayant pratiqué l'accouchement ;
- du livret de famille ou de l'acte de mariage des parents pour les enfants légitimes, des pièces d'identité des parents ou du livret de famille (établi lors d'une première naissance) ou de l'acte de naissance des parents pour les enfants naturels.

2 • Ce qu'on va vous demander

L'acte de naissance indique le jour, l'heure et lieu de naissance, le sexe, les prénoms et nom de l'enfant, les professions et domiciles des père et mère, les prénoms, nom, âge et profession du déclarant, les nom et prénoms de l'officier de l'état civil qui établit l'acte, le jour, l'année et l'heure de la déclaration. Enfin, l'acte précise si les parents sont mariés ou s'ils ont effectué une reconnaissance.
Relisez bien l'acte de naissance avant de le signer. Une fois enregistré, toute modification ultérieure ne pourra être autorisée que par le procureur de la République.

3 • Le livret de famille

Pour les couples non mariés, la naissance est l'occasion d'obtenir un livret de famille :
- pour une naissance de père et de mère naturels, il est obtenu sur demande conjointe des parents, soit à la mairie du lieu de naissance de l'enfant, soit à la mairie de la résidence des parents lorsque ceux-ci ont reconnu leur enfant ;
- pour une naissance de père ou de mère naturels, il est remis au père ou à la mère sur sa demande, soit par la mairie du lieu de naissance, soit par la mairie du lieu de résidence du parent demandeur, après reconnaissance de son enfant ;

Ce livret de famille peut aussi mentionner la reconnaissance du deuxième parent, même s'il n'est pas titulaire du livret.
En cas de perte ou de vol, ou pour des raisons familiales, il est possible de demander un duplicata du livret de famille à la mairie du domicile.

Les droits et devoirs des parents

1 • La reconnaissance

La reconnaissance est un acte destiné à établir des liens de filiation entre un enfant et ses parents, ou l'un de ses parents. Cette filiation peut être établie à l'égard de l'un des parents sans que l'autre soit appelé à y consentir ou qu'il puisse s'y opposer : c'est le caractère divisible du lien de filiation naturelle.
Cet acte peut être établi soit par le bureau d'état civil de n'importe quelle mairie, soit par un notaire.
La reconnaissance ne concerne que les enfants naturels, c'est-à-dire ceux conçus et nés en dehors des liens du mariage. Les enfants légitimes n'ont pas besoin d'être reconnus.
Cette reconnaissance peut intervenir à tout moment, car contrairement à la déclaration de naissance, aucun délai n'est exigé pour reconnaître un enfant naturel. Cependant, la reconnaissance avant la naissance, dite reconnaissance anticipée ou prénatale, est la solution la plus sécurisante, car la filiation est déjà établie au moment où l'enfant naît. Celle-ci peut être effectuée par le père ou la mère séparément ou conjointement par les deux parents. Ceci permet d'établir la filiation de l'enfant en cas de problème (décès de l'un des parents), et de faire porter la mention de reconnaissance sur l'acte de naissance au moment de la déclaration. L'enfant reconnu a les mêmes droits et les mêmes devoirs qu'un enfant légitime. Il porte le nom de celui qui l'a reconnu le premier et, si les deux parents le reconnaissent ensemble, il portera le nom de son père ou depuis 2005, le nom conjoint des deux parents.

2• L'exercice de l'autorité parentale

L'autorité parentale est un ensemble de droits et de devoirs ayant pour finalité l'intérêt de l'enfant. Elle appartient aux parents jusqu'à la majorité ou l'émancipation de l'enfant pour le protéger en matière de sécurité, santé et moralité, pour assurer son éducation et permettre son développement, dans le respect dû à sa personne. Les parents doivent associer l'enfant aux décisions qui le concernent, selon son âge et son degré de maturité. Ils ont à son égard droit et devoir de garde, de surveillance et d'éducation.
Pour les enfants nés après le mariage ou légitimés par le mariage, l'autorité parentale sera exercée conjointement par les deux parents.
Pour les enfants naturels, trois situations différentes sont possibles.

Filiation naturelle établie vis-à-vis de la mère

La mère reconnaît seule son enfant, soit avant la naissance, soit après la naissance. Dès lors, l'enfant portera le nom de la mère, l'autorité parentale sera exercée par la mère, l'enfant sera inscrit sur un livret de famille de mère célibataire.

Filiation naturelle établie vis-à-vis du père

Le père reconnaît seul son enfant, soit avant la naissance, soit après la naissance. Dès lors, l'enfant portera le nom de son père, l'autorité parentale sera exercée par le père, l'enfant sera inscrit sur un livret de famille de père célibataire. Cette modalité est exceptionnelle, la filiation maternelle étant désormais établie par la seule indication du nom de la mère dans l'acte de naissance.

Filiation naturelle établie vis-à-vis du père et de la mère

Le père et la mère reconnaissent leur enfant, soit avant la naissance, soit après la naissance. L'autorité parentale est exercée conjointement par le père et la mère, à condition que la reconnaissance intervienne avant que l'enfant ait un an. Si ce n'est pas le cas, seule la mère exercera l'autorité parentale, sauf si les parents ont fait une déclaration conjointe devant le juge aux affaires familiales. L'enfant sera inscrit sur le livret de famille de parents célibataires. Si les parents se marient, l'enfant né avant le mariage et reconnu par ses parents sera légitimé, à condition que les parents le signalent au moment des publications de mariage. L'enfant sera ensuite inscrit sur le livret de famille des époux.
Chaque parent doit contribuer à l'entretien et à l'éducation des enfants à proportion de ses ressources, de celles de l'autre parent, ainsi que des besoins de l'enfant. Cette obligation peut se poursuivre lorsque l'enfant est majeur. Les parents disposent des droits d'administration et de jouissance sur les biens propres à leurs enfants. Ils doivent payer les dettes de l'héritage propre à l'enfant sur les revenus de cet héritage.
Ils n'ont pas la jouissance des biens que l'enfant peut acquérir par son travail. L'autorité parentale prend fin, soit à la majorité de l'enfant (elle peut même aller au-delà si l'enfant est encore à la charge de l'autre parent), soit par émancipation de l'enfant, mariage de l'enfant, retrait total ou partiel des droits des parents ordonné par le tribunal. Le retrait total des droits peut être prononcé quand les parents ont été condamnés pour crime ou délit commis contre leurs enfants, ou avec leurs enfants, en raison de mauvais traitements ou de défaut de soins mettant en danger la santé, la sécurité, ou la moralité de l'enfant.

La séparation des parents

L'exercice de l'autorité parentale reste dans la majorité des cas inchangé, dévolu aux deux parents. C'est le juge aux affaires familiales qui est compétent pour statuer. Il prend en compte la sauvegarde des biens de l'enfant et la nécessaire continuité et effectivité du maintien des liens de l'enfant avec ses deux parents. Dans des cas particuliers, il peut ordonner une enquête sociale, médico-psychologique ; il peut entendre un mineur, particulièrement à sa demande ou mandater une personne compétente. Il peut aussi proposer une médiation familiale, en cas de désaccord des deux parents. Le juge peut être saisi par les parents ou le ministère public. Si l'autorité parentale n'est dévolue qu'à un seul parent, l'autre parent conserve le droit de visite et d'hébergement, sauf cas graves, le droit d'entretien et d'éducation de l'enfant. Le plus souvent, il contribue au droit d'entretien par une pension alimentaire.

La résidence de l'enfant

Elle se fait soit en alternance au domicile de chacun des parents, soit chez l'un d'eux, d'un commun accord, ou par décision du juge saisi, en particulier pour un couple non marié. Il statuera sur le droit de visite pour l'autre parent. Exceptionnellement, il fixe la résidence chez un autre membre de la famille ou dans un établissement d'éducation ; c'est une mesure provisoire. Il peut ordonner l'inscription d'interdiction de sortie du territoire français, sans l'accord des deux parents sur le passeport de l'enfant.

Le droit de visite et d'hébergement

Il fixe les modalités d'accueil chez le parent où l'enfant ne réside pas, en général un week-end sur deux et la moitié des vacances scolaires. Si les parents sont d'accord, en cas de procédure de divorce, le juge homologuera l'accord. Par contre, les couples initialement non mariés peuvent décider seuls. Si les parents sont en désaccord, le juge aux affaires familiales peut être saisi et décidera des modalités du droit de visite et d'hébergement.

Si un parent empêche l'exercice de ce droit à son ex-conjoint, ce dernier peut porter plainte auprès du procureur de la République au Tribunal de grande instance du domicile de l'enfant. Les peines pour non-présentation d'enfant vont jusqu'à la suppression de l'autorité parentale, 45 000 € d'amende et trois ans de prison.

Exceptionnellement, ce droit peut être refusé par le juge dans l'intérêt de l'enfant.

Les relations avec les grands-parents, les frères et sœurs et les tiers

Le juge peut fixer les modalités des relations avec ses grands-parents, ses frères et sœurs ou un tiers, parent ou non. Dans l'intérêt de l'enfant, il peut empêcher l'exercice de ce droit.

L'accouchement sous X

On entend, par accouchement sous X, la possibilité offerte à une femme enceinte d'accoucher dans le secret de son identité et de confier l'enfant à naître en vue d'une adoption. Lors de son accouchement, une femme qui souhaite garder l'anonymat peut demander le secret de son admission et de son identité. Dans ce cas, aucune pièce d'identité ne peut lui être demandée, et aucune enquête ne peut être menée.

1 • Les choix possibles

- Accoucher dans le secret total de son identité et ne laisser aucun élément à verser au dossier de l'enfant.
- Accoucher dans le secret de son identité et accepter de donner des éléments non-identifiants destinés à être déposés dans le dossier de l'enfant.
- Accoucher dans le secret et remettre une enveloppe cachetée, à l'intérieur de laquelle seront mentionnés ses nom, prénoms, date et lieu de naissance et éventuellement d'autres éléments identifiants tels que l'adresse, le numéro d'assurée sociale de la mère. Ce pli sera conservé fermé par le service d'aide sociale à l'enfance dans le dossier de l'enfant. Il ne pourra être ouvert que par un membre du Conseil national pour l'accès aux origines personnelles (CNAOP) sur la demande de l'enfant, et après accord de la mère de naissance.
- Accoucher dans le secret et laisser des éléments identifiants (nom, prénoms…) qui seront déposés dans le dossier de l'enfant directement accessible par lui, s'il demande à les consulter, et/ou laisser son identité dans l'état civil de l'enfant sans le reconnaître.
- Accoucher dans le secret, laisser son identité dans l'état civil de l'enfant et le reconnaître, ou accoucher sous son identité et reconnaître l'enfant. Dans ce cas, le lien juridique est établi entre la mère et l'enfant. Elle aura donc à signer un consentement à l'adoption.
- Accoucher sous son identité, reconnaître l'enfant et finalement décider de le garder.

2• L'information légale

Les textes réglementaires précisent que la femme doit être informée de l'importance pour toute personne de connaître ses origines. Elle est donc invitée à laisser des renseignements sur sa santé et celle du père, les origines de l'enfant et les circonstances de la naissance, éventuellement des renseignements identifiants, mais elle ne doit pas y être contrainte.
Ces documents, sous pli fermé, sont couverts par le secret. Ils seront conservés par le président du Conseil général *via* le référent de l'aide sociale à l'enfance. Celui-ci peut les transmettre au CNAOP sur sa demande. Aucune copie de ces documents ne doit être faite.
Après la naissance, l'enfant est pris en charge par le service d'aide sociale à l'enfance, à partir du moment où, après avoir été informée des dispositions précédentes, la femme confirme son choix de le confier. Pendant le temps de son séjour dans l'établissement après l'accouchement, elle a malgré tout la possibilité de voir l'enfant, de le garder avec elle et de s'en occuper.

3• La déclaration de naissance

La déclaration de naissance s'effectue dans les conditions habituelles (délai de trois jours). L'enfant se verra attribuer trois prénoms dont le dernier lui servira de patronyme. La mère de l'enfant pourra choisir l'un ou l'autre ou l'ensemble des prénoms. Si elle ne le souhaite pas, c'est le personnel présent au moment de l'accouchement ou l'officier d'état civil qui s'en chargera.
À sa sortie de l'établissement de soins, l'enfant est confié soit à une famille d'accueil, soit à une pouponnière, en fonction du projet d'adoption qui se profile. Tous les objets lui appartenant (bracelet d'identification, jouets, photos, carnet de santé…) sont remis par l'équipe de soins à la personne prenant le relais.

4• Le délai de rétractation

La mère dispose d'un délai de 2 mois pendant lequel elle peut à tout moment revenir sur sa décision de confier l'enfant. Si telle est sa décision, elle devra contacter les services départementaux de l'aide sociale à l'enfance.
Si elle n'a pas reconnu l'enfant au moment de sa naissance, cette formalité sera un préalable indispensable à l'organisation du retour de l'enfant. Au-delà du délai légal de rétractation, le projet d'adoption est rapidement mis en place et fait obstacle immédiatement à toute reconnaissance à l'état civil et à toute restitution.

5• Du côté du père

Par la suite, il est encore possible pour les géniteurs de déposer des éléments d'informations complémentaires dans le dossier de l'enfant. En revanche, aucun des éléments déposés au moment de la naissance ne peut être retiré. Le père d'un enfant né sous X peut reconnaître son enfant avant et dans les deux mois suivant la naissance. S'il ne connaît ni la date ni le lieu de naissance, il peut saisir le procureur de la République qui recherchera la date et le lieu d'établissement de l'acte de naissance.

6• Les frais de naissance

Les frais d'hébergement et d'accouchement de la femme qui a demandé, lors de son admission dans un établissement public ou privé conventionné, à ce que le secret de son identité soit préservé, sont pris en charge par le service de l'aide sociale à l'enfance du département où est situé l'établissement de santé.

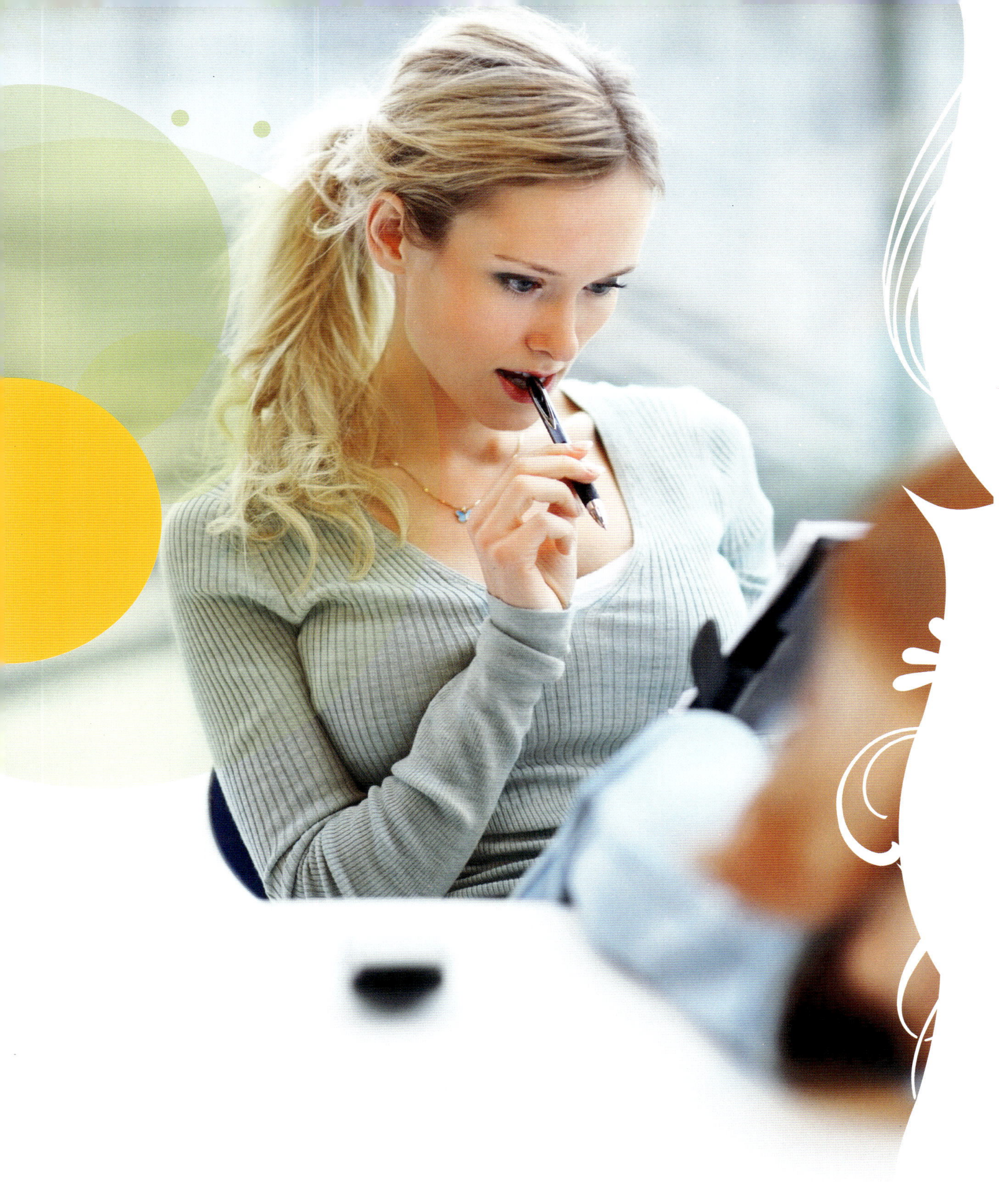

Index

N

O

P

Liste des contributeurs

Ce livre a été publié à l'initiative du Collège national des gynécologues et obstétriciens français, sous la direction du professeur Jacques Lansac, gynécologue-obstétricien au CHU de Tours, président du CNGOF pendant près de dix ans.

La coordination de l'ouvrage a également été assurée par le docteur Nicolas Evrard, médecin et responsable du pôle santé du site aufeminin.

La rédaction de la première édition de ce livre a été faite par Sioux Berger, auteur de nombreux ouvrages de médecine douce, d'après les travaux et l'expertise de :

- Dr Aubert Agostini, Professeur des Universités, praticien hospitalier en gynécologie-obstétrique, Hôpital de La Conception, CHU de Marseille.
- Dr Luis Alvarez, pédopsychiatre Adjoint, Service de Pédopsychiatrie de l'Institut de Puériculture de Paris.
- Dr Matthieu Amoros, gynécologue-obstétricien, assistant-chef de clinique, Hôpital de La Conception, CHU de Marseille.
- Dr Marie-Claude André, pédiatre à l'hôpital Beaujon de Paris.
- Dr Joëlle Belaisch-Allart, gynécologue-obstétricien, chef de service de gynécologie-obstétrique au CH des 4 Villes, site de Sèvres.
- Dominique Bergerault de Parny, sage-femme libérale.
- Dr Florence Biquard, praticien hospitalier en gynécologie-obstétrique au CHU d'Angers.
- Saïda Bourai, sage-femme au CHU de Caen.
- Dr Françoise Boussion, échographiste en gynécologie-obstétrique au CHU d'Angers.
- Dr Emmanuelle Cohen-Solal Cherki, gynécologue-obstétricien, assistant-chef de clinique, Hôpital de La Conception, CHU de Marseille.
- Dr Blandine Courbière, Maître de Conférences des Universités, praticien hospitalier, Service de gynécologie-obstétrique, Hôpital de La Conception, CHU de Marseille.
- Françoise Damageux, sage-femme cadre supérieur, maternité de Poissy-Saint Germain.
- Dr Benoit Dansette, médecin homéopathe attaché au CHU de Lille.
- Dr Gilles Dauptain, praticien hospitalier en gynécologie-obstétrique au CH de Gonesse.
- Dr Renaud de Tayrac, professeur de gynécologie-obstétrique au CHU de Nîmes.
- Pierre Dillies, ostheopathe.
- Dr Marc Gamerre, professeur de gynécologie-obstétrique au CHU de Marseille.
- Dr Jean-Michel Gerhart, gynécologue-obstétricien libéral.
- Dr Jean-Marc Gervais de Lafond, pédiatre de maternité au CHU de Tours.
- Dr Jean-Yves Grall, professeur honoraire de gynécologie-obstétrique au CHU de Rennes.
- Dr Béatrice Guidicelli, praticien hospitalier, Service de gynécologie-obstétrique, Hôpital de La Conception, CHU de Marseille.
- Dr Béatrice Guigues, gynécologue-obstétricien libérale.
- Martine Herault, cadre sage-femme.
- Isabelle Le Creff, sage-femme au CHI de Poissy.
- Flavie Lepleux, sage-femme au CHU de Caen.
- Dr Laurence Lévy-Dutel, gynécologue et endocrinologue-nutritionniste, attachée aux Hôpitaux de Paris.
- Dr Alfred Manela, praticien hospitalier en gynécologie-obstétrique au CH de Beauvais.
- Dr Marie-Hélène Montaigne, médecin attachée au CHRU de Lille, maternité Jeanne de Flandre, coordinatrice du Diplôme InterUniversitaire d'acupuncture obstétricale, université Lille 2.
- Dr Élisabeth Paganelli, gynécologue médicale libérale.
- Anne Paris, sage-femme à l'hôpital Foch de Suresnes.
- Dr Hélène Pejoan, pédiatre à l'hôpital Beaujon de Paris.
- Dr Jean-Claude Pons, professeur de gynécologie-obstétrique au CHU de Grenoble.
- Dr Francis Puech, professeur de gynécologie-obstétrique au CHU de Lille.
- Patricia Riffat, sage-femme au CHU de Caen.
- Dr Yan Rouquet, gynécologue-obstétricien libéral.
- Dr Marc-Alain Rozan, gynécologue-obstétricien libéral, ancien président du Syndicat national des gynécologues et obstétriciens de France (SYNGOF).
- Dr Marie-José Soubieux, pédopsychiatre et psychanalyste à l'Institut de puériculture et de périnatalogie de Paris.
- Dr Michel Tournaire, professeur honoraire de gynécologie-obstétrique à l'hôpital Saint-Vincent-de-Paul de Paris.
- Dr Jean-Paul Vielh, gynécologue-obstétricien libéral.
- Dr Estelle Wafo, gynécologue-obstétricien, centre hospitalier de Marne-la-Vallée.
- Dr Norbert Winer, praticien hospitalier en gynécologie-obstétrique au CHU de Nantes.

Les illustrations ont été réalisées par Frédérique Thyss.

Nous remercions les docteurs Alfred Manela, Bruno Michelon, Philippe Mintz, gynécologues-obstétriciens, et Marion Mintz, sage-femme, pour leur relecture attentive.

Nous remercions le docteur Luc Durin, gynécologue-obstétricien, pour avoir fourni l'échographie de la page 162.

Nous remercions également Julie Boraud, juriste en droit social.

Crédits photo

Dessins : © Frédérique Thyss

Les photos des pages 76 à 79 viennent de Scanpix © Lennart Nilsson
La photo page 216 vient de Fotolia.com © Vojtech Vlk
Les photos des pages 374 et 375 viennent de Shutterstock
Échographies pages 126-127 : © Dr Luc Durin
Échographies pages 435-437 : © Dr Philippe Mintz
Toutes les autres échographies : © Dr Françoise Boussion

Les autres images viennent de iStockphoto :
© p. 7 : Nabi Lukic, p. 9 : Nabi Lukic, p. 14 : rollover, p. 16 : Neustockimages, p. 19 : Adrian Pelcz, p. 20 : Leigh Schindler, p. 21 : Renata Osinska, p. 22 : Jaimie Duplass, p. 23 : Kais Tolmats, p. 24 : diego cervo, p. 28 : Ryan Lane, p. 31 : Goldmund Lukic, p. 32 : Jacob Wackerhausen, p. 34 : Lev Dolgatshjov, p. 40 : Peter Kirillov, p. 42 : tillsonburg, p. 44 : Vladimir Vladimirov, p. 45 : Maksym Kravtsov, p. 54 : Jacob Wackerhausen, p. 61 : ktsimage, p. 65 : David Sucsy, p. 66 : visual7, p. 68 : Yekaterina Svetchikova, p. 80 : Naomi Bassitt, p. 82 : nicolas hansen, p. 84 : David Clark, p. 85 : fanelie rosier, p. 87 : subjug, p. 90 : shutterstock, p. 92 : g_studio, p. 95 : nyul, p. 102 : nicolas hansen, p. 104 : knape, p. 106 : Valua Vitaly, p. 108 : Daniela Jovanovska-Hristovska, p. 112 : shutterstock, p. 114 : mark penny, p. 120 : knape, p. 122 : Valua Vitaly, p. 134 : Valua Vitaly, p. 136 : Miroslav Ferkuniak, p. 139 : Photoevent, p. 141 : Catherine Yeulet, p. 148 : Miroslav Ferkuniak, p. 150 : Tatiana Gladskikh, p. 155 : nyul, p. 157 : Nabi Lukic, p. 164 : Tatiana Gladskikh, p. 166 : Nabi Lukic, p. 169 : Naomi Bassitt, p. 174 : Nabi Lukic, p. 176 : Abel Mitja Varela, p. 178 : Gregg Cerenzio, p. 179 : Abel Mitja Varela, p. 181 : Oleg Prikhodko, p. 184 : Pgiam, p. 186 : Abel Mitja Varela, p. 188 : eva serrabassa, p. 191 : Daniel Laflor, p. 200 : Lise Gagne, p. 202 : eva serrabassa, p. 204 : MariyaL, p. 205 : Jani Bryson, Floortje, Don Bayley, Svetlana Larina, p. 206 : hanhanpeggy, p. 207 : Sean Locke, p. 208 : Nuno Silva, p. 209 : dashek, p. 210 : René Jansa, p. 215 : Rudyanto Wijaya, p. 216 : CAP53, p. 216 : jclegg, p. 220 : MariyaL, p. 222 : Goldmund Lukic, p. 240 : gianlucabartoli, p. 253 : Mary Gascho, p. 255 : Sean O'Riordan, p. 256 : Vasily Pindyurin, p. 258 : dra_schwartz, privilege2010, p. 262 : Karen Mower, p. 264 : Anne Clark, p. 265 : Blaj Gabriel, p. 267 : wavebreakmedia, p. 271 : Thomas Perkins, p. 274 : Lise Gagne, p. 276 : Ruslan Dashinsky, p. 279 : Caziopeia, p. 280 : fanelie rosier, p. 283 : Dmitry Naumov, p. 286 : Chuck Schmidt, p. 286 : Ruslan Olinchuk, p. 289 : dra_schwartz, p. 290 : isabelle Limbach, p. 292 : Evelin Elmest, p. 293 : JurgaR, p. 294 : aldegonde le compte, p. 296 : Valua Vitaly, p. 302 : camilla wisbauer, p. 307 : Gansovsky Vladislav, p. 308 : Flashon Studio, p. 309 : Gennadiy Poznyakov, p. 310 : isabelle Limbach, p. 313 : Selim Uçar çam, p. 316 : Selim Uçar çam, p. 318 : Rendery, p. 321 : Piotr Marcinski, p. 326 : mustafa deliormanli, p. 327 : Andrzej Burak, p. 328 : Leigh Schindler, p. 331 : Joshua Hodge Photography, Mirko Pernjakovic, p. 337 : Lise Gagne, p. 338 : Eduard Titov, p. 340 : Marija Savic, p. 341 : Valentin Casarsa, p. 344 : graphixel, p. 346 : Anne Bæk Pedersen, p. 350 : Vadim Ponomarenko, p. 351 : redmonkey8, p. 353 : Josef Muellek, Sava Alexandru, p. 355 : studiovespa, Evelin Elmest, p. 357 : Zdenka Darula, p. 360 : Janice Richard, p. 363 : David Clark, p. 368 : Julie Fairman, p. 370 : Hannes Eichinger, p. 373 : Tomasz Zachariasz, p. 378 : Stígur Karlsson, p. 386 : VISHNU MULAKALA OMKARANJANEYULU, p. 389 : Nuno Silva, p. 390 : Alexey Kuznetsov, p. 393 : Hannes Eichinger, p. 394 : Valua Vitaly, p. 395 : Annett Vauteck, p. 396 : Ruslan Dashinsky, p. 405 : Stacey Newman, p. 406 : Nuno Silva, p. 412 : Juan Herrera, p. 413 : Janice Richard, p. 417 : Jani Bryson, p. 419 : Sylvia Cook, p. 421 : pidjoe, p. 430 : Arman Zhenikeyev, p. 431 : Lise Gagne, p. 432 : Andresr, p. 444 : Ekaterina Monakhova, p. 456 : Jacob Wackerhausen, p. 486 : Jacob Wackerhausen.

Achevé d'imprimer en Slovénie par DZS Grafik
Dépôt légal : janvier 2017